中华医学会眼科学分会神经眼科学组

中国医师协会眼科医师分会神经眼科专委会

推荐用书

WALSH & HOYT'S Clinical Neuro-Ophthalmology: The Essentials

沃尔什与霍伊特临床神经眼科学

（第4版）

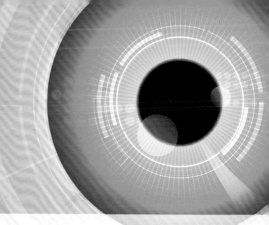

WALSH & HOYT'S
Clinical Neuro-Ophthalmology
The Essentials

沃尔什与霍伊特
临床神经眼科学
（第4版）

原著主编　Neil R. Miller
　　　　　Prem S. Subramanian
　　　　　Vivek R. Patel

主　　译　魏世辉　黄厚斌　张文芳

北京大学医学出版社

WO'ERSHI YU HUOYITE LINCHUANG SHENJING YANKEXUE（DI 4 BAN）

图书在版编目（CIP）数据

沃尔什与霍伊特临床神经眼科学：第 4 版 /（美）尼尔・R. 米勒（Neil R. Miller），（美）普雷姆・S. 萨勃拉曼尼亚（Prem S. Subramanian），（美）维威克・R. 帕特尔（Vivek R. Patel）原著；魏世辉，黄厚斌，张文芳主译 . -- 北京：北京大学医学出版社，2025. 1. -- ISBN 978-7-5659-3188-8

I. R774

中国国家版本馆 CIP 数据核字第 20241AB353 号

北京市版权局著作权合同登记号：图字：01-2023-1250

WALSH & HOYT'S Clinical Neuro-Ophthalmology: The Essentials（Fourth Edition）
Neil R. Miller, Prem S. Subramanian, Vivek R. Patel
ISBN: 978-1-9751-1891-4
4th edition Copyright © 2021 Wolters Kluwer. 3rd edition Copyright © 2016 Wolters Kluwer. 2nd edition Copyright © 2008 Wolters Kluwer Health/Lippincott Williams & Wilkins. 1st edition Copyright © 1999 Williams & Wilkins.

This is a simplified Chinese translation published by arrangement with Wolters Kluwer Health Inc., USA. Wolters Kluwer Health did not participate in the translation of this title and therefore it does not take any responsibility for the inaccuracy or errors of this translation. Simplified Chinese translation Copyright © 2025 by Peking University Medical Press. All Rights Reserved.

沃尔什与霍伊特临床神经眼科学（第 4 版）

主　　译：魏世辉　黄厚斌　张文芳
出版发行：北京大学医学出版社
地　　址：（100191）北京市海淀区学院路 38 号　北京大学医学部院内
电　　话：发行部 010-82802230；图书邮购 010-82802495
网　　址：http://www.pumpress.com.cn
E-mail：booksale@bjmu.edu.cn
印　　刷：北京金康利印刷有限公司
经　　销：新华书店
责任编辑：陶佳琦　　责任校对：靳新强　　责任印制：李　啸
开　　本：889 mm×1194 mm　1/16　印张：29　字数：933 千字
版　　次：2025 年 1 月第 1 版　2025 年 1 月第 1 次印刷
书　　号：ISBN 978-7-5659-3188-8
定　　价：300.00 元

版权所有，违者必究

（凡属质量问题请与本社发行部联系退换）

译校者名单

主　译　魏世辉　黄厚斌　张文芳

副主译　周欢粉　徐全刚

译校者（按姓名汉语拼音排序）

曹珊珊	中国人民解放军空军特色医学中心	谭少英	香港理工大学眼科视光学院
陈长征	武汉大学人民医院	王均清	中国人民解放军总医院
胡笛乐	兰州大学第二医院	王　影	中国中医科学院眼科医院
胡仔仲	江苏省人民医院	魏世辉	中国人民解放军总医院
黄厚斌	中国人民解放军总医院	吴松笛	西安市第一医院
姜　波	浙江大学医学院附属第一医院	谢海南	中国人民解放军总医院海南医院
李　嫦	天津医科大学眼科医院	徐全刚	中国人民解放军总医院
李晓明	长春中医药大学附属医院	闫　焱	上海交通大学医学院附属仁济医院
李晓彤	天津市眼科医院	杨　沫	中国中医科学院眼科医院
李志清	天津医科大学眼科医院	张　伟	天津市眼科医院
郦舒伊	杭州市第一人民医院	张文芳	兰州大学第二医院
蔺雪梅	西安市第一医院	张译心	中国人民解放军火箭军特色医学中心
马　嘉	昆明医科大学第一附属医院	赵　朔	北京医院
邱怀雨	中国康复研究中心	赵　颖	青岛市市立医院
宋宏鲁	中国人民解放军联勤保障部队第九八〇医院	周欢粉	中国人民解放军总医院
孙　俏	上海爱尔眼科医院	邹文军	无锡市第二人民医院

策　划　赵　楠

统　筹　黄大海

主译简介

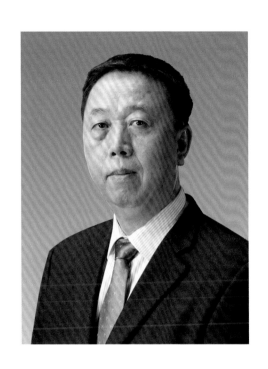

　　魏世辉，教授、主任医师、博士研究生导师，现就职于中国人民解放军总医院第三医学中心眼科医学部，任中华医学会眼科学分会神经眼科学组组长、中国医师协会眼科医师分会神经眼科专业委员会主任委员、中国研究型医院学会神经眼科专业委员会主任委员，任中山大学中山眼科中心、天津医科大学眼科中心、吉林大学、汕头大学医学院第一附属医院客座教授，担任《中华眼科杂志》《中华眼底病杂志》等多家核心期刊编委。国内著名神经眼科学专家，长期从事神经眼科学临床和基础研究，对视神经炎、前部缺血性视神经病变等有深入研究，以研究视神经炎的流行病学、临床特征、发病机制和诊疗技术为突破点，解决我国视神经炎流行病学资料不完善、缺乏可用于早期诊断及判断转归的生物学技术及标志物等问题，显著提升了我国视神经炎的整体诊治水平。先后承担和参与了国家科技支撑计划课题2项（2009-7、2012-1）、国家863计划课题2项（2013-11、2015-1）、国家自然科学基金项目2项（2018-3、2019-1）、国家重点研发计划中美"政府间国际科技创新合作"课题1项（2019-1），主持8项院、部级课题。获军队科技进步二等奖1项（2009-1）、军队医疗成果二等奖2项（2007-2、2010-1）。已获国家发明专利6项。发表被SCI收录的学术文章80余篇，参与撰写神经眼科指南1部、专家共识7篇，出版专著5部、译著3部、音像制品教材2部。主持第十届全国神经眼科学术会议并组织召开了中国首届亚洲神经眼科大会。培养研究生30余名、神经眼科进修生100余名。2019年，魏世辉教授团队承担了原研1.1类新药的临床试验及相关研究（总主要研究者）；团队正在进行国内外多项循证医学的临床研究。

主译简介

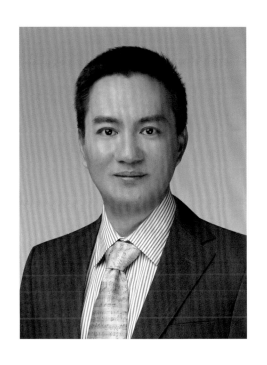

　　黄厚斌，医学博士，中国人民解放军总医院第三医学中心眼科医学部主任医师、教授、博士生导师，中国人民解放军总医院眼科研究所所长。国内著名眼底病专家。擅长玻璃体视网膜疾病、神经眼科疾病的诊治，尤其是复杂疑难眼底病的诊治、眼底影像诊断及各种激光治疗。国家公派英国 Moorfields 眼科医院高级访问学者。兼任中华医学会眼科学分会视觉生理学组副组长、中国研究型医院学会神经眼科专业委员会副主任委员、中国人民解放军医学科学技术委员会眼科专业委员会青年委员会副主任委员、海南省医学会眼科学分会第十一届及第十二届主任委员兼眼底病学组组长、《中华眼底病杂志》《眼科》《中华眼科医学杂志》及 *Journal of Neuro-ophthalmology*（中文版）编委、《眼科学报》青年编委、美国眼科学会（AAO）会员、国际临床视觉电生理学会（ISCEV）会员等。承担国家自然科学基金面上项目、国家科技支撑计划课题、中央军委后勤保障部专项科研课题、中央军委训练管理部课题、首都卫生发展科研专项项目、海南省重点研发计划项目、海南省自然科学基金项目等多项科研项目。主编（译）专著8部，参编专著12部，发表论文160余篇，获国家专利8项。荣立中央军委后勤保障部三等功。获海南省科学技术进步奖二等奖、海南省医学科技进步奖一等奖、军队医疗成果二等奖、中国人民解放军总医院医疗成果二等奖、中国人民解放军医学院教学成果二等奖等。

主译简介

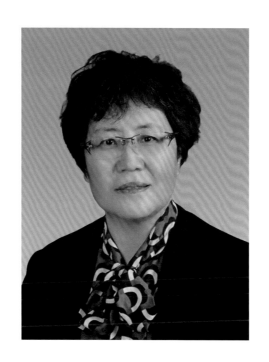

　　张文芳，主任医师、教授、硕士研究生导师，甘肃省领军人才，兰州大学第二医院眼科/甘肃省眼科临床医学中心主任、眼病研究室和教研室主任，甘肃省眼科疾病质量控制中心主任，甘肃省眼科疾病干部保健中心主任，甘肃省医学会眼科学分会第十届委员会主任委员，甘肃省医学会眼科学分会眼底病学组组长，甘肃省防盲技术指导组组长。中华医学会眼科学分会委员、中国医师协会眼科医师分会常务委员、全国女医师协会委员、中华医学会眼科学分会第十一届委员会防盲学组委员。中华医学会《中华眼科医学杂志（电子版）》第一届编辑委员会委员、《中华实验眼科杂志》第八届编辑委员会编委、《医学参考报——眼科频道》第二届编辑委员会编委、《国际眼科杂志》编辑委员会编委、《中华眼科杂志》通讯编委、《中华眼外伤职业眼病杂志》《中华眼底病杂志》《兰州大学学报》（医学版）等杂志编委。荣获第二届"甘肃医师奖""全国康复先进个人""中华眼科学会奖""甘肃省医学会优秀学会工作者"、兰州大学"巾帼标兵"等荣誉称号。多次被医院评为优秀科主任，获个人突出贡献奖、先进工作者。先后主持完成了 20 余项课题，获得省、市级成果奖励 16 项，发表论文 60 余篇。

译者前言

神经眼科学专业在我国尚处于发展时期，目前仅在少数大学附属医院形成了神经眼科学雏形。新中国成立初期，留学海外的眼科学专家回国后呼吁和宣传要发展神经眼科学专业，但是当时国家百废待兴，尚有很多如致盲的角膜病、沙眼等亟待解决的疾病，所以没有设置神经眼科学这一专业。我国眼科学、神经内科学、神经外科学等专业前辈（如童绎教授、夏德昭教授、劳远琇教授、严密教授）在几十年前开始在该领域中耕耘，打下了良好的基础。近十几年来，神经眼科学作为交叉性和渗透性很强的临床学科，引起了眼科、神经内科、神经外科医生越来越多的关注，因此该专业正逐步成为一个新的热点专业。2009 年，同仁医院神经内科张晓君教授和眼科魏文斌教授组织翻译了第 2 版的美国著名的神经眼科圣经《精编临床神经眼科学》（*Walsh and Hoyt's Clinical Neuro-Ophthalmology：The Essentials*），这为我们诊治很多疑难、少见的神经眼科病例提供了巨大的帮助。在中华医学会眼科学分会黎晓新教授的支持下，在热爱神经眼科学的眼科医生和神经内科医生的共同努力下，中国的神经眼科学从 2006 年开始初见雏形，2011 年中华医学会眼科学分会成立了神经眼科学组，2013 年中华医学会组织管理委员会正式批复成立神经眼科亚专业组。从此，这个亚专业在中国成立了。

目前中国的神经眼科医生不到 100 人，与欧美国家和日本相差很远，在规范的诊断和治疗方面，我们尚有很多不足，特别是在神经眼科学的教育、经典教科书、经典教材方面都很缺乏。近两年，我们欣喜地看到，《沃尔什与霍伊特临床神经眼科学》再版了，作者是我们熟悉的 Neil R. Miller 教授、Prem S. Subramanian 教授、Vivek R. Patel 教授，他们都是国际上声名赫赫的神经眼科学教授，特别是 Neil R. Miller 教授。这本书与时俱进，不仅是经典，又增加了许多新的内容，是神经眼科学的工具书，是我们每天工作必不可少的经典的学习工具。内容包括 5 篇，即视觉传入系统、瞳孔、传出系统、眼睑和非器质性疾病，共 24 章。我们很高兴能跟北京大学医学出版社一起组织国内神经眼科学专家把这本书翻译出版，让更多热爱神经眼科学的医生有书可用。感谢原著的几位作者，感谢出版社，感谢各位翻译者。尽管本书已经过翻译组的反复推敲和严格审校，但由于语言和文化背景间的差异，本书中仍不可避免地存在一些不准确之处，还望各位读者谅解，并不吝赐教。

魏世辉　黄厚斌　张文芳

2024 年 8 月

原著前言

《沃尔什与霍伊特临床神经眼科学》（第4版）与21年前出版的第1版初衷相同，即为经典的三卷本《沃尔什与霍伊特临床神经眼科学全本》（第6版）提供一个全面、简洁的补充。读者们对前3版的喜爱让我们备受鼓舞。鉴于自5年前上一版出版以来不断取得的进展，我们认为应该再版了，新版仍然会保持其简洁性和可读性。特别是，我们更加注重现代成像技术，如光学相干断层扫描（OCT）、高分辨率CT/MRI和视觉电生理在已知和疑似的神经眼科疾病患者中的应用。图和表已适当修订，绝大多数图片仍为彩色。在新版中，我们在原有的章节和内容基础上增加了新的信息，包括文字和插图。本书分为5篇——视觉传入系统、瞳孔、传出系统、眼睑和非器质性疾病，为全书24章提供了框架，另外还新增了一个关于新兴成像技术的章节。我们知道获取信息的方式在不断演变，信息变化的速度也在加快，因此我们没有提供参考文献，相信对更详尽的信息感兴趣的读者可以在网上找到它们。尽管如此，我们认为仍然需要保留神经眼科学的基本知识，便于读者更有效地整合从多种途径获得的信息。

真诚地希望我们已经实现了目标——提高读者对丰富多彩的神经眼科学知识的理解和认识。

（宋宏鲁　译）

目 录

视觉感觉系统的检查

胡笳乐　张文芳　译　陈长征　校

尽管神经影像学和其他新技术的发展日新月异，视觉传入系统的检查仍然是神经眼科检查的核心部分。本章描述了视觉传入系统检查中最常用的主观和客观检查方法。

视觉传入系统的评估始于全面的病史评估，然后是眼科检查，包括最佳矫正视力或者针孔的远视力和近视力、色觉、视野、眼前节（包括屈光介质）、玻璃体、眼压、视盘、视网膜（特别是黄斑）和视网膜血管。完成这些检查后，我们应该对患者的视觉感觉障碍病变进行定位或者至少有一个鉴别诊断。如果诊断仍不清楚，可以进行一些辅助检查，包括眼影像检查和电生理检查，从而作出正确的诊断。

病史

完整的病史是评估中最重要的部分之一，因为它决定了后续鉴别诊断的基本方向。例如，对于主诉视力下降的患者应该询问视力下降是单眼还是双眼，是突发性的还是隐匿性的，是静止性的还是进行性的。

询问是否有光幻视和闪光幻视（如闪光感或火花感）、视物扭曲（包括视物变形和视物变小）和阳性暗点也非常重要。阳性暗点是指患者可以看到的，例如通常在闪光后所看见的紫色斑点，而阴性暗点是指视野区域中出现的不可视区域。视物变形、视物变小和阳性暗点常发生于黄斑病变患者，或偶发于偏头痛患者，而光幻视和闪光幻视可能发生于玻璃体疾病或一般视网膜疾病、视神经功能障碍或偏头痛引起的脑功能障碍患者中。

临床诊室检查

视觉传入系统的临床评估的所有检查均可以在诊室进行，每只眼睛都应该检查以下内容。第一步确定视力损伤是由屈光介质（即角膜、晶状体、玻璃体）、视网膜、视神经、视交叉、视交叉后通路异常还是非器质性病变所引起的。第二步是鉴别诊断。通过视觉

传入功能检查的各种参数，检查者常常可以确定视觉传入系统异常的解剖部位和最可能的发病原因。

视力

视力检查是临床上最常见的视功能检查。它是评估眼光学系统完整性和中心凹神经功能的主要方法。视力用于监测患者的中心视功能，是临床屈光检查的重要组成部分，对患者阅读、人脸识别和其他涉及精细视觉细节的任务非常重要。视力是根据观察者能够识别的最细微的空间细节所对应的视角来确定的。视角是物体的物理尺寸和它与观察者的距离决定的。

视力报告最常用的形式是"Snellen 表示法"，由一个分数组成，其中分子是测试距离（通常 20 英尺或 6 米），分母是"正常"观察者可以阅读字母的距离。"正常"视力的 20/20 标准是在 100 多年前制定的，利用今天的高对比度视力表和更好的光源，大多数 50 岁以下的正常人可以矫正到 20/20 以上。

标准字母视力表并不适用于对某些特殊人群视力的测量（如幼儿和残障人士）（图 1.1）。例如，测试婴儿的中央视觉功能首先要评估婴儿能否固视并跟随检查者的脸、一个小玩具或其他能吸引婴儿注意的物体。对于幼儿（以及一些患有失语症或其他影响言语的神经疾病的患者），可以使用"翻滚 E 立方体"进行视力测试。该立方体为一个白色方块，每一面都带有不同大小的黑色 E 字母。通过旋转立方体，每个 E 可以在四个不同的方向呈现，通过手指指向同一指定方向来测试儿童辨别 E 方向的能力。可以将立方体放置在距患者不同的距离以确定其视力。"E 游戏"也可以使用投影"E"视力表进行。另一项"HOTV"测试是将每个测试字母与印在孩子手中卡片上的四个字母（H、O、T 或 V）中的一个字母进行匹配。一些视力检查也使用图片或符号。最常见的视力测试图片是 Allen 卡牌，也可作为手持图卡或投影图片。这些图片包括易于识别的一个生日蛋糕、一只鸟、一所

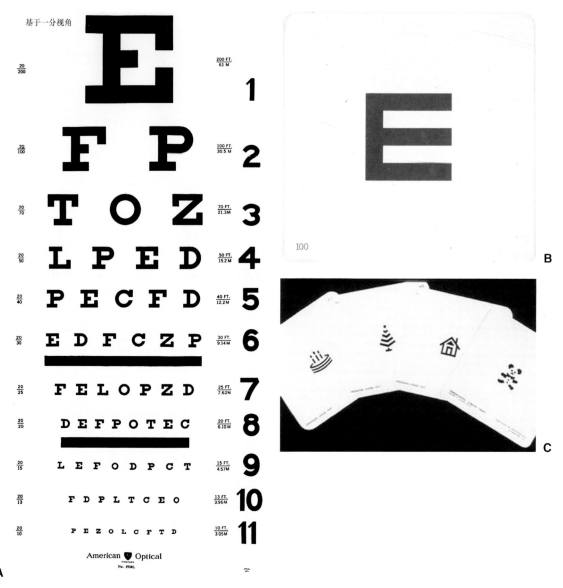

图1.1　视力检查工具。**A**：测试远视力的标准视力表。**B**："翻滚"E，可用于评估儿童、文盲和认知障碍患者的视力受损。需要注意的是，E可以翻转，使其类似于"W"或"M"。**C**：Allen卡牌。这些卡片由Henry Allen博士设计，可用于检测因尚未学习、不能识别或者由于神经系统原因忘记或无法识别字母的儿童或成年人

房子和一辆车（虽然一张较古老的卡片上是大多数儿童都没见过的旋转电话的图片！）。研究表明，当用符号代替字母时，视力会被高估，这显然是因为符号的形状提供了额外的视觉信息。

"优先注视法/选择性观看法"技术、眼球运动反应（如视动性眼球震颤）和电生理检查（如视觉诱发电位，visual-evoked potential，VEP）等方法也可用于对视力的评估（详见下面的电生理检查部分）。此外，一些视力表和行为测试程序可用于评估不能言语或残疾患者的视力。

儿童的视力检查存在一些特殊问题，部分原因是儿童想要表现得好来取悦检查者。因此，对于检查者

来说，重要的是确保未检查的眼睛被完全地遮挡以避免偷看。检查者动作要快，还可能需要使用多个方法来确定视力，并且应该持续地给予积极的反馈让儿童保持合作。

对于怀疑有非器质性视力损伤的患者，其他几种方法对评估视力可能有用。这些将在第24章中讨论。

在正常观察者中，中心凹区域的视力最高，并且随着视野偏心率的增加而迅速降低。在许多情况下，中心视野缺损和视力下降的出现是密切相关的；但是，视力下降也可以出现于中心视野广泛抑制时，在这种情况下不存在中心暗点。还有几种情况下视野可能处于或接近正常灵敏度，但视力可能会显著下降，

包括屈光不正、角膜表面不规则、白内障、视网膜水肿或浆液性脱离以及弱视。

对比敏感度

视力定义了对于高对比度刺激可以分辨的最小空间细节，但是它无法分辨视觉系统对不同大小和对比度的物体的反应。然而，人们也可以通过观察视觉系统在阈值对比度水平的行为来评估传入视觉功能。

许多因素都会影响对比敏感度的测量，包括背景适应亮度、刺激大小、视野偏心率、瞳孔大小、时间特征、刺激方向和各种光学因素如离焦、屈光模糊、散射模糊和散光等。从神经眼科的角度来看，测量对比敏感度可以揭示患者的细微病变，这些患者往往有

各种视神经病变以及其他神经系统疾病，如阿尔茨海默病和帕金森综合征。

一般来说，评估对比敏感度在临床上是非常有帮助的，可用于检测早期或细微的视力损伤（特别是视力正常时）、进行双眼之间的对比、监测视功能的恶化或改善。评估对比敏感度也有助于预测患者对各种日常活动的执行能力，例如识别远处的物体、阅读高速公路标志和书籍、识别面孔和行动能力。因此，它不仅有助于揭示眼部和神经–眼科疾病有关的细微视觉病变，也可用于识别患者在日常活动中可能遇到的问题。

对比敏感度可以用不同的方法检测。一种方法是 Pelli-Robson 图表（图 1.2），由大小相同、对比度不

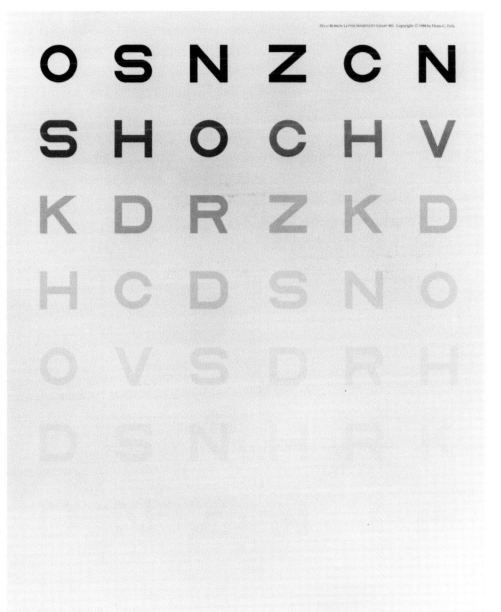

图 1.2 Pelli-Robson 对比敏感度图表

同的字母组成。每行有六个字母，其中左边三个和右边三个的字母具有相同的对比度。患者阅读图表的方式类似于标准视力表，记录能被识别字母的最小对比度。这种检测对比敏感度的方法可重复性好，并且能够检测出标准视力检查无异常的视觉功能障碍。

对比敏感度也可以用 Sloan 低对比度字母图表检测。这些图表由在白色背景上逐渐变小的灰色字母组成（图 1.3）；每个图表对应不同的对比度级别，高（100%，与标准视力表的对比度大致相同）、中（5%）和低（1.25%，0.6%）对比度不等。要求患者在 2 米距离并且持续照明下阅读四张图表，同时佩戴常用的远距离屈光矫正器。这些图表很容易获得并能提供一种实用的、定量的和标准化的视觉功能评估方法。已经证明，它们在识别细微视觉功能障碍方面非常有帮助，特别是对于处于视神经炎恢复期的患者以及没有任何其他视神经功能障碍证据的多发性硬化症患者。

立体视

立体视要求同时具有双眼良好的视力和正常的皮质发育。因此，立体视有助于确定因先天性弱视或单眼固视综合征导致视力损伤的患者，还可以验证任一单眼视力下降的程度。双眼视功能和视力良好（双眼有 20/20 视力）的正常观察者，使用 Titmus或 Randot 立体检查评估，立体视应至少为 40 弧秒或更好。

色觉

从临床诊断的角度来看，区分色觉缺陷是先天性的还是获得性的非常重要。先天性色觉缺陷通常比较容易使用标准临床色觉检查进行区分，因为色彩辨别能力的受损发生在视觉光谱的特定区域，并且缺陷是长期的、稳定的、双眼对称的，而与其他视觉症状或主诉无关。但是，获得性色觉缺陷的患者，其色彩辨别能力的受损可能会在整个视觉光谱区或沿着特定轴线分布，程度可轻可重，起病可急可缓，双眼可对称可不对称，且常有视觉症状或主诉。在获得性色觉缺陷中，蓝色和蓝-黄色缺陷最常与影响光感受器和外丛状层的疾病相关，而红-绿色缺陷最常与影响视神经和后视觉通路的疾病相关。一些特殊情况值得关注，青光眼、显性遗传视神经萎缩和慢性视乳头水肿可能表现出蓝-黄色缺陷；青少年黄斑变性如 Stargardt 病和 Best 病，通常会造成红-绿色缺陷。尽管一个轴线通常比另一个轴线更容易受影响，但视神经炎会造成红-绿色和蓝-黄色混合缺陷。

临床医生可以使用多种色觉检查方法。因为大多数色觉检查被设计用于评估先天性红-绿色缺陷，因而很多检查无法对蓝-黄色缺陷或获得性色觉损伤的最佳表征进行充分的检查。同其他视觉功能检查一样，色觉检查的条件要标准化并以适当的方式进行检查是很重要的。对于所有临床色觉测试来说，一个特

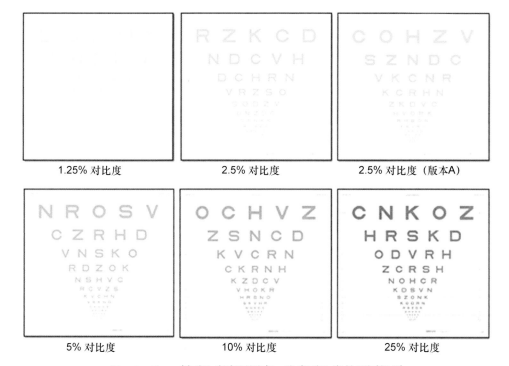

图 1.3　Sloan 低对比度字母图表。注意对比度的不同级别

别重要的因素是适当的照明，测试环境中不仅要有足够的光线，还需要光源具有适当的光谱分布。

假同色图

假同色图是临床实践中最常用的色觉检查方法。虽然有多种假同色图检查，但 Ishihara 和 Hardy-Rand-Rittler 是最常用的版本（图 1.4）。两项检查均由一系列包含不同大小和不同亮度的彩色点组成的色板构成。这些检查的设计是将特定的彩色点组合在一起形成一个图形，这个图形区分于由其他点组成的背景图形，色觉正常的人可以看到数字、形状或字母。依据特定的试验设计，有色觉缺陷的人要么因图形点与背景点混淆无法看见图形，要么因图形点和背景点以异常的模式组合而使看到的图形与色觉正常的人看到的不同。点的大小和亮度变化被用来确保图形的识别仅以色彩辨别为基础；然而，毫无疑问，对比敏感度在测试结果中也发挥作用。尽管如此，这些色图还是极其有用的。即使是害羞或不认识颜色的儿童也可以追踪他们看到的图形形状。其他假同色图包括患者可以追踪的彩色点的曲折路径。这些对年幼的儿童、文盲和一些无法识别字母、数字或形状的神经疾病患者非常有用。

使用假同色图进行色觉检查快速、易于操作，是区分正常色觉和先天性或获得性色觉缺陷的一个极好的筛选程序。

智能手机应用程序

随着智能手机技术的发展以及医疗软件应用程序的激增，越来越多的医生将智能手机融入他们的日常临床工作中。一些智能手机应用程序提供了一种价格

合理且易于使用的色觉测试方法；然而，这些测试可能低估了色觉损伤的程度，尤其是对于对比敏感度正常的患者。

Farnsworth Panel D-15 检查

Farnsworth Panel D-15 检查是一种由 15 个彩色帽所形成的覆盖视觉光谱的彩色环排列测试。参考色帽永久固定在排列托盘上；其他 15 个色帽以杂乱无章的顺序摆放在患者面前。患者的任务是选择在色调上最接近参考色帽颜色的色帽，并将其放置在托盘上紧邻参考色帽。接着患者被要求继续将色帽一次一个地放入托盘中，使它们排列成有序的色调过渡。中度至重度红色、绿色或蓝色（protan、deutan 或 tritan）色觉缺陷的患者会混淆颜色环，所以排列中包含错位的色帽。在每个色帽的背面都有一个数字用来帮助测试评分。在 D-15 评分图表上，沿着色环排列的色帽按照托盘中显示的以点对点的方式连接，特定的排列方式表明了色觉缺陷的类型。D-15 检查不能表明色觉缺陷的程度，仅能将色觉正常和轻度三色视异常与中度至重度色觉缺陷分开；然而，现有一种去饱和 D-15 检查，在检测轻度色觉异常时可能有更高的灵敏度。

Farnsworth-Munsell 100 色觉检查

Farnsworth-Munsell 100 色觉检查可以同时区分色觉缺陷类型及其严重程度。尽管它的名字是 100 色觉，其实是由 85 个色帽以大致相等的小间隔色帽围绕色环排列的。色帽被分装在 4 个盒子里，每次使用 1 个盒子进行色帽排序。在每个盒子中有 2 个参考色帽，头尾端各一个永久连接在盒子上。其他的色帽从盒子里拿出、打乱顺序并放置在患者面前。告诉患者

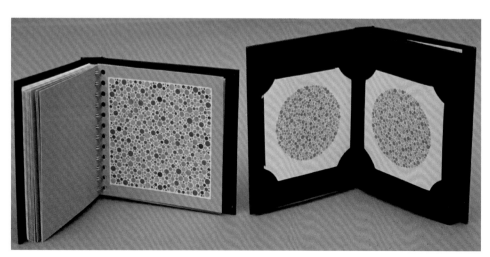

图 1.4　Hardy-Rand-Rittler 和 Ishihara 假同色图上的图片样式

按照有序色调过渡从一个参考色帽到另一个来排列色帽。与 Panel D-15 检查一样，Farnsworth-Munsell 100 色觉检查旨在使有先天性或获得性色觉缺陷的患者混淆色环上的某些色帽。色帽的背面有编号，得分取决于盒子内色帽的排列。依据色觉缺陷的类型，特定色帽在色环中会摆放错乱，造成这些位置上更大的排列错误。色觉缺陷的类型可以以这种方式进行分类。除此之外，色觉缺陷的严重程度可以通过错误排列的总体错误得分进行定量。这项检查在临床实践中很少应用。

色彩对比检查虽然本质上只是定性检查，但也可以为细微的视觉异常提供有价值的信息。一般来说，最好的对比色彩是红色。使用假同色图的页面、红色瓶盖或其他明亮的有色物体，对色彩外观的比较可以非常有效地检测两眼间的细微差异。有色物体的亮度或饱和度可能在一只眼睛中较低，使得物体的颜色显得暗淡或褪色。类似地，在同一只眼内进行垂直和水平中线交叉对比或中心视觉和中-周部视觉对比，可以检测色彩外观的细微差别，表明视觉通路受损。例如，红色可能会显示为粉红色、橙色或棕色，或者色彩可能完全消失（图 1.5）。

视野检查

视野检查是视觉传入系统评估的基本步骤之一。有多种视野检查项目，包括面对面视野检查、Amsler 方格表、动态视野测量和静态视野测量。每一个项目都有其优缺点。

一般原则

视野测量和视野检查作为临床诊断检查项目已有 150 多年的历史。尽管检查仪器和检查策略在这些年发生了巨大的变化，但常规视野测量的基本原理仍然是相同的。灵敏度检测是在统一的背景上用一个小的

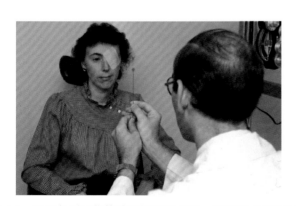

图 1.5　用红色测试物体检测视野的方法。该方法可用于检测细微的中心或旁中心暗点或偏盲

目标点来确定整个视野中的多个位点，不同视野位点灵敏度的丢失是识别视觉通路病理改变或功能障碍的标志物。视野测量提供有用临床信息的能力是其长期作为诊断检查使用的原因。因为视野测量可提供影响视觉感觉传入通路中可能的解剖位置和疾病发展过程的两方面信息，所以视野检查也是神经眼科评估中的一个重要部分。

视野测量和视野检查满足几个重要的诊断功能：

1. 早期发现异常。很多眼部和神经系统疾病最初表现为周边视野灵敏度降低，因此视野测量是识别视觉传入系统功能障碍早期征象的一个重要因素。事实上，视野测量通常是用来评估黄斑区以外的视觉传入通路状态的唯一临床项目。

2. 鉴别诊断。两眼视野缺损的空间模式和视野损失对比模式也提供了有价值的鉴别诊断信息。这些信息不仅有助于确定视觉通路的损伤部位，还可以帮助鉴别造成这些损害的特定疾病类型。

3. 监测疾病的进展和改善情况。随时间推移监测患者视野变化的能力对于验证有效诊断、确定病情是稳定还是进展以及评估干预的有效性非常重要。

4. 揭示隐藏的视力损伤。或许视野测量最重要的作用是能够检测出可能没有症状患者的视觉传入通路损伤。中心视觉功能的改变通常是有症状的。但周边视力损伤往往会被忽视，尤其是当视力损伤是渐进性的和单眼发病。矛盾的是，即使患者可能没有发现自己周边视野丧失，它也可以显著影响他的日常活动，例如驾驶车辆、判断方位和灵活性。

无论患者是否出现视觉症状，都应对其进行某种形式的视野检查。对所有患者进行长时间的定量视野检查是不可行的，也没有必要；而且，面对面视野检查应该作为标准神经眼科检查的一部分。当需要更灵敏的视野检查时，可以进行静态自动或动态手动视野测量。

使用 Goldmann 视野计进行动态手动视野测量有很多优点。视野测量刺激是人为产生的，检查对象可以依据引导来完成。当视野检查医生感觉到患者疲劳时，可以让其休息。与固定的、6° 间隔网格的传统自动视野测量不同，使用 Goldmann 或类似的仪器进行视野检查，允许依据发现的共存问题，随即更改检查策略、自定义测试点位置。特定关注的问题可以使用特定的检查策略。这样能更准确地映射缺损形状，对于视野缺损的局部定位非常重要。然而，手动视野测量的灵敏度不如传统自动视野测量，也更耗时。它

最大的局限性是视野计的替换零件越来越难找到，更重要的是，许多技术人员在手动、动态视野检查方面的培训不足（或根本没有接受过培训）。

静态自动视野测量对提高眼病患者的护理质量已经产生了巨大影响。自动校准仪器、标准化测试程序、高灵敏性和特异性、可靠性检测（"捕捉试验"）和定量统计分析程序是这种视野检查方法的诸多优点的一部分。不过自动视野测量也有缺点，包括测试时间长、认知需求增加、患者疲劳和缺乏评估复杂患者群体的灵活性。我们相信，没有单一的视野检查方法适用于所有情况和所有患者。自动视野测量只是临床医生用来评估周边视觉功能的众多工具之一，各种形式的视野检查应被视为互补技术，由临床问题和需要解决的问题来决定哪种技术实用且合适。没有一种单一数据呈现、分析程序、视野指数或其他评估视野数据的方法能提供所有临床基本信息。因此，考虑到所有可用信息是非常重要的，包括可靠性特征和视野的临床主观解读。此外应该谨记，检查是自动化的，但患者不是。在开始自动视野测量时，让患者独自留在黑暗的房间，同时期望患者保持机警、精力充沛、细心和感兴趣并在整个测试过程中保持正确的头位和固定，是不合适的。为了保证视野检查的可靠性，部分患者在视野检查过程中需要进行定期休息、获得鼓励和私下交流。在检查开始前确保适宜的测试条件、屈光特性以及其他因素正确确定也很重要。

视野检查的特殊技术

面对面视野检查　　面对面视野检查操作时通常是患者坐在检查椅上，检查者在 2 ～ 3 英尺（0.6 ～ 0.9 米）的距离面对患者。用患者手掌、遮挡板或贴片遮住一只眼睛，并告知患者用未遮盖的眼睛注视检查者的对面眼睛（目的是评估患者注视的稳定性）。需使用小的、局限的视标，以便患者可以很容易地确定视野中物体的出现或消失。面对面视野检查应包括检测四个视野象限（颞上、鼻上、颞下、鼻下）、视野的中心部分和颞侧和鼻侧区域的注视。大多数检查者使用手指计数来测试患者任一象限的视野缺损（图1.6），不过一些学者建议用手指摆动而非手指计数进行检查。手指计数或摆动检查后是对中心视野的检查。如上所述，一项类似的检查是使用红色物体，在两只眼睛之间或每只眼睛的部分视野比较色彩感知力（图1.5）。通过结合多次面对面视野检查结果，大约70% 的神经区域缺损可以被识别出来，但是患者视

力下降无法用一般眼科检查解释时，正式的视野测量往往是必要的。

婴儿和儿童的面对面视野检查较为困难（图1.7）。

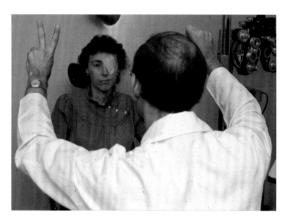

图 1.6　通过让患者对左上角、右上角、左侧、右侧、左下角和右下角视野区域的手指计数来进行视野检查的方法

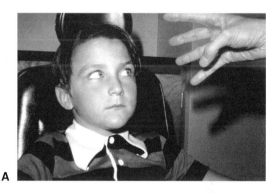

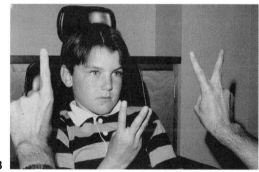

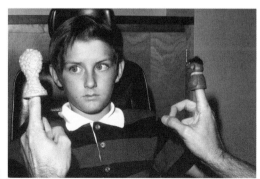

图 1.7　儿童的面对面视野检查。**A**：惊吓反应。**B**：手指计数。**C**：手指木偶

面对婴儿和年幼的孩子，我们可以举起一只手，观察孩子是否注视它。另一种选择是举起双手放在孩子注视的两侧，然后挥动一只手或摆动一根手指，观察孩子是否注视移动的手 / 手指。对于年龄较大的儿童，可引导患儿模仿检查者，举起与检查者相同数量的手指，以评估周边视野。

在许多情况下，用半侧视野或两只眼睛之间同时比较色彩饱和度或刺激亮度有助于区分细微的异常。当刺激以双同步的方式呈现在注视的右侧和左侧时，有可能检测到同名缺陷。通过让患者指出两个测试物体中哪个更清晰或更明亮，可以检测出垂直中线的细微缺陷。另外，双同步呈现可以用于检测视觉消退现象——当视野内其他的视觉区域同时受到刺激时，视野视觉区域内的一个物体辨识减弱。

面对面视野检查的显著优势是简单、灵活、快速，以及在任何环境中均可完成，例如在住院患者的床旁检查。面对面视野检查的缺点是缺乏标准化、定性性质的结果，以及检测细微缺损或监测疾病进展或解决视力损伤的能力有限。但是，面对面视野检查操作快捷且易于操作，无论患者的视觉主诉是什么都应该进行这项检查。

Amsler 方格表　Amsler 方格表是一项专门设计用于定性分析伴有黄斑病变发病和进展的视觉功能紊乱的图表。方格表是由一系列线纹图形的方格组成的，放置在距离眼睛 1/3 米处，用于检测注视 10° 范围内的中心视野。方格表上的每个正方形对应着 1° 的视角，使之能够轻松鉴定细微缺损的位置。最常用的方格表是在白色背景上的黑色方格；但是也可以使用在黑色背景上的白色方格，甚至是在黑色背景上的红色方格。

Amsler 方格表操作快速且简单。指引患者看向中心点并询问他 / 她是否能够看到。如果患者没有看到点，便可能有中心暗点，检查者必须向患者询问他 / 她到底确切看到了什么。如果患者看到点，检查者会询问患者是否知道点的周围有很多正方形。检查者继而询问患者这些正方形是否扭曲、丢失等。可以鼓励患者直接在方格表上画出干扰区域。众所周知，眼科医生可使用这项检查技术对患有或可疑黄斑病变的患者定期检查，因为 Amsler 方格表可检测视物变形或识别并标出小的暗点，还可以识别由黄斑瘢痕、轻度黄斑变性、中心性浆液性脉络膜视网膜病变和其他疾病引发的视野缺损。Amsler 方格表也可以用于鉴别视神经疾病造成的小的中心或旁中心暗点，这点较少被人所知（图 1.8）。这个方格表的确在识别小的中心暗点和其他细小的中心视觉障碍中非常有用，而这些病变用更加复杂的自动和手动视野计难以探查。它的

Amsler记录图标
图1号的复制品，黑白两色印刷，以便记录。

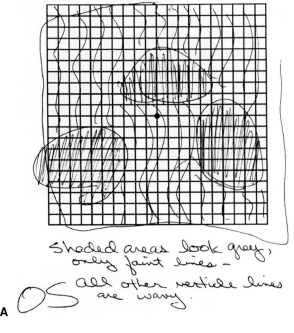

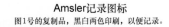

A

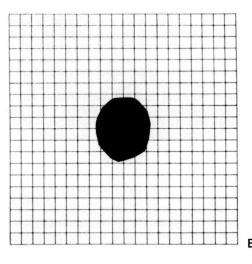

B

图 1.8　Amsler 方格表发现患者的视物缺损。**A**：患有黄斑病变患者的视物变形和旁中心暗点。**B**：视神经炎患者的一个小的中心暗点

主要缺点是从检查中获得的信息是定性和主观性的。

静态视野测量　静态视野测量使用一个固定的视标，通过调整视标的亮度来改变其可见性。常用自动视野计，如 Humphrey 视野分析仪或 Octopus 视野计来检测，前者是使用最广泛的仪器。增量阈值的测量是在不同的视野位置上获得的，这些位置通常以网格模式或沿子午线排列（图 1.9）。

静态视野测量所需的时间取决于以下几个因素，包括患者的机敏性与配合程度、选用的阈值策略和被检测的区域大小。比如，使用 Humphrey 视野分析仪，全阈值检查通常每只眼睛需要 10 ～ 12 min；而瑞典交互式阈值运算法（Swedish interactive threshold algorithm，SITA）采用的阈值高于全阈值法 1 ～ 2 dB，使用 SITA可以减少 50%（SITA- 标准策略）～ 70%（SITA-Fast策略）的检查时间（SITA- 标准策略需要 4 ～ 6 min，而 SITA-Fast 策略需要 3 ～ 4 min）。视标大小通常使用 Goldmann Ⅲ 尺寸，直径 0.5° 的光刺激；但是，对于视力不佳的患者（例如 < 20/200），Goldmann V 尺寸直径约 2° 的光刺激可提供更可靠和可重复的结果。就检测区域的大小而言，大多数神经眼科医生使用24-2 检查，是指检测上方、下方和颞侧中央 24° 区域（鼻侧检测达到 30°，因为该程序的开发者 Anders Heijl 想确保检查能检测到青光眼早期的鼻侧阶梯）（图 1.9A）；而其他医生更喜欢整个检查区域达到30° 的 30-2 检查。对于病史提示一个或多个小的中心或旁中心缺损的患者，可以使用 10-2（即 10°）检查

（图 1.9B）。

动态视野测量　Goldmann 视野计是一个亮度（31.5 asb）均匀的白色碗状半球形，其上投射一个小的明亮刺激。它通常用于进行动态视野测量，也可以用于静态和超阈值静态视野测量。不同于 Amsler 方格表和大多数自动视野计，Goldmann 视野计可用于评估整个视野，特别是有广泛的视野或周边视野缺损时（图 1.10）。患者一只眼睛被遮挡，没有遮挡的眼睛注视视野计中央的一个小的视标，医生通过望远镜监测眼睛的位置。投射一个特定大小和亮度的刺激到视野计的上面，视标通常以 4 ～ 5°/s 的恒定的速度从周边部移动至注视区，并指示患者当他 / 她第一次看到刺激时按下相应按钮。在图表上标记检测视标的位置，这个过程在不同的视野经线上重复。等视点和暗点以类似于正切视野屏 / 平面视野计检查的描述方式绘制，除此之外视标大小和亮度均可调整以改变刺激检测率。这个过程产生一个二维的视觉山丘表示图，是眼睛对光亮灵敏度的基本地形等高线图。Goldmann 视野计上的动态视野测量（至少 1 或 2 个等视点）可以在 5 ～ 6 岁合作的儿童中进行。

自动视野信息的解读

视野测量，特别是自动视野测量可以提供大量的视野信息。患者视野不同区域的敏感度与检查条件和刺激参数的使用、患者可靠性和配合程度的指标、生理因素（瞳孔大小、屈光状态、视力等）、统计数据

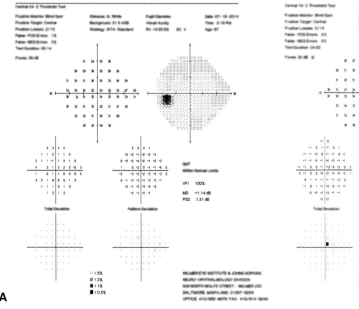
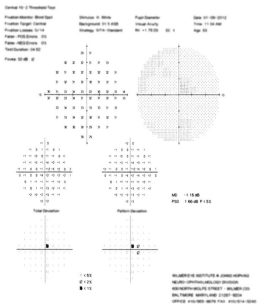

图 1.9　使用 Humphrey 视野分析仪的静态视野测量。**A**：使用 24-2 阈值检查和 SITAS- 标准策略的全视野检查。**B**：使用 10-2阈值检查和 SITA- 标准策略确定的另一位患者的微小中心暗点。使用 24-2 阈值检查无法识别此类视野缺损

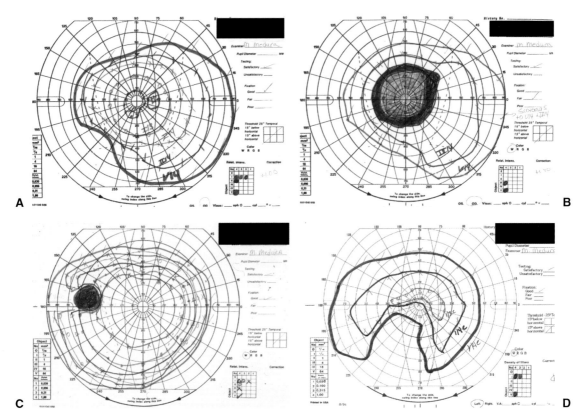

图 1.10   使用 Goldmann 视野计进行动态视野测量。**A**：全视野。**B**：大的中心暗点和完整的周边视野。使用 10-2、24-2 或 30-2 阈值的静态视野测量因整个视野均缺损而不能提供有用的信息。**C**：远周边暗点。使用 10-2、24-2 或 30-2 阈值的静态视野测量因太靠周边而无法识别这个暗点。**D**：患有左下同侧象限缺损的患者（仅展示左眼视野），颞侧周边视野部分保留（颞侧新月）。静态视野测量不会显示这个周边视野区域

和视野指数的汇总和其他项目的参与均有关。视野灵敏度也可以用许多不同的形式表示（数值、正常值偏差、灰度图、概率图等）。接下来的讨论将简要概述最终打印结果中所提供的各类信息。考虑到目前的流行性和广泛使用情况，本次讨论和大多数示例都来自 Humphrey 仪器的自动静态视野测量；某些临床的部分示例，特别是当动态视野测量可以提供更多视野状态信息的情况下，使用 Goldmann 视野计的动态视野测量。

每次视野检查都应对几个重要信息进行核查，如眼睑的位置、用于检查的屈光矫正、瞳孔大小和视力。上睑下垂可以造成上方视野缺损，影响可以很小或显著（图 1.11A）。高度屈光矫正（大于 6 等效球镜屈光度）有时会产生试镜框边缘伪影（图 1.11B）。当患者用于视野检查的等效球镜矫正超过 6 屈光度时，建议使用适合检查距离的软性角膜接触镜矫正以避免试镜框边缘伪影。必须根据视野计的近距离测试距离和患者的年龄进行适当的近屈光矫正，以最大限度地减少因模糊而产生折射暗点和灵敏度下降的可能

性（图 1.11C）。小瞳孔（直径小于 2 mm）会产生虚假的检查结果，特别是可能有早期晶状体改变的老年人。如果瞳孔直径小，患者应散瞳至 3 mm 或更大（图 1.11D）。最后，患者的视力可以为评估广泛的视野敏感度损失提供有用的信息，也可以提供视野缺损的潜在原因。

可靠性指标   视野测量所获得信息的质量取决于被检患者的合作程度、意愿和以可靠的方式做出反应并保持一致性的能力。因此，对患者的可靠性和一致性进行评估，以正确评估视野信息的意义，这是至关重要的。使用手动视野计检查时，可以通过类似望远镜观察器的设备直接监督患者的注视行为（详见上文）。可以在整个检查程序中监控假阳性错误（没有刺激时做出反应）和假阴性错误（未能对先前确定能够检测到相等或更少可检测目标的区域中出现的刺激作出反应）。

自动检查程序不仅能够用上述的相同方法监控到假阳性错误、假阴性错误和固视行为，还可以通过重新测试一个视野位置的样本来评估反应变化。另外，

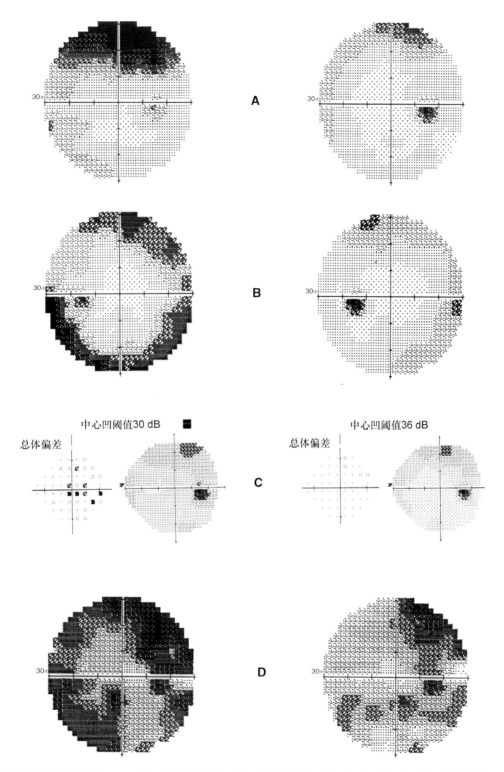

图 1.11　视野检查结果的影响因素。**A**：上睑下垂用胶布粘住上眼睑和眉毛之前（**左**）和之后（**右**）的视野结果示例。**B**：试镜框边缘伪影（**左**）和重新对准患者后伪影消失（**右**）示例。**C**：屈光不正，使用不适当的镜片矫正（**左**）和使用适当镜片后的结果（**右**）。**D**：瞳孔直径分别为 1 mm（**左**）和 3 mm（**右**）的同一只眼睛的视野结果

还可以监测固视准确性的间接指标（例如，患者是否对出现在生理盲点的目标做出反应）。自动检查程序的另外一个优点为，这些可靠性指标（假阳性、假阴性、固视丢失、短时间波动）可以立即与经年龄矫正的正常对照受试者相比较，从而得到患者的可靠性参数是否在正常人群特征范围内（图 1.12）。

自动视野测量的一些可靠性指标并不总能准确反应患者的真实情况。例如，假阴性率与视野缺损相

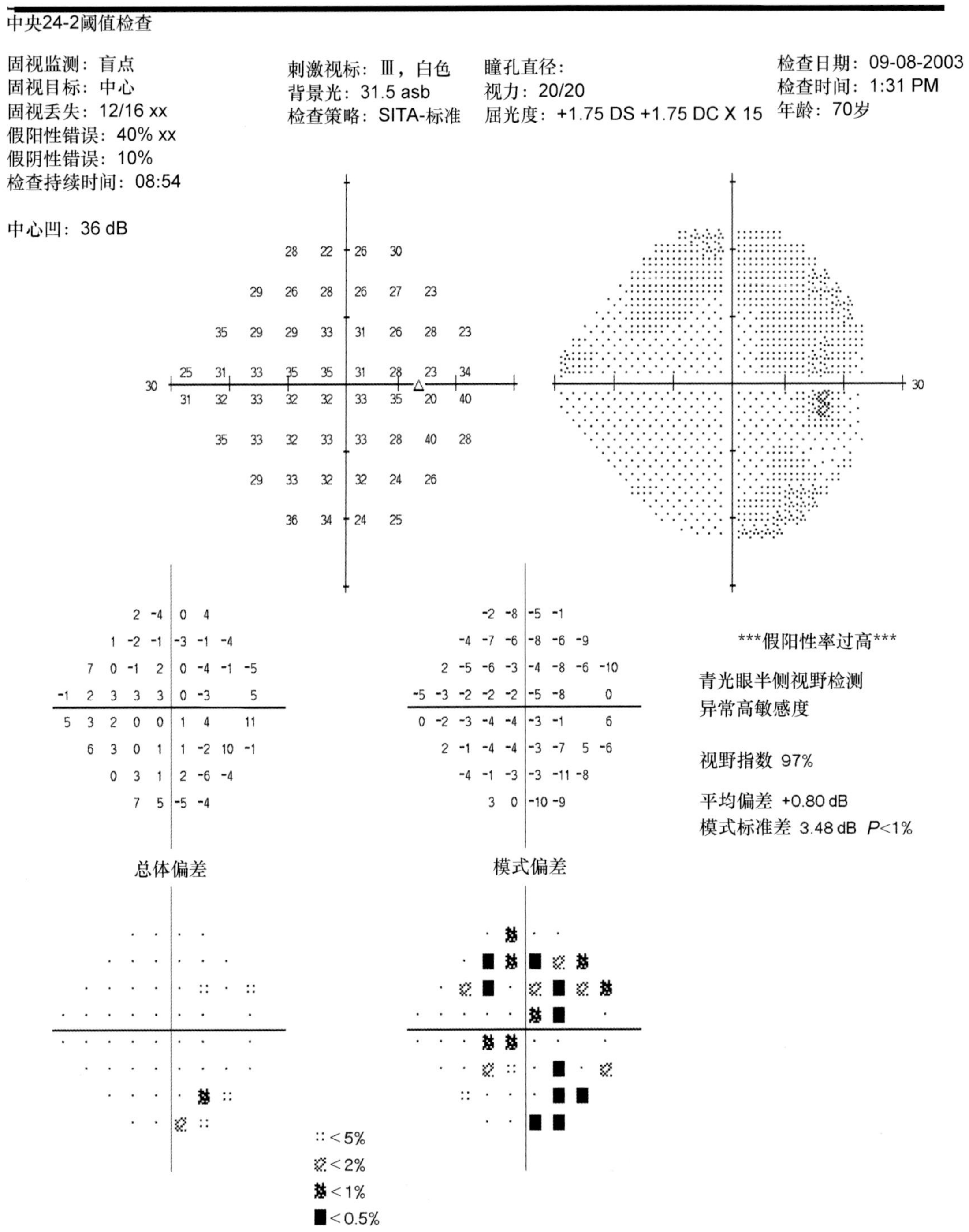

中央24-2阈值检查

固视监测：盲点
固视目标：中心
固视丢失：12/16 xx
假阳性错误：40% xx
假阴性错误：10%
检查持续时间：08:54

中心凹：36 dB

刺激视标：Ⅲ，白色
背景光：31.5 asb
检查策略：SITA-标准

瞳孔直径：
视力：20/20
屈光度：+1.75 DS +1.75 DC X 15

检查日期：09-08-2003
检查时间：1:31 PM
年龄：70岁

```
            28  22  26  30
         29  26  28  26  27  23
      35  29  29  33  31  26  28  23
   25  31  33  35  35  31  28  23  34
   31  32  33  32  33  35  20  40
      35  32  32  33  32  40  28
         29  33  32  24  26
            36  34  24  25
```

总体偏差
```
      2  -4   0   4
   1  -2  -1  -3  -1  -4
 7   0  -1   2   0  -4  -1  -5
-1   2   3   3   3   0  -3      5
 5   3   2   0   0   1   4     11
   6   3   0   1   1  -2  10  -1
      0   3   1   2  -6  -4
         7   5  -5  -4
```

模式偏差
```
       -2  -8  -5  -1
    -4  -7  -6  -8  -6  -9
 2  -5  -6  -3  -4  -8  -6  -10
-5  -3  -2  -2  -2  -5  -8      0
 0  -2  -3  -4  -4  -3  -1      6
   2  -1  -4  -3  -7   5  -6
     -4  -1  -3  -3 -11  -8
        3   0 -10  -9
```

假阳性率过高

青光眼半侧视野检测
异常高敏感度

视野指数 97%

平均偏差 +0.80 dB
模式标准差 3.48 dB *P*<1%

∷ <5%
▨ <2%
▧ <1%
■ <0.5%

图 1.12　患者使用 Humphrey 视野分析仪进行静态视野测量时显示可靠性指标的显著异常。需要注意的是，患者有多个固视丢失、假阳性反应和假阴性反应。面对这个问题，如果原因是患者以前从未接受过此视野检查，医生需决定是否换个时间重复这个检查，或者使用不同的检查策略以减少检查时间（例如选用 SITA-Fast 策略而不是 SITA-Standard 策略），或者放弃这个自动视野检查技术而使用面对面视野检查或动态视野测量

关，即随着视野丢失增加假阴性反应也相应增高。因此，高假阴性率可能比患者不可靠的反应更能表示疾病的严重程度。过多的固视丢失可能是由以下因素引起的，如在检查的初始阶段视野盲点定位错误，在检查过程中患者发生错位或头部倾斜，或者视野检查的技术人员注意力不集中。另外，还应特别注意不能将可靠性指标视为技术人员与患者的互动和监测的替代品。一些患者在黑暗的房间中独自进行自动视野测量时会感到不舒服。此外，患者的错位、嗜睡和类似因素可能会在检查期间发生，并且可能因没有被充分监

测而未被发现。上文已经强调过，更重要的是要记住自动化的是检查程序而不是患者。

尽管可靠性指标有助于确定视野检查结果是否准确，但它们不足以消除由非器质性病变导致视野缺损的可能性。当可靠性指标在正常范围内时，患者和正常受试者也都可以"欺骗"自动视野计，产生各种各样的视野异常（图 1.13）。

视野指数 自动视野计的一个显著优势是能够提供汇总统计，通常称为视野指数。Humphrey 视野分析仪上的平均偏差（mean deviation，MD）是指经年龄矫正的正常人群数值在每个检查区域的敏感度平均偏差。平均偏差提供了视野普遍或广泛缺损的程度指标。MD 是个体视敏度与正常视敏度平均偏差的汇总测量值，Humphrey 视野计上的模式标准差（pattern standard deviation，PSD）表示在校正 MD 值之后，在正常视敏度视岛形态下个体视敏度的不规则程度。因此 PSD 用于表示局部视野丢失的程度，因为局部视野暗点会显著偏离正常视野视岛的形态。

概率图 虽然自动视野测量通过显示与降低灵敏度（灰度）相关的越来越暗的区域来提供对视野的一般评估（图 1.14），但自动静态视野测量的主要优点是可以将患者的测试结果与年龄调整的正常人口值进行对比。因此，可以对所有视野位点的检测逐点进行对比，确定与正常人群灵敏度值的偏差量，这个信息的有效的表达方式就是概率图。Humphrey 视野分

析仪有两种方法表示概率图。一个称为"总体偏差概率图"，另一个称为"模式偏差概率图"。总体偏差概率图代表每个视野位点都有一组不同的符号，表示灵敏度是否在正常限值内还是分别低于正常限值的 5%、2%、1% 或 0.5%。换言之，视野位点或视野指数对应于 $P < 1\%$ 的概率，表明这个数值低于在正常同龄人群观察到的 1%。这提供了一个即时图形表示位点的异常以及异常与正常水平变化的程度。

模式偏差概率图与总体偏差概率图类似，不同之处在于，确定是在减去了平均或总体灵敏度损失之后进行的，从而揭示了与正常灵敏度值有局部偏差的特定位置。这些表示的值是两方面的。首先，它们提供了具有灵敏度损失的位置的即时指示。第二，总偏差和模式偏差图的比较提供了一个明确指示，表明缺失弥散或局限的程度。如果损失主要是弥散性的，则异常位置将会出现在总体偏差图上，但是模式偏差图上所有或大部分这些点将会在正常限值范围内（图 1.15A）。如果损失主要是局限性的，则总体偏差图和模式偏差图看起来几乎相同（图 1.15B）。总体偏差图和模式偏差图之间的相似程度指示了弥散和局限缺失的比例。在某些情况下，可能会出现总体偏差图是正常的，而模式偏差图提示一些位置异常。这发生在患者测得的灵敏度高于正常值（图 1.15C）或患者按下反应按钮太过频繁（"摁键癖"）（图 1.15D）时。一般来说，模式偏差图是评估自动视野测量结果时需

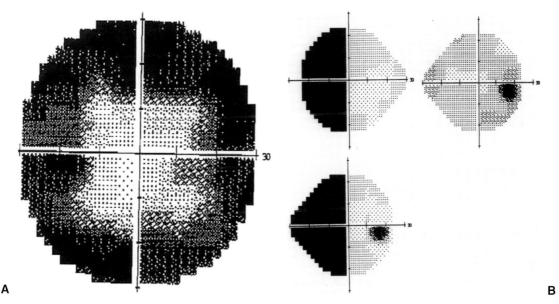

A **B**

图 1.13 非器质性视野缺损。**A**："四叶苜蓿型视野缺损"。这类狭窄视野的发生原因是 Humphrey 视野分析仪上的自动程序被设计成为首先检查四个圆点，每个象限中从这些点向外进行检查。如果患者只测试了几个点之后停止继续作出反应，结果便是四叶苜蓿视野缺损的改变。**B**：单眼鼻侧偏盲不仅在检查左眼时存在，而且在同时检查双眼时也会出现。如果视野缺损是器质性的，当双眼同时检查时视野会消失，因为右眼的颞侧视野将会与左眼的鼻侧视野重叠（偏盲）

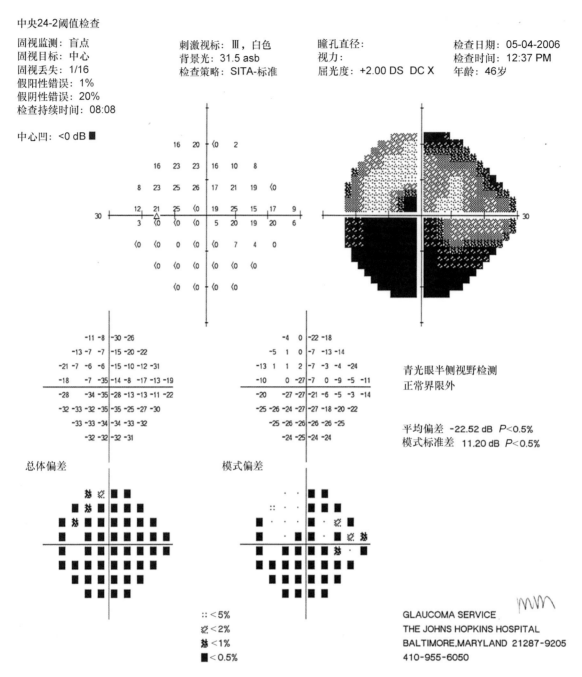

中央24-2阈值检查

固视监测：盲点
固视目标：中心
固视丢失：1/16
假阳性错误：1%
假阴性错误：20%
检查持续时间：08:08

中心凹：<0 dB ■

刺激视标：Ⅲ，白色
背景光：31.5 asb
检查策略：SITA-标准

瞳孔直径：
视力：
屈光度：+2.00 DS DC X

检查日期：05-04-2006
检查时间：12:37 PM
年龄：46岁

青光眼半侧视野检测
正常界限外

平均偏差 -22.52 dB *P*<0.5%
模式标准差 11.20 dB *P*<0.5%

总体偏差   模式偏差

:: <5%
▨ <2%
▩ <1%
■ <0.5%

GLAUCOMA SERVICE
THE JOHNS HOPKINS HOSPITAL
BALTIMORE,MARYLAND 21287-9205
410-955-6050

图 1.14   使用 Humphrey 视野分析仪的静态视野测量。注意灰度图（右上）和模式偏差图（右下）之间的良好相关性

查看的最重要的图表，因为它常常会显示细微的异常区域，这些区域可能在灰度图上不明显或者在总体偏差图上被普遍灵敏度下降所掩盖。

视野缺失的进展   确定患者的视野是否随着时间的推移改善、恶化或保持稳定是视野解读中最困难的步骤之一。一些定量分析程序可用于评估视野进展，特别是用于青光眼患者的监测；然而，没有哪项程序可被临床神经眼科界完全接受。尽管如此，使用定量统计分析程序还是有助于监测患者的视野状态。

评估患者视野随时间变化状态时应考虑以下几个重要因素。首先，每次视野检查都有必要检测测试条件。因为测试程序的类型和刺激大小（和特征）可以显著改变视野的形态，如果一次视野检查和另一次检查的测试策略、视标大小或其他测试条件不同，就很难对结果进行比较。第二，不同视野检查确定患者的情况是否有差异也很重要。如上文所述，如果在瞳孔大小、屈光矫正、视力、一天中的不同时段或其他因素（例如上睑是否贴胶带）存在显著差异，就会在不同访视中获得的视野结果中产生巨大影响（图 1.11）。第三，除非视野改变显著，否则在已获得的整体系

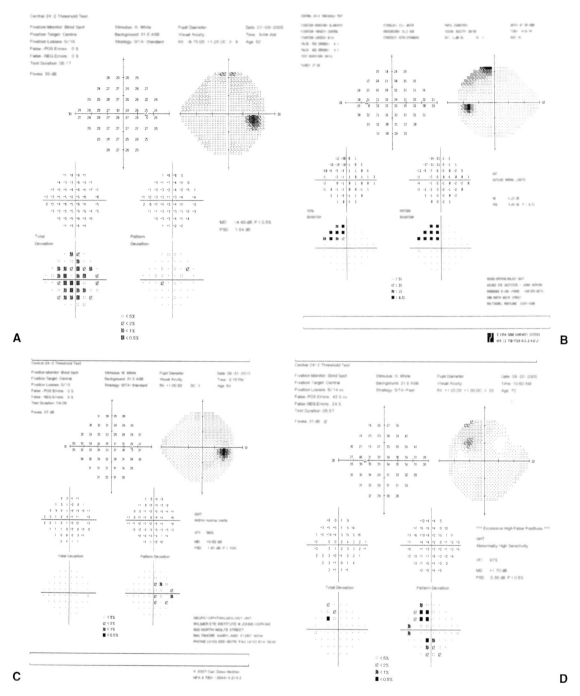

图 1.15 以灰度图、总体偏差图和模式偏差图描绘的图表结果。**A**：弥散性缺失。**B**：密集的局限性缺失。**C**：非常轻微的局限性缺失。**D**："摁键癖"的患者

列视野检查基础上进行视野进展性或稳定性的基本判断是非常重要的。一般无法基于两次视野（例如比较当前和上一次视野）区分长期改变中的视野细微变化。特别是，中度至重度视野缺损患者视野之间有时会表现出相当大的差异。此外，疲劳和经验等因素也能够在视野特性方面产生显著差异。如果怀疑患者视野缺损改变已经发生，最好在一次独立的访视中重复检查以确认可疑改变。依据视野区域和受检眼，任意

两次连续视野可以反映明显的视野改善、进展或稳定（图 1.16）。如上文所述，对于视力较差的患者（例如 < 20/200），使用 Goldmann V 尺寸刺激（直径 2°）替代 Goldmann Ⅲ 尺寸刺激（直径 0.5°）会提供更可靠的结果。

五步视野解读法

视野解读中常见的错误之一是在获得一个视野

的全局评估前，缺乏对视野缺损细节和具体模式的关注。为了避免这种倾向，我们提出了一种简单的五步视野解读法：

1. 分别判断每只眼的视野是正常的还是异常的。自动视野测量结果为此提供了帮助，因为它们显示了点对点和总体对比两种方式，对患者的检查结果与年龄匹配的正常人群数值进行比较。如果双眼视野无论是统计比较还是临床评估都是正常的，就没有必要再

进一步评估。

2. 如果单眼或双眼视野异常，检查辅助信息以确定是否采用了正确的检查条件、选择了适当的近距离校正和调整到了合适大小的瞳孔。此外，检查导致视野缺损的原因，如试镜框边缘伪影、上睑下垂或其他非病理条件下可能导致的视野缺损。疲劳、嗜睡和其他相关情况也可以产生明显的视野缺损。另外，视野检查者是至关重要的，特别是自动视野测量的检查

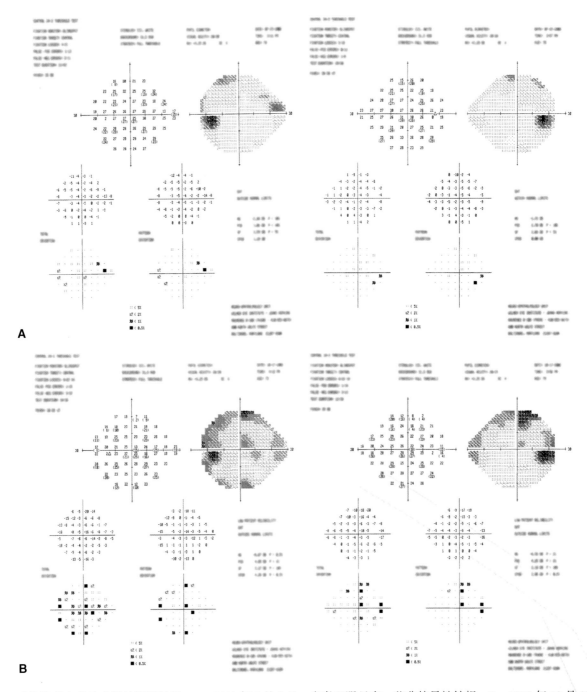

图 1.16　垂体腺瘤患者的虚假的视野缺损。**A**：2002 年 7 月 3 日，患者双眼只有一些非特异性缺损。**B**：2002 年 10 月 17 日，3 个月后患者出现双眼明显的视野缺损；但是需要注意，患者年龄 79 岁并且是在下午 4 点左右获得的检查结果。我们建议让患者 5 天后，在治疗腺瘤前进行重复检查

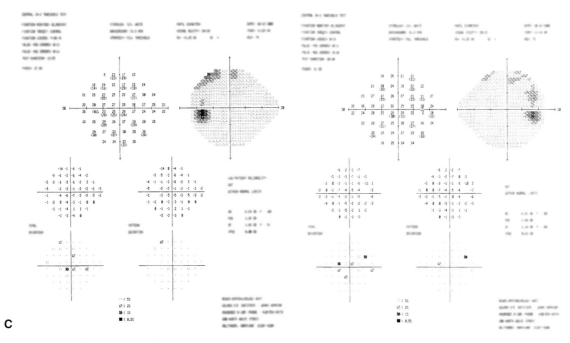

图 1.16（续）　**C**：2002 年 10 月 22 日较早时间（大约上午 11:15）进行的重复视野检查显示，之前视野出现的明显恶化是虚假的，可能与疲劳有关

者，需注意这些因素。大量的视野缺损可以归因于非病理性影响。在某些情况下，可能需要向技术人员询问患者在接受检测时的状态。

3. 判断视野是双眼还是单眼异常。如果是单眼视野异常，基本是由视交叉前的疾病引起（图 1.17），而如果是双眼视野异常，病损位于视交叉处（图 1.18）、视交叉后（图 1.19）或患者患有双眼眼内疾病或视神经疾病。

4. 分别判定每只眼视野缺损的大致位置。具体来说，需要确定视野缺损是在上方还是在下方半区、在鼻侧还是颞侧半区或视野的中心部分。鼻侧或颞侧半区的评估特别重要。广泛缺损需要确定在哪里存在最大量的视野缺损。如果视野缺损是双颞侧的并且有垂直中线，则应强烈怀疑视交叉病变（图 1.18）。如果视野缺损是一只眼的鼻侧和另一只眼的颞侧（即同侧），应怀疑视交叉的后位置（图 1.19）。双侧鼻侧缺损或仅一只眼鼻侧缺损应该怀疑青光眼、各种非青光眼性视神经病变或某些类型的视网膜疾病。单眼或双眼的中心暗点可能表明存在黄斑病变。通过这个简明的步骤生成一个视野的全局视图，可通过视路上不同层面的损伤来推测潜在疾病。

5. 观察视野缺损的具体形状、模式和特征（图 1.17 至图 1.19）。缺损遵从水平子午线还是垂直子午线？缺损是什么形状（弓形、椭圆形、圆形、饼形、不规则形）？如果是双眼的视野缺损，是否一致（双

眼对称）或不一致（一只眼的视野缺损相比另一只眼更广泛）（图 1.20）？缺损边缘是否有陡峭或逐渐倾斜的轮廓？这些以及其他的视野特征性改变应该为第 4 步的损伤位置提供信息，或为不同损伤位置的鉴别诊断提供依据。然而它们不应该被用作初始步骤来推测损伤部位。过度关注视野的特征性改变而忽略了第 4 步获取视野的全局视图，可能会导致对该视野信息的错误解读。

上述视野解读的方法并非意图涵盖所有可能的情况，更确切地说，是为了指导读者识别大多数类型的视野缺损，并避免评估中的许多常见误判。一旦确定了视野缺损的模式和程度，则需要进行鉴别诊断。如果怀疑视野结果的真实性，应当在患者充分休息和保持警觉时重复检查（图 1.16）。病理性视野改变通常是可以复制的，而非病理性改变一般无法复制。如果担心疲劳会影响视野检查结果，应该使用时间更短的测试程序。

瞳孔检查

瞳孔检查是视觉传入系统评估必不可少的一部分。应该关注每只眼瞳孔的大小，注意直接和间接对光反射和近距离刺激时瞳孔大小变化幅度和延迟情况。相对性瞳孔传入障碍（relative afferent pupil defect, RAPD）是单侧传入感觉异常或双侧不对称视力损伤的标志。病因通常是视神经病变，其他异常如视网膜

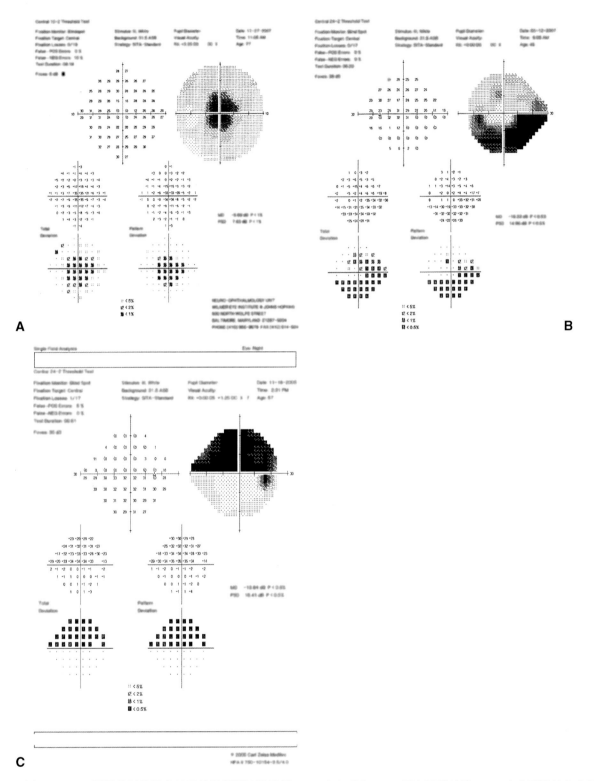

图 1.17　用 Humphrey 视野分析仪检查显示单眼视野缺损示例。**A**：中心暗点。**B**：下方弓形缺损。**C**：齐水平线的上方缺损

中央动脉阻塞、视网膜脱离或大范围黄斑病变也可能是 RAPD 异常的原因（详见第 2 章）。此外，因对侧视束损伤有完全性或近乎完全性同向偏盲的患者，几乎都在偏盲一侧（病变对侧）出现 RAPD，是背侧中脑视束上瞳孔运动传入纤维的中断造成的。膝状体后

同向偏盲的患者可能存在 RAPD，原因可能是外侧膝状体核的跨突触变性，但通常是亚临床的并且只能通过瞳孔检查来识别。因此，观察到与视力损伤无关的同向偏盲一侧出现明显的 RAPD 表示对侧视束受损。最后，在非常罕见的情况下，瞳孔传入运动纤维到达

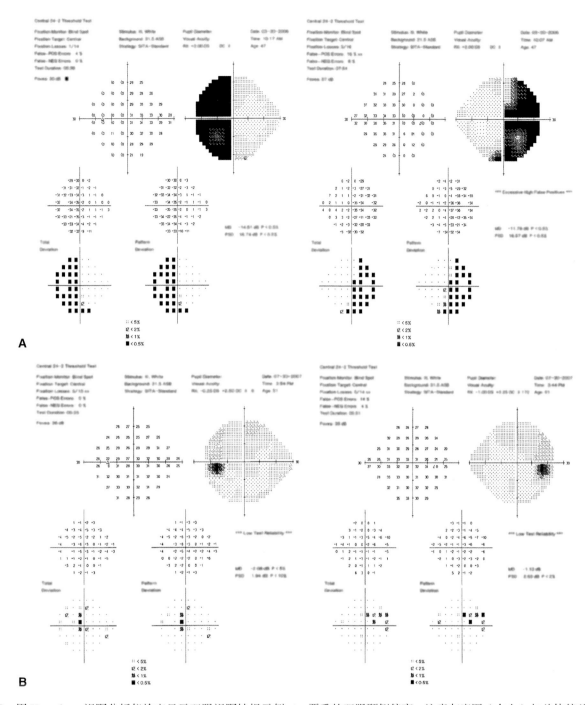

图 1.18　用 Humphrey 视野分析仪检查显示双眼视野缺损示例。**A**：严重的双眼颞侧偏盲。注意灰度图（**右上**）与总体偏差图（**左下**）和模式偏差图（**右下**）之间相关性。**B**：非常轻微的双侧颞上象限缺损。注意在灰度图上无法清晰识别这个缺损，而它在总体偏差图和模式偏差图上的表现很明显

Edinger-Westphal 核的上丘脑部损伤可能导致与任何视觉障碍无关的 RAPD 异常。在这个情况下，患者察觉不到任何视觉障碍，并且没有视力下降、没有色觉异常、也没有视野缺损。检查 RAPD 存在与否是处理单眼视力损伤或双眼不对称视力损伤患者的关键步骤之一，因为在这种情况下，RAPD 异常可能是唯一的器质性和严重前视通路功能障碍的客观体征。白内障、屈光不正和非器质性视力损伤永远不会导致 RAPD。因此，白内障患者出现 RAPD 阳性，无论白内障的密度如何，提示存在其他原因（或除白内障外）导致了患者的视力下降。一般来说，玻璃体积血无论多么密集都不会引起 RAPD 异常。因此，在玻璃体积血患者中观察到 RAPD 表明存在视网膜、视神经损伤或两者兼有。有文章报道一些非常致密的玻

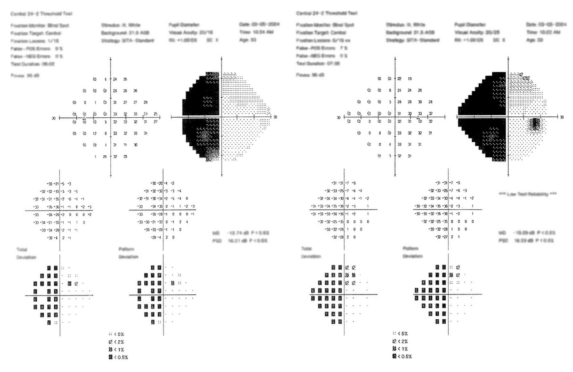

图 1.19　用 Humphrey 视野分析仪检查显示的左侧完全性同向偏盲示例。注意灰度图（**右上**）和总体偏差图（**左下**）和模式偏差图（**右下**）之间的相关性

璃体积血的患者，在玻璃体切除术后其平坦的视网膜电图（electroretinogram，ERG）波形恢复，可以推测广泛的、极其密集的积血可能导致 RAPD。斜视或屈光参差性弱视患者偶尔会表现出 RAPD，但在这种情况下，应该关注视神经病变等其他潜在因素。RAPD可以进行量化，通过在正常或受影响较小的眼上放置不同的中性密度滤光片，直到观察不到 RAPD；而细微的 RAPD 可以通过放置 0.3 对数单位的中性密度滤光片，先放置在一只眼前，再换另一只眼，进行手电筒摆动检查（详见第 15 章）。

亮度比较

　　患者双眼之间的亮度比较有时可以识别细微的单侧视神经功能障碍。这项测试的方法是用一束明亮的聚焦光，比如从透光器发出的光，照射第一只眼睛并告诉患者"这是价值一美元的亮度（或选择你自己的货币单位！）。"接下来，将光线照射到对侧眼中并询问患者"这个亮度价值多少钱？"患者可能会回答和这只眼睛的亮度是一样的（即"一美元"）；这只更少（即"50 美分"）；或者这只更多（即"一美元 20 美分"）。如果答案与患者的病史和其他发现一致，它可能支持亮度减弱眼存在器质性病变的诊断；然而，虽然该检查可以用于证实视神经病变的其他证

据，但两眼之间的主观亮度差异作为一个孤立的发现而其他检查正常时通常是没有意义的。

明负荷恢复试验

　　明负荷恢复试验可以辅助鉴别单侧视网膜病变和球后视神经病变。这个检查基于视觉色素暴露于强光源后漂白的原则，导致瞬态敏感度下降和中心视力下降。视网膜敏感性的恢复依赖于视色素再生，视色素再生是由光感受器和视网膜色素上皮（retinal pigment epithelium，RPE）细胞的解剖和生理共同决定的。它有独立的神经机制。造成视觉损伤的疾病通过损坏光感受器或相邻 RPE，引起视色素再生滞后，导致光应激负荷后视力恢复延迟。

　　明负荷恢复试验的具体操作是通过确定最佳矫正视力，屏蔽一只眼，然后告诉患者直视距离眼 2～3 cm 的明亮焦点光源，持续约 10 s。恢复到最佳矫正视力范围内所需的时间称为明负荷恢复时间（photostress recovery time，PSRT）。正常眼的 PSRT平均为（27±11）s。99% 的正常眼的 PSRT ≤ 50 s。患有黄斑疾病的眼，即使视网膜看起来相对正常，PSRT 通常显著延长，而视神经病变眼的 PSRT 正常。明负荷恢复试验用于鉴别细微黄斑病变和细微视神经病变特别有用。

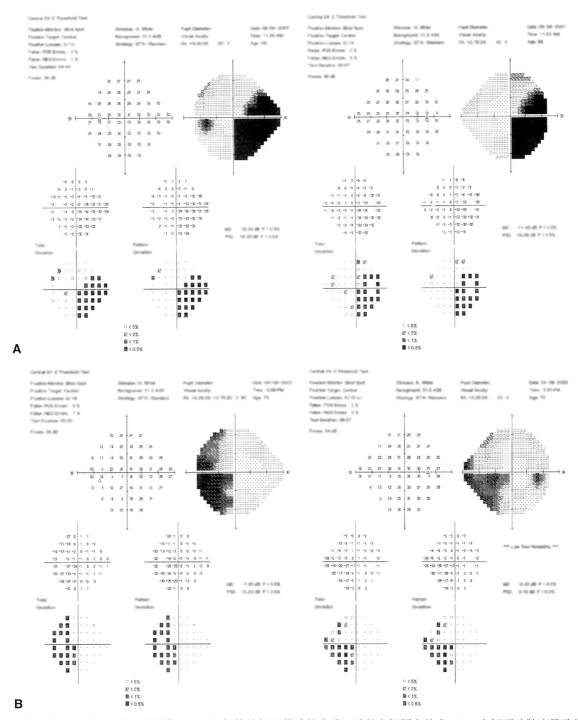

图 1.20 一致和不一致的同向性视野缺损。**A**：左侧枕叶梗死导致的大致一致的右侧同向偏盲。**B**：右侧顶叶肿瘤导致的不一致的左侧同向偏盲

脑神经、外眼检查、前节检查和眼球突出测量

除了脑神经Ⅱ（即视神经），脑神经Ⅲ、Ⅳ、Ⅴ、Ⅵ、Ⅶ、Ⅷ（偶尔还有Ⅰ）也应作为视觉传入系统常规检查的一部分进行检查，因为眶内、海绵窦、鞍上池和脑干的病变可能直接或间接引起传入系统功能障碍。外眼检查和眼前节评估可能提示传入性视力损伤的各种原因，如颈动脉海绵窦瘘或甲状腺眼病。裂隙灯检查将会确定角膜或眼前节问题是否是视力损伤的原因。裂隙灯检查也可以显示虹膜异常，如白化病的透照缺陷特征或 1 型神经纤维瘤病中所见的 Lisch 结节。还应该进行眼压检查。压平眼压检查不仅能够确定眼压，还可以检测任何明显的眼压不对称和两眼之间的眼脉冲振幅，如患有单侧严重的颈动脉狭窄或颈动脉海绵窦瘘的患者。眼球突出测量法对于眼球突出（突眼）患者是必不可少的，如因眼眶肿

块、甲状腺功能亢进眼眶病、前引流颈动脉海绵窦瘘、或因转移性硬癌或隐匿性鼻窦综合征引起眼球突出的患者。

眼底检查

眼底检查对于评估黄斑、视网膜、神经纤维层和视神经是必不可少的。可以通过多种方式进行检查，包括直接检眼镜或含有 20D 手持镜头的间接检眼镜。通过裂隙灯检查，使用 78D 或 90D 手持镜头或角膜接触镜检查黄斑，可以识别视力损伤的原因是视网膜功能障碍而不是神经眼科疾病。

对婴儿和年幼儿童进行眼底检查富有挑战。在传入系统和眼球运动评估后最好离开检查室，让护士或技术人员使用散瞳剂，以保持医生与孩子的融洽关系。如果是婴儿，最好请父母在医生回到检查室之前不要给奶瓶，大多数婴儿此时会欣然接受奶瓶，并且在散瞳验光和散瞳眼底检查过程中配合。睫状肌麻痹剂滴眼液的催眠作用也可能使他们入睡。

完成散瞳验光后，医生应使用手持直接检眼镜和配有 20D 镜头的间接检眼镜进行散瞳眼底检查，两种评估中均使用弱光照明。主要的检查区域是黄斑和视盘，所以开睑器对大多数小儿神经眼科检查不是必需的。如果孩子开始变得不配合，父母或助手可能需要使孩子处于"锁定"的姿势（一个人从孩子耳朵伸过来握住孩子双臂，另一个人握着脚）完成检查。这对所有相关人员来说都存在压力和困难，并且发生这种情况时，与孩子建立的所有融洽关系都消失了。如

果无法对婴儿或儿童进行充分的散瞳检查，必要时可对孩子使用镇静剂后进行评估。

辅助检查

尽管进行了完整的病史采集并进行了全面的检查，医生可能依然不能够准确地判定是什么导致了患者的视觉症状。在这样的情况下，简单的彩色眼底照相、荧光素血管造影、吲哚青绿（indocyanine green，ICG）血管造影和眼底自发荧光（fundus autofluorescence，FAF）评估在检测细微视网膜病变中发挥着重要作用（详见第 2 章）。荧光素和 ICG 血管造影是常用的检查手段，在本文中不再赘述；然而，自发荧光是一种相对较新的技术，下面也将讨论两种最有助于区分视网膜和视神经疾病的辅助检查：光学相干断层扫描（optical coherence tomography，OCT）和电生理检查。

视觉成像

光学相干断层扫描

OCT 是一种非侵入性、非接触式的经瞳孔成像技术，能提供针对视网膜及视神经的活体高分辨率扫描（5 ～ 10 μm）。OCT 利用光的光学反向散射原理生成横截面图像。它可用于测量视盘周围视网膜神经纤维层（peripapillary retinal nerve fiber layer，PRNFL）的平均厚度以及不同扇区的厚度、黄斑容积和视网膜神经节细胞 / 内丛状层（retinal ganglion cell/inner plexiform layer，RGC/IPL）的厚度。这些测量可以区分视网膜和视神经疾病（图 1.21），并可

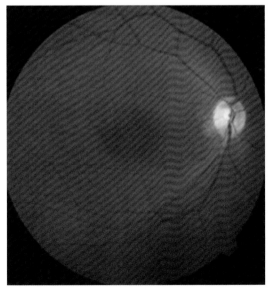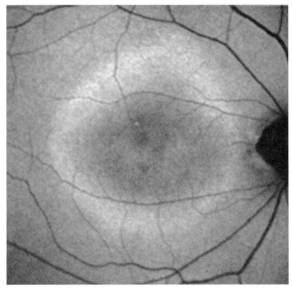

图 1.21　一名 12 岁男孩的眼底自发荧光，患者表现为双眼视力下降、非特异性中心视野缺损，而瞳孔反射正常。起初考虑该患者为非器质性视功能下降。**左图**：彩色眼底照相显示右眼视盘略苍白；黄斑区除了中心凹反射消失以外，其余正常。**右图**：自发荧光显示黄斑区高荧光环，中心可见早期视网膜色素上皮萎缩改变，最终被诊断为青少年 X 连锁视网膜劈裂症

以提供疾病稳定或进展的信息（图 1.22）。在很多情况下，PRNFL 厚度测量足以诊断永久性视神经损伤；然而，在其他情况下，RGC/IPL 厚度测量提供了更多关于永久性损伤的信息，并且有助于指导疾病管理。例如，在视乳头水肿患者中，RGC/IPL 测量可以在 PRNFL 水肿的情况下识别永久性损伤（图 1.24）。此外，研究表明，RGC/IPL 厚度分析对检测多发性硬化症患者的永久性损伤比 PRNFL 厚度评估更加敏感，甚至是在没有视神经炎病史的患者中，这是由于 RGC/IPL 厚度变薄发生在 PRNFL 厚度变薄之前。事实上，多发性硬化症患者的 RGC/IPL 厚度与

视力、视野和磁共振成像（MRI）结果的相关性要优于 PRNFL。

尽管 OCT 对神经眼科疾病的诊断和管理做出了一定贡献，但需要认识到 OCT 可用于评估结构，却不一定能提供有关功能的任何信息。因此我们可能不得不转向电生理检查（详见下文）。尽管如此，在适当的情况下，OCT 可以：①提供有助于区分视网膜和视神经疾病的信息（图 1.21）；②客观监测患有神经系统疾病（如多发性硬化症）患者的视神经轴突和（或）RGC 损伤（图 1.22）；③为患有压迫性和其他视神经病变的患者提供指导治疗的数据（图 1.23）；

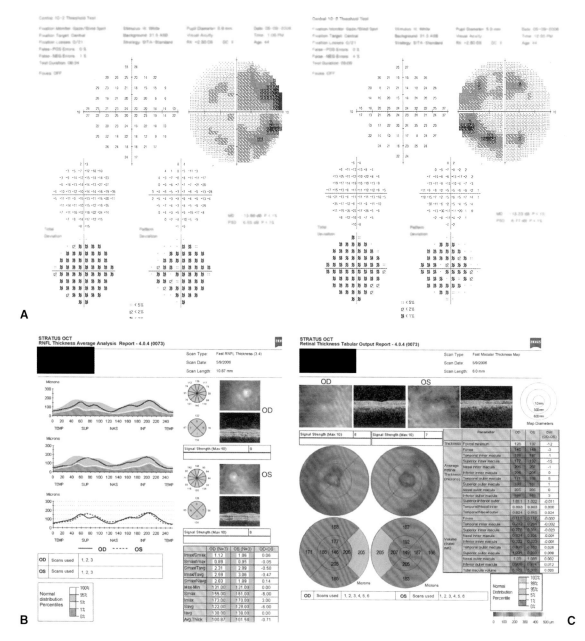

图 1.22　基于 OCT 鉴别视网膜和视神经疾病。56 岁男性患者，双眼进行性视力下降 1 年。双眼视力为 20/50。瞳孔对光反射正常，眼底正常。**A**：视野缺损。**B**：OCT 结果显示双眼 PRNFL 均没有变薄，与正常视神经功能一致。**C**：OCT 显示双眼黄斑明显变薄。随后患者被诊断为黄斑营养不良

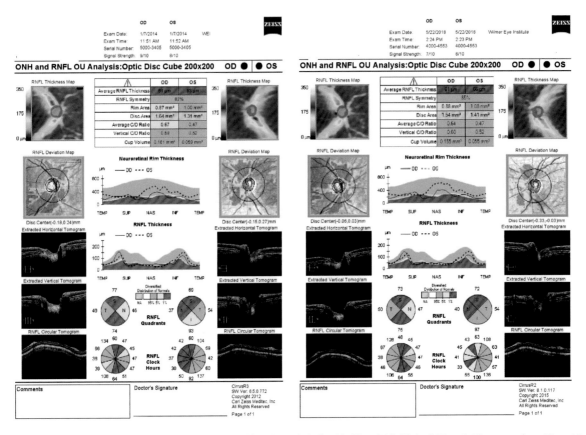

图 1.23　多发性硬化症患者使用 OCT 确认双眼球后视神经炎连续发作后视神经损伤没有进展。**左图**：2014 年 1 月 14 日 OCT 结果显示双眼 PRNFL 变薄，右眼平均厚度为 61 μm，左眼平均厚度为 63 μm。**右图**：4 年后的 OCT（2018 年 5 月）显示 PRNFL 厚度没有明显变化，右眼平均厚度为 61 μm，左眼平均厚度为 66 μm

④预测治疗后的潜在恢复或恢复不良。许多 OCT 仪器可供临床医生使用，并且成像质量将持续改进。

OCT 血管成像是一种无创的评估视网膜和脉络膜血管的手段，可能有助于鉴别不同的视神经病变；然而，目前它在神经眼科疾病中的价值尚不清楚。

自发荧光

FAF 成像是一种反映眼底生理或病理状态下的荧光团代谢情况的活体成像方法。主要成像来源是荧光团，如脂褐质颗粒中的 A2E，它作为光感受器外节的不完全降解副产物在 RPE 中积累。随着不同视网膜层间或视网膜下疾病的发生，可能会出现额外的内在荧光团。在 RPE 缺失或萎缩时，脉络膜血管壁中可能可见少量荧光团，如胶原蛋白和弹性蛋白。漂白现象和感光色素的丢失可能会通过减少激发光的吸收而导致 FAF 增强。最后，黄斑中心内层视网膜的病理改变可能导致 FAF 强度的明显变化，黄斑中心 FAF 信号通常部分被黄色素（叶黄素和玉米黄质）掩盖。

FAF 成像提供了其他成像方式（如标准眼底照相或荧光素血管造影）无法获得的信息。虽然荧光素血管造影中使用的激发和发射滤光片（但不注射荧光素染料）的传统眼底相机可以评估 FAF，但该方法产生的图像对比度低，背景噪声高。因此，通常最好使用扫描激光检眼镜（scanning laser ophthalmoscope, SLO）技术来获得 FAF，这种技术最佳地解决了 FAF 信号强度低和晶状体干扰的局限性。临床上用于评估 FAF 最常用的仪器是某些改良的眼底相机（例如 Optos）和 OCT 设备（例如 Heidelberg Spectralis）。FAF 成像已被证明在视网膜疾病中有广泛的用途（图 1.24）。

电生理检查

医生经常会遇到患者出现不明原因的视力下降，而眼底检查却正常。由于电生理检查通常会对不明原因的视力下降的病因提供诊断线索，因此，电生理检查应作为针对特定患者的神经眼科检查的一部分。电生理学为评价从视网膜到视觉皮质的视觉系统功能提供了一种相对客观的方法。几种电生理诊

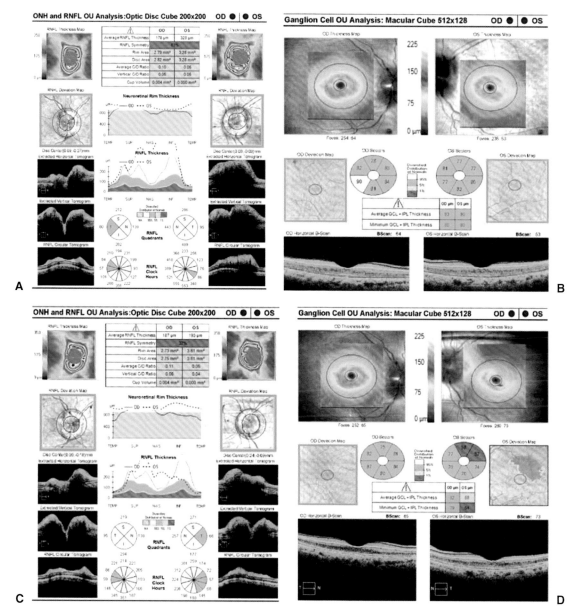

图 1.24 使用 OCT 得到的 RGC/IPL 厚度，评估假性脑瘤情况下的视乳头水肿患者的永久性视神经损伤。**A**：初步评估显示 PRNFL 明显增厚，与视乳头水肿一致。**B**：RGC/IPL 厚度正常。**C**：几周后，重复测量显示，随着视盘水肿消退，PRNFL 厚度随之逐渐减少；然而，目前左眼视网膜两个扇区的 RGC/IPL 变薄（**D**）。因此，该患者可能需要更积极的治疗

断方法可用于评估视觉传入通路的各种成分的状态，包括全视野（Ganzfeld）、图形和多局部视网膜电图（electroretinography，ERG），以及标准和多局部视觉诱发电位（visual evoked potential，VEP）。

全视野视网膜电图

全视野 ERG 检测视网膜对全视野闪光刺激的反应，反应主要出现在视网膜的光受体和核内层。刺激参数的改变和眼的适应性状态能够分离视杆和视锥系统以及视网膜内层和外层的功能。Ganzfeld 刺激器提

供均匀视网膜的积分球照明。

ERG 有两个主要的组成部分：较早出现的角膜负性 a 波和随后出现的角膜正性 b 波（图 1.25A）。a 波起源于光感受器，而 b 波起源于 Müller 细胞和双极细胞层的组合（图 1.25B）。

通过改变视网膜的适应状态或使用不同刺激的闪烁率，ERG 的视杆和视锥成分可以根据它们各自的光谱敏感性进行分离。ERG 通常被描述为具有明视（明适应）和暗视（暗适应）反应。刺激的波长、强度和时间特性以及视网膜适应状态对于分离视杆和视

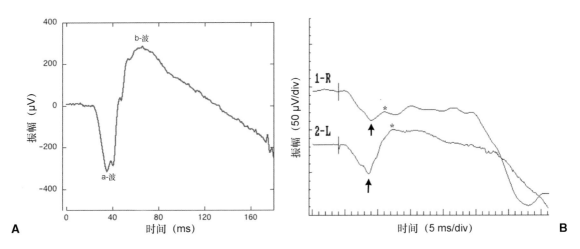

图 1.25　全视野 ERG。**A**：正常 ERG 显示角膜负性 a 波和角膜正性 b 波。**B**：一名几年前右眼视力丧失的患者，目前表现为右眼视盘苍白和视网膜动脉狭窄，左眼 ERG 显示 a 波（箭头）及 b 波（星号）均正常；右眼 ERG 虽然 a 波（箭头）正常，光感受器功能尚可，但视网膜内层的功能已经受损（b 波明显减弱）。这些发现支持患者既往视网膜中央动脉阻塞的诊断（这两幅图均由 Mary A. Johnson 博士提供）

锥系统都很重要。

ERG 由波形记录的时间特征和振幅来描述。波形的时间方面可以通过潜伏期和隐含期来描述。潜伏期是指从开始刺激到开始反应之间的时间，而隐含期是指反应达到最大幅度所需的时间。波形振幅从基线（通常用于 a 波）或峰间比较（通常用于 b 波）开始测量。b/a 波比率可用作视网膜内外层功能的指标。

ERG 可能受到许多因素的影响。波形的隐含期直到 4～6 月龄时才成熟，振幅在 1 岁前可能是低的。女性 ERG 振幅可能高于男性，并且在屈光不正超过 6D 的近视眼中 ERG 振幅可能会降低。ERG 振幅在早晨可能会降低 13%，这与光感受器盘膜脱落的高峰时间相对应。全身药物和麻醉剂也可能改变ERG 波形。此外，如果检查时受试者眨眼、转动眼球或注意力分散也会造成 ERG 波形的改变。

全视野 ERG 可提供许多可能类似神经眼科问题的视网膜疾病的重要信息。这些疾病包括先天性静止性夜盲症、先天性色盲、视网膜色素变性（视杆－视锥细胞营养不良）、无色素性视网膜色素变性、视锥－视杆细胞营养不良、视锥细胞营养不良、癌症相关性视网膜病变（cancer-associated retinopathy，CAR）、黑色素瘤相关性视网膜病变（melanoma-associated retinopathy，MAR）。

图形视网膜电图

图形视网膜电图（pattern electroretinography，PERG）是观察中央视网膜（黄斑区）对等亮度黑白棋盘格翻转刺激的反应。瞬态 PERG 在大约 35 ms（N35）处有一个初始负波，随后在大约 50 ms（P50）处有一个正波，在大约 95 ms（N95）处有一个晚期的大负波（图 1.26）。N95 主要来源于 RGC，而 P50 虽然主要产生于 RGC，但也有来自其他视网膜结构（如双极细胞）的显著贡献。正常的 P50 成分取决于黄斑视锥细胞的完整性，因此可以作为黄斑功能的客观测量。正常人双眼波形具有极好的对称性，每眼的振幅比通常为 0.8～0.9。由于 N95 反映了 RGC 的活动，PERG 可用于评估患有原发性 RGC 疾病以及视神经（即轴突）疾病患者的 RGC 功能。这对于确定各种视神经病变患者治疗窗和判断视力预后至关重要，包括炎症性视神经病变（如视神经炎）、缺血性视神经病变、压迫性视神经病变和中毒性视神经病变。

多局部视网膜电图

人类的 ERG 是在角膜上记录到的由整个视网膜上的细胞对全视野刺激产生的集体反应。视网膜感光细胞损伤半数可以导致 ERG 振幅降低约 50%。由于人类视网膜中的视锥细胞总数约为 700 万，而黄斑中视锥细胞的数量最多为 44 万，黄斑仅包含视网膜视锥细胞总数的约 7%，因此全视野 ERG 无法检测到局限于视网膜小区域的异常，包括中心凹和黄斑。幸运的是，可以使用多局部 ERG（multifocal electroretinography，mfERG）评估黄斑功能和后极部的视网膜功能。

mfERG 通常是使用 61 或 102 个六边形元素的阵

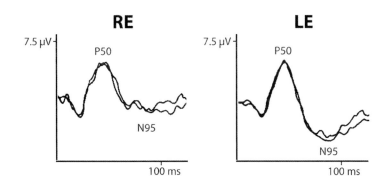

图 1.26　患有严重脱髓鞘性右眼球后神经炎患者的 PERG。右眼视力是为 20/200。左眼视觉功能正常。右眼 PERG（RE）显示 P50 正常但 N95 振幅显著降低。左眼检查结果是正常的。右眼黄斑功能（P50）正常，但视网膜神经节细胞功能（N95）因退行性变而显著降低（图片由 Graham Holder 博士提供）

列生成的，这些元素的总角度为 55°。根据伪随机二进制序列照亮每个刺激元素（译者注：看上去是随机闪烁出现，实际上是按照一个固定的、预制的规律出现），交叉相关技术可通过单个电极构建多个反应。与 PERG 类似，mfERG 可以作为 VEP 检查的补充（见下文），但是高度依赖于被检查者准确的固视。

该检查对于不能明确病因是视网膜的、视神经功能障碍的还是非器质性的，但有中心或旁中心暗点的小视野缺损，以及眼底正常的患者特别有用（图 1.27 和图 1.28）。

视觉诱发电位

当眼睛看到短暂的闪光或黑白相间的棋盘图案时，可以记录到自发性枕部脑电图（electroencephalogram，EEG）的电位变化。这些电位变化称为 VEP、视觉诱发反应（visual-evoked response，VER）或视觉诱发皮质电位（visual-evoked cortical potential，VECP）。因此，VEP 是视觉皮质响应视觉刺激的总电反应。VEP 主要局限在枕叶，振幅为 1 ～ 20 μV。VEP 依赖于整个视路的完整性，虽然它的组成部分是否真的

可以被分割成解剖学上的相关部位还有待确定。

VEP 的测量方法是将头皮电极置于两侧大脑半球的枕部区域（occipital region，Oz），参考电极置于耳朵上。然后让患者注视显示器，一般来说，闪光 VEP 用的是氙弧光刺激器，图形 VEP 用的是带图案刺激的电视屏幕。VEP 的记录可以通过单眼或双眼注视的任一半球进行。一般而言，VEP 信号需要 100 ～ 150 次刺激不断叠加，从而可以从自发的 EEG（即脑电波波形）中提取出位于固定时间位置的 VEP 波形。然后测量波形的振幅和潜伏期。当使用图形刺激没有产生反应时，则使用闪光刺激。因此，视力极差、介质不透明或固视困难的婴儿和患者通常使用闪光 VEP 进行检测。在大多数患者中，优先选择图形刺激来获得 VEP，因为这种刺激具有更大的临床效用和更可靠的波形。明暗区域（棋盘格、条形光栅）的重复图案每 1 或 2 秒相位反转一次。图形 VEP 主要产生于中央 5° 视野，与解剖学上的相关性一致，即视野的中央 10° 与至少 50% ～ 60% 的后纹状皮层关联，中央 30° 与大约 80% 的皮层关联（详见第 13 章）。

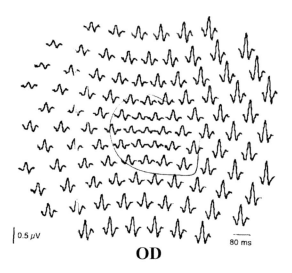
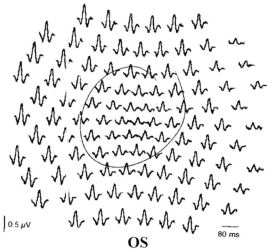

图 1.27　患者的 mfERG，其 OCT 如图 1.22 所示。mfERG 显示双眼中心振幅明显降低，与黄斑营养不良一致

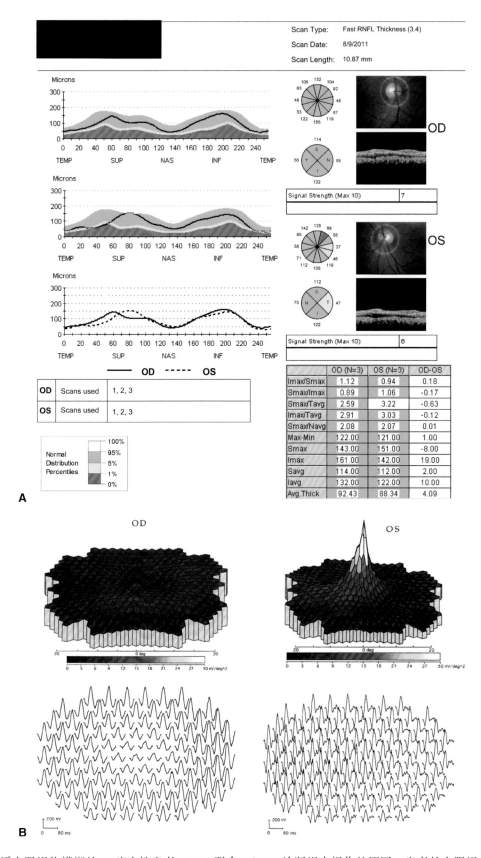

图 1.28 一名主诉右眼视物模糊的 47 岁女性患者，OCT 联合 mfERG 诊断视力损伤的原因。患者的右眼视力为 20/40，左眼为 20/15。RAPD（－）。视野显示右眼生理盲点扩大。眼底外观正常。**A**：OCT 显示 PRNFL 没有变薄。因而没有视神经疾病的证据。**B**：mfERG 显示右眼中心视锥细胞功能明显下降。诊断为急性区域性隐匿性外层视网膜病变（acute zonal occult outer retinopathy，AZOOR）

PVEP 的振幅受许多不同因素的影响。刺激图形的大小和交替速率均会影响 VEP 信号的幅值。VEP 也会随着刺激的大小和频率、注意力、心理活动、瞳孔大小、疲劳、暗适应状态、刺激颜色和背景照明而变化。所有这些因素都强调了使用标准化和优化的检查条件（包括最佳屈光矫正）进行临床 VEP 检查的重要性，以及每个实验室为使用的程序建立与年龄相关的规范标准的重要性。此外，进行这项研究的技术人员或医生必须经过良好的培训，这一点至关重要。

尽管 VEP 具有多种波形特征，临床实践中主要使用的是大约发生在 100 ms 的正波，称为 P100（图 1.28）。P100 的潜伏期和振幅均要评估。大多数视神经病变会使潜伏期延长，特别是炎症性视神经病变（如视神经炎）和压迫性视神经病变（图 1.29）。缺血性视神经病变患者可能显示 P100 潜伏期相对正常而振幅降低。

最近的一项进展是利用诱发电位来映射视野功能，即多局部 VEP。可以从枕部头皮记录中提取对

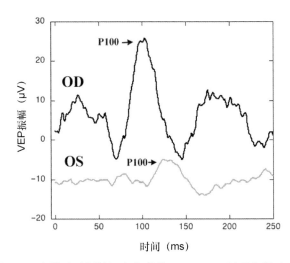

图 1.29　左眼球后视神经炎患者的 VEP。VEP 显示左眼（OS）P100 峰值振幅显著降低和潜伏期显著延长。右眼（OD）P100 波振幅和潜伏期均正常（图片由 Mary A. Johnson 博士提供）

预先随机发送到中央视野的图形反转刺激的电反应。该检查主要作为研究工具，对视神经、脑部和非器质性视力损伤患者的临床实用性仍在探索中。

2

视网膜和视神经的解剖及生理
视网膜与视神经疾病的鉴别

谢海南　译　黄厚斌　校

视网膜和视神经疾病患者的临床表现既有相似性又有差异性，了解视网膜和视神经的解剖及生理对理解这类疾病非常重要。

视网膜的解剖和生理

视网膜因其能被直接看到，成为了神经系统独特的部分，让临床医生能够直接观察到多种疾病的影响，如进展中的梗死、代谢储存产物的沉积或轴浆运输的减缓。视网膜也是神经学家们最喜欢研究的组织，因其组织结构薄且很容易从眼球中分离，视网膜细胞也可按层分离，因此需要了解其基本的解剖和生理组织。

视网膜的细胞结构极其复杂。人视网膜有1亿多个神经元，其中大约有30种不同类型的细胞，这些细胞使用至少10种不同的神经递质。大多数模式图都不能真正展示视网膜的复杂结构，因为不同细胞之间共享信息的程度取决于多种因素，包括被照明的视网膜区域、光刺激的特征以及视网膜对光的适应状态。考虑到这种复杂性，人们可能会认为大量的症状是由这些不同类型的细胞功能障碍所致。但事实上，目前临床公认的大部分视网膜疾病都是由光感受器或视网膜神经节细胞（retinal ganglion cell，RGC）功能障碍导致的。

人视网膜从锯齿缘延伸至视盘，面积约为2500 mm²。视网膜包含6种神经元（光感受器细胞、水平细胞、双极细胞、无长突细胞、网间细胞和RGC）和2种神经胶质细胞（星形胶质细胞和Müller细胞）。除中心凹旁视网膜变薄为单层之外，其余区域视网膜细胞排列成三个平行层（表2.1；图2.1和图2.2）。人视网膜的大部分区域厚度约为120 μm；黄斑区最厚，约为230 μm；中心凹最薄，约为100 μm。

视网膜的细胞类型和层次

视网膜色素上皮（retinal pigment epithelium，RPE）细胞是来源于视泡外壁的单层细胞。它与光感受器的外节密切相关（图2.1和图2.2）。RPE有几种基本功能，其中最重要的包括：①通过生色团再生整体地参与光转导级联；②为光感受器提供营养支持；③是脉络膜毛细血管和感觉神经视网膜之间的运输屏障；④参与眼免疫反应；⑤结合活性氧；⑥通过其黑色素颗粒吸收多余的辐射。

视循环始于光感受器外节吸收光子，视紫红质在暗环境下形成的11-顺-视黄醇异构化为全反视黄醇。该反应启动光转导级联反应，最终影响神经冲动通过视网膜的传输（图2.3）。11-顺-视黄醇必须持续再生，以维持光感受器对光的反应能力，这种再生由RPE完成。光色素再生异常缓慢的患者，视网膜在强光暴露后的中心视力恢复时间延长。这种现象存在于各种黄斑营养不良、年龄相关性黄斑变性和中心性浆液性脉络膜视网膜病变的患者中，也存在于同侧颈内动脉（internal carotid artery，ICA）严重狭窄导致光感受器供氧减少的患者中。临床上可以通过进行明负荷恢复试验来检测（详见第1章）。

膜盘更新作为RPE的第二个主要功能，与RPE在光转导过程中的作用同样重要。视杆细胞和视锥细胞的外节（见下文）每天都在脱落。人视杆细胞整个外节部分更新周期为10天，视锥细胞外节更新时间不一，但RPE在整个脱落和更新过程中的参与是不可或缺的。RPE和光感受器之间相互作用的破坏可导

表2.1	视网膜的细胞构成
细胞层	**神经元和神经胶质的核**
外核层	光感受器
内核层	水平细胞
	双极细胞
	网间细胞
	无长突细胞
	Müller 细胞
神经节细胞层	神经节细胞
	移位的无长突细胞
	星形胶质细胞

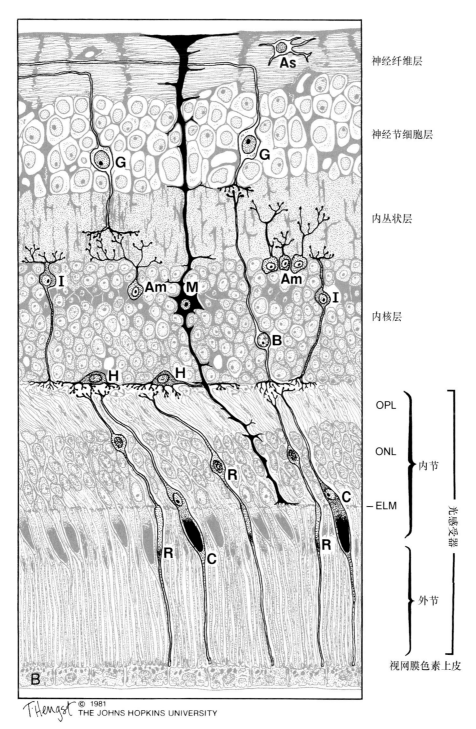

图 2.1　成年灵长类动物视网膜的细胞成分，图示细胞关系和主要突触联系。OPL，外丛状层；ONL，外核层；ELM，外界膜；As，星形胶质细胞；G，神经节细胞；Am，无长突细胞；I，网间细胞；H，水平细胞；B，双极细胞；C，视锥细胞；R，视杆细胞；M，Müller 细胞。光感受器的胞核位于 ONL，光感受器大部分由外节组成，外节位于细胞核近端，即靠近 RPE。外节含有生色团，其从入射光中捕获能量并进行离子交换，使光感受器超极化。光感受器的内节位于外节和细胞核之间并含有高浓度的线粒体和内质网

致视网膜变性，如羟氯喹中毒。

　　视网膜的**光感受器**是视觉系统的感觉换能器，它们将电磁能量（即光）转换成神经信号。光感受器含视色素，其通过吸收光子，启动光转导过程。这些色素吸收穿过角膜和晶状体的电磁波波长范围内的光，通常为 400 ～ 700 nm。两种类型的光感受器分别是**视杆细胞和视锥细胞**。

　　视杆细胞和视锥细胞都有内节和外节，外节位于

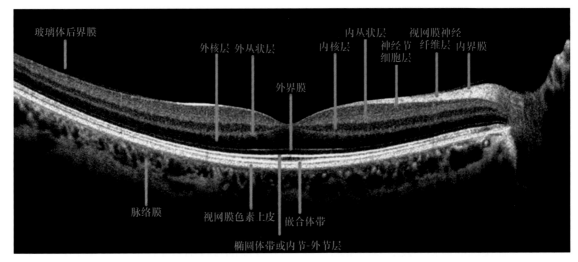

图2.2　使用频域OCT显示的人视网膜各层横断面

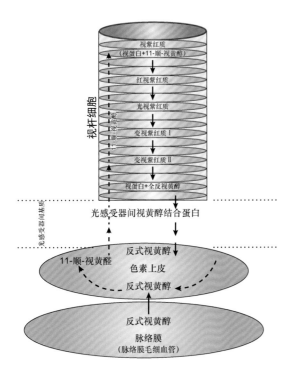

图2.3　光转导级联反应。视杆细胞、视网膜色素上皮和脉络膜连接的示意图，显示了光色素再生所需结构之间的相互关系。血液输送全反视黄醇到脉络膜毛细血管，后进入视网膜色素上皮并参与视循环

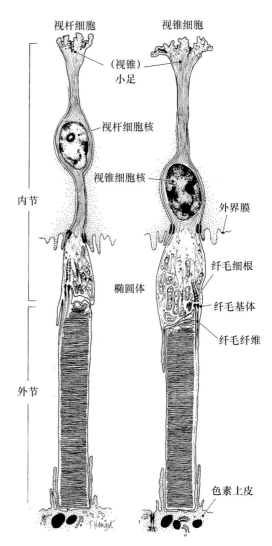

外界膜以外（图2.4）。两种类型的光感受器细胞的内节均含有**椭圆体**，它是一种富含线粒体的结构。椭圆体负责光感受器中发生的高水平氧化代谢。**肌样体**区位于椭圆体和光感受器细胞核之间，此区有许多细胞器。外节由纤毛与内节连接，纤毛包含9对微管，且以非运动纤毛的模式排列。

视杆细胞含有视紫红质，其分子由载脂蛋白、视蛋白和11-顺-视黄醇组成。视紫红质以非常高的浓

图2.4　光感受器的超微结构。图示感光细胞内、外节的关系。椭圆体位于内节的顶端（Reprinted from Hogan MJ，Alvarado JA，Weddell JC. Histology of the Human Eye：An Atlas and Textbook. Philadelphia，PA：WB Saunders；1971. Copyright © 1971 Elsevier. With permission.）

度存在于外节膜盘中，膜盘的垂直定向是为了最大限度地捕获入射光子。光转导级联的激活导致视杆细胞外节内环磷酸鸟苷（cyclic guanosine monophosphate，cGMP）浓度下降，随后 cGMP 门控阳离子通道关闭，进而终止了正常产生暗电流的细胞外阳离子的流入。光照下视杆细胞发生超极化，减少了突触末端释放的神经递质数量。

维生素 A 参与了光转导和光色素的再生过程。维生素 A 必须从循环中补充，缺乏维生素 A 可能会导致双眼视网膜病变，临床上类似双侧视神经病变；然而，维生素 A 缺乏引起的视网膜病变主要影响视杆细胞，所以**夜盲症**常是这种疾病的最初表现，这种症状有助于区分视网膜病变和视神经病变。维生素 A 缺乏症不但在发展中国家是一个非常严重的问题，而且在发达国家中患有吸收不良综合征或肝病、坚持限制性饮食或由于长期酗酒而饮食不良的人群中也会发生。

视锥细胞也含有 11- 顺 - 视黄醇，但其载脂蛋白与视杆细胞不同。视蛋白结构的变异产生了三种不同的光谱反应曲线，分别对应于蓝色、绿色和红色视锥细胞，它们更合适被称为短（S）、中（M）和长（L）波长视锥细胞，以强调它们的反应性不限于单一颜色，而是分别分布在可见光谱的一部分。先天性色盲通常由位于 X 染色体上的红色或绿色光色素基因缺陷所致。

人视锥细胞与视杆细胞数量比约为 1：20，每个视网膜包含 1.4 亿个视杆细胞和 700 万个视锥细胞。大约 50% 的视锥细胞位于中心 30° 视野范围内，该区域大致相当于黄斑区大小。中心凹没有视杆细胞，视杆细胞密度最高的区域形成一个椭圆环状，该椭圆环以视盘为中心。人视网膜中视杆细胞的数量随年龄增加而减少，每年减少 0.2% ～ 0.4%。

中心凹视锥细胞的稠密程度对其进一步的连接造成了问题，视锥细胞突触末梢（称为视锥小足）和与之相连的 RGC 的直径大于视锥细胞内节本身的直径，因此，中心凹每一个 RGC 的胞体都偏离了启动它视觉反应的视锥细胞（图 2.5），这种重排是由视锥细胞和视杆细胞的胞核与其突触末梢之间的部分拉长，形成 Henle 神经纤维层（nerve fiber layer，NFL）来完成的（图 2.5）。

"侏儒"系统特指大部分中央视网膜视锥细胞信号输出的解剖模式，但与无该通路的区域之间并没有特定的边界。该通路使得从外层视网膜到内层视网膜的沟通最为直接，即一个视锥细胞的输出传递到一个给光（ON）中心型双极细胞**和**一个撤光（OFF）中心型双极细胞，而每个双极细胞又相应地连接到一个 ON 中心型 RGC **或** OFF 中心型 RGC（图 2.6）。因此，从中心凹视锥细胞到 RGC 的信号传递呈 1：2 发散。而相比之下，在外周视网膜中，从外到内视网膜的信

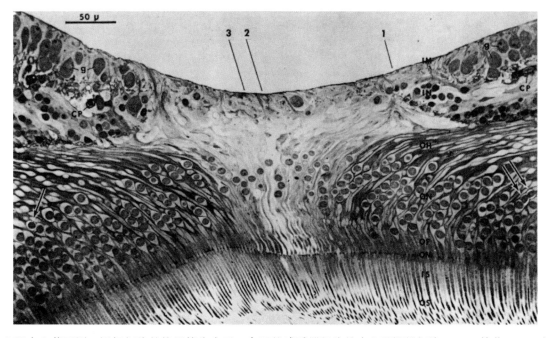

图 2.5　中心凹中心截面图。视杆细胞的核用箭头表示。余下的感受器细胞是中心凹视锥细胞。OS，外节；OF，视锥细胞外层纤维；OH，Henle 纤维外层；IN，内核层；G，神经节细胞；CP，毛细血管；IM，内界膜；IS，内节；OM，外界膜；ON，外核层（从原图 ×400 缩小）〔From Yamada E. Some structural features of the fovea centralis in the human retina. Arch Ophthalmol 1969；82（2）：151-159. Copyright © 1969 American Medical Association. All rights reserved.〕

息传递呈显著的会聚，可能多达 1500 视杆细胞影响 1 个 RGC 的功能。

外丛状层（outer plexiform layer，OPL）是细胞核位于外核层（outer nuclear layer，ONL）和内核层（inner nuclear layer，INL）之间的细胞突触连接区（图 2.1 和图 2.2）。视锥小足和视杆小球分别是视锥细胞和视杆细胞的特化突触，它们有数个内陷区，水平细胞和双极细胞的突起伸入其中，形成一个双极细胞和两个水平细胞的"三联体"。

视网膜含有两类**水平细胞**（图 2.1）。HⅡ 细胞是两种类型中较小的一种，其树突与视锥细胞接触，轴突与视杆细胞接触，而 HⅠ 细胞的两端仅与视锥细胞突触连接。在生理记录中可观察到 RGC 和其他一些视网膜内层神经元的中心-周围反应特征，水平细胞可能为之提供了解剖基础。具体而言，RGC 对落于其感受野中心的光的反应与周围（即中央以外的感受野部分）的光的反应相反。这样一种对立的中央-周围格局增强了视觉场景中的对比度，从而提高空间分辨率。

双极细胞接收来自光感受器的输入，并向无长突细胞和 RGC 提供输出（图 2.1）。双极细胞有两种生理类型：超极化（OFF 中心型细胞）和去极化（ON 中心型细胞），这些细胞可对周围谷氨酸浓度的变化做出反应，谷氨酸是 OPL 内视网膜中的主要兴奋性神经递质。具体而言，光感受器释放谷氨酸会启动两个相反但平行的信号进入内层视网膜（图 2.6）。

在部分皮肤恶性黑色素瘤患者中，视杆双极细胞似乎成了副肿瘤免疫攻击的目标，从而造成黑色素瘤相关视网膜病变（melanoma-associated retinopathy，MAR）。这些细胞破坏的生理后果是视网膜电图（electroretinogram，ERG）的暗视 b 波丢失（详见第 1 章）。

无长突细胞之所以这样命名是因为它们缺乏轴突（拉丁文，意为"无长纤维"）。它们的胞体主要位于视网膜 INL（图 2.1 和图 2.2）。部分无长突细胞是双极细胞和 RGC 间的中间神经元，另一部分则与其他

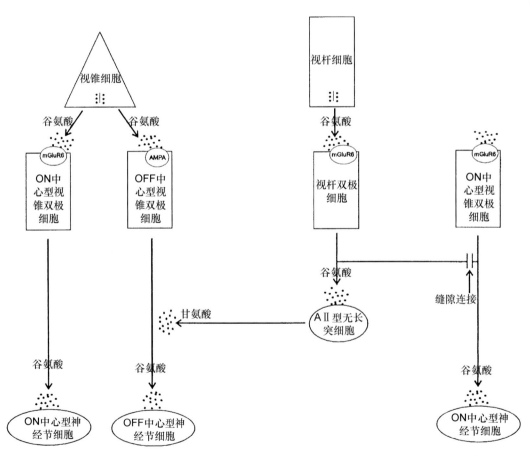

图 2.6 视网膜内信号传输的侏儒系统示意图，包括了视杆通路和视锥通路中各细胞使用的神经递质。注意一个视锥细胞输出传递到一个 ON 中心型和一个 OFF 中心型双极细胞，每个双极细胞依次连接到单个 ON 或 OFF 中心型 RGC。因此，从中心凹视锥细胞到 RGC 的信号发散度为 1∶2。神经递质在外丛状层和内丛状层内释放。示意图还描绘了双极细胞的 mGluR6 和 AMPA 受体。前者利用 G 蛋白控制 cGMP 的细胞内浓度，进而调节 Na^+-Ca^{2+}-cGMP 门控离子通道

无长突细胞相连，在内丛状层（inner plexiform layer, IPL）内形成一条与 OPL 内水平细胞形成的相似旁路。无长突细胞有许多亚型。

网间细胞的胞体位于 IPL 层内（图 2.1 和图 2.2），是 IPL 中无长突细胞和双极细胞的突触后细胞，水平细胞和双极细胞的突触前细胞。它们很独特，因为它们将信息从 IPL 传递至 OPL，与视网膜内神经传递的标准方向不同。

除了神经细胞外，视网膜还含有数种具有各种功能的**神经胶质细胞**。最重要的是 Müller 细胞和星形胶质细胞。**Müller 细胞**胞体位于 INL 内，但这些细胞的突起可延伸到整个视网膜（图 2.1）。Müller 细胞的顶端突起通过与其他 Müller 细胞和光感受器形成连接复合体构成外界膜。在玻璃体侧，邻近的 Müller 细胞终板形成内界膜。Müller 细胞发出侧向突起，与细胞层内的神经元、丛状层内的突触、NFL 内的轴突以及血管相联系。

尽管 Müller 细胞与其他细胞存在各种联系，但它们并不是神经信号传递直接通路的一员。相反，它们通过以下方式对信号传输产生巨大的影响：①维持适当的神经元功能所需的局部细胞外环境，特别是钾的细胞外浓度；②调整细胞外神经递质浓度；③可能缓冲 pH 值。

星形胶质细胞仅见于视网膜的玻璃体侧，位于神经纤维和神经节细胞层内。两种形态的星形胶质细胞由视神经的干细胞发育而来，分别倾向于与神经纤维束或与血管联系。灵长类动物的视网膜内没有少突胶质细胞，因此这些动物的视网膜也就缺乏髓鞘。然而，约 0.5% 的正常人视网膜中可见有髓神经纤维，表明少突胶质细胞可在发育期间甚至发育后迁移到视网膜（详见第 4 章）。

IPL 是双极细胞和无长突细胞与神经节细胞之间的突触连接区，其比 OPL 厚得多（图 2.1 和图 2.2）。IPL 可分为 a 亚层和 b 亚层。a 亚层位于近端，更靠近 INL，是 OFF 中心型通路的双极细胞、无长突细胞和神经节细胞的突触所在区域。b 亚层位于远端，更靠近 RGC 层，是 ON 中心型细胞通路的突触连接部位。

RGC 层实际上不仅由 RGC 组成，还包括"移位"的无长突细胞、星形胶质细胞、内皮细胞和周细胞（图 2.1 和图 2.2）。人视网膜包含约 120 万个 RGC，但在不同个体间 REC 存在很大差异。人视网膜中约 69% 的 RGC 负责中心 30° 的视野，位于中心凹附近。

RGC 的树突在 IPL 内有明确的分层，具体的分层区域因特定的细胞类型而异。ON 和 OFF 中心型细胞的树突分别终止于 IPL 的 b 亚层或 a 亚层。RGC 轴突终止于外侧膝状体核（lateral geniculate nucleus, LGN）的大细胞层或小细胞层，这也取决于细胞的类型。在灵长类动物视网膜中，可能有多达 10 个或更多的 RGC 亚群。

RGC 按细胞大小可分为两种主要类型。大约 80% 的细胞被称为小细胞或 P 细胞。顾名思义，这些细胞在 LGN 的小细胞层中形成突触。5%～10% 的灵长类 RGC 是**大细胞**或称 M 细胞，这些细胞的轴突在 LGN 的大细胞层中形成突触。P 和 M 型 RGC 加起来占所有灵长类动物 RGC 的 85%～90%。其余的 RGC 数量较少，它们拥有视觉感知功能以外的其他功能，如瞳孔对光反射（见下文）和视网膜下丘脑通路，后者被认为是调节昼夜功能通路的一个不可分割的部分。

从临床角度来看，P 细胞和 M 细胞具有重要意义。P 细胞是颜色对立细胞（即感受野中心对红光或绿光的反应最大，而周围则反应最小），感受野较小，对视觉场景中的对比敏感度较低。颜色对立是由 OPL 和 IPL 的内部连接引发的。中心凹附近的 P 细胞感受野中心大约等于单个视锥细胞直径。这些细胞具有线性反应特性，意味着它们的触发率与感受野中心受到刺激或抑制的程度成正比。鉴于这些特点，**P 细胞可能是视神经的主要神经输入细胞，负责中心（即 Snellen）视力、色觉和精细立体视觉等视觉功能。**

M 细胞的光谱波段很宽。由于接收所有三种视锥细胞类型（短波、中波、长波）的综合输入，它们在某特定光强度下的反应峰值与波长无关。M 细胞的感受野比 P 细胞大得多，对亮度对比度的反应也更灵敏。大多数 M 细胞对光没有线性反应。这些细胞通常会随着视觉场景的变化而表现出反应高峰，而不像 P 细胞那样表现出与光强度成正比、与光刺激持续时间相匹配的活动。**大细胞通路的病变会使运动觉受损。**

大多数 RGC 有几个共同的生理特性。首先，它们的感受野有向心性排列而又对立的中心-周围格局，这种特性可能至少部分源自水平细胞，还可能有无长突细胞的侧向抑制效应。第二，大多数细胞对感受野中心内的亮度对比度或光谱分布的变化，以给光或撤光的方式产生反应。这种特性反映在 IPL 内树突分支的位置。ON 中心型双极细胞和神经节细胞在 IPL 的 b 亚层分叉，而 OFF 中心型双极细胞和神经节细胞则在 a 亚层。第三，大多数 RGC 对光的反应是持续的还是瞬时的，取决于 IPL 内无长突细胞的相互连接模式。第四，持续反应的 RGC 也表现出线性空间总和，也就是说，它们的反应幅度与感受野中心内的照度成正比。相比之下，瞬态反应的 RGC 会随着照明的变化而短暂地增加或降低其触发率。最后，所有 RGC 都保持连续的自发放电，这种细胞活动需要相当多的能量，但其优势可能是通过增加或减少细胞的触发率，使细胞能够更精确地反映照明度。

如上所述，并非所有 RGC 都是 P 细胞或 M 细胞。视黑素（也称为视蛋白 4，Opn4）是存在于脊椎动物 RGC 小亚群中的一种光色素。这些细胞对光刺激的反应表现为去极化，**没有来自视杆细胞和视锥细胞的任何突触输入**；因此，它们被称为内在光敏性视网膜神经节细胞（intrinsically photosensitive RGCs，ipRGCs）。ipRGCs 将其直接由视黑素触发的光反应与来自视杆细胞和视锥细胞的信号结合起来，并投射到间脑和中脑的多个靶点，这些靶点涉及昼夜节律和瞳孔对光反应（图 2.7）。

ipRGCs 只占神经节细胞的一小部分，在每只人眼中，150 万 RGC 中只有约 3000 个视黑素染色阳性（0.2%），这些细胞集中在旁中心凹区和鼻半侧视网膜远端。与所有 RGC 一样，ipRGC 以兴奋性氨基酸 L- 谷氨酸作为其主要神经递质，它们还表达垂体腺苷酸环化酶激活肽（pituitary adenylate cyclase-activating polypeptide，PACAP），该肽在视网膜-下丘脑通路中充当谷氨酸的共存递质。根据在 IPL 的树突分布、视黑素表达、对光的生理反应和连接方面的差异，ipRGCs 分为几种亚型。含有视黑素的 ipRGCs 在遗传性线粒体视神经病变中相对较少累及，在青光眼中可能选择性受到影响，并可能引发偏头痛患者的畏光。

RGC 的**轴突**相对较长，胞体是产生维持轴突健康所需成分的唯一场所。轴突是一种动态结构，需要对其膜进行不断修复，这一过程是通过将蛋白质、酶和其他亚细胞成分（包括线粒体）运输至突触，同时

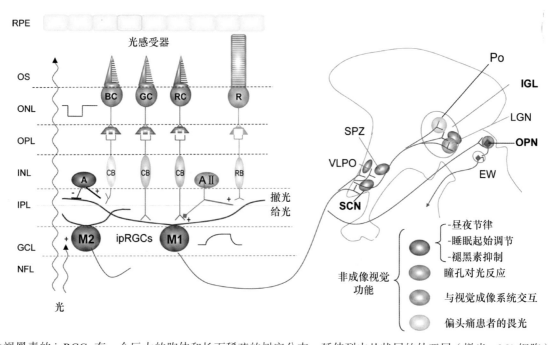

图 2.7 含视黑素的 ipRGCs 有一个巨大的胞体和长而稀疏的树突分支，延伸到内丛状层的外亚层（撤光，M1 细胞）或内亚层（给光，M2 细胞）。这些 ipRGCs 将其直接光反应与来自视杆细胞和视锥细胞的信号结合起来，以实现非成像功能。视杆细胞依次通过视杆双极细胞（RB）、Ⅱ型无长突细胞（AⅡ）和视锥双极细胞（CB）向 ipRGCs 提供兴奋性输入。红色视锥细胞（RC，长波，L-视锥细胞）和绿色视锥细胞（中波，M-视锥细胞）通过视锥双极细胞向 ipRGCs 的近端树突提供兴奋性输入。相比之下，蓝色视锥细胞（BC，短波，S-视锥细胞）可能通过视锥双极细胞和抑制性无长突细胞（A）提供输入。ipRGCs 的轴突通过视神经离开视网膜，投射到视交叉上核（SCN）、室旁下区（SPZ）、腹外侧视前区（VLPO）和外侧膝状体核（LGN）的膝状体间小叶（IGL）来参与昼夜节律调节，并投射到橄榄顶盖前核（OPN）以传递瞳孔对光反射。背侧 LGN 的投射为视觉成像系统提供了一个界面；而投射到下丘脑后部（Po）的硬膜敏感神经元可能导致光诱发偏头痛的加重。*EW*，Edinger-Westphal 核；*GCL*，节细胞层；*INL*，内核层；*IPL*，内丛状层；*NFL*，神经纤维层；*ONL*，外核层；*OPL*，外丛状层；*OS*，外节；*RPE*，视网膜色素上皮［Reprinted with permission from Benarroch EE. The melanopsin system. Phototransduction, projections, functions, and clinical implications. Neurology 2011；76（16）：1422-1427.］

将远至突触的代谢废物运回来而部分实现的。

轴突运输是双向而同步的，按照速度可大致分为快速（即每天数百毫米）和慢速（＜ 10 mm/d）。慢速顺行运输构成轴突内所有运动的主体（约 85%），主要携带细胞骨架蛋白等留在细胞内的成分。在 RGC 中，至少有 5 种不同类型的蛋白质以不同的速度运输，在发育过程中这些关系会发生变化。快速顺行运输用于携带含有神经递质的囊泡。目前对逆行运输的了解较少，它的速度约为顺行运输最大速度的一半，它把从突触末梢摄入细胞的物质输送回细胞体。轴突运输（无论顺行还是逆行）高度依赖能量，维持轴突运输所需的三磷酸腺苷（adenosine triphosphate，ATP）由在轴突全长分布的线粒体来提供。

几乎所有病因导致视盘病理性水肿的最终共同结局都是筛板处 RGC 顺行轴突运输的中断（详见第 5 章）。快速和慢速运输中断的程度可能因病而异。

RGC 轴突的突触位于 LGN、中脑、顶盖前区或下丘脑数核中的一个。轴突终止的具体位置与细胞体的解剖有关。P 细胞和 M 细胞的轴突分别在 LGN 的小细胞层和大细胞层形成突触，相应的是 ON 和 OFF 中心型 RGC 在 LGN 内的功能分离。ipRGCs 在几个不同的区域形成突触，包括下丘脑的视交叉上核和丘脑的膝状体间小叶（这两个区域都是昼夜节律的控制中心）、中脑的橄榄顶盖前核（控制瞳孔反射）和腹外侧视前核（睡眠控制中心）。

视网膜的 **神经纤维层**（nerve fiber layer，NFL）主要由 RGC 的轴突以及星形胶质细胞、Müller 细胞的一些成分和极少量功能不详的视网膜传出纤维组成（图 2.1 和图 2.2）。NFL 在周边视网膜最薄，视盘上下缘附近最厚，人视盘上下缘 NFL 厚约 200 μm。视盘附近颞侧 NFL 的厚度约为上下 NFL 的一半，而鼻侧 NFL 的厚度约为上下 NFL 的 3/4。

NFL 的大体结构有三个主要特点。第一个是乳头黄斑束（乳斑束）含有来自中心凹区域 RGC 的神经纤维。中心凹鼻侧的 RGC 发出的乳斑纤维直接投射到视盘，而中心凹颞侧 RGC 发出的纤维呈弓形绕过鼻侧纤维进入视神经（图 2.8）。相对于周边视网膜，中央视网膜较早的形成产生了第二个特征：中心凹颞侧的中周部和周边部神经节细胞轴突呈弓形，绕过之前形成的乳斑束走行。在中心凹的颞侧有一条分水岭线，称为颞侧合缝（图 2.8），这条水平合缝将颞上视网膜的轴突与颞下的分开。合缝不仅造成了颞侧视网膜上下区域之间的解剖分离，也形成了其生理上

的分离。NFL 的第三个解剖特征是进入视盘鼻侧的神经纤维呈放射状分布。

视网膜（视野）的颞侧–鼻侧分界线是一条穿过**中心凹**而非视盘的垂直线。位于中心凹鼻侧的 RGC 纤维在视交叉内交叉至对侧，而位于中心凹颞侧的 RGC 纤维不交叉，通过视交叉进入同侧视束。这条垂直径线，虽然从临床角度来看相当精确，但在细胞水平却是不精准的。在垂直径线的两侧有一小部分鼻颞区重叠，中心凹颞侧神经节细胞的一些轴突在视交叉内交叉，而中心凹鼻侧神经节细胞的一些轴突却保持不交叉。然而，这种重叠可能不会产生明显的视觉后果。位于中心凹一侧的 RGC 不一定从位于同一侧的光感受器接收传入信息。中心凹视锥小足的宽度比其胞体大得多，这就会使它们的排列产生问题，只能通过视锥小足侧向移位和 Henle NFL 部分解决这个问题。从理论上讲，这种侧向移位可以将垂直径线一侧的光感受器连接到另一侧看似移位的 RGC。这种解

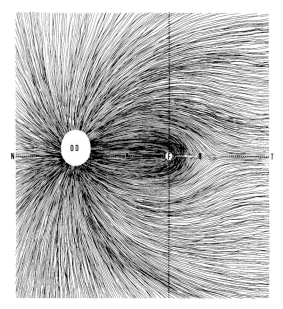

图 2.8　视网膜神经轴突从神经节细胞走行至视盘的示意图。黄斑鼻侧神经节细胞产生的轴突直接投射到视盘（OD），构成乳斑束（P）的一部分。黄斑颞侧神经节细胞的轴突环绕黄斑鼻侧轴突稍呈弓形走行，它们构成了乳斑束的其余部分。来自中心凹（F）鼻侧非黄斑神经节细胞的轴突，呈直或稍弯曲走行至视盘，而中心凹颞侧的神经节细胞的轴突必须绕乳斑束呈弓形走行，并从上下极进入视盘。颞侧视网膜的上下部分以一个解剖学标志分开，是为颞侧合缝（R）。虚线显示了视网膜的鼻侧（N）、颞侧（T）、上方和下方。需注意到视网膜的颞侧和鼻侧由穿过中心凹而不是视盘的垂直线界定（Reprinted from Hogan MJ, Alvarado JA, Weddell JE. Histology of the Human Eye: An Atlas and Textbook. Philadelphia, PA: WB Saunders; 1971. Copyright © 1971 Elsevier. With permission.）

剖关系不会产生不良的视觉后果，因为向大脑提供空间信息的是光感受器的位置，而不是神经节细胞胞体的位置。

神经纤维层除了上述的特定排列之外，还有一个第三维的排列顺序，即从横断面观察其垂直走向（图 2.9）。神经纤维通常是分层排列的，周边视网膜 RGC 的轴突占据与神经节细胞层相邻的位置，而近中心神经节细胞的轴突位于 NFL 较浅层，靠近玻璃体视网膜界面。为了实现这种排列，越靠近中央 RGC 的纤维必须与越靠周边神经节细胞的纤维交叉（图 2.9A）。这种排列一直持续到纤维走行靠近视盘，此时更多的中央区轴突与来源于外周的轴突明显混合。然而，在近视盘缘处，大多数走行较长的轴突（即来自周边神经节细胞）位于 NFL 深层，而走行较短的轴突（即来自中央神经节细胞）位于 NFL 表面。这种排列导致最长的轴突位于视盘前端的周边，而越靠中央的神经节细胞的轴突位于视盘前端越靠中心的位置（图 2.9B）。

表 2.2 列出了视网膜主要细胞类型的已知神经递质，图 2.6 显示了视网膜内视锥和视杆通路涉及的一些神经递质。

视网膜血管

人视网膜从视网膜循环和脉络膜循环中获得必需的营养物质——氧气和葡萄糖。两个循环的边界位于 OPL 附近。光感受器由脉络膜循环供应，视网膜动脉供应内层视网膜（图 2.10），尽管视网膜动脉未进入由中心凹和由不同程度的中心凹周围视网膜组成的小区域。这个无血管区被称为**中心凹无血管区**（图 2.11）。中心凹无血管区范围的大小在个体间存在相当大的差异。此外，视网膜内部血管化的程度似乎与氧化代谢需求的程度相关，而不是与视网膜的厚度相关。

视网膜血管系统构筑成特定的层次，通常可以识别出 4 个毛细血管层次。其中靠近玻璃体的 2 层包绕

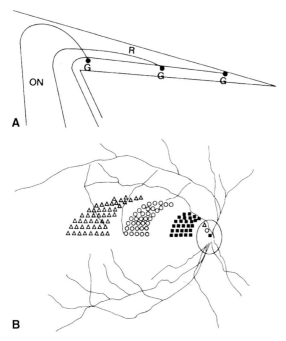

图 2.9 灵长类动物视网膜和视盘神经纤维层的三维组织排列。**A**：位于周边、中部和视盘旁视网膜（R）的神经节细胞（G）投射到视神经（ON）的轴突的前后组织排列。视网膜内的轴突分层是推测出来的。就像标准的水平切面显示的那样，示意图仅显示一半的视网膜和视神经。**B**：弓形纤维（即围绕乳斑束的纤维）投射到视神经乳头前部时轴突束的水平地形图。周边神经节细胞投射到视神经的周边部（三角形），中央神经节细胞投射到视神经的中周部（圆形），视乳头旁神经节细胞投射到视神经的中央（方形）

表 2.2 视网膜神经元及部分相关的神经递质	
细胞类型	**神经递质**
光感受器	谷氨酸
水平细胞	γ - 氨基丁酸（GABA）
双极细胞：	
给光中心型（去极化）	谷氨酸
撤光中心型（超极化）	谷氨酸
网间细胞	多巴胺、GABA
无长突细胞	乙酰胆碱、甘氨酸、GABA、多肽类、多巴胺

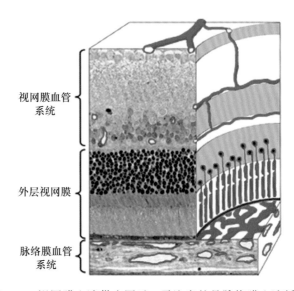

图 2.10 视网膜血液供应图示。需注意的是脉络膜血液循环供应光感受器，而视网膜动脉供应内层视网膜

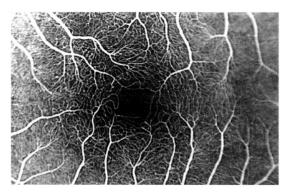

图 2.11　荧光素血管造影显示中心凹无血管区

在 INL 周围，而另外 2 层则更表面。人视网膜浅层毛细血管可为远达 45 μm 的神经节细胞体提供营养。

视网膜血管为屏障血管，类似于中枢神经系统的血脑屏障。这些血管不可透过大于 2 nm 的颗粒。几乎已经明确星形胶质细胞和周细胞在维持 NFL 内毛细血管的非特异低通透性方面发挥了作用，而 Müller 细胞可能在深层视网膜发挥了类似的作用。血-视网膜屏障不仅由上述视网膜毛细血管周围细胞这些物理因素维持，还由化学因素维持。具体而言，视网膜（和脉络膜）血管的自我调节可能至少部分是由局部血管内皮的激素产物进行化学控制的。这些物质包括血管扩张剂，如一氧化氮和前列腺素，以及血管收缩剂，尤其是内皮素和肾素血管紧张素系统的产物，它们是通过位于内皮细胞膜上的血管紧张素转换酶产生和释放的。此外，视网膜血管中的腺苷和 α₁- 肾上腺素能受体已被证明分别介导了血管舒张和血管收缩。

视锥通路和视杆通路：功能要素

当视网膜受到光刺激时，视网膜复杂的解剖和生理特征结合在一起，产生了明确的反应。光会导致光感受器超极化，减少视杆细胞和视锥细胞突触末梢谷氨酸的释放。水平细胞随后超极化，抑制光感受器的光反应。然后视杆细胞和视锥细胞分开输出。视杆细胞信号被传输到视杆双极细胞，使其去极化。信号通过视杆双极细胞的轴突传递到 IPL 的 b 亚层，在此它们与无长突细胞进行突触连接（视杆双极细胞不与 RGC 直接联系；见图 2.6）。无长突细胞与视锥去极化双极细胞形成缝隙连接，其轴突末端也在 IPL 的 b 亚层分叉，无长突细胞的末梢通过常规突触与 ON 中心型 RGC 接触。无长突细胞也通过甘氨酸突触在视锥超极化双极细胞上形成常规突触，这些双极细胞终止于 IPL 的 a 亚层，然后与 OFF 中心型神经节细胞连接。

如上所述，中央视网膜中的视锥细胞输出使用侏儒互连系统，其中一个中心凹视锥细胞连接两个双极细胞，然后每个双极细胞连接一个 RGC（图 2.6）。一个突触由视锥细胞超极化（OFF 中心型）双极细胞构成，另一个突触由视锥细胞去极化（ON 中心型）双极细胞构成。然后两个双极细胞分别终止于 IPL 的近端（a 亚层）和远端（b 亚层），在此它们分别与 OFF 中心型（a 亚层）或 ON 中心型（b 亚层）RGC 接触。视觉信息从这个位置通过视神经传递到大脑。视觉信息（即空间细节、颜色、对比度）以平行的方式呈现给大脑，视网膜中的主要生理细胞类型通常在 LGN 中保持解剖分离。

视神经的解剖和生理

视神经不是真正的神经，它是中枢神经系统的一部分。它是一个白质束，其轴突完全由少突胶质细胞髓鞘化，而非由施万细胞组成。视神经携带约 120 万个轴突，这些轴突的胞体是 RGC，并在至少 8 个初级视觉核中的一个或多个中形成突触。

通常的命名法认为，只有视网膜传导纤维投射的前部是视神经，视交叉是这些纤维部分交叉的部位，视束是同一纤维束到 LGN 终止的后延部分。

视神经长约 50 mm（图 2.12），但长度存在个体差异，尤其是后半部分。它被分为四部分：①眼内段（视神经头部或视盘）；②眶内段；③视神经管内（骨内）段；④颅内段。视神经眼内部分在解剖上可进一步分为三个不同的区域：筛板前区（前部）、筛板区（中部）和筛板后区（后部）（图 2.13）。这些区域具有不同的显微解剖结构。

视神经的血液供应因其所在不同节段有明显差异。尽管视神经的血液供应模式存在相当大的差异，但对大量人类的研究得出了以下结论。

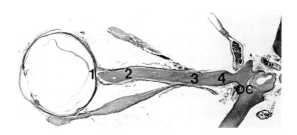

图 2.12　正常视神经的四部分形态组织切片。1. 眼内段；2. 眶内段；3. 管内段；4. 颅内段；OC，视交叉（Reprinted from Hogan MJ, Zimmerman LE. Ophthalmic Pathology: An Atlas and Textbook. Philadelphia, PA: WB Saunders; 1962. Copyright © 1962 Elsevier. With permission.）

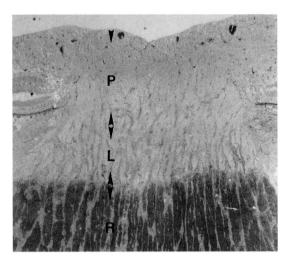

图 2.13　光镜显微照片显示视神经筛板前（P）、筛板（L）和筛板后（R）区的结构布局。由于髓鞘的存在，视神经的筛板后区颜色较深。注意发生在筛板后的视神经有髓段和无髓段之间的突然过渡（Courtesy of Dr. Harry A. Quigley.）

大部分视神经接受来自眼动脉分支的血供，眼动脉是颈内动脉（internal carotid artery，ICA）的第一个主要分支，眼动脉通常起于 ICA 刚穿出海绵窦的出口上方，或偶尔在海绵窦内发出。而后眼动脉在视神经下方穿行于视神经管，但以硬脑膜鞘与视神经分隔（图 2.14）。在眼眶内，眼动脉发出 2～4 条睫状后动脉和视网膜中央动脉（图 2.14）。

视神经眼内段（视神经头部）

RGC 的轴突形成束构成 NFL，神经纤维像车轮的辐条一样汇聚到视神经头部（optic nerve head，ONH）。ONH 从前到后长约 1 mm；在视网膜平面，其水平直径约为 1.5 mm，垂直直径约为 1.8 mm，在筛板后空间直径稍宽。视神经头部是一个主要的过渡区，因为神经纤维从眼内高组织压力区到与颅内压相关的低压力区。同时，神经纤维离开仅来自视网膜中央动脉的血供区域，到了由眼动脉其他分支供应的区域。此外，轴突在 ONH 后立即髓鞘化（图 2.13）。

ONH 由 RGC 轴突、星形胶质细胞、残留的小胶质细胞、结缔组织和成纤维细胞组成。它包含视网膜中央动脉的远端部分和视网膜中央静脉及其分支的近端部分（见下文）。它还包含一个由 200～300 个穿过脉络膜和巩膜的孔组成的椭圆形组织，形成的特殊结构称为**筛板**，所有 RGC 轴突通过筛板离开眼球（图 2.13 和图 2.15）。

ONH 的前表面是临床可见的**视盘**。视盘的外观取决于两个重要特征：巩膜管的大小和巩膜管离开眼球的角度。管的大小因人而异，但通过巩膜管的组织量却差异不大。巩膜管可以被认为是巩膜上的一个洞。巩膜管越大，视盘中心的剩余空间越多，形成的生理杯越大（图 2.16A），反之亦然。一个小生理

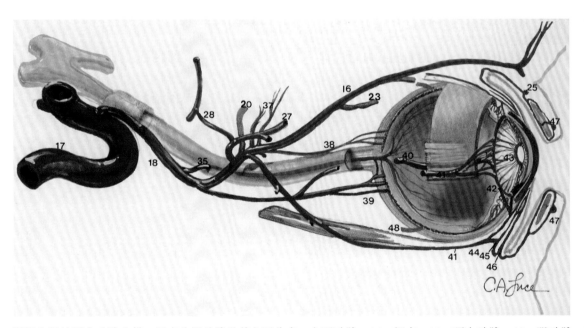

图 2.14　眼眶和眼的颈内动脉血供，重点为眼动脉及其主要分支。主要动脉：16，额支；17，颈内动脉；18，眼动脉；20，眼动脉的筛后支；25，上睑周围动脉弓；27，泪腺动脉；28，脑膜回返动脉；35，视网膜中央动脉；37，上直肌、上斜肌和上睑提肌的肌支；38，内侧睫状后动脉；39，睫状短动脉；40，睫状长动脉；41，睫状前动脉；42，虹膜大环；43，虹膜小环；44，表层巩膜动脉；45，结膜下动脉；46，结膜动脉；47，睑缘动脉弓；48，涡静脉（Reprinted with permission from Zide BM, Jelks GW. Surgical Anatomy of the Orbit. New York：Raven Press；1985.）

杯或生理杯缺失通常反映了小巩膜管和拥挤的 ONH（图 2.16B）。这种"高危视盘"是非动脉炎性前部缺血性视神经病变（nonarteritic anterior ischemic optic neuropathy，NAION）发病机制中的一个关键因素（详见第 8 章）。

当 ONH 以小于 90° 的角度离开巩膜时，RPE 常在巩膜管缘前终止，暴露出脉络膜和巩膜的新月环（图 2.17）。此外，由于视盘一侧有一个出口倾斜角，神经纤维必须旋转 90° 以上，使视盘边缘形成一个卷曲的边缘，外观类似真正的水肿（图 2.18），因此，常被误认为是视乳头水肿（详见第 6 章）。在这种视盘的另一侧，纤维以小于 90° 的角度离开，因此视盘边缘看起来呈浅倾斜状。

组成 NFL 的轴突在进入 ONH 时向后旋转 90°（图 2.9）。穿过筛板孔时，轴突随后成束排列，周围包绕着纵行的神经胶质。神经束之间被有孔的结缔组织和神经胶质填充形成紧实的密封，有助于维持相对较高的眼压，避免眼内液"渗漏"到筛板后组织中。

ONH 最表层的血供来自视网膜中央动脉的分支。筛板周围区域的血供来自睫状后短动脉或 Zinn-Haller 环。更具体地说，筛板前区主要来自经脉络膜的视乳头周睫状后短动脉（图 2.19）。筛板区血供通常更直接地来自睫状后短动脉或 Zinn-Haller 环。这个环位于巩膜内，在视神经–眼交界处环绕视神经。它接受来自 4 ～ 8 支睫状后动脉、脉络膜支流血管和神经周围软脑膜动脉网的血液。进入 Zinn-Haller 环的血管

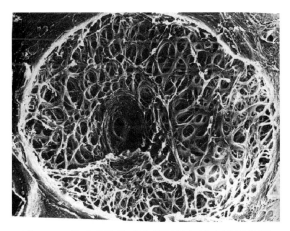

图 2.15 从玻璃体腔观察筛板的扫描电子显微照

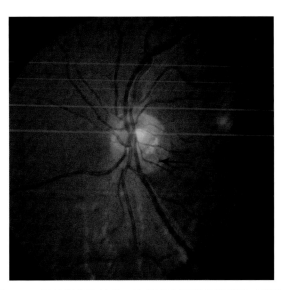

图 2.17 倾斜视盘的外观。注意下方圆锥状萎缩弧（箭头）

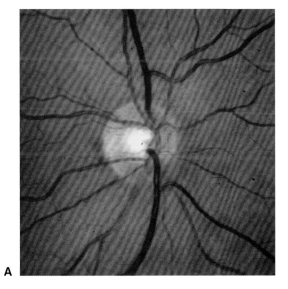

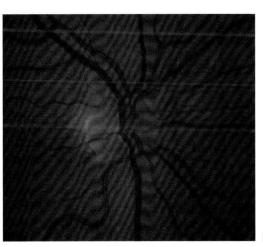

图 2.16 具有中等视杯的正常视盘（**A**）和没有视杯的小视盘（**B**）的外观。小视盘有一个小视杯或无视杯是发生非动脉炎性前部缺血性视神经病变的危险因素，故有时被称为"高危视盘"

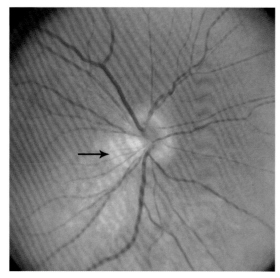

图 2.18 倾斜视盘的外观。视盘上部隆起，类似视盘水肿，因此，其外观可被误认为是视乳头水肿。注意下方圆锥状萎缩弧（箭头）

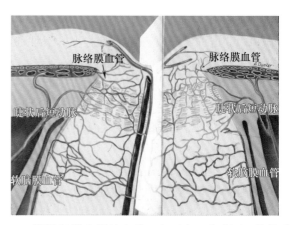

图 2.19 视神经眼内段的血供。主要为三个来源：脉络膜支流血管、睫状后短动脉和软脑膜动脉网

并不总是形成一个完整的环，但这并不意味着其功能吻合不完整。供应视盘筛板的 Zinn-Haller 环放射状分支可自动调节。

ONH 的静脉回流主要通过视网膜中央静脉系统（图 2.20）。然而在某些情况下，例如眶段视神经的慢性压迫或视网膜中央静脉阻塞后，表层视盘静脉

和脉络膜静脉之间原本存在的吻合连接，即视网膜脉络膜侧支，可能会扩张（图 2.21）。这些血管将静脉血从视网膜分流到脉络膜，然后通过涡静脉回流到眼上、下静脉。

视神经眶内段

视神经眶内段长约 25 mm，因此超过从眼球后部到视神经孔的前后距离约 8 mm（图 2.22）。视神经的冗长使其在眼球运动时可以运动自如。此外，在视神

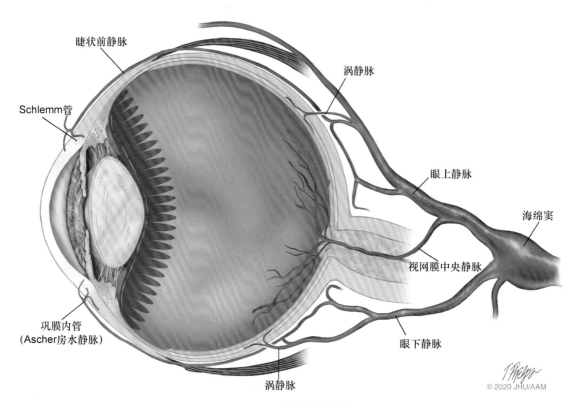

图 2.20 眼部静脉回流

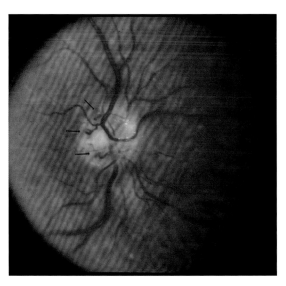

图 2.21　视神经鞘脑膜瘤慢性压迫视神经患者的视网膜脉络膜侧支循环（箭头）

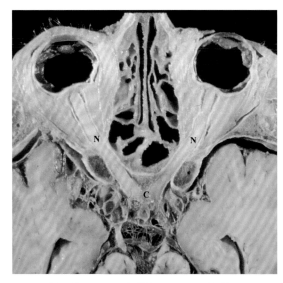

图 2.23　正常视神经（N）的轴切面，显示与另一眼眶和颅内结构的关系。注意到视神经眶内和管内段由硬膜鞘覆盖，硬膜鞘与眶壁内表面的眶骨膜和颅底的硬脑膜连续。C，视交叉（Reprinted with permission from Unsöld R，DeGroot J，Newton TH. Images of the optic nerve：anatomic-CT correlation. Am J Roentgenol 1980；135：767-773.）

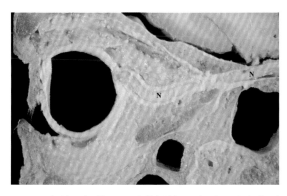

图 2.22　正常眼眶矢状面显示的视神经（N）。需注意到眶内神经的长度超过了从眼球后到眶尖的距离。还需注意的是，视神经的眶内段和管内段被软脑膜覆盖，硬膜鞘与眶壁内表面衬覆的眶骨膜和颅底衬覆的硬脑膜连续（Reprinted with permission from Unsöld R，DeGroot J，Newton TH. Images of the optic nerve：anatomic-CT correlation. Am J Roentgenol 1980；135：767-773.）

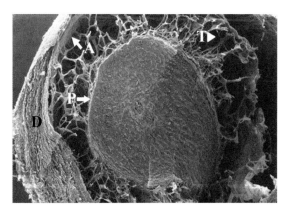

图 2.24　人视神经横截面电子显微照片，显示鞘膜间的关系。值得注意的是有许多小梁结构，部分小梁（T）非常细，它们连接蛛网膜（A）和软脑膜（P）。D，硬脑膜

经成为一根系带牵拉眼球使其变形或视神经被拉伸至出现功能障碍之前，视神经有高达 9 mm 的眼球突出余量。

　　视神经直径从眼球后方的 3 mm 增加到眶尖的4.5 mm。在整个眼眶走行中，神经被硬脑膜、蛛网膜和软脑膜包绕（图 2.12、图 2.22～图 2.24）。硬脑膜是最外层的鞘层，是一层致密的胶原套，向前与巩膜相延续。在眶尖部，硬脑膜与骨膜和 Zinn 环融合（图 2.22 和图 2.23）。蛛网膜位于硬脑膜下方，含细胞较多，血管及胶原较少。纤细的小梁将蛛网膜与下方的软脑膜连接起来（图 2.24）。软脑膜是包绕视

神经鞘膜中最富血管的鞘。当毛细血管进入神经实质时，软脑膜即覆盖了毛细血管。蛛网膜下腔与颅内蛛网膜下腔是连续的，因此含有脑脊液。

　　有髓眶内段视神经的细胞构造与眼内段视神经头部的细胞构造相类似，但由于髓鞘的加入，球后神经的宽度是眼内段的 2 倍。神经纤维束被包含小动脉、小静脉和毛细血管的结缔组织隔包绕，形成一个更像筛板的网状结构。这里除了星形胶质细胞以外，还有少突胶质细胞，少突胶质细胞是一种为髓鞘形成提供膜的特殊胶质细胞。所有的视觉轴突从穿出眼球到 LGN 突触之间都有髓鞘。最大 RGC 的轴突髓鞘最

厚，为它们提供更快的神经传导速度。

　　视神经离开眼球时，被眼动脉发出的大约 4 条睫状后动脉包绕。在眼眶的中部，眼动脉最初位于视神经下外侧，随后它跨过视神经下方（偶尔越过其上方）向内侧走行。在视神经孔处，眼动脉位于神经下方和外侧。

　　动眼神经下支、鼻睫动脉、展神经和睫状神经节在眼眶后部均位于视神经外侧（图 2.25 和图 2.26）。在眶尖，视神经被起源于 Zinn 纤维环的四条直肌包围（图 2.25）。

　　视神经眶内段的血供几乎完全来自通过软脑膜网的睫状后动脉。视网膜中央动脉的内部分支也可能提供这部分神经的血液供应，在眶尖，颈外动脉经脑膜中动脉的侧支循环也可能发挥很大的作用。

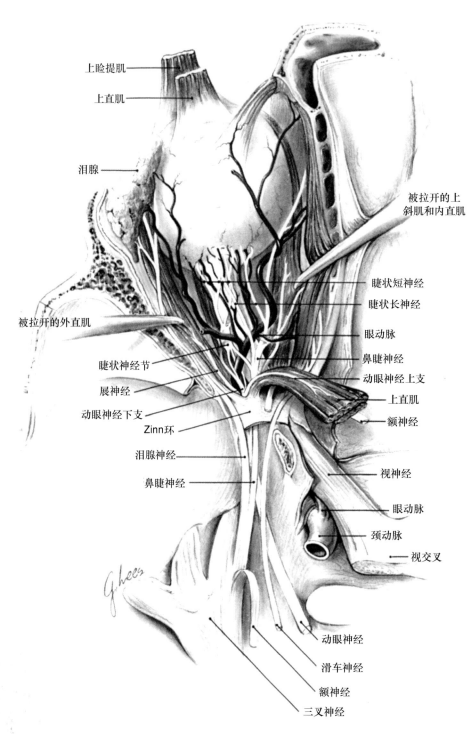

上睑提肌

上直肌

泪腺

被拉开的上斜肌和内直肌

睫状短神经

睫状长神经

眼动脉

鼻睫神经

动眼神经上支

上直肌

额神经

被拉开的外直肌

睫状神经节

展神经

动眼神经下支

Zinn环

泪腺神经

鼻睫神经

视神经

眼动脉

颈动脉

视交叉

动眼神经

滑车神经

额神经

三叉神经

图 2.25　从上方视角显示眶内段视神经，图示视神经与眼运动神经、感觉神经和睫状后血管的关系

视神经管内段（骨内段）

视神经通过其位于眶顶后约 5 cm、眶上缘下方 1.5 cm 处的眶尖前开口进入视神经管（图 2.25 和图 2.26）。这个前开口被称为**视神经孔**。

视神经管本身由蝶骨小翼的两个根部联合形成（图 2.27）。视神经管的近端（眶）开口通常为竖椭圆形，垂直径始终大于水平径。远端（颅内）开口总是椭圆形，但最大直径在水平位。

骨性视神经管壁的厚度从内侧（管中部最薄）到外侧（管中部最厚），从前部到后部均不等。薄薄的内侧壁将视神经与蝶窦和后组筛窦分开。视神经管长约 10 mm，外侧壁（约 9 mm）比内侧壁（约 14 mm）短。在外下方，视神经管与眶上裂被一个骨嵴分开，该骨嵴将蝶骨小翼连接到蝶骨体上，这就是**视柱**（图 2.28）。

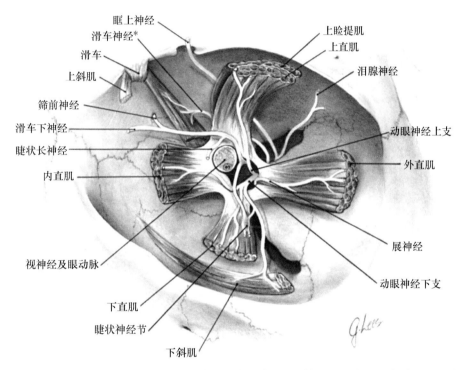

图 2.26　从眼眶后方视角显示视神经与眼运动神经、感觉神经和眼外肌之间关系（*译者注：原书有误）

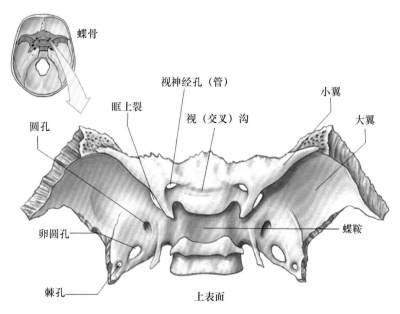

图 2.27　视神经管及邻近的骨性结构和骨孔。注意视神经管与眶上裂的关系

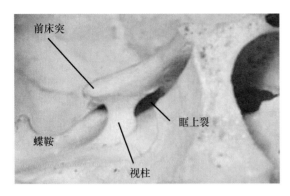

图 2.28　视柱。将视神经管与眶上裂分开的骨性结构

（图中标注：前床突、蝶鞍、视柱、眶上裂）

鼻旁窦尤其是蝶窦和后组筛窦与视神经管之间的关系极为重要（图 2.29），特别是大约在 4% 的患者中，视神经部分区域仅被视神经鞘和窦黏膜覆盖，没有任何骨组织将视神经的管内段与相邻的鼻旁窦分开。鼻旁窦偶尔会膨大而不侵蚀骨组织，这种情况被称为气窦扩张症，可能导致视神经管成为被蝶窦和后组筛窦气房包围的管道。该区域的气窦扩张症常与邻近的视神经鞘脑膜瘤有关。

如上所述，视神经眶内段随着眼球运动而自由运动；而视神经管内段却紧密固定在视神经管内（图 2.22 和图 2.23）。硬脑膜一侧附着于视神经管骨组织上，另一侧附着于视神经。因此，视神经管内或其任何一个开口的病变在很小的时候就可能会压迫并严重损伤视神经。

视神经管内段的血供位于分水岭区内。它的前部由眼动脉分支供应，后部由来自 ICA 和垂体上动脉的软脑膜血管供应。

视神经颅内段

每根视神经的颅内段都经过硬脑膜的一个紧致的褶皱，即镰状韧带，该韧带覆盖在视神经的上方，并在一定程度上覆盖两侧视神经（图 2.30）。当两侧视神经离开视神经管时，它们之间的距离平均为 13 mm。然后这两条神经向后、向上和向内走行并在视交叉处汇合。

正常视神经颅内段的长度个体差异明显。通常长约 10 mm，但其可短至 3 mm 或长至 16 mm。这段神经的平均直径为 4.5 ～ 5.0 mm，形状扁平，因此水平面宽于垂直面。当视神经颅内段约短于 12 mm 时，视交叉位于前方，也称"前置型"，直接位于蝶鞍上方。当颅内段视神经较长（超过 18 mm）时，视交叉位于鞍背后方，也称"后置型"（图 2.31）。视神经长度的变化对于鞍上区肿瘤导致的视野缺损极为重要（详见第 13 章）。

大脑额叶的直回位于视神经上方。在每个额叶的腹面，嗅束通过大脑前动脉和前交通动脉与视神经相隔。在视神经的外侧，ICA 从海绵窦中出来时两者有时会直接相邻。视神经颅内段位于 ICA 分成大脑前动脉和大脑中动脉的区域，因此这些血管常与视神经紧邻，后交通动脉的近端部分也是如此（图 2.32）。

ICA 通过眼动脉供应视神经，眼动脉从视神经下方和外侧进入视神经管（图 2.14 和图 2.33）。然而，它被一层覆盖全长神经管的硬脑膜鞘与视神经隔开。视神经与 ICA 及其分支的解剖关系解释了某些脑血管扩张症或颈内动脉、眼动脉和大脑前动脉的动脉瘤患者的视野缺陷。蝶窦内下方与视神经毗邻（图 2.29）。

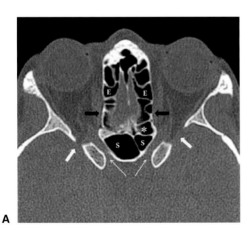
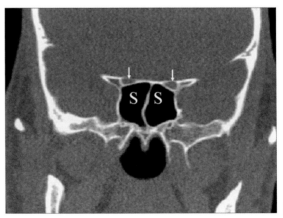

图 2.29　CT 骨窗图显示视神经管与蝶窦和后组筛窦的关系。**A**：轴位图。注意视神经管的内侧壁（白细箭头）与蝶窦（S）相邻，左后组筛窦（*）正好位于视神经管的眼眶入口前方。E，筛窦；黑粗箭头所示为筛窦外侧壁，需注意窦与左侧眶内容物之间明显缺乏骨组织间隔。**B**：冠状位显示视神经管的位置（箭头）正好于蝶窦（S）上方。影响鼻窦的病变（如感染、肿瘤）很容易扩散累及视神经

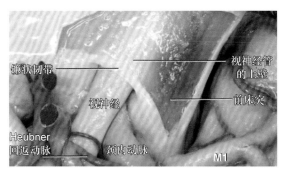

图 2.30　视神经颅内段离开视神经管时的外观。注意到它的出口被镰状韧带覆盖。M1，大脑中动脉 M1 段（From Joo W，Funaki T，Yoshioka F，et al. Microsurgical anatomy of the carotid cave. Neurosurgery 2012；70/ONS Suppl 2：300-312. Copyright © 2011 by the Congress of Neurological Surgeons；by permission of Oxford University Press.）

视神经颅内段的血供有多种来源，包括 ICA、垂体上动脉、大脑前动脉 A1 段和大脑前交通动脉（图 2.32）。

视神经的局部解剖学

如上所述，来自周边视网膜神经节细胞的纤维在视盘中占据更外围的位置，而来自靠近视盘的神经节细胞纤维占据更中心的位置（图 2.9）。视盘及视神经远端中的纤维排列通常与视网膜中纤维的分布一一对应。来自视网膜上部的纤维位于视神经头部的上份；来自视网膜下部的纤维位于视神经头部的下份；鼻侧纤维和颞侧纤维分别位于各自的一侧。乳斑束是一个扇形结构，约占视盘颞侧的 1/3，与中央血管相

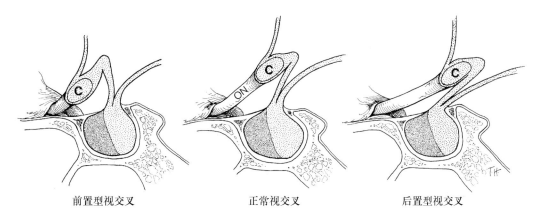

图 2.31　视交叉和鞍区三个矢状切面示意图。左：鞍结节上方前置型视交叉的位置。中：鞍膈上方正常视交叉的位置。右：鞍背上方后置型视交叉的位置

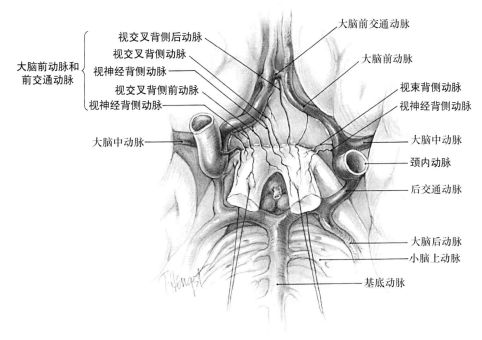

图 2.32　视交叉背部和视神经颅内段的血供。需注意颈内动脉和后交通动脉靠近视神经

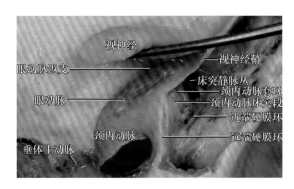

图 2.33　在视神经下方进入视神经管的眼动脉的近端解剖。需注意的是它与视神经之间有一层薄鞘（From Joo W，Funaki T，Yoshioka F，et al. Microsurgical anatomy of the carotid cave. Neurosurgery 2012；70/ONS Suppl 2：300-312. Copyright © 2011 by the Congress of Neurological Surgeons；by permission of Oxford University Press.）

邻。这束纤维在视神经眶内段较远端（后部）逐渐向中央移动。黄斑纤维逐渐向眶部视神经中心移动，使未交叉的上下视网膜纤维结合在一起（图 2.34）。背侧（上）和腹侧（下）的黄斑纤维在整个神经中保持其相对位置，而交叉的黄斑纤维位于未交叉纤维的鼻侧。事实上，所有视网膜纤维在整个视觉通路中都保持着它们的相对位置；也就是说，上部纤维保

持在上部，下部纤维保持在下部，但视束和 LGN 除外，LGN 处纤维旋转 90° 到视放射中变直（详见第 13 章）。

在视神经的颅内段，由于一部分轴突在视交叉内交叉，而另一部分不交叉，因此轴突在一定程度上失去了视网膜定位格局。黄斑纤维在视神经后段没有精确的定位，并在神经最后部分逐渐向内聚集，让周边的视觉纤维也重新组合。

大多数视神经轴突，无论是交叉的还是非交叉的，都直接通过视交叉进入同侧（未交叉的）或对侧（交叉的）视束。然而组织学上一直认为，进入视交叉的一些腹侧交叉纤维，主要来自对侧眼鼻下视网膜，对应对侧视野的颞上部分，在往后通过视交叉进入视束之前，在对侧视神经末端内形成一个向前凹入 1～2 mm 的袢（图 2.35），称为 **Wilbrand 膝**（视交叉前膝）。关于 Wilbrand 膝是一个真正的解剖结构还是在长期单侧视神经萎缩后在人和灵长类动物身上形成的假象，存在相互矛盾的证据。无论如何，从临床角度来看，Wilbrand 膝显然是存在的，因为由于损伤了视交叉连接处的视神经远端而导致的单眼视神经病变的患者，在对侧眼的视野中，出现与视力丧失或色觉缺陷无关的无症状颞上缺损并不少见（详见第 13 章）。

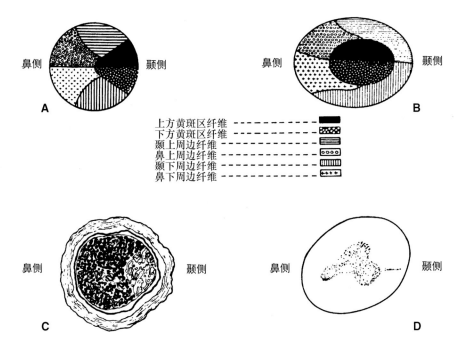

图 2.34　视神经中的纤维排列。**A**：视神经的近端（前部）。**B**：视神经的远端（后部）。**C**：一例乳斑束萎缩患者视神经近端的横切面。**D**：黄斑病变后视神经远端的继发性变性（Reprinted from Duke Elder S. Textbook of Ophthalmology. Vol. 1. St. Louis：C.V. Mosby；1932. Copyright © 1932 Elsevier. With permission.）

的特征见表 2.3。

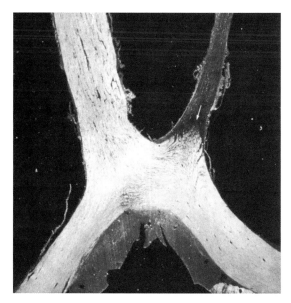

图 2.35 猕猴视交叉水平切面的暗背景放射自显影图。4 年前摘除右眼，当时左眼注射了［H3］脯氨酸。左眼的放射性标记非常亮。注意代表 Wilbrand 膝的标记延伸到萎缩的右视神经的远端内（Courtesy of Dr. Jonathan Horton.）

视网膜病变的定位诊断

视网膜疾病可分为两大类：①影响感光器——感受器细胞及其突触的疾病；②影响传导器——RGC 及其轴突（即 NFL）的疾病。在很多病例中，从视网膜受累区域的外观表现就可以明显得出诊断结果。然而在其他情况下，只能从临床检查的其他方面或通过辅助检查来诊断视网膜功能障碍，如荧光素血管造影、自发荧光、OCT 和电生理测试（如多局部或全视野 ERG 和 VEP）。患者"无法解释的视力丧失"实际上可能是患有视网膜疾病，但在临床检查中可能并无明显异常。有助于辨别视网膜疾病和视神经疾病

根据临床检查鉴别视网膜疾病和视神经病变

损伤视网膜的疾病可能影响或不影响中心**视力**。病变如果仅在黄斑外视网膜，不会造成中心视力降低，而黄斑病变和损伤整个视网膜的病变都会使中心视力下降。大多数影响黄斑的病变都是通过仔细的检眼镜检查发现的，尤其是用角膜接触镜、78D 或 90D 的手持透镜或 Hruby 透镜进行裂隙灯生物显微镜检查黄斑。然而，一些病变很容易被漏诊，如中心性浆液性脉络膜视网膜病变、黄斑囊样水肿和视网膜前膜形成（表面皱褶样视网膜病变、玻璃纸样黄斑病变）（图 2.36）。

在其他影响黄斑的疾病中，如黄斑视锥细胞营养不良，虽然患者出现中心视力下降和视野缺损，但观察黄斑区常无变化。在某些情况下，可能要疑诊视网膜疾病，如存在相关的视物变形（被观察物体外观的不规则或扭曲）、畏光、夜盲或昼盲（在明亮的光线下和在昏暗的光线下一样视物不清）。这些症状在眼部疾病患者中比在神经系统疾病患者中更常见，在检查时会有明显畏光症状。视物变形常由光感受器正常排列扭曲导致。当视锥细胞之间的分离变大时（由于病变位置在中央，视杆细胞间的分离较少），物像明显变小，即视物显小症。中心凹视锥细胞排列已经非常紧密，这些细胞不太可能再进一步聚集发生物像明显增大，即视物显大症。通过使用 Amsler 方格表，可以在有或无物体变形主诉的患者中检测到视物变形的证据。这类患者的明负荷恢复试验结果常异常，荧光素和（或）吲哚青绿血管造影、眼底自发荧光、OCT 和（或）多局部 ERG 的结果也是异常的（图 2.37 和图 2.38）（详见第 1 章）。

表 2.3 视神经病变和黄斑病变的鉴别

特征	视神经病变	黄斑病变
主诉	视野中暗／黑区	变形；漂浮物；蜘蛛网状
疼痛	有时有眼球转动痛	少见，与眼球运动无关
屈光不正	无变化	有时远视
色觉	明显降低	正常或轻度下降
亮度感	明显降低	表现不一；可有畏光
明负荷恢复试验	正常恢复	恢复延长
相对性瞳孔传入障碍	阳性	阴性
Amsler 方格表	暗点	视物变形

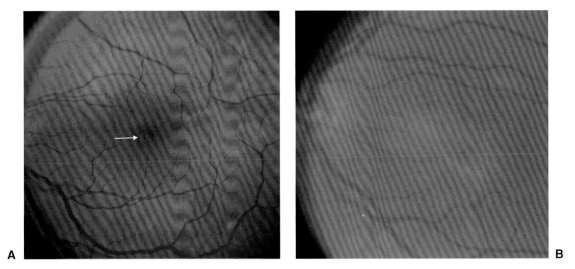

图 2.36　轻度黄斑病变导致视力下降。**A**：患者主诉左眼视物模糊，黄斑（箭头所示）出现轻微色素变化。**B**：左眼视物变形的患者，乳斑束表面覆有视网膜前膜。需注意乳头黄斑区血管变直及轻微的颜色变化

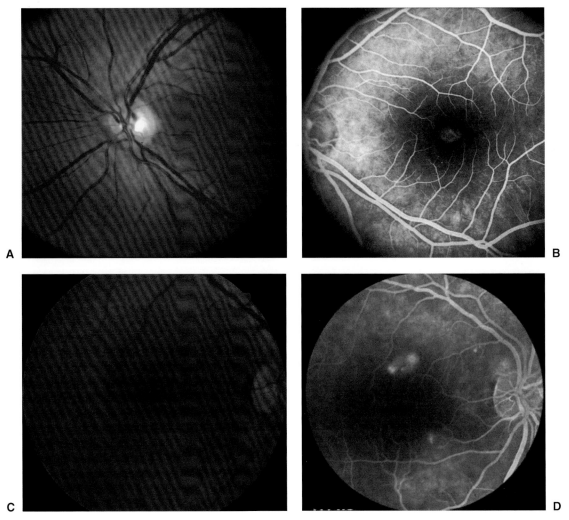

图 2.37　两名轻度黄斑病变的患者，他们出现原因不明的视力下降，被认为是诈病。**A、B**：13 岁女孩主诉双眼视力下降（双眼 20/80）。**A**：除了中心凹反光减弱外，左眼黄斑区看起来正常。**B**：荧光素血管造影显示黄斑区色素上皮发生了明显变化，与她的视力下降相一致。右眼底也出现了同样的变化。诊断为黄斑营养不良。**C、D**：24 岁男性近期右眼出现无痛性视物模糊（20/30）。**C**：中心凹反光减弱。**D**：荧光素血管造影显示中心凹上方色素上皮脱离伴渗漏，符合中心性浆液性脉络膜视网膜病变的诊断

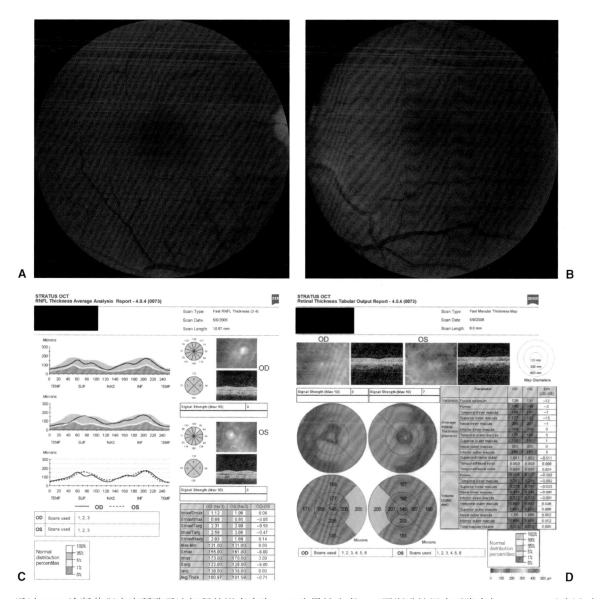

图 2.38　通过 OCT 诊断黄斑疾病所致无法解释的视力丧失。54 岁男性患者，双眼渐进性视力下降多年。**A**、**B**：左侧和右侧的黄斑显示中心凹反光消失，其余均正常。荧光素血管造影结果无异常。**C**：每只眼视盘周围视网膜神经纤维层的 OCT 均未显示异常。**D**：OCT 显示双眼黄斑明显变薄。患者被诊断为黄斑视锥细胞营养不良

　　视网膜疾病患者的**色觉**通常异常，但并非总是异常。例如，中心性浆液性脉络膜视网膜病变和视网膜前膜形成的患者很少有明显的色觉障碍，而黄斑视锥细胞或锥杆细胞营养不良的患者常常有明显的色觉异常，甚至出现色觉障碍可能是这些患者患病的初始症状。这种情况下，只有行诸如视网膜电图等其他检查，才能做出正确的诊断。视网膜病变更倾向导致色觉普遍丧失或蓝黄色觉障碍，但有太多的例外情况使色觉丧失并不能作为可靠的诊断标准。

　　相对性瞳孔传入障碍（relative afferent pupillary defect，RAPD）只在单侧或不对称视网膜疾病患者中检查到，且这些视网膜疾病十分严重，影响了大部分视网膜或整个黄斑，并在检眼镜检查中能明显观察到（图 2.39）。如果在视力下降并伴有一些黄斑玻璃膜疣、中心性浆液性脉络膜视网膜病变、黄斑囊样水肿、视网膜前膜或正常眼底的患者中观察到 RAPD，则必须怀疑存在累及视神经的病变。

根据视野鉴别视网膜疾病和视神经病变

　　当光感受器受累时，视野缺损在位置、形状、范围和程度上均与视网膜病变相对应。然而，当神经节细胞或 NFL 受损时，视野缺损区与病灶的大小和形状并不一致，而是与受损的 RGC 纤维代表的区域一致。因此，位于视盘附近仅损伤光感受器的小病灶，

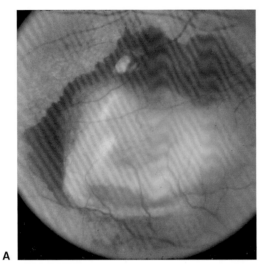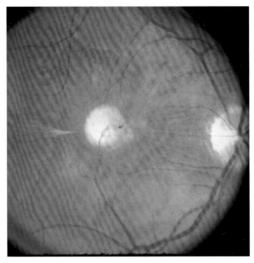

图 2.39　与同侧相对性瞳孔传入障碍相关的黄斑病变。**A**：广泛的黄斑变性伴出血。**B**：拟眼组织胞浆菌病的瘢痕。需注意到这两个病灶都很明显，即使没有散大瞳孔，在检眼镜检查过程中也不会被漏诊

通常会导致小暗点，而损伤同一区域 RGC 和神经纤维的相同大小病灶，可能会导致广泛视野缺损。相反，周边视网膜的小病灶只损伤一小部分纤维，这些纤维仅传递一些稀疏散布 RGC 的神经冲动，可能只产生很小的视野缺损，以至于可能很难甚至不可检测到。

任何由内层视网膜病变导致的视野缺损也有可能由视神经病变导致。例如，视网膜乳头黄斑区的损害导致与生理盲点相连的中心暗点，即**盲中心暗点**（图 2.40A）。盲中心暗点常出现在中毒性和营养性视神经病变以及 Leber 遗传性视神经病变患者中（图 2.40B）；但是，从视盘延伸至黄斑的浆液性视网膜脱离所致的视网膜功能障碍，也可导致这种暗点（图 2.40C）。同样，**弓形视野缺损**可能是由于上下弓形神经纤维束中的视网膜神经纤维或 RGC 受损所致（图 2.41A）。这种视野缺损可能发生在黄斑上部或下部血供受阻的患者中，如视网膜分支动脉阻塞（图 2.41B）、青光眼性或非青光眼性视神经病变（图 2.41C）。在这两种情况下，暗点都不影响正常视力，因为它不会完全影响黄斑区。事实上，几乎任何病变（无论是缺血性、炎症性、浸润性还是压迫性）都可能导致弓形视野缺损，可定位于视网膜或者视神经。

环形暗点可见于多种疾病，尤其是患有各种色素性视网膜病的患者，主要是因为视杆细胞密度最高的区域位于视网膜中周部。环形暗点也可见于开角型青光眼患者，但在这种情况，环形暗点是由来自生理盲点的上下弓形暗点合并而成的，并穿过垂直中线延伸至鼻侧视野。在各种视神经病变中也可以看到类似的缺损，尤其是由缺血、压迫和炎症引起的视神经病变。

一般来说，涉及垂直中线的单眼颞侧或鼻侧偏盲是非器质性的（详见第 24 章），或是由视神经功能障碍引起的（详见第 5 章）。在极少数情况下，单眼偏盲也可由扇形视网膜色素变性引起。

盲点也在视野解读中起作用。它代表视盘投射的阴性暗点。视盘位于中心凹鼻侧，其中心略高于中心凹。因此，盲点位于固视点的颞侧，其中心略低于固视点。

视盘周围视网膜功能障碍导致盲点扩大。这种功能障碍的发生可能是因为视盘周围视网膜病变，有所谓的"大盲点综合征"和相关病变患者，如急性区域性隐匿性外层视网膜病变（acute zonal occult outer retinopathy，AZOOR）和多发性一过性白点综合征（multiple evanescent white dot syndrome，MEWDS），或者因为视盘组织的扩张侵犯了视盘周围视网膜，如视盘水肿和假性视乳头水肿（图 2.42）。

视网膜疾病中的视盘表现

视神经主要由轴突组成，轴突的细胞体是 RGC。因此，任何直接或间接损害神经节细胞或视网膜 NFL 中的轴突的视网膜病变最终都会导致视神经萎缩。实际上，对神经节细胞胞体或 NFL 的损伤相当于对视神经的损伤；也就是说，如果损伤是单侧或不

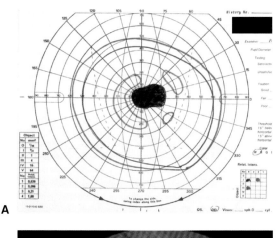

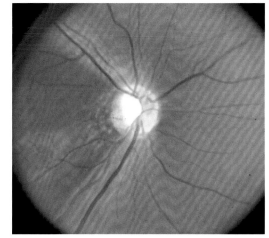

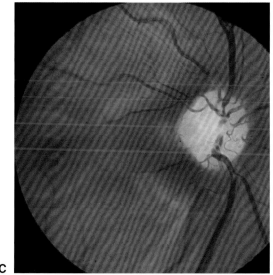

图 2.40　视神经和视网膜疾病导致盲中心暗点。**A**：动态视野测量显示右眼视野有一个致密的盲中心暗点。这类暗点可由视神经功能障碍引起，如中毒性、营养性或线粒体性视神经病变（如 Leber 遗传性视神经病变）（**B**），或由视网膜疾病引起，如与视盘小凹相关的累及乳斑束的浆液性视网膜脱离（**C**）

对称的，就会出现视力丧失及 RAPD 阳性，最终导致视神经萎缩。由于视网膜中央动脉和静脉循环是视网膜内层（包括 RGC 和 NFL）血供，视网膜血管阻塞将引起视网膜内层损伤、视力丧失，最终视神经萎缩。累及视网膜的急性血管事件，包括视网膜中央和分支动脉阻塞、眼动脉阻塞和视网膜中央静脉阻塞，具有明显又独特的眼底表现，可立即正确诊断。然而，随着时间的推移，视网膜的体征逐渐消失，视盘变得苍白。在这种情况下，随后出现的视网膜动脉狭窄和白鞘形成，或视网膜循环内可见栓子的存在，可能为原发事件的病因提供线索。

NFL 丢失和视神经萎缩在各种光感受器营养不良和变性的患者中并不少见，尤其是那些影响视锥细胞者。提示视网膜视锥细胞功能障碍的线索包括严重的色觉障碍、畏光和昼盲、视网膜动脉变细，以及最终黄斑外观的变化，常类似于牛眼（牛眼黄斑病变）。

双侧继发性视神经萎缩见于视锥细胞营养不良、视杆/视锥细胞营养不良、副肿瘤性视网膜病变和维生素 A 缺乏性视网膜病变的患者（图 2.43）。

临床表现和病理的相关性

研究发现，在人青光眼和非人灵长类动物实验性青光眼中，视野缺损与 RGC 丢失成正比；然而也发现，青光眼性和非青光眼性视神经病变在检测到有意义的视野缺损前，以及单侧视神经病变在观察到 RAPD 前，都会发生部分 RGC 丢失。此外，在大多数视神经病变中，视力损失和 RGC 丢失之间几乎没有相关性，因此 OCT 在通过测量 NFL 和 RGC/IPL 的厚度来建立 RGC 丢失定量评估中有着非常重要的意义（见上文）。另一方面，视网膜的瞳孔敏感性与视觉敏感性非常相似（图 2.44）。因此，即使是损害中心凹光感受器的一个小病灶也可以发生 RAPD（通

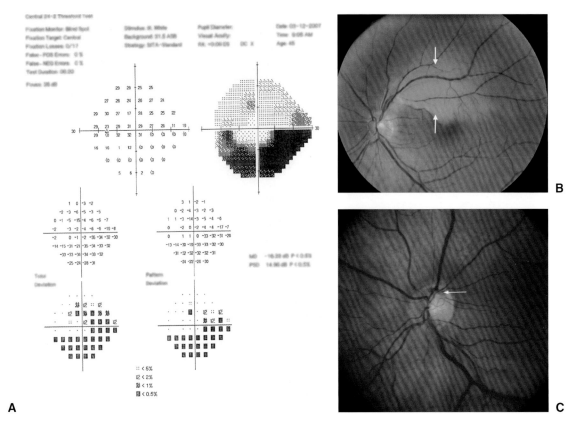

图 2.41　视神经和视网膜疾病导致弓形视野缺损。**A**：静态视野测量显示致密的下方弓形视野缺损。这种类型的缺损可能由视网膜上半分支动脉阻塞（箭头所示）（**B**）或伴有视杯上方扩大及获得性视盘小凹的青光眼所致（箭头所示）（**C**）

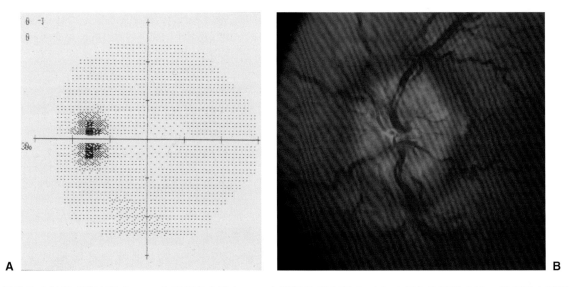

图 2.42　视乳头水肿患者盲点扩大。**A**：左眼的盲点扩大。**B**：左眼视盘有中度（Frisén 2 级）弥漫性水肿。患者的左眼视力正常，对侧眼也有类似的表现

常非常轻微），然而 RAPD 一般不会由更周边的视网膜病变引发，除非病变损伤相当大一部分视网膜。例如，分支动脉阻塞将产生类似于 NAION 产生的水平视野缺损；然而，在前者，可能存在也可能不存在同侧 RAPD，当然，如果存在 RAPD，也相当轻微，而 NAION 患者表现为明显的 RAPD。

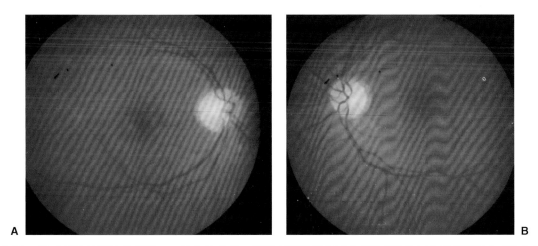

图 2.43　维生素 A 缺乏导致的视神经萎缩。一名女性患者，因病态肥胖行空回肠旁路术后数年出现双眼视力丧失和盲中心暗点。视网膜电图证实为光感受器受累的视网膜病变，实验室检查显示患者血清中维生素 A 浓度降低。维生素 A 治疗后患者的视功能改善。右侧（**A**）和左侧（**B**）的视盘都是苍白的（Courtesy of Dr. Eric Eggenberger.）

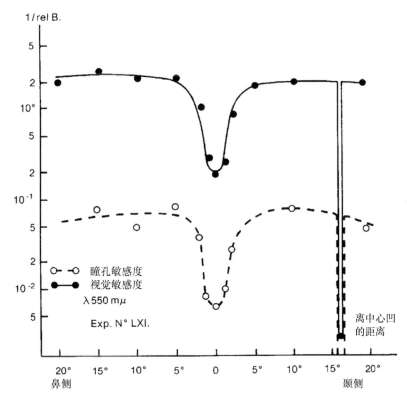

图 2.44　暗适应眼的中心凹和周边视网膜在绿光照射下的瞳孔运动和视觉敏感性。纵坐标是 2° 区域内 0.25 s 测试闪光的对数相对有效性。使用带有旋转快门和干涉滤光片的钨灯。横坐标为视网膜位置。视觉阈值（实线）和瞳孔敏感度相平行，瞳孔比视觉敏感度低约 1.5 个对数单位。在实验中，瞳孔反应通过红外敏感图像转换器进行观察。当采用图形方式记录瞳孔反应时，使用较大的测试区域时，瞳孔阈值更接近视觉阈值。注意，无论是瞳孔反应还是视觉阈值，对绿光都有中心抑制，在盲点处完全不敏感（Reprinted by permission from Springer：Loewenfeld IE. Recent Developments in Vision Research. Publ. No. 1272. Washington，DC：National Academy of Sciences，National Research Council；1966.）

3

神经眼科学中的神经影像

周欢粉 译 蔺雪梅 校

现代神经眼科受先进成像技术的影响，使临床医生对中枢神经系统（central nervous system，CNS）和面部结构的解剖有了越来越精确的认识。计算机体层扫描（computed tomography，CT）和磁共振成像（magnetic resonance imaging，MRI）的基础知识将在下面的相应部分中介绍；使用独特和互补的技术方法提供了浅表和深层结构的详细成像。CT 在 20 世纪 70 年代首次商业化，随后 MRI 在 20 世纪 80 年代上市。这些成像技术增强了我们将临床表现和解剖异常相结合进行精确诊断的能力。此外，正如本章所示，如果对解剖学和疾病没有一个全面的认识，是无法充分完成对神经影像学结果的解释的。另外，获得正确的影像学研究或评估患者症状和发现潜在原因的研究仍然需要有针对性的方法，获得眼眶和神经轴的各部分的高质量成像既不可能也不可取。因此，临床医生必须像使用其他辅助检查方法一样来使用神经影像学检查；必须通过适当的检查，以最大限度地获得所需信息的可能性，再综合整个临床资料对结果进行解释。

影像检查前的决策制订

每种成像方式都有固有的优缺点（例如，CT 能够判断骨解剖结构和急性出血；MRI 描绘软组织结构和水肿；导管血管造影术显示动态血流特性），这些将在每个章节中进一步详细描述。然而，在进行任何类型的影像学检查之前，临床医生必须对疾病的病理有了解，并在申请单上注明。例如，一名双侧视力下降的患者，其潜在的神经眼科病因可能涉及视神经或视交叉（如外部压迫），而不是视交叉后通路（详见第 5 章和第 13 章）。根据视力下降的速度、模式（外周、中心、弥漫性等）、伴随的临床表现（如是否存在 RAPD、眼底外观、自动视野测量结果和 OCT 结果），进行大体的解剖定位，从而选择合适的神经影像检查。根据检查结果制定诊疗计划也很重要。对于偶然发现视力下降但相对无症状的患者所采取的检查方法，可能与单眼或双眼出现急性或缓慢进行性视力下降的患者有很大不同。

除了潜在的成本和资源利用外，无论医疗系统和患者是否有责任支付检查费用，随着所安排的检查会涉及一个现象，即无意中发现与患者接受影像学检查的原因无关的神经影像学异常。偶然发现的病变，有时被称为"偶发瘤"，可能对患者产生深刻的心理影响，导致过度的压力和焦虑，有些人会非常关注颅内肿瘤或病变的想法，这是可以理解的。患者甚至可能希望对这些无症状的病变进行手术或放射治疗以消除这些病变，有时自行治疗会出现严重的并发症（如脑卒中、脑神经损伤），甚至导致死亡。据估计，以这种方式识别出神经影像学上非预期的颅脑和脊髓病变的概率为 22%。管理这些疾病的社会经济成本是未知的，包括重复的神经影像检查、看医生和潜在的（不必要的）治疗成本。

计算机体层扫描

早在 1917 年，人们就从理论上提出了使用连续 X 射线进行图像采集和精确处理来创建身体结构的详细图像，随着计算技术的发展，直到 20 世纪 60 年代末，才实现以实际方式完成这项任务的能力（CT 的详细历史超出了本章的范围）。组织特性在 CT 图像中以密度表示，而密度是由组织衰减 X 射线能量的数量决定的。CT 衰减的单位（Hounsfield units，HU）是为了纪念第一个功能性 CT 扫描仪的开发者 Godfrey Hounsfield 爵士而命名的。这一标尺是基于各种物质实测衰减值的线性转换，在标准温度和压力条件下，蒸馏水明确定义为 0 HU，空气明确定义为 −1000 HU。骨在正常身体组织衰减值最高（+1500 ~ 1900 HU），致密的金属异物达到实际的上限 +30 000 HU。由于可能存在的信号强度范围非常广泛，现代数字 CT 图像（与固定曝光印在胶片上的图像相反）的阅片者可以操纵表示密度的窗口，以便专注于骨骼、软组织或其他在特定疾病过程中可能感兴趣的元素上（图 3.1）。碘造影剂可用于增强显示

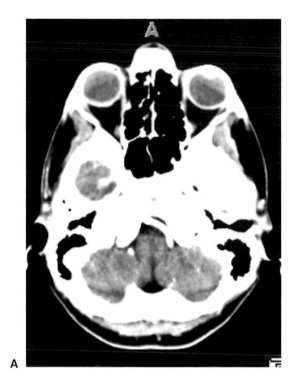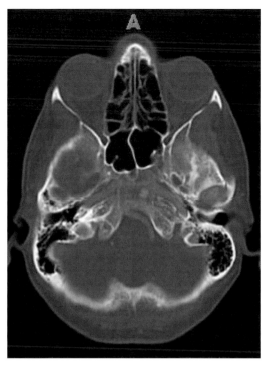

图 3.1　不同 CT 窗口技术示例。**A**：非强化的正常头部轴位 CT 扫描下的常规软组织窗。注意来自骨骼的信号非常明亮，不能评估任何骨异常。**B**：相应的骨窗，能够更好地显示骨结构细节

血管结构，可在组织通透性增强的病理性造影剂积聚区寻找增强的信号。

　　尽管 CT 不能提供如 MRI 显示的精细的软组织细节，尤其是对于 CNS（见下文），但它有许多优点和独特的特性，使其成为神经眼科成像设备的重要组成部分。CT 仍然是评估骨结构及其相关疾病（骨折、肿瘤、畸形等）的最佳影像学方式。眼眶结构之间组织密度的固有差异通常突出了炎症过程和肿块病变的存在。CT 对颅内出血的检测具有高度的敏感性，通常用于筛查考虑溶栓治疗的急性脑卒中症状患者。它也是创伤患者首选的影像学检查，因为它具有识别骨折和检测异物的能力（图 3.2）。使用具有现代多排探测器的 CT 扫描来获取全套 CT 图像非常迅速（2～3分钟），除非血管成像至关重要，否则没有必要使用造影剂。CT 图像的处理和解释在技术上也可能更简单，特别是对血管成像技术不感兴趣时。一般来说，CT 成像比 MRI 成本更低，应用范围更广泛。

　　CT 的主要缺点是辐射。由于扫描仪和扫描方案的不同，一个特定检查（头颅 CT、眼眶 CT 等）的精确剂量无法通过广义的基础来计算。尽管如此，医学界已经越来越意识到特定患者的连续 CT 扫描所产生的累积辐射剂量，在进行 CT 检查时，必须考虑到辐射引起副作用的可能性，如肿瘤或中枢神经系统发

育不良。儿科患者尤其容易受到辐射的不良影响，已经制订了尽量减少单次扫描辐射剂量和减少患者必须接受 CT 扫描次数的监测方案，并使用这些方案确保患者得到保护（图 3.3）。虽然 CT 提供了良好的眼眶软组织轮廓，但其在识别脑部异常方面的实用性很差。由于来自骨结构的信号影响了邻近软组织的精确成像，使得 CT 评估后颅窝结构异常的能力尤其差。

　　用于神经眼科的主要 CT 检查包括眼眶 CT 和头颅

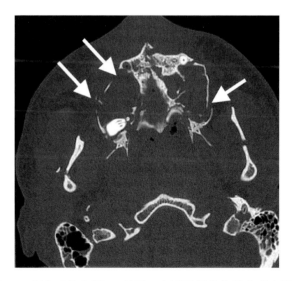

图 3.2　创伤后的头颅 CT 显示一名遭受爆炸伤的患者多处面部骨折（箭头所示）

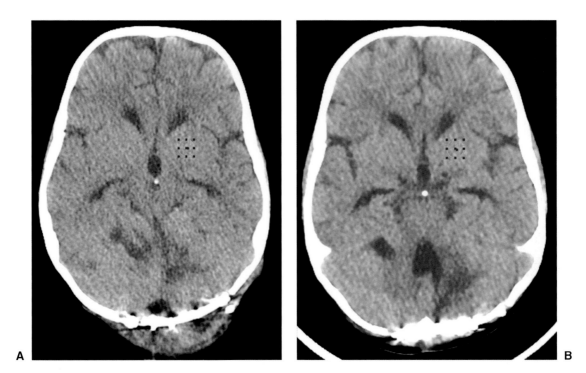

图 3.3   儿童患者头颅 CT 减少剂量方案示例；右侧图像（**B**）在左侧图像（**A**）6 个月后进行，使用的辐射剂量减少了 40%，图像质量没有下降（Republished with permission of American Society of Neuroradiology，from Mirro AE，Brady SL，Kaufman RA. Full dose-reduction potential of statistical iterative reconstruction for head CT protocols in a predominantly pediatric population. AJNR Am J Neuroradiol 2016；37：1199-1205；permission conveyed through Copyright Clearance Center，Inc.）

CT、头颈部 CT 血管成像（CT angiography，CTA）；颈胸部的检查应用较少。

眼眶 CT

眼眶 CT 是眼眶疾病诊断的主要方法，对于出现眼眶体征和症状的患者，包括眼球突出、眼球内陷、眼球异位、眼周肿胀、眼眶疼痛、限制性疾病引起的运动障碍、眼睑异常［如试图向下凝视时眼睑迟落、外侧裂开（外侧睑裂大于内侧睑裂）和下睑退缩 / 下巩膜暴露］，应考虑此项检查。如果已知或可能存在涉及鼻旁窦的疾病，通常需要眼眶 CT 来显示其表现及其对眼眶的潜在影响。如果患者被认为患累及眶内视神经的疾病，那么 MRI 可能是首选的检查，而不是 CT，因为 CT 不是区分视神经各种病变（肿瘤、炎症、浸润）的最佳方法。

方案

在轴位和冠状位上查看眼眶 CT 图像通常是必要的，可以显示疾病的解剖结构及其与正常眼眶结构的关系。当存在颅底病变时，矢状位图像也可能有价值，但通常不太重要。在引入螺旋 CT 扫描之前，眼眶 CT 要求患者采取不舒服的俯卧位，有时需要颈部过度伸展，以便获得直接的冠状位图像。这些操作不再是必要的，所有的解剖图像都可以从螺旋 CT 获得的序列中重建。获取的图像可以达到轴位和冠状位层厚 3 mm 或更小，而不损失分辨率。在眼眶 CT 中经常使用碘造影剂往往不能增加太多诊断价值的信息；虽然炎症组织通常会因为造影剂渗漏而使得信号增加，不过在其他的情况下，如水肿引起的组织密度的改变，可能在疾病诊断中同样有用。由于潜在的不良反应，肾功能不全或甲状腺功能亢进的患者应避免使用碘造影剂。

眼眶骨折

外伤后就诊的患者，可能因一侧或多发眶壁、视神经管或面部骨骼的其他部分（如颧弓）骨折而出现眼眶畸形、复视和（或）视力下降。非增强 CT，特别是冠状位，可用于确定任何眶壁骨折的位置和范围，并评估有无组织嵌顿的存在和严重程度（图 3.4）。同样，在轴位和冠状位的图像上均可看到视神经管（图 3.5），不对称常提示骨折存在；与视神经病变其他临床体征（如 RAPD、色觉下降、视野缺损等）相关，应给予解释和后续的处理。在眼眶 CT 上也可以看到颅骨骨折，但它们很少会引起患者的神经眼科症状。眼眶骨折的处理取决于其位置和严重程度，这超出了本章的范围。

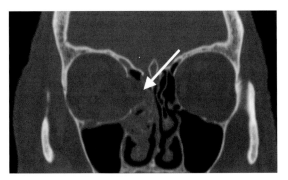

图 3.4　冠状位眼眶 CT 骨窗显示右眶内侧壁骨折（箭头），伴有眼眶软组织疝入筛窦（Courtesy of Vladimir Yakopson，M.D.）

骨病和畸形

存在骨固有病变的患者，如纤维发育不良（图3.6），可能会出现上睑下垂、眼球异位或其他不对称的特征。骨瘤等骨肿瘤可发生在鼻窦，并通过改变邻近眼眶壁的结构对眼眶产生继发性影响（图 3.7）。使用眼眶 CT 评估此类患者时，可以了解骨异常的异质性、有无软组织成分，以及使用造影剂明确血供。例如，骨性蝶骨翼脑膜瘤可能被误诊为纤维性发育不良（图 3.8），但沿骨边缘的硬脑膜增厚将提醒临床医生其真正的病因。同时观察软组织窗和骨窗序列对于避免误诊是必要的，补充检查 MRI（见下文）也很有帮助。

可通过眼眶 CT 来明确骨发育异常导致结构发育

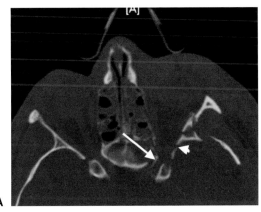

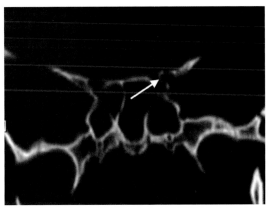

图 3.5　一例爆炸伤患者发生闭合性颅脑损伤导致左侧视神经管骨折。**A**：轴位 CT 显示左眶外侧壁骨折（短箭头）和移位的视神经管内侧壁骨折（箭头）；**B**：冠状位 CT 显示左侧视神经管狭窄（箭头）

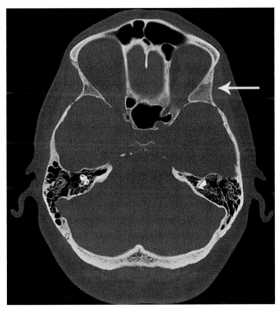

图 3.6　一例 47 岁无症状患者眼眶 CT 的骨窗证实了累及左侧蝶骨大翼的骨纤维发育不良（箭头，可比较其与右侧正常结构的厚度）

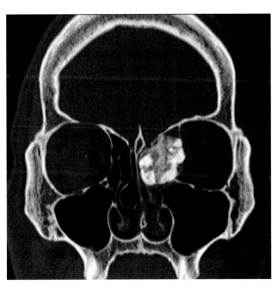

图 3.7　一名 37 岁男性患者表现为无痛性进行性眼球突出数年，冠状位眼眶 CT 的骨窗显示左侧额筛隐窝骨瘤，伴左侧眶内侧壁慢性外侧移位

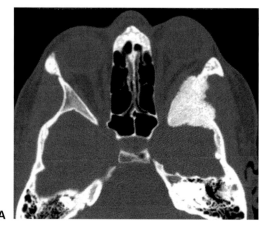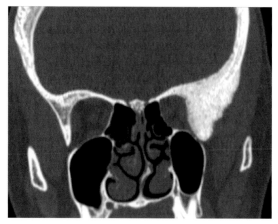

图3.8 模拟骨纤维发育不良的骨性脑膜瘤。这名33岁的女性因左眼无痛性的突出行眼眶CT扫描。**A**：轴位图像和（**B**）冠状位图像的骨窗显示左侧蝶骨大翼的不规则扩张。手术切除后病理显示为世界卫生组织（WHO）I级脑膜瘤

不全，如I型神经纤维瘤病的蝶翼发育不全。在这种情况下，轴位CT扫描（图3.9）将提供正常和异常眼眶的最佳比较，并有助于眼眶外科医生和（或）神经外科医生规划其重建方案。应避免对该类患者重复进行CT扫描，因为累积辐射暴露会增加他们肿瘤发生的风险。

鼻窦疾病可导致鼻窦黏膜的慢性炎症和继发的反应性骨改变，从而导致骨增厚或更为常见的骨变薄。临床上，眶内侧壁的小面积骨变薄或裂开可使感染过程进入眼眶的骨膜外间隙，并可能发生骨膜下脓肿（图3.10）。非增强轴位和冠状位CT图像将显示脓肿的范围，也可让临床医生识别感染和（或）炎症可能扩散到眼眶内部的迹象；这些迹象包括正常眶间隔增

厚引起的"脂肪绞合"和炎症或感染累及Tenon囊而引起眼球轮廓不规则。可能需要重复CT成像来评估患者对药物治疗的反应，并确定是否需要手术引流脓肿。应尽可能采用低剂量的扫描方案，尤其是在儿童中。

软组织肿瘤

由于肿瘤和其他病变，包括良性和恶性疾病、囊肿和出血，往往比正常的眼眶脂肪密度更高，当眼眶出现肿块病变时，CT将显示其组织特征（异质性、密度）、边界（是否清晰）以及是否累及正常眼眶组织（与眼外肌或泪腺等结构分离）。病变可发生在肌锥外（图3.11）或肌锥内（图3.12A、B）。CT还可识别邻近的骨质变化，有助于鉴别诊断。例如，泪腺肿瘤可引起泪腺平滑扩张，使泪腺窝变薄但不受破坏，常提示为良性病变，如多形性腺瘤（图3.13A）；这类肿瘤也可能使眼球凹陷。骨破坏则常高度提示为

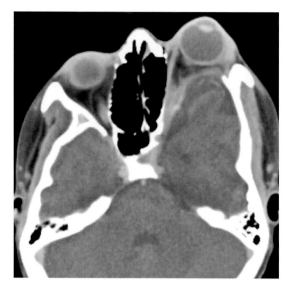

图3.9 一例I型神经纤维瘤病患者的左蝶翼发育不良导致左眼球突出（Case courtesy of Dr Dalia Ibrahim, https://radiopaedia.org/cases/27539. ）

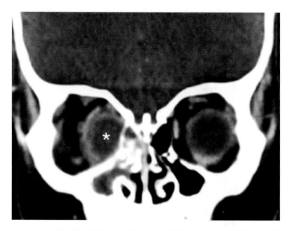

图3.10 软组织窗冠状位眼眶CT可见一名右侧筛窦炎的患者右眼眶内侧的骨膜下脓肿（星号）

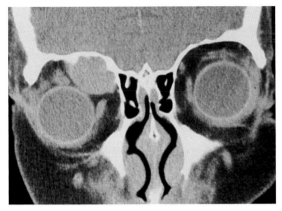

图 3.11　轴位增强眼眶 CT 显示右眼眶前内侧上部病变。注意眼球和眼外肌向下移位

恶性肿瘤（图 3.13B）。类似地，一个累及泪腺或眼眶其他部分的离散性肿瘤，随着生长穿过眼眶而紧贴骨骼，甚至是眼球，需要考虑淋巴细胞增生性疾病，如炎症或淋巴瘤（图 3.13C）。

　　最常见的肌锥内病变是海绵状畸形（以前称为海绵状血管瘤），通常在无痛、缓慢进展的眼球突出时发现。这些边界清楚的病变可能具有轻度的异质性，可使邻近结构移位，如眼外肌（可能导致复视）或视神经（导致受压和可能的视力下降）。由于海绵状畸形位于肌锥内，通常不会引起骨性改变，当需要切除时，可以评估它们与骨性眼眶的关系，以确定最佳

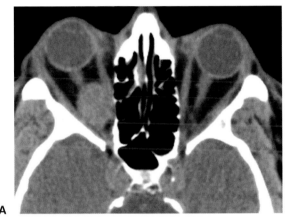

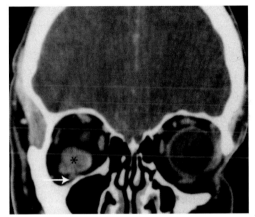

图 3.12　**A**：非增强轴位眼眶 CT 显示右侧肌锥内一个中等大小边界清楚的肿块。值得注意的是，很难确定肿瘤是否累及视神经。**B**：另一个患者的冠状位眼眶 CT 显示有别于右眼下直肌（箭头）的肿块（星号）

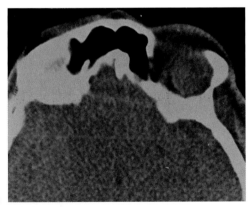

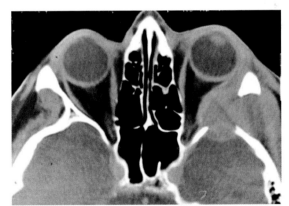

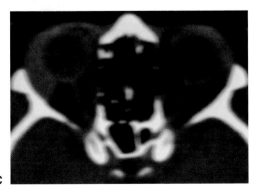

图 3.13　泪腺病变的 CT 表现。**A**：边界清楚的泪腺病变，未延伸至左眼眶内；在这个软组织窗上不能确定骨结构的变化。**B**：左侧泪腺病变，其大部分延伸至眼眶后外侧，破坏眶外侧壁，并扩展至颞肌和中颅窝。**C**：右眼眶内轻度边界不清的病变紧挨眼球，未引起其扭曲或凹陷

的手术入路。由于它们可能与视神经关系密切而导致视力下降，因此通常在 CT 发现病变后需要进行眼眶 MRI 检查（见下文）。

甲状腺眼病

Graves 眼病或甲状腺眼病（thyroid eye disease，TED）是由自身免疫过程刺激纤维脂肪组织增殖，并伴随软组织水肿和充血的炎症效应。双眼眼外肌和单眼或双眼眼眶脂肪组织的改变是 TED 的特征，在缺乏甲状腺功能亢进的全身证据或血清学标志物升高的患者中，识别典型的 CT 异常通常有助于该病的诊断。在出现系统性甲状腺功能障碍之前，至少有 20% 的 Graves 眼病患者会有眼部表现，另外一部分患者则是在无系统性甲状腺功能亢进时即已出现 TED 改变；后一组患者在疾病静止期出现眼球突出和（或）斜视时往往就诊于眼科医生，此时不伴炎症体征，自身抗体水平也可能正常。在轴位和冠状位 CT 图像上都可以看到一个或多个眼外肌肌腹增粗，眼球止端的肌腱正常（图 3.14A）；由于正常的眼外肌个体差异较大，当增粗不明显时，很难确定是否存在异常。典型的扩张模式是下直肌和内直肌比上直肌更容易增粗，外直肌通常保持不变（图 3.14A）。必须仔细检查肌腱不受累而肌腹增粗的典型特点，以排查其他类似于 TED 的疾病，如眼眶炎性疾病或浸润性疾病（如淋巴瘤），并且外直肌的增粗几乎总是提示非 TED 的情况（图 3.14B）。

TED 不会引起骨性眼眶的改变。脂肪组织的增生可能导致眼球突出，可在轴位 CT 图像上进行客观评估。在大多数患者中，从后泪嵴到外眦水平的眶外侧壁的连线将眼球一分为二且会落在赤道前方。而在

TED 患者中，这条线通常经过赤道后方（图 3.15），证实了单侧或双侧眼球突出的临床诊断。

当 TED 患者计划手术减压时，术前眼眶 CT 帮助外科医生确定最大限度的骨切除区域，以便为内容物扩张创造空间，包括邻近内侧壁和底部的筛窦和上颌窦，以及从眼眶外侧移除部分或全部的蝶骨大翼所产生的潜在空间。还可以确定重要的手术标志点，包括沿眶底部走行的眶下神经以及沿内侧壁和底部交界处走行的内侧下支，保留该神经将降低术后发生复视的风险。CT 数据也可用于术中无框架立体定向导航系统，使外科医生能够更精确地绘制出所需的骨切除区域。

眼眶炎症

表现为典型的眼眶疼痛、肿胀和（或）发红以及新发复视和（或）上睑下垂症状的患者，使用 CT 扫描也可发现不局限于眼外肌的眼眶炎症类型。CT 在检测 Tenon 囊后病变（如后巩膜炎）方面可能不如眼眶超声那样敏感，但与未受累侧相比，受累眼球可能出现"蓬松"的外观。如上所述，正常眼眶脂肪中存在模糊、边界不清的密度改变（"脂肪绞合"）不是炎症或感染过程所特有的，应在整体临床情况中加以考虑，以助于对眼眶疾病的性质作出正确的诊断。在眼眶软组织或眼外肌离散的炎症改变区域（图 3.16），CT 可识别病变从而进行活检，有助于明确诊断。在治疗眼眶脓肿和（或）眼眶蜂窝织炎的患者时，可能需要重复 CT 检查观察是否对治疗有结构性反应；然而，如果患者对适当的治疗反应较好，如皮质类固醇或其他免疫抑制药物，则应果断地继续进行治疗，减少复查以尽量降低辐射暴露。

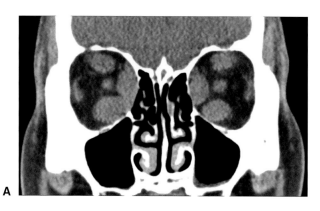
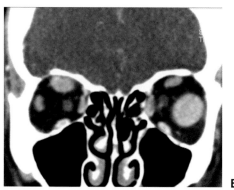

图 3.14　甲状腺眼病与淋巴瘤累及眼外肌的 CT 表现。**A**：冠状位眼眶 CT 显示甲状腺眼病患者下直肌和内侧直肌特征性地增粗，右眼略重于左眼。注意外直肌正常。**B**：一例复视和眼球突出的患者，怀疑是甲状腺眼病，可见右眼上直肌和左眼外直肌孤立性增大和增强。由于左外直肌明显增粗，患者接受了肌肉活检，结果显示为淋巴瘤

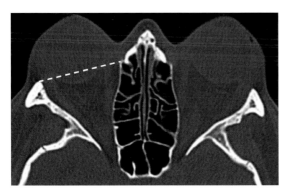

图 3.15　一例甲状腺眼病患者影像学显示眼球突出；注意赤道位于从右侧眶外侧边缘到泪嵴的虚线前面

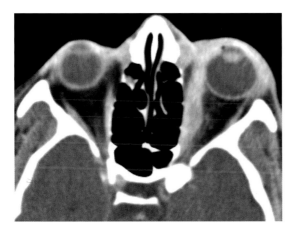

图 3.16　轴位眼眶 CT 增强显示一名 44 岁伴有疼痛的复视患者，左眼内直肌弥漫性增粗。炎症累及包括肌腱在内的整个肌肉，也存在轻微的脂肪绞合。诊断为眼眶炎症，口服泼尼松治疗后症状迅速消失（由 M. Tariq Bhatti, M.D. 提供）

头颅 CT

由于 CT 检测大脑本身的病理改变的能力较差，因此对于许多疑似或已经证实为神经眼科疾病的患者，头颅和颅脑 CT 检查的实用性是有限的。眼球运动障碍或眼球震颤的患者需要详细评估后颅窝结构，包括脑干和小脑，而 CT 对该区域软组织的成像极差。同样，对于一个被怀疑存在多发性硬化症的患者，头颅 CT 是一个较差的影像学选择，无论脱髓鞘病变位置在哪，都通常很难（有可能）被发现。另外，CT 对识别脑积水、颅内和蛛网膜下腔出血以及大脑半球或小脑的较大病变方面比较敏感。因此，当怀疑此类病变时，头颅 CT 是一种快速和有效的筛查方法。例如，对几小时内出现符合脑卒中的急性视觉症状（如新发的同向偏盲伴或不伴感觉或运动障碍）的患者，作为评估溶栓治疗的一部分，可以使用非增强头颅 CT 来明确是否存在出血。头颅 CT 也可能用

于急性头部创伤患者来明确颅骨骨折和出血。典型的头颅 CT 扫描方案使用 5 mm 的层厚，这种模式无法详细检查眼眶内容物。头颅 CT 的角度也不同于眼眶 CT，进一步限制了其在检测眼眶病变方面的应用。患者已经在另一名临床医生的建议下进行了头颅 CT 检查，而当接受神经眼科检查后发现，眼眶 CT 才更有助于诊断，这种情况并不少见。这类患者在告知需要重复影像检查时可能会感到困惑或愤怒，但重要的是，信息较少的头颅 CT 不能被作为是评估病变的唯一方式。

颈部 CT

由于 MRI 在描述颈部软组织异常病变方面优于 CT，因此神经眼科患者很少进行孤立的颈部 CT 检查。不过，它可以作为霍纳综合征（见下文和第 16 章）进行颈部 CTA 的一个附加检查，因为标准的颈部成像可以扩展到上胸部（考虑交感神经的病变位置），从而为患者节省了一个完整胸部 CT 成像所耗费的额外时间、费用和辐射暴露。对于颈部的其他病变，如甲状腺或甲状旁腺异常，建议选择其他成像方式，如超声和 MRI。

CT 血管造影

许多神经眼科疾病，包括压迫性第三对脑神经麻痹、霍纳综合征和短暂性视力下降，都可能是由血管引起的，但在标准的 CT 图像上不能很好地显示。在常规增强的眼眶 CT 上，可以看到动脉和静脉结构，如眼动脉和眼上静脉（图 3.17），但由于周围组织（特别是骨）的相对密度干扰了来自血管结构的信号，可能无法进行具体的分析。为了突出血管结构，CTA 需要注射大量的碘造影剂，以快速捕获其在血管系统中的传输情况，然后应用后处理算法，减去不属于血管系统的邻近信号。这样就生成了二维和三维重建图像（图 3.18），源图像也可以查看（如果没有图像处理，血管结构很难突出显现）。解剖保真度往往很好，因为清晰可见的血管系统是通过只显示含有造影剂的结构来实现的。然而，图像通过后处理后可能会产生伪影，可以咨询经验丰富的神经放射学家来协助对图像进行解释。当重建图像未能显示可疑的病变（如伴有疼痛的瞳孔受累的第三对脑神经麻痹患者，怀疑有动脉瘤但未发现）时，也应检查源图像，通过这种方式增加敏感性。CTA 不能直接显示颈动脉夹层等病变，必须根据在怀疑的血管区域内是否存

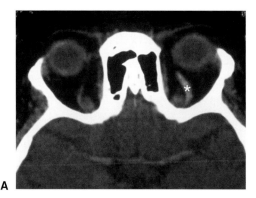 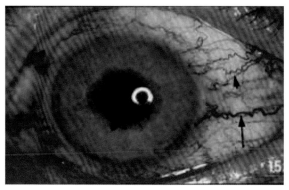

图 3.17　**A**：一例慢性左眼红肿诊断为左硬脑膜动静脉瘘患者增粗的左眼上静脉（星号）。**B**：外眼照片显示扩张、迂曲的巩膜外血管和结膜血管（箭头）

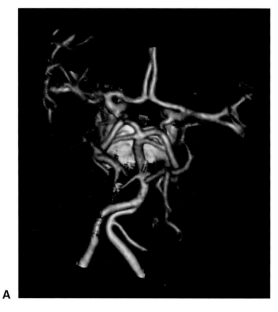 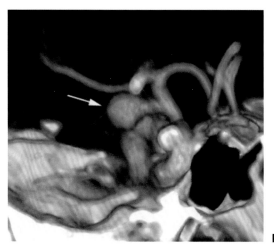

图 3.18　脑血管 CTA。**A**：脑前后循环的三维重建图像。**B**：一例右眼缓慢、进行性视力下降患者右侧颈内动脉三维重建显示眼动脉旁区的动脉瘤（箭头）

在管腔狭窄等体征来推断。同样，即使 CTA 相对于标准 CT 具有更好的分辨率，但仍有可能漏诊一些获得性的疾病，如硬脑膜动静脉瘘，当临床高度怀疑但 CTA 未发现此类病变时，不应视为缺乏此类病变的确凿证据。尽管如此，现代 CTA 已被证实能够检测到直径仅为 1 mm 的动脉瘤和其他血管病变，使其成为潜在血管病变患者初步筛查的有效工具。事实上，由于引起第三对脑神经麻痹的动脉瘤的直径通常至少为 5 mm，因此 CTA 检测此类病变的敏感性接近 100%。

CTA 的缺点和局限性包括需要较大的造影剂负荷，对于肾功能下降的患者可能无法很好地耐受。使用高速多探测器 CT 仪器提高了速度和分辨率，但也增加了辐射暴露。虽然采集时间可能比旧机型更短，但辐射束的宽度要大得多，与总辐射剂量相关的曝光时间也有所增加。因此，明智地使用 CTA 和避免不必要的重复检查尤为重要。

CT 静脉造影（CT venography，CTV）可用于诊断疑似脑静脉窦血栓形成或狭窄，静脉窦狭窄可发生在大脑假瘤患者中（详见第 6 章）。与 CTA 一样，它需要使用大量的造影剂，以及超过常规头颅 CT 剂量的辐射暴露。

磁共振成像

MRI 利用固有的组织特性来对身体结构进行无创成像，从而提供关于这些结构的不同信息。成像时需要一个强大的磁场（撰写本文时使用的标准仪器是 1.5 T 或 3 T 的磁场，可用于研究目的的磁场强度为 7 T），并且为了避免干扰，仪器必须进行物理隔离和屏蔽。对 MRI 物理的详细讨论超出了本章的范围；然而，简而言之，MRI 是基于核磁共振的特性，即在磁场中排列的顺磁性原子的质子，其释放的能量在受到短暂的（毫秒）能量脉冲（通常是无线电波）的干扰后被记录下来；再对它们恢复到先前状态的特征加以分析，进而揭示潜在的结构信息。通过改变射频脉冲的重复时间（repetition time，TR）和到获得发射或"回波"（echo time，TE）的延迟时间，可以研究不同的组织特性。幸运的是，对于人体成像，氢原子［作为水和（或）脂肪分子的一部分］是顺磁性的，而碳原子则不是；因此，不同组织的可变质子（水和脂肪）含量使它们可以相互区分。水含量相对较低的组织（如骨骼）无法通过 MRI 清晰地显示。造影剂可以用来改变组织内质子的顺磁性，通常是通过增加 T1 弛豫时间（表 3.1）。最常用的药物是与有机分子结合的钆剂（游离钆具有潜在毒性，也不会导致组织增强）。

CT 图像采集方案的变化包含相对较少的参数（层厚、对比度的使用、成像区域的范围、机架相对于患者的角度），其数据收集也相对快速，但与 CT 不同，MRI 成像则是一个较慢且更复杂的过程。由于磁场强度是不变的（下面将讨论），随着射频脉冲的能量和持续时间以及脉冲传递到记录身体能量发射之间的时间间隔的变化，会发生多轮的数据收集。标准化的名称已用于最常用的能量 / 恢复时间序列（表 3.1），熟悉每个序列的优缺点将有助于解释获得的图像。个别放射科医生和机构已经制定了无数额外的专门序列，以优化特定的疾病评估，并鼓励临床医生与当地的神经放射学家建立合作关系，经常与他们沟通，以优化对患者的医治。最重要的是，当申请 MRI 检查时，临床医生必须知道要寻找什么，并在放射学申请表上注明。诊断问题越具体，进行适当序

列及其分析的可能性就越高。

MRI 的优点包括没有辐射以及对软组织结构的分辨率更高（下面讨论）。缺点是成本和时间。例如，CT 图像可以在 2 分钟或更短的时间内获得，而常规 MRI 序列的充分完成可能需要 30 分钟或更久。为了避免信号干扰，患者在图像采集过程中必须保持静止不动，对于儿童或其他不能合作的患者可能需要镇静。由于需要严格界定的均匀磁场，其在外形上也被迫受到限制；大多数磁共振仪器都有一个相对狭窄的隧道，置入需检查的身体部位（大多数神经眼科研究的是头部和颈部）。有些人在这种情况下会出现幽闭恐惧症，可能需要抗焦虑药或镇静剂。眼眶成像时需要放置的一个表面线圈，也增加了幽闭恐惧症。尽管钆造影剂的不良反应并不常见，但给肾功能下降的患者进行造影时必须特别谨慎，以避免引发肾源性系统性纤维化，这是一种由造影剂中游离钆毒性引起的严重并发症。最近，在接受了一系列 MRI 检查的患者中，发现大脑某些区域的钆沉积，特别是丘脑和小脑齿状核，引起了对潜在长期毒性的担忧，目前专家正在制定指南以减少患者长期的暴露。

眼眶和颅脑 MRI 检查可以先后进行，但在图像采集方案方面两者是完全独立的；因此，临床医生在申请之前应该仔细考虑是否有必要同时进行这两项检查（以及其他的血管造影序列，见下文）。

眼眶疾病

正如在 CT 讨论中所述，对于已知或怀疑孤立性眼眶疾病的患者，MRI 通常不是首选也不是最佳的检查手段。然而，MRI 确实提供了关于眼眶软组织的补充信息，当存在眼眶炎症或水肿时，MRI 尤为有用（图 3.19）。TED 患者即使缺乏其他外部炎症的体征，如眼周肿胀、结膜水肿和（或）充血，但其眼

表 3.1　常用 MRI 采集序列		
名称	图像采集的物理基础	在神经眼科检查中的应用
T1 加权	质子自旋的纵向弛豫（在磁场中重新排列）	区分灰质和白质，识别眼眶肿物与脂肪（高信号）
T2 加权	质子自旋的横向弛豫（衰减到基线自旋特性）	识别组织水肿（脑和眼眶）
FLAIR（流体衰减反转恢复）	调整长反转时间（T1）以抵消来自水的信号	增强了对白质病变的识别能力，特别是脑室周围
STIR（短 tau 反转恢复）	缩短反转时间（T1）进行抑制脂肪信号	提高了对眼眶病变的识别能力，特别是视神经急性缺血的识别
DWI（扩散加权成像）	评估组织内质子运动的能力	
SWI（敏感性加权成像）	聚焦局部磁场的变形	显示血液产物，局灶钙化

外肌存在 T2 高信号即被认为是疾病活动的征象（图 3.20）。

　　MRI 对视神经疾病的评估要优于 CT，必需应用脂肪抑制 T1 图像以区分视神经、视神经鞘和肌锥内的脂肪。轴位和冠状位图像均可用于识别视神经内的病变，包括导致神经本身增大的肿瘤，如胶质瘤（图 3.21），以及视神经鞘的肿瘤，如脑膜瘤（图 3.22）。使用钆造影剂也有助于区分与视神经分离的肌锥内眼眶肿瘤。海绵状畸形可表现为不均匀的强化，冠状位增强图像将显示肌锥内病变与邻近视神经的关系（图 3.23）。由于正常的视神经和视交叉在 T1 增强上无强化（详见第 7 章），因此，钆造影剂也有助于识别累及视神经或视交叉的炎症和脱髓鞘病变（图 3.24A、

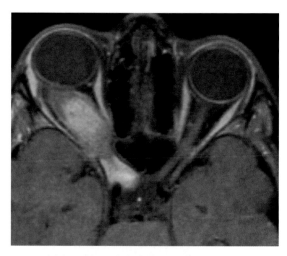

图 3.21　一例 I 型神经纤维瘤病患者的 MRI 轴位 T1 加权钆增强图像显示右侧视神经本身的肿瘤，符合胶质瘤

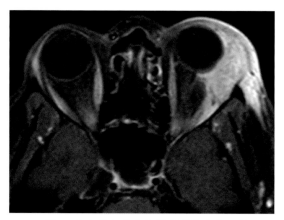

图 3.19　一例 53 岁患者表现为左眼睑肿胀疼痛。眼眶 MRI 轴位 T1 加权脂肪抑制和钆增强显示左侧泪腺强化，眼眶后外侧炎症病灶（异常增强），符合眼眶炎性疾病

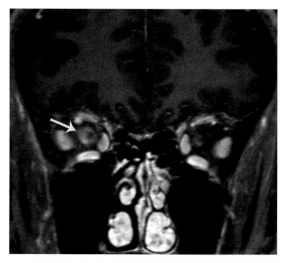

图 3.22　一名 61 岁患者表现为右眼无痛性进行性视力下降和 RAPD 阳性，MRI 冠状位 T1 加权增强显示右侧视神经鞘（箭头）增宽、强化，表现符合右眼视神经鞘脑膜瘤

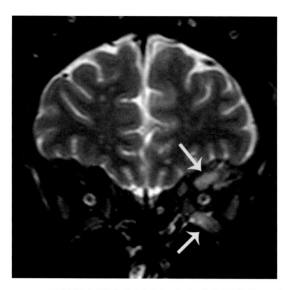

图 3.20　一例斜视和甲状腺眼病加重患者的冠状位 T2 加权 MRI，可见左上直肌和下直肌（箭头）显示高信号和增粗，符合甲状腺眼病引起的活动性炎症。患者接受糖皮质激素冲击治疗，MRI 信号恢复，复视稳定

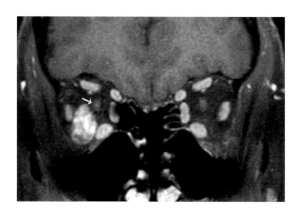

图 3.23　1 例 57 岁患者右眼眼眶下外侧海绵状畸形，表现为右侧眼球突出，但视觉和眼部运动正常。脂肪抑制 MRI T1 加权增强显示病灶不均匀强化。值得注意的是，病变未导致其上方和内侧的视神经移位或压迫（箭头）。手术切除后病理明确诊断

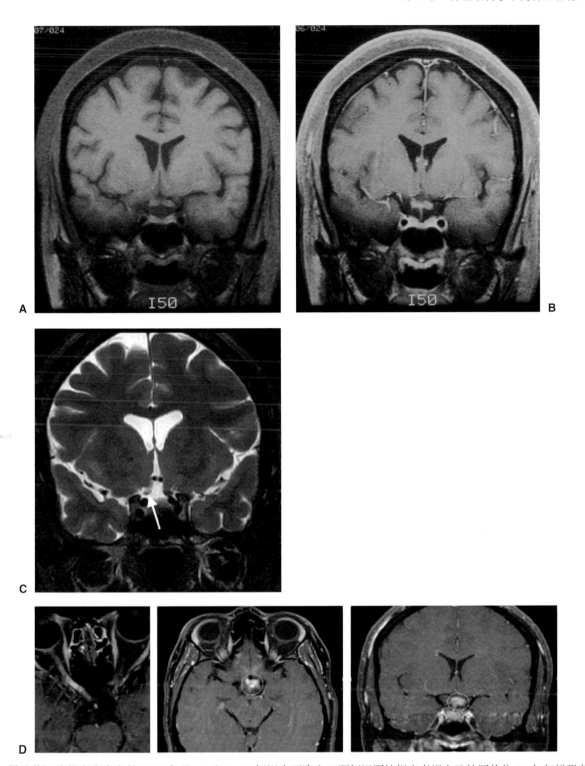

图 3.24　累及前视路的炎症病变的 MRI 表现。**A** 和 **B**：双侧视力下降和双颞侧视野缺损患者视交叉的冠状位 T1 加权增强前（**A**）和增强后（**B**）的图像，诊断为视交叉炎症。**C**：一例右眼突然疼痛性视力下降伴有视神经炎临床特点的患者 MRI 表现。右侧视神经颅内段（箭头）可见 T2 高信号，符合炎症性表现。进一步的检测显示水通道蛋白 -4 抗体呈阳性，诊断为视神经脊髓炎谱系疾病（neuromyelitis optica spectrum disorder，NMOSD）。**D**：T1 加权钆增强图像显示 NMOSD 的 MRI 表现，包括眶内视神经长节段增强和增粗（**左图**），以及不同患者的视交叉增强和肿胀（**中图，右图**）

B），而这些结构的 T2 或 STIR 高信号可能为水肿或脱髓鞘病变提供额外的证据（图 3.24C）。

颅脑 MRI 方案不包括眼眶的脂肪抑制图像，因此视神经内的异常信号（即使是增强对比后的）可能无法与正常高 T1 信号的肌锥内脂肪区分开来。由于各种技术原因，脂肪抑制可能不完全，因此回顾脂肪抑制增强前后的图像非常重要，以确保在使用造影剂之前（作为伪影），不会看到归因于病理强化所引起的高信号。同样，磁场相关性伪影是 T1 加权图像上常见的异常信号，常因附近的牙科植入物引起磁场不均匀或在充气鼻窦向下眼眶过渡时沿着眶底发生。

当眶尖有视神经受压时，MRI 也可作为 CT 检查的补充。邻近骨骼可能会模糊 CT 上的软组织病变，而 MRI 可以更精确地识别正常的眼眶脂肪、占位性病变和可能导致视神经受压的眼外肌增粗。病理性的视神经强化也提供了功能障碍的证据。

典型的眼眶 MRI 序列还提供了蝶鞍、海绵窦和鞍上间隙（包括视交叉和神经束）的详细图像。对于怀疑视交叉病变的患者，由于提供的层厚更薄且

鞍上间隙是放大视图（图 3.25），使眼眶 MRI 不仅优于 CT，也优于颅脑 MRI。尽管垂体 MRI 也可以鉴别鞍上肿块，但眼眶 MRI 包含从眼球到视束的整个前视路，可以突出显示一些其他病变，如累及双侧视神经和视交叉但无占位性病变的视神经炎（图 3.24A，B）。表现为复视的多脑神经麻痹的患者也应进行眼眶 MRI 检查，可能会发现海绵窦病变，如肿瘤或血栓（图 3.26）。关于这些病变的更多细节，请参见后面关于视交叉疾病和脑神经功能障碍的章节。此外，像蝶板和嗅沟这些邻近眼眶顶部结构的病变，如导致压迫性视神经病变的脑膜瘤，最好通过眼眶 MRI 来明确（图 3.27）而不是颅脑 MRI。

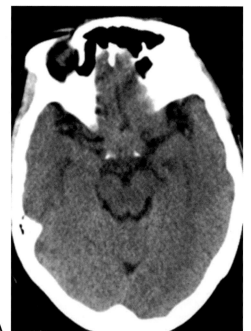

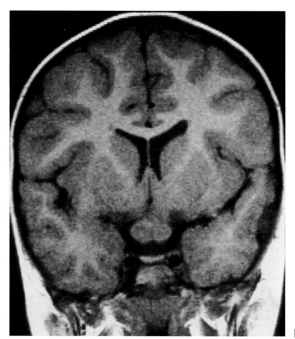

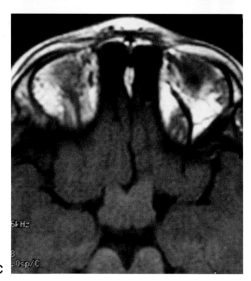

图 3.25　一名双眼视力下降的 15 岁女孩，CT 扫描与眼眶 MRI 显示鞍上病变的差异。**A**：轴位非增强 CT 显示鞍上区域见一模糊病变。无法判断该病变是固有的还是外来的。放大的薄层冠状位（**B**）和轴位（**C**）MRI 图像显示，病变累及视神经和视交叉本身，符合视神经胶质瘤

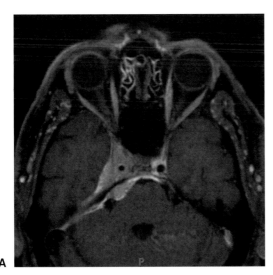
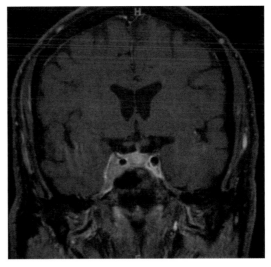

图 3.26　一例右侧海绵窦脑膜瘤患者，表现为新发复视和右侧第三和第六对脑神经麻痹。脂肪抑制 T1 加权增强轴位（**A**）和冠状位（**B**）MRI，显示增强的肿块填充右侧海绵窦并沿着硬脑膜延伸。注意右侧海绵窦内颈内动脉管腔狭窄

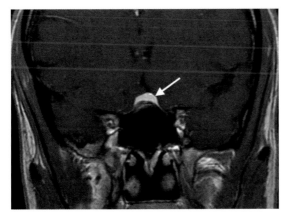

图 3.27　眼眶 MRI 冠状位 T1 加权可见小的蝶骨平台脑膜瘤（箭头）。该病变是在一名 34 岁女性因其他原因进行眼眶影像检查时偶然发现的

中枢神经系统病变

　　颅脑 MRI 的精确细节可以识别许多可能导致神经眼科功能障碍的疾病。鉴于本章的范围有限，讨论将局限于 MRI 在少数 CNS 疾病中的应用和说明，这些疾病具有独特 MRI 异常改变，以帮助其诊断。读者可在随后的章节，根据需要阅读神经影像图谱，更全面地了解神经眼科疾病患者可能出现的各种异常。对颅脑 MRI 系统性的解释有助于临床医生发现潜在的病变。无论有无增强（当使用时，因为在大多数情况下会进行），应首先对 T1 加权图像轴位、冠状位和矢状位进行判读，可显示累及脑、脑室和其他结构（如脑膜）的肿块病变。然后查看液体衰减反转恢复序列（fluid attenuation inversion recovery，FLAIR）和 T2 序列，可确定能够提示炎症、感染、水肿或其他疾病相关的病理信号（图 3.28）。在怀疑有急性缺血的情况下（不是在典型的门诊评估中），弥散加权成像（diffusion-weighted image，DWI）和相应的表观弥散系数（apparent diffusion coefficient，ADC）图像对于做出临床决策最为重要（图 3.29 和图 3.30）。与眼眶 MRI 在非增强情况下通常无法识别病变（如视神经内的病变）不同，非增强的颅脑 MRI 有助于脱髓鞘疾病的诊断，在 FLAIR 序列可以清晰地显示病变（图 3.31）。钆增强可用于检测活动性病变。这种区别不仅对最初的筛查最为有用，对后续的疾病监测和治疗效果评估也很有价值。此外，脑膜病变可能在不使用造影剂的情况下很难识别，因此除非有医学禁忌证，否则应在大多数患者的首次颅脑 MRI 检查时进行对比增强序列，以最大限度地提高检测疾病的敏感性。其他序列可能有助于诊断特定的 CNS 或位于特定位置的病变。例如，使用快速稳态进动平衡序列（fast imaging employing steady-state acquisition，FIESTA）和稳态构成干扰序列（constructive interference in steady-state，CISSC）（名称取决于所使用的扫描仪制造商）可能有助于那些怀疑颅底病变导致脑神经麻痹的患者（图 3.32），磁敏感加权成像（susceptibility-weighted image，SWI）通常有助于评估已知或推测的微血管疾病，如家族性海绵状血管瘤病或其他与亚急性颅内出血相关疾病（图 3.33）。

　　即使血清学或基因检测是阴性的，后颅窝疾病也

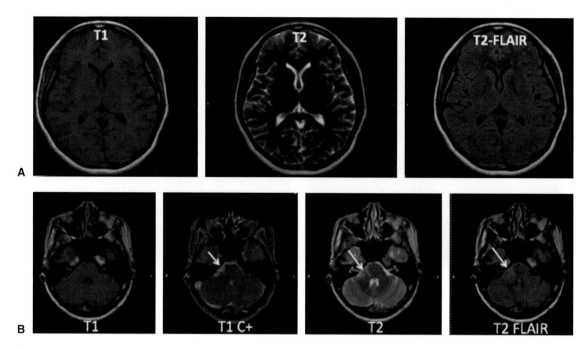

图 3.28   轴位非增强的 MRI 基础序列的比较。**A**：幕上脑实质层面的 T1、T2 和 T2-FLAIR 图像。鉴于 T1 序列固有的脂肪高信号，皮质下白质由于其含有髓鞘而呈现相对的高信号，而灰质由于其较高的水分含量，呈现低信号。相反，T2 图像显示了预期的水的高信号（灰质）；因此，T2 图像上的白质是暗的，而灰质是亮的。由于 T2-FLAIR 本质上是一个 T2 序列（都有高 TR），与 T2 具有相同的特性，脂肪髓鞘结构（白质）保持相对较暗，而灰质较亮。FLAIR 与常规 T2 图像的不同之处在于，自由水（能够在对流电流中移动）在脑室、囊腔、蛛网膜下腔和玻璃体腔中产生的高信号被抑制。而在细胞内部（细胞内）和细胞间（间质空间）的水仍然保持明亮，原因是这些水分子不能自由移动。**B**：增强对比显示病灶的应用。硬脑膜病变在非增强 T1 图像上并不明显；然而，由于血脑屏障的破坏，钆造影剂被病变大量吸收。右边的两幅图像显示了 T2 和 T-FLAIR 序列显示脑实质内水肿的能力。注意 FLAIR 图像上的自由水信号（在第四脑室内）被抑制，而发生水肿的脑实质内信号没有变化

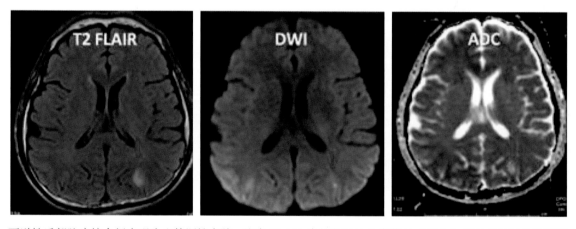

图 3.29   可逆性后部脑病综合征表现为血管源性水肿。注意 FLAIR 病灶的局灶性高信号（箭头）显示非特异性脑实质水肿。旁边的 DWI 图像在同一位置显示了一个模糊的高信号。相应的 ADC 序列在同一位置表现出高信号，这被称为"T2 穿透"现象，这种情况提示有血管源性水肿，与细胞毒性水肿相反（图 3.30）

能通过 MRI 来证实，如小脑变性；颅脑 MRI 是评估颅颈交界处疾病的首选检查，如 Chiari Ⅰ型畸形（图 3.34）。在 MRI 上具有特征性表现的其他疾病包括进行性核上麻痹，其中脑萎缩在正中矢状面 T1 加权图像上可见"蜂鸟征"（图 3.35）。

脊髓 MRI 的使用和说明，因为在某些亚型的视神经炎中涉及到脊髓病变和横贯性脊髓炎，这一部分将在第 7 章讨论，这里不再重复。

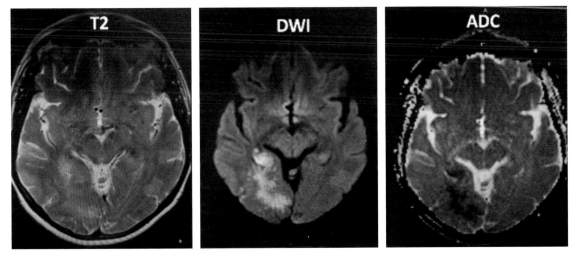

图 3.30　右侧枕叶缺血性卒中。一名表现为急性意识混乱、定向障碍和左侧同向偏盲的 68 岁女性的轴位 MRI 图像。T2 图像显示右侧枕叶内轻微高信号，在症状出现约 10 小时后的 DWI 图像（**中图**）病灶更明显。受累区域在对应的 ADC 图像上为低信号（**右图**），提示水分子的扩散受限，符合细胞毒性水肿。这些特性使得 DWI 技术在缺血性卒中的早期识别中非常有价值

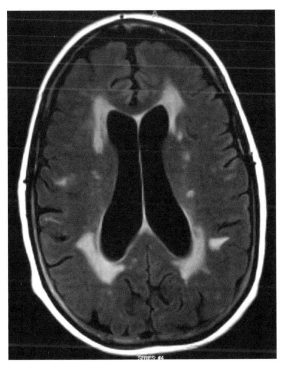

图 3.31　一例急性左眼球后视神经炎患者的轴位 MRI 显示典型的脑室周围卵圆形白质病变，符合多发性硬化症

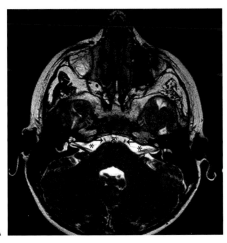

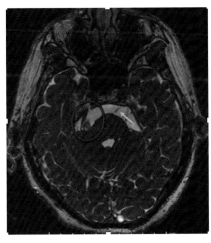

图 3.32　**A**：轴位 FIESTA 图像显示第 6（箭头）和第 7（星号）对脑神经离开脑干并穿过相邻充满脑脊液的间隙时的外观。**B**：轴位 CISS 图像显示三叉神经痛患者基底动脉明显扩张和延长，导致右侧三叉神经根出口区（圆形）受到干扰和侵犯。箭头所指为左侧展神经的池段

A

B

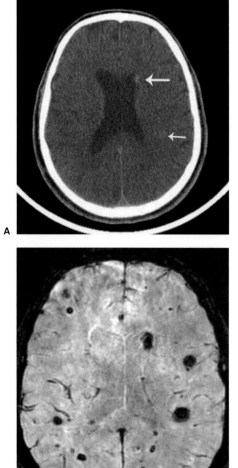

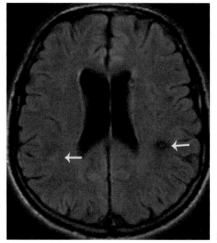

图 3.33   SWI 在一名复视患者中的应用价值，患者同时也有发作性的四肢无力、麻木和复视。**A**：头颅 CT 显示在左大脑半球有两个几乎看不见的高密度病变（箭头）。**B**：轴位 MRI T1 加权显示左侧大脑半球有明显的病变，右侧颞顶区也有几乎看不见的病变（箭头）。**C**：轴位 SWI 显示遍布两侧大脑半球大量的病变，符合海绵状畸形。脑干和小脑中也有类似的病变

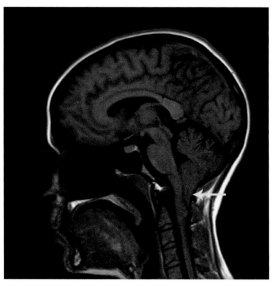

图 3.34   一名 22 岁女性，表现为劳力性头痛、下跳性眼震和步态不稳。非增强颅脑 MRI 矢状位 T1 加权显示小脑扁桃体疝入枕骨大孔（箭头），符合 Chiari Ⅰ 型畸形。手术减压后症状有所改善

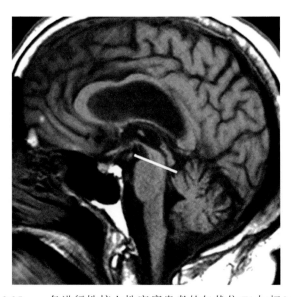

图 3.35   一名进行性核上性麻痹患者的矢状位 T1 加权 MRI 显示中脑明显萎缩（白线以上）和一个 "蜂鸟" 图，中脑代表头部，脑桥（白线以下）代表身体和翅膀（Reprinted with permission from Graber JJ，Staudinger R. Teaching NeuroImages：
"Penguin" or "hummingbird" sign and midbrain atrophy in progressive supranuclear palsy. Neurology 2009；72：e81.）

血管疾病

磁共振血管成像（magnetic resonance angiography，MRA）包含一套不同于常规 MRI 的技术，可在使用或不使用造影剂的情况下进行；在前一种方法中，造影剂（钆）将 T1 弛豫时间缩短，短于大多数其他组织的弛豫时间，允许在适当短的采集窗口内直接显示流动的血液（以及包含血液的血管）。非增强方法可以使用相位对比或飞行时间技术来识别快速变化的信号区域（如血管内流动的血液），并将它们与邻近的具有静态软组织信号特征的区域区分开来。减去静态信号，其余的区域被推断代表血管。这两种方法对中、大口径血管都相当敏感和特异，但由于邻近组织的信噪比降低，可能无法可靠地识别较小的血管。血流缓慢的区域，如在某些类型的动脉瘤中，其在非对比 MRA 上也不如 CTA（造影剂即使在流速低的情况下也是明亮的）那样容易显现，因此可能会被漏诊。然而，随着 MRA 技术的发展，对于大多数临床检查目的来说，MRA 的性能与 CTA 被认为是等同的，如识别动脉狭窄、夹层和动脉瘤。MRA 通常以二维或三维重建的形式呈现，可以在计算机显示器上旋转以进行阅片；与 CTA 一样，源图像（通常为轴位）也应该被查看，以最大限度地提高病变检测的灵敏度。典型的颅脑 MRA 如图 3.36 所示。

MR 静脉造影（MR venography，MRV）也可在使用或不使用造影剂的情况下实现。在患有大脑假瘤综合征的患者中，MRV 通常与颅脑 MRI 同时完成，以排除导致静脉窦血栓形成或狭窄的因素（图 3.37 和第 6 章），患者通常可以方便地一次性完成这些检查。飞行时间法（非造影剂）MRV 似乎更容易受到伪影的影响，在静脉血流方向发生变化的区域（如远端横窦-乙状窦交界处附近）产生异常信号，可能被误判为血流丧失和狭窄，甚至是血栓形成。建议通过增强 MRV 或 CTV 来明确非增强检查中的异常信号病变。

导管血管造影术和静脉造影术

无创血管成像技术（CTA、CTV、MRA、MRV）的进步，使得基于导管的血管造影方法单纯用于诊断非常罕见。大多数血管造影系统都是数字化的，在造影剂穿过感兴趣区域时捕捉其 X 射线图像，并通过数字方式减去其他放射致密材料（骨骼和软组织）影像，以产生血管系统的"解剖"视图。

理论上，CTA 或 MRA 应能检测到一个大到足以产生临床症状的动脉瘤（即颈内动脉眼旁部分的动脉瘤引起同侧压迫性视神经病变）；同样，CTV 和 MRV 应对发现小区域的静脉血流异常也非常敏感。然而，一些研究质疑无创成像识别直径 < 5 mm 的动脉瘤的能力，数字减影血管造影（digitally subtracted angiography，DSA）仍然是诊断 CTA 和（或）MRA 正常但高度怀疑动脉瘤的金标准检查方法。更常见的是，在 CTA 或 MRA 发现血管异常后，用 DSA 来确认该病变，以便神经外科制定诊疗计划或进行血管内治疗。如上所述，在怀疑硬脑膜动静脉瘘时，DSA 仍然是首选的诊断方法，在这种情况下，DSA（通常只有）直接识别连接的瘘口和判断动脉化血流的程度是最佳的。通过瘘口栓塞进行的血管内治疗可与诊断性 DSA 同时完成。

其他成像方式（正电子发射体层成像、磁共振波谱和功能性磁共振成像）

根据定义，本章概述了在神经眼科中最常见的成像技术。其他方法，如正电子发射体层成像（positron emission tomography，PET）可用于评估炎症性疾病、淋巴网状疾病和痴呆等多种疾病。与之前讨论的技术相比，PET 测量的是组织内的代谢活动，而不是结构特征。患者口服放射性示踪剂，在足够的时间使示踪剂进入消化系统并在全身分布后，对感兴趣的区域（如大脑）进行扫描，该区域通常被置于（"融合"）结构性检查仪器（如 CT）上以便进行解剖定位。低代谢区域（如后皮质萎缩患者的顶枕区域）或高代谢区域（如结节病、淋巴瘤或转移癌患者的淋巴结）被识别，并与其他临床发现相关联以帮助诊断。磁共振波谱也是关注代谢功能而非结构，并用

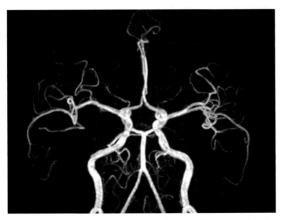

图 3.36　一例因晕厥接受检查的正常患者的 MRA 脑血管三位重建图像，其分辨率与 CTA 相似（图 3.18A）

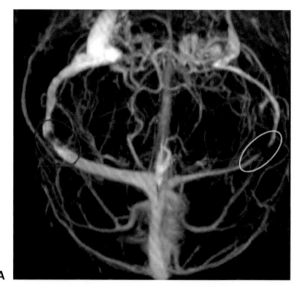

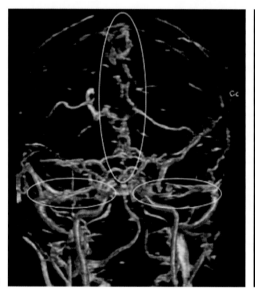
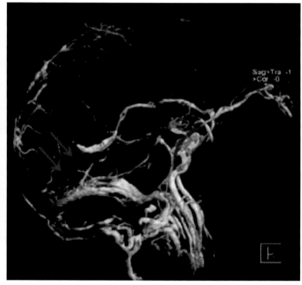

图 3.37　静脉窦发现 **A**：大脑假瘤综合征患者颅脑增强 MRV 检查显示双侧横窦远端狭窄（红色和黄色圆圈）；狭窄主要发生在乙状窦和下吻合静脉的交界处。**B**：一名静脉窦血栓形成患者的 MRV 3D 重建图像显示整个静脉系统都有广泛的不规则充盈，包括横窦和上矢状窦（椭圆形）。矢状位显示直窦内有完全充盈缺损（箭头）

于识别和肿瘤、脱髓鞘、癫痫活动和缺血相关的大脑代谢的自然变化。波谱学的解释是具有挑战性的，需要给定区域足够多的正常数据以识别病理变化。PET 和波谱学都可以作为结构成像技术的有用的辅助诊断手段。

功能性磁共振成像

现代 MRI 技术为临床医生提供了前所未有的结构分辨率，而且这些技术还在不断地快速改进。在常规临床实践中，高分辨率功能成像的相互关系仍然难以捉摸，也不太实用。尽管如此，功能性磁共振成像（functional MRI，fMRI）评估可以提供关于区域性皮层和皮层下对刺激反应的有价值的信息。这种动态成像形式可以为可塑性、跨通道多感觉映射、损伤后重组、发育异常和高级皮层功能提供有价值的见解。当大脑的特定区域被激活或抑制时，随着大脑代谢会发生血红蛋白氧合的变化，fMRI 正是利用这个原理成像。这被称为血氧水平依赖性（blood oxygen level-dependent，BOLD）信号。虽然该项技术目前主要用于研究，但它在帮助揭示疾病和正常状态下真正的结构-功能相关性方面具有非凡的潜力（图 3.38）。

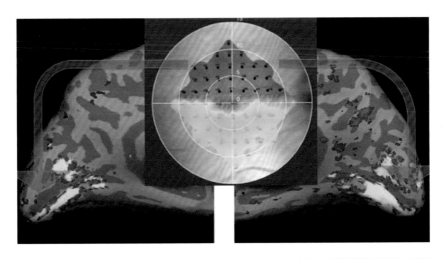

图 3.38　一例右眼非动脉炎性前部缺血性视神经病变患者微视野检查和 fMRI 成像。微视野检查图（**图像中心**）显示，视网膜上方视网膜敏感度缺失，与下方重度视野缺损相对应。正如视网膜上预期的那样，BOLD 信号在双侧舌上回中有选择性缺失

4

先天性视盘异常

曹珊珊 译 姜波 校

视盘异常即视盘的特征不符合典型的视盘外观，此类患者经常需要眼科医生和神经科医生来评估。例如，视盘可能出现异常隆起、凹陷或倾斜。除了其外观模拟获得性的、潜在性的危险情况（如先天性的视盘隆起被误认为视乳头水肿）以外，一些视盘异常还与系统、内分泌和（或）神经系统先天性或获得性疾病相关，此种情况可能需要治疗。换言之，发育不全的视盘可能与下丘脑垂体功能减退症或视路胶质瘤有关。因此，认识到患者有异常视盘（或双侧异常视盘）对治疗有重要的指导意义。

在评估和处置某些假定的或者确定的视盘异常患者时，某些一般原则是十分有用的。

1. 双侧视盘异常的儿童一般在婴儿期出现视力差和眼球震颤；单侧视盘异常的儿童通常在他们学龄前出现知觉性内斜视。

2. 中枢神经系统（CNS）畸形在视盘畸形患者中很常见。小视盘与大脑半球、垂体漏斗部和颅内中线结构（透明隔、胼胝体）的各种畸形有关。牵牛花样的大视盘与经蝶窦型颅底膨出相关，而视盘缺损可能与系统性异常和各种综合征相关。

3. 婴儿期任何结构性的眼部异常导致的视力下降可能造成叠加性弱视。对单侧视盘异常和视力下降的幼童进行遮盖治疗的试验或许是必要的。

视盘异常隆起（假性视乳头水肿）

视盘异常隆起，通常被称为"假性视乳头水肿"，可能与真正的视盘水肿十分相似。由于大多数假性视乳头水肿患者没有视觉症状，这种情况经常被误认为是视乳头水肿。在大多数情况下，这类患者是在常规检查中被发现视盘隆起或视盘边缘模糊的。在常规检查中发现所造成的诊断不确定性和警惕性掩盖了患者没有颅内压升高的其他体征或症状的情况。因此，许多假性视乳头水肿患者只有在接受神经影像学检查、腰椎穿刺术和广泛的实验室检查后才会被转入神经眼科进行评估。

假性视乳头水肿可能是由视盘玻璃疣导致的，往往比较表浅，因此，在检眼镜检查中就清晰可见，但如果是深部（"埋藏"）视盘玻璃疣，只有依靠眼底自发荧光、荧光素血管造影、OCT、超声或CT等辅助检查才能识别。在其他情况下，不存在玻璃疣，这类患者视神经相比正常视神经偏小（如，视神经发育不全）或倾斜，导致视盘组织整体或局部隆起。

与视盘玻璃疣相关的假性视乳头水肿

"玻璃疣"一词源于日耳曼语，原意为肿瘤、肿块或肿胀。大约500年前该词在采矿业中使用，意指岩石中充满晶体的空间。描述此病变的其他术语还有视盘透明体和视盘胶样体。遗憾的是，玻璃疣不仅被用来指定上述病变，还包括黄斑变性发展前的视网膜色素上皮的低色素病变。

视盘玻璃疣为均质的球状结石，常位于较大的多叶性凝聚体中。它们通常呈同心叠层结构，不被封装，不包含细胞或细胞碎片。紧邻大量玻璃疣沉积的视盘轴突呈萎缩状态，而不相邻玻璃疣的轴突是正常的。玻璃疣吸收钙盐，在进行组织病理学切片研究前必须脱钙。

玻璃疣主要由黏蛋白基质和大量酸性黏多糖、少量核糖核酸组成，偶尔也含有铁。它们在大多数普通溶剂中都无法溶解。

视盘玻璃疣的主要病理表现为视神经管或视盘及其血管系统的遗传发育不良，从而使视神经轴突离开眼球（即筛板）处狭窄。视盘小且无视杯，符合轴突拥挤的概念。这种拥挤反过来又导致轴突异常代谢，伴钙质沉积在完整的轴突线粒体中。随后，轴突被破坏，线粒体被挤压到细胞外空间，高浓度的钙离子导致钙进而沉积到线粒体中。最终，这些钙化的线粒体结合形成了玻璃疣。

视盘玻璃疣的患病率取决于分析方法，例如，在斯堪的纳维亚的一个临床系列中，视神经玻璃疣的患病率为0.3%，而在尸检系列中，其患病率略高一些，在 0.4% ～ 2.0%。男女比例没有差异，67% ～ 85% 的病例中可见双侧玻璃疣。由埋藏型玻璃疣引起的可见玻璃疣或假性视乳头水肿诊断的年龄差异很大，这取决于研究人群。家族性玻璃疣是一种常染色体显性遗传。非裔美国人的视盘玻璃疣的患病率较低，可能

与不同种族间的视盘差异有关。

视盘玻璃疣的进展是一个终身持续的动态过程，在婴儿时期，可见的玻璃疣或视盘隆起是十分罕见的，然而，在儿童时期，受影响的视盘开始"丰满"，并呈现棕褐色、黄色或稻草色（图 4.1A）。埋藏型玻

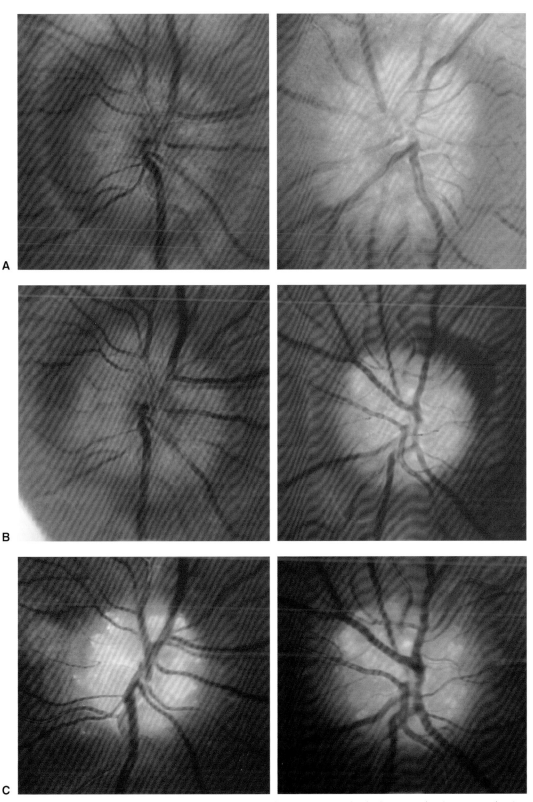

图 4.1 20 年间从埋藏型玻璃疣到浅表型玻璃疣的演变历程。**A**：初诊时。**B**：5 年后。**C**：10 年后

璃膜疣逐渐使视盘边缘呈现扇贝状外观，并在视盘表面产生细微的赘生物，这些赘生物往往位于鼻侧（图 4.1B）。这些赘生物慢慢变大并钙化，在视盘表面更加明显（图 4.1C）。它们逐渐变大，有时会使视盘上的视网膜血管走行扭曲（但不会模糊）。成年时期视盘隆起程度减轻，视盘颜色逐渐变淡，神经纤维层变薄，视盘周围视网膜神经纤维层出现离散裂隙（详见第 5 章），这种演变反映了视神经轴突数十年的缓慢消耗。尽管有这种进展，大多数患者仍然没有症状并保持视力正常。

　　尽管所有的玻璃疣都位于筛板前，但其可分为浅表型玻璃疣和埋藏型玻璃疣。浅表型玻璃疣通过检眼镜下的表现很容易被识别出来。然而，埋藏型玻璃疣只能根据视盘和视盘周围视网膜的整体表现来推测，如果没有荧光素血管造影、眼底自发荧光、OCT 或眼眶 CT 等辅助检查，就无法获得确定性诊断。

　　浅表型玻璃疣呈圆形，稍不规则，可位于视盘内，偶尔在视盘周围（图 4.1B、C 和图 4.2）。它们可以是分散的，也可以是覆盖在视盘表面的聚合体。它们反射淡黄色的光，呈球状，大小从微小点状到 2～3 倍于视网膜血管直径的颗粒不等。在某些情况下，当使用间接照明时，位于视盘表面下方的玻璃疣可能会被影响。

　　埋藏于视盘组织内的玻璃疣会使视盘表面隆起，边缘模糊（图 4.1A、B 和图 4.3）。这种外观模拟了真性视盘水肿，然而，异常隆起的视盘表面并没有充血，也没有毛细血管扩张。另外，尽管视盘隆起明显，但表面血管（即使很小的血管）并没有被遮蔽，

生理性视杯缺失，除非出现视网膜神经纤维层萎缩的情况，否则视盘周围视网膜神经纤维层保持正常的线性模式。异常升高的视盘比正常视盘小，有时出现边界不规则伴视盘周围视网膜色素上皮缺损（图 4.2）。通常，视盘隆起最高的部分是血管发出的中心区域。在大部分患者中，视盘表面有异常的血管形态，包括血管数量增加，动脉和静脉分支异常，弯曲度增加，血管祥和睫状视网膜动脉。

　　与埋藏型玻璃疣相关的假性视乳头水肿与视乳头水肿（或其他形式的视盘水肿）之间可能很难区分，但有几个临床体征有助于鉴别上述疾病（表 4.1）。

　　鉴别视乳头水肿和由埋藏型玻璃疣导致的假性视乳头水肿通常需要辅助检查。特殊的影像技术对于鉴

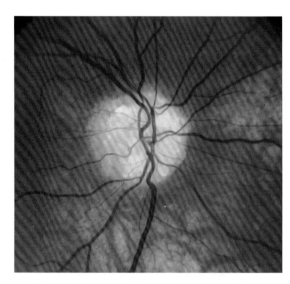

图 4.2　浅表型视盘玻璃疣。注意隆起部外观呈球状闪光体，但视盘没有血管遮蔽，同时也要注意视盘周围有色素减退环

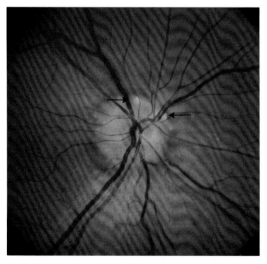

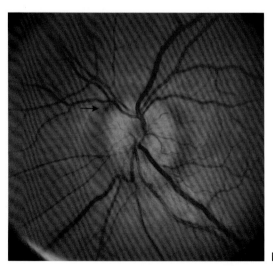

图 4.3　埋藏型视盘玻璃疣。**A**：右侧视盘隆起。可见两个玻璃疣（箭头所示）。**B**：左侧视盘呈弥漫性隆起，但无充血现象，即使最小的血管也能看到。可见视盘周围视网膜下小片状出血（箭头所示）

表 4.1　检眼镜的特点有助于鉴别获得性视盘水肿和与埋藏型玻璃疣相关的假性视乳头水肿

视盘水肿	与埋藏型玻璃疣相关的假性视乳头水肿
视盘边缘血管模糊	视盘边缘血管清晰可见
隆起延伸至视盘周围视网膜	隆起局限于视盘
视盘周围神经纤维层灰暗、混浊	视盘周围神经纤维清晰
静脉充血	无静脉充血
± 渗出	无渗出
仅在中、重度视盘水肿时出现视杯缺失	无视杯的小视盘
尽管静脉充血，视盘周围有正常的血管结构	视网膜大血管增多伴早期分支
视盘周围无光反射	新月状环绕视盘的光反射
无自发性静脉搏动	伴或不伴自发性静脉搏动

别浅表型玻璃疣和埋藏型玻璃疣十分有用（图 4.4）。单色（无赤光）摄影可在完整或萎缩的神经纤维层的映衬下突出闪亮的玻璃疣。通常用荧光素摄影的滤光片，不注入荧光素，在适当的位置拍摄的照片显示浅表型玻璃疣经常出现自发荧光现象（图 4.4B）。荧光素血管造影有助于区分真性视乳头水肿和假性视乳头

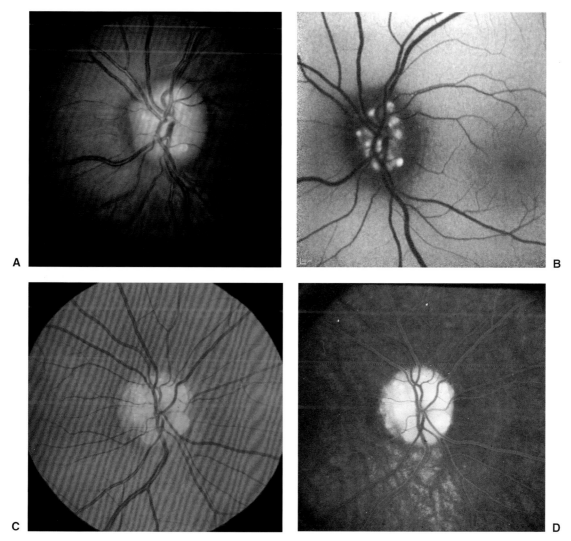

图 4.4　浅表型玻璃疣的荧光特征。**A**：视盘玻璃疣的眼底照相。注意视盘表面下方有多个闪光体。**B**：玻璃疣自发荧光。**C**：另外一个浅表型视盘玻璃疣患者的眼底照相。**D**：荧光素血管造影晚期，可见视盘弥漫性着染，玻璃疣处着色增强

水肿。静脉注射荧光素后，在浅表型玻璃疣处可见对应的结节状高荧光（图 4.4D）。晚期的特征是玻璃疣模糊程度极低，要么褪色，要么保持荧光（即染色）。与视乳头水肿不同的是，在大血管上没有荧光渗漏。荧光素血管造影还可发现眼底静脉异常（静脉淤滞、静脉扭曲和视网膜脉络膜静脉交通）和视盘周围静脉

着染。除上述影像技术外，通常行 CT（由于怀疑视乳头水肿）、OCT（特别是使用深度增强成像时）和超声检查显示隆起视盘内的钙化（图 4.5）。

虽然假性视乳头水肿患者不会影响一般人群的神经系统和眼科疾病，但玻璃疣和神经疾病无显著相关性。

大多数视盘玻璃疣患者终身无症状。这些患者偶

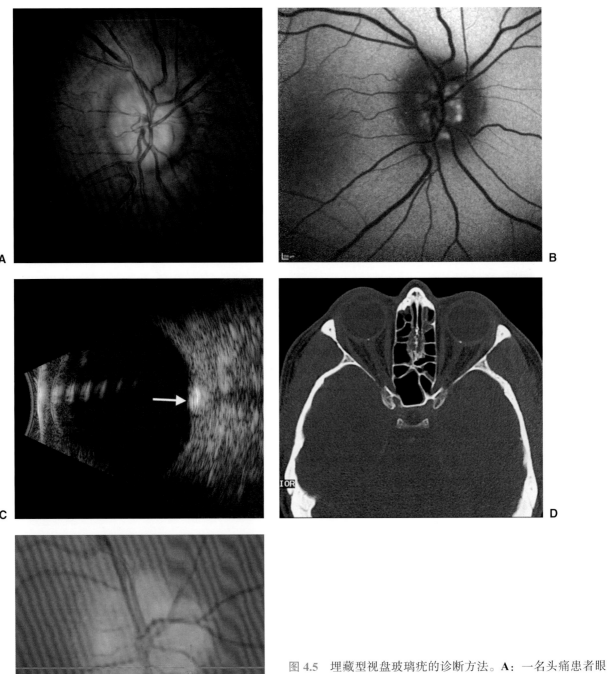

图 4.5　埋藏型视盘玻璃疣的诊断方法。**A**：一名头痛患者眼底照片显示右侧视盘水肿明显。**B**：同一例患者的眼底自发荧光检查显示多发的高荧光玻璃疣。**C**：同一例患者 B 超扫描证实钙化，视盘隆起部位清晰可见局灶性亮区（箭头所示）。**D**：另一位视盘水肿的患者，轴向 CT 平扫（骨窗）显示双侧埋藏型视盘玻璃疣，在每个视盘玻璃疣处可见密度增强的点。**E**：第三例视盘水肿患者，OCT 显示在视盘表面下方筛板前有一个边界清楚的黑色圆形物质，即视盘玻璃疣

尔会出现视力下降。

急性视力下降在视盘玻璃疣患者中十分罕见（见下）；但高达 75% 的视盘玻璃疣患者最终会出现**周边视野缺损**。大多数情况，视野缺损是无症状的（至少在初期），因为发展经过了几十年，反映了视神经纤维的隐匿性萎缩，也有一小部分患者经历了突然的、阶梯状的视野缺损。浅表型视盘玻璃疣患者的视野缺损较埋藏型玻璃疣患者更为常见。缺损类型多样，包括鼻侧阶梯、弓形缺损、扇形缺损、生理盲点扩大、向心性视野缺损（图 4.6）。相对性瞳孔传导阻滞可由单侧或双侧不对称视野缺损导致，而中心视力尚可。

视盘玻璃疣患者视野缺损的发病机制尚不清楚。某些研究推测在狭小的巩膜管中轴突运输受损，导致视神经纤维逐渐被消耗。其他研究推测，视野缺损是由直接压迫筛板前神经纤维或供应前部视神经的小动脉或毛细血管所导致的。争论的核心聚焦在玻璃疣是通过对轴突或血管的直接压迫造成神经纤维损害，还是仅仅是慢性低级别轴突停滞的附带现象，导致视神经轴突缓慢进行性减少。目前有几项研究发现视盘玻璃疣的位置与视野缺损相对应。

中心视力丧失作为视盘玻璃疣的并发症，虽然罕见但确实存在，是一种排除性诊断。在这些病例中，视力丧失通常继发于进行性的周边视野缺损等一系列偶发的、阶梯状的事件之后。在其他病例中，视力下降与新的视野缺损和与视盘周围视网膜出血相关的视盘水肿有关，见前部缺血性视神经病变的图片（详见第 8 章）。

视盘玻璃疣患者可出现**视盘前或视盘周围出血**，这种出血可能是小的、表浅的，位于视盘上，在这种情况下，他们往往是单一的，位于视盘前，与视乳头

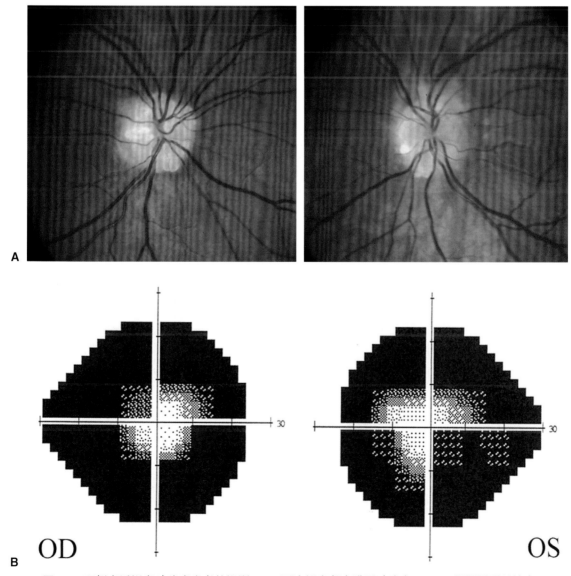

图 4.6　双侧广泛视盘玻璃疣患者的视野。**A**：两个视盘都布满了玻璃疣。**B**：双眼视野明显缩窄

水肿出血的特点不同，后者往往是多处神经纤维层出血。在其他病例中，可能会有大的、浅表覆盖视盘的出血，偶尔会延伸至玻璃体。然而，与视盘玻璃疣相关的出血通常发生在视盘周围、视网膜下或视网膜色素上皮下，呈环状围绕着视盘（图4.3和图4.7）。大多数视盘玻璃疣合并出血的患者视力预后良好。

视盘玻璃疣患者可出现**视网膜血管阻塞**，视网膜静脉阻塞和视网膜动脉阻塞均可出现。他们往往发生在年轻人中，但儿童少见，血管阻塞可能是由于玻璃疣患者的巩膜管狭窄导致血管拥挤，视盘血管系统异常可能使其更容易受到血流动力学紊乱的影响，或者是由于钙化的视盘玻璃疣使筛板前的血管系统发生机械性移位。

在一项大型研究中，8.6%的视盘玻璃疣患者出现**一过性视力丧失**。视盘玻璃疣与视乳头水肿一样，视神经球内段组织间压力增高，灌注压降低。因此，动脉、静脉或脑脊液压力的轻微波动就可能导致灌注压短暂但严重下降，从而出现一过性的视物模糊。在极少数情况下，一过性视力丧失预示着视盘玻璃疣患

者会出现视网膜血管阻塞。

视盘周围视网膜下新生血管是一种罕见但已被证实的并发症，发生在黄斑时可导致暂时或永久的视力丧失（图4.8）。此现象在儿童中更常见，这种并发症

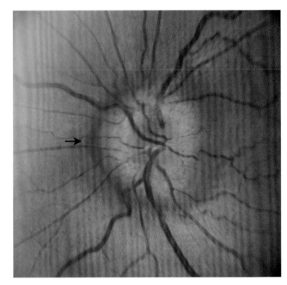

图4.7　埋藏型视盘玻璃疣患者视盘周围视网膜下出血（箭头所示）

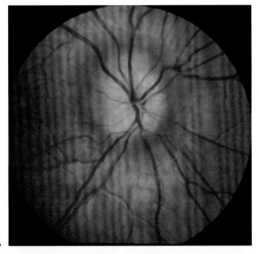

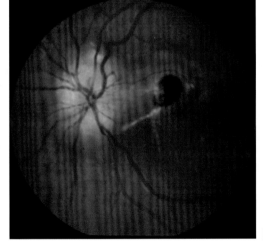

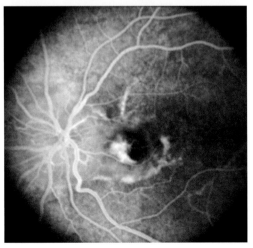

图4.8　一例儿童视盘玻璃疣伴视网膜下新生血管。**A**：右侧视盘中度隆起，边缘模糊，无充血，视盘表面血管清晰，视盘周围视网膜神经纤维层未见变形。这些特征与埋藏型玻璃疣引起的视盘异常隆起相一致。**B**：左侧视盘隆起，内部可见数个玻璃疣。视盘颞侧有一大片视网膜下新生血管的色素沉着区。**C**：荧光素血管造影动静脉期显示左侧视盘弥漫性着染，视网膜下新生血管区着染及渗漏（由Sandra Brown医生和Monte del Monte医生提供）

的最佳治疗方式尚不清楚。观察新生血管区域的光凝治疗以及玻璃体内注射血管内皮生长因子抑制剂均被应用并有不同的结果。

视盘玻璃疣通常与全身性疾病、眼部疾病或神经系统疾病无关。以往认为视盘玻璃疣患者在脑肿瘤和偏头痛患者中更为常见，这很可能是因为脑肿瘤或偏头痛并发视盘玻璃疣的这群患者因头痛或者视盘隆起而频繁就诊。另一方面，视盘玻璃疣偶尔会出现在**视网膜色素变性**患者中，玻璃疣常位于视盘边缘的浅表视网膜，视盘既不隆起也未见异常，而是呈蜡黄色扁平状（图 4.9）。

视盘玻璃疣与血管样条纹有一定的联系。利用超声或 OCT 检查可发现，约 20% 的弹性纤维性假黄瘤患者可以检测到视盘玻璃疣，25% 的血管样条纹患者没有弹性纤维性假黄瘤。

视盘玻璃疣也可能是 **Riley-Smith 综合征**的部分表现，其包括巨头畸形、多发性血管瘤和假性视乳头水肿。

不伴玻璃疣的视盘异常隆起

并非所有的视盘异常隆起都与浅表型或埋藏型玻璃疣有关。例如，牵牛花综合征包括视盘隆起，即倾斜视盘的颞上部通常会隆起，发育不良的视盘可能会有一定程度的隆起，这种隆起常是弥漫性的，与视盘的大小不成比例（图 4.10）。因此，视盘隆起的患者若没有视盘玻璃疣的临床或影像学证据，则不能默认为是真正的视盘水肿。

视神经发育不全

视神经发育不全是眼科最常见的视盘异常。一项

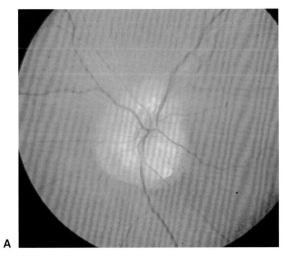
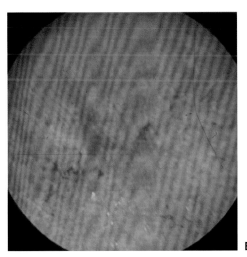

图 4.9　1 例视网膜色素变性患者合并视盘玻璃疣。**A**：视盘颜色苍白，在视盘内及边缘可见玻璃疣，注意视网膜动脉明显变细。**B**：视网膜中周部有广泛的针状色素沉着

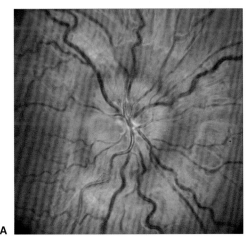
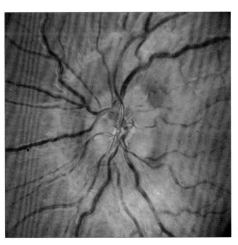

图 4.10　不伴有玻璃疣的视盘异常隆起。患者无视觉或全身症状，各项检查正常。**A**：右侧视盘隆起，但既没有充血，也没有视盘表面的血管混浊。**B**：左侧视盘同样隆起。它也比正常的视盘小。OCT 及 B 超检查均未发现视盘玻璃疣

研究显示，每 2287 名活产婴儿中就有 1 名出现这种情况。另一项研究显示，18 岁以下的儿童和青少年的发病率为 17.3/100 000。可以是单眼或双眼发病。

临床特点

检眼镜下可见发育不全的视盘较小（图 4.11）。它可能呈灰色或苍白色，常被黄色斑驳色素增生或脱失的视盘周围环（"双环"征）所包绕，此特征有助于识别视盘异常（图 4.12）。视神经发育不全常伴有视网膜静脉迂曲。

视神经发育不全的病理特征是视神经轴突数量低于正常水平，但是有正常的中胚层成分和胶质支撑组织。双环征与巩膜和筛板之间的正常连接（对应于外环），以及筛板上视网膜和视网膜色素上皮异常延伸（对应于内环）的终止有关。

视神经发育不全患者的视力范围为 20/20 至无光觉，受累眼表现为局限性视野缺损，常伴有向心性视野缩窄。因为视敏度主要是由乳头黄斑束的完整性决

定的，所以它与视盘的大小无对应关系。散光与视神经发育不全有密切联系，需特别注意矫正屈光不正。此外，单侧视神经发育不良可能与弱视有关，在这种情况下，遮盖治疗可以改善视力。与视神经发育不良相关的视力下降几乎终身保持稳定，除非伴有其他疾病，如白内障的形成或出现视网膜疾病（如牵拉性视网膜脱离或周边视网膜无灌注）。因此，任何伴有视神经发育不全的患者出现进行性视力下降的情况，都应该评估其他潜在原因，如压迫前视路的颅内占位。

正常视盘和发育不全的视盘通常很难区分，其实大视盘也可能存在缺陷，而小视盘有时并不影响正常的视觉功能。其他变量也应考虑，包括视杯的大小，轴突所占神经的百分比（相对于神经胶质组织和血管），以及轴突的横截面积和密度。此外，视神经的节段性发育不全（见"节段性视神经发育不全"一节）只影响视盘的某一部分，并不会导致视盘弥漫性缩小。因此，对于伴有视力下降或与神经纤维束缺损相对应的视野缺损的小视盘患者，应保留视神经发育不全的诊断。

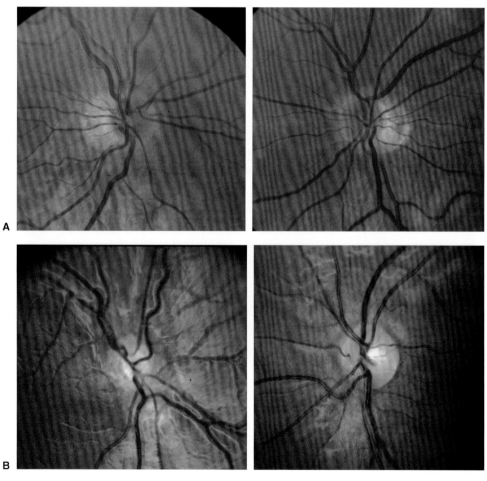

图 4.11　视神经发育不全。**A**：双眼视神经发育不全。注意经典的双环征。**B**：单侧视神经发育不全。右眼视盘（**左**）约为正常视盘大小的一半，并有明显的双环征。左眼视盘（**右**）大小和结构正常

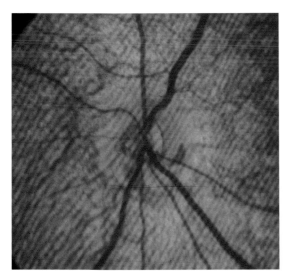

图 4.12　视神经发育不全。小视盘周围有一圈色素紊乱的组织

与内分泌系统缺陷相关的视神经发育不全

视神经发育不全常与各种中枢神经系统异常有关，而这些异常又可导致严重的内分泌功能障碍。视-隔发育不良（de Morsier 综合征）表现为视觉传导通路发育不良，透明隔缺如，胼胝体变薄或发育不良。生长激素缺乏症是这种疾病最常见的激素缺乏症，但也可能出现甲状腺功能减退、皮质醇不足、尿崩症和高泌乳素血症。据估计，在视-隔发育不良儿童中垂体激素缺乏症的患病率高达 62%，但这些临床报道倾向于有内分泌症状的病例，而真正的患病率大约为 15%。患有视-隔发育不良和促肾上腺皮质激素缺乏的儿童在发热期间有猝死的风险。这是由于他们需要提高促肾上腺皮质激素分泌以维持血压和血糖的正常，从而应对感染带来的损害。这些儿童可能同时患有尿崩症，导致疾病期间脱水，加速休克的进展。有些人的下丘脑体温调节紊乱，表现为正常时期体温过低，患病期间高热，这种高热可能危及生命。由于促肾上腺皮质激素缺乏症会对视-隔发育不良儿童造成生命威胁，所以应对这些儿童进行系统的垂体前叶激素评估，包括刺激血清皮质醇分泌试验和尿崩症评估。此外，透明隔完整而视神经发育不全的儿童仍可能存在内分泌功能缺陷。在这些儿童中，一些患者可能会随着时间的推移而出现垂体前叶激素缺乏；因此，对垂体后叶异位患儿，以及有临床症状（低血糖、脱水或低体温）或垂体激素缺乏的神经影像学体征（垂体漏斗缺失伴或不伴垂体后叶异位）的患者需要纵向反复评估和定期监测。

与中枢神经系统畸形相关的视神经发育不全

对于中枢神经系统畸形相关的视神经发育不全，磁共振成像（MRI）是最佳的无创神经成像方式。冠状位和矢状位 T1 加权 MRI 显示发育不全的视神经一致性变细和信号衰减（图 4.13）。此外，双侧视神经发育不全患者的视交叉弥漫性变薄，单侧视神经发育不全患者视交叉对应神经发育不全的一侧局部变薄或缺如。当 MRI 显示视神经变细并伴有视中隔发育不全时，可以推测为视神经发育不全。

大约 45% 的视神经发育不全患者 MRI 显示颅内其他结构异常，包括大脑半球异常改变（脑裂畸形、皮质异位、多小脑回），宫内或围产期大脑半球损伤的证据（脑室周围白质软化、脑软化或脑孔畸形），大脑半球（前脑无裂畸形）和小脑半球中线融合，以及其他颅内异常（包括无脑儿、积水性无脑儿和经蝶窦脑膨出），儿童视-隔发育不良患者还会出现中脑和后脑的发育异常。

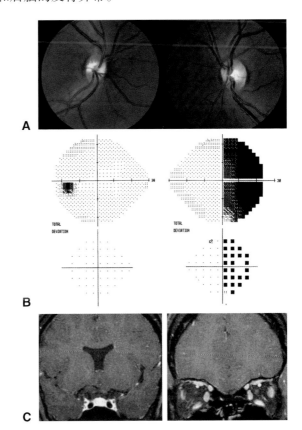

图 4.13　视-隔发育不良。A：右眼视盘直径小，呈"蝴蝶结型"苍白，左眼视盘正常。B：右眼视野颞侧偏盲，左眼视野正常。C：T1 增强序列冠状位 MRI 扫描示右眼视交叉前视神经较细，透明隔缺如，垂体正常（**左侧**）；右眼视神经眶内段变细（**右**）[Reprinted with permission from Brooks DB, Subramanian PS. Monocular temporal hemianopia with septo-optic dysplasia. J Neuro-Ophthalmol 2006；26（3）：195-196.]

大约 15% 的视神经发育不全患者存在围产期垂体漏斗部损伤的证据（MRI 显示为垂体后叶异位）。正常情况下，垂体后叶在 T1 加权图像上显示高信号（图 4.14A），可能是由于其含有激素囊泡的磷脂膜成分。垂体后叶异位的患者，MRI 显示正常垂体后叶亮点缺如，垂体漏斗部缺如或衰减，以及漏斗部上方正常位置的垂体后叶亮点异位（图 4.14B）。尚不清楚垂体后叶异位是由于胚胎发生时缺陷的神经元迁移所致，还是围产期垂体门静脉系统损伤引起漏斗部坏死所致。

视神经发育不全的儿童，垂体后叶异位几乎是垂体前叶激素缺乏而垂体后叶功能正常的特征性表现，而垂体后叶正常或异位亮点的缺失则预示着同时存在抗利尿激素缺乏（如尿崩症）。大脑半球异常高度提示神经发育缺陷，单纯透明隔缺如并不能推断神经发育障碍或垂体激素缺乏。胼胝体变薄或发育不全预示着神经发育问题，因为它经常与大脑半球异常相关。单侧视神经发育不全不能排除颅内畸形的存在。因此，对于婴幼儿的单侧或双侧视神经发育缺陷和垂体激素缺乏，MRI 提供了重要的预后信息。

系统性和致畸性的联系

许多环境因素对胎儿的危害或多或少与视神经发育不良有关，其中包括母亲患有胰岛素依赖型糖尿病；母亲服用奎宁、抗惊厥药或非法药物；胎儿酒精综合征，胎儿或新生儿巨细胞病毒或乙型肝炎病毒感染。年轻母亲的第一胎发生视神经发育不全的频率增加。虽然有少数家系中兄弟姐妹的病例报道，但大多数病例是散发的。与视神经发育不全相关的系统性和眼部疾病包括额鼻发育不全、无虹膜、胎儿酒精综合征、Dandy-Walker 综合征、Kallmann 综合征、Delleman 综合征、Duane 综合征、Klippel-Trenaunay-Weber 综合征、Goldenhar 综合征、线性痣皮脂综合征、Meckel 综合征、半面部萎缩、睑裂狭小、成骨不全、点状软骨发育不良、Aicardi 综合征、Apert 综合征、Potter 综合征、13q 染色体综合征、18 三体、新生儿同种免疫性血小板减少症和双侧小眼球。

节段性视神经发育不全

有些视神经发育不全是节段性的。孤立性上方节段性视神经发育不全伴下方视野缺损最常见于胰岛素依赖型糖尿病患者的后代（图 4.15）。

视网膜、视神经、视交叉、视束或后膝状体的先天性病变与视神经相应部分的节段性发育不全有关。同侧半视神经发育不全是指单侧先天性大脑半球病变影响视交叉后传入视觉通路的患者节段性视神经发育不全的不对称形式。在这种情况下，对应大脑半球病灶的视盘鼻侧和颞侧显示节段性发育不全和相应的神经纤维层丢失。这种异常可伴有视盘中央的水平苍白带（"带状"或"蝴蝶结状"萎缩）。同侧半视神经发育不全是由视神经纤维束的跨突触变性引起的。

发病机制

视神经发育不全指的是由于轴突最初无法发育而导致的神经缺陷。视盘处视神经轴突引导分子（如 netrin-1）的缺陷可导致视神经发育不良。除了视神

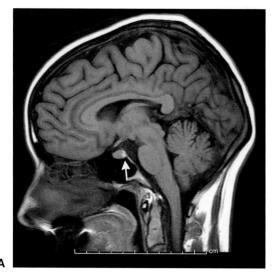
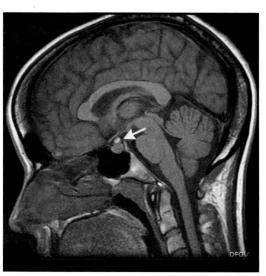

图 4.14 双侧视神经发育不全患者垂体后叶异位。**A**：正常垂体后叶在 MRI TI 加权正中矢状位显示为蝶鞍内的一个亮点（箭头所示）。**B**：TI 加权正中矢状位显示双侧视神经发育不全患者垂体后叶异位（箭头所示）

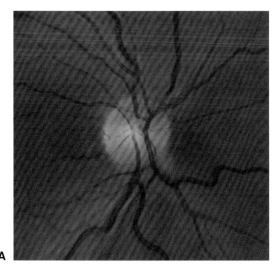
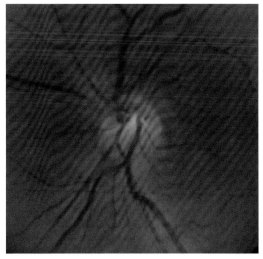

图 4.15　21 岁的青少年糖尿病患者伴节段性视神经发育不良。**A**：右眼视盘大小和形状正常。**B**：左眼视盘较小，血管从上方进出。患者下方水平视野缺损

经形成缺陷外，发育过程中 netrin-1 功能的缺失还会导致中枢神经系统其他部分的异常，如胼胝体发育不全，下丘脑的细胞迁移和轴突诱导缺陷。同时还存在中枢神经系统损伤提示，一些视神经发育不良的病例是由于正常发育结构的宫内破坏（即脑破碎事件），而另一些病例则主要是轴突发育的问题。在人类胎儿中，轴突在妊娠 16 ～ 17 周时达到顶峰，高达 370 万个，随后在妊娠 31 周时下降到 110 万个。这种轴突的大规模变性称为"凋亡"，发生在视觉通路的正常发育过程中，可能有助于建立正确的视觉通路。毒素或中枢神经系统相关的畸形可以通过消除视觉通路形成过程中多余的轴突，从而强化正常的过程。产前大脑半球病变或畸形损伤视放射可导致双侧视神经的逆行性突触变性和节段性发育不全。

关于视神经发育不全的家系报道非常罕见，有理由推测若父母患病，其子女几乎没有患病风险。*Hesx1* 基因的纯合子突变已经在两个视神经发育不全、胼胝体缺如和垂体发育不全的兄弟姐妹中被检测出来。在散发性垂体疾病和视 - 隔发育不全的儿童中观察到 *Hesx1* 基因的其他突变。在 *PAX6* 基因突变的患者中，视神经发育不全可能伴有其他眼部畸形。

视盘异常凹陷

视盘异常凹陷包括视盘缺损、牵牛花视盘发育异常、盘周葡萄肿、巨大乳头、视盘小凹以及伴视盘肾脏综合征（papilorenal syndrome）的"空视盘"。在牵牛花视盘发育异常和盘周葡萄肿中，视盘后凹通常围绕或紧邻视盘，在其他情况下，凹陷完全在视盘内。"牵牛花视盘"、"视盘缺损"和"盘周葡萄肿"这几个术语在文献中经常被混用，在诊断标准、全身表现和发病机制方面相当混淆；然而，视盘缺损、牵牛花视盘发育异常和盘周葡萄肿是不同的异常，每一种都有其特定的胚胎起源，而不仅仅是宽泛表型谱上的临床变异。

牵牛花视盘发育异常

牵牛花视盘发育异常是一种先天性的眼球后部漏斗状凹陷，紧邻视盘，类似牵牛花（图 4.16A）。检眼镜下，视盘明显增大，呈橙色或粉红色，在漏斗状视盘凹陷区域内可出现向中心凹陷或隆起（图 4.16B、C）。在视盘凹陷周围环绕一个宽阔的脉络膜视网膜色素环，一簇白色神经胶质组织覆盖在视盘的中央。视盘周围的血管数量增多，从视盘发出时陡然弯曲，径直走向周边部，动静脉难以分清。通过荧光素血管造影或 OCT 血管成像可发现在视盘周围存在动静脉交通，黄斑可处于凹陷中。神经影像学显示远端视神经与眼球交界处呈漏斗状膨大（图 4.16D）。其他表现可能包括眶内段视神经弥漫性增厚伴密度增强或降低，脑脊髓空洞，而最突出的表现则是经蝶骨脑膨出。

牵牛花视盘发育异常通常发生于单眼，但也有双眼受累的报道。视力通常在 20/200 至指数范围，但也有 20/20 和无光感的病例。视盘缺损没有种族或性别偏向，但牵牛花视盘发育异常在女性中更常见，非洲裔美国人中很少见。牵牛花视盘通常不是多系统遗传疾病的一部分。然而，有研究证实，该病与同侧口面部血管瘤相关，提示与 PHACE 综合征（后颅窝畸

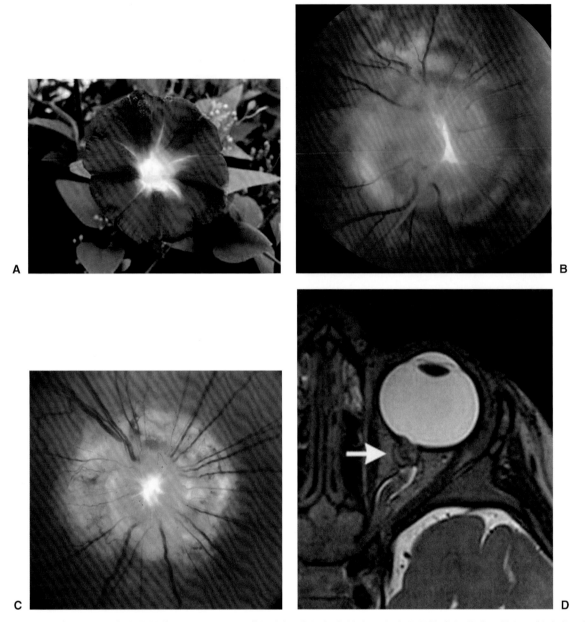

图 4.16   牵牛花综合征。**A**：牵牛花的外观。**B** 和 **C**：两例不同患者的视盘均表现出牵牛花综合征的典型特征，扩大的、漏斗状凹陷、变形的视盘被隆起的脉络膜视网膜色素环包绕。两个视盘的中央均被一簇白色胶质组织覆盖。**D**：牵牛花综合征患者的 MRI 显示远端视神经与眼球交界处呈漏斗状膨大（由 Gena Heidary 博士提供）

形、面部大血管瘤、动脉异常、心脏异常和主动脉缩窄以及眼部异常）有关，该病仅仅累及女性患者。此类疾病中同侧颅内血管发育不良的存在也证实了上述情况。在少数 2 型神经纤维瘤病患者中也有不典型的牵牛花视盘发育异常的病例报道。

牵牛花视盘发育异常与经蝶窦基底脑膨出的相关性是确定的。在牵牛花视盘异常发育或其他视盘畸形附近发现 V 形或舌形视盘下色素脱失与经蝶窦脑膨出高度相关（图 4.17）。经蝶窦脑膨出是一种罕见的先天性中线畸形，其脑膜囊通常包含视交叉和邻近的下丘脑，通过蝶骨的一个大而圆的缺损向下突出。这种隐匿性基底脑膜膨出的患者通常有宽头、扁鼻、轻度眶距增宽，上唇有中线凹痕，软腭有中线裂（图 4.18）。脑膜膨出至鼻咽，可能阻塞气道。婴儿经蝶窦脑膨出的症状包括鼻漏、鼻塞、张口呼吸或打鼾。这些症状可能被忽略，除非伴有相关的牵牛花视盘发育异常或其特征性的面部结构。经蝶窦脑膨出在临床上可表现为波动性鼻后部肿块或鼻高位的"鼻息肉"，手术活检或病灶切除可造成严重后果甚至危及生命。相关的脑畸形包括胼胝体基因突变和侧脑室后脚扩

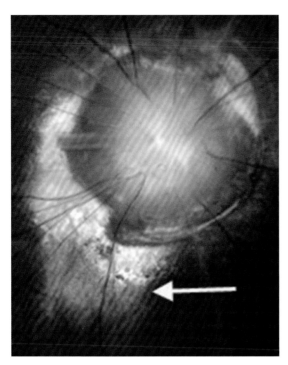

图 4.17　伴经蝶骨脑膨出的牵牛花综合征，注意视盘下方的 V 形脱色素区域

和巩膜缺损的临床表现，以及在牵牛花视盘周围巩膜平滑肌的组织病理学表现，提示该病为原发性间质细胞异常所致。

视盘缺损

"缺损（coloboma）"源于希腊语，意思是"被削减的"或"被肢解的"，通常用来描述眼睛。视盘缺损是由胚胎裂的近端不完全或不正常的连接引起的。

视盘缺损的特征是在扩大的视盘上有一个尖锐的、亮白色的、碗状的凹陷（图 4.20）。该凹陷是偏心向下移位的，反映了胚胎裂相对于原始上皮视盘的位置。视盘下缘视网膜较薄或缺失，而视盘上缘视网膜相对完好。很少出现整个视盘凹陷；然而，视盘缺损的性质仍然可以通过检眼镜来鉴别，因为下方凹陷更深。该缺陷可能进一步延伸到邻近的脉络膜和视网膜，在这种情况下，经常出现小眼球畸形，虹膜和睫状体缺损。CT 显示眼球后部与视神经交界处有一个弹坑状的凹陷。视盘缺损畸形会导致视神经下方节段性发育不全，C 形或半月形的神经视网膜边缘局限于视盘上方（图 4.20）。

临床上节段性视神经发育不良是视盘缺陷最常见的表现形式。MRI 证实颅内段视神经萎缩。视神经缺损与节段性发育不全之间的疾病学分类重叠反映了缺损胚胎发育不良的早期时机，导致视网膜下神经节细胞原发性发育不全。

视力主要依赖于乳头黄斑束的完整性，视盘缺损患者的视力可能存在轻至重度下降，如果可能的话，可以从视盘的外观来预测视力。与牵牛花视盘发育异常（通常为单侧）不同，视盘缺损发生在单侧或双侧的概率大致相同（图 4.21）。单侧视盘缺损的儿童常伴有斜视，而双侧视盘缺损的儿童常伴有眼球震颤。单侧和双侧的视盘缺损都可能是散发的或以常染色体显性方式遗传的。

眼部的视盘缺损可能是各种遗传性疾病的一部分，如 CHARGE 综合征（先天性心脏病与闭锁、生长迟缓、泌尿系异常、耳异常伴耳聋）、Walker-Warburg 综合征、Goltz 局灶性真皮发育不全、Aicardi 综合征（参见"Aicardi 综合征"一节）、Goldenhar 综合征和线状皮脂腺痣综合征。然而，尽管视盘缺损和视盘肾脏综合征的外观有些相似（见"视盘肾脏综合征"一节），但基底脑膨出与牵牛花视盘和视盘肾脏综合征没有关系。视盘缺损的发生与 *PAX6* 基因的突变有关。

视盘缺损可能与多种眼部畸形有关，包括视网膜

张。在手术或尸检患者中，大约有 1/3 的患者视交叉缺失。大多数受影响的儿童没有明显的智力或神经系统缺陷，但垂体功能减退是常见的。

除了经蝶窦脑膨出外，牵牛花视盘发育异常患者还可能有 Chiari Ⅰ 型畸形或小脑扁桃体异位，这些在 MRI 上可能被忽视，因为可能存在胚胎漏斗状隐窝。牵牛花视盘异常发育也与同侧颅内血管发育不全有关，伴或不伴烟雾综合征。这些研究强调需要行磁共振血管造影评估牵牛花视盘发育异常。

牵牛花视盘发育异常的患者在以后的生活中可能会经历一过性视力丧失和永久性视力丧失。浆液性视网膜脱离在该类患者中的发生率为 26% ～ 38%。这些脱离通常起源于视盘周围区域，延伸至后极部，偶尔发展为完全脱离。在其他获得性视力丧失的病例中，视盘凹陷区域内视网膜不附着伴视网膜放射状皱褶。最终，与牵牛花视盘发育异常相邻的色素紊乱区内视网膜下新生血管的形成可导致视力丧失。

一些作者记录了牵牛花视盘的收缩运动，这可能与视网膜下液的波动有关（图 4.19）。

胚胎缺陷导致牵牛花视盘发育异常的机制尚不清楚。一些作者认为牵牛花视盘发育异常是胚胎裂闭合缺陷的结果，是视盘缺陷（与胚胎裂相关）的一种表型形式。另一些学者通过中央神经胶质簇、血管异常

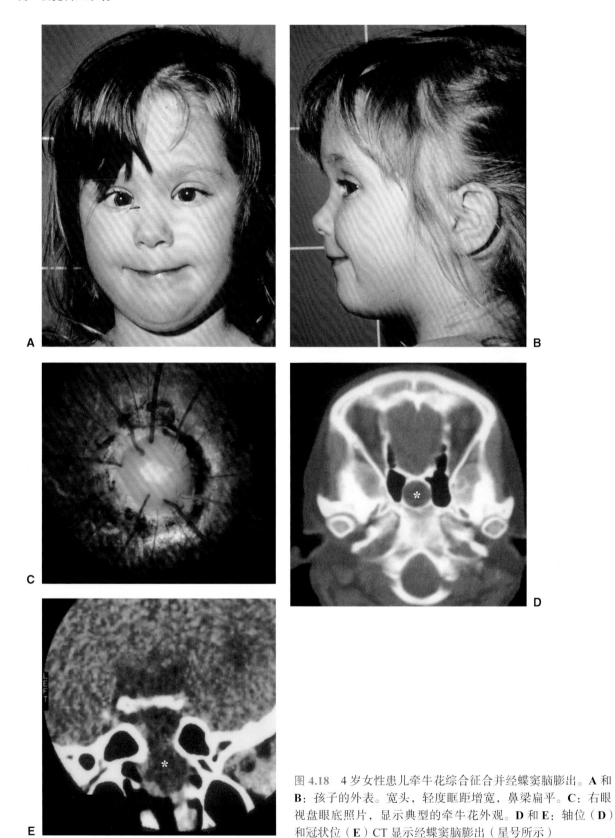

图 4.18   4 岁女性患儿牵牛花综合征合并经蝶窦脑膨出。**A** 和 **B**：孩子的外表。宽头，轻度眶距增宽，鼻梁扁平。**C**：右眼视盘眼底照片，显示典型的牵牛花外观。**D** 和 **E**：轴位（**D**）和冠状位（**E**）CT 显示经蝶窦脑膨出（星号所示）

静脉畸形、周围视网膜灌注不良伴或不伴牵拉性视网膜脱离、黄斑裂孔、与异常视盘相通的眼眶囊肿。

视盘缺损的组织病理学检查显示典型的巩膜内平滑肌束以中心方向围绕远端视神经。据推测，这一病理发现可以解释视盘缺损中出现视盘收缩的情况。异位脂肪组织也存在于视盘缺损的内部和附近，孤立

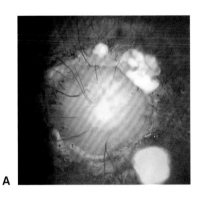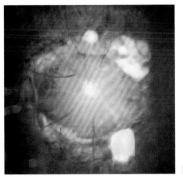

图 4.19　牵牛花综合征伴收缩运动。**A**：收缩前视盘的表现。**B**：收缩时视盘的表现（From Sawada Y，Fujiwara T，Yoshitomi T. Morning glory anomaly with contractile movements. Graefes Arch Clin Exp Ophthalmol 2012；250：1693-1695. https：//creativecommons A B.org/licenses/by/2.0/）

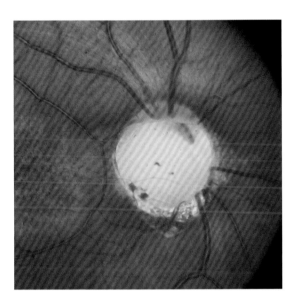

图 4.20　老年性浆液性黄斑区视网膜脱离的视盘缺损。视盘很大。一个深深的白色凹陷占据了圆盘的大部分，但保留了视盘上方区域。注意下方视网膜神经纤维层缺失和黄斑区视网膜色素上皮色素紊乱（箭头所示）。患者有广泛的上方视野缺损

性视盘缺损可发展为黄斑区浆液性视网膜脱离（图 4.20A）。

不幸的是，许多未分类的视盘发育不全（见下文）被不加区分地标记为视盘缺损。这种做法使真正的视盘缺损相关的遗传疾病的分类更加复杂。因此，对于缺损位于视盘中心偏下、呈白色凹陷、合并有微小的视盘周围色素改变的情况，应保留视盘缺损的诊断。这些检眼镜下特征与牵牛花视盘异常有很大不同（表 4.2）。这两种异常的外观差异以及相关的眼部和全身表现的差异（表 4.3）进一步证实了视盘缺损源于近端胚胎裂的原发性结构发育不良，偶尔也会发现异常凹陷的视盘具有牵牛花视盘异常发育和视盘缺损的重叠特征。这些"混合"异常可能提示早期胚胎损伤影响近端胚胎裂和远端视神经。

盘周葡萄肿

盘周葡萄肿是一种非常罕见的通常累及单侧的异常，视盘周围可见很深的凹陷（图 4.22）。在这种疾病中，凹陷处的视盘颜色正常或颞侧苍白。缺陷处的壁和边缘可见视网膜色素上皮和脉络膜的萎缩样改变。与牵牛花视盘发育异常不同，盘周葡萄肿中央没有神经胶质簇覆盖，除了病灶以外，视网膜血管形态正常（表 4.4）。目前已记载数例收缩性盘周葡萄肿。

盘周葡萄肿患者的视力通常会明显下降，但也有视力接近正常的病例报道。受累眼通常是中高度近视，视力下降眼常伴中心暗点。尽管盘周葡萄肿在临床和胚胎学上与牵牛花视盘异常不同，但在文献中经常混用。

盘周葡萄肿通常作为一个孤立的病变发生，但它已被报道与蝶窦脑膨出、PHACE 综合征、线状痣皮脂腺综合征和 18q-（de Grouchy）综合征有关。

盘周葡萄肿的视盘和视网膜血管外观正常，提示这些结构在葡萄肿发生前就已经发育完成。盘周葡萄肿的临床特征与视盘周围结构支持减弱相关，这可能是由于妊娠 5 个月时由神经嵴细胞不完全分化的巩膜所致。

巨大视盘

巨大视盘是一个泛称，指的是一个异常增大的凹陷视盘，缺乏牵牛花视盘异常发育的特征、凹陷向下移位或视盘肾脏综合征显著的睫状视网膜血管（见下文）。巨大视盘包括两种表型变异。第一种是常见的变异，异常大的视盘（直径＞2.1 mm）维持正常的形态。这种巨大视盘通常是双侧的，常伴有较大的杯盘比，这往往会被误诊为正常眼压性青光眼（图4.23），而视杯通常为圆形或水平椭圆形，无垂直凹痕或侵犯，因此水平与垂直杯盘比保持正常。这一现

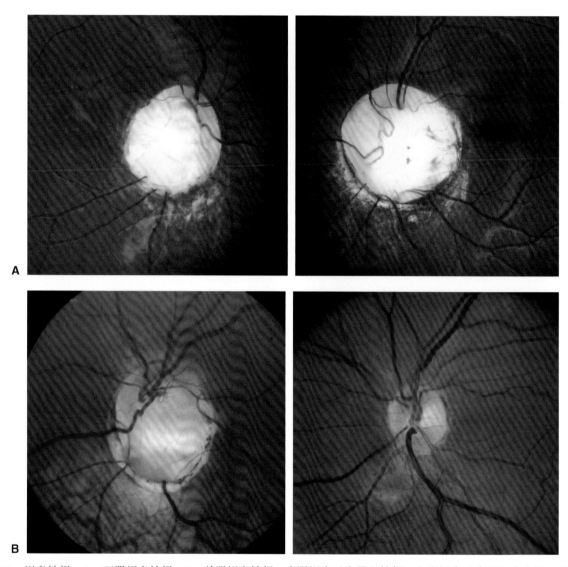

图 4.21　视盘缺损。**A**：双眼视盘缺损。**B**：单眼视盘缺损。右眼视盘（**左图**）缺损。左眼视盘（**右图**）大小和形状正常

表 4.2 牵牛花视盘发育异常和视盘缺损的眼部表现

牵牛花视盘发育异常	视盘缺损
视盘位于缺损区内	凹陷位于视盘内
对称性的缺损（视盘位于凹陷的中央）	不对称的缺损（凹陷位于视盘下方）
中央有胶质	中央没有胶质
视盘周围色素紊乱严重	视盘周围色素紊乱轻微
视网膜血管异常	视网膜血管正常

表 4.3 相关的眼部和全身表现可以区分牵牛花视盘发育异常和孤立性视盘缺损

牵牛花视盘发育异常	视盘缺损
女性常见；黑人罕见	没有性别和种族差异
家族性发病罕见	家族性发病常见
双眼罕见	双眼常见
不伴虹膜、睫状体、视网膜缺损	常伴虹膜、睫状体、视网膜缺损
很少与多系统遗传病相关	常与多系统遗传病相关
基底脑膨出常见	基底脑膨出罕见

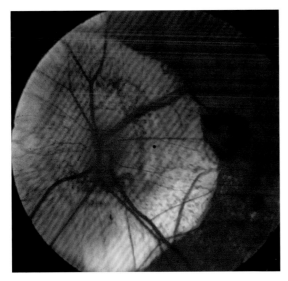

图 4.22　高度近视患者的盘周葡萄肿。视盘位于碗状凹陷内。视盘外观正常，视盘周围可见广泛的色素脱失

象与青光眼性视神经萎缩的特征——比值下降形成对比。由于轴突分布在更大的表面区域，神经视网膜边缘可能显得苍白，提示视神经萎缩。不太常见的是，正常视杯被一个明显异常的非下方凹陷取代，使邻近的神经视网膜边缘消失。将这种罕见的变异体纳入巨大视盘的范畴，在病理学上有助于将其与视盘缺损区分开，后者具有重要的系统性和神经学意义。睫状视网膜动脉在巨大视盘中很常见。

巨大视盘患者的视力通常正常，但也可能轻度下降。视野通常也是正常的，偶尔出现生理盲点扩大。巨大视盘与视盘缺损的区别在于后者的凹陷主要在视

表 4.4　检眼镜检查区分盘周葡萄肿和牵牛花视盘发育异常	
盘周葡萄肿	牵牛花视盘发育异常
深，杯状凹陷	深度较小，漏斗状凹陷
视盘相对正常，界限清晰	视盘明显异常，界限不清
没有神经胶质和血管异常	中央神经胶质束，不规则血管形态

盘下方。

在病理学上，大多数的巨大视盘可能仅仅是代表了正常范围内的统计差异；在胚胎发育早期，视神经轴突迁移的改变可能是导致巨大视盘的偶然原因，前脑膨出患者中出现巨大视盘的报道就证明了这一点。然而，巨大视盘与中枢神经系统异常之间的关系表明，巨大视盘患者的神经影像学是不可靠的，除非合并有面部中线异常（如远距症、唇裂、鼻梁下垂）同时存在。

视盘小凹

视盘小凹是视盘上圆形或椭圆形、灰色、白色或淡黄色的凹陷（图 4.24）。据估计，视盘小凹的患病率约为 1/11 000。尽管在大多数病例中，视盘小凹是一种偶发的畸形，但大量的家族性视盘小凹的报道表明其是一种常染色体显性遗传病。

视盘小凹通常位于视盘颞侧，常伴有邻近的视盘周围视网膜色素上皮改变。50% 以上的患者可见 1～2 条睫状视网膜动脉起源于视盘小凹的底部或边缘。视

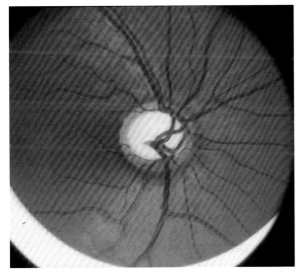
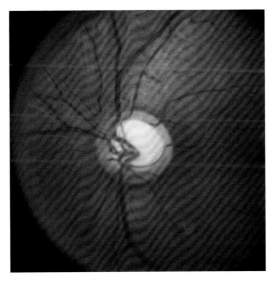

图 4.23　巨大视盘。双眼大视盘合并有中央大视杯。外观与青光眼相似，但与青光眼性视神经萎缩不同的是，视杯呈水平椭圆形，尽管视杯较大，但视盘周围的视网膜神经纤维层没有变薄。患者视力、视野、眼压均正常

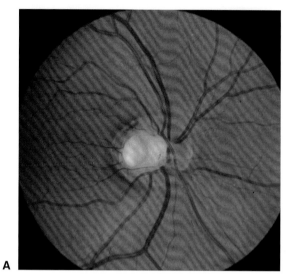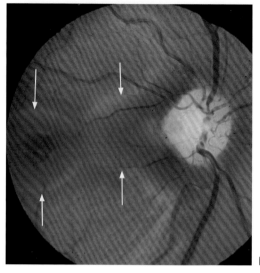

图 4.24 视盘小凹。**A**：椭圆形的白色凹陷位于视盘颞侧。**B**：视盘颞侧呈灰色伴广泛的黄斑区浆液性视网膜脱离，累及乳头黄斑束区域（箭头）

盘小凹通常是单侧的，但仍有 15% 的病例累及双侧。在单侧病例中，受累眼视盘略大于正常视盘。视力一般正常，除非黄斑内或黄斑下有液体（见下文）。视野缺损是多变的，与小凹的位置几乎不相关，但最常见的视野缺损是与扩大的生理盲点相连的旁中心的弓状暗点。视盘小凹与中枢神经系统畸形无关，罕见病例除外。

25% ～ 75% 的视盘小凹患者中会出现黄斑病变（图 4.24B），常见于 30 ～ 40 岁。通常黄斑病变仅仅是一个简单的黄斑区浆液性视网膜脱离，在特殊情况下，不仅有黄斑区浆液性视网膜脱离，还有外层视网膜劈裂样的分离。视盘小凹边缘和顶部的玻璃体牵引力的变化可能是最终导致这一并发症的诱因，在较大的视盘凹陷患者中最常见。25% 的病例可自发再附着，对于那些不能再附着或不能自发再附着的病例，治疗方案包括视网膜黄斑区和扁平部的玻璃体切除术，包括或不包括激光光凝术和内界膜剥除术。也曾尝试通过注射自体血小板、自体巩膜移植，甚至在凹陷处放置翻卷的内界膜瓣来封闭视盘小凹，但术后仍可存在或再次出现。简单的激光光凝术阻止液体从视盘小凹到黄斑区的流动往往是不成功的，可能是因为激光光凝术无法封闭视网膜劈裂腔。

组织学上，视盘小凹是由发育不良的视网膜突出进入一个具有胶原内衬的囊袋，向后延伸，通过筛板的缺陷进入蛛网膜下腔。视盘小凹的视网膜内液体来源尚存争议，但可能是来自视神经周围蛛网膜下腔的

脑脊液（图 4.25B）。

视盘小凹的发病机制仍有争议。有些学者认为它是视盘凹陷的一种轻度变异，但是视盘小凹通常是单侧的，偶发的，与系统性疾病不相关，而视盘凹陷没有明显的单双侧倾向，通常以常染色体显性方式遗传，常伴有多种系统性疾病。此外，视盘小凹通常不伴有虹膜或视网膜脉络膜缺损，而且往往出现在与胚胎裂无关的位置。

视盘肾脏综合征

视盘肾脏综合征（以前称为肾缺损综合征）的特征是视盘发育不全，有时被误认为是青光眼或视盘缺损。该综合征不同于扩大的视盘凹陷，视盘大小正常。此外，在视盘肾脏综合征中凹陷位于中央位置，而不是像视盘凹陷那样位于下方。视盘是视盘肾脏综合征的一部分，然而，视盘肾脏综合征的一个典型特征是有多根睫状视网膜动脉从视盘边缘发出，使得视网膜血管粗细不一（图 4.26）。彩色多普勒成像已经证实在这种综合征的患者中没有视网膜中央循环。

视盘肾脏综合征患者的视力通常正常，但偶尔会因继发于脉络膜视网膜发育不全或迟发型浆液性视网膜脱离而出现视力下降。由于视神经功能障碍，常出现双眼鼻侧或弓形视野缺损，上述体征加上视盘中心凹陷且视盘大小正常，就解释了视盘肾脏综合征被误诊为正常眼压型或开角型青光眼的原因。

有报道称视盘肾脏综合征是常染色体显性遗传

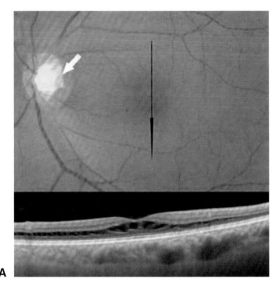
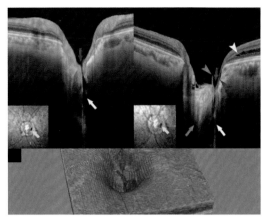

图 4.25　OCT 显示视盘小凹视网膜下液体来源。**A**：一位 66 岁男性视盘小凹患者左眼眼底照片和扫频光学相干层析成像（SS-OCT）图像。上图，彩色眼底照片。视盘颞侧可见一个灰色、椭圆形的视盘小凹（白色箭头），伴邻近的视盘周围色素样改变。视盘组织除小凹外其他表现均正常。黑色箭头表示下图 OCT 的方向。下图，通过黄斑中心凹的垂直方向，SS-OCT 图像显示视网膜外层呈劈裂样分离，组织呈柱状连接囊腔。**B**：垂直（左上）和水平（右上）超声扫描靠近视盘小凹的横切面图像。视神经周围可见球后蛛网膜下腔（白色箭头）。球后蛛网膜下腔与玻璃体腔之间直接相通（红色箭头）。蓝色箭头表示视神经。红色箭头表示一条细线，可能与球后蛛网膜下腔相连，但这条线与腔隙（白色箭头）的关系并不清楚。蓝色箭头指向玻璃体的一部分。黄色箭头指示视盘小凹，绿色箭头为 OCT 方向。下图，三维 OCT 重建显示视杯处一裂隙（红色箭头）（Reprinted by permission from Springer：Katome T，Mitamura Y，Hotta F，et al. Swept-source optical coherence tomography identifies connection between vitreous cavity and retrobulbar subarachnoid space in patient with optic disc pit. Eye 2013；27：1325-1326.）

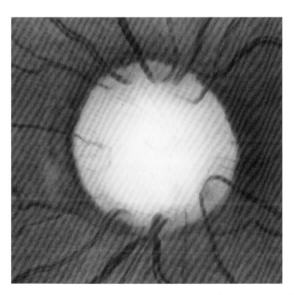
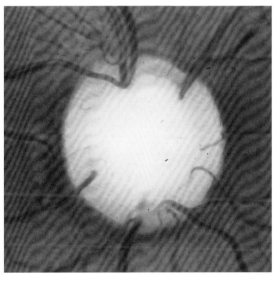

图 4.26　35 岁男性慢性肾衰竭合并视视盘肾脏综合征。两个视盘均显示中心凹陷，多条睫状体视网膜动脉取代了正常的视网膜中央循环。双眼视力均为 20/20

病。在某些患者中，已经发现了发育基因 *PAX2* 突变。这种畸形是由于血管生成的主要缺陷涉及血管发育。在这些患者中，玻璃体系统无法转化为正常的视网膜中央血管。

视盘肾脏综合征患者有多种肾功能障碍。此外，有些患者还可能伴有与肾脏疾病有关的表现，如痛风、糖尿病等。

先天性视盘倾斜综合征

视盘倾斜综合征是一种非遗传的、常累及双侧的疾病，表现为视盘颞上区域隆起而鼻下方区域向后移位，导致视盘呈卵圆形，长轴倾斜（图4.27和图4.28）。不仅如此，还表现为视网膜血管反位、先天性鼻下区域圆锥，鼻下区域视网膜色素上皮和脉络膜变薄。由于鼻下方神经纤维受压，视野损害为不遵从垂直中线的双颞侧（当累及双侧时）偏盲（图4.29），在CT或MRI上可以看到视神经以极其倾斜的角度穿出眼球（图4.30）。在组织病理学上，视盘上方和颞上方隆起，常出现下方和鼻下方视盘向后扩张。视盘倾斜综合征的原因不明，但凹陷位于鼻下方或下方

提示与视网膜脉络膜缺损有关。

视盘倾斜综合征患者常伴有近视散光，其附加轴方向与扩张方向平行。倾斜的视网膜导致眼球图像形成一种像场弯曲，这使得患者主观上可以感受到散光症状。约80%的先天性倾斜视盘累及双眼。对于眼科医生来说，熟悉视盘倾斜综合征是至关重要的，因为患者可表现为双颞侧偏盲，提示视交叉病变，鼻侧视盘隆起提示视乳头水肿，或两者兼有。然而，典型的视盘倾斜患者的双颞侧偏盲通常是不完整的，不遵从垂直中线，主要局限于上象限（图4.29）。事实上，这是一种屈光暗点，通常继发于局部的鼻下方视网膜区域的近视。隆起仅限于视盘的鼻侧或鼻上方，视盘其余部分平坦。此外，无视盘充血、视盘血管闭塞、

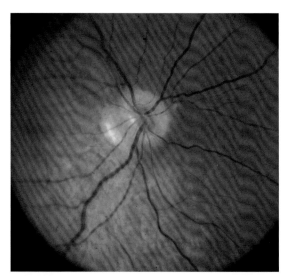
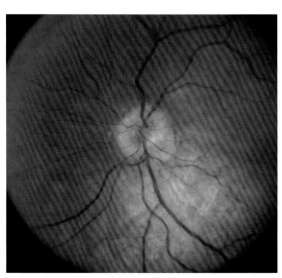

图4.27　视盘倾斜。两个视盘呈椭圆形，视盘颞上方相对于鼻下方抬高。这种抬高常被误认为是视盘水肿。注意视网膜血管移位和下方视网膜脉络膜色素减退

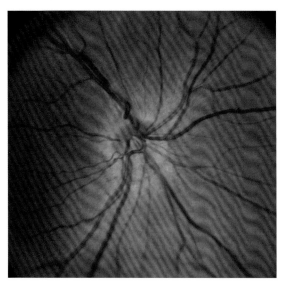
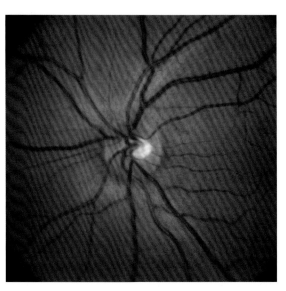

图4.28　单侧视盘倾斜，右眼视盘（左图）倾斜，上方隆起，下方圆锥；左眼视盘（右图）大小、形态正常

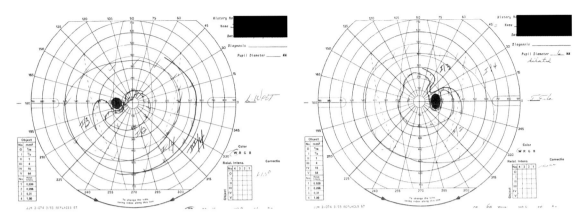

图 4.29　动态视野测量显示患者双颞侧视野缺损，其视盘如图 4.27 所示。注意视野缺损是暗点，而不是由视交叉病灶引起的遵从垂直中线的视野缺损

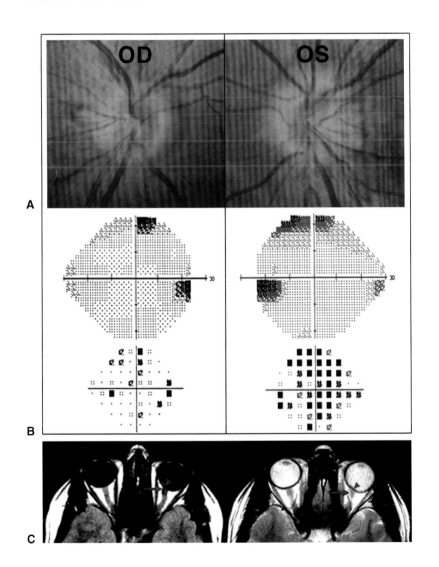

图 4.30　双侧视盘倾斜患者的磁共振成像（MRI）。**A**：右眼视盘稍小，呈椭圆形，颞侧边缘轻度模糊。左眼视盘鼻侧边缘模糊较明显。**B**：自动静态视野测量（Humphrey 视野计，SITA 标准 24-2）显示双眼非局部视野缺陷。**C**：T1（左）和 T2（右）MRI 显示视神经倾斜插入左眼球（箭头）和左眼球鼻后平坦部（箭头）[Reprinted with permission from Tarver-Carr ME，Miller NR. Tilted optic discs visualized by magnetic resonance imaging. J Neuroophthalmol 2006；26（4）：282-283.]

视盘浅表或视乳头周围出血，以上情况是真性视盘水肿可能会出现的情况。

需要强调的是，视盘倾斜的患者可在视交叉区域出现肿块，通常是先天性肿瘤，如视神经胶质瘤或颅咽管瘤。因此，对于任何双颞侧偏盲的视盘倾斜患者，都应紧急行神经影像学检查。颅面异常的患者也有出现视盘倾斜综合征的情况，包括 Crouzon 病和 Apert 病，以及经蝶窦脑膨出、先天性前视觉通路肿瘤、X 连锁先天性静止性夜盲症、Ehlers-Danlos 综合征（Ⅲ型）和家族性右位心。

视盘发育不良

视盘发育不良指视盘明显变形，不符合任何可识别的诊断类别（图 4.31）。在某种程度上，非特异性"异常"视盘和"发育不良"视盘的区别是有些随意的，主要是基于病变的严重程度。

视盘发育不良可发生在经蝶窦脑膨出的患者中。在这种情况下，通常会出现一个离散的视乳头下区 V 形或舌形视网膜脉络膜脱色素，类似于牵牛花综合征（见上文）。这一发现将推动神经成像。这些视乳头旁缺损不同于典型的视网膜脉络膜缺损，后者下方变宽，与基底脑膨出无关。与典型的视网膜脉络膜缺损不同，这种明显的视乳头旁缺损与轻微的巩膜凹陷有关，且不伴有视网膜完整性的破坏。

先天性视盘色素沉着

先天性视盘色素沉着是指黑色素沉积在筛板前或筛板内，使整个视盘呈岩灰色外观（图 4.32）。真正的先天性视盘色素沉着极为罕见，但它与 17 号染色体间质缺失、Aicardi 综合征和视神经发育不全有关。先天性视盘色素沉着患者视力尚好，但也可能伴有视盘异常，从而使视力下降。

Aicardi 综合征

Aicardi 综合征是一种病因不明的先天性脑视网膜疾病，仅女性发病。该综合征的特征是婴儿痉挛、胼胝体发育不全、一种称为高度节律失调的异常的脑电图模式，以及特殊的眼底改变，包括聚集在异常视盘周围的多个脱色的"脉络膜视网膜凹陷"，可能是缺损、发育不全或异常色素沉着（图 4.33A）。在组织学上，脉络膜视网膜凹陷由局限于视网膜色素上皮和脉络膜的边界清楚的全层缺损组成。覆盖的视网膜保持完整，但在组织学上经常出现异常。

Aicardi 综合征患者可能出现的其他眼部异常包括小眼球、球后囊肿、假性神经胶质瘤、视网膜脱离、黄斑瘢痕、白内障、瞳孔膜、虹膜粘连、虹膜缺损和原始玻璃体增生症。最常见的全身性表现是椎体畸形（椎体融合、脊柱侧弯、脊柱裂）和肋骨畸形（肋骨缺失、肋骨融合或分叉）。其他系统性发现包括张力减退、小头畸形、面部畸形、唇腭裂、听觉障碍和耳郭异常。Aicardi 综合征也与胎儿脉络丛囊肿有关。

Aicardi 综合征的中枢神经系统异常包括胼胝体发育不全、脑皮质迁移异常（巨脑回、多小脑回、

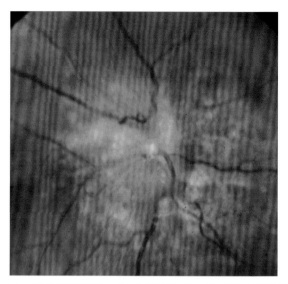

图 4.31　视盘发育不良。视盘明显畸形，视网膜血管以异常形式从视盘区域出现

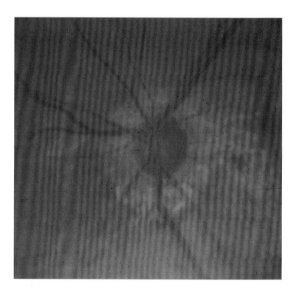

图 4.32　先天性视盘色素沉着。整个视盘呈灰色，视盘发育不良，周围有脱色区，提示乳头周围色素迁移到视盘上

皮质异位）和多发性结构畸形（大脑半球不对称、Dandy-Walker 变异、空洞脑、中线蛛网膜囊肿）（图 4.33B）。这种复杂的大脑畸形暗示了神经细胞增殖和迁移的问题。Aicardi 综合征和视-隔发育不良之间的重叠已经有过几例报道。

几乎所有的 Aicardi 综合征病例都存在严重的智力障碍。这种疾病与预期寿命缩短有关，但有些患者能活到青少年时期。有人认为，脉络膜视网膜凹陷的大小与神经系统预后相关，而癫痫发作年龄、类型和严重程度与此无关。大多数儿童有医学上难治性癫痫发作，91% 的患者寿命不超过 12 个月。

有人认为 Aicardi 综合征是由 X- 连锁突变导致

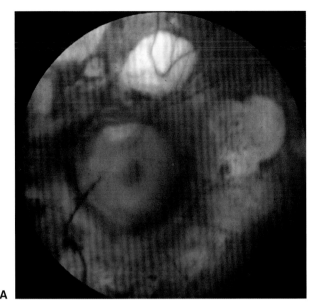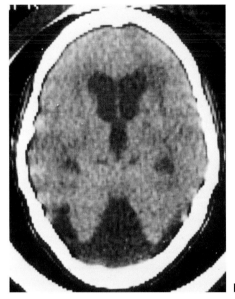

图 4.33 2 月龄女婴患 Aicardi 综合征。**A**. 视盘扩大、畸形，视盘周围有大量边界清楚的脉络膜视网膜凹陷。**B**：轴位 CT 扫描显示侧脑室和第三脑室扩大，第四脑室囊性扩张，符合 Dandy-Walker 畸形

的，在男性患者中是致命的。

双视盘

双视盘是一种极为罕见的先天发育异常，在检眼镜下可见两个视盘，推测是由于远端视神经复制或分离成两个神经束所致。大多数病例有一个"主"视盘和一个"副"视盘，有各自独立的血管系统（图 4.34）。大多数病例是单侧受累，受累眼会出现视力下降。

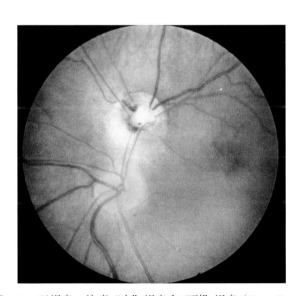

图 4.34 双视盘。注意"主"视盘和"副"视盘（From Donoso LA，Magaragal LE，Eiferman RA. Ocular anomalies simulating double optic discs. Can J Ophthalmol 1981；16：84-87. Photograph courtesy of Larry A. Donoso.）

视神经不发育

视神经不发育是一种罕见的非遗传性先天异常，典型的视神经不发育通常是健康且伴有单眼异常的个体。视神经不发育意味着视神经（包括视盘）、视网膜神经节、神经纤维层和视神经血管完全缺失。组织病理学检查通常显示退化的硬膜鞘在正常位置进入巩膜，视网膜发育不良伴有玫瑰花结形成。一些早期的视神经不发育的报道实际上是描述了严重视神经发育不全的患者，那时对后者的本质还没有清楚的认知。

视神经不发育常是单侧的，当累及双侧时，它往往与严重的、广泛的先天性中枢神经系统畸形有关。

眼底检查未见视盘、视网膜中央血管及黄斑分化时可诊断视神经不发育（图 4.35）。

如预期的那样，患有真性视神经不发育的儿童受累眼失明。神经影像学检查可能显示眼球和骨性眼眶都比正常小。

视神经不发育的病因尚不清楚；它往往与畸形有关，如小眼球畸形、前房角畸形、虹膜发育不全或节段性发育不全、白内障、永存原始玻璃体增生症、眼前节缺损、黄斑葡萄膜肿、视网膜发育不良或视网膜色素障碍，提示其病因与视神经发育不良有本质区别。

有髓神经纤维

前视觉系统的髓鞘形成始于妊娠 5 个月的外侧膝状体。它向远端延伸，6 ～ 7 个月到达视交叉，8 个

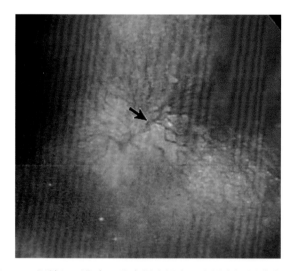

图 4.35　视神经不发育。注意没有视盘，也没有视网膜中央血管，但有从视盘区域发出的脉络膜血管丛（箭头所示）。患者为婴儿，对光没有反应或无瞳孔对光反射［Courtesy of Michael C. Brodsky. From Brodsky MC，Atreides SP，Fowlkes JL，et al. Optic nerve aplasia in an infant with congenital hypopituitarism and posterior pituitary ectopia. Arch Ophthalmol 2004；122（1）：125-126. Copyright © 2004 American Medical Association. All rights reserved.］

月到达球后视神经，足月或之后不久到达筛板。正常情况下，髓磷脂不向眼球内延伸；然而，通过检眼镜检查发现，0.3% ～ 0.6% 的人群眼球内可形成视网膜神经纤维的髓鞘，约 1% 在尸检中发现。在大多数眼睛中，髓鞘形成与视盘是连续的，大部分患者的视力正常。

有髓神经纤维的发病机制大部分仍是推测的，但筛板的缺陷可能允许少突胶质细胞进入视网膜并在那里产生髓鞘。

检眼镜下，有髓神经纤维通常在视盘的上下两极呈白色条纹斑块（图 4.36）。在这些位置，它们可能会使视盘呈现灰色外观，通过抬高视盘的邻近部分，使视盘边缘和视网膜血管模糊，从而模拟视盘水肿。在远处，呈不规则的扇形外观，便于识别。在髓鞘形成的区域，偶尔可见正常眼底颜色的小裂口或斑块。17% ～ 20% 的病例的有髓神经纤维是双侧的，在临床上，有 19% 的病例与视盘不连续（图 4.36C）。周围视网膜偶尔可见孤立的有髓神经纤维斑块。

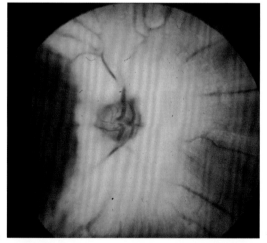

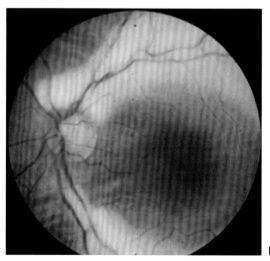

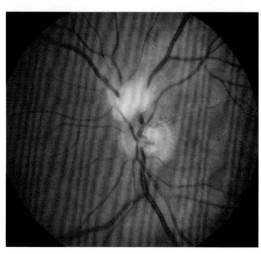

图 4.36　有髓神经纤维。**A**：右眼视盘被羽毛状有髓神经纤维包围。**B**：另一例患者，左眼视盘有髓神经纤维沿血管弓向上下延伸。**C**：第三例患者，右眼视盘上方只有一小块区域可见有髓神经纤维

有髓神经纤维区域内视网膜血管异常，如毛细血管扩张或新生血管。有时可合并玻璃体积血，提示有髓神经纤维斑块内的视网膜血管可能存在隐匿的微血管异常。

有髓神经纤维通常不会影响视力；由于有髓神经纤维通常与视盘相邻，因此受累眼会出现生理盲点扩大。当有髓神经纤维包围黄斑时，可能出现环状暗点，后极部或外周的孤立的有髓神经纤维斑可产生孤立的暗点，这些暗点的大小总是小于有髓神经斑所显示的大小。如果黄斑受累，可能会出现中心暗点，但这种情况极其罕见。

单侧广泛（或罕见的双侧）神经纤维髓鞘化可能与高度近视和严重弱视有关。其他形式的单眼高度近视对遮盖疗法反应良好，而发生在有髓神经纤维儿童中的弱视则很难治疗。在这些患者中，髓鞘包围了大部分视盘。此外，黄斑区（尽管无髓鞘）通常出现异常，表现为反射迟钝或色素播散。

有髓神经纤维可能与 Gorlin 综合征（多发性基底细胞痣）有关。有髓神经纤维可能是家族性的，在这种情况下，通常是常染色体显性遗传。孤立的有髓神经纤维也可能与视神经长度异常（尖头畸形）、筛板缺损（视盘倾斜）、眼前节发育不良和 2 型神经纤维瘤病有关。常染色体显性玻璃体视网膜病与神经纤维层的髓鞘化有关，其特征是先天性视力差、双侧视网膜神经纤维层广泛髓鞘化、玻璃体严重变性、高度近视、视网膜营养不良伴夜盲症、视网膜电图反应降低和四肢畸形。

在极少数情况下，有髓神经纤维可在婴儿期甚至成年后形成；有时在眼外伤后发现。在儿童中，有髓神经纤维的进展已被记载。相反，在获得性视神经病变、视网膜中央动脉闭塞或视网膜分支动脉闭塞的情况下，有髓神经纤维可能会消失。

5

获得性视神经疾病定位诊断

孙俏　译　郦舒伊　校

视神经损害通常导致视感觉功能异常和相对性瞳孔传入障碍。如果损害不可逆，则会导致视盘形态改变。获得性视神经疾病可以产生任何类型的视野缺损，包括中心暗点、盲中心暗点、弓形视野缺损、水平性视野缺损，甚至可以是颞侧或鼻侧偏盲。除非视神经疾病是双侧的，或者损害部位靠近视交叉，否则视神经损害所致的视野缺损通常是单眼的。

各种视神经疾病所致视野缺损本身并无定位价值，相反一些临床特点可以帮助医生做出视神经病的诊断、定位视神经通路中的病理部位以及进行病因诊断，包括患者的人群分布特征（年龄、性别），视力下降的病史（快速或缓慢发生、进展或稳定、伴有疼痛或不伴有疼痛），是否存在神经系统其他部位或眼部体征（相对性瞳孔传入障碍、获得性色觉缺损、眼球运动障碍、眼球突出、视盘睫状血管分流、视盘水肿、视盘苍白），以及神经影像学结果。

视盘形态

对于众多影响到视神经的获得性病理过程，视盘只有两种反应，水肿或者保持正常外观。如果病理过程导致视神经不可逆损害，最终会导致视盘苍白。

视盘水肿

轴突运输在筛板处发生梗阻时会导致真性视盘水肿（图 5.1），病因包括视神经压迫、缺血、炎症、代谢障碍或者中毒（表 5.1）。有些炎症或恶性肿瘤病例发生视盘近端浸润，使得视盘形态无法与真性视盘水肿鉴别。先天性视盘异常与真性视盘水肿易混淆，已在第 4 章中介绍。

视盘形态

早期视盘水肿的眼底征象包括视盘周围神经纤维层模糊，特别是上方和下方，以及接近或穿过视盘边缘处的小血管的节段性模糊血管（典型为小动脉）（图 5.2A）（详见第 6 章）。当视盘水肿发展完全时

（图 5.2B），出现更多的眼底改变，包括视网膜内出血、神经纤维层梗死（棉绒斑）、硬性渗出（有时表现为黄斑周围或黄斑鼻侧的星芒状渗出）以及玻璃体后界膜下出血，后者偶然会突破进入玻璃体腔。

当视盘水肿持续数月或更长时间，出血和渗出会趋于缓解，最初的视盘充血被一种灰色或黄色萎缩外观所取代。其他改变还包括视盘表面逐渐出现的"玻璃疣样"硬性渗出（图 5.3），可逐渐出现新生血管膜伴视网膜下出血和浆液性渗出。视盘周围的视网膜血管可能发生血管狭窄和血管鞘形成。视盘上还可能会出现视盘睫状血管分流，可能是由于慢性视盘水肿或球后视神经段的视网膜中央静脉受外在视神经鞘肿瘤压迫导致视网膜中央静脉慢性回流受阻。

如果视神经萎缩已经出现，那么就不会出现视盘水肿："死亡的轴突不可能水肿"。当根据检眼镜下观察到的已经萎缩的视盘来判断疾病（如颅内压增高）有无复发或加重时，要特别注意这一点（详见第 6 章）。

具体病因

颅内压增高患者可出现视盘水肿，这种情况被称为**视乳头水肿（papilledema）**。这种视乳头水肿患者的症状和体征通常与增高的颅内压相关，包括头痛、恶心、呕吐以及搏动性耳鸣；视觉症状包括一过性黑蒙和复视。除非导致颅内压增高的损害在一定程度上也直接损害了视觉感受系统，或者视乳头水肿非常严重，或者在黄斑区有出血或渗出，否则急性视乳头水肿患者很少因为视乳头水肿出现生理盲点扩大之外的其他异常，例如中心视力下降、色觉障碍和相对性瞳孔传入障碍。视乳头水肿通常是双侧且对称的，但也可能因为解剖因素表现为不对称甚至单侧；可以很轻，也可以非常严重（图 5.2）。视乳头水肿会在第 6 章中介绍。

视神经近端的炎症导致视盘水肿，这种情况被称为**前部视神经炎**或**视乳头炎**，表现为相对急性的视力下降，常为单眼；通常伴随眼周围或眼后部的疼痛，

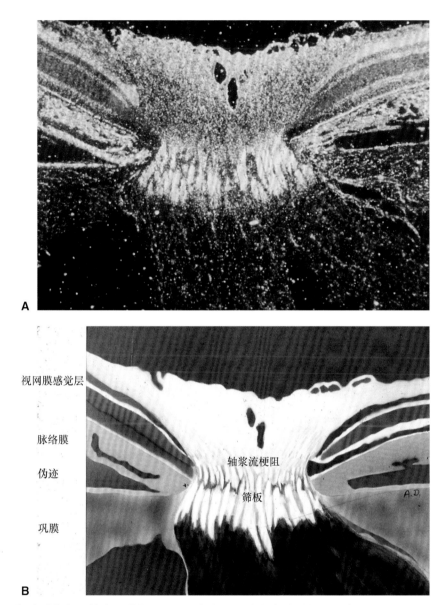

A

视网膜感觉层

脉络膜

伪迹

巩膜

轴浆流梗阻

筛板

A.D.

B

图 5.1　视盘水肿的最终共同特点：轴突运输梗阻。**A**：实验性视乳头水肿动物的肿胀视盘的相差显微镜照片，显示筛板区的轴突产物聚积（见白色部分）。**B**：艺术家绘制的显微照片（Reprinted from Miller NR，Fine SL. The Ocular Fundus in Neuro ophthalmologic Diagnosis：Sights and Sounds in Ophthalmology. Vol 3. St. Louis：CV Mosby；1977. Copyright © 1977 Elsevier. With permission.）

并随眼球转动而加重。视盘水肿的体征可轻可重。有时在水肿的视盘表面可观察到玻璃体炎性细胞，但视盘周围出血罕见。大部分前部视神经炎患者视力持续下降数小时至数天，然后达到稳定，数天至数周之后开始好转。

　　前部视神经炎通常发生于年轻的成年人，最常见的病因是脱髓鞘疾病，也可发生于有各种全身性疾病的患者，例如猫抓病、梅毒、莱姆病和结节病。对于病因不是全身炎症反应或感染性疾病的视神经炎患者，其临床上发生多发性硬化症的风险高于正常人群。

　　一种特殊类型的前部视神经炎被称为**视神经视网膜炎**，眼底特征性表现为伴有黄斑区星芒状脂质渗出的视盘水肿（图 5.4）。这种类型的视神经炎基本上不会是由脱髓鞘引起的，而通常是猫抓病或其他全身感染性疾病的一部分，包括结节病。第 7 章将详细介绍视神经炎。

　　缺血影响到筛板或筛板前部的视神经会导致视盘水肿。这种情况被称为**前部缺血性视神经病变（anterior ischemic optic neuropathy，AION）**，其特点为单眼无痛性视力下降，伴有相对性瞳孔传入障碍，视野缺损往往是水平性或弓形缺损。视力下降通常持续数小时至数天，视力保持稳定，部分病例的视

表 5.1 "肿胀视盘"的鉴别诊断

非真性水肿的视盘隆起
先天性视盘异常
　玻璃疣
　倾斜视盘
　拥挤视盘
视盘浸润
真性视盘水肿
颅内压增高
炎症
　感染
　脱髓鞘
　结节病
血管性
　前部缺血性视神经病变
　　动脉炎性
　　非动脉炎性
　视网膜中央静脉阻塞
压迫
　肿瘤
　　脑膜瘤
　　血管瘤
　非肿瘤
　　甲状腺相关眼病
浸润性
　肿瘤
　　白血病
　　淋巴瘤
　　胶质瘤
　非肿瘤
　　结节病
中毒/代谢性/营养缺乏
遗传性
　Leber 遗传性视神经病变
外伤性
低眼压

力可有小幅度的提高。AION 大多发生在 50 岁以上伴有潜在全身血管性疾病的患者，尤其是糖尿病、系统性原发性高血压和巨细胞动脉炎患者。

AION 患者的视盘水肿可以表现为充血或者苍白（图 5.5），通常伴有一处或多处的视盘边缘的火焰状出血（图 5.6B）。绝大部分非动脉炎性前部缺血性视神经病变（nonarteritic anterior ischemic optic neuropathy，NAION）患者是无视杯或小视杯的先天性小视盘（图 5.6A）。一般认为这种先天性视盘形态异常是发生 AION 的易感因素。另外，动脉炎性 AION 患者可以有任意大小的视盘。第 8 章将详细介绍 AION。

视神经近端的**压迫**可以导致视盘水肿。压迫可由肿瘤所致，如海绵状血管瘤、脑膜瘤或神经鞘膜瘤。在其他情况下，眼眶内正常结构的增大，如甲状腺相关眼病引起的眼外肌肥大会导致视神经受压。发生视神经受压的患者除了在视野检查中发现生理盲点扩大外，最初可能没有视力受损或视力受损很轻，或者表现为隐匿或缓慢进展的视力下降。这些病例无一例外伴有不同程度的色觉障碍、相对性瞳孔传入障碍，以及受累眼的视野缺损。一般仅有轻至中度的视盘水肿或充血（图 5.7）。一般无视盘周围出血，但是一些病例，特别是当压迫性病变靠近眼球时，可出现脉络膜视网膜皱褶。前部压迫性视神经病变的诊断依赖于眼眶的神经影像学检查。压迫性视神经病变将在第 9 章中详细介绍。

中毒及代谢性疾病可以导致视盘水肿。这种病例的视盘水肿通常是双侧的且程度轻微。中心视力常常会下降，视力下降缓慢进展数周至数月。无论中心视力损害的程度如何，患者通常有明显的色觉异常。多数患者表现为双侧中心暗点或盲中心暗点，一些病例可伴有轻度至重度的周边视野缩小。很多患者（并非全部患者）在去除毒性物质接触或纠正代谢异常后，视功能可以部分或完全恢复。中毒及代谢性视神经病变将在第 11 章中详细介绍。

视盘浸润

肿瘤或炎症细胞所致视神经近端的**浸润**可以造成与真性视盘水肿相似的视盘形态（图 5.8）。这种视盘改变可能是无症状性的，也可以伴随不同程度的视力下降、色觉障碍以及视野缺损。浸润可为单侧或双侧，无论是单侧还是双侧病变，只要为非对称性损害即可伴有相对性瞳孔传入障碍。视神经浸润最常见于恶性肿瘤，如白血病、淋巴瘤以及中枢神经系统转移的各种肿瘤，但也可见于全身炎症性疾病，如结节病。仅依据眼底检查来鉴别浸润性视神经病变和其他原因导致的视盘水肿是困难的，需要其他检查（包括神经影像学检查）来帮助做出诊断。浸润性视神经病变将在第 9 章中详细介绍。

视神经萎缩

视神经萎缩不是一种疾病，它是引起神经节细胞和视神经轴突不可逆性损害的任何疾病的形态学后遗症。因此，"视神经萎缩"是一个具有普适性的病理学意义上的术语，适用于任何能够引起前部视路系统

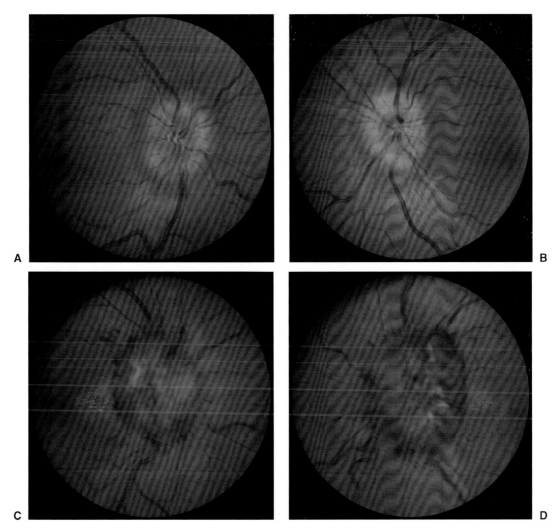

图 5.2　视乳头水肿严重程度的差异性。**A**、**B**：28 岁梗阻性脑积水女性患者表现出的轻度视乳头水肿。其右眼视盘（**A**）比左眼（**B**）充血、水肿更严重。**C**、**D**：23 岁女性假性脑瘤患者的严重视乳头水肿。显著水肿的左眼（**C**）及右眼（**D**）视盘周围有大量出血和棉绒斑。双眼黄斑可见硬性（脂质）渗出

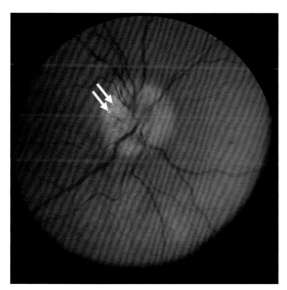

图 5.3　慢性视乳头水肿的玻璃疣样小体（箭头）

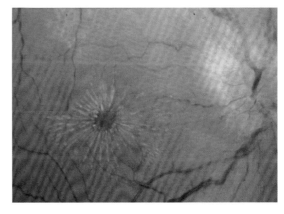

图 5.4　视神经视网膜炎。患者是一位右眼急性视力下降的年轻女性。其右眼视盘肿胀且在黄斑区可见星芒状脂质（硬性渗出）。血清学检查证实为莱姆病。视神经视网膜炎与多发性硬化症的后续发展无关，通常由潜在的全身感染引起，例如猫抓病、莱姆病、梅毒或结节病

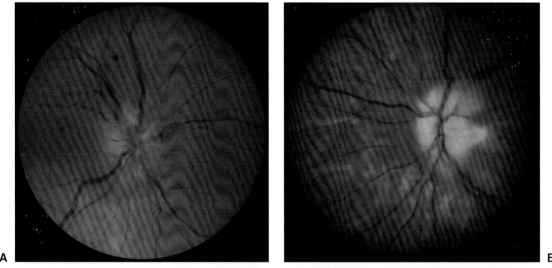

图 5.5　前部缺血性视神经病变的视盘水肿。**A**：充血性水肿。**B**：苍白性水肿

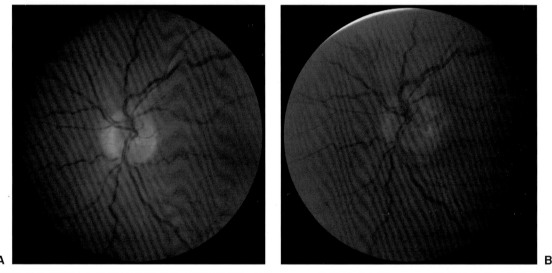

图 5.6　非动脉炎性前部缺血性视神经病变的"危险视盘"表现。**A**：一位数月前右眼 NAION 发病的患者，其左眼为没有视杯的小视盘。**B**：数月后该眼发生以充血性视盘水肿和视盘周围出血为特征表现的 NAION

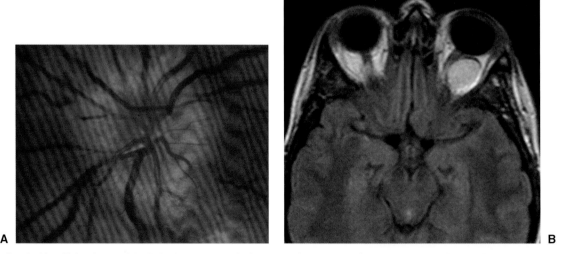

图 5.7　眶内段视神经前部受压所致视盘水肿。**A**：左眼轻度视力下降的 25 岁年轻男性的左眼视盘。视力为 20/25（0.8）且同侧眼有相对性瞳孔传入障碍，视盘表现为中度水肿。**B**：眼眶 MRI 的 T1 加权冠状位图像显示占位压迫颞侧视神经，使其向内侧移位。占位被切除以后，患者的视力恢复正常，视盘水肿消退

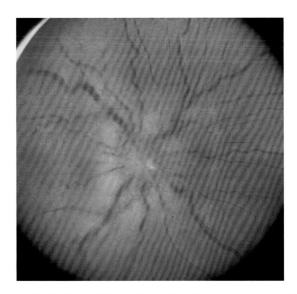

图 5.8 视神经眶内段浸润所致的视盘隆起。患者是一位处于急性淋巴细胞白血病缓解期的 11 岁男孩，右眼发生轻度视物模糊。可见右眼视盘中度隆起，伴有视盘小血管扩张。患者脑脊液中找到恶性肿瘤细胞。经过放疗后，视盘水肿消失，视力提高

（视网膜-膝状体通路）轴突退行性病变的疾病所导致的视神经"皱缩"，这些疾病包括缺血性、炎症性、压迫性、浸润性和外伤性疾病。虽然病理科医生可以通过直接观察视神经组织病理改变得出视神经萎缩的诊断，但视神经萎缩的临床诊断通常基于：①眼底视盘颜色和结构的异常，以及伴随的视网膜血管及神经纤维层的改变；②相应的定位于视神经的视功能损害。

非病理性视盘颜色变淡

识别异常视盘的一个绝对前提条件是检查者要熟悉正常视盘的颜色。正常视盘颜色通常颞侧比鼻侧稍淡。颞侧色淡的程度主要由以下因素决定：生理性视杯的大小，菲薄半透明的颞侧神经纤维层，以及视盘颞侧毛细血管的相对稀疏度。

正常生理性视杯大小存在差异。当视杯几乎延伸至视盘颞侧边缘时，视盘颞侧便会表现为色淡。另外，一些生理性大视杯颞侧边缘陡峭。当视杯的边缘坡度从视盘边缘逐渐下降时，有时可见到视盘颞侧（偶尔是下方）边缘的巩膜新月体，从而表现为斑驳的灰白色。颞侧新月体，即颞侧（或下方）的圆锥（conus），是由于深色的视网膜色素上皮层从视盘边缘回缩从而显露出来的。因此，视盘显得更为苍白。

生理性视杯显著后缩或凹陷造成视盘中央颜色变淡。当视杯基底部的视网膜血管穿过凹陷边界的薄

层神经组织时，血管局部看起来变得模糊。这种视杯很难与青光眼性视杯相鉴别。生理性视杯底部的苍白程度与筛板的反光直接相关。筛板是供透明的神经纤维束穿过的有筛状小开孔的弹性结缔组织（详见第 2 章）。由于这种开口不规则，直射光进入时会向很多方向反射，使这些小孔看起来好像灰黄色的卵圆形或斑点。当观察到这些斑点时，说明在筛板表面上不存在异常的、不透明的结缔组织。

许多婴儿的眼底色泽普遍较淡，这种情况下视盘也会显得色淡。轴性近视眼常常伴有视盘颜色变淡。由于视神经进入眼球时是倾斜的，视盘的组成成分，包括神经纤维和视网膜血管，会向鼻侧移位。生理性视杯很浅，向视盘颞侧边缘延伸时会使视盘颞侧颜色看起来较淡，而且颞侧圆锥常常会加剧这种情况。

观察到的视盘颜色受到照明光源（如是 LED 还是卤素灯）和是否存在白内障的影响。致密的白内障可能会掩盖苍白；反之，在诊断单眼或双眼人工晶体眼的患者有无显著视盘苍白时，也要非常谨慎。

视神经萎缩的病理及病理生理

由于视神经轴突从位于视网膜神经纤维层的神经节细胞发出，所以多种疾病可以在多个部位造成轴突损伤：

- 损害神经节细胞、视网膜神经纤维层或视盘的眼内疾病。
- 眶内、视神经管内或颅内视神经疾病或其周围组织的疾病。
- 损害视交叉、视束或外侧膝状体的疾病。
- 膝状体之后的视路疾病导致跨突触（跨神经元）的轴索变性。

疾病可以是局灶性的、多灶性的或弥漫性的。它可以直接损害轴突，也可以通过影响起支持作用的视神经胶质或睫状血管供血而间接损害轴索。轴突上任何部分的局灶性损害都会导致整个轴突及其胞体（即视网膜神经节细胞）的变性。当大量的轴突出现这种变性时，就会发生显著的视神经皱缩或萎缩。当轴突发生不可逆性损害时，会发生两种变性：顺向性［又称沃勒（Wallerian）变性］和**逆向性**变性。顺向性变性发生于远端的已经与胞体分离的轴突，而逆向性变性发生在近端的仍与胞体相连的轴突。在受伤后 6 ～ 8 周，程序性细胞死亡或细胞凋亡会引发一系列的代谢事件，最终导致神经节细胞丢失。这个过程所需的时间不因损伤部位而变化，因此无论是球后视神

经、视交叉还是视束的损伤所造成的视神经节细胞胞体的病理改变和可被观察到的神经变性，发生的时间几乎一致。

人类以及非人类的灵长类动物视神经轴突再生非常有限且很不完全。但是确实存在损伤后一定程度的髓鞘再生。这些髓鞘再生是由未损伤的、虽然损伤但仍然存活的以及新生的少突胶质细胞活化所致。

跨突触（跨神经元）变性是神经元继发性变性反应，在大脑很多部位均可发生。部分视网膜损害后，在外侧膝状体细胞出现的跨神经元变性是一个研究依据充足的例子。最近的 MRI 数据显示，同样的现象可能发生于获得性视神经病变中，如青光眼。然而，最有意义的跨突触变性发生于尚未成熟的大脑遭受损伤后。这种类型的跨突触变性经常发生于宫内或婴儿早期所受的枕叶损伤中（图 5.9）。

无论原发性的病理生理过程如何，中枢神经系统

的功能缺失总是伴有受累组织的血液供应减少。当视神经变性时，它的血液供应会减少，检眼镜检查可见的正常神经内的小血管也可能观察不到了。除了血液供应减少外，视神经萎缩还会伴随胶质组织的形成。

影响视盘正常粉红色外观的其他因素还包括穿过含有毛细血管的神经胶质柱的神经纤维束的厚度及其细胞结构。正常情况下，进入视盘的光线通过透明的神经纤维束传导，很像光线在光纤通路中传导。光线在邻近的神经胶质细胞柱和毛细血管中散射，从而获得了毛细血管的粉红色。因此，通过组织返回的光线经过神经纤维束呈现粉色，从而使得视盘呈现其特征性的粉红色。萎缩视盘的轴突束已经受损，剩下的星形胶质细胞与进入的光线呈直角排列。因此，非常少量的光线（尽管仍然有，但是量非常少）穿入视盘并穿过毛细血管，却被层层星形胶质细胞包绕。由于光线从不透明的神经胶质细胞反射回来而不穿过毛细血

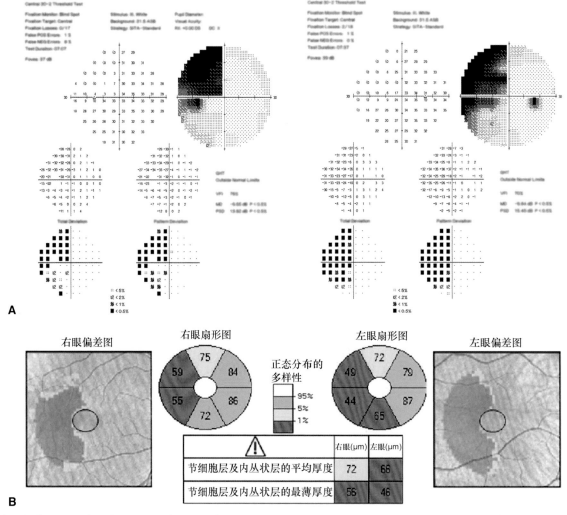

图 5.9　先天性枕叶不对称导致的逆向性跨突触视神经变性。**A**：一位 33 岁的患者在常规检查中发现有左侧的同向偏盲；她没有意识到这个问题，没有视觉异常主诉。**B**：黄斑神经节细胞复合体 OCT 呈现出相应的双眼对称的右侧薄变

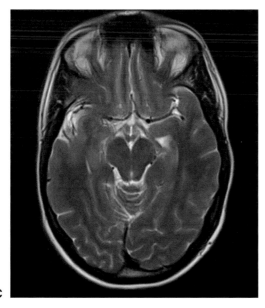
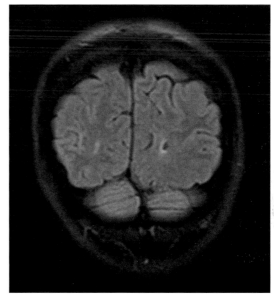

图 5.9（续） 头颅 MRI（C）轴位和（D）冠状位图像显示右侧枕叶较左侧小，提示先天畸形和（或）宫内血管损伤

管网，所以光线仍然为白色，视盘看起来显得苍白。有些部位的组织缺失使得光线直接进入不透明的巩膜层，这是视盘苍白的另一个因素。

视神经萎缩的检眼镜检查特点

视盘颜色的评估是一项常规检查，但往往较为困难，具有挑战性。视盘颜色变淡的评价、记录、比较以及描述都比较困难。视盘的正常颜色取决于其组分和组分间的相互关系，以及从视盘表面反射或折射的光线。由于神经的成分是灰色的，所以视盘的粉红色还与其血管有关。

视盘的苍白程度常分为轻度、中度或重度，但

是这种区分常常是主观的而且不可靠。对视盘苍白程度更为客观的评价应建立在对视盘结构和神经组织细致的观察之上，视盘静脉、动脉和毛细血管，以及围绕视盘的视盘周围视网膜神经纤维层（peripapillary retinal nerve fiber layer，PRNFL）。视盘苍白可以是弥漫性的，也可以仅局限于一块扇形区域（图 5.10）。

在萎缩的早期阶段，视盘失去其红色，并且视盘的物质逐渐丢失（图 5.11）。在萎缩的晚期，从视盘中央穿出的血管的直径仍然正常，而视盘的其他部位则看上去无血管分布。在很多病例中，视神经萎缩过程中发生的种种改变不会导致视盘中央视杯的显著改变。尽管在鉴别病理性视杯伴有视盘苍白的原因时，

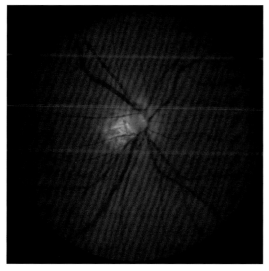
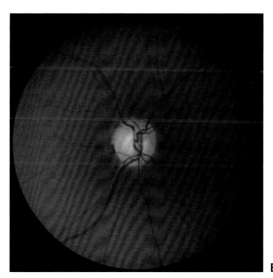

图 5.10 节段性和弥漫性视盘苍白。A：一位近视、视盘倾斜合并有多发性硬化症和右眼视神经炎病史患者的颞侧视盘苍白。B：前部缺血性视神经病变的弥漫性视盘苍白。视野损伤严重，视力为仅能数手指。保留的神经视网膜边缘颜色苍白但是完整，没有形成常见于晚期青光眼患者的视杯扩大

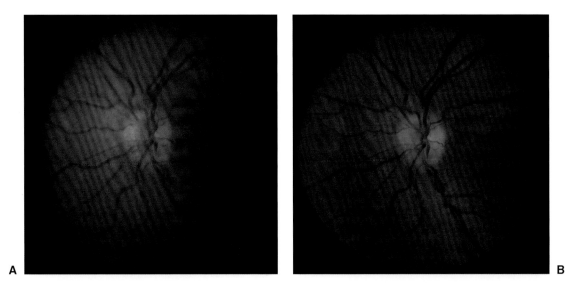

图 5.11　早期视盘苍白。**A**：一位 23 岁患者出现左眼间歇性视物模糊，发现有视神经鞘脑膜瘤。就诊时视盘轻度水肿和充血。**B**：患者拒绝治疗，在系列检查中发现早期视盘苍白，尤其是颞侧苍白，伴有细小毛细血管丢失

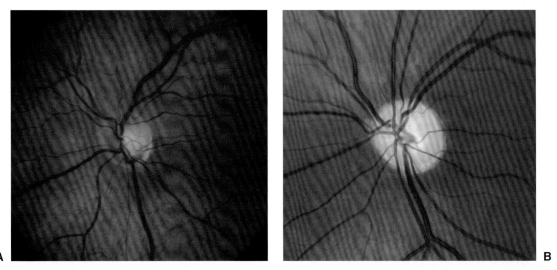

图 5.12　青光眼性和非青光眼性视神经萎缩的视杯扩大。**A**：青光眼性视杯扩大，可见保留的神经视网膜边缘外观正常。**B**：非青光眼性视杯扩大，可见神经视网膜边缘苍白且变薄

青光眼性和非青光眼性视神经疾病偶尔会混淆，但通过仔细的临床检查往往会得出正确的诊断。青光眼性视神经病的视野缺损一般在视杯扩大较为显著后才发生，而视力下降的发生甚至更晚。这些病例通常至少会有一部分神经视网膜边缘缺损，而且保留的视盘边缘组织的颜色正常（图 5.12A）。非青光眼性视神经疾病的视力、色觉和视野损伤明显，而视杯可能仅轻微扩大。另外，非青光眼性视神经疾病患者的视盘很少出现神经视网膜边缘完全消失，而且保留的边缘也常常表现为苍白（图 5.12B）。对 PRNFL 的 OCT 可能也可以为两者的鉴别诊断提供帮助。深的病理性视杯扩大可能更容易发生于严重的缺血病程中，例如动脉炎性 AION（图 5.13）。

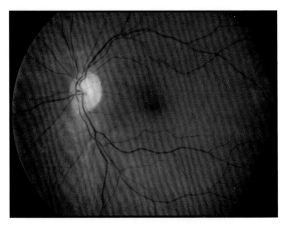

图 5.13　严重动脉炎性 AION 的盘周血管系统萎缩。弥漫性萎缩的视盘周围血管变细、退化，而接近黄斑处的外观则趋于正常

局限性神经纤维束缺损是视网膜内层、视盘、球后视神经或上述结构共同受到损伤的疾病的共同病理特点之一。PRNFL 的正常外观由覆盖在视网膜血管表面的细微的线状纹理组成，这种分布会使得它们看起来稍微偏离焦点。PRNFL 的裂隙状或小的楔形缺损（图 5.14A、B）可能会发展为大的 PRNFL 丢失或缺损病灶数目增多，从而看上去像倾斜眼底（图 5.14C ～ E）。楔形缺损的视网膜呈现平坦颗粒样的外观，看不到条纹状外观（图 5.14E、F）。另外，这

些区域的血管失去了神经纤维的覆盖，看上去颜色更暗，并且突出更加明显。沿着血管常常可看到显著的反光，这是由直接铺在血管上的内界膜造成的。对 PRNFL 的 OCT 可以在检眼镜检查发现体征之前检测到视神经病变的 PRNFL 改变。非人类灵长类动物的视网膜特定区域内的神经组织丢失达到 50%（大约 25 µm）时，临床上可观察到神经纤维层萎缩。而 OCT 可以检测到 7 ～ 9 µm 的 PRNFL 薄变。

多数视神经萎缩病例的视网膜动脉变得狭窄或退

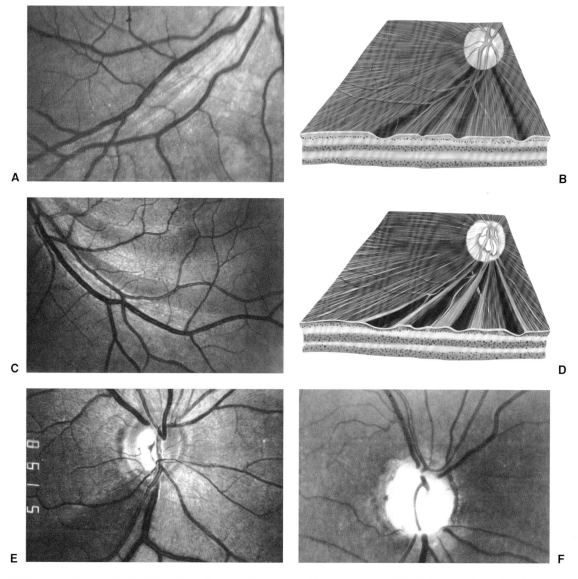

图 5.14 视乳头周围视网膜神经纤维层萎缩表现。**A**：单色无赤光照片显示下方弓形纤维束中神经纤维束的轻度损害（暗色条纹）。**B**：艺术家绘制的类似的轻度缺损。**C**：单色无赤光照片显示一位放射性视神经病变患者左眼下方弓形区域的 PRNFL 的两处大缺损。注意与 **A** 图相比，照片中的缺损颜色更暗、更广泛且与周围神经纤维层区别更为明显。**D**：艺术家绘制的 PRNFL 中度缺损。注意这种更暗的外观源于更广泛、更深的缺损。**E**：单色无赤光照片显示一位右眼早期青光眼患者的眼底，下方弓形区域的 PRNFL 可见一个宽的缺损。缺损区色暗，缺损区域的视网膜呈颗粒状外观（这是由于轴索丢失造成的），与其他正常的视盘周神经纤维层差异明显。**F**：一位严重青光眼患者 PRNFL 完全缺失。已看不到线形条纹，视乳头周围区域的颗粒状外观很明显，且视网膜血管看得很清楚，这是由其上覆盖的神经纤维缺失所造成的

化。有些情况下，血管狭窄很轻微，而有些疾病如严重的 NAION 中，血管表现为串珠状或完全闭塞，特别是视盘周围的血管（图 5.13）。然而，不是所有视神经萎缩病例都伴有视网膜血管的改变。实际上，筛板后视神经损害所致的视神经萎缩，其视网膜血管常常不受影响。因此，当视神经萎缩伴有显著的视网膜血管狭窄时，可能还存在对视网膜血管系统的直接损伤。

视神经萎缩的鉴别诊断

当视神经萎缩较为完全时，通常不能单纯根据视盘的外观来决定其病因。但是，视网膜中央动脉阻塞和缺血性视神经病所致的萎缩通常可以根据伴随的视网膜小动脉变细和血管鞘形成来与其他病因鉴别。黄斑 OCT 可以发现视网膜动脉阻塞的视网膜内层变薄，而不仅仅是 RNFL 的变薄。

获得性视盘颞侧色淡是节段性视神经萎缩最常见的表现，可由 PRNFL 的 OCT 证实。获得性视盘颞侧色淡与残存周边视野、中心视力丢失等临床发现一同提示中毒性、营养性或遗传性视神经病变的可能（详见第 11 章）。当存在上方或下方视盘苍白时，缺血性病因的可能性更大。

RNFL 的特殊分布使得视交叉损伤和视交叉到外侧膝状体段损伤所致视力下降患者的视神经萎缩有其特殊形态。例如，视交叉损伤患者的颞侧视野缺损反映了黄斑鼻侧视网膜神经节细胞神经纤维的丢失。很容易给检查者留下印象的是在视盘的鼻侧和颞侧均可观察到萎缩的表现，因为视盘上方和下方弓形神经纤维束的组成既包含黄斑颞侧也包含其鼻侧的神经节细胞纤维，因此，弓形区的纤维束与其他区域相比较少受累，形成"带状"或"领结样"萎缩（图 5.15）。

先天或新发生的同向偏盲患者或者外侧膝状体损害所致的同向偏盲患者，病灶对侧眼表现为颞侧视野缺损，并且出现前述的神经纤维层损害和视神经萎缩——视盘的带状萎缩。损害同侧眼则出现完全的鼻侧视野缺损，伴有黄斑颞侧的神经节细胞丢失。由于这些黄斑颞侧的神经节细胞发出的神经纤维是组成上方和下方弓形束的主要成分，所以这些区域表现出广泛的神经纤维缺损，视盘萎缩更为弥散。因此，这种患者的眼底特征性地表现为对侧眼"领结样"或"带状"视盘萎缩和同侧眼的视盘上方和下方的弓形神经纤维束减少。

尽管病理性视盘色淡出现与否并不能直接代表

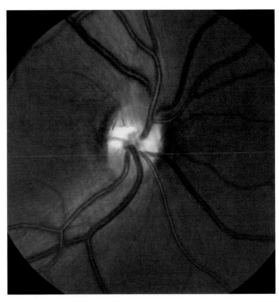

图 5.15　垂体腺瘤所致颞侧偏盲患者右眼视盘"带状"或"领结样"萎缩。可见水平带状的萎缩穿过右眼视盘，保留视盘的上部和下部

视功能情况，但是很显然的是，除非视盘萎缩伴有视神经功能异常，否则不能判定视盘色淡是有临床意义的。适当情况下，应该仔细进行视力、色觉、定量视野检查、瞳孔检查以及电生理检查（详见第 1 章）。有些情况下，视盘可能表现为色淡，但仔细的临床和视觉电生理检查可能未发现任何异常。这种情况说明视盘色淡更倾向于是生理性的而非病理性的。与之相反，有时视盘看上去正常，但是存在视神经功能损害造成的严重甚至是长期的视力或视野损害。大多数这样的病例，通过检眼镜或者 OCT 仔细检查视盘和PRNFL，可以发现视网膜神经纤维萎缩的证据。

视交叉前视神经损害综合征

视盘睫状血管分流和慢性视神经压迫综合征

慢性视神经压迫可能会导致特殊的综合征，其特点为进行性视力下降、视盘水肿同时伴有或随后发生视盘萎缩，以及被称为"视盘睫状分流静脉"的扩张的静脉。更准确的名称是侧支血管，这些静脉是视网膜和脉络膜静脉循环之间的先天连接。当视神经慢性受压时，特别是当病灶在眼眶内时，这些静脉扩张并且分流视网膜血液至脉络膜静脉循环，从而使被阻塞的静脉血绕过阻塞的视网膜中央静脉，经由脉络膜循环、涡静脉及眼静脉流出眼眶（图 5.16A～C）。尽管也可见于慢性视乳头水肿、视神经胶质瘤、视神经鞘脑膜瘤或视神经的蛛网膜囊肿，但蝶骨–眼眶处的

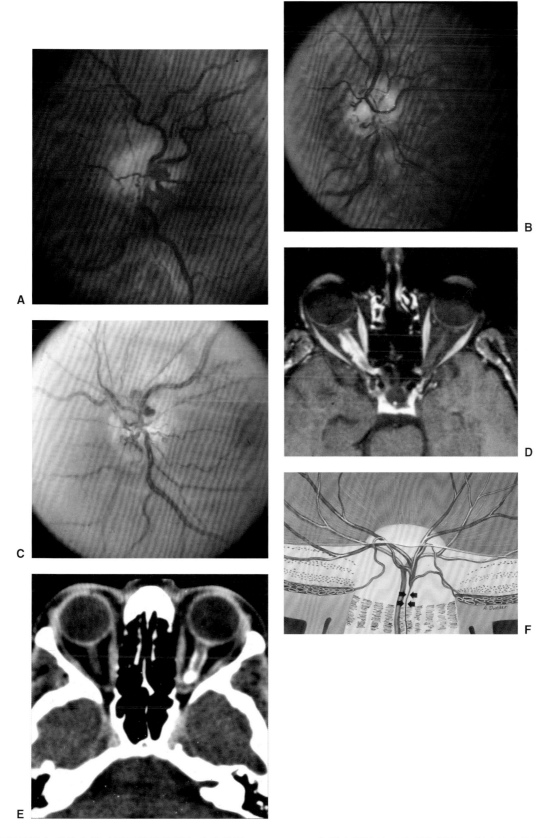

图 5.16　获得性视盘睫状血管（视网膜脉络膜）分流静脉。**A ～ C**：三张眼底照片显示由慢性视神经受压所致的视神经萎缩患者视盘睫状分流静脉。注意各种大小的从视网膜到脉络膜循环的分流静脉，可以通过涡静脉，而非视网膜中央静脉，引流到眼上、下静脉从而离开眼球。**D、E**：两个病例显示视神经鞘脑膜瘤引起静脉压迫，从而形成视网膜脉络膜分流血管。**F**：艺术家绘制的筛板后视网膜中央静脉受压（箭头）

脑膜瘤最常导致这种综合征（图5.16D、E）。视盘睫状血管分流也见于慢性视网膜中央静脉阻塞的患者，通常没有视神经功能受损的表现。

远端视神经损伤综合征

在视神经刚刚进入视交叉（即视交叉前角）处，其特殊的神经纤维解剖结构为定位诊断提供了另一个机会。交叉和未交叉的纤维在此水平分开，但解剖关系却很紧密，此处一个很小的病灶无论影响交叉的或未交叉的纤维，均可导致单眼偏盲。这种视野缺损称为"结合部暗点"。在这种病例中，在**对侧眼**发现颞上方视野无症状性暗点并不罕见（图5.17）。这种暗点是由位于腹侧的神经纤维损害所致，这些纤维源于黄斑下方和鼻侧，在到达视神经远端时，向前形成1～2 mm的环进入对侧视神经（也称**Wilbrand膝**，详见第2章）。

Foster Kennedy综合征

颅内损伤致一侧视神经直接受压通常导致视神经萎缩。随着这些损伤加重，可能会最终导致颅内压增高。当颅内压出现增高时，受压侧的视神经已显著萎缩，因此增高的颅内压仅导致对侧视乳头水肿。单眼视神经萎缩且对侧视乳头水肿，并伴有嗅觉缺失时，是**Foster Kennedy综合征**的标志（图5.18）。这种综合征通常见于额叶肿瘤和嗅沟处脑膜瘤。

有些情况下，这种一只眼视神经萎缩另一只眼视乳头水肿的症状会错误定位，即萎缩的视神经不在肿瘤同侧而是在对侧。另外，另一种"Foster Kennedy综合征"的一侧视神经萎缩和另一侧视乳头水肿的表现也可能是由颅内肿瘤不对称地压迫（双侧）视神经，而并不引起颅内压增高所致。更重要的是，真正的所谓"Foster Kennedy综合征"极其罕见。一侧视

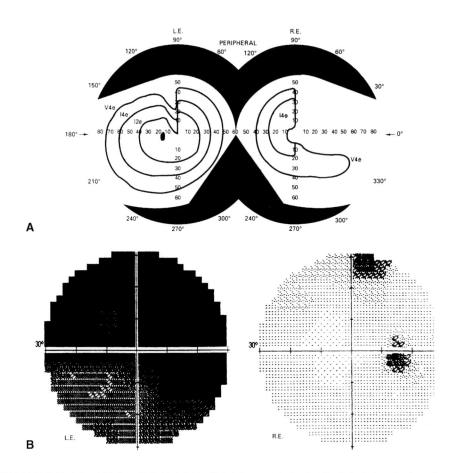

图5.17   两个远端视神经损伤综合征（视交叉前角综合征）的实例。**A**：患者因垂体腺瘤致右眼视力下降，动态视野测量显示该眼致密的颞侧缺损伴中心暗点。另外，对侧眼有颞上方视野缺损。**B**：另一例患者，垂体腺瘤所致左眼视力下降，静态视野测量示该眼中心视野几乎全部缺失，右眼有小片颞上方视野缺损

神经萎缩伴对侧视乳头水肿更多见于双侧、相继发生的视神经炎或缺血性视神经病变。在这些情况下，患者的症状和体征完全不同，诊断并不困难。

双侧上方或下方（水平性）偏盲

如果患者出现双侧视野缺损，则应考虑是由一处病灶引起的双侧视野损伤，还是双侧视神经都存在病灶。双侧的中心性、盲中心性和弓形视野缺损都提示双侧视神经功能受损。单眼完全性或大部分的上方或下方视野缺损通常是由于该侧眼的视网膜或视神经损伤所致。同样，这种类型的双侧视野缺损通常提示双侧视网膜或视神经的损伤。多数情况是双眼先后损伤所致。多数这种病例的病因是双侧 NAION，少数情

况下是双眼同时发生的缺血性视神经病变（图 5.19）。

个别情况下，视交叉前的单个大病灶会压迫双侧视神经，导致双眼水平性视野缺损。这种情况导致的视野丢失发病隐匿，并且不能严格、明确地界定水平子午线，借此可有助于与常见的水平性视野缺损病因相鉴别（缺血性，视神经炎）。

有些双眼视神经疾病患者，特别是双眼同时或先后发生的 AION 患者，会出现一眼上方水平性视野缺损和另一眼下方水平性视野缺损。这些患者可能还会有双眼复视或阅读困难，这是由于患者原来即存在的垂直或水平隐斜失代偿所致。通常双眼上、下方视野部分重叠，可以帮助双眼间成像融合，稳定双眼眼动一致性。然而，对于一眼上方偏盲伴另一眼下方偏

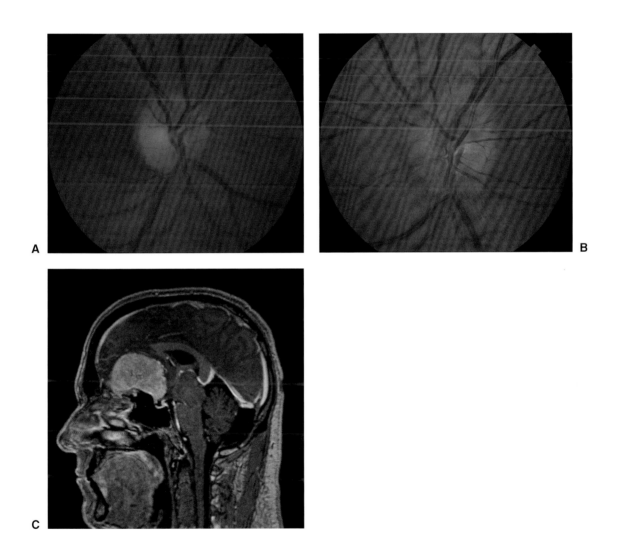

图 5.18　单眼视神经萎缩、对侧眼视乳头水肿以及嗅觉缺失的 Foster Kennedy 综合征。这是一位主诉视野有"斑点"的 51 岁男性患者，伴有头痛和嗅觉下降。双眼视力均为 20/20，有轻度的相对性瞳孔传入障碍。气味识别测试（UPSIT）检查提示完全性嗅觉丧失。**A**：右眼视盘颞侧苍白。**B**：左眼视盘 360° 水肿。**C**：头颅 MRI T1 增强矢状位片显示一个大的、均匀强化的沿着嗅沟生长的肿物，延伸至蝶鞍上，并压迫侧脑室和第三脑室

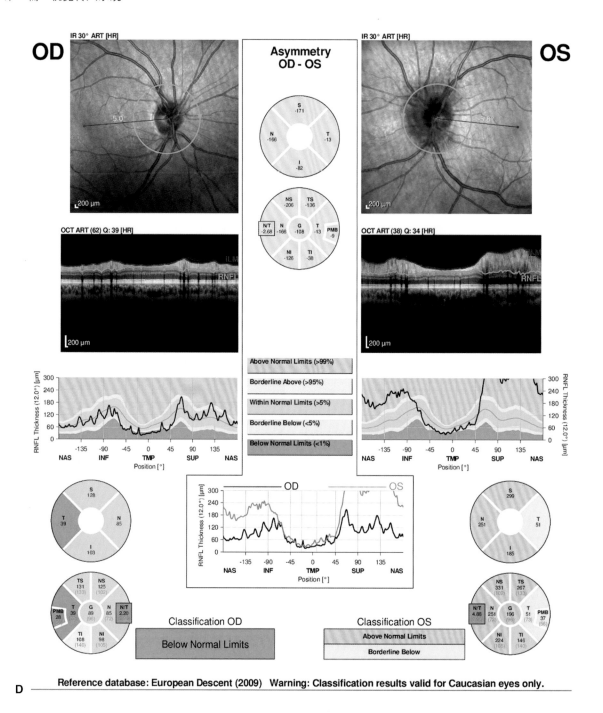

图 5.18（续）　D：OCT 明确了右眼视网膜神经纤维层变薄，左眼视网膜神经纤维层水肿

盲的患者，失去了视野重叠区，这些患者原来非症状性的隐斜就变成有症状的斜视，可以是水平或垂直分离或者是两个尚存视野的重叠。患者会主诉复视或不能看见字或字母（图 5.20）。这种情况被称为半视野滑动现象，最早用于描述双颞侧偏盲的患者（详见第13 章）。

鼻侧偏盲

大多数器质性损害所致的鼻侧视野缺损实际上为弓形视野缺损，其最常见的原因是慢性视盘病变，如慢性视乳头水肿和视乳头玻璃疣。但是，也有一些真正的单眼鼻侧偏盲或双眼鼻侧偏盲，视野缺损

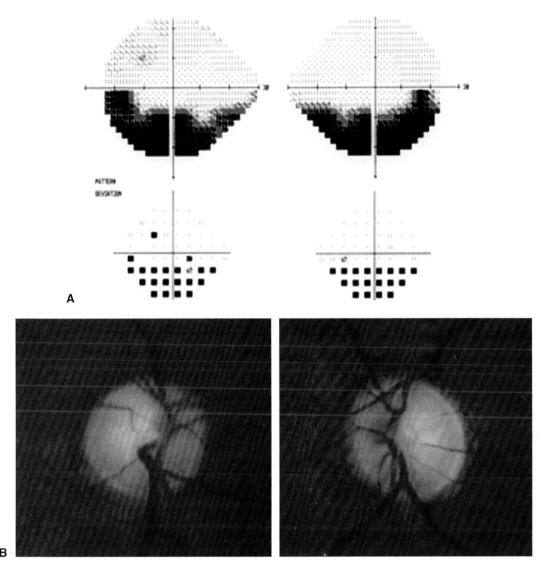

图 5.19　同时发生的双眼前部缺血性视神经病变患者的双眼水平性视野缺损。62 岁老年男性，手术机器人前列腺切除术后醒来出现双眼视野缺损。双眼视力均为 20/25。**A**：双眼动态视野测量显示不完全性水平性下部视野缺损。**B**：2 个月后双眼视盘颞上方苍白（From Weber ED，Colyer MH，Lesser RL，et al. Posterior ischemic optic neuropathy after minimally invasive prostatectomy. J Neuroophthalmol 2007；27：285-287.）

沿垂直中线分布而不超越垂直中线，不与生理盲点相连。这种视野缺损是由一侧或双侧视神经的颞侧受损所致。

　　双眼鼻侧偏盲是相当罕见的视野缺损。虽然有人解释说，"双眼鼻侧偏盲"是由于长在颅内段视神经之间的颅内肿瘤将双侧视神经分别推向两侧的大脑前动脉或颈内动脉所致，但这种情况导致的视野缺损通常是弓形而非偏盲样的，而且不表现为沿垂直中线分布。在个别情况下，真正的鼻侧象限盲或偏盲见于某些颅内病变，包括垂体瘤、脑膜瘤、蝶鞍上动脉瘤、颈内动脉扩张、视交叉处蛛网膜炎、脑积水伴第三脑室扩大，以及原发性空蝶鞍综合征（图 5.21）。

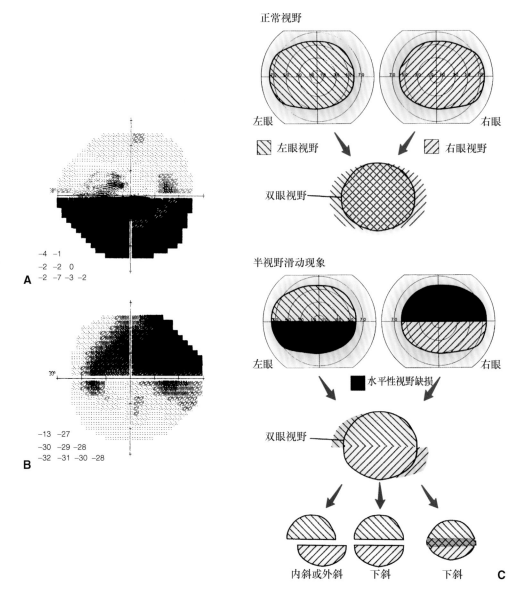

图 5.20   双眼视神经病变的半视野滑动现象。双眼缺血性视神经病变的右眼下半视野缺损（**A**）和左眼上半视野缺损（**B**）。**C**：艺术家的绘图显示由于失去了重叠部分视野，可能产生垂直或水平半视野滑动现象。患者可能会主诉垂直、水平或呈对角线的复视

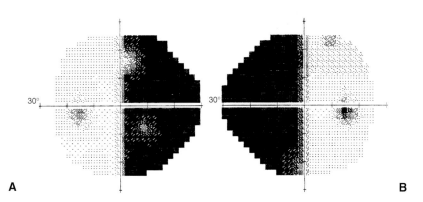

图 5.21   34 岁蝶鞍上动脉瘤女性患者双眼完全性鼻侧偏盲，肿瘤将患者的双侧视神经向两侧推压顶向颈内动脉床突上段。动脉瘤夹闭后，视野缺损缓解。**A**：左眼视野。**B**：右眼视野

6

视乳头水肿

郦舒伊 译 孙俏 校

视乳头水肿一词常不论病因如何，误用于表示任何类型的视盘水肿。尽管理论上来说，视盘水肿可称为"视乳头水肿"，但对于多数临床医生来说，该词具有其特定且根深蒂固的含义，即仅应被用于由颅内压（intracranial pressure，ICP）增高引起的视盘水肿。局部或全身性原因引起的其他类型的视盘水肿应由其病因命名，如"前部缺血性视神经病变"或"前部视神经炎"，或概括地用"视盘水肿"或"视神经乳头水肿"来表示。

颅内压的测量

脑脊液（cerebrospinal fluid，CSF）压力由左侧卧位腰椎穿刺测得，成人正常值波动在 $80 \sim 250$ mmH$_2$O，儿童可高达 280 mm H$_2$O。与一般观点不同，脑脊液压力不依赖于身高、体重，但患者在穿刺过程中咳嗽、紧张、屏气都可以导致压力值假性升高。俯卧位会使得测量值假性升高，尤其是对于肥胖的患者。此外，正常人和颅内压增高患者的颅内压在不同时间内波动范围很大。对特发性颅内压增高症（idiopathic intracranial hypertension，IIH）患者颅内压进行持续监测发现，24 小时内颅内压无规律地波动于 $50 \sim 500$ mm H$_2$O。幕下脑肿瘤的患者因肿瘤阻断了脑室系统和脊髓蛛网膜下腔之间的交通，腰穿测得的压力常低于实际颅内压。

一般来说腰椎穿刺是一个安全的操作，但是在一些特定情况下具有很大风险。除特殊情况外，腰椎穿刺前均应进行神经影像学检查（CT 或 MRI）以排除颅内占位。脑脊液自椎管流出可致受压的脑组织下移，挤压小脑幕切迹或枕骨大孔，而常危及生命。腰椎穿刺偶可引起可逆的获得性 Chiari 畸形。高达 40% 的患者在腰椎穿刺后会发生头痛，这种头痛的典型表现为直立位时加重及仰卧位时缓解。其他低颅压的症状类似于高颅压伴视力障碍和展神经（第 6 对脑神经）麻痹引起的复视。

视乳头水肿的眼底表现

视乳头水肿有多种分类方法。视盘的形态可根据视乳头水肿的时期分为早期、高峰期、慢性期和萎缩期。而根据视乳头水肿严重程度分级的 Frisén 分级系统（表 6.1）最为实用。

表 6.1 视乳头水肿分级系统（Frisén 分级）

0 级——正常视盘
鼻侧及上下方边界欠清与视盘直径成反比
放射状且未扭曲的神经纤维层（nerve fiber layer，NFL）
大血管模糊罕见，一般位于上方
1 级——极早期视乳头水肿
视盘鼻侧边界模糊
视盘边界无隆起
正常放射状 NFL 排列破坏，被灰色不透明的神经纤维束取代
颞侧视盘边界正常
灰色晕轮伴颞侧间隙（间接检眼镜下看得最清楚）
同心状或放射状脉络膜后褶皱
2 级——早期视乳头水肿
全部边界模糊
鼻侧边缘隆起
完整的盘周晕轮
3 级——中度视乳头水肿
全部边界模糊
视乳头直径扩大
一段或多段离开视盘处的大血管模糊
盘周晕轮，即不规则的指样突起外缘
4 级——显著视乳头水肿
整个视乳头隆起
全部边界模糊
盘周晕轮
视盘上一段大血管完全模糊
5 级——重度视乳头水肿
视乳头前部膨胀表现为圆顶状突出
盘周晕轮窄且边界线平滑
有或无一段大血管完全模糊
视杯消失

视乳头水肿的分级

正常视盘（Frisén 0 级）镜下常可见鼻侧神经纤

维层轻度隆起。直接检眼镜下可见鼻侧视盘边缘较颞侧模糊。一般情况下可见血管跨过视乳头，但少数情况下在上方可见部分大血管模糊不清（图 6.1A）。

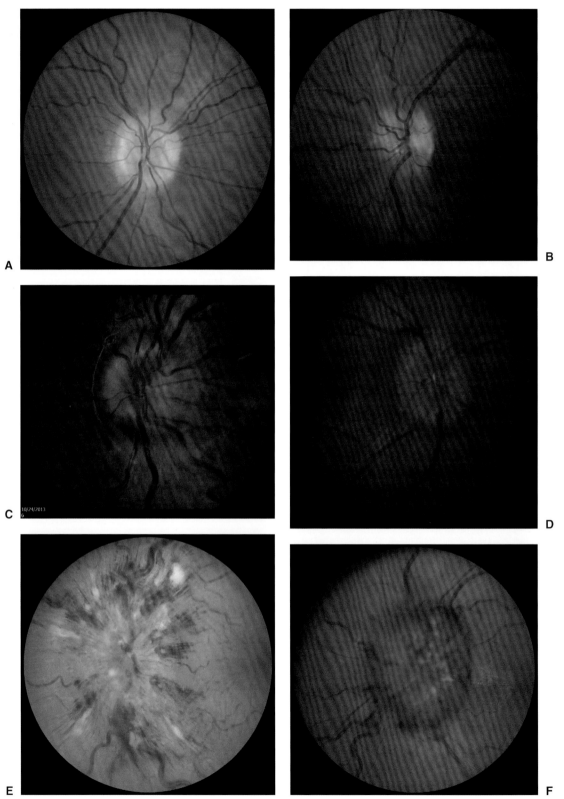

图 6.1　**A**：Frisén 0 级视盘抬高非常轻，边界清晰。**B**：Frisén 1 级（极早期视乳头水肿）水肿呈 C 形晕轮，颞侧正常。**C**：早期视乳头水肿（Frisén 2 级）盘周视网膜神经纤维层 360° 肿胀，边缘模糊。**D**：中度视乳头水肿（Frisén 3 级）下方出视盘处大血管模糊。**E**：显著视乳头水肿（Frisén 4 级）合并有大量盘周出血。出血不属于 Frisén 分级系统的内容。**F**：重度视乳头水肿（Frisén 5 级）伴视盘所有正常解剖标志丢失，乳斑束区可见脂质沉积

极早期视乳头水肿（Frisén 1 级）表现为视盘充血，视乳头周围视网膜神经纤维层模糊不清，视盘肿胀，边界不清，视盘周围火焰状出血，自发性静脉搏动缺失（spontaneous venous pulsation，SVP）（图 6.1B）。可存在放射状排列的神经纤维层破坏伴浅灰色不透明改变，使得受累的神经纤维束明显突出。有研究者认为，自发性静脉搏动缺失是视乳头水肿的早期征象。事实上，当颅内压超过约 200 mmH₂O 时，搏动就会停止。然而，有报道发现存在正常颅内压合并自发性静脉搏动缺失以及颅内压升高合并自发性静脉搏动尚存的情况，这提示自发性静脉搏动并不能作为提示颅内压水平的可靠指标。

早期视乳头水肿（Frisén 2 级）的特征性表现为视盘边界欠清、鼻侧隆起和整个盘周晕轮（图 6.1C）。

当视乳头水肿的严重程度进展至**中度视乳头水肿（Frisén 3 级）**时，视盘边界不清、隆起，视乳头直径扩大，这往往导致视野检查中生理盲点扩大。此期常可见视杯。水肿不透明的神经纤维层遮盖一段或多段视盘外的主要血管为此期的一个重要表现。灰白色的盘周晕轮变得更为明显，外缘可出现与神经纤维层相连的不规则指样突起（图 6.1D）。

显著视乳头水肿（Frisén 4 级）的特征为整个视乳头隆起，视杯往往消失。整个视神经边缘模糊不清，盘周晕轮明显。神经纤维层水肿及梗死导致视盘上主要血管模糊不清，视网膜静脉充血、迂曲（图 6.1E）。

重度视乳头水肿（Frisén 5 级）表现为视神经向前凸起呈圆顶形。视杯消失，盘周晕轮变窄而边界线平滑，视乳头与周围视网膜常无明显区分标志，可有或无大血管模糊不清（图 6.1F）。

视乳头水肿的其他体征

视乳头水肿的其他体征可能与视觉障碍相关，但对于判断视乳头水肿的严重程度并无帮助。火焰状神经纤维层出血、棉絮斑（局灶性视网膜梗死）以及视盘或盘周血管迂曲都是常见的表现。慢性病例常可出现盘周视网膜皱襞（Paton 线），同时也可观察到直线或曲线形的脉络膜皱襞（图 6.2）。颅内压增高引起的脉络膜皱襞常致获得性、进展性远视。盘周及黄斑区如出现硬性渗出及出血，可导致中心视力下降（图 6.3）。因黄斑区神经纤维呈放射状走行，该区的渗出和出血呈扇形或星形。由于视盘和盘周的血管损伤与上述黄斑改变相关，这类星形一般不对称，以中心凹鼻侧朝向视盘更为突出。

视乳头水肿多伴有出血，尽管 Frisén 分级系统并未将其包含在内。神经纤维层出血最为常见，提示水肿由急性期进展为亚急性期（图 6.1 E、F）。盘周少许神经纤维层出血可能是早期视乳头水肿的一个极为重要的征象。这种出血位于盘周及其边缘，呈细条放射状，可能是由盘内或盘周扩张的毛细血管破裂引起的。

当颅内压迅速升高时，除了常见的视网膜内出血外，还可出现玻璃体下出血（图 6.4）。部分患者出血可突破进入玻璃体。极少数的视乳头水肿患者会发生黄斑及盘周视网膜下新生血管形成，尤其是当视乳头水肿为慢性时。除后极出血外的视网膜周边出血提示

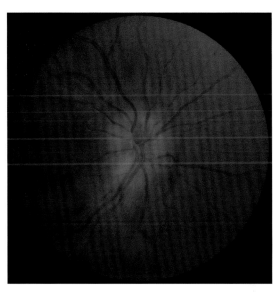

图 6.2 阻塞性脑积水致视乳头水肿患者的颞侧盘周脉络膜视网膜皱襞（Paton 线）

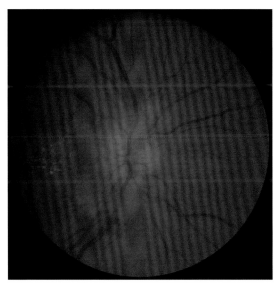

图 6.3 需行视神经鞘减压术的视乳头水肿患者的黄斑区半星状病灶。这一乳斑束区的不完整星形病灶具有特征性，且可在视乳头水肿消退后仍持续数月。完整的星形病灶非常罕见

显著升高的颅内压造成广泛的视网膜静脉淤滞。

慢性视乳头水肿

当视乳头水肿持续存在时，出血和渗出缓慢消退，视盘渐现圆形外观（图6.5）。在视乳头水肿急性期尚存的视杯最终变得模糊不清。数月后，最初的视盘充血变为灰白色，视盘表面的硬性渗出逐渐明晰。这些渗出即假性玻璃疣，与视盘玻璃疣相似，可被误诊为假性视乳头水肿（第5章，图5.3）。

多数慢性视乳头水肿的患者有神经纤维层萎缩的证据。萎缩的表现从裂隙样缺损至弥漫性丢失不等，可通过直接检眼镜或裂隙灯的无赤光滤器观察。

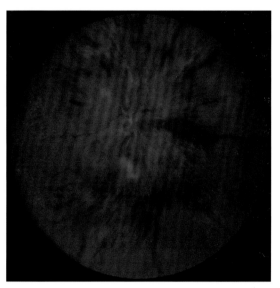

图6.4 颅内静脉窦血栓形成致颅内压急剧升高患者的玻璃体下出血合并视乳头水肿

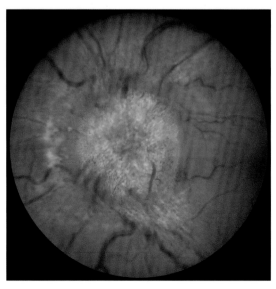

图6.5 慢性重度视乳头水肿。注意视盘圆形压紧的外观，毛细血管扩张，无出血

视乳头水肿偶可长期存在而不伴有明显的视觉症状，这种情况主要出现在IIH患者中。

视乳头水肿后视神经萎缩

随着时间推移，未经治疗的视乳头水肿消退后，视盘开始萎缩，视网膜血管逐渐变细且鞘膜化。一些患者的黄斑区出现永久的色素样改变或脉络膜皱襞（图6.6）。视乳头水肿演变至视神经萎缩所需的时间取决于很多因素，包括颅内压升高的严重程度及持续性等。部分病例在最初观察到急性视乳头水肿后数周或数日内即可出现视神经萎缩，尤其当颅内压急剧、显著、持续升高时。在这些病例中，视盘快速进展至严重的视乳头水肿，而后不经过慢性视乳头水肿的阶段，直接演变为视乳头水肿后视神经萎缩。还有一些病例经过数月甚至数年后才出现视神经萎缩。这些患者的眼底呈现典型的慢性视乳头水肿，缓慢消退转变为视神经萎缩。还有一部分慢性视乳头水肿的患者可出现视神经睫状分流静脉。视神经睫状分流静脉是视网膜和脉络膜静脉循环之间的先天连接，由于颅内压升高直接压迫视网膜中央静脉或通过压迫视神经而间接压迫视网膜中央静脉，造成视神经睫状分流静脉扩张（图6.7）。无论是直接或间接压迫，视神经睫状分流静脉使静脉血液从视网膜分流至脉络膜静脉循环。在行外科手术降低颅内压或行视神经鞘减压术后，视神经睫状分流静脉可消失。

慢性视乳头水肿所致的视神经萎缩表现为特定类

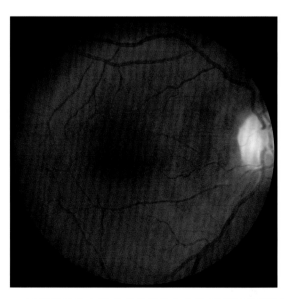

图6.6 重度视乳头水肿患者的视乳头水肿后视神经萎缩及视网膜色素样改变。注意视盘苍白、视网膜血管鞘变窄以及视盘颞上方色素样改变

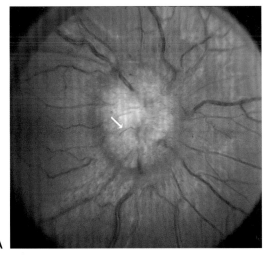

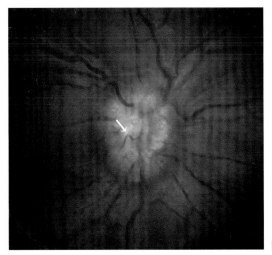

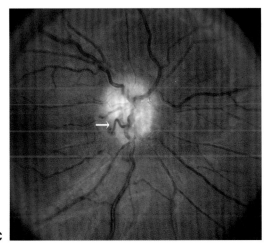

图 6.7　慢性视乳头水肿的假性脑瘤患者视神经睫状分流静脉形成。**A**：显著视乳头水肿（Frisén 4 级）。注意视盘表面 8 点处可见小血管（箭头所指）。**B**：随着视盘水肿消退，原先的小血管更为明显（箭所指）。**C**：视盘水肿几乎完全消退。位于视盘 8 点处的血管变得比之前更粗大，清晰可见视网膜-脉络膜分流（箭头所指）

型的轴索缺失。一些尸检报告证实为周边轴索缺失而中央轴索保留。大多数慢性视乳头水肿的患者尽管存在重度视乳头水肿及视神经萎缩，仍然具有良好的中心视力（图 6.8）。

单眼或非对称性视乳头水肿

视乳头水肿一般为双眼且相对对称。有些病例的视乳头水肿仅限于单眼，或至少一眼视乳头水肿较另一眼更严重（图 6.9）。有些患者在颅内压升高之前就存在视神经萎缩（假性 Foster-Kennedy 综合征，见下文及第 5 章）。如果没有足够的神经纤维存活，视乳头水肿就不会发生（"死亡的轴索不会肿胀"）。而如果残存足够的神经纤维，即使视盘苍白也会发生视乳头水肿。Foster-Kennedy 综合征是指额叶或嗅沟的肿瘤引起的三联征，即一眼视神经萎缩、另一眼视乳头水肿以及嗅觉缺失。一般肿瘤同侧的视神经由于受到压迫而萎缩。视神经鞘内脑脊液压力的增高是造成视乳头水肿的先决条件。视神经受压阻碍了鞘内压力的

增高从而导致同侧视神经纤维萎缩。与之类似的，单侧视盘发育不良的患者可仅在原先正常的视盘出现视乳头水肿。

当单眼视乳头水肿发生于对侧视盘看似正常的患者时，对侧眼没有发生视乳头水肿常是由于视神经鞘或筛板存在某些先天性异常从而阻断了压力向视乳头传导。动物和人体试验研究均表明，视神经鞘间隙与基底池之间不存在脑脊液循环，从而防止颅内压升高向视神经传导。相反，即使使用药物或手术方式降低颅内压，鞘内压仍可能持续升高。对于多数单眼视乳头水肿的患者来说，若仔细查看其"正常"视盘，常常可以发现极细微的充血、神经纤维层模糊或视盘水肿，但相较对侧眼显著的视乳头水肿而容易被忽略。

仔细使用立体检眼镜、荧光素血管造影和（或）OCT 对于发现轻度视乳头水肿是必要的。尽管如此，IIH、脑肿瘤、脑脓肿以及颅内出血（颅内动脉瘤、导水管狭窄和脑外伤所致）都有可能引起完全单眼视乳头水肿。

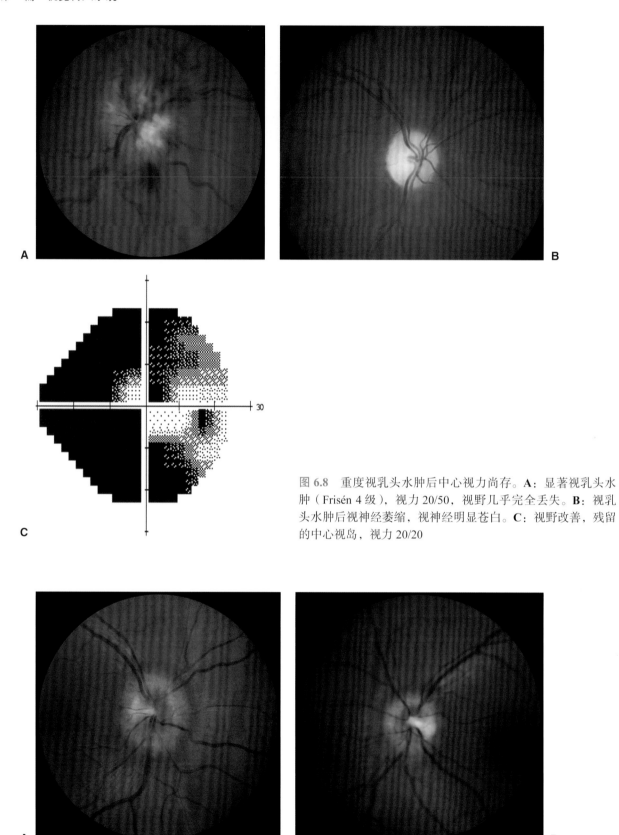

图 6.8 重度视乳头水肿后中心视力尚存。**A**：显著视乳头水肿（Frisén 4 级），视力 20/50，视野几乎完全丢失。**B**：视乳头水肿后视神经萎缩，视神经明显苍白。**C**：视野改善，残留的中心视岛，视力 20/20

图 6.9 18 岁女性假性脑瘤患者的非对称性视乳头水肿。**A**：右眼 Frisén 3 级视乳头水肿。**B**：左眼 Frisén 1 级视乳头水肿。仅右眼出现一过性视力下降和视野改变

视乳头水肿的诊断

诊断视乳头水肿最重要的方法是检眼镜仔细检查，评估有无前文所述的表现特点。无赤光检眼镜和配合前置镜的裂隙灯检查通常足以发现视盘水肿是否存在。确诊视盘水肿后，相关临床特点提示究竟是视乳头水肿（如颅内压升高引起的视盘水肿）还是原发性视神经疾病伴视盘水肿（如 AION、前部视神经炎等）。一般来说，视乳头水肿直到晚期才出现视力异常，而其他视神经疾病早期即出现视力异常。其他症状和体征如头痛、搏动性耳鸣、复视等也可能提示颅内压升高。

有时真性视盘水肿的诊断难以确定，应考虑有假性视盘水肿的可能（详见第 4 章）。对于这部分病例，荧光素血管造影中出现早期或晚期盘周荧光渗漏可以帮助识别早期视乳头水肿。眼眶超声也可用于疑诊视乳头水肿的病例。眼眶超声可用于检测球后视神经 / 视神经鞘复合体是否增粗，这是脑脊液压力升高的一个征象，但其特异度和敏感度低，会随着眼位（30°试验）变化。更重要的是，超声检查同增强深度成像频域 OCT（EDI-OCT）一样，经常用于发现埋藏视盘玻璃疣。OCT 还可通过黄斑模块分析盘周视网膜厚度和体积，以有效鉴别轻度视乳头水肿和假性肿胀。

视乳头水肿的鉴别诊断包括单眼或双眼视盘异常隆起以及由除颅内压增高外其他原因引起的真性视盘水肿（详见第 5 章）。视盘异常隆起多由埋藏视盘玻璃疣引起，而发育异常的视盘也可异常隆起，倾斜视盘常表现为上方和鼻侧隆起。此外，有些视盘呈异常隆起但无玻璃疣，视盘不小亦无倾斜（详见第 4 章）。多数病例可通过仔细的检眼镜检查配合超声检查、荧光素血管造影和（或）OCT 以鉴别异常视盘隆起与真性视盘水肿。

真性视盘水肿与视乳头水肿相似，可由局部眼病引起，如眼内炎症等。由眼内炎症引起视盘水肿的眼会有其他炎性表现，特别是房水或玻璃体的细胞，部分可见视网膜血管鞘形成。视网膜血管病变如视网膜静脉阻塞可导致视盘水肿，这类患者如无适当的神经影像学检查和腰椎穿刺则可能难以确定视盘水肿的原因。视神经周围炎的患者可出现视盘水肿，如未合并眼内炎症很难与视乳头水肿相鉴别。NAION 也可出现类似视乳头水肿的表现，尤其是无症状时。前部视神经炎的患者鲜有正常的中心视力；相反，这类患者常诉视力下降，其他视功能检查（如对比敏感度、视野等）常呈现与视乳头水肿程度不一致的异常表现。炎症或肿瘤细胞侵袭的视盘可与视乳头水肿表现相似，神经影像学检查对这类疾病的诊断多有帮助，有时需行腰椎穿刺。

视乳头水肿的病程

视乳头水肿发展的速度很大程度上取决于颅内压增高的病因。当突发颅内出血或硬膜外出血时，2 ～ 8 h 内可能就会出现视乳头水肿。此外，在某些情况如脑炎伴发脑脓肿时，轻度视乳头水肿可在数小时内进展迅速。偶尔在增高的颅内压降至正常数日至数周后，视乳头水肿反常地进展或加重。

根据降低颅内压的方法不同，进展完全的视乳头水肿可在数小时、数天或数周内完全消失。例如视乳头水肿消退的时间可分别为成功行开颅切除脑肿瘤后 6 ～ 8 周，特发性颅内压增高症患者行脑脊液分流术后 2 ～ 3 周和视神经鞘减压术后数天。

大多数情况下，一旦颅内压下降至正常水平，视网膜静脉和视盘毛细血管的扩张就会开始回退。其后数日至数周期间，可能由于视盘血流动力学的改变，出现新的出血，不过这种出血意义不大且短时间内即可消失。视盘充血和隆起慢慢消退，最后消失的是模糊的视盘边界和盘周视网膜神经纤维层的异常。有些情况下，视乳头水肿消退同时即出现视神经萎缩。一些病例可能出现广泛的血管鞘形成和神经胶质增生，提示这些病例的病因本质，但多数情况下，视乳头水肿后视神经萎缩很难与炎症、血管病变或外伤引起的视神经萎缩相鉴别。

预测视乳头水肿患者的视力预后比较困难，尽管发展迅速及重度的视乳头水肿通常预示着预后较差。预后不良的征象包括视网膜动脉变细、常伴血管鞘形成，以及盘周视网膜神经纤维层丢失。当看到这些改变时，视神经组织的不可逆损伤已经发生了。视乳头水肿时出现的明显视盘苍白亦提示视力预后不良，即使立即降低颅内压亦不能改善，因为视盘苍白是轴索缺失所致的。多数有上述改变的患者同时存在视功能损害的临床证据，包括视野缺损及对比敏感度异常。视力（下降）是最后累及的视觉参数，慢性开角型青光眼患者亦是如此。一旦视乳头水肿患者开始感觉到或被检查出上述异常，视力预后差。严重的静脉充血、视网膜出血、硬性及软性渗出均对判断预后没有显著意义。

视乳头水肿可见于任何年龄，包括颅缝和囟门仍然开放的婴儿及儿童。尽管先天性脑积水的婴儿和儿童的视乳头水肿发生率极低，但研究发现，56%～90%的儿童脑肿瘤患者患视乳头水肿或视乳头水肿后视神经萎缩。

视乳头水肿的症状和体征

视觉和非视觉症状均可发生于视乳头水肿患者。一般来说，非视觉症状更为严重，更令患者困扰，尽管视觉症状令患者痛苦且预示着将会发生永久性视功能损害。

非视觉表现

头痛是颅内压升高最早出现且最常见的症状之一，尽管不是每个患者都出现头痛。头痛的严重程度和发生部位均无助于确定是否存在颅内占位及占位部位。浸润大脑半球凸面硬脑膜并引起病灶处明显肿胀和疼痛的脑膜瘤是个例外。一些患者的头痛与颅内压增高相关，可因咳嗽、用力以及 Valsalva 动作而头痛加重。这是一种不稳定现象，其存在可能提示为脑室系统内病变的球阀动作。颅内压增高相关性头痛被认为是由于脑膜牵拉所致，而这类患者的局部刺痛可以用颅底感觉神经受损或脑膜神经局部功能失常来解释。

恶心和呕吐常与颅内压显著升高相伴存在，但所谓的喷射状呕吐非常罕见。呕吐、心动过缓、吞咽困难和呼吸衰竭都可能由延髓疝入枕骨大孔所致。

意识丧失、去脑强直和瞳孔散大是颅内压增高的终末结局。意识丧失可能发生于大脑皮质受压或血液供应减少。海马回因颅内压升高通过小脑幕形成疝，导致颞叶被压入两侧的切迹。小脑幕切迹疝压迫大脑脚，导致去脑强直。最终动眼神经或中脑背侧直接受压导致双眼瞳孔散大、对光反射消失。

颅内压增高患者偶可出现自发性**脑脊液鼻漏**。部分患者存在既往外伤史，另一些患者有颅底先天性畸形。自发性脑脊液瘘通常位于筛板区，高达50%的自发性脑脊液鼻漏患者同时患有颅内压增高。

视觉表现

视乳头水肿患者在早期甚至高峰期往往没有视觉症状，既没有视力下降，也没有色觉障碍。这些患者中部分人仅在仔细检查中发现轻度至中度的生理盲点扩大。其他患者可能会感觉到生理盲点，而主诉单眼或双眼视野存在负性暗点。还有一些患者存在不同程度的视力、色觉、视野方面的异常。患者可能出现视

网膜或玻璃体的出血或渗出，进而导致中心视力下降（图6.3和图6.10）。还有一些颅内占位致颅内压增高的患者通过其他机制造成视觉障碍，包括直接压迫视觉感觉通路的一部分（如脑膜瘤压迫枕叶致同向视野缺损），通过周围脑组织的继发效应间接压迫部分视通路（如额叶肿瘤压迫直回视神经致双眼视神经病变），以及部分视通路浸润（如生殖细胞瘤浸润视交叉致双眼颞侧偏盲）。

视乳头水肿患者可有短暂、一过性视物模糊。发作期间视力自轻度视物模糊至全盲不等。有些患者诉视物发暗，有些患者感觉到阳性视觉现象而视物模糊，如闪光感、光幻觉，甚至闪烁暗点。所有这些视觉症状的恢复均快速而完全。视物模糊可仅累及单眼，也可双眼交替，抑或双眼同时发作。症状持续一般仅为数秒，有时也会持续数小时。有些患者一天会发作高达20～30次，常在体位改变后发作，尤其当坐位起立或者从卧位到坐位位时；极少数患者有凝视诱发性黑蒙，这一现象更常见于眼眶病变视视神经受压变形的患者。

一过性视物模糊对于判断预后的意义不大。许多出现一过性视物模糊的患者，其视乳头水肿完全消退后检测不出任何视觉障碍。相反，从未有过一过性视物模糊的视乳头水肿患者也可以出现永久性视觉损害。一过性视物模糊的原因很可能是视神经短暂受压或缺血。

生理盲点向心性扩大是视乳头水肿患者最常见、也常是唯一的视野缺损。盘周视网膜受压、脱离、侧向移位是视乳头水肿患者生理盲点扩大的主要原因，然而，即使没有明显的视网膜移位和脱离，生理盲点也会扩大。这种情况下，生理盲点扩大代表获得性盘周远视引起的屈光暗点，而获得性盘周远视是由盘周视网膜下积液导致视网膜隆起所引起的。

自动静态视野计测得的视乳头水肿早期视野缺损并不少见，一般为弓形暗点或鼻侧阶梯。而视野缩小属于晚期征象，提示预后不佳。视野缺损一般鼻侧重于颞侧，视乳头水肿消退之后仍可能一直持续（图6.11）。因此，在发展至全盲之前，视野可能仅存一个颞岛。

视乳头水肿的视野缺损一般缓慢进展。突发视野缺损提示局部病因，例如缺血。叠加的缺血性视神经病变可能发生于视盘内组织压力增加造成的筛板前视盘小动脉阻塞，这些血管比眼底其他的血管对眼内压增高更为敏感。

颅内占位或脑膜炎（化脓性、非细菌性、癌性、淋巴瘤等）导致的视乳头水肿患者，由于这些疾病对视神经的作用，可发生中心视力急剧性或进行性下降。另一些病例中心视力永久损伤是由颅内压增高对视神经的非特异性影响所致，始于缓慢进展的视野缩小。中心视力下降在这些患者中通常为晚期现象，但颅内压显著增高的患者则数周内就可出现。

一些视乳头水肿患者会出现急性视力下降，这些患者中多数可能存在局部病变。部分患者中心视力下降的原因是出现黄斑区出血或渗出（图 6.10），另一些患者患缺血性视神经病变或视网膜血管阻塞，可能与基础疾病（如凝血功能障碍）或颅内压快速升高相关。少数患者表现为暴发性病程，从正常视力快速进展至严重的永久性视力丧失。

即使视力正常、视野完整，视乳头水肿患者也可能存在视功能异常，如对比敏感度下降、视觉诱发电位示 P100 波延迟。

颅内压增高可通过压迫或牵拉位于颅底的展神经造成复视。展神经损伤可为单眼或双眼。这些患者可伴有共同性内斜视，看远较看近更为明显，这种现象会被误诊为分离不足。滑车神经麻痹在颅内压增高患者中非常少见，可能由球样松果体上隐窝压迫中脑背侧或滑车神经本身所致。如果不进行眼动试验或 Bielschowsky 歪头试验，滑车神经麻痹常被误诊为反向偏斜，尽管反向偏斜也可在颅内压增高患者中发生。

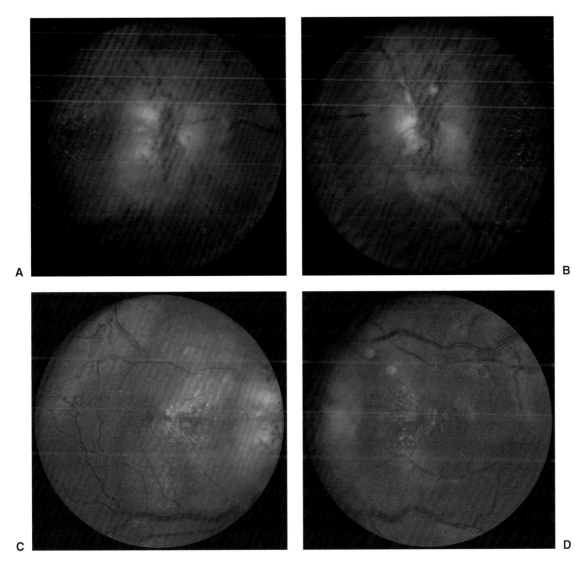

A　B　C　D

图 6.10　视乳头水肿伴黄斑区硬性渗出相关的双眼视力损害。患者为 9 岁女孩，头痛伴双眼视力下降及视野受限。**A** 和 **B**：双眼显著视乳头水肿及黄斑渗出（**C** 和 **D**）

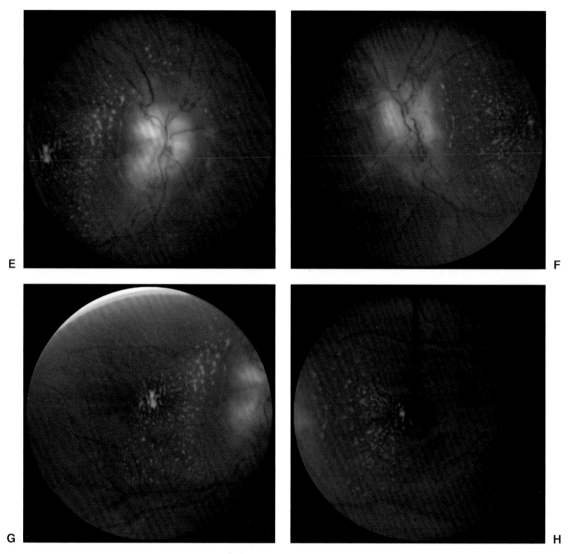

图 6.10（续）　经视神经鞘开窗术后，视乳头水肿较前改善（**E** 和 **F**），但由于黄斑区长期脂质沉积而导致中心视力仍旧异常（**G** 和 **H**）

视乳头水肿的病因

　　颅脊柱腔几乎由坚硬的骨质所包绕，其间充以组织、脑脊液以及循环的血液。脑脊液在腔内以 500 ml/d 或 0.35 ml/min 的速度持续不断地生成，几乎完全来源于侧脑室内的脉络丛。脑脊液分泌有赖于钠-钾活化的 ATP 酶以及碳酸酐酶。侧脑室的脑脊液经室间孔进入第三脑室，与第三脑室内生成的脑脊液融合，在经过中脑导水管（Sylvius 水管）进入第四脑室，然后从第四脑室的正中孔（Magendie）和外侧孔（Luschka）流出进入蛛网膜下腔。在蛛网膜下腔内，脑脊液从后颅窝通过腹侧基底池下部和小脑幕裂孔流至脚间池和交叉池，然后经交通池向背侧进入背侧池，并从交叉池外侧和上方进入外侧裂池。最后脑脊液自脑池和外侧裂向外向上到达大脑凸面，并在此处被吸收。

　　脑脊液吸收的主要途径是通过突入静脉窦和板障静脉的蛛网膜颗粒被动吸收。静脉窦和板障静脉汇入颈内静脉和其他颅外静脉。脑脊液也可在脊髓囊被吸收。许多因素可影响脑脊液的生成，包括毒素、药物和神经递质，而脑脊液的吸收受静脉压力以及累及蛛网膜颗粒的脑膜病变的影响。

　　颅腔内血液、脑组织以及脑脊液处于平衡状态，提示一种成分的体积变化必须为另一种成分的交互变化所抵偿。快速增加的体积（脑脊液、血液、水肿、组织等）即使只有 80 ml，也可以使颅内压升高至危及生命的水平。表 6.2 列举了与颅内压增高相关的病因。

颅内占位

　　颅内占位（如肿瘤）通过上述的多种机制导致颅内压增高。这些机制可以单独作用，如空间占位性病变；可以引起局灶性或弥漫性水肿；也可以直接压迫

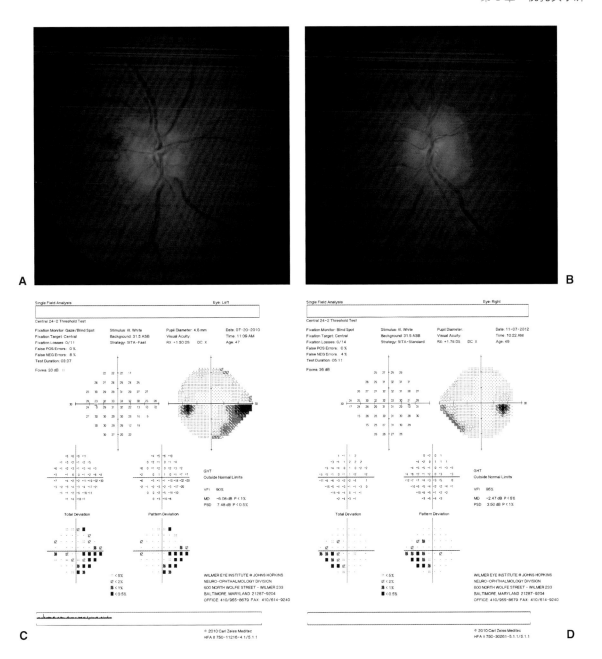

图 6.11　视乳头水肿患者的视野缺损。**A** 和 **B**：患者视乳头水肿已消退，轻度视盘苍白，双眼视盘呈胶质增生样改变。**C** 和 **D**：双眼呈下方鼻侧阶梯视野缺损，左眼重于右眼，与先前视乳头水肿的严重程度相符

脑脊液引流通路或者通过浸润蛛网膜绒毛或颅内静脉窦从而阻断脑脊液循环。其他潜在的机制包括蛋白或血液产物生成增加继发阻断蛛网膜绒毛以及直接生成脑脊液。

在 MRI 的时代，视乳头水肿并非颅内肿瘤患者常见的表现，而以往 60% ～ 80% 的脑肿瘤患者都患有视乳头水肿。幕下肿瘤可能阻断导水管，而发生视乳头水肿的概率高于幕上肿瘤。相关的症状和体征常有助于做出正确的诊断，然而某些部位的肿瘤可能造成视乳头水肿却没有定位体征，特别是当幕上肿瘤位

于非优势半球或一侧侧脑室内时。这一发现强调了对所有慢性或新发头痛患者进行眼底检查的重要性。

视乳头水肿可以出现在任何类型的颅内占位中，但颅内肿瘤的类型和增长速度与视乳头水肿的发展没有明显相关性。

脑脊液循环障碍

导水管狭窄多见于儿童。该病可以为先天性的，伴或不伴 Chiari 畸形；也可为获得性的，继发于颅内感染。婴儿常伴有巨头畸形。成人可出现头痛、中脑

表 6.2 颅内压增高的病因

空间占位病变
肿瘤
脓肿
炎性肿块
出血
梗死
动静脉畸形
局灶性或弥漫性脑水肿
外伤
中毒
缺氧
颅腔体积减小
颅缝早闭
颅骨增厚
脑脊液循环受阻
非交通性脑积水
脑脊液吸收减少
交通性脑积水
脑膜病变
  感染性脑膜炎（细菌性、病毒性、真菌性、寄生虫性）
  炎性（无菌性）脑膜炎
  脑膜癌
  脑脊液蛋白增高
    脊髓肿瘤
    格林-巴利综合征
    慢性炎性脱髓鞘性多发性视神经病（CIDP）
静脉压力增高
脑脊液生成增多
假性脑瘤（IIH）

背侧综合征、脑膜炎、出血、垂体受压引起的内分泌紊乱、癫痫、步态异常以及脑脊液鼻漏。

蛛网膜下腔出血通过阻断脑室系统内脑脊液循环（梗阻性脑积水）或阻断脑脊液在蛛网膜颗粒处的吸收而引起视乳头水肿。动脉瘤引起的蛛网膜下腔出血患者10%～24%可出现视乳头水肿。视乳头水肿可发生于出血后仅数小时或于颅内压增高后数周才出现。

脑膜炎和脑炎可引起严重的脑水肿，从而导致颅内压增高，也可发生梗阻性脑积水及蛛网膜颗粒吸收脑脊液障碍。然而，脑膜炎引起视乳头水肿的发生率非常低，而且视乳头水肿往往程度轻、持续时间短。结核性脑膜炎（25%）和隐球菌性脑膜炎比其他感染性脑膜炎更易发生视乳头水肿。这些患者可出现暴发性视乳头水肿，常继发视神经萎缩致严重视力丧失。任何类型的脑膜病变均可伴发视乳头水肿。约20%的病毒性脑炎患者可出现视乳头水肿。非感染性脑膜

病变如结节病或癌性脑膜炎患者亦常出现视乳头水肿。因此，应将脑脊液分析作为视乳头水肿诊断的基本步骤。必须强调的是，在几乎所有中枢神经系统感染、炎症和肿瘤中，视神经肿胀的发生可不伴有颅内压增高，这可能是视神经或视神经鞘的炎症或浸润所致。这类情况下，视乳头水肿与神经周围炎相鉴别非常困难，因为两者的视功能都正常。脑膜病变且视盘水肿的患者只有行腰椎穿刺发现脑脊液压力正常而蛋白和细胞异常增多才能确定视盘水肿的病因是炎性或浸润。

静脉压升高综合征

颅内静脉回流受阻或受损可导致颅内压升高和视乳头水肿。事实上，大部分脑脊液回流是在蛛网膜颗粒处被动地进入静脉窦。当一处或多处颅内静脉窦闭塞时，静脉压力升高，脑脊液吸收进入静脉窦受阻，从而导致颅内压升高。

尽管颅内静脉血栓形成常引起神经系统的症状和体征，但也可表现为单纯的颅内压增高而与 IIH 难以鉴别（图 6.12）。静脉窦阻塞的常见原因是压迫或血栓形成，最常见的受累部位是上矢状窦和横窦。很多局部和全身的病因都可引起颅内静脉窦阻塞（表6.3）。

一侧颈内静脉（若为颅内主要引流静脉）或双侧颈内静脉闭塞亦可因静脉压力增高而导致颅内压升高和视乳头水肿（表 6.3）。

评估单纯颅内压增高患者时，排除颅内静脉血栓形成和颈内静脉血栓形成所致的静脉高压非常重要。如果没有完善检查并立即予以适当处理，这类疾病往往预后不良。

外伤

20%～30% 的严重颅脑外伤患者可发生视乳头水肿，无论有无颅骨骨折。多数患者颅内压增高是由于严重的蛛网膜下腔出血或显著的颅内、硬脑膜下、硬脑膜外血肿，另有一些患者是因颅内静脉血栓形成或弥漫或局灶性的脑水肿引起的。

头部外伤后患者发生视乳头水肿通常程度较轻，可在外伤后很快出现，亦可在伤后数日甚至 2 周后出现。突发、严重而短暂的颅内压升高常常立即引起视乳头水肿，而轻至中度持续性升高的颅内压则多在外伤后 1 周内引起视乳头水肿。2 周或更迟出现的视乳头水肿是由于脑脊液吸收障碍、继发交通性脑积水以

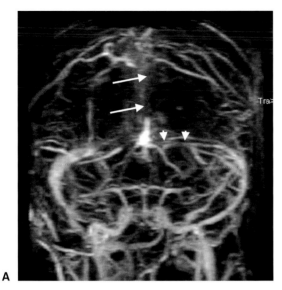
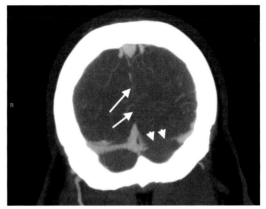

图 6.12　静脉窦血栓形成伴颅内压升高。54 岁男性，新发头痛伴视物模糊。检查提示双野视乳头水肿。MRV（**A**）和 CTV（**B**）发现上矢状窦（箭头所指）和左侧横窦（箭头）广泛充盈缺损。治疗采用乙酰唑胺和抗凝剂，视乳头水肿缓慢消退

及迟发性、局灶性或弥散性脑肿胀所引起的。

颅缝早闭

　　一些特定类型的颅缝早闭会导致颅腔变小。颅缝过早闭合的患者中 12% ～ 15% 最终出现视乳头水肿。单纯的颅缝早闭（尖头畸形、舟状头畸形、三角头畸形或斜头畸形）几乎与视乳头水肿无关，而颅面骨发育不全（Crouzon 综合征）和尖头并指畸形（Apert 综合征）的患者中约 40% 会出现视乳头水肿。

　　颅缝早闭患者如果出现视乳头水肿，一般在 10 岁之前。一经发现通常处于慢性期，这可能是因为除非主诉视觉障碍，这类患者通常不会进行仔细的眼底检查。然而，此症的视乳头水肿也可以在任何年龄发病。

颅外病变

　　椎管肿瘤患者同时出现颅内压增高和视乳头水肿的情况非常罕见，但也的确存在此类现象。肿瘤多位于硬膜内，但脊髓硬膜外的肿瘤也可引起颅内压增高伴视乳头水肿。有些肿瘤位于高颈段，其颅内压增高的原因可能是肿瘤向上膨胀压迫小脑而阻断脑脊液通过枕骨大孔。不过该机制不能解释大多数病例，因为 50% 以上的脊髓病变伴视乳头水肿为室管膜瘤或神经纤维瘤，这些肿瘤通常位于胸段和腰段。这些肿瘤可使脑脊液蛋白浓度异常增高，因而这种情况中的颅内压增高和视乳头水肿很可能是由于蛋白阻塞蛛网膜颗粒使之对脑脊液的吸收减少。还有一些情况是由于室管膜瘤表面出血，致使反复发生蛛网膜下腔出血，血液或血液产物阻断蛛网膜绒毛而引起脑脊液吸收减少。

　　吉兰 - 巴雷综合征（Guillain-Barré syndrome，GBS）极少并发视乳头水肿。其发病机制尚不明确，尽管有假说认为蛛网膜绒毛和蛛网膜颗粒上的蛋白改变了颅内静脉血流动力学或造成不完全性静脉血栓形成，从而导致颅内压增高。**慢性炎症性脱髓鞘性多发性神经病**（chronic inflammatory demyelinating polyneuropathy，CIDP）较急性 GBS 更容易出现颅内压增高伴视乳头水肿。蛋白浓度显著升高作为该病实验室检查特点之一，可能是视乳头水肿的原因。然而出现视乳头水肿的 CIDP 患者，其脑脊液蛋白浓度亦可仅呈轻度升高。

　　POEMS 综合征是一种罕见的多系统疾病，以多发性神经病（polyneuropathy，P）、器官巨大症（organomegaly，O）、内分泌疾病（endocrinopathy，E）、单克隆丙种球蛋白病（monoclonal gammopathy，M）以及皮肤改变（skin changes，S）为特征。POEMS 综合征患者发生颅内压增高伴视乳头水肿并不少见。此外，视盘水肿偶可出现在无颅内压增高的患者中。POEMS 综合征可能是多发性骨髓瘤的一个变异型，伴随的单克隆免疫球蛋白可能介导多系统的临床表现。多发性骨髓瘤患者也可出现颅内压增高和视乳头水肿，但机制尚不明确。

表 6.3　颅内静脉回流阻塞 / 受损的病因

颅内静脉血栓形成
　原发性血液系统疾病
　　抗磷脂抗体综合征
　　易栓症（抗凝血酶Ⅲ缺乏、蛋白 S 缺乏、抗凝血酶缺乏、活化蛋白 C 抵抗、凝血酶原基因突变）
　　血小板增多症
　　红细胞增多症
　　弥散性血管内凝血
　　高黏滞综合征
　凝血功能障碍相关性全身疾病
　　白塞病
　　系统性红斑狼疮
　　神经结节病
　　癌症
　　妊娠 / 产后
　　肾病（肾病综合征）
　　感染
　　术后
　局部感染
　　乳突炎
　　面部 / 眶蜂窝织炎
　　脑膜炎
　外伤
　肿瘤（压迫静脉窦）
　硬脑膜动静脉瘘
横窦狭窄
颈内静脉闭塞
　医源性
　留置导管
　手术
　外伤
　肿瘤（血管外）
静脉压力升高
　右心功能不全
　上腔静脉综合征
　病态肥胖症
　高黏滞综合征

假性脑瘤综合征

　　假性脑瘤综合征（pseudotumor cerebri syndrome，PTCS）是指颅内压升高而无颅内占位性病变，1897 年被 Quincke 首次提出。"假性脑瘤"一词以往被用于描述一系列引起颅内压升高的疾病（如中毒性脑积水、耳源性脑积水、高血压性脑膜积水、假性脓肿、非脑肿瘤性颅高压、原因不明的脑水肿）的临床表现。应避免使用"良性颅内压增高"这一近义词，因为该词提示疾病对患者无害，表达不准确且会误导患者和临床医生。由于 PTCS 大多病因不明，特发性颅内压增高症（idiopathic intracranial hypertension，IIH）一词应运而生，在过去数十年得到了广泛的应用。虽然 IIH 一词可被接受且在多数情况下表达准确，我们仍建议使用 PTCS 一词，尤其是鉴于最近发现多数病例具有确切的病因和（或）可治疗的病灶（见下文）。

　　PTCS 的发病率和肥胖率密切相关。随着成人和儿童肥胖率的增高，全球 PTCS 的发病率逐年升高。既往曾报道一般人群中 PTCS 的发病率为 0.9 ~ 2.2/10 万，而 15 ~ 44 岁的肥胖女性中发病率是其 5 ~ 10 倍。PTCS 在任何年龄都可发病。儿童甚至婴儿病患并非少见，而且永久性视力下降的概率更高。该病的发病高峰年龄为 30 多岁，多见于女性，在前瞻性研究中高达 97%。家庭成员同患 PTCS 很少见，但确有发生。家族性发病的病例中尚未发现存在共同的代谢或内分泌异常。

假性脑瘤综合征的诊断

　　PTCS 的诊断标准包括：①颅内压增高（包括视乳头水肿）的体征和症状；②神经学检查正常，除外中枢神经系统异常；③神经影像提示不存在可直接导致颅高压的颅内病变或颅高压相关影像学证据；④腰椎穿刺压力升高；⑤脑脊液成分正常。缺乏视乳头水肿的 PTCS 如需确诊，需要存在符合颅内压升高的神经影像改变。下文将逐条讨论这些标准。

临床表现

　　PTCS 患者最常见的症状是头痛，发生率约为 85%。头痛一般呈全头性广泛分布，晨起为重，随着颅内静脉压力因某些 Valsalva 动作（咳嗽、打喷嚏等）增高而加剧。腰椎穿刺后头痛好转与颅内压相关性头痛之间并不具有特异性，不应被用于颅内压升高的诊断和治疗。其他 PTCS 常见的非视觉表现包括恶心、呕吐、头晕以及搏动性耳鸣。搏动性耳鸣常被描述为"呼呼声"，可为单侧或双侧，一般于腰椎穿刺后短暂缓解。局部神经功能缺损在 PTCS 患者中极少见，往往提示其他诊断的可能。慢性 PTCS 患者偶尔可出现永久性认知功能障碍和抑郁。

　　PTCS 的视觉障碍与视乳头水肿密切相关，因而其症状和检查结果与其他原因引起的颅内压增高患者非常相近，包括一过性视物模糊，因黄斑出血、渗出、色素上皮改变、视网膜条纹、脉络膜褶皱、视网膜下新生血管形成或视神经萎缩引起的视力下降，以及单眼或双眼展神经麻痹引起的水平复视。PTCS 患者的视乳头水肿与其他因素引起颅内压增高患者的视乳头水肿相似。视乳头水肿的严重程度可能与颅内压增高的程度相关，男性患者视乳头水肿程度可能重于女性患者。有时候 PTCS 表现为无症状，在常规眼科检查时才发现视乳头水肿。

辅助检查

诊断 PTCS 的标准要求患者必须先行神经影像学检查，再行腰椎穿刺。没有腰椎穿刺结果或有脑脊液（成分）异常，均不能诊断为 PTCS。

神经影像学检查

头颅 CT 常是视乳头水肿患者做的第一个检查，可发现引起颅高压的大部分颅内病变，排除梗阻性脑积水。但该检查不能排除 Chiari 畸形、后颅窝异常、不伴脑室扩张的等密度病变、大脑胶质瘤病、脑膜异常和颅内静脉血栓形成。因此，患者应行增强 MRI 及 MRV/CTV 以排除上述疾患，除非存在禁忌证或外部禁忌因素（如患者超重而无法进入核磁仪）。

头颅 MRI 可显示出颅高压的典型征象。超过半数的慢性颅高压患者可出现无症状的空泡蝶鞍。其他影像学征象包括视神经周围蛛网膜下腔增宽、视乳头突出于球后、巩膜后部扁平、眶内视神经垂直方向扭曲，以及远端横窦狭窄。这些征象有助于诊断 PTCS，尤其是当没有视乳头水肿时（图 6.13）。

脑脊液检查

PTCS 诊断需行脑脊液检查以确定压力是否升高并除外引起颅高压的脑膜疾病。腰椎穿刺时患者应取侧卧位，头枕枕头，双腿屈曲放松。患者哭闹、做 Valsalva 动作或剧烈疼痛会使脑脊液压力人为性增高。脑脊液压力应以测压计测量，并留取适量脑脊液监测细胞成分、蛋白和葡萄糖含量，并进行医生认为合适的其他检查。对于肥胖患者，以荧光镜导向进行腰椎穿刺更便于操作，俯卧位会增加高达 50 mmH$_2$O 的压力。诊断 PTCS 需颅内压达 250 mm（25 cm）H$_2$O 或以上。对于儿童来说，认为超过 280 mmH$_2$O

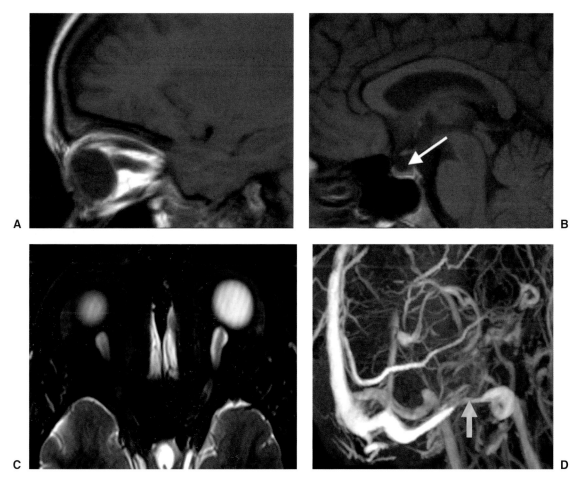

图 6.13　假性脑瘤综合征患者的典型 MRI/MRV 表现。**A**：矢状位示眶内视神经垂直方向扭曲。**B**：正矢状位示空泡蝶鞍（白色箭头所指）。**C**：T2 像示视神经鞘增宽。**D**：远端静脉窦狭窄（黄色箭头所指）

的压力为异常。由于脑脊液压力一般处于波动状态，需要多次进行脑脊液压力测定或长期脑脊液压力检测以明确诊断。PTCS 患者的脑脊液成分正常。

对于所有患者，医生都应分析颅内压升高的继发性因素，尤其是非肥胖女性和男性，不论年龄和体质如何，因为这类患者发生特发性 PTCS 的概率很低。对于这类患者应详细询问病史，应特别关注潜在全身性炎性或感染性疾病、相关疾病（如贫血或睡眠呼吸暂停）以及刺激性物质的摄入或接触史，还应排除颅内静脉相关疾病。

假性脑瘤综合征的病因

PTCS，尤其是 IIH，主要发生于年轻肥胖女性，偶发于男性，常无明显潜在疾病。然而如上文所述，假性脑瘤综合征可继发于一系列疾病，包括颅内静脉回流受阻、内分泌及代谢紊乱、暴露于外源性药物或其他物质、停用一些药物以及全身性疾病等。表 6.4 和表 6.5 列举了部分可能相关的因素。除了确诊为静脉闭塞性疾病之外，其他引起颅高压的机制尚不明确，明确的因果关系尚未证实。

如上所诉，失代偿性**颅内静脉回流阻塞**可引起颅内压升高。因而应对颅内静脉及静脉窦采用 MRI、MRA 或 CTA 进行影像学检查。单侧或双侧远端横窦狭窄可见于超过 90% 的 IIH 患者，而在肥胖患者对照组中小于 10%。远端横窦狭窄阻碍静脉外流，增加颅内静脉窦压力，从而减少脑脊液回流（图 6.14）。

部分患者的横窦狭窄继发于颅高压（因脑脊液压力增加导致静脉窦受压塌陷），但很多病例中即使颅内压降低（例如通过腰椎穿刺），梗阻依旧存在。部分患者于狭窄的静脉窦内植入血管内支架会缓解颅高压的体征和症状（包括视乳头水肿）。

内分泌及代谢紊乱患者也可出现 PTCS（表 6.5）。肥胖是 PTCS 患者最为常见的发现，近期体重增加与这类患者的视觉症状恶化相关。大多数这类患者曾有月经失调的病史。检查发现，一些 PTCS 患者血清和脑脊液中的雄性激素水平升高，相应的治疗和干预措施正在研究当中。尽管**妊娠**期间也可发生 PTCS，但这种情况下正常的体重增加并非是其主要的危险因素。

接触或摄入一些**外源性药物**也可导致 PTCS（表 6.4）。这些药物中，有些与 PTCS 的相关性仅有个案报道支持，证据不足。其他药物如四环素、维生素 A、维 A 酸衍生物（局部和肠外）、生长激素和环孢

表 6.4	与假性脑瘤综合征相关的最常见的外源性物质

抗生素
　　四环素
　　米诺环素
　　多西环素
　　萘啶酸
β - 人绒毛膜促性腺激素停药
十氯酮（开蓬）
皮质类固醇停药
环孢素
达那唑用药或停药
生长激素
醋酸亮丙瑞林（利普安）
碳酸锂（533，534）
维甲类
　　维生素 A
　　异维 A 酸
　　全反式维 A 酸

表 6.5	假性脑瘤综合征相关性系统性疾病

肥胖
甲状腺功能亢进
贫血
慢性呼吸衰竭
Pichwichian 综合征
多囊卵巢综合征
阻塞性睡眠呼吸暂停
肾病（肾病综合征）
结节病
系统性红斑狼疮
系统性高血压

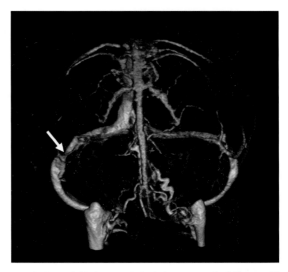

图 6.14 假性脑瘤综合征患者的头颅 CTA，静脉期以三维重建显示，右侧横窦阻塞明显，远端可见局部狭窄（箭头所指）

素，其接触或摄入与颅内压增高之间的相关性已被大量研究报告所证实。

脑膜炎和脑炎患者颅高压和视乳头水肿的原因可能是脑室系统物理性梗阻，并伴随有脑室扩张。在其他情况下，如脑膜癌和淋巴瘤、Whipple 病、神经莱姆病和神经结节病，脑室系统形态正常，但脑脊液中可含白细胞、恶性细胞、蛋白增高，或者上述改变合并存在。一些**全身性疾病**可导致颅内压升高、视乳头水肿、脑室结构正常、脑脊液成分正常——临床表现与 PTCS 相符（表 6.5）。贫血和睡眠呼吸暂停也与颅高压、视乳头水肿相关。

一些原发性高血压患者也会出现视盘水肿，不一定伴有高血压性视网膜病变的眼底征象。鉴于这一原因，对于存在明显视乳头水肿的患者都应测量血压。

全身性炎性疾病如**结节病**、**系统性红斑狼疮**亦可能出现颅内压升高。这类患者应仔细评估以避免漏诊了脑膜炎性病变和颅内静脉血栓形成。

与其他因素无关的假性脑瘤综合征病理生理

多数 PTCS 的发病机制尚不明确，导致其归类为 IIH。已提出的许多假说中，没有一个能解释所有的 IIH。脑脊液吸收减少及脑水肿可以导致 IIH 是合理的。事实上，IIH 患者可以既有脑脊液吸收障碍，也有脑容量增加（而脑室系统顺应性差不能扩张）。静脉高压一直都被认为是 IIH 的主要发生机制之一。静脉高压在 IIH 的肥胖患者中确实常见，尤其是合并有睡眠呼吸暂停的患者。此外，这些患者中常见的大脑静脉横窦狭窄亦会产生静脉高压。由于大脑静脉横窦狭窄更常见于年轻肥胖女性，有人提出体内激素的改变可能会促进脉络丛分泌脑脊液。

并发症

PTCS 的自然病程呈多样性。尽管有些病例为自限性，PTCS 令人担心的并发症是永久性视力下降，严重视力下降者多达 25%。PTCS 在成功治疗几年后可能会复发，其复发的主要危险因素是体重增加。抑郁症在有慢性紧张性头痛的 PTCS 患者中较为常见。

治疗

治疗的首要目标是保护视力和减轻头痛症状。成人和儿童 IIH 患者的治疗相似，药物和手术治疗均可采用，常联合使用。前瞻性随机临床试验目前仅针对轻度 IIH 患者的治疗，更严重的疾病的治疗目前仅基于病案系列数据和临床经验。目前所有用于治疗 IIH 的处方药物都被认为是"超说明书"用药。

多数 IIH 患者需要神经科医生（治疗头痛）和眼科医生（监测视功能和复查常规的视野）进行随访。根据视觉症状的严重程度，随访因人而异。有些患者需要每周评估直到视功能稳定或改善，而另一些具有良好视功能的患者可仅需数月评估一次。根据每个患者特点，个性化制定治疗决策。特别需要考虑的包括：①是否存在头痛及头痛的严重程度；②就诊时视力下降的程度；③视力下降的进展速度；④可识别的潜在病因或加重因素（如药物导致的 IIH、贫血、睡眠呼吸暂停等）。

根据前瞻性和回顾性研究的结果，肥胖患者（占 PTCS 患者的绝大多数）建议**减肥**。即使体重只减轻 3% ～ 6% 也会改善症状。前瞻性研究显示，热量严格限制在每日 400 kcal 对于绝大多数 PTCS 有效。如果减肥效果不佳，可考虑胃肠减重手术。这种手术一般能成功减轻体重，缓解 PTCS。由缺氧和高碳酸血症（如 Pichwickian 综合征、阻塞性睡眠呼吸暂停）导致颅高压的肥胖患者，对于减肥和治疗阻塞性睡眠呼吸暂停均反应良好。

药物治疗

药物治疗通常是 PTCS 患者的一线治疗，一旦经神经影像学检查和腰椎穿刺确诊后就应考虑该治疗方案。当主诉头痛而视力正常时，药物治疗通常有效而无需手术治疗。对无症状的视乳头水肿患者，在排除了潜在的病因后可密切观察视功能，无需特殊治疗。一旦发现继发性病因，就应给予适当的对因治疗，例如停用相关的外源性药物。

碳酸酐酶抑制剂可减少脑脊液的生成，并有轻度利尿作用。最常用的药物是乙酰唑胺（成人通常为 1 ～ 4 g/d）。一项针对治疗轻度 IIH（自动视野计示视野丢失 ≤ 7 dB）的前瞻性临床研究显示，使用乙酰唑胺与仅减肥相比，可快速改善视乳头水肿和视觉障碍。鉴于该药的副作用包括四肢感觉异常、嗜睡和味觉改变，不建议采用大剂量乙酰唑胺。其他可选用醋甲唑胺，有时比乙酰唑胺耐受性更好，也可选用其他利尿剂（如呋塞米和氯噻酮）。对碳酸酐酶抑制剂及其他磺胺类利尿剂过敏的患者可考虑使用螺内酯和氨苯蝶啶。然而前瞻性研究并不支持选用乙酰唑胺以外的药物。联合使用利尿剂或利尿剂与碳酸酐酶抑制剂联用可能会导致低钾血症，故应极其谨慎。

全身应用糖皮质激素虽然对于治疗伴各种全身性炎性疾病（如结节病和系统性红斑狼疮）的单纯颅高压有效，但一般不推荐作为 PTCS 的常规治疗。事实上，在使用激素后经常会出现颅高压反弹，且体重增加对于 PTCS 患者中常见的肥胖人群来说是令人困扰的副作用。激素应仅用于严重视力下降患者，在安排手术的同时作为应急治疗。

PTCS 引起的头痛可在腰椎穿刺后得到暂时性缓解，但并不能说明头痛对腰椎穿刺治疗有反应。PTCS 引起的头痛可以按照慢性偏头痛或紧张性头痛采用药物治疗，尽管前瞻性研究发现乙酰唑胺与对照组相比在改善 PTCS 患者头痛方面并没有明显效果。托吡酯可用于预防偏头痛，还因具有抑制食欲的作用对于多数患者具有促进减肥的疗效。其他可能引起头痛的原因，例如滥用药物，应及时识别且得到良好治疗。

腰椎穿刺可用于诊断而非治疗，因为其效果常为暂时性的。患有严重头痛和视力下降的患者可通过脊髓导管进行持续腰大池引流直到采取手术治疗。

手术及介入治疗

初诊时发现严重视神经病变或其他治疗方式无法阻止视力进行性下降时，需要进行手术治疗。很少为了治疗头痛而行手术治疗。究竟行脑脊液分流术、静脉窦支架置入术还是视神经鞘减压术（optic nerve sheath fenestration，ONSF）主要取决于当地的医疗资源。回顾性研究发现上述三种手术均能保护视力，缓解头痛的作用相对不可预测。严重视力下降伴视盘水肿和轻度头痛的患者推荐 ONSF，但是目前缺乏相应的前瞻性对照研究。必要时可开展多种手术治疗方式。

通过**脑室腹腔分流术**或**腰大池分流术**进行脑脊液分流，对于降低 PTCS 患者的颅内压非常有效。多数患者在经过分流后颅内压迅速下降至正常，视乳头水肿消退，常伴视功能改善。然而极少数情况下，重度视乳头水肿患者当颅内压迅速下降后可能出现急性视力下降。所有分流术后都可能会出现梗阻，超过半数患者在初次术后数月内需再次行一次或多次分流调整。分流术的并发症包括自发性分流梗阻（通常位于腹腔端）、低颅压、感染、神经根病以及分流管移位引起的腹痛。一些患者在腰大池引流术后可能出现

Chiari 畸形，可有症状，亦可无症状。尽管分流术的风险一般很小，但亦有 PTCS 患者行分流术后死亡的报道。采用可控阀可预防引起脑脊液过度引流的并发症。

ONSF 是治疗视乳头水肿有效的方法。该方法是在紧邻球后视神经硬膜鞘上开一个窗或多个裂隙，可立即减轻视神经压力，改善视功能。虽然单眼手术有时还能改善对侧眼的情况，但当出现持续性视力下降时应果断对对侧眼开展手术治疗。虽然有些患者认为 ONSF 还有改善头痛的功效，但多数情况下该手术对于颅内压影响甚微，视乳头水肿减轻和视功能改善与视神经鞘局部压力下降有关，而非颅内压普遍下降的结果。ONSF 长期疗效的机制可能在于硬脑膜与视神经间的纤维瘢痕形成产生了屏障，从而保护前部视神经不受颅内脑脊液压力的影响。

ONSF 的风险尽管发生概率很小，但一旦发生往往比较严重，包括视网膜血管阻塞或视神经缺血引起的一过性或永久性视力下降、复视及感染。部分患者可能因数月或数年后视力再度下降而需行二次手术。尽管如此，大多数成人和儿童 ONSF 术后视力得以稳定甚至改善。

静脉窦支架置入术针对于颅内静脉窦狭窄导致颅内静脉流出减少的患者。该术式可快速使视乳头水肿消退，缓解头痛。虽然常出现双侧颅内静脉窦狭窄，单侧支架置入（通常位于狭窄最明显处）往往就能明显改善症状。药物疗效不佳、严重视力下降和头痛的患者，如考虑行此术式，应在腰椎穿刺后立即行非侵入性静脉造影以确定。尽管颅内压短暂降低，但狭窄持续存在。随后行经导管静脉造影以测量压力梯度，于狭窄处置入支架。术后需行长期抗血小板治疗以避免支架内血栓形成。并发症少见但较为严重，如颅内出血。

特殊情况
妊娠

女性在妊娠期间发生 PTCS 的诊断和治疗与非妊娠相近。多数女性症状较轻，视力呈轻度或非永久性下降。有 PTCS 病史的女性并没有妊娠禁忌，但是如果体重增加超过健康妊娠所需，可能会导致 PTCS 复发或加重。如果没有出现其他并发症，分娩无需特殊准备。多数患者需神经眼科医师密切随访，一旦视力

恶化，应与产科医师协作考虑风险和获益，再采取药物或手术干预。产褥期或流产后发生单纯颅内压增高应怀疑颅内静脉窦血栓形成的可能。

暴发性 PTCS

　　少数 PTCS 患者起病迅速，视力急剧下降，在就诊时即表现出视野严重丢失、中心视力丧失和显著视乳头水肿，还可出现黄斑水肿或眼外肌麻痹。病程呈进展性或"恶性"，需迅速积极采取包括手术在内的各项相应治疗。在明确诊疗方案前，常予以糖皮质激素静脉用药及椎管内置入引流管。这些患者的诊断主要考虑颅内静脉窦血栓形成和脑膜病变。

7

视神经炎

宋宏鲁　译　吴松笛　校

视神经炎是指视神经发生的炎症。当伴有视盘水肿时，称为视盘炎或前部视神经炎。当视盘表现正常时，称为球后视神经炎或球后神经炎。在没有多发性硬化症（multiple sclerosis，MS）、其他全身系统性疾病或神经系统疾病时，可称为孤立性、单一症状性或特发性视神经炎。孤立性视神经炎的发病机制是与MS相似的视神经脱髓鞘。许多孤立性急性视神经炎可能是MS的先兆。

MS和脱髓鞘疾病以外的其他疾病也可以引起视神经炎，由于这些疾病的治疗和预后差异较大，在急性期对患者进行恰当的检查是至关重要的。此外，还有两种视神经炎的形式偶有发生。视神经视网膜炎这一名词是指同时累及球内段视神经和视盘周围视网膜的炎症。视神经周围炎，又称"周围视神经炎"，是指累及视神经鞘但不累及神经本身的炎症。

脱髓鞘性视神经炎

大多数欧洲血统高加索患者的视神经炎是原发性脱髓鞘病变，可呈现孤立性症状或由MS患者发生。其他种族或地域背景的患者很少表现为这种"典型性"脱髓鞘性视神经炎。某个地区的视神经炎症状是否真正具有典型性主要取决于当地的人口学特征。孤立性视神经炎患者相比正常人群最终发展为MS的风险更高。原发性脱髓鞘性视神经炎可分为三类：急性、慢性和亚临床性视神经炎。

急性特发性脱髓鞘性视神经炎

目前，急性脱髓鞘性视神经炎是北美和欧洲最常见的视神经炎类型，也是青年人视神经功能障碍的最常见原因。关于此类视神经炎的认识大多数来自于视神经炎治疗试验（Optic Neuritis Treatment Trial，ONTT），这是一项前瞻性研究，该研究将首次发作的单眼视神经炎患者进行随机分组，分别进行糖皮质激素（静脉注射或口服）或安慰剂治疗。本试验研究人员共招募了454名急性单眼视神经炎患者。该试验

的主要目的是评价糖皮质激素治疗视神经炎的有效性，同时该试验还提供了有关视神经炎的临床特征、自然病程以及与MS相关的信息。

人口学特征

基于人群研究的结果，急性视神经炎的年发病率为（1～5）/10万。在梅奥诊所所在的明尼苏达州奥姆斯特德郡，该病年发病率约为5.1/10万，患病率为115/10万。在非白种人人群中，典型性视神经炎的发病率还不确定。

大多数急性视神经炎患者的年龄在20～50岁之间，平均年龄为30～35岁。然而，视神经炎可发生于任何年龄。女性比男性更容易发病，比例约为3：1。

临床表现

急性视神经炎患者的两个主要症状是中心视力下降和患眼及其周围疼痛。

超过90%的患者报告出现中心视力下降。此类视力下降通常是突发的，持续数小时至数天。超过较长时间的发病可能发生，但此时临床医生应怀疑其他疾病的可能。大多数患者可出现弥漫性视物模糊，但也有一些人认为视物模糊主要集中在中央区域。有时，患者会出现周边视野的部分缺损，例如下方或上方区域，且通常是单眼。大多数情况下，视力下降发生于单眼，但在少部分患者中，尤其是儿童，双眼可同时受累。

超过90%的急性视神经炎患者存在眼痛或眼周疼痛。通常为轻微疼痛，但也可加重，甚至对患者造成比视力下降更加严重的影响。疼痛可先于视力下降之前或同时发生，通常会伴随眼球转动而加重，一般持续不超过几天。疼痛的发生有助于将该疾病与其他原因的视神经疾病相鉴别，例如AION和Leber遗传性视神经病变，后者通常会导致无痛性视力下降（详见第8章和第12章）。

多达 30% 的视神经炎患者在视觉症状发作及疾病进展过程中出现阳性视觉现象，称为闪光幻视。该症状是指出现自发闪烁的黑色方块、闪光或火花，有时可由眼球转动或特定的声音引起。

急性视神经炎患者的检查结果通常反映出视神经功能存在障碍。大部分患者会出现视力下降，程度从轻度下降至无光感不等。几乎所有患者都伴有对比敏感度和色觉受损。其中对比敏感度的降低通常比视力下降更严重，色图（石原氏色盲检查图或 Hardy-Rand-Rittler 色盲检测图）识别能力的降低情况也是如此。事实上，假同色图测试结果较差可能是专业对比度图测试中对比敏感度降低的另一种表现。

患者的视野缺损可从轻度至重度不等，可呈现弥漫性或局部缺损，可累及中央或外周区域。事实上，几乎所有类型的视野缺损都可能发生于视神经炎患者中。在 ONTT 的 415 名基线视力处于手动或视力更佳的患者中，通过自动视野计检测中心 30° 视野发现 48% 的患者出现弥漫性视野缺损，52% 的患者出现局部视野缺损。20% 的患者存在局部神经纤维束性视野缺损（垂直性、弓形和鼻侧阶梯），8% 的患者出现单纯中心性视野缺损或中心暗点，5% 的患者出现偏盲。

几乎所有单眼视神经炎患者均存在相对性瞳孔传入障碍。如果不存在此类缺陷，排除对侧眼同时存在视神经病变（例如，源于之前或同时发生的无症状视神经炎），否则不能将视神经炎或其他视神经病变作为视力下降的原因。

视神经炎患者也会出现受累眼的光敏感度下降，医生可通过简单的询问来依次比较两眼在同一光源下感受到的亮度，或者通过偏光镜片或不同频率的闪光进行更复杂的检查。

大约 1/3 的典型性脱髓鞘性视神经炎患者有不同程度的视盘水肿（图 7.1）；虽然水肿程度通常较轻，但严重时患者也可出现类似于视乳头水肿那样的视盘水肿（图 7.2）。相反，即使是视神经外观正常的患者，OCT 测量也可能发现视网膜神经纤维层（retinal nerve fiber layer，RNFL）的增厚。视盘水肿的程度与视力或视野损害的严重程度并不相关。与 AION 患者相比，急性视神经炎患者的视盘或视盘周围出血及节段性视盘水肿更少见。在 4 ～ 6 周时，视神经炎患者视盘可能会出现苍白，即使此时视力和其他视觉指标参数有所改善（图 7.3）。视盘苍白可能呈现弥漫性或局部性，常见于颞侧区域。

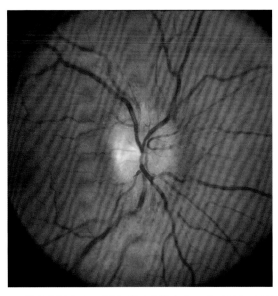

图 7.1 前部视神经炎。视盘明显水肿充血，表面毛细血管扩张

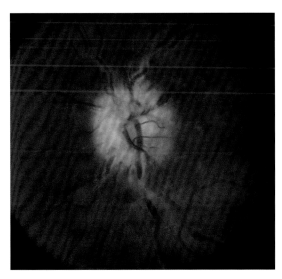

图 7.2 严重前部视神经炎模拟视乳头水肿。主要表现为视盘充血、视盘隆起和视盘周围多处出血

脱髓鞘性视神经炎患者眼部裂隙灯检查大多正常，但有时可观察到较轻微的前葡萄膜炎或后葡萄膜炎。有时可见视网膜静脉血管鞘，尤其是在 MS 患者中。当存在广泛的细胞反应时，需考虑脱髓鞘病变之外的病因，包括结节病、梅毒、猫抓病和莱姆病（见"感染性、感染相关性和炎症性视神经炎"一节）。

双眼同时发病的急性视神经炎在成人中并不常见，但在已确诊 MS 的患者群体中，其发病率相对较高。ONTT 显示，在基线状态下，无症状的对侧眼可能发生损害的概率更高：14% 视力异常，22% 色觉异常，74.7% 视野缺损。大部分对侧眼损害可以在数月后恢复，这说明该异常可能是由于亚临床期同时发生

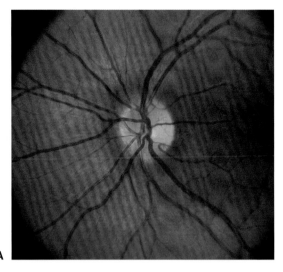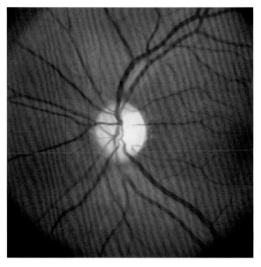

图 7.3 急性球后视神经炎导致视神经萎缩。**A**：急性期，左眼视力 20/300，伴中心暗点，视盘正常。**B**：3 个月后，视力恢复至 20/30，但视盘颜色苍白，尤其是颞侧，有轻度神经纤维层萎缩

对侧视神经的急性脱髓鞘病变所引起。与成人相比，儿童的急性视神经炎通常是双眼同时出现症状，且被认为与其他病因有关（见"儿童视神经炎"一节）。

诊断研究

针对可能患有急性视神经炎患者进行的研究主要出于以下三种原因：①排除导致视神经病变的其他病因，特别是压迫性病变；②确定是否有脱髓鞘以外的其他病变导致视神经炎症；③判断视力和神经功能的预后。

所有疑似视神经炎的患者都应进行头部及眼眶的 MRI 和钆造影剂增强检查。大多数视神经炎患者

MRI 表现为视神经增粗、T2 高信号和（或）钆造影增强（图 7.4）。但该现象并不是脱髓鞘病变的特异性表现，其他类型的视神经炎患者也可出现。在疑似脱髓鞘性视神经炎的患者中，MRI 最重要的应用是识别脑白质的异常信号，其通常发生在脑室周围区域，与中枢神经系统（central nervous system，CNS）脱髓鞘疾病相一致（见"神经功能预后"一节）（图 7.5）。

当患者出现视盘水肿、MRI 广泛的视神经信号异常、双眼同时发病和（或）严重的视力下降时，应针对除脱髓鞘以外的其他视神经炎病因对其进行进一步检查（见"非原发性脱髓鞘性的视神经炎病因"一节）。

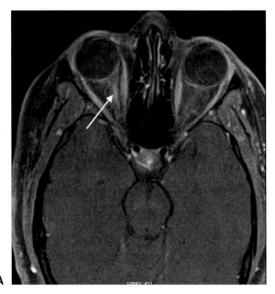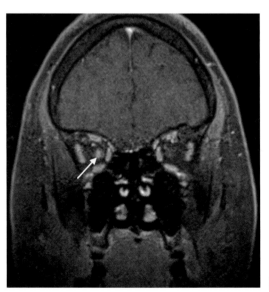

图 7.4 急性脱髓鞘性视神经炎患者视神经 MRI，钆增强 T1 加权脂肪抑制序列。**A**：轴位图像显示右眼视神经强化（箭头所示），无增粗。**B**：冠状位图像显示右眼视神经均匀强化（箭头所示）

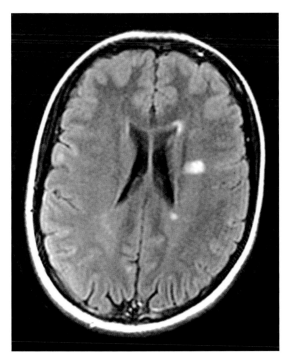

图 7.5　既往无神经功能障碍的孤立性视神经炎患者头部 MRI。T2/FLAIR 加权矢状位 MRI 成像显示多发卵圆形脑室旁白质病变

脑脊液（CSF）检查在评估急性视神经炎患者中的作用尚不明确。虽然脑脊液寡克隆区带的存在与多发性硬化症的进展有关，但颅脑 MRI 对多发性硬化症的有效预测削弱了腰椎穿刺在评估典型性脱髓鞘性视神经炎患者中的作用。如果脑脊液检查和 MRI 均正常，则腰椎穿刺结果可以辅助确定其为低风险 MS 患病人群。对视神经炎患者进行脑脊液检查非常有助于排除其他炎症或感染性疾病。

治疗

糖皮质激素是急性特发性视神经炎患者治疗的主要选择。ONTT 在不区分典型性视神经炎和其他类型视神经炎患者的情况下，分为 3 个治疗组：①口服泼尼松 1 mg/（kg·d），连续 14 天；②静脉注射甲泼尼龙琥珀酸钠（250 mg，每天 4 次，连续 3 天），随后改为口服泼尼松 1 mg/（kg·d），连续 11 天；③口服安慰剂连续 14 天。每种方案随后都进行短时间口服减量（第 15 天改为 20 mg，第 16 天和第 18 天改为 10 mg）。三个治疗组中的大多数患者视力恢复良好，每组中只有 10% 的患者在随访 6 个月时，受累眼视力为 20/50 或更差。尽管接受大剂量静脉注射甲泼尼龙琥珀酸钠随后改为小剂量口服泼尼松治疗方案的患者比其他两组恢复视力更快，但三组患者的最终视力

在随访 1 年时并无显著差异。一项汇总了 12 个类固醇治疗 MS 及视神经炎的随机对照临床试验的荟萃分析证实了这个结果。通过对 2 年时间的原始数据进行分析发现，颅脑 MRI 异常但接受静脉注射糖皮质激素治疗的患者，其进展为 MS 的风险降低；然而，这种显著疗效在随后的时间节点并不明显。由于糖皮质激素可能对其他类型视神经炎的最终视力结局具有积极作用（见"非原发性脱髓鞘性的视神经炎病因"一节），并且非典型性视神经炎的诊断往往滞后，因此，在没有禁忌证的情况下大剂量糖皮质激素治疗对所有急性视神经炎患者均适用。

需要注意的是，仅接受小剂量口服泼尼松治疗的 ONTT 患者与其他两个治疗组患者相比，先前受累眼视神经炎的复发率增加，并且对侧眼新发视神经炎的概率也有所增加。

视觉功能预后

急性脱髓鞘性视神经炎的自然病程是在发病后数天至 2 周逐渐加重，然后改善。初期恢复通常较快，之后变缓，在发生视觉症状后 1 年，患者症状可能会得到进一步改善。在接受安慰剂的 ONTT 患者中，79% 的患者在发病后 3 周内视力开始改善，93% 的患者在 5 周内改善。该研究中大多数患者在发病后 5 周时视力基本完全恢复。通常，2/3 的特发性视神经炎患者中心视力可恢复至 20/20 或更佳，低于 15% 的患者中心视力低于 20/40。其他视觉功能指标包括对比敏感度、色觉和视野，这些指标通常随着视力的改善而提高。

虽然急性视神经炎发作后视功能总体预后较好，但有些患者单次发作后会出现永久性的严重视力下降。此外，即使是视觉功能恢复至"正常"的患者，也可能会出现运动诱发的视力下降或因体温过热或运动导致的短暂视力下降（Uhthoff 征）。Uhthoff 征在伴有其他诊断依据的 MS 患者中最常见，但在慢性或亚临床性视神经炎患者中，这种体征也会在孤立性视神经炎发生后出现，偶尔也会出现在其他原因引发的视神经病变患者中。关于 Uhthoff 征有两个主要的假说机制：①体温升高可直接影响轴突传导；②运动或体温升高可改变轴突的代谢环境，进而影响轴突传导。

从主观感觉上看，已经恢复的视神经炎患者经常感到受累眼视觉"不正常"，或看到颜色有"褪色"。这些症状与持续存在的低对比敏感度有关，大多数有视神经炎病史的患者可通过低对比度"Sloan"字母

视力表检出对比敏感度的降低。

视神经炎初次发作后，复发可以出现在任何一只眼。ONTT 10 年研究显示该病复发率为 35%。与大剂量静脉注射类固醇组或安慰剂组的患者（25%）相比，口服小剂量类固醇治疗的 ONTT 组复发风险有所增加（41%）。

神经功能预后

大约 50% 的 MS 患者会出现视神经炎，约 20% 的 MS 患者以视神经炎为首发症状。已有回顾性和前瞻性研究分析了具有急性视神经炎发作史的患者最终发展为 MS 的情况。尽管回顾性研究得到的结果为 11.5% ~ 85%，但多项前瞻性研究结果更倾向于较高的比例。从视神经炎初次发作到其他 MS 症状和体征出现的平均时间个体差异较大；大多数研究表明，视神经炎发作后进展为 MS 通常出现在视觉症状出现后 7 年内。

通过 MRI 检查发现脑室旁白质中单个或多个病灶无疑是发展为 MS 最具预测性的基线因素，50% ~ 70% 的孤立性视神经炎可发生该现象。包括 ONTT 在内的多项研究都证明了该结论。在 ONTT 中，孤立性视神经炎 5 年内进展为 MS 的累积百分率在 MRI 表现正常的患者中为 16%，而在颅脑 MRI 存在 2 个以上病灶的患者中为 51%。在视神经炎发病后 15 年，存在典型 MRI 病灶（无论病灶数量如何）的患者中 72% 最终都会发展为 MS，而基线 MRI 正常的患者中只有 25% 会进展为 MS（图 7.6）。由于 ONTT 是在引入钆造影剂和 FLAIR MRI 序列这两种可以提高白质病变和疾病活动度检测性前进行的，且目前颅脑 MRI 可以更好地检测到此类病变，所以 ONTT 结果对进展为 MS 的预测价值可能过高。ONTT 中患者进展为 MS 的其他风险因素包括高加索人种、MS 家族史、既往不明确的神经系统疾病史和既往视神经炎发作史。但是这些因素对进展为 MS 的风险性影响均低于 MRI 检查结果。ONTT 还显示，头部 MRI 正常并伴有明显视盘水肿、黄斑星芒状渗出或视盘出血的患者在 15 年时并未发生 MS，这表明具有这类体征的人可能不患有典型性视神经炎。

疾病管理建议

虽然在 ONTT 中急性糖皮质激素治疗并没有改变大多数患者的长期视力预后，但鉴于非典型病因的视神经炎中类固醇治疗对于视力恢复的重要作用（见下文），以及患者呈现出潜在病因的不确定性，应更倾向考虑对所有患者进行静脉注射糖皮质激素治疗。临床孤立综合征（clinically isolated syndrome，CIS）是一种视神经炎伴颅脑 MRI 异常的疾病，这类患者的预防性治疗涉及到另一个问题，即防止疾病进展为 MS。

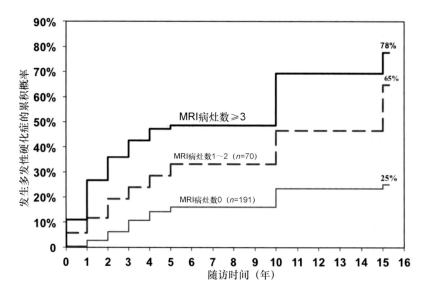

图 7.6 在视神经炎治疗试验（ONTT）/ 纵向视神经炎研究（LONS）的 15 年随访中，进展为多发性硬化症的情况。在整个 ONTT 队列中，多发性硬化症的累积概率为 50%，没有 MRI 病变的受试者有 25% 进展为 MS，有一个或多个病变的受试者有 72% 进展为 MS（Adapted from：Optic Neuritis Study Group. Multiple sclerosis risk after optic neuritis：final optic neuritis treatment trial follow-up. Arch Neurol 2008；65：727-732.）

已有研究汇集了关于 IFN β -1a、IFN β -1b 和醋酸格拉默在预防病情进展方面疗效较为有力的前瞻性数据（分别为 CHAMPS、ETOMS 和 PreCISe 研究），并支持在 CIS 患者中使用这类药物。该治疗方法与观察相比，其收益与风险均应纳入所有 CIS 患者（必要时转诊给相应的专家）共同进行回顾。

慢性脱髓鞘性视神经炎

慢性视神经炎相比急性视神经炎少见。许多 MS 患者并没有急性视力下降（伴疼痛或其他症状）的病史，却主诉出现视力异常，并具有单眼或双眼视神经功能障碍的临床证据。这类患者可能主诉静态视力障碍，单眼或双眼慢性进展性视力下降，偶尔也会出现与恢复期不相关的渐进性视力下降。

许多慢性单眼或双眼脱髓鞘性视神经病变患者的视觉症状出现在 MS 其他症状和体征发生之后，因此，随着患者随访时间的延长，MS 的比例及慢性进行性视神经炎的相关依据也越多。然而，对于一些患者来说，缓慢进行性视力下降、单眼或双眼视物模糊或视物变形才是潜在的神经系统疾病的首发症状。

慢性复发性炎性视神经病变（chronic relapsing inflammatory optic neuropathy，CRION）较为罕见。这种类固醇激素敏感 / 依赖形式的视神经炎目前被认为与髓鞘少突胶质细胞糖蛋白（myelin oligodendrocyte glycoprotein，MOG）抗体有关（见 "髓鞘少突胶质细胞糖蛋白相关视神经炎" 一节）。

无症状（亚临床）性视神经炎

MS 中有很大比例的患者有临床或实验室证据表明其具有视神经功能障碍，虽然这部分患者并没有主诉视力问题，自认为视力正常。无视觉症状的视神经炎证据可能来自于临床、电生理、心理物理方面，或多方面组合。虽然患者高对比度（Snellen）视力通常正常，但其低对比度视力往往有降低。OCT 检测视盘周围神经纤维层（RNFL）和黄斑神经节细胞复合体（ganglion cell complex，GCC）在评估 MS 患者中具有较高的有效性。伴或不伴急性视神经炎病史的 MS 患者大型队列数据显示，与正常对照组相比，MS 患者的 GCC 和 RNFL 厚度均会显著减少且有统计学意义，该变化与视神经炎病史无关。视觉诱发电位常表现为 P100 潜伏期延迟，这证实了慢性脱髓鞘病变的存在。

其他原发性脱髓鞘疾病相关视神经炎

髓鞘裂解性弥漫性硬化（弥漫性轴周脑炎，Schilder 病）

虽然对 **Schilder 病**最初的描述可能无意中包含了肾上腺脑白质营养不良和亚急性硬化性全脑炎的病例，但仍有一组患者具有特征性的非遗传性脱髓鞘疾病，目前常被称为**髓鞘裂解性弥漫性硬化**。这类患者的特征性病变是一个大的、轮廓清晰的、不对称的脱髓鞘病灶，伴有严重的、选择性的髓鞘脱失，病变通常累及整个脑叶或大脑半球。该病变通常会延伸到胼胝体并损害对侧大脑半球。某些病例会呈现出双侧大脑半球对称性受累。虽然髓鞘裂解性弥漫性硬化的病变与典型 MS 病变在大体水平和组织病理学水平上相似，但相关研究的荟萃分析显示该疾病存在其他生物标志物，例如脑脊液寡克隆区带在该病中仅有 14% 的患者出现，而在 MS 中有 98% 的患者出现。此外，与 MS 相比，该病 CSF 蛋白升高更常见，白细胞计数升高较少见。因此，该疾病可能被视为神经炎症并可能不同于 MS。

髓鞘裂解性弥漫性硬化最常见于儿童和青年人。在未经治疗的情况下，其病程特点呈现渐进性过程，可能是稳定且持续的，抑或是间断性发生，迅速恶化。性格改变可能是该疾病的首发证据。尤其是在成年人中，大脑性盲可能是该病的早期特征。该疾病也可伴有中枢性耳聋。其他临床表现包括痴呆、同侧视野缺损、不同程度的偏瘫和四肢瘫，疾病最终可导致全瘫以及假性延髓麻痹。某些情况下，脑干和小脑受累可导致眼球震颤、意向性震颤、断续言语和（或）痉挛性截瘫。

大约 60% 的病例会发生视力下降，其中最常见的病因是视交叉后视路受损，此时会出现同侧偏盲、象限性视野缺损或大脑性盲。其他与视觉相关的大脑区域受累时也可能导致视觉障碍。偶有患者出现视交叉处的脱髓鞘病变，此时会出现双颞侧视野缺损。虽然该病的视神经炎实际发病率仍不明确，但相较于 MS 患者，其发病率更低。并且该病极少发生视盘水肿。

当儿童或青年人表现出亚急性或慢性进行性神经系统疾病症状，并且神经影像学和实验室证据显示局灶性大脑半球脱髓鞘病变时，如果不伴有肾上腺功能障碍或超长链脂肪酸含量异常，可考虑诊断为髓鞘裂解性弥漫性硬化。

大部分髓鞘裂解性弥漫性硬化患者在接受糖皮质激素或免疫抑制剂治疗后可好转，但多达 70% 的患者可能会在 4 年内复发。暴发性初始病程可能与更好的预后结局及较少的长期残疾相关。临床症状改善的患者通常会在神经影像学中表现为病灶消失或缩小。

同心性轴周脑炎（Baló 同心圆硬化）

同心性轴周脑炎与髓鞘裂解性弥漫性硬化在临床上类似，但在病理学有所不同。该病患者会迅速表现出发生在不同时间和空间的多种神经系统症状及体征，包括视力下降和复视。视力下降通常由外侧膝状体后视路受损引起，其特征是同向性视野缺损或大脑性盲，有时视神经也可受累。

同心性轴周脑炎引起的病理变化主要包括脑白质同心圆形排列的一系列脱髓鞘区和髓鞘保留区交替出现。交替带的主要特征是髓鞘的再生。该病变可能起源于血管周围袖套性炎症的周围急性脱髓鞘小病灶，同心圆交替带实际上是脱髓鞘和髓鞘再生组织的交替区域。部分患者不仅有同心圆性轴突周围性脑炎的病理改变，并且伴有急性 MS 的典型病变，这提示同心性轴周脑炎本质上可能是 MS 的变异体。

同心性轴周脑炎患者的神经影像学检查在疾病初期可能是正常的，但最终 CT 和 MRI 都会发现与脱髓鞘改变一致的多发病灶。同样，在疾病早期，CSF 分析可能正常，但后期可能出现轻至中度的细胞增多、蛋白升高、IgG 指数升高以及多条寡克隆区带。该病只能通过病理活检或尸检确诊。

同心性轴周脑炎若不进行治疗，病变通常会持续性进展，并且常在数周至 1 年内死亡。但全身应用糖皮质激素治疗对短期和长期神经系统症状和体征均有改善。因此，对该病的早期诊断非常关键。

非原发性脱髓鞘性的视神经炎病因

视神经脊髓炎谱系疾病

视神经脊髓炎（neuromyelitis optica，NMO）是指在横贯性或上行性脊髓病变发生之前或之后数天至数周内，由急性视神经病变引起的单眼或双眼急性或亚急性视力下降；出现上述一组临床特征的疾病谱被命名为 **NMO 谱系疾病**（NMO spectrum disorder，NMOSD），其中一种类型就是如下所述的严重视神经炎。视神经炎导致视力严重下降且视觉功能恢复较差

的患者，以及视神经炎伴脊髓病变但 MRI 未见脑部病变的患者，应当考虑患有 NMOSD。由于 NMOSD 相关视神经炎（NMOSD-related optic neuritis，NMOSD-ON）的管理和预后与典型性脱髓鞘性视神经炎明显不同，因此临床医生必须对可能的疑似病例进行检查并尽快干预。

虽然 NMOSD 可发生于儿童，并且 60 岁以上的患者也有报道，但 NMOSD 初始症状的平均发生年龄相较 MS 稍晚。男性和女性均会发生典型的单时相 NMOSD 病程，其中女性更易表现出周期性 / 复发性病程。NMOSD 的患病率在亚洲和加勒比海地区高于典型的 MS。

病理

与 MS 的脱髓鞘病变相比，NMOSD 的特征是白质和灰质均发生病变损害。视神经和脊髓均可受损，某些后颅窝结构的病变也较为常见，包括极后区病变。大脑和小脑病变虽然不常见但也有可能发生，且不能排除 NMOSD 的诊断。

大多数 NMOSD 患者血清和（或）CSF 中存在水通道蛋白 4（AQP-4）抗体，水通道蛋白 4 是一种在星形胶质细胞足突细胞膜中含量较高的水通道蛋白。这种名为 NMO-IgG 的抗体可通过激活补体破坏组织结构，在动物模型中显示出致病性。水通道蛋白 4 在整个大脑组织中均有表达，在视神经和脊髓中的表达并未增多。因此，中枢神经系统某些区域不同于其他区域的特异性受累可能源于血脑屏障通透性的差异，而不是源于水通道蛋白 4 的组织表达差异。

NMO 还有一些其他的组织病理学特征有助于与 MS 鉴别。在 NMO 中常发生空洞组织凹陷，但在 MS 中几乎不存在。胶质细胞增生是 MS 的特征，在 NMO 中少见。皮质脱髓鞘常见于 MS 的晚期表现，但在 NMO 中不会发生。

临床表现

NMOSD 主要表现为中枢神经系统薄弱区域受损导致的各种症状，许多疾病特征可能会被忽视或被误认为是非神经系统体征，例如顽固性呃逆和瘙痒。NMOSD 诊断标准国际共识于 2015 年发布，该共识列出了多项核心临床特征，当存在其中至少一项核心症状才能诊断该病（表 7.1）。

一些 NMOSD 患者在视觉或神经系统症状出现之前几天或几周会发生轻度发热性疾病。患者通常表

表 7.1　成人 NMOSD 诊断标准

AQP4-IgG 阳性的 NMOSD 诊断标准

1. 至少 1 项核心临床特征

2. 用可靠的方法检测 AQP4-IgG 阳性，强力推荐基于细胞的检测（cell-based assay，CBA）方法

3. 排除其他诊断

AQP4-IgG 阴性或未检测 AQP4-IgG 的 NMOSD 诊断标准

1. 在 1 次或多次临床发作中，至少 2 项核心临床特征并满足下列全部条件：

　　a. 至少 1 项临床核心特征为视神经炎、急性脊髓炎伴 LETM 或极后区综合征

　　b. 空间多发（2 个或以上不同的核心临床特征）

　　c. 满足附加的 MRI 诊断的必要条件

2. 用可靠的方法检测 AQP4-IgG 阴性或未检测

3. 排除其他诊断

核心临床特征

1. 视神经炎

2. 急性脊髓炎

3. 极后区综合征：其他原因不能解释的顽固性呃逆、恶心、呕吐

4. 急性脑干综合征

5. 有症状的发作性嗜睡症或急性间脑综合征，MRI 有典型的 NMOSD 间脑病灶（图 7.10）

6. 有症状的大脑综合征，MRI 有典型的 NMOSD 大脑病灶（图 7.10）

AQP4-IgG 阴性或未检测 AQP4-IgG 的 NMOSD 的 MRI 附加条件

1. 急性视神经炎：脑部 MRI 需满足：(a) 脑部 MRI 正常或仅有非特异性白质病变；(b) 视神经 T2 高信号病灶或 T1 增强病灶长度大于 1/2 视神经长度，或包括视交叉

2. 急性脊髓炎：脊髓内病灶连续 ≥ 3 个节段以上（LETM），或有急性脊髓炎病史的患者 ≥ 3 个连续节段的局部脊髓萎缩

3. 极后区综合征：延髓背侧或最后区病变

4. 急性脑干综合征：脑室管膜周围的脑干病变

注：LETM，长节段横贯性脊髓炎。Reprinted with permission from Wingerchuk DM，Banwell B，Bennett JL，et al. International consensus diagnostic criteria for neuromyelitis optica spectrum disorders. Neurology 2015；85（2）：177-189.

现出迅速而严重的视力下降，可持续数天。事实上，NMOSD 相关视神经炎的潜在鉴别特征之一就是视力下降的严重程度，因此所有视力下降严重和（或）双眼受累发作的患者都应怀疑此疾病。在 NMOSD-ON 中，眼痛或眼周疼痛可能先于视力下降发生，因此这不是该病的一个特有体征。

在脱髓鞘性视神经炎的病例中，NMOSD-ON 患者的视野缺损呈现出多样性。很多情况下，患者首次检查时视力极差以至于不能具体检测视野缺损情况。但中心暗点可能是其中最常见的缺损，也有一些患者呈现出单眼或双眼的向心性视野缩小。检眼镜检查可见视盘外观的明显变化。大多数患者呈现单眼或双眼的视盘轻度水肿。但有些患者呈现显著的视盘水肿，这可能与视网膜静脉扩张以及广泛的视盘周围渗出有关，而另一些患者视盘形态可正常。随着时间的延长，无论最初的视盘外观如何，大多数患者均会出现视盘苍白（图 7.7）。此类病例中有些患者视网膜血管会轻度变细。

NMOSD-ON 患者的视力预后个体差异较大，这可能取决于是否采取及时的治疗干预。周边视野恢复通常早于中心视野缺损改善。不幸的是，即使有适当且及时的治疗，许多 NMOSD-ON 患者仍然会出现单眼或双眼严重的永久性视觉障碍。

如果 NMOSD 被漏诊且未经治疗，在首次视神经炎发作后数月甚至数年，其临床症状可能会发生进一步改变。例如横贯性脊髓炎，该病可能在放射影像学上具有显著特征，但症状隐匿，可能会在疾病后期突然加剧。典型的 NMO 表现为双眼视神经炎和横贯性脊髓炎同时发生或短期内相继发生，但此类病变仅代表少数 NMOSD 病例。截瘫与视力下降的发作特点相似，通常突发且较重，可与轻度发热相伴。该病还可出现严重的神经根性疼痛，并在肌无力发作后不久可出现或进展为尿潴留。上行性麻痹有可能影响呼吸并导致患者早期死亡。该病很少有周围神经受累。大部分患者运动功能会有一定程度的恢复，但仍会残留下肢轻瘫，部分患者有永久性完全瘫痪，少数患者

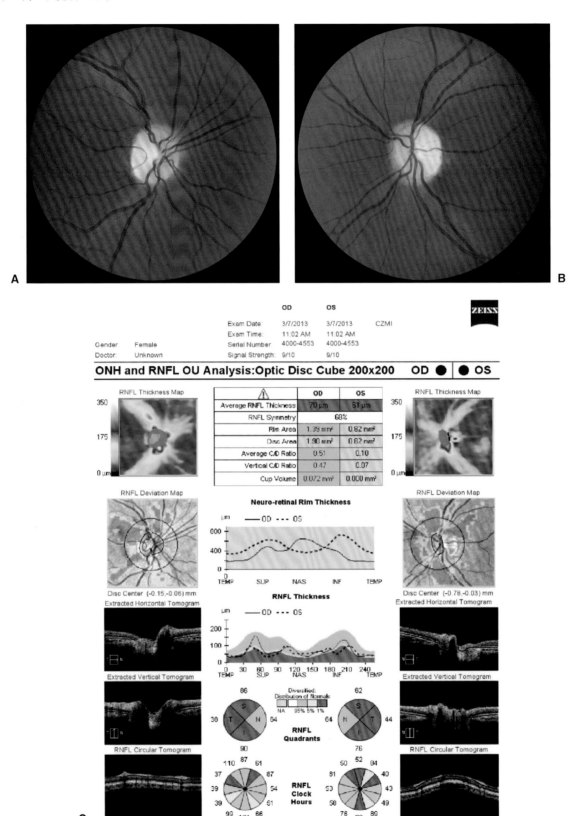

图 7.7   视神经脊髓炎谱系疾病的检眼镜检查表现。这是一名 37 岁的女性高加索人，伴有严重的左眼视力下降，右眼 1 周后出现视力下降。视力最差达到右眼手动和左眼无光感。该患者接受了静脉注射糖皮质激素治疗，随后通过静脉输注利妥昔单抗以保持免疫抑制状态。患者视力最终恢复至右眼 20/30 和左眼 20/150，残留有盲中心暗点。**A、B**：分别显示左眼和右眼检眼镜下表现，可见视盘苍白伴视网膜神经纤维层萎缩，尤其是乳斑束。**C**：视盘周围视网膜神经纤维层谱域 OCT 也显示乳斑束的广泛丢失并延伸到相邻的上、下象限

可完全康复。

曾有研究报道急性暴发性 NMO 患者的死亡率高达 50%，但随着支持性治疗的进步，这一比例已显著降低。NMO-IgG 血清阳性的 NMOSD 患者相比血清阴性的患者出现复发和衰竭性疾病的风险更高。

诊断

NMO-IgG（抗水通道蛋白 4）抗体检测以及头部和脊髓 MRI 是诊断 NMOSD 的关键步骤（表 7.1）。如果患者血清 NMO-IgG 阳性，那么只需满足一项核心临床症状并且神经影像学不存在非典型表现就可以进行诊断。如果 NMO-IgG 阴性，那么需要满足 2 项核心临床症状以及典型神经影像学表现才可确诊。如果患者不符合全部的临床诊断标准，但又强烈怀疑 NMOSD，并且无其他确切病因，此时可诊断为可能的 NMOSD。约 75% 的确诊 NMO 患者血清 NMO-IgG 为阳性，该抗体具有较高的特异性（> 95%）。但 NMO-IgG 阴性并不能排除 NMOSD，即使初次检测为抗体阴性，几个月后的复检也可能检测出抗体存在。此外，不同的 NMO-IgG 检测方法有不同的敏感度和特异度；CBA 法比酶联免疫吸附试验（ELISA）更灵敏，实际上后者更容易出现低滴度的假阳性。

神经影像学异常可见于整个 CNS，包括当长节段横贯性脊髓炎累及颈椎时，病变可延伸至延髓，同时受累的视神经可出现长节段性强化。视神经后部和（或）视交叉受累也是 NMOSD 的典型表现（图 7.8）。在疾病活动期，脑脊液通常呈炎症反应表现，即淋巴细胞轻度增多，蛋白浓度可能有增加，但鞘内合成 IgG 通常不增加，寡克隆区带极少检出。

治疗

疑似 NMOSD-ON 的患者［例如在 NMO-IgG 检测和（或）MRI 确诊之前］应使用大剂量糖皮质激素治疗 3 ~ 5 天，并观察其改善情况。如果视觉功能未见好转（或恶化），应考虑血浆置换，因为这类治疗可能增加视力恢复的可能性。符合 NMOSD 确诊标准的患者应接受长期免疫抑制治疗，除非存在禁忌证。依库珠单抗是一种末端补体复合物抑制剂，且已被证明可有效预防疾病复发；免疫抑制剂如利妥昔单抗和吗替麦考酚酯也可使用。硫唑嘌呤虽然具有更低的价格，但效果较差。该病不推荐使用糖皮质激素和静脉注射免疫球蛋白进行长期治疗，此外，治疗过程中应避免使用针对 MS 的免疫调节剂，因为此类药物可能会加重 NMOSD 病程。

预后

NMOSD 患者即便及时接受治疗，其视力恢复通常也很差，甚至无恢复。长期来看，未经治疗的 NMO-IgG 阳性患者中有 80% 将在数年内持续出现视力和神经功能衰退；血清抗体阴性的患者复发风险相

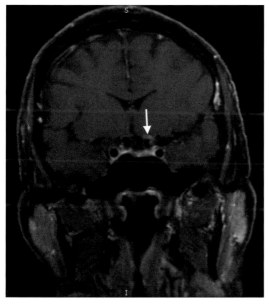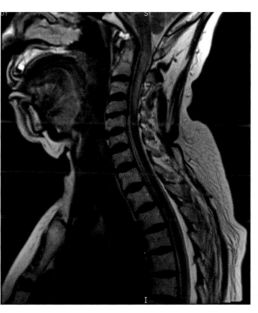

图 7.8　NMOSD 的神经影像学表现。这是一名 70 岁的非洲裔美国女性，双眼相继发生渐进性视力下降，视力最差达到右眼指数 /3 英尺，左眼无光感。该患者最初被诊断为缺血性视神经病变，随后患者出现面部麻木和烧灼感，颅脑和眼眶 MRI 增强 T1 序列（A）显示左眼视神经颅内段强化（箭头），颈椎 MRI（B）FLAIR 序列显示纵向长节段高信号病变区域向上延伸至延髓。患者检测 NMO-IgG 为阳性，最终确诊为视神经脊髓炎

对较小，但此类患者具体的临床病程很难预测。使用高效的预防性治疗可将复发风险降低 50% 或更多，同时为患者争取数年之久的疾病缓解期。在疾病复发时，及时使用糖皮质激素和（或）血浆置换可最大限度地恢复受损功能。

髓鞘少突胶质细胞糖蛋白相关神经炎

针对髓鞘少突胶质细胞糖蛋白（myelin oligodendrocyte glycoprotein，MOG）的抗体已在各种脱髓鞘疾病患者中检出，包括视神经炎、横贯性脊髓炎、急性脱髓鞘性脑脊髓炎（acute demyelinating encephalomyelitis，ADEM）和脑干脑炎。该类抗体被称为 MOG-IgG，主要存在于某些区别于典型性脱髓鞘性视神经炎和 NMOSD-ON 的视神经炎患者中。与 NMO-IgG 不同的是，MOG-IgG 的致病作用目前尚不明确。尽管如此，MOG 相关视神经炎（MOG-ON）患者往往表现出与 NMOSD 极为相似且在临床上难以区分的症状，例如严重的视力下降以及双眼受累。该病常伴眼球转动痛，视盘常呈现出水肿状态，严重的视盘水肿伴视盘周围出血应高度怀疑 MOG-ON。MOG-ON 区分于 NMOSD-ON 的影像学特征主要是视神经鞘和视神经本身常出现强化（图 7.9）。NMOSD-ON 和 MOG-ON 均有视神经较长节段和（或）视神经后部 / 视交叉受累，在此基础上二者难以鉴别。MOG-ON 患者可能伴有横贯性脊髓炎，其纵向病变范围不如 NMOSD 患者广泛，并且极后区受累不典型。在儿童中，MOG-ON 几乎总在 ADEM 中出现。

由于 NMOSD-ON 和 MOG-ON 患者的初始症状相似，因此急性视神经炎患者的诊断评估应同时包含 NMO-IgG 和 MOG-IgG 检测，以及颅脑 / 眼眶和脊髓 MRI。对于疑似 MOG-ON 的患者，建议使用大剂量糖皮质激素进行初始治疗；这种治疗既可以改善视力预后又可以提供有助于诊断的信息。许多 MOG-ON 病例具有非常显著的激素敏感性，糖皮质激素治疗开始后数天内即可出现迅速且几乎完全恢复的视力改善。相反，NMOSD-ON 患者在使用糖皮质激素治疗后并不会表现出如此显著且迅速的视力改善，此时，如果激素迅速减量（例如 ONTT 中的方案），患者视力下降可能会复发，因此，在治疗中需要缓慢减少激素用量。与 NMOSD-ON 患者不同，MOG-ON 患者在接受适当的治疗后通常视觉功能恢复较好；但有些患者会出现 CRION，该病的特征是激素敏感性神经炎的反复发作。因此，对于可疑的 CRION 患者，如果尚未明确是否存在 MOG-IgG 应及时进行检测。

由于 MOG-ON 部分患者可能为单时相病程而没有复发，因此 MOG-ON 的长期免疫抑制治疗作用不如 NMOSD-ON 明确。但复发性视神经炎在 MOG-IgG 阳性的患者中并不少见，我们应密切关注这类患者，同时宣教未来面临疾病事件的风险。如果疾病复发（如出现视神经炎或其他神经症状），应再次给予糖皮质激素急性期治疗，并考虑给予慢性期免疫抑制治疗。吗替麦考酚酯、利妥昔单抗和静脉注射免疫球蛋白等药物均被证明可减少和预防 MOG-ON 的复发。与 NMOSD 相同，MS 治疗中使用的免疫调节剂可能对 MOG 相关神经系统疾病无效，并且目前尚未明确其是否有害。

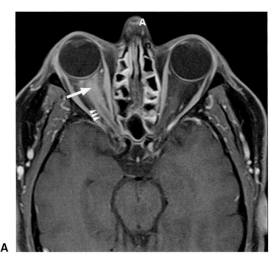
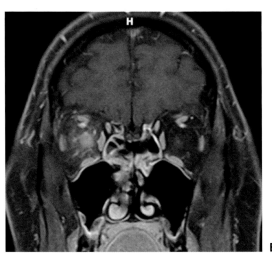

图 7.9　急性髓鞘少突胶质细胞糖蛋白相关性视神经炎中视神经的 T1 加权钆增强和脂肪抑制的 MRI。**A**：轴位图像显示右眼视神经（箭头）强化，伴视神经鞘广泛强化（箭头）。**B**：冠状位图像显示右眼视神经及鞘膜的增粗和强化

感染性、感染相关性和炎症性视神经炎

少数情况下，单眼或双眼前部或球后视神经炎并不是源于视神经或 CNS 的原发性脱髓鞘过程。相反，该病是机体内潜在或近期的全身感染、疫苗接种或全身炎症性疾病的表现或在此基础上发展而来的。

视神经的炎症可能是由多种病原体（例如病毒和细菌）直接感染神经而引起。此外，全身或 CNS 感染可引发机体免疫反应从而导致视神经炎症。下文列举了一些病例，但这些举例并不够全面，因为目前不断有新的病原体被发现。

感染相关性视神经炎最常见于病毒感染之后，其次见于细菌感染后，通常在感染后 1 ～ 3 周发生。该病在儿童中比成人中更常见，通常被认为在一定免疫基础上发生，最终可致视神经脱髓鞘改变。视神经炎可仅发生在单眼，但通常是双眼受累（图 7.10）。视盘可正常或出现水肿。前部视神经炎患者可出现视盘周围视网膜水肿。若受累眼黄斑出现星芒状脂质渗出，则称此类病变为视神经视网膜炎（见下文）。视神经功能发生障碍但颅内压正常的情况通常是由于炎症累及神经周围组织引起，此类病变称为周围视神经炎或视神经周围炎（见"视神经视网膜炎"一节）。感染相关性视神经炎无论是病毒性的还是细菌性的，均可在无神经功能障碍的患者中发生，或可发生于伴有脑膜炎、脑膜脑炎或脑脊髓炎的患者中。当出现神经系统症状时，患者的脑脊液具有典型改变，例如淋巴细胞增多和蛋白浓度升高。脑炎患者通常伴有脑电图异常，且脑部影像学检查也可能发现改变，而脑脊髓炎患者可同时出现脑和脊髓的病变。MRI 可显示出视神经同时增粗伴强化。

感染相关性视神经炎无需治疗且视力预后通常较好。糖皮质激素是否能促进病毒感染后视神经炎患者的恢复尚不明确，但该治疗应适当考虑，特别当双眼发生严重视力下降时。

视神经炎可与多种 DNA 或 RNA 病毒**感染**相关，包括腺病毒、柯萨奇病毒、巨细胞病毒、甲型肝炎病毒、人类疱疹病毒 4 型（EB 病毒）、人类免疫缺陷病毒（HIV）1 型以及麻疹、腮腺炎、风疹和水痘带状疱疹病毒。登革热和 Chikungunya 热等流行性热带病毒近来也被认为是导致视神经炎的病因。细菌和螺旋体疾病也可引起视神经炎，包括梅毒、莱姆病、猫抓病、炭疽、β - 溶血性链球菌感染、布鲁菌病、脑膜炎球菌感染、结核病、伤寒、支原体感染和 Whipple 病。当怀疑患者有感染性视神经炎时，可基于病史和（或）传染性病原体暴露史进行针对性的细菌或病毒病原体血清和（或）脑脊液检查。

梅毒性视神经炎并不罕见，尤其在同时感染 HIV 的患者中更常见。梅毒性视神经炎可发生在单眼或双眼视神经，也可以发生于前部或球后。当发生前部视神经炎时，玻璃体中常出现细胞反应，该现象有助于将其（以及导致前部视神经炎的其他全身性炎症性疾病）与脱髓鞘性视神经炎相区分，因为脱髓鞘性视神经炎发生时玻璃体通常呈透明状态。梅毒的诊断需要通过多种血清学和脑脊液检查确定。多数情况下，通过静脉注射青霉素治疗可恢复视力；但此类疾病可能难以治愈，尤其是 HIV 阳性的患者。梅毒还可引起视神经视网膜炎和视神经周围炎（见"视神经视网膜炎"一节和"视神经周围炎"一节）。

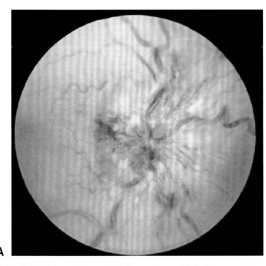
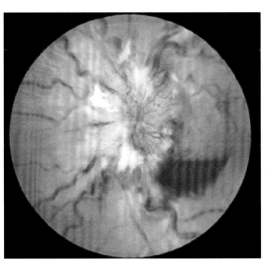

图 7.10 双眼前部视神经炎。患者为一名 14 岁女孩，在出现流感样不适后 2 周发生双眼视力下降。**A、B**：双眼视盘严重水肿并伴有视盘周围出血，以及左眼视网膜前出血。右眼视力 20/400，左眼指数。患者 6 周内恢复正常，视盘水肿完全消退

莱姆疏螺旋体病（**莱姆病**）患者可发生前部视神经炎和极少的球后视神经炎。该病是一种螺旋体感染性疾病，通过感染伯氏疏螺旋体的蜱叮咬传播。莱姆病主要通过传染病血清学检测进行诊断，在血清或脑脊液中发现病原体或其核酸也可确诊。抗生素治疗通常有效，尤其是在疾病的早期阶段。同其他可引起视神经炎的全身感染性疾病一样，莱姆病也可引起视神经视网膜炎或视神经周围炎（见"视神经视网膜炎"一节和"视神经周围炎"一节）。

在因药物或疾病而免疫功能低下的患者中，许多正常情况下不会引起视神经炎的传染性病原体也会导致视神经炎。这种视神经炎在感染 HIV 的患者和患有获得性免疫缺陷综合征（acquired immunodeficiency syndrome，**AIDS**）的患者中最为常见。HIV 感染并伴有隐球菌性脑膜炎、巨细胞病毒感染、疱疹病毒感染、梅毒、结核性脑膜炎以及多种真菌感染的患者均可发生前部或球后视神经炎。少数弓形虫病患者也会出现视神经炎。有时，此感染会导致视神经视网膜炎发生，某些情况下则会导致视神经周围炎发生。一些 AIDS 患者会发生仅与 HIV 感染相关的视神经炎，目前尚不明确该病的发病机制是直接感染还是免疫介导的感染相关过程。

在前抗生素时代，感染从鼻旁窦扩散到视神经并不罕见。然而，现在这种情况非常少见，大多数视神经炎患者的**鼻窦炎**病症属于偶发。但一些急性重症鼻窦炎的患者会因感染扩散而进展为继发性视神经炎。感染可从蝶窦扩散至眶尖或视神经管内段视神经，最终引起孤立性视力下降。这类临床情况应考虑曲霉病或其他真菌感染，如毛霉菌病（尤其是在糖尿病和免疫功能低下的患者中）。

疫苗接种后视神经炎

针对细菌和病毒感染的疫苗接种后极少发生视神经炎。大多数病例是双眼发病，前部和球后视神经炎均可出现。卡介苗（Bacillus Calmette-Guérin，BCG）、乙型肝炎病毒、狂犬病病毒、破伤风类毒素和天花病毒疫苗；天花、破伤风和白喉联合疫苗；麻疹、腮腺炎和风疹联合疫苗接种后可能会发生视神经炎。流感疫苗通常与视神经炎的发展有关。多数情况下疫苗接种后视神经炎表现为前部视神经炎类型，基本在接种疫苗后 1～3 周内发生。通常情况下视力可恢复，但病程可能会持续数月。

炎症性视神经炎

结节病发生时可产生视神经肉芽肿性炎症，从而导致典型的前部或球后视神经炎。某些情况下，视神经炎发生在疾病进展过程中，而在其他情况下，视神经炎可成为该疾病的首发症状。单从临床表现来看可能无法与脱髓鞘性视神经炎相鉴别。但该病视盘具有特征性的肿块状白色外观，此体征提示存在肉芽肿性病因，同时玻璃体甚至前房可存在炎症反应。结节病相关视神经炎通常对激素极为敏感。在大多数情况下，患者视力在开始治疗后可很快恢复，但一旦激素逐渐减少或停用，患者视力可能会再次下降。必须强调的是，糖皮质激素治疗后视力迅速恢复，而激素逐渐减量时视力随之恶化的特征对于脱髓鞘性视神经炎来说是不典型的，此特征主要提示患者存在浸润性或非脱髓鞘性炎症病变，例如结节病或 MOG-ON。

患有**系统性红斑狼疮（systemic lupus erythematosus，SLE）、结节性多动脉炎和其他血管炎**的患者可能会出现临床上与典型急性视神经炎相似的疾病发作。这种现象发生在约 1% 的 SLE 患者中。在极少数情况下，视神经病变是该疾病的先兆症状。该病发病机制可能与血管炎引起的缺血有关。SLE 和其他血管炎中的视神经病变临床特征可以是急性前部或球后病变，此病变与疼痛或类似压迫性病变的缓慢进行性视力下降相关。

自身免疫性视神经病变是一种独特类型的视神经炎症。该病变通常是孤立的，没有任何神经或全身系统症状及体征提示潜在的炎症性疾病。患者会反复出现视力下降，并且该病对激素极为敏感。尽管患者使用糖皮质激素或免疫抑制剂进行长期治疗，但其视觉功能仍然随着时间的推移而恶化。某些患者虽然结缔组织病相关检查为阴性，但皮肤活检可发现异常，真皮内有血管周围浸润和免疫复合物沉积。患者血清中可检测到针对视神经抗原的抗体，但这些抗体并不能指导治疗。

其他原因的视神经炎

视神经炎在包括几乎所有的感染和全身炎症性疾病中都极少发生。大多数情况下患者的相关症状和体征可提示诊断，孤立性视神经炎极少成为全身系统性疾病的首发症状。视神经炎患者通常需进行检查以排除常见病因；其他检查则需根据具体病情而定。

眼内炎可单独引起视盘水肿，但这种情况下，视力通常不会因视神经损伤而受到显著影响（图 7.11）。在这类患者中，视力仅受到玻璃体炎症程度或继发性黄斑病变（比如囊样水肿）的影响。

儿童视神经炎

儿童视神经炎与成人视神经炎相比有几个显著特点：①前部视神经炎更常见，超过 70% 的病例伴有视盘水肿；②双眼同时受累的情况更常见（高达 60% 的病例）；③通常发生在已知或可疑的病毒感染或接种疫苗后 1 ～ 2 周内；④较少与 MS 进展相关（仅 15% ～ 44% 的病例）；⑤通常对激素敏感并具有激素依赖性。视神经炎患儿的视力预后较好，但并非所有患儿都有较好的视力结局。所有患视神经炎的儿童都应进行 MRI 和腰椎穿刺检查，同时还应进行感染和炎症相关检查。如前几节所述，MOG-ON 可发生于儿童，几乎都与 ADEM 相关。

视神经视网膜炎

视神经视网膜炎的特征是急性单眼视力下降伴视盘水肿及中心凹周围星芒状硬性渗出（图 7.12）。某些视神经视网膜炎与特定的感染性疾病有关，而另一些则表现为孤立性症状，该病以前被称为"Leber 特发性星芒状视网膜病变"，因为人们认为这种病变产生的黄斑星芒状改变是由视网膜疾病而不是视神经疾病引起的。

视神经视网膜炎可累及所有年龄段人群，最常发生于 20 ～ 30 岁，没有性别差异。该病通常是无痛的，但某些患者会发生眼痛，疼痛随眼球运动而加剧，这与典型脱髓鞘性视神经炎相似。初次检查患者视力时，范围可从 20/20 至光感。色觉受损程度通常比视力下降程度更严重。最常见的视野缺损类型是盲中心暗点，也可能存在中心暗点、弓形暗点，甚至是

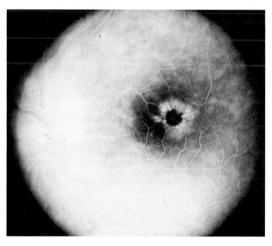

图 7.11　睫状体扁平部炎（慢性睫状体炎）患者视盘水肿。该患者最初被诊断为视乳头水肿。**A**：左眼视盘充血，轻度水肿。由于玻璃体细胞存在导致外观模糊。**B**：左眼黄斑荧光素眼底血管造影显示黄斑囊样水肿，这是该病的特征性表现。对侧眼的检眼镜检查情况相似

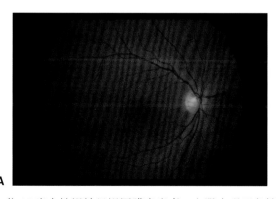
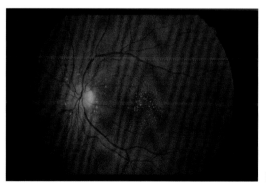

图 7.12　一位 28 岁女性视神经视网膜炎患者，左眼出现亚急性视力下降。患者还伴有面肌无力，曾按照可疑的莱姆病进行治疗。**A**：右眼正常的视盘和黄斑。**B**：视力下降约 6 周后左眼视神经及黄斑情况，可见左眼视盘水肿消退，视盘周围渗出，黄斑星芒状改变分布广泛，几乎累及整个黄斑。病变范围主要累及颞侧中心凹，证实该病为视神经视网膜炎，而不是单纯的由视盘水肿引起的黄斑渗出，后者病变常累及中心凹鼻侧的乳斑束

垂直性视野缺损，周边视野可能出现不规则缺损。大多数患者存在相对性瞳孔传入障碍，除非是双眼同时受累。视盘水肿程度不定，严重时可出现片状出血。在视觉症状出现后不久对患者进行检查时可能不会发现脂质（硬性渗出）形成的黄斑星芒状改变，但数天至数周内即可出现，甚至随着视盘水肿消退变得更加突出（图7.12），这就是该疾病曾经被认为是视网膜病变而不是视神经病变的原因。有症状眼和无症状眼都可出现小的、离散的、常表现为白色的脉络膜视网膜病变。该病还可能出现以玻璃体细胞和静脉白鞘为表现的眼后部炎症体征，以及偶发前房细胞和闪辉。急性视神经视网膜炎患者的荧光素眼底血管造影显示弥漫性视盘水肿和视盘表面血管荧光渗漏。视盘周围视网膜血管可能会出现轻微着染；但黄斑血管是完全正常的。

　　视神经视网膜炎通常是一种具有良好视力预后的自限性疾病。视盘水肿大多会在6～8周内消退，视盘外观可恢复正常或轻度苍白。黄斑渗出在7～10天内进展，随后数周保持稳定，在6～12个月内逐渐消退。大多数患者最终视力恢复良好，但有些患者因黄斑结构轻度破坏可出现持续性视物变形或非特异性视物模糊。多数患者不会在同一眼中复发，仅少部分患者会在对侧眼中发生类似病变。

　　多数情况下，视神经视网膜炎与感染或感染相关（即免疫介导）过程相关，该病可能由许多不同的因素影响。猫抓病是由多形性革兰氏阴性杆菌汉赛巴尔通体引起的全身感染性疾病，该病是与视神经视网膜炎相关的最常见感染性疾病。猫抓热患者通常有猫接触史，尤其是幼猫。患者会出现身体不适、发热、肌肉酸痛和头痛。体查通常会发现局部淋巴结肿大。有些患者还会出现关节炎、肝炎、脑膜炎或脑炎相关体征；其他患者可不出现全身及神经系统症状。

　　引起视神经视网膜炎的另一种常见感染是螺旋体感染，尤其是梅毒、莱姆病和钩端螺旋体病。视神经视网膜炎经常发生在二期和三期（晚期）梅毒患者中。这类患者通常有性接触史、下疳以及梅毒或其他性传播疾病的治疗史。继发性梅毒可能会发展为视神经视网膜炎，并成为梅毒性脑膜炎综合征的一部分。在这种情况下，病变通常是双眼的，并与脑膜刺激征及多发性脑神经病变有关。在继发梅毒患者中，视神经视网膜炎也可作为一种孤立现象出现，在这种情况下，该病通常与葡萄膜炎有关，并且可出现单眼或双眼受累。视神经视网膜炎偶尔发生在晚期梅毒患者中，常发生于脑膜血管性神经梅毒患者中。视神经视网膜炎通常与先前的病毒综合征有关，这表明高达50%的病例可能与病毒感染性病因相关；但是，这类患者的脑脊液很少可以经体外培养检测出病毒，并且通常缺乏相应的病毒感染血清学证据。目前视神经视网膜炎的致病病毒包括单纯疱疹、乙型肝炎、腮腺炎和与急性视网膜坏死（acute retinal necrosis，ARN）综合征相关的疱疹病毒，其他可能的病因包括弓形虫病、弓蛔虫病和组织胞浆菌病。

　　非感染性全身系统性炎症性疾病例如结节病也可能诱发视神经视网膜炎。其中与视神经视网膜炎无关的一种疾病是MS。虽然典型性视神经炎发作后MS的发生率很高（见上文），但视神经视网膜炎发作后的患者其MS的发病趋势并未增加。因此，将急性视神经病变发作视为视神经视网膜炎而非前部视神经炎会显著改变被评估患者的神经功能预后。

　　视神经视网膜炎的治疗取决于是否存在需要治疗的潜在感染或炎症。大多数特发性视神经视网膜炎的预后较好。长期免疫抑制治疗可控制疾病复发。

视神经周围炎

　　视神经周围炎，也称为周围视神经炎，是一种仅视神经周围组织发生炎症的疾病。视神经周围炎可被视为是眼眶炎症的一种形式；该病可以孤立发生，也可伴有其他眼眶假瘤体征，如巩膜炎和肌炎。许多视神经周围炎病例中，除了常见的双眼视盘水肿外，没有出现任何眼部症状和其他体征。无视觉功能障碍可以归因于视神经本身并未发生炎症。当视神经周围炎累及双眼时，该病很难与视乳头水肿相鉴别，此时，神经影像学检查和腰椎穿刺检查对于诊断十分必要。MRI显示视神经鞘增宽及强化，容易与视神经鞘脑膜瘤相混淆。与视神经视网膜炎一样，视神经周围炎与MS无关。该病常与感染性疾病（如梅毒）或全身系统性炎症性疾病（如结节病或韦格纳肉芽肿病）相关。视神经周围炎也可能是MOG-ON的体征（见"髓鞘少突胶质细胞糖蛋白相关视神经炎"一节）。

8

缺血性视神经病变

王影 译 杨沫 校

视神经缺血综合征（ischemic syndromes of the optic nerve）又称缺血性视神经病变（ischemic optic neuropathy，ION），其分类依据包括神经缺血损害的部位和一些已知缺血的病因。前部缺血性视神经病变（anterior ischemic optic neuropathy，AION）累及视乳头，临床表现为检眼镜下可见的视盘水肿。后部缺血性视神经病变（Posterior ischemic optic neuropathy，PION）主要累及眶内段、管内段、颅内段视神经，发病时没有明确的视盘水肿。既往研究已经明确了一些与 ION 相关的发病因素，其中最重要的是巨细胞动脉炎，又称颞动脉炎（giant cell arteritis，GCA），因此 ION 通常分为动脉炎性 ION（通常与 GCA 相关）和非动脉炎性 ION（表 8.1）。非动脉炎性 ION 是最常见的是特发性 ION，但是具有明确的高危因素和发病原因，包括系统性低血压和放射损伤。另外，还有几类伴有视盘水肿的缺血性视神经病变发病时仅出现轻度的视功能损伤，包括梗死前视盘水肿（ION 视功能损伤前出现的视盘水肿）和糖尿病视乳头病变，推测其病理机制与伴有严重视力下降的 ION 相似，也可能是视神经缺血造成视盘水肿。

前部缺血性视神经病变

前部缺血性视神经病变（AION）的典型临床表现为急性发作的单眼无痛性视力下降，持续数小时到数天，最常见视野损害模式为以水平中线为分界的视野缺损（多为下方视野缺损）（图 8.1），其中弓形暗点、盲中心暗点和弥漫性光敏感度下降也比较常见。当中心视野受累时可出现视力下降和色觉受累，当视野缺损表现为弓形暗点，中心视野保留时，视力和色觉可以正常。如果患者单眼受累，患眼相对性瞳孔传入障碍（RAPD）往往为阳性，若双眼先后发病或对侧眼有其他视神经病变，患眼 RAPD 可能为阴性。AION 急性期视盘水肿可以表现为苍白水肿，但充血性水肿也并不少见（多见于非动脉炎性 AION，即 nonarteritic anterior ischemic optic neuropathy，

NAION）（图 8.2）。视盘水肿通常表现为弥漫性水肿，但节段性水肿也并不少见（图 8.3）。视盘水肿同时常常伴有视盘周围视网膜火焰状出血，也可以出现盘周视网膜动脉狭窄（图 8.4）。

动脉炎性前部缺血性视神经病变

虽然 GCA 常常诱发严重的视神经病变，但其相关的病例在 AION 中只占少数（5.7%）。在美国，60

表 8.1 与前部缺血性视神经病变相关的疾病或药物诱因

动脉炎性前部缺血性视神经病变
颞动脉炎＋＋＋
结节性动脉周围炎
韦格纳肉芽肿病
系统性红斑狼疮等结缔组织病
类风湿关节炎
复发性多软骨炎

非动脉炎性前部缺血性视神经病变
视神经异常
　"高危视盘"：拥挤视盘（小视盘）
　视乳头水肿
　视乳头玻璃疣
眼内压升高（如急性青光眼、眼部手术）
放疗引起的视神经病变
糖尿病
其他血管性危险因素（如动脉粥样硬化）
高凝状态 [a]
急性系统性低血压 / 贫血
　出血
　心搏骤停
　围术期（尤其是心脏手术和脊柱手术）
　透析（CRF）
睡眠呼吸暂停
药物：
　胺碘酮
　α- 干扰素
　血管收缩药物（如鼻血管收缩药物）
　治疗勃起功能障碍的药物

[a] 高凝状态诱发 AION 少见，只在没有其他 AION 危险因素的年轻患者中才推荐进行相关检测

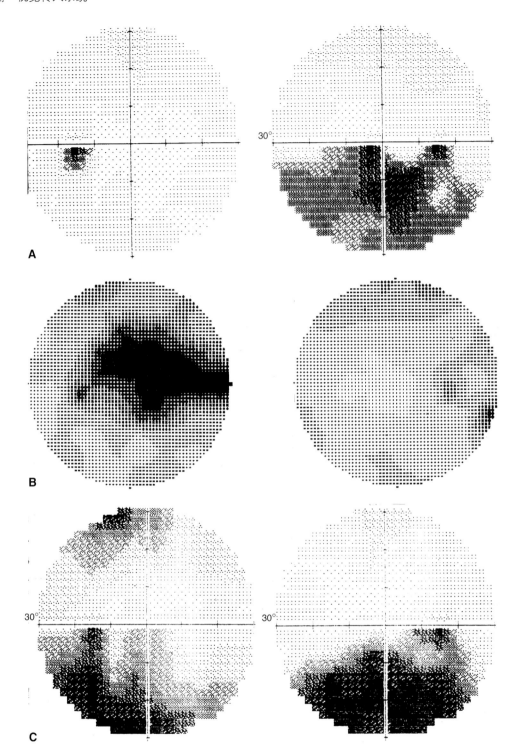

图 8.1 AION 的自动定量视野测量。最常见的视野缺损形态为以水平中线为分界的弥漫性弓形视野缺损（**A**），中心视野缺损（**B**）或较轻的弓形视野缺损（**C**）也较常见

岁以上患者 GCA 相关 AION 的发病率估计为每年 0.57/10 万。然而，AION 是 GCA 导致视力丧失最常见的眼部疾病，占 71% ~ 83%，GCA 导致的视网膜动脉阻塞、脉络膜缺血、PION 和交叉后缺血较少见。动脉炎性前部缺血性视神经病变（arteritic anterior ischemic optic neuropathy，AAION）的平均发病年龄

为 70 岁，60 岁以下罕见。GCA 女性高发，发病率随着年龄的增长而升高。AAION 在高加索人中最常见，在非裔美国人和西班牙裔患者中相对少见。

临床表现

AAION 发病时通常伴随 GCA 的其他全身性症

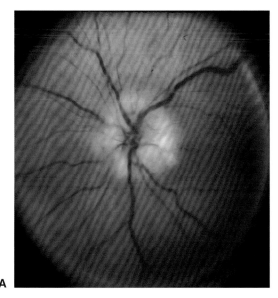
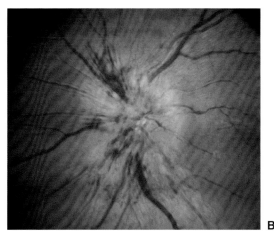

图 8.2　NAION 的眼底表现。**A**：视盘苍白水肿，伴有盘沿少量火焰状出血。**B**：视盘充血水肿，并伴有大量出血和少量棉絮斑

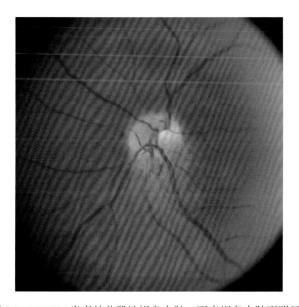

图 8.3　NAION 患者的节段性视盘水肿，下半视盘水肿更明显

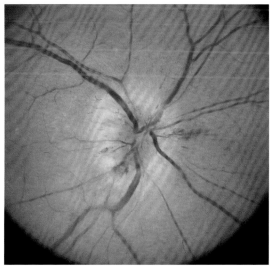

图 8.4　AION 患者盘周视网膜小动脉狭窄。覆盖在视盘上的血管局部变窄，出视盘后变宽

状。头痛是最常见的临床表现，而间歇性下颌运动障碍、颞动脉或头皮压痛是具有特异性的临床表现。患者多伴有风湿性多肌痛（polymyalgia rheumatica，PMR），症状包括不适感、厌食、体重减轻、发烧、近端关节痛和肌痛。值得注意的是，将近 20% 的 GCA 相关的视力下降患者表现为隐匿性 GCA，他们没有明显的全身症状，有时血液检测也没有异常。

除了全身性症状外，某些相关的局部体征可能有助于诊断 AAION，包括颞区头皮硬结，颞动脉搏动减弱或消失，颞动脉呈条索状或结节状等。在 GCA 中已有缺血性头皮坏死的记录，它可能伪装成带状疱疹，伴有面部疼痛甚至出现小泡样皮损。AAION 很

少发生中枢神经系统的缺血性病变，所以 AAION 很少伴发精神状态的改变、脑干综合征、小脑综合征以及交叉后视路的损伤。在 AAION 中枢神经系统受累的病例中，椎-基底动脉循环受累相对常见（椎基底动脉与其他血管受累的比例为 7∶1）。

AAION 通常表现为严重的视力下降（57.8%～76.5% 的患者预后视力低于 20/200，甚至仅可看到手动或者更差），在数小时至数天内迅速进展。AAION 首次发病时单眼常见，但双眼同时受累的发生率显著高于 NAION，当双眼同时发病时要考虑 GCA 的可能性。在 7%～18% 的 AAION 病例中，持续视力下降之前可出现一过性视力丧失（该症状持续时间可以

很短），该临床表现类似于颈动脉狭窄导致的一过性视力丧失，一般 NAION 发病前不会出现类似症状。与 NAION 相比，AAION 视盘苍白水肿更多见（图 8.5）。当 AAION 出现棉絮斑（图 8.6）时提示伴有视

网膜梗死灶，但在 NAION 中罕见棉絮斑。视网膜动脉闭塞可与视神经病变同时发生，特别是睫状动脉闭塞（图 8.7）。视乳头周围脉络膜缺血可能与视神经病变有关，加重了视力丧失。AAION 患者视盘直径和

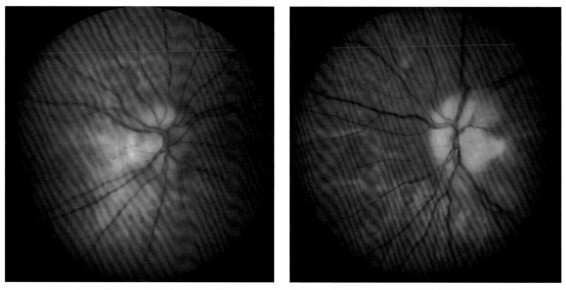

图 8.5　一例 GCA 患者双侧同时发生 AION，双眼均无光感。双眼视盘可见明显的苍白水肿

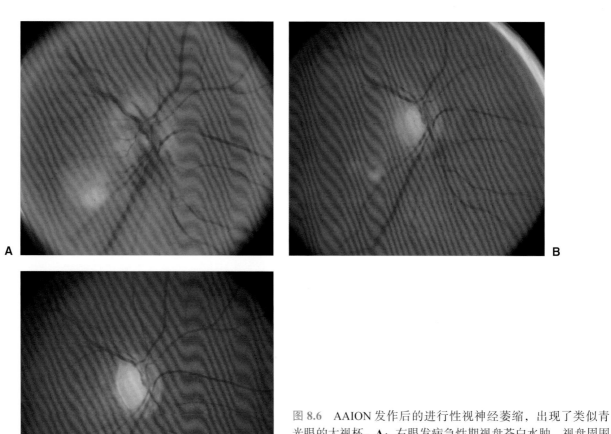

图 8.6　AAION 发作后的进行性视神经萎缩，出现了类似青光眼的大视杯。**A**：右眼发病急性期视盘苍白水肿，视盘周围可见线状出血和棉絮斑。**B**：发病 8 周后，视盘水肿消退，视盘周围出血和棉絮斑均消失，遗留视网膜血管狭窄。**C**：发病 4 个月后，视盘颜色苍白、视杯扩大。视网膜血管特别是动脉明显狭窄

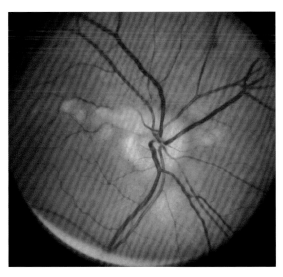

图 8.7 AAION 伴有睫状视网膜动脉闭塞。除视盘水肿外，在睫状视网膜动脉的分布区域可见局灶性视网膜水肿

视杯一般是正常的，而 NAION 则相反，往往是小视盘、小视杯或无视杯（参见"非动脉炎性前部缺血性视神经病变"一节）。

如果不经治疗，AAION 会导致严重的视神经损伤，在首次发病后即使及时治疗，也很难恢复到有效视功能。如果未经治疗，54% ～ 95% 的 AAION 患者单眼发病后出现对侧眼受累，双眼先后发病的时间间隔从几小时到几天不等。AAION 视盘水肿通常在 4 ～ 8 周后消退，最终遗留视神经萎缩和视网膜小动脉的普遍变细。AAION 发病后往往遗留大视杯（图 8.6），但 NAION 发病后遗留大视杯并不常见（图 8.8）。

鉴别诊断

在 AION 管理中，首先要行相关检查以明确是否为 GCA。发病年龄较大，典型的临床表现，结合红细胞沉降率（erythrocyte sedimentation rate，ESR）或 C 反应蛋白（C- reactive protein，CRP）升高往往提示 GCA 诱发 AAION 的可能。大多数活动期 GCA 患者 ESR 显著升高（平均 70 mm/h，通常高于 100 mm/h）。然而，当 ERS 水平不是明显升高时，由于 ESR 正常值范围有一定的波动性，诊断就变得更加困难。这里我们按照国际共识推荐的以下方法计算不同人群 ESR 的正常值范围：

$$男性 ESR \leqslant \frac{患者发病年龄（岁）}{2} mm/h$$

$$女性 ESR \leqslant \frac{患者发病年龄（岁）+ 10}{2} mm/h$$

但根据该标准，仍然有 22% 的 GCA 患者的 ESR 水平在正常范围内，因此单纯以 ESR 作为 GCA 诊断指标可能会导致漏诊。另外，ESR 的正常值上限随着年龄的增长而升高，约 40% 的超过 70 岁的非 GCA 的老人 ESR > 60 mm/h，如果仅用 ESR 作为诊断指标又可能会导致误诊。由于 ESR 检测是非特异性的，因此只有在临床表现为活动性炎症或其他可能导致红细胞聚集的疾病时，ESR 才具有临床意义。在颞动脉活检阴性但 ESR 升高的患者中，恶性肿瘤（其中淋巴瘤最常见）占 18% ～ 22%，其他炎症性疾病占 17% ～ 21%，糖尿病占 15% ～ 20%。慢性肾脏疾病患者通常也伴有 ESR 升高，因此当慢性肾脏疾病患者发生 ION 时，临床上很难判断 ESR 升高是因为发

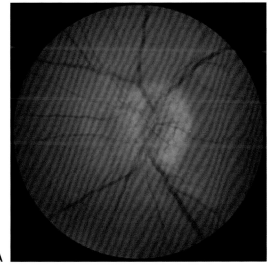

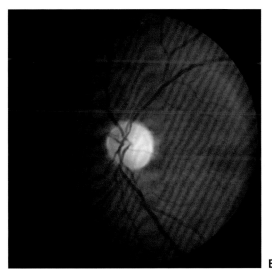

图 8.8 一位 66 岁女性患者，右眼视力下降 2 天就诊，临床诊断为右眼 NAION。**A**：就诊时右眼视盘弥漫性充血水肿。**B**：发病 6 个月后，视盘水肿完全消退，颞侧色淡，视杯较小无扩大

生 AAION 导致的还是慢性肾脏疾病本身导致的。

GCA 患者出现其他血液检测结果异常也很常见，这些异常指标可能有一定的诊断价值。CRP 的正常值范围不会因年龄的变化或贫血而升高，这就提高了诊断的准确性，目前推荐 CRP 结合 ESR 进行临床评估。一项 ESR 和 CRP 诊断 AION 的临床研究显示，ESR > 47 mm/h 并且 CRP > 2.45 mg/dl（正常值 < 0.5 mg/dl）诊断 GCA 的特异性可以达到 97%。因为 GCA 患者通常纤维蛋白原升高，所以纤维蛋白原升高联合 CRP 升高比单纯参考 ESR 升高诊断 GCA 的准确性更高。多达 50% 的 GCA 患者可见血小板增多，目前已经证实血小板升高与颞动脉活检阳性有很强的相关性，因此血小板升高可能是患者视力预后不佳的预测因素，但该指标尚不能提示中枢神经系统是否受累。

组织病理学研究表明，AAION 的血管炎症主要发生在供给视盘的睫状后短动脉，其他供给眼部的动脉血管如颞浅动脉、眼动脉、脉络膜动脉以及视网膜中央动脉等也会发生血管炎症。AAION 患者视网膜荧光素血管造影可以提示睫状后短动脉受累。目前认为，视网膜荧光素血管造影出现视盘及其周围脉络膜的充盈延迟（图 8.9）是区分 AAION 和 NAION 的一个重要鉴别点。GCA 患者也可以出现肠系膜动脉等大血管受累情况，临床表现为肠系膜动脉缺血和大动脉炎，当出现上述病变时可以通过胸部和（或）腹部的 MRI 或 CT 血管造影协助诊断，这可以大大提高影像学在 GCA 中的应用价值。

颞动脉活检阳性是诊断 GCA 的金标准，任何疑

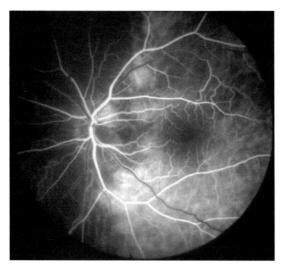

图 8.9　AAION 的荧光素血管造影图。视盘及邻近脉络膜显示明显的充盈延迟

诊为 AAION 的患者强烈推荐行颞动脉活检。经活检证实的 GCA 患者需长期全身使用皮质类固醇激素，使用时间可以长达 1 年，这可能会带来严重的激素副作用。当然，颞动脉活检阴性也并不能除外 GCA 可能。活检假阴性可能的原因如下：①发病时颞动脉受累可以呈不连续性（"跳过病变"），如果取材的颞动脉长度不足（一般推荐至少 2 ～ 4 cm），抑或逐层切片不够细致，会导致 4% ～ 5% 的患者漏诊；②仅取材了单侧颞动脉，而患者恰巧对侧颞动脉受累；③切片处理不当；④病理科医生诊断急性期和恢复期动脉炎的切片经验不足。

单侧颞动脉活检的假阴性率为 5% ～ 11%。虽然颞动脉活检病理结果双侧不一致的发生率很低（至今最大的病例系列研究中不一致率为 1% ～ 3%），但是这是导致假阴性很重要的因素。即使是在高级别学术机构中有经验的病理医生，单侧颞动脉活检的漏诊率也高达 13.4%。最近的一篇论文报道了 62 例活检阳性患者中有 3 例的症状发生的部位与活检阳性侧不一致。考虑到漏诊 GCA 后果严重，颞动脉活检手术并发症的风险相对较低，活检结果可以指导患者长期的疾病管理，我们认为应对所有临床疑诊病例进行双侧颞动脉活检。

治疗

GCA 会导致患眼出现严重的视力下降、对侧眼后续受累以及血管炎引起的全身并发症（包括脑卒中和心肌梗死等），如果临床怀疑 GCA，应立即开始治疗，而不必等待颞动脉活检结果，因为等待颞动脉活检结果延迟治疗 7 ～ 10 天内会导致患者预后不良。在急性期强烈建议使用大剂量激素冲击治疗，由于静脉使用激素可以比口服激素更快达到有效血药浓度，因此推荐激素使用方式为：甲泼尼龙 1 g/d，静脉输注 3 ～ 5 天。需要注意的是，GCA 患者通常是老年人，常伴有较多复杂的全身疾病，因此在用激素时需要密切关注患者的全身状况。每日门诊治疗比住院治疗花费更少，但是门诊患者需要更密切的安全监测。建议在静脉使用大剂量激素冲击治疗后（或最初不使用静脉注射）开始口服泼尼松 1 mg/（kg·d）治疗，并序贯减量，同时监测全身症状、ESR 和 CRP 水平；激素治疗一般至少维持 6 ～ 9 个月，也可能根据病情维持 1 年或更长时间。患者可能在任何时间出现疾病复发，因此需要在整个治疗过程中定期复查，最好请风湿科医生协助诊治。

GCA 患者的全身症状通常具有诊断特异性，但是往往维持时间短（通常在一周内消退），如果患者发病时没有出现全身症状，则要考虑其他诊断。隔日使用皮质类固醇激素是不足以控制 GCA 病情的。虽然少部分患者经过积极治疗后视功能有所改善，但是多数患者视功能改善并不明显。因此，患者单眼发病后全身使用激素治疗除了可以预防全身血管并发症外，治疗的主要目标是防止对侧眼视力丧失。GCA 患者血小板增多且容易导致严重的视力下降提示在激素治疗的同时联合抗血小板治疗可能使患者获益，尤其可以使活检显示管腔闭塞的患者获益，然而，上述治疗方法尚未得到循证医学证实。在严重的病例中，有一些研究报告显示，在急性期同时静脉注射类固醇和肝素可以改善患者预后。

由于老年人长期使用大剂量皮质类固醇激素可能带来严重的副作用，科研工作者正在积极探索 GCA 的非激素治疗方案。托珠单抗是一种靶向白细胞介素 -6（IL-6）的生物制剂，可以抑制炎症因子 IL-6 的炎症作用。临床试验证实，使用托珠单抗每周一次或隔周一次，联合口服泼尼松治疗 26 周，其疗效优于单独口服泼尼松组（维持使用 26 周或 52 周序贯减量）。在未来的几年里，托珠单抗治疗 GCA 可以获得更长时间随访的数据，这将有助于进一步发挥该药物的潜力，优化 GCA 的治疗策略。

非动脉炎性前部缺血性视神经病变

在 AION 中约 95% 的患者与 GCA 无关，为非动脉炎性前部缺血性视神经病变（NAION）。NAION 是 50 岁以上人群中最常见的急性视神经病变，据估计，美国该病的发病率为每年 2.3 ～ 10.2/10 万，也就是说美国每年至少有 6000 例新增病例。NAION 发病有种族差异（在高加索人群中的发病率明显高于非裔或西班牙裔人群），但是没有性别倾向。该病的平均发病年龄在 57 ～ 65 岁。1992 年美国开展了视神经管减压术治疗缺血性视神经病变有效性临床试验（Ischemic Optic Neuropathy Decompression Trial, IONDT）这项多中心前瞻性研究，该临床试验中纳入的 NAION 平均年龄为 66 岁（由于该研究没有纳入小于 50 岁的 NAION 患者，可能会导致本研究中 NAION 患者的平均年龄偏大）。

临床表现

NAION 患者的视力下降往往持续数小时到数天。

虽然有文献报道 NAION 容易在晨起发病，但该现象在有关 NAION 大样本量的 IONDT 研究中并没有得到证实。大多数 NAION 患者在发病时不伴疼痛，仅有 8% ～ 12% 的患者发病时伴有眼周不适，约 10% 的患者主诉发病时伴有轻度的眼部不适症状。与视神经炎不同，NAION 患者通常不伴有眼球转动痛，患者也通常不会出现头痛等与 GCA 相关的疼痛症状。前文讲到，GCA 患者发生 AAION 前会出现一过性视力下降，但这个症状在 NAION 患者中非常罕见，IONDT 中仅有 5% 的 NAION 患者出现了间歇性模糊、阴影或斑点状阴影症状。NAION 患者视力下降可以见到两种模式：①从发病开始视功能就稳定在一定状态（可伴有轻度的视力波动）；②在数周内视力持续阶段性下降或持续进行性下降，直到稳定在一定状态。据报道，22% ～ 37% 的 NAION 病例视力下降为第二种模式。

有 58% ～ 66% 的 NAION 患者视力预后优于 0.1，所以 NAION 的病情往往不像 AAION 那么严重（表8.2）。在 IONDT 中，49% 的患者的初始视力高于 0.3，66% 的患者初始视力高于 0.1。NAION 患者的色觉损害往往与视力下降的严重程度成比例（视神经炎的色觉损害往往重于视力损害）。根据缺血所累及的病变区域不同，NAION 可能出现各种形式的视野缺损，其中以水平中线为分界的视野缺损为多见（占55% ～ 80%），而其中又以下方视野缺损最为常见。

急性期 NAION 视盘出现弥漫性或节段性水肿，可表现为苍白水肿或充血水肿，但视盘苍白水肿的发生率远低于 AAION。NAION 发病时可出现以水平中线为分界的视盘上、下半部分的水肿程度不一致，往往上半部分视盘水肿更重，但该现象往往与视野缺损范围无明确的相关性。在 IONDT 研究中，25% 的患者表现为节段性视盘水肿，而在其他回顾性研究中，视盘节段性水肿的发生率较高。在发病数天至数周内，NAION 患眼可出现视盘充血伴毛细血管扩张，其主要原因有二：①睫状后短动脉缺血后局部微血管自发调节，管腔扩张；②病变附近组织代偿性提高灌注。荧光素血管造影早期出现视盘充血伴毛细血管扩张的区域所对应的视野范围往往相对保留。因此，当代偿性血管扩张比较明显时，容易误诊为视盘毛细血管瘤或者是视盘新生血管。除血管扩张外，NAION 引起的视盘水肿还容易伴发盘周视网膜出血（图 8.10），在 IONDT 中，急性期 NAION 患者伴有盘周出血占 72%。视网膜渗出或棉絮斑在 NAION 中

表 8.2　缺血性视神经病变

	动脉炎性 ION	非动脉炎性 ION	糖尿病视乳头病变	后部 ION
年龄	平均 70 岁	平均 60 岁	各年龄段，< 50 岁	各年龄段
性别	女＞男	女＝男	女＝男	女＝男
相关症状	头痛，下颌运动障碍，一过性视力丧失	无	无	一般无相关症状，除非是动脉炎性后部 ION，伴发 GCA 相关症状；或者如果和手术相关则可能出现手术相关并发症
视力	超过 60% 的患者视力＜ 0.1	超过 50% 的患者视力＞ 0.3	超过 75% 的患者视力＞ 0.5	很差
视盘	苍白、水肿常见	苍白或者充血	视盘表面毛细血管充血扩张	正常
	视杯正常＋脉络膜缺血	小视杯	小视杯	各种视盘均有
ESR	平均 70 mm/h	正常	正常	如果是动脉炎性后部 ION，ESR 升高
造影	视盘充盈延迟；脉络膜充盈延迟	视盘充盈延迟	视盘充盈延迟	无报告
自然病程	很少改善；54% ～ 95% 的患者对侧眼发病	16% ～ 47.2% 改善；12% ～ 19% 的患者对侧眼发病	2 ～ 10 个月自行缓解；40% 的患者双眼发病	很少改善；超过 60% 的患者双眼发病
治疗	全身激素治疗	无公认治疗法	无公认治疗法	如果是动脉炎性后部 ION，则需使用激素治疗

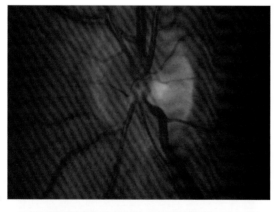

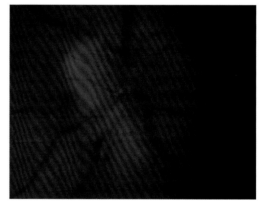

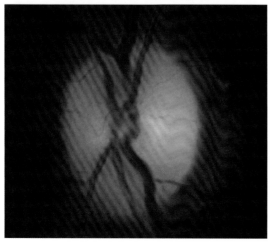

图 8.10　AION 后视神经萎缩进程。**A**：左眼视盘水肿发生在视力下降之前。患者随后出现左眼视力下降，并伴有以水平中线为分界的下方视野缺损。**B**：左眼视盘充血水肿。视盘周围有多发火焰状浅层视网膜出血。**C**：2 个月后，左侧视盘弥漫性色淡，视网膜动脉狭窄，神经纤维层缺失

相对少见，在 IONDT 研究中仅占 7%，但是视盘周围小动脉局限性狭窄相对多见（占比约 68%）（图8.4）。由于患者对侧眼也通常表现为拥挤视盘（视盘直径小，并且视杯很小甚至缺失）（图 8.10A），因此 NAION 患者发病后建议行双眼眼底检查，对侧眼表现为拥挤视盘对患眼具有一定的诊断价值。拥挤视盘在英文中被称为 "disc at risk"，即高危视盘，由于视盘较小，众多视神经纤维轴突拥挤地通过筛板结构，检眼镜下拥挤视盘表现为轻度隆起，盘沿边界欠清，但是并无明确的水肿。

组织病理和病理生理

NAION 的病变血管和病理机制尚不明确，目前主流观点认为该病是视乳头血液循环低灌注。虽然目前还没有明确的 NAION 血管病变的组织病理报告，但是间接证据均提示 NAION 发生病变的血管为睫状后动脉和脉络膜动脉。最近的研究表明，NAION 主要发病机制是睫状后短动脉的视盘分支血管低灌注引起的筛板后视神经缺血。颈动脉狭窄或闭塞常常会导致眼缺血综合征，也可能伴发脑缺血性病变，虽然颈动脉缺血性病变偶尔也会导致缺血性视神经病变，但绝大多数 NAION 与颈动脉缺血性病变无关。

NAION 患者视盘缺血的发病机制也不明确。导致缺血的机制假设包括：①缺血局部动脉硬化伴 / 不伴血栓形成；②静脉充血；③血容量不足；④血管痉挛；⑤血管自动调节失代偿；⑥在上述情况发生时机体出现的代偿反应等，但上述缺血的机制均未得到证实。临床研究显示，拥挤视盘与 NAION 密切相关，但其机制尚未阐明，推测可能是类似"筋膜室综合征"的缺血机制。夜间低血压是否为 NAION 的致病因素尚有争议，但建议长期使用降压药物的患者尽量避免睡前用药，而选择晨起用药。虽然目前认为多种血管或凝血功能障碍的病变是 NAION 的危险因素，但尚无大规模流行病学研究支持该观点（表 8.1）。NAION 患者视盘出现持续低灌注除了各种因素导致的视乳头血供异常作为诱因外，视乳头血管调节功能障碍在疾病发展过程中也起到很重要的作用。

据报道，NAION 可能与诸多导致微血管闭塞的疾病引起的视乳头低灌注有关。一些横断面病例系列研究评估了在 NAION 患者中可能导致血管病变的全身性疾病的发生率。其中高血压病的发生率为34%～50%（IONDT 研究中为 47%）。糖尿病的发生率为 5%～25%（IONDT 研究中为 24%），大多数

研究结果均显示所有年龄段 NAION 组糖尿病的发生率均显著高于非 NAION 组，且在发病年龄较小的亚组中糖尿病与 NAION 的相关性更加明确。NAION 和阻塞性睡眠呼吸暂停综合征的相关性也已经得到了循证医学的证实。但是该病与其他血管事件（如脑卒中和心肌梗死），以及其他血管危险因素（吸烟、高胆固醇血症、高甘油三酯血症、高同型半胱氨酸血症和血栓因素）的相关性的研究结论尚不一致。

NAION 很少与视盘结构异常或其他原因（如远视、视盘玻璃疣、眼压升高、白内障手术和偏头痛等）引起的视盘灌注压降低相关。近年来，大量的研究报告显示，使用磷酸二酯酶 5 抑制剂（最初用于肺动脉高压，但现在更常用于勃起功能障碍）和 NAION 的发生之间有密切的相关性，虽然其因果关系并不完全明确。胺碘酮对视神经有毒性作用，发病时与典型的 NAION 具有相似的临床表现（图 8.11）。但既往大多数报告认为与使用胺碘酮有关的病例多为双眼同时受累，周边视野向心性缩小，多数患者在停药后可以好转。

病程

即使未经治疗，NAION 发病后也通常保持稳定，大多数病例不会有明显的改善或者恶化。虽然自发性视力改善也并不少见；但是多数患者视野缺失长期持续。在 IONDT 研究中，42.7% 初始视力 ≤ 0.3 的患者在随访过程中视力改善提高 3 行及以上（Snellen 视力表），有 52% 初始视力 ≤ 0.3 的患者在随访 6 个月时视力仍然 ≤ 0.1。NAION 患者通常在发病 2 个月内视力趋于稳定，患眼复发或者持续进行性下降非常罕见，当遇到类似情况时应考虑其他视神经病变。

发病 4～6 周后，视盘出现节段性（图 8.12）或弥漫性（图 8.10C）萎缩。通常发生在 4～6 周内。在 IONDT 研究中，有 14.7% 的 NAION 患者在超过平均 5 年的随访期内对侧眼发病。对侧眼发病的显著危险因素包括糖尿病史和发病眼基线视力 ≤ 0.1，对侧眼发病与患者年龄、性别、服用阿司匹林或吸烟并无显著相关性。大约一半的患者复发眼与首发眼视力预后相差 3 行（Snellen 视力表）以内。

NAION 在对侧眼发生时会出现假性 Forster-kennedy 综合征的临床表现，即先发眼视盘萎缩，后发眼视盘水肿。复发性 NAION 与 Forster-kennedy 综合征的鉴别要点在于视盘水肿眼的视功能是否受损：复发性 NAION 视盘水肿眼往往出现相应的视力下

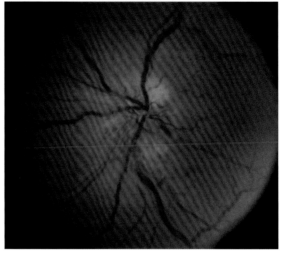

图 8.11   65 岁男性，双眼突发视力下降伴有色觉障碍，眼底表现为视盘水肿，视野表现为以水平中线为分界的向心性视野缺损，右眼视力 0.2、左眼视力 0.25。发病时患者已经持续口服胺碘酮 800 mg/d，共 4 个月，在停药数周后，患者视力、视野、视盘水肿均显著改善

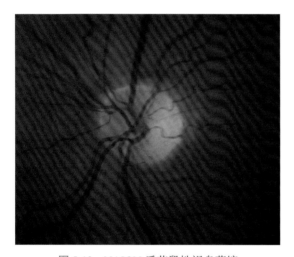

图 8.12   NAION 后节段性视盘萎缩

降，而 Forster-kennedy 综合征由于视盘水肿是因为高颅压造成的，早期往往不伴有严重的视力下降。

诊断

NAION 的鉴别诊断包括特发性视神经炎、梅毒或结节病相关的视神经炎性病变，尤其是 50 岁以下的 NAION 患者，更需要与上述疾病鉴别；此外，NAION 还应与肿瘤浸润性视神经病变、眼眶占位引起的压迫性视神经病变，以及特发性视盘水肿（包括糖尿病性视乳头病变）等相鉴别。

对于临床表现为典型的 NAION、无 GCA 相关症状或体征、ESR 和 CRP 水平正常的缺血性视神经病变患者，我们常规不进行额外检测。初诊医生应该评估和控制高血压、糖尿病和高脂血症等全身高危因

素。如果患者出现疼痛或表现为非典型病程则要考虑行影像学检查。常见的非典型病程包括：长期视盘水肿不消退、发病后视力持续进行性下降或反复视力下降超过 2 个月。NAION 患者是否需要筛查血管性病变和血栓形成危险因素尚存在争议。不建议常规行颈动脉斑块筛查，但是当出现持续性疼痛或眼眶眼球的缺血性改变时建议做颈动脉检查。除非有明显的疼痛或其他眼眶或眼部缺血的迹象，否则常规下不进行颈动脉检查。50 岁及以上的 NAION 患者不推荐常规检查血同型半胱氨酸水平，但是 50 岁以下的患者我们常规进行同型半胱氨酸检测，因为年龄较小的患者同型半胱氨酸升高可以通过治疗有效控制。作者不推荐常规筛查血栓形成危险因素，除非有临床证据证实患者具有相关危险因素或家族史。作者也不推荐常规筛查血管炎（除 GCA 外），除非高度怀疑 NAION 与血管炎相关。值得注意的是，既往的病例系列研究认为 50 岁以下的 NAION 患者的双眼发病的发生率高于 50 岁以上的年长的患者（分别为 41% 和 15%），推测可能的原因是年轻患者往往视盘拥挤程度更重（图 8.13）。

治疗

目前为止，NAION 还没有循证医学证明的有效的治疗手段。没有任何药物被证明在 NAION 急性期有用，而在经典 IONDT 研究中，视神经鞘减压手术非但对 NAION 无益，而且有潜在的危害性。多年来研究人员尝试使用左旋多巴、溴莫尼定、糖皮质激

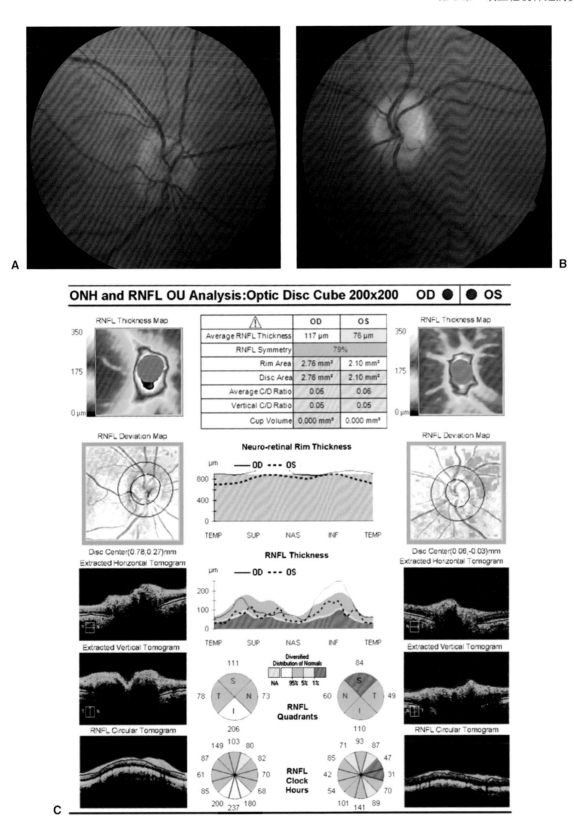

图 8.13　38 岁男性，左眼 NAION 发病 5 周。（**A**）右眼视盘照片，注意视盘解剖结构拥挤，OCT 检查 RNFL 和神经节细胞复合体（GCC）（**C**，**D**）证实了拥挤视盘。左眼视盘照片显示早期节段性萎缩，小杯状（**B**），OCT 检查 RNFL 和 GCC 显示左眼上半神经纤维层厚度和 GCC 节段性萎缩（**C**，**D**）

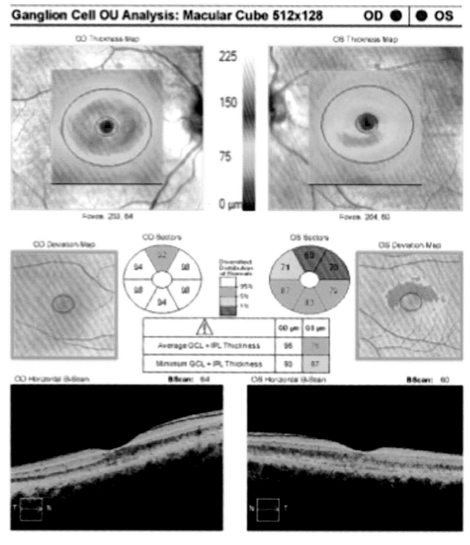

图 8.13（续）

素和己酮可可碱等治疗 NAION，但结果不尽如人意；由于临床研究结果缺乏可重复性，至今对于 NAION 的治疗仍未达成共识或形成全球实践指南。虽然诸多病例报告和小样本病例系列研究报道了玻璃体腔注射抗 VEGF 药物可能有助于改善 NAION 患者视功能，但是上述研究并未设立对照组，因此抗 VEGF 药物的有效性有待商榷。一项以猴子为研究对象的动物试验使用荧光素血管造影探索了抗 VEGF 药物治疗 NAION 可能的机制，结果显示，注射抗 VEGF 组和假注射组之间没有显著性差异。最近一项多中心双盲临床试验研究了玻璃体腔注射 caspase-2 抑制剂治疗 NAION 的有效性，但试验结果在本书再版前尚未公布。

　　同样，至今 NAION 也没有循证医学证实的有效预防措施。虽然阿司匹林已被证实可以降低高危患者的脑卒中和心肌梗死的发生率，但已发表文献并没有发现该药可以降低 NAION 的严重程度或降低对侧眼的复发概率。然而，仍然有许多专家建议 NAION 患者在初次发病后使用阿司匹林治疗，因为 NAION 患者往往伴有缺血性血管病变，阿司匹林可以降低患者发生脑卒中和心肌梗死的风险。在临床上，医生应建议单眼 NAION 患者避免口服磷酸二酯酶 5 抑制剂或胺碘酮（有争议的）等与 NAION 发病可能有关的药物。应与心脏病专科医生讨论单眼 NAION 患者是否可以避免使用胺碘酮。由于 NAION 患者中睡眠呼吸暂停综合征（obstructive sleep apnea，OSA）的发生率显著高于年龄匹配的正常人群，因此推荐 NAION 患者治疗 OSA。

后部缺血性视神经病变

　　虽然 AION 比后部缺血性视神经病变（PION）更为常见，但是不管是 AION 还是 PION 都会发生球后段视神经缺血。由于筛板前和筛板后视神经的供血来源不同,筛板后视神经可以单独发生缺血性改变。筛板前视神经由睫状后短动脉和脉络膜循环供血,而筛板后视神经则由其他动脉供血。眶内段视神经由眼动脉分支的软脑膜动脉丛供血,颅内段视神经则由同侧颈内动脉、大脑前动脉和前交通动脉的分支供血。

PION 是一种可以导致急性视力丧失的视神经病变,发病之初往往无视盘水肿,随后逐渐出现视盘萎缩。有个别患者在发病 1 周内伴有轻度视盘水肿,这可能是由于缺血部位视神经水肿传导至视盘所致。

一项历时 22 年的多中心回顾性研究将入组的 72 例 PION 患者分成 3 组:手术相关 PION、动脉炎性 PION 和非动脉炎性 PION。非动脉炎性 PION 组 38 例,其涉及的危险因素和临床病程与 NAION 非常类似,发病较轻,约 34% 的患者视功能有所改善。与非动脉炎性 PION 组相比,手术相关 PION 组和动脉炎性 PION 组患者视力损伤严重,随访过程中几乎没有恢复。值得注意的是,非动脉炎性 PION 急性期不伴视盘水肿,因此很容易被误诊为视神经炎,这些患者如果伴有颅内缺血性脱髓鞘病灶,就会被误诊为视神经炎,并使用免疫调节药物治疗以减少其多发性硬化转化率。PION 与视神经炎的鉴别点在于:PION 好发于老年人群,发病时无眼球转动痛,眼眶 MRI 显示视神经无强化信号。

尽管 PION 通常是急性发病,但其鉴别诊断仍然要关注压迫性和浸润性视神经病变。眼眶 MRI 可以用来鉴别 PION 和压迫性 / 浸润性视神经病变。由于 NAION 缺血部位局限在视盘上,该病不会出现 MRI 视神经强化。动脉炎性 PION 在 MRI 上偶见视神经强化。非动脉炎性 PION 或手术相关 PION 都不会出现眼眶 MRI 视神经强化,但在弥散加权成像(diffusion weighted imaging,DWI)上可有急性细胞毒性水肿的特征(图 8.14)。

血流动力学障碍下的缺血性视神经病变

系统性低血压、失血和贫血可引起视神经缺血。最常见的失血原因包括:①自发性胃肠或子宫出血;②手术导致的出血,腰椎或心脏搭桥手术最常见,但也不乏其他手术的报告(见下文)。有时,慢性贫血(如慢性血液透析)虽然没有失血,但其引起的低血压也可以导致 ION。

上述诱因相关的缺血性视神经病变往往双眼受累,但单眼发病也可见,视力损害比较重。在缺血性

视神经病变中,伴有 AION(发病时伴有视盘水肿)占大多数,但是 PION 并不少见。AION 的视力下降可以在发病后即刻出现,也可以延迟出现(在发病后 2 ~ 3 周内)。据推测,延迟视力丧失可能是由失血后肾素-血管紧张素通路延迟激活引起的睫状动脉系统血管收缩所致。

自发性出血后视力丧失的患者通常发病年龄在 40 ~ 60 岁,身体虚弱。这些患者大多经历了反复出血,但是单次大出血合并继发性低血压也有报道。失血引起的缺血性视力丧失往往双眼发病,但也可以出现双眼视力损害程度不等或单眼视力受损,任何程度的视力下降都可以出现。自发性出血引起 AION 和 PION 均有所报道,但是 AION 更常见。最常报道的出血部位在男性是胃肠道,在女性是子宫。失血引起的视力丧失往往伴有贫血和低血压。

多种手术后均可以出现 ION,最常见的是体外循环手术和腰椎手术。与其他手术相比,腰椎手术可能会增加术后 ION(PION 常见)的风险。美国麻醉医师协会(ASA)于 1999 年建立了国际 ASA 术后视力丧失(POVL)注册中心,建立了一个详细记录患者特征和术前情况的大型数据库。数据库的初步结果证实,至少 2/3 术后 ION 与脊柱手术有关,即使将患者头部置于梅菲尔德钳(Mayfield tongs)中,术中眼和面部没有外部压迫,也会发生 ION。临床上有一些年轻患者,虽然手术时俯卧位持续时间较短、失血量较少、红细胞压积正常、没有低血压,也可能发生围术期 ION。因此本书综述了一些围术期 ION 可能的危险因素,包括俯卧位手术时眼眶及面部血管受压、贫血、失血(失血量＞1 L)、低血压、血液稀释、低血容量、缺氧和使用血管收缩剂。术中为了减少出血而刻意维持较低的血压以及俯卧位手术时间过长都可能导致患者发生围术期 ION,虽然发生概率很低,但是往往会造成严重的视功能损伤,也可能出现多因素并发症。虽然在理论上围术期 ION 发生后可以积极补液和输血治疗,但是尚无对照性研究证实其有效性,而且也无循证医学证据证明可以显著改善围术期 ION 视力的治疗方法。除了常规使用晶体溶液外,还建议使用胶体溶液来维持围术期 ION 患者的血容量。此外,建议除了晶体溶液外,还应使用胶体溶液来维持这类患者的液体量。如果患者具有 ION 的高危因素,且预计手术时间较长时,外科医生可以选择分次完成手术,减少每次手术的时间,以降低发病风险。

手术后视力丧失的原因主要包括:①术中长时间

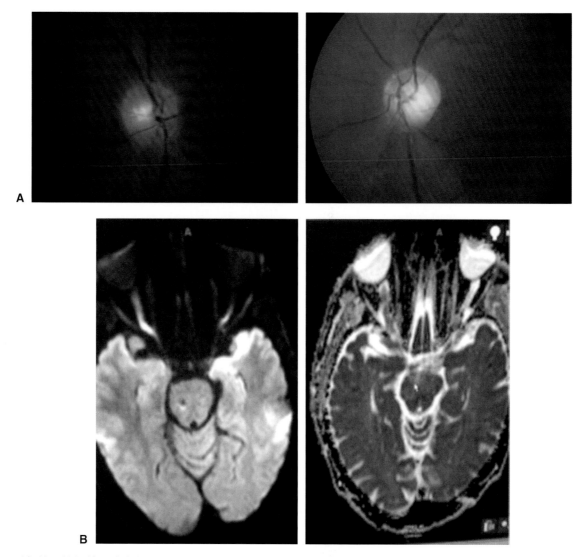

图 8.14　后部缺血性视神经病变的 DWI。**A**：48 岁男性患者，慢性肾衰竭，右眼急性视力下降至光感（LP），不伴视盘水肿。患者在过去 24 小时内同时使用了可卡因和海洛因，血压波动大。**B**：左侧 DWI 图像显示右眼视神经呈高信号，与之相对应的 ADC 图像呈低信号（右图），提示细胞毒性水肿

俯卧位导致面部水肿，最终引起手术后 ION；②术中支撑面部的头枕发生错位直接压迫眼球导致视力丧失。明确手术后视力丧失的原因非常重要。后者错位的头枕直接压迫眼球导致的眼球缺血在临床上被称为"头枕综合征"，往往会导致严重的眼眶充血、淤血，也常常会导致视网膜中央动脉阻塞。

与低血压相关的 ION 最常见于慢性肾衰竭和透析患者。患者可以在透析过程中出现短暂的急性低血压，也可以表现为慢性低血压。大多数患者伴有慢性贫血。慢性肾衰竭或透析会加速弥漫性血管病变，从而引起 ION；同样，慢性高血压可能引起动脉硬化，导致供给视盘的血管调节功能障碍，也可以引起 ION。低血压诱发的视神经缺血通过快速扩容、恢复

正常血压等治疗可能获得疗效。因此建议慢性透析的患者收缩压维持在 100 mmHg 以上，血红蛋白维持在 10 g/dl 以上。

放射性视神经病变

放射性视神经病变（radiation optic neuropathy，RON）目前认为是一种视神经缺血性疾病，通常是在脑部或眼眶放射治疗后数月至数年后出现的不可逆转的严重视力丧失。病变主要发生在球后。RON 最常发生在鼻旁窦和其他颅底恶性肿瘤放疗后，也可以发生在垂体腺瘤、鞍旁脑膜瘤、颅咽管瘤、额颞胶质瘤、视神经鞘脑膜瘤和眼内肿瘤放疗后。也有文献报道糖尿病患者在甲状腺相关眼病低剂量放射治疗后发

生 RON。RON 的视神经标本显示病理改变为缺血性脱髓鞘、反应性星形细胞增生、内皮增生、闭塞性动脉内膜炎和纤维蛋白样坏死，提示了 RON 可能的病理机制是神经胶质组织再生及其继发的血管内皮细胞损伤。当放射剂量超过 50 Gy 时，RON 的发生风险显著增加，但是放射总剂量和每日放疗剂量都是延迟发生中枢神经系统放射坏死的重要危险因素。即使在"安全"剂量放射治疗的情况下，尤其是肿瘤压迫视神经或化疗后（可能会降低放射性损伤的阈值），如果出现相应的临床症状也应该考虑 RON 可能。

RON 通常表现为单眼或双眼的急性、无痛性视力丧失，或者是双眼短时间内先后视力丧失。在 RON 发病前几周，患者可能出现一次或多次一过性视力丧失。RON 往往发生在放疗后 3 个月～ 8 年，但大多数病例发生在放疗后 3 年内，峰值为 1.5 年。患者视力损害的程度不一，往往发病后几周到几个月视力持续性下降。自发性视力恢复甚为少见，45% 的患者最终视力为无光感，既往报道显示 85% 的 RON 患者预后视力≤ 0.1。

RON 一般发病时即表现为视盘色白，这可能是因为视神经发生放射性损害前就出现肿瘤相关性损伤。RON 发病时出现视盘水肿非常少见，视盘水肿往往伴发放射性视网膜病变，眼底可见棉絮斑、硬性渗出，以及视网膜出血，多见于球内病变和眼眶病变放疗后。视野可表现为以水平中线为分界的视野缺损或中心暗点。远端视神经（distal optic nerve）受损的患者会表现为交界综合征（junctional syndrome）或对侧眼颞侧偏盲。视交叉放射性坏死的患者会出现典型的双眼颞侧偏盲，在发病初期误诊为肿瘤复发，因为患者在发病早期接受的放射性治疗与病变本身共同造成的视神经损害也可能导致鼻侧视野受累。

RON 的鉴别诊断包括肿瘤复发、继发性空泡蝶鞍综合征伴视神经或视交叉脱垂（视神经或视交叉疝）、蛛网膜炎和放射继发的鞍旁肿瘤。这些疾病往往表现为慢性进行性视力下降，而 RON 通常表现为快速视力丧失。MRI 是鉴别肿瘤复发和 RON 的首选检查。在 RON 中，增强的 T1 和 T2 加权图像可能没有异常，但是一些患者在 T1 加权增强扫描图像（图 8.15）上可以出现视神经、视交叉甚至视束显著强化。强化通常在几个月后视功能稳定后消失。有时候患者视力丧失前就可以出现视神经、视交叉甚至视束强化信号。

RON 的治疗方法存在争议。虽然中枢神经系统

的迟发性放射性坏死可以通过系统性糖皮质激素治疗，它可以有效减少组织水肿，可能对脱髓鞘有一些有益的作用，但口服或静脉糖皮质激素对 RON 的治疗产生了令人失望的结果。同样，使用抗凝治疗来逆转或稳定中枢神经系统放射性坏死似乎对 RON 患者没有显著的好处。由于 RON 是一个缺血性过程，高压氧治疗有其有效性的理论依据，但对于基于神经系统的放射性坏死，临床结果并不一致，总体上疗效并不理想。只有在 72 小时内接受的治疗有视力改善；2 周后，治疗很可能无效。有玻璃体内或静脉注射抗 VEGF 药物的病例报道，但还需要进一步的研究。

功能障碍轻微的缺血性视盘水肿

NAION 患者可以在出现视觉症状之前发生视盘水肿。通常医生可能会考虑导致视盘水肿的疾病为视乳头水肿或眼眶肿物引起的压迫性视神经病变。然而，医生常常在患者一眼 NAION 发作后查体时发现对侧眼出现无症状视盘水肿，此时诊断患者对侧眼为功能障碍轻微的缺血性视盘水肿并不困难。考虑诊断该病主要依据是患者是否具有缺血证据：①患者具有发生血管病变的危险因素；②缺乏其他原因导致视盘水肿的证据；③另一只眼有 NAION 的病史；④既往有一眼由无症状视盘水肿眼发展为 NAION 的证据。

糖尿病视乳头病变是 NAION 的一种非典型表现，年轻的糖尿病患者常见。在大多数情况下，糖尿病患者（通常是 1 型糖尿病，偶见其他类型糖尿病）会出现单眼或双眼一过性视盘水肿，不伴有视功能损伤或仅伴有轻微视功能障碍，视盘水肿在几周内自行消退。部分患者表现为弓形视野缺损，缺损可以完全恢复，也可以长期存在。然而，大多数患者仅表现为生理盲点扩大。发病时出现的视力下降也通常会随着视盘水肿的消退而恢复。糖尿病视乳头病变患眼视盘血管通常隆起、扩张、充血，类似视盘新生血管（图 8.16），但荧光素血管造影时无新生血管表现。这种现象类似于典型的 NAION 发病后视盘过度灌注表现。当视盘水肿消退后，这些血管通常会消失（少数情况下也会持续存在）。糖尿病视乳头病变在非增殖期糖尿病视网膜病变、增殖期糖尿病视网膜病变，以及无糖尿病视网膜病变患者中均可发生。与典型 NAION 一样，糖尿病视乳头病变患者通常为拥挤视盘。因此，虽然糖尿病性视乳头病变的临床症状与典型 NAION 不同，其发病机制可能与 NAION 相似，属于 NAION 的一种。

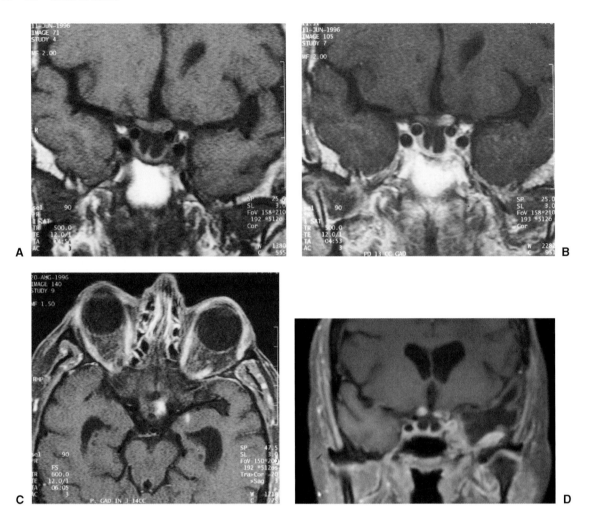

图 8.15   一例 65 岁女性放射视神经病变患者，经蝶窦非分泌性垂体大腺瘤切除术后接受放疗（总剂量 5500 cGy）18 个月。**A**：T1 加权 MRI 冠状位图像显示视交叉左侧增粗。**B**：静脉注射顺磁造影剂后，T1 加权 MRI 冠状位图像显示左侧增粗的视交叉强化。**C**：静脉注射顺磁造影剂后，T1 加权 MRI 轴位图像显示左侧远端视神经及左侧视交叉增粗伴强化。**D**：67 岁女性患者因左蝶翼脑膜瘤接受放疗后 14 个月，近 2 个月双眼出现进行性严重视力下降（双眼视力为光感），冠状位 T1 加权增强扫描可见双侧视神经强化

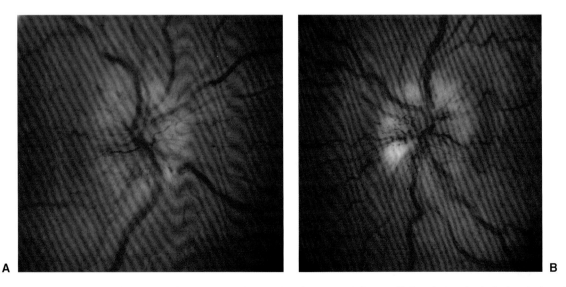

图 8.16   糖尿病视乳头病变的临床表现。一例 18 岁男性青少年糖尿病患者，在常规眼科检查中发现视盘水肿。患者没有视功能障碍主诉。注意右眼（**A**）和左眼（**B**）视盘表面血管扩张、充血，表现类似于视盘新生血管

压迫性和浸润性视神经病变

邱怀雨 译 宋宏鲁 校

压迫性视神经病变

压迫性视神经病变伴视盘水肿（前部压迫性视神经病变）

由于视神经受压导致视盘水肿的病变常见于眼眶内，偶尔在视神经管内，极少数在颅内（图 9.1）。这些病变包括肿瘤、感染、炎症，也可见于因系统疾病导致眼部附属器的肿胀或增大。特殊的眼眶疾病包括视神经胶质瘤、脑膜瘤、错构瘤（如血管瘤、淋巴管瘤）、脉络膜瘤（如皮样囊肿）和其他恶性疾病（如癌、淋巴瘤、肉瘤、多发性骨髓瘤），以及眼眶炎性假瘤和甲状腺眼病。

在大多数前部压迫性视神经病变的病例中，会出现进行性视力下降，合并眼球突出；但是，也有一些患者，视力可以保持正常或接近正常，除明显的视盘水肿外，几乎没有眼眶疾病的其他表现。这种情况多见于邻近视神经的眼眶血管瘤患者和原发性视神经鞘脑膜瘤患者。在这类患者中，尽管视力保持正常，但可能存在相对性瞳孔传入障碍（RAPD），仔细检查色觉可能会发现细微的异常改变。受累眼的视野通常仅显示生理盲点扩大或自动视野测量出现轻微的旁中

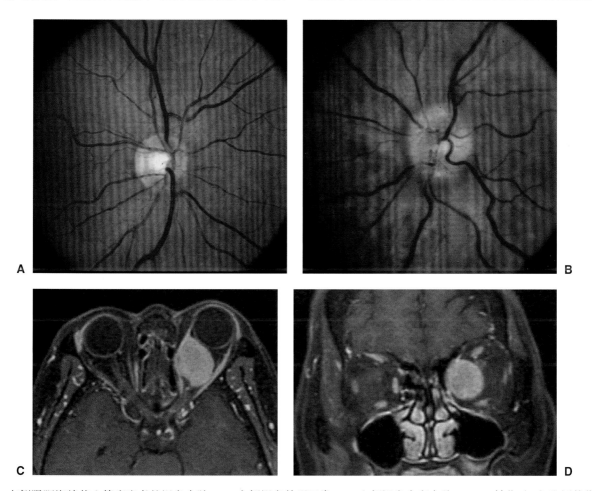

图 9.1　左侧眼眶海绵状血管瘤患者的视盘水肿。A：右侧视盘外观正常。B：左侧视盘中度水肿。C、D：轴位（C）和冠状位（D）T1 加权增强 MR 图像显示压迫左侧视神经眶部的巨大肿块

心改变。当眼眶疾病的其他体征不存在（例如眼球突出、眼球运动受限、眼眶充血）或非常轻微时，这些患者可能被认为是颅内压（intracranial pressure，ICP）升高导致的单侧视乳头水肿。在这种情况下，可能给予磁共振成像（MRI）和磁共振静脉成像（MRV）检查以及可能进行腰椎穿刺来测定颅内压。然而，应该注意的是，眼眶疾病是单侧视盘水肿而无视力下降的最常见原因；因此，在这种情况下，尤其是在没有症状或其他 ICP 升高迹象的情况下，眼眶的影像学检查是至关重要的。

除了典型的眼眶体征外，眼眶疾病患者还可能出现在后极、靠近视盘的各种皱襞或条纹（图 9.2）。这些褶皱可能是水平、垂直或倾斜的，往往比颅内压增高患者的褶皱更粗大。眼眶病变患者可出现短暂的单眼视力下降。视力下降通常只发生在注视的特定位置，当注视方向改变时，视力立即恢复。视神经直接受压或血液供应中断可能是造成这种现象的原因。

计算机体层扫描（CT）和磁共振成像（MRI）提供了清晰的病变形态（大小、形状和位置），超声检查提供的一些信息通常有助于鉴别诊断。CT 扫描对骨、钙和金属异物的成像特别有用（要注意后者是 MRI 使用的禁忌证），而 MRI 有助于鉴别视觉通路和鞍旁区域的炎症等各种疾病。MRI 特别适合于视神经管内病变。通过使用脂肪抑制及钆增强技术，可以清晰显示视神经鞘脑膜瘤（optic nerve sheath meningioma，ONSM）的边界，并且可以更好地与视神经浸润性疾病进行区分。

当炎症性疾病涉及眼眶时，如特发性或 IgG4 相关的炎症，视神经可能受到压迫，伴有继发性视盘水肿。患者通常会出现视力下降、疼痛、眼球突出和充血，很容易诊断为眼眶疾病。偶尔，眶尖脑膜瘤也会出现类似的临床表现（图 9.4）。

甲状腺眼病患者可以出现压迫性视神经病变的症状。在大多数情况下，由于视神经被眶尖扩大的眼外肌压迫而表现为球后视神经病变；然而，也有部分病例表现为视盘水肿（图 9.2）。在甲状腺相关眼病患者中，眼球结膜充血症状几乎总是先于视力下降。视力通常为 20/60 或更差，视野表现为中心性暗点合并弓形暗点。甲状腺相关压迫性视神经病变的治疗包括静脉注射或口服类固醇激素和眼眶减压手术。放射治疗

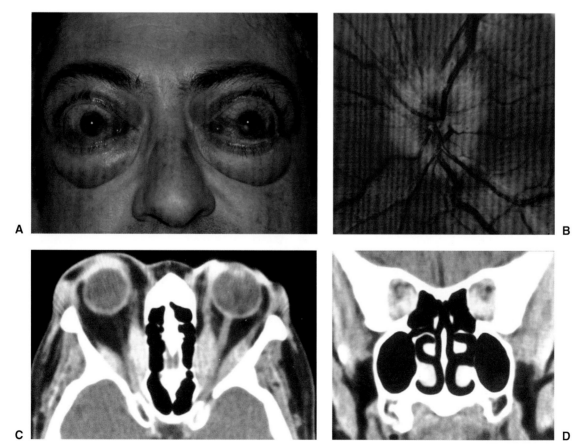

图 9.2 甲状腺眼病患者的视盘水肿和脉络膜皱襞。**A**：患者的外观显示眼睑退缩、眼球突出和眼眶充血。**B**：患者的左侧视盘充血、水肿和视盘周围视网膜神经纤维层模糊。水平的脉络膜视网膜皱襞从后极部延伸至黄斑。**C、D**：轴位（**C**）和冠状位（**D**）CT 图像显示眼眶内增大的眼外肌包绕和压迫眼眶内视神经。右侧眼底也显示视盘水肿，但未见皱襞

是有效的，但起效比较慢。因此，应该及时给予类固醇或手术治疗，再与放疗联合使用。

前部压迫性视神经病变可以由原发性视神经鞘脑膜瘤引起。ONSM 环绕视神经，导致轴突运输受损（引起视盘水肿），也会影响视神经的软脑膜血液供应。视神经鞘脑膜瘤最常见于中年女性，通常为单侧。患者表现为缓慢进行性视力下降、轻度眼球突出、复视、一过性视物模糊和凝视诱发的黑蒙。检查发现色觉障碍、RAPD 及各种类型的视野缺损，包括中央暗点、生理盲点扩大和视野广泛受损。视盘表现为苍白或水肿，可以出现视网膜脉络膜分流血管（图 9.3）。这种肿瘤在怀孕期间可能会迅速生长，从而产生明显的临床表现。

ONSM 的神经影像通常表现为局灶性或弥漫性、管状或梭形的视神经增粗（图 9.3）。MRI 可以显示肿瘤组织与视神经实质是分离的，从而可以与视神经

胶质瘤鉴别（图 9.4）。MRI 对于视神经管处肿瘤的成像优于其他检查手段，可以显示肿瘤颅内延伸的范围。在 CT 检查中，1/3 的患者可以看到钙化，表现为沿视神经鞘膜走行的线性亮线（车轨征），MRI 也显示了类似的线性增强特点，说明肿瘤富含血管（图 9.3）。临床发现和神经影像学检查通常可以确定 ONSM 的诊断，因此几乎不需要进行活检。只有在罕见的不明原因的病例中，建议进行活检：①视力非常差的眼；②在进行彻底的全身检查后，包括腰椎穿刺（通常是连续多次的），无法确定病因；③在包括类固醇在内的经验性治疗后，视力没有改善；④病变延伸至对侧蝶窦，可能威胁对侧视神经。

数据显示，自然病程 ONSM 患者视觉功能可以保持稳定多年，但最终会恶化。如果进展明显，立体定向局部放射治疗（SFR）是最好的治疗方法。事实上，研究表明，接受 SFR 治疗的患者长期视觉效果

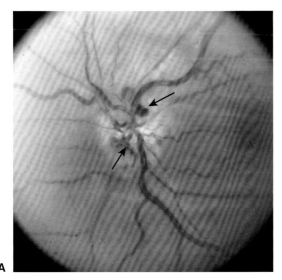

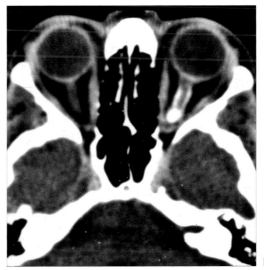

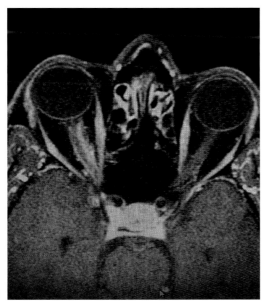

图 9.3 原发性视神经鞘脑膜瘤患者的视盘水肿。**A**：左侧视盘中度水肿，表面有几条视网膜脉络膜血管（箭头）。还应注意乳斑束中的水平视网膜条纹。**B**：眼眶的非增强 CT 轴位扫描左视神经周围肿瘤内钙化的征象，显示出特征性的"车轨征"。**C**：由于脑膜瘤丰富的血管，在眼眶增强 MRI（轴位图）上可以看到沿着右侧视神经类似的线性增强

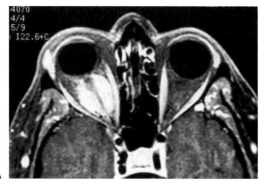

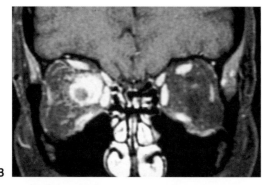

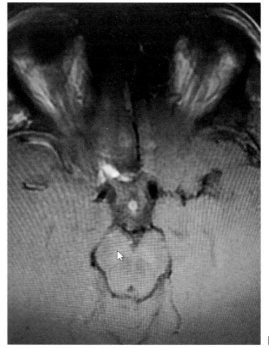

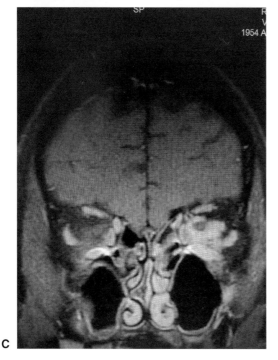

图 9.4   一名 42 岁女性右眼缓慢进行性视力下降的原发性 ONSM 的 MRI。A、B：增强 T1 加权轴位（A）和冠状位（B）图像显示，右侧视神经周围有一个增强肿块，肿块内呈正常大小的低信号结构。其外观与视神经胶质瘤完全不同，视神经胶质瘤中的神经会增大。C：活检证实为 IgG4 浸润性疾病患者的眼眶增强 MRI 冠状位，展示了此类病变在放射学上与 ONSM 的相似程度。注意左下直肌的增粗，这表明是广泛受累的眼眶疾病。D：眼眶增强轴位 MRI 显示前床突脑膜瘤伴右视神经继发压迫，与原发性 ONSM 相似

非常好，尽管存在放射诱发的视网膜病变或视神经病变的风险，但放射并发症极少。因为肿瘤累及了视神经软脑膜血供，所以想通过外科手术切除这些病变改善视力，几乎不可能；然而，可以对肿瘤进行次全切除，以治疗失明或不适的眼（眼球突出），消除相关肿块引起的压迫效应，或降低颅内扩散的风险。

完全局限于视神经管的脑膜瘤患者偶尔会出现视力模糊和视盘水肿。这种情况下视盘水肿的发生机制尚不清楚，可能是由于视神经受到直接压迫，轴突运输受阻所致。视神经颅内部分受压导致视盘水肿是非常罕见的。

颅内病变（尤其是蝶骨翼脑膜瘤）可通过视神经管生长，压迫颅内、管内和眶内视神经。在这种情况下，即使肿瘤相当大，对视盘的形态和色泽改变（水肿、苍白等）影响不大。

不伴视盘水肿的压迫性视神经病变（球后压迫性视神经病变）

视神经球后段的压迫性病变不会引起视盘水肿，早期诊断非常重要，应高度重视。视神经或视交叉的早期减压，可能导致视觉功能显著恢复。因此，延误诊断可能导致进行性视力下降和不可逆转的视力丧失、神经功能障碍或死亡。颅内、管内和眶后的压迫病变通常不会引起视盘水肿或明显的神经或全身异常改变。因此，当这种损伤导致可见的视盘苍白时，视神经往往会发生明显的损伤，即使在成功减压的情况下，视觉功能也很难恢复。因此，当医生处理不明原因单侧视力下降患者时，必须了解患者的特征性病史，争取早期诊断球后压迫性视神经病变。

在视交叉前视神经受压的情况下，早期会出现无痛性渐进性视力减退。尽管这些患者可能会用患眼阅读 20/25 甚至 20/20 Snellen 字母，但与对侧眼能阅读 20/15 相比，患眼阅读速度慢，难度大。通常会有某种类型的视野缺损，但这种缺损的类型并不能单独解释视力下降的病因。视神经受压可产生任何类型的视野缺损，包括上方或下方视野缺损、弓形、偏盲、中央或盲中央暗点。尽管偏盲视野缺损或对侧眼颞上视野的"交界性"暗点强烈提示存在压迫性病变，但病变呈侵袭性和进行性发展通常是压迫性疾病的关键特征。

球后压迫性视神经病变患者几乎总是出现两种重要的异常，即单眼色觉异常和同侧 RAPD。当视力仅有轻度下降时，RAPD 也很明显，能为检查者提供客观证据，证明视觉异常不是由简单的屈光不正、早期白内障或黄斑局灶性疾病引起的。一旦在眼底正常、视觉逐渐变暗的患者中检测到 RAPD，必须进行神经影像学检查以排除压迫性病变，最好是钆增强磁共振成像。临床医生在这种情况下，应该针对可能的病变部位给放射科医师一个提示，尽可能让放射科医生对感兴趣的区域进行精确地评估。

球后压迫性视神经病变患者的视盘可能看起来正常或呈现出不同程度的苍白。不对称的视杯通常不是一个典型的特征，但它可能发生，有时候非常明显（图 9.5）。这样在一些病例中，视力下降可能被认

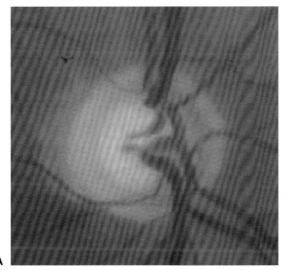

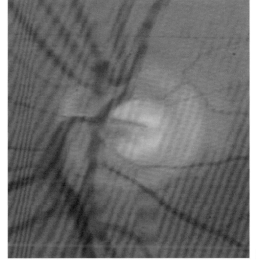

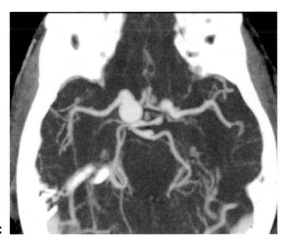

图 9.5　颈动脉-眼动脉瘤压迫右视神经患者，视杯扩大。患者为 32 岁女性，右眼缓慢性进行性视力下降。**A**：右侧视杯扩大，苍白。**B**：正常的左眼视盘。**C**：CT 血管造影显示右颈内动脉和眼动脉交界处有一个大动脉瘤

为是由青光眼引起的，尤其是当存在弓形缺损时，但视神经盘沿的苍白可表明病变的非青光眼属性。视盘周围视网膜神经纤维层（RNFL）尤其是神经节细胞复合体（GCC）的 OCT 在显示早期萎缩以及识别视神经损伤病因方面是一种有用的辅助检查。一只眼的视神经萎缩和另一只眼的视盘水肿可能是由于不对称的视神经压迫或一只眼的肿瘤引起的直接视神经压迫造成的，另一只眼的视乳头水肿是由 ICP 增加引起的（Foster-Kennedy 综合征）（详见第 5 章）。

球后视神经受压的原因很多，包括眶内和颅内的良性和恶性肿瘤（最常见的是垂体瘤、脑膜瘤和颅咽管瘤）、动脉瘤（图 9.5）、炎症性病变（尤其是鼻旁窦）、原发性骨病（如石骨症、骨纤维异常增殖症、颅干骺端发育不良、佩吉特病）、眼眶骨折、脑扩张性颅内血管、先天性和后天性脑积水、甲状腺眼病和眼眶出血。

单眼视力突然下降，再加上球后视神经功能障碍的症状，通常提示诊断为视神经炎或缺血性视神经病变。然而，在极少数情况下，压迫性病变可导致急性单眼视力下降，可能是由于出血或视神经血管供应突然中断所致。这种现象可能最常发生在垂体卒中患者，但妊娠期的垂体瘤和脑膜瘤患者，甚至健康患者醒来时也有报道。眼动脉瘤破裂、骨纤维异常增殖症、眼眶出血、骨膜下脓肿、眼眶蜂窝组织炎和黏液囊肿（尤其是蝶窦）也可能导致单眼视力突然下降。

减压后视力恢复

视觉功能的恢复不仅可以在手术减压后发生，也可以在手术后数小时到数天内开始，甚至可以完全恢复。对于分泌催乳素的垂体瘤患者，可以用溴隐亭或卡麦角林治疗，起到视神经"药物减压"的作用，可以获得类似的效果。及时减压可以恢复因垂体卒中而突然失明的患者的视觉功能，但对于那些已经失去光感好几天或者几周后的患者，减压手术后视力恢复通常不理想，仅在偶尔的情况下可以获得视力恢复。视力下降的速度与视力恢复的速度之间没有相关性。使用 OCT 可以评估减压后的视力预后，术前 RNFL ≥ 75 μm 预示着更好的预后，似乎比视神经萎缩程度、视野缺损严重程度、色觉或视力等特征都重要。

然而，应该强调的是，一些 RNFL 测量值低于 75 μm 的患者在药物或手术减压后视力得到改善，而其他 RNFL 测量值远高于 75 μm 的患者，尽管减压

明显成功，但视力没有得到改善。

根据理论，前视路减压后的视力恢复分为 3 个阶段：

1. 视觉通路压迫缓解后，在最初的几分钟到几小时内就能迅速恢复一些视力。这种恢复可以比作手臂或腿从"入睡"状态的传导阻滞中迅速缓解。

2. 初始恢复后，延迟恢复持续数周至数月。与先前受压的脱髓鞘轴突发生进行性的再髓鞘化有关。

3. 最后，还有更长的恢复期，需要数月到数年的时间。这种后期恢复的机制尚不清楚。

浸润性视神经病变

视神经可被多种不同的疾病浸润，主要是肿瘤、炎症或感染（表 9.1）。肿瘤可能是原发性的，也可能是继发性的。最常见的炎症性疾病是结节病；最常见的感染源是机会性真菌。通常会产生三种临床表现之一：①有视神经病变的视盘隆起，②无视神经功能异常的视盘隆起；③有视神经疾病的正常视盘。

视神经近端的浸润，无论是筛板前方还是后方，都会导致视盘隆起。当筛板前部分被浸润时，视盘隆起是由浸润引起的，而不是真正的视盘水肿。当筛板后被浸润时，视盘隆起是由视盘的真正水肿引起的，并且外观与其他多种因素引起的视盘水肿难以区别，如颅内压升高、缺血和炎症。

表 9.1 引起浸润性视神经病变的疾病
原发性肿瘤
视神经胶质瘤
良性 / 恶性神经节胶质瘤
恶性畸胎样髓上皮瘤
毛细血管瘤
海绵状血管母细胞瘤
其他
继发性肿瘤
转移癌
鼻咽癌和其他邻近肿瘤
淋巴网状肿瘤
淋巴瘤
白血病
其他
感染和炎症
结节病
特发性视神经周围炎
细菌
病毒
霉菌

肿瘤

原发性肿瘤

浸润视神经的原发性肿瘤比继发性肿瘤更常见。最常见的原发性肿瘤是视神经胶质瘤（图 9.6）。视路胶质瘤占所有颅内肿瘤的 1%，占所有眼眶肿瘤的 1.5% ～ 3.5%。局限于视神经系统的胶质瘤约占所有视路胶质瘤的 25%，除了浸润单眼或双眼视神经外，还会累及视交叉和视束。70% 的视路胶质瘤患者在 10 岁以前出现视觉症状或体征，90% 的患者在 10 ～ 20 岁被诊断。

由于视神经胶质瘤的位置、大小和范围不同，在临床上常有三种临床表现。当胶质瘤局限于视神经的眶部或大部分病变位于眶内时，患者通常会出现眼球突出，并伴有前部视神经病变和视盘水肿的表现。虽然不像 ONSM 常见，但视神经胶质瘤患者眼底也可形成视网膜脉络膜分流血管。体积增大的视神经压迫眼球，可能会诱发远视，通常也会引起视网膜条纹。

当肿瘤位于眼眶后部时，尤其是当肿瘤原发于或局限于神经管内或颅内部分时，表现为进展缓慢或相对稳定的球后视神经病变。在这种情况下，大多数患侧的视盘苍白，几乎没有或根本没有眼球突出。有时，这些部位的胶质瘤是偶然发现的，通常是在 1 型神经纤维瘤病（neurofibromatosis type 1，NF-1）患者常规 MRI 筛查时发现。这些患者没有视力下降的主诉，可能有或没有视功能异常的临床表现。

在神经影像学上，视神经胶质瘤通常表现为眶部视神经梭形增大，伴有或不伴有视神经管增大（图 9.6）。尽管胶质瘤可能会增强，但这种增强通常不像

脑膜瘤那样明显。两个重要的表现有助于视神经胶质瘤与其他病变的鉴别。一种是眼眶内的视神经异常"扭结"（图 9.7），最常见于 NF-1 患儿。另一种是视神经双倍强度的管状增厚，在 MRI 上最容易被看到。这种信号被称为"伪脑脊液征"信号，因为视神经周围 T2 信号的增加可能被误解为脑脊液信号（图 9.8）。这种信号见于 NF-1 患者的视神经胶质瘤，是来源于神经周围蛛网膜的胶质瘤。

大约 29% 的视路胶质瘤发生在 NF-1 患者中。因此，任何患有视路胶质瘤的患者都应该进行全身评估，以发现 NF-1 的证据，同样，皮肤病变符合 NF-1 表现的患者也应该筛查视路胶质瘤和神经纤维瘤病患者容易发生的其他颅内病变。在视觉上无症状的 NF-1 儿童中，约 15% 的病例神经影像学显示有视路胶质瘤。

视神经胶质瘤的最佳治疗方法是多种多样的。这些良性病变的自然病史一般良好，患者具有长期有用的视觉功能，很少出现神经系统并发症。事实上，大多数视神经胶质瘤多年不会发生明显变化，尤其是在儿童期；也有的会迅速扩大并沿着神经延伸至交叉，甚至进入第三脑室；或者突然神经内出血扩大。相反，也有罕见的病例表现为自发消退。初期没有累及视交叉的视神经胶质瘤患者，后来发展成交叉受累，这种情况非常罕见。然而，任何类型的患者都存在颅内扩张的可能性，因此视神经胶质瘤患者应进行一系列的神经眼科检查和 MRI 检查。NF-1 相关的肿瘤患者自然病史和预后可能更好。

视神经胶质瘤患者通常不给予化疗或放疗，除非有明确证据表明病变进展至视交叉、对侧视神经或下丘脑。对于临床进展明显的前视路胶质瘤，放射治疗

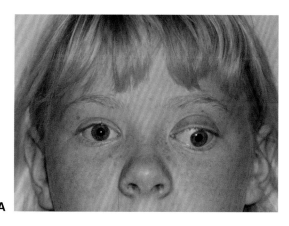
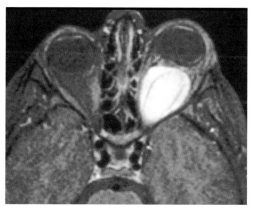

图 9.6 一名 8 岁儿童的视神经胶质瘤。**A**：儿童的外观，表现为中度左上睑下垂和斜视。**B**：轴位、T1 加权、增强 MRI 显示左侧视神经明显增粗和增强，以及神经周围硬膜下 / 蛛网膜下腔增宽

可能有效地提高视力和生存率。由于放射线对发育中的大脑有风险，对于6岁以下的儿童，化疗是第一线治疗。而对于年龄较大的儿童，视神经肿瘤的放射治疗是主要选择。此外，对视神经胶质瘤的分子遗传学分析表明，BRAF基因中存在特定突变（例如V600E突变），可能使病变易受某些检查点抑制剂的影响。外科切除术一般只适用于就诊时已经失明、重度眼球突出和对于病变快要累及视交叉的患者。目前还没有临床试验表明，切除明显的单侧视神经胶质瘤与完全不治疗相比，是否有更好的视觉和神经系统预后。

大多数浸润视神经或视交叉的胶质瘤是良性青少年毛细胞星形细胞瘤。恶性视神经胶质瘤很少发生，几乎都发生在成人身上。当肿瘤开始累及颅内视神经或视交叉时，会出现视力迅速下降，伴有视盘早期正常，但很快萎缩。在这些病例中，视力下降通常是双眼同时发生的，但最初可能始于一只眼，因此可能被误认为是球后视神经炎，尤其是在伴有疼痛的情况下。当恶性胶质瘤累及眶内视神经的近端，会出现急性视力下降伴视盘水肿，检眼镜下可见视网膜中央静脉阻塞（图9.9）。不管是否进行放疗或化疗，几乎所有恶性视神经胶质瘤患者的预后都很差。大多数患者在症状出现后几个月内完全失明，大多数患者在6～12个月内死亡。

星形细胞错构瘤（桑葚样星形细胞瘤）可浸润视盘。在大多数情况下，它们在受累的视盘的表面或上方隆起。它们最初的外观为灰色或灰粉色（图9.10A），逐渐形成一种闪亮、黄色的桑葚样外观（图9.10B）。尽管晚期外观与视盘玻璃疣相似，但玻璃疣位于视盘血管旁的视盘物质内（图9.11A），而星形细胞错构瘤位于视盘上方（图9.11B）。星形胶质细胞错构瘤几乎全部由无细胞的层状钙化结石组成，通

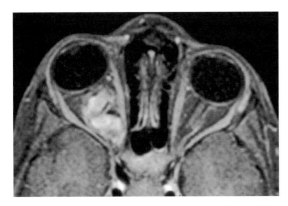

图 9.7　1型神经纤维瘤病患者的右眼视神经扭结

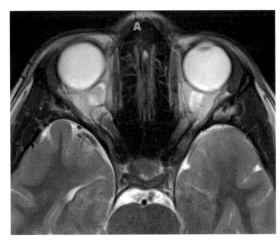

图 9.8　右视神经胶质瘤患者的伪脑脊液征。注意增大的右侧视神经周围似乎是脑脊液，但实际上是蛛网膜下腔/硬膜下间隙的肿瘤

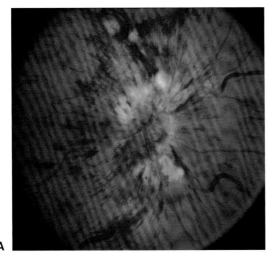

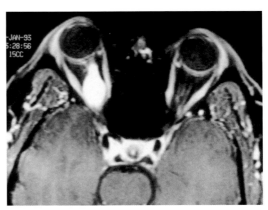

图 9.9　恶性视神经胶质瘤。患者为67岁男子，右眼突然视力下降。右眼视力光感；左眼视力正常。A：右眼底的变化与急性视网膜中央静脉阻塞一致。B：T1加权增强轴位MRI显示右侧整个眶部视神经呈梭形增大，信号增强

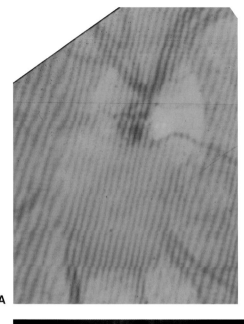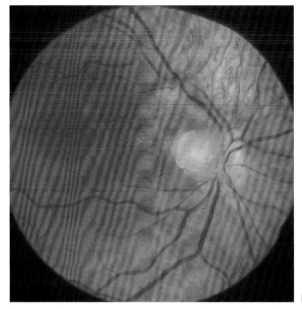

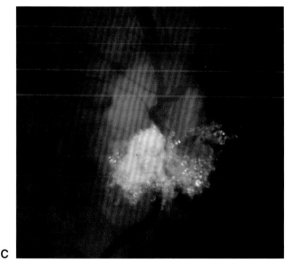

图 9.10　视盘星形细胞错构瘤。**A**：在明显钙化之前，病变表现为在视盘上方生长的灰粉色肿块。**B**：当钙化发生时，在肿块中可以看到小的球状星团。最终，整个肿块可能会钙化。**C**：星形细胞错构瘤患者，从视盘延伸的钙化随时间进一步扩大

常散布在由大胶质细胞组成的区域中。视盘神经星形细胞错构瘤患者的视觉功能通常是正常的。然而，有的患者会出现视网膜浆液性脱离或玻璃体积血，导致不同程度的视力下降。70% 的星形细胞错构瘤发生在结节性硬化症或 NF-1 患者。

毛细血管瘤和海绵状血管瘤均可发生在视盘内。此外，海绵状血管瘤可在视神经和视交叉的任何部位发生。

毛细血管瘤可以是内生型的，也可以是外生型的。内生型表现为视盘血管内部的一个圆形、略带红色、稍隆起的肿块，组织学上表现为位于内界膜正下方的毛细血管瘤（图 9.12）。这些病变可能是 von Hippel-Lindau 病的表现，也可能是一种孤立现象。外生型毛细血管瘤通常表现为视盘边缘模糊和隆起，常伴有不同程度的视盘周围感觉层视网膜浆液性脱离

和环状脂质沉积（图 9.13）。这种病变常被误诊为单眼视乳头水肿或视乳头炎，但荧光素血管造影清楚地显示了血管异常，超声检查也是如此。

海绵状血管瘤由相对大直径的血管组成。当这些病变在眼眶内以孤立肿块的形式出现时，它们被周围组织完整地环绕和包裹。然而，在眼球内，它们表现为位于视盘内部和上方的一簇紫色小斑点（图 9.14）。海绵状血管瘤血管内的血流极为缓慢，表明病变处的血液循环相对于相应部位的毛细血管而言，更独立于全身的血液循环。视盘海绵状血管瘤通常是单侧的，更常见于女性，几乎总是无症状的。与毛细血管瘤不同，海绵状血管瘤可发生在筛板后、管内、颅内视神经、视交叉、视束内。在某些情况下，病变本身会导致缓慢进行性视力下降。然而，在大多数情况下，视力下降是迅速进行的，因为出血进入周围组织。高达

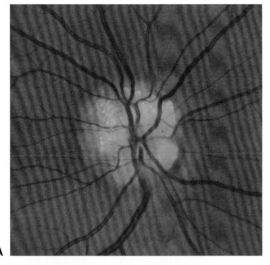

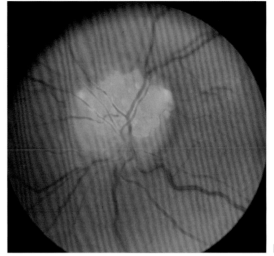

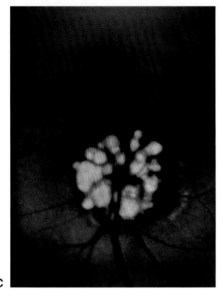

图 9.11 视盘玻璃疣和视盘钙化星形细胞错构瘤的检眼镜外观差异。**A**：视盘玻璃疣位于血管下方的视盘内。**B**：星形细胞错构瘤位于视盘上方，因此使血管模糊，结构上与视盘不同。**C**：眼底自发荧光成像可以很好地描绘出视盘玻璃疣的各个簇，并显示它们在神经实质中的位置，上覆血管的不模糊

1/3 的患者出现一过性视力下降而被误诊为视神经炎。海绵状血管瘤与 von Hippel-Lindau 病无关，但通常与皮肤和大脑的类似病变有关，也可能与颅外和颅内动脉异常有关。

并非视神经实质内的所有血管病变都是良性的。恶性血管母细胞瘤可浸润眼眶和颅内段视神经。视神经血管母细胞瘤的典型患者表现为进行性视力下降，并且视神经病变可以位于前部或眼球后。受影响的视神经扩大，呈梭形，在神经影像学上类似于视神经胶质瘤。这些病变中只有 30% 与 Von Hippel-Lindau 病有关；然而，越来越多的患者被发现存在基因异常；与 Von Hippel-Lindau 病相关的患者可能在数年内不会发生明显改变。

黑色素细胞瘤是一种典型的发生在视盘内的眼内肿瘤。在临床上，这些病变是灰色至深黑色的隆起性肿块，位于视盘的偏心位置（图 9.15）。约 90% 的黑色素细胞瘤为直径≤ 2 个视盘，且大多数高< 2 mm。约 25% 的病例出现视盘水肿，认为是由慢性压迫继发的轴浆流中断引起的。30% 的眼可见血管鞘，约10% 的患者可见视网膜下液。在高达 50% 的病例中，痣可能与黑色素细胞瘤相邻。大多数患者的视力保持在 20/20 或以上，几乎所有患者的视力保持在 20/50 或以上。虽然很少有患者感觉视物变形，但大多数患者有视野异常，尤其是生理盲点扩大、弓形暗点，甚至视野广泛受损。少见的情况下，患者出现视网膜中央动脉阻塞、肿瘤及周围神经组织缺血性坏死。

黑色素细胞瘤是不需要治疗的良性肿瘤。少数患者可能会在多年后出现轻微生长，恶性转化不是其特征。黑色素细胞瘤的深黑色外观通常使其不仅能与真正的视盘水肿区分开来，还能与其他浸润视盘的病变

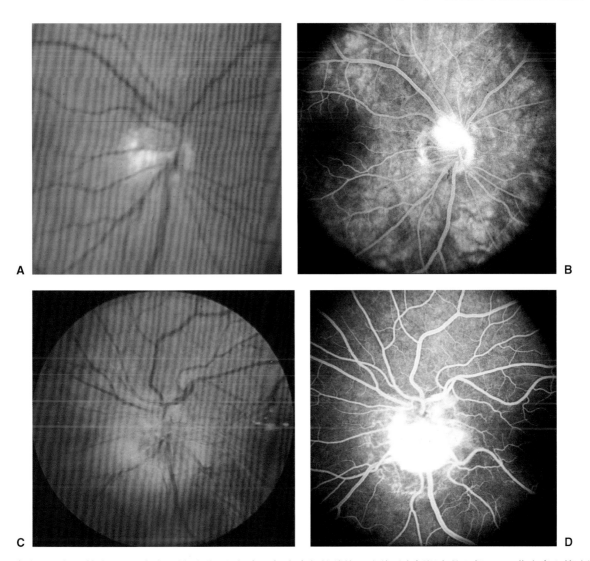

图 9.12 内生型毛细血管瘤。**A**：病变呈椭圆形、红橙色、轻度隆起的肿块，遮盖了右侧视盘的上部。**B**：荧光素血管造影显示病变处有强烈的着染和渗漏。**C**：另一位患者的病变占据了左侧视盘的大部分。**D**：荧光素血管造影显示大部分视盘出现明显着染和渗漏

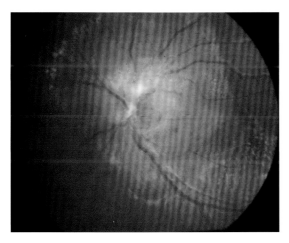

图 9.13 外生型视盘毛细血管瘤。这种病变表现为视盘弥漫性模糊和隆起，伴有不同程度的视盘周围感觉视网膜浆液性脱离和脂质沉积

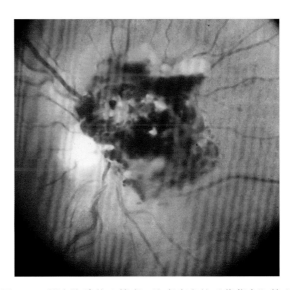

图 9.14 视盘海绵状血管瘤。注意病变的"葡萄串"外观

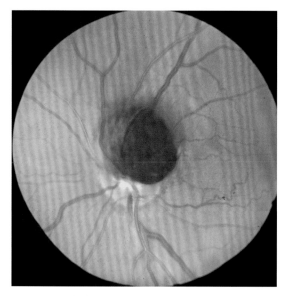

图 9.15   视盘黑色素细胞瘤。视盘几乎完全被一个隆起的黑色肿块遮住。肿块的颜色比恶性黑色素瘤深得多

区分开来，尤其是恶性黑色素瘤。然而，在罕见的情况下，区分可能很困难，尤其是当病变的大小或形状没有变化时。

继发性肿瘤

浸润视神经的最常见继发性肿瘤是转移性肿瘤、局部肿瘤侵犯以及各种淋巴网状恶性肿瘤，尤其是淋巴瘤和白血病。

视神经可能是远处肿瘤转移的部位。转移可通过以下四种途径之一到达视神经：①脉络膜；②血管播散；③眶内浸润；④中枢神经系统。无论传播方式如何，神经的实质比鞘膜更容易受到影响。

视神经转移患者通常有视神经病变的表现。视力下降通常很严重，但早期视力可能相对正常。当转移发生在视神经的筛前或筛后部分，视盘通常水肿；可见一黄白色肿块从视神经表面突出（图 9.16A）；偶尔可以在视盘上方的玻璃体中看到肿瘤细胞团。多达 50% 的眼出现视网膜中央静脉阻塞。当转移到视神经眶部后部或神经管内或颅内部分时，视盘最初看起来是正常的。

最常见的视神经转移瘤是腺癌，主要是因为腺癌是最常见的全身转移瘤。在女性中，乳腺癌和肺癌是最常见的肿瘤，而肺癌和肠癌在男性中最常见。其他可能转移到视神经的肿瘤包括胃癌、胰腺癌、子宫癌、卵巢癌、前列腺癌、肾癌和扁桃体窝癌。皮肤癌、恶性黑色素瘤和纵隔肿瘤也可能转移到单眼或双眼视神经。颅内肿瘤（如髓母细胞瘤）的孤立性视神经转移可能很少发生。

相较于直接转移到视神经，原发性肿瘤沿着鼻旁窦、大脑、邻近眼内组织，最后扩散到视神经的方式相当少见。由于视神经与鼻旁窦有着密切的解剖联系，可能被发生在鼻窦或鼻咽的癌症浸润或压迫。在大多数情况下，肿瘤侵犯眼眶后部或海绵窦，产生一种以视力下降、复视、眼肌麻痹和三叉神经感觉异常为特征的综合征。

大多数视神经转移性肿瘤患者在视力下降时已经有了原发癌的已知诊断和其他转移证据。这时做出诊断相对简单，而大多数肿瘤扩散到视神经的患者在第一次经历视力下降时并不知道有肿瘤。任何已知身体另一部位患有癌症的人，无论是否有其他转移迹象，

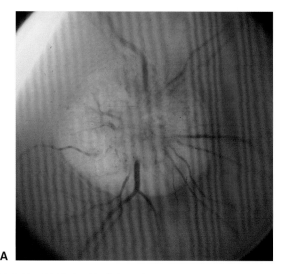
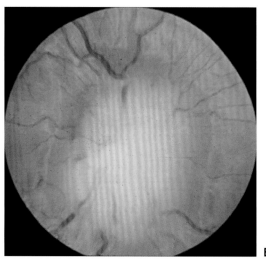

图 9.16   继发性恶性肿瘤对视盘的浸润。A：一名 47 岁女性的转移性乳腺癌。整个视盘被大量黄白色组织浸润。注意肿瘤向视盘周围视网膜下延伸。B：一名 15 岁男孩患急性白血病。注意：白色隆起物遮挡了正常的视盘结构

如果出现视神经病变，除非有其他病因的明确证据，都应怀疑其原因是癌症。同样，任何患有颅底肿瘤并发展为视神经病变的患者，应该考虑肿瘤已经扩散到视神经，而对于之前该区域进行过放射治疗的情况，还必须考虑到放射诱发视神经病变的可能性。

所有疑似癌症浸润视神经的患者均应进行神经影像学检查。成像通常显示增强的视神经，体积可能增大，也可能不增大。大多数转移性视神经肿瘤患者对放射治疗至少表现出短暂的效果。

脑膜肿瘤袖套样改变或视神经直接浸润可在肿瘤脑膜扩散的情况下导致视力下降。这种现象被称为癌性脑膜炎或脑膜癌病。脑膜癌病患者视神经受累的频率在 15% ～ 40%。患有男性食管癌并视力下降的患者，可能在原发性病变（通常是肺或乳腺）被诊断出来后才会发生这种情况。在其他情况下，视力下降可能与慢性脑膜炎的其他症状同时发生，或作为疾病的第一个症状出现。

虽然失明可能始于一只眼，但双眼通常都会在短时间内受到影响。脑膜癌病患者发生的视神经病变通常有四大特点：①典型的颅内压增高性头痛；②失明；③瞳孔反射迟钝或缺失；④视盘正常。在某些情况下，存在视神经浸润的真正组织病理学证据；而在大部分情况下，恶性细胞侵入视神经周围的蛛网膜下腔，视神经病变主要表现为压迫性改变而非浸润性改变。

淋巴网状恶性肿瘤，如白血病和淋巴瘤，可能浸润视神经（图 9.16B）。非霍奇金淋巴瘤的中枢神经系统受累是不常见的，但约 10% 的病例会发生这种情况。其中，5%（或非霍奇金淋巴瘤患者总数的 0.5%）会在疾病过程中的某个时间出现视神经浸润。霍奇金病的视神经浸润甚至更少。

前部视觉通路系统淋巴瘤浸润患者的症状和体征取决于病变的位置和范围。在某些患者中，视力下降起病隐匿，进展缓慢，而在另一些患者中，视力下降是急性的，类似于视神经炎或缺血性视神经病变。淋巴瘤所致视神经浸润的神经影像学表现是非特异性的。受浸润的结构增大，在神经影像上信号明显增强（图 9.17）。多发性骨髓瘤、淋巴瘤样肉芽肿和朗格汉斯细胞组织细胞增生症也可产生视神经病变，有时是通过浸润导致视神经病变而不是压迫视神经。

大约 4% 的急性白血病儿童有视神经浸润的证据。有些患者表现为视力突然下降；有些患者的视力下降会在几天、几周或几个月内逐渐加重。还有一些患者可见视盘水肿，但没有视觉功能障碍。大多数视

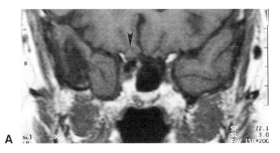

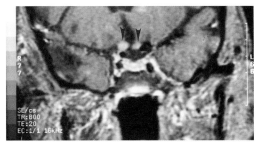

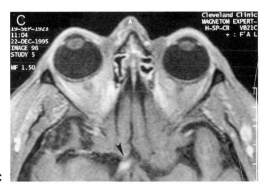

图 9.17　淋巴瘤对右侧视神经、视交叉和视束浸润的神经影像学表现。**A**：冠状位 T1 加权 MRI 显示右侧视神经增大（箭头）。**B**：T1 加权，增强冠状位 MRI 显示右侧视神经增强，左眼视交叉前视神经也增强，程度略低于右眼。**C**：T1 加权，增强 MRI 轴位显示右侧视束前部增强（箭头）

神经浸润的白血病患者在视力下降或发现无症状视盘水肿时，已经知道自己患有白血病。患者可能患有急性淋巴细胞白血病、急性髓细胞白血病、单核细胞白血病、红细胞白血病或慢性淋巴细胞白血病。

临床上可出现两种不同的浸润模式：①视盘浸润；②近端视神经筛板后部分浸润。白血病浸润视盘时，视盘的表现为被白色绒毛状浸润所掩盖，通常伴有真性视盘水肿和视盘周围出血（图 9.16B）。除非浸润或相关水肿和出血累及黄斑，否则此类患者的视力受到的影响很小。筛板后方的近端视神经浸润通常会导致视力显著降低，并伴有真性视盘水肿。此类患者有各种类型的视野缺损，除非浸润是双侧对称的，否则始终存在 RAPD。此外，还经常有视盘周围和周边视网膜出血。在这种情况下，神经影像通常显示视神经增粗和信号增强。

　　视神经白血病浸润对放射治疗的反应通常是迅速和剧烈的。在几乎所有情况下，视功能恢复正常或接近正常，视盘隆起（如果存在）明显缓解。同样的结果至少可以暂时出现在淋巴瘤患者身上（图 9.18）。

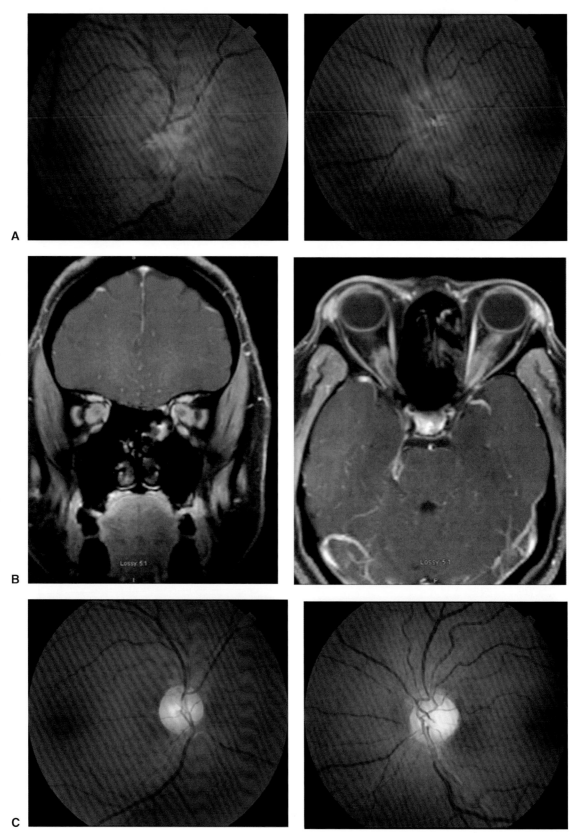

图 9.18　一名 52 岁女性，患有 B 细胞淋巴瘤，累及中枢神经系统，其视盘浸润与视盘水肿相似。**A**：外观类似于视乳头水肿，包括 Paton 线，提示继发性视盘水肿；然而，这些神经有一种"凹凸不平"的外观，暗示神经内有肿瘤聚集。**B**：钆增强 MRI 显示双眼视神经均有浸润，其形态与视神经鞘脑膜瘤相似。**C**：化疗后，两个视盘都正常

当急性白血病患者表现出明显的视盘水肿时，除了考虑浸润之外，还必须考虑一些其他的病理机制。当急性白血病患者的中枢神经系统受累导致颅内压升高时，视盘水肿可能会发生。在急性白血病发生弥漫性视网膜病变时，也会发生视盘水肿和新生血管形成。

炎症性和感染性浸润性视神经病变

视神经的球内、眶内、管内和颅内段均可被炎症和感染过程浸润。这个引起浸润性视神经病变的最常见的炎症过程是结节病。产生浸润性视神经病变的最常见感染过程是梅毒、结核病和机会性真菌感染，如隐球菌病。

结节病

视神经功能障碍可能是结节病最常见的神经眼科表现。视神经可以在疾病过程中的任何时候受到影响，包括可能是其首发症状。视神经的临床表现包括以下几种方式：视乳头水肿、压迫性前部或后部视神经病变、缺血性视神经病变、视乳头炎或球后视神经炎。视盘、眼眶的前部或后部、管内或颅内部分视神经的肉芽肿性浸润，或者视神经的多个节段受累，引起视神经炎。在某些情况下，结节病不同发病阶段都可引起视神经炎。

视盘肉芽肿性浸润可能伴有或不伴有视神经眼眶部分弥漫性增大的神经影像学或超声学改变。在这种情况下，视盘通常明显升高，呈弥漫性或节段性（图9.19），通常呈实性或结节状外观。视盘表面可能有

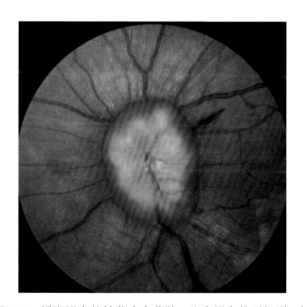

图 9.19　浸润视盘的结节病肉芽肿。注意视盘的不规则、块状隆起

像新生血管样扩张的血管。

肉芽肿性视盘浸润的表现可能与视乳头水肿相似，但前者多为单侧而非双侧，且通常伴有视力下降、眼内炎症症状，有时也有影响颅底的颅内疾病神经影像学证据。

当结节病患者的眶内视神经近端被肉芽肿性炎症浸润时，该疾病通常表现为急性、亚急性或罕见的慢性视神经炎，伴有进行性视力下降和视盘水肿。这种情况在临床上无法与脱髓鞘性视神经炎，甚至与压迫性视神经病的某些原因，尤其是 ONSM 区别开来。即使是显示视神经眶部增大和增强的神经成像（图9.20），也不能确定诊断。在某些情况下，可以通过在其他部位发现结节病的临床、影像学或实验室证据进行诊断。有时，只有在对神经或其他异常组织进行活检后才能确诊。

由于神经结节病容易影响基底脑膜，单眼或双眼视神经的颅内部分和视交叉可能会受到该疾病的影响，从而产生各种各样的视觉受累。在一些患者中，视力下降与下丘脑功能障碍和（或）下丘脑垂体功能减退（尤其是促性腺激素衰竭）有关。

表现为看似孤立的视神经病变，怀疑结节病的诊断是非常具有挑战性的。至少要做标准胸片，是非常重要的，而胸部 CT 可能对诊断更有帮助。镓扫描的异常摄取，虽然对结节病没有特异性，但可以显示可供活检的区域。结膜或泪腺活检可确定诊断，尤其是当活检组织有临床改变时。血管紧张素转换酶（ACE）水平升高的检测虽然是常规检测，但在没有肺部感染的病例中，检测结果很低。

结节病的主要治疗方法是使用皮质类固醇。大多数神经系统症状，包括视神经病变，对治疗反应迅速；然而，许多患者需要长期治疗。据报道，治疗结节性视神经病变有效的药物（单独使用或者与类固醇联合使用）包括环孢素、硫唑嘌呤、甲氨蝶呤、利妥昔单抗和环磷酰胺等免疫抑制药物。有些病例对药物治疗无效，可能对放射治疗有效。

感染性疾病

结核病可以浸润视神经。在某些情况下，结核瘤与视神经相邻，是致密性粘连性蛛网膜炎的一部分，可以或者不可以与周围结构分离。在某些情况下，结核可以直接侵犯视神经，从而无法切除病变。偶尔视神经内可见结核瘤。

梅毒性肉芽肿的作用方式与结核瘤相似。梅毒患

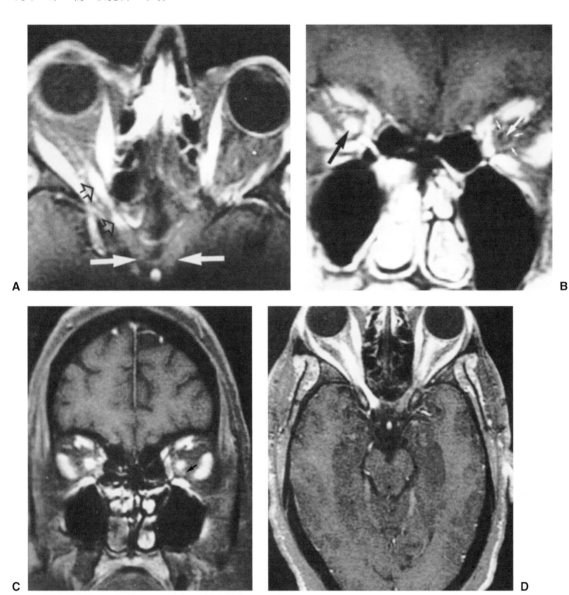

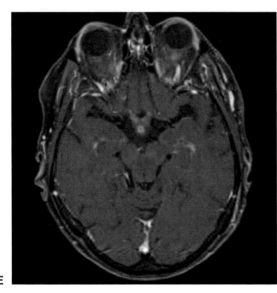

图 9.20 视神经结节病患者的 MRI。**A**：一名 52 岁女性右眼进行性视力下降，T1 加权、增强、脂肪抑制 MRI（轴位图）显示，靠近眶尖，位于视神经管内的右侧视神经不规则增强（空心箭头）。视神经的颅内部分和视交叉不增强，大小和形状正常（实心箭头）。**B**：同一患者的 T1 加权、增强、脂肪抑制 MRI 冠状位显示右侧眶部视神经增大伴信号异常增强（黑色箭头）。左侧视神经大小正常，无强化（白色大箭头）；然而，软脑膜鞘有轻度强化（白色小箭头）。神经活组织检查提示非干酪样肉芽肿改变。**C**：另一例结节病患者的 T1 加权、增强、脂肪抑制的冠状位 MRI 显示，双侧视神经病变，双眼视神经的眶部增大和信号异常增强。右侧视神经略大于左侧。注意左侧软脑膜鞘轻度强化视神经（箭头）。**D**：同一名患者的 T1 加权、增强、脂肪抑制 MRI（轴位图）显示整个眼眶的双眼视神经增大和信号异常增强，并延伸至右侧的视神经管（Republished with permission of American Society of Neuroradiology，from Engelken JD，Yuh WTC，Carter KD，et al. Optic nerve sarcoidosis：MR findings. AJNR Am J Neuroradiol 1992；13：228-230；permission conveyed through Copyright Clearance Center，Inc.）。**E**：结节病引起的亚急性双侧视力下降患者，视交叉前视神经强化和增厚。注意漏斗状的特征性增大

者可伴有球后视神经炎，视盘内梅毒瘤也有报道。

　　巨细胞病毒和一些疱疹病毒等病毒性疾病可导致视神经浸润。

　　在隐球菌性脑膜炎中，隐球菌侵入前部视路系统并不少见，尤其是在获得性免疫缺陷综合征（AIDS）患者中。在这种情况下，视力下降表明病原体直接侵犯视神经或视交叉，其他的临床表现，比如粘连性缩窄性蛛网膜炎、伴有视乳头水肿的颅内压增高，可以单独或共同出现。视力下降可以是突发的、亚急性（几天）或慢性的（数月）。可以推测，导致急性和慢性脑膜炎的其他病原体也会以类似的方式引起视力下降。

10

外伤性视神经病变

邹文军 译 胡仔仲 校

分类

外伤性视神经病变通常分为直接损伤和间接损伤两种类型。**直接**视神经损伤是指在眼眶或脑外伤中，穿通伤穿过正常组织直接撞击视神经，从而破坏视神经的解剖和功能完整性。**间接**视神经损伤是由从视神经远处传递的力引起的，它不损伤其他正常的组织。相反，视神经的解剖结构和功能会因受到冲击时视神经吸收的能量而受损。视神经间接损伤的典型例子是当前额受到钝挫伤时，力通过颅骨传递到狭窄的视神经管内段。

视神经损伤的预后部分取决于它是直接的还是间接的损伤。直接性损伤往往造成严重且即时的视力受损，几乎不可能恢复。而间接性视神经损伤常有一定的视力恢复，但也可能会在受伤后数小时至数天内出现延迟性视力受损。

视神经损伤也可在解剖学上分为视盘损伤（撕脱伤）、前部视神经损伤或后部视神经损伤。视神经进入眼球的部分发生撕脱会呈现明显的眼底外观，包括视盘的部分出血环。在某些情况下，还可以确定撕脱的部位（图 10.1A）。

当损伤位于距眼球 10 mm 内的视神经近端，即视网膜中央血管穿入视神经之前，眼底会立即出现各种明显的异常外观，包括视网膜中央动脉或分支动脉阻塞、视网膜中央静脉阻塞，或前部缺血性视神经病变等改变（图 10.2）。

与视神经近端损伤不同，位于视网膜中央动脉入口后方的视神经损伤，不会立即出现眼底病变。具体来说，视盘保持正常外观至少 3～5 周，随后变得苍白（尽管 OCT 将在 1～2 周内显示变化）。后部间接视神经损伤最常见的部位是管内段。

视神经颅内段是第二常见的损伤部位。当视神经的颅内段受损时，由于累及视交叉，视野缺损易偏盲，且双侧损伤多见（图 10.3）。

流行病学

造成外伤性视神经病变的创伤类型通常是有显著动量的减速伤。在孤立性外伤性视神经病变的病例中，撞击力通常位于同侧前额或面中区域。机动车和自行车事故是最常见的原因，占病例总数的 17%～63%。摩托车事故的受害者可能特别容易发生外伤性视神经病变，此类事故中高达 18% 的人会导致视神经功能障碍。跌倒是第二常见的原因。外伤性视神经病变也可能发生在各种情况下，如坠落的碎

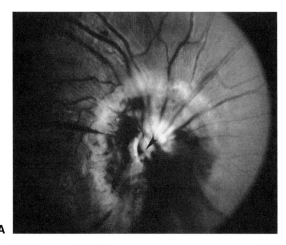
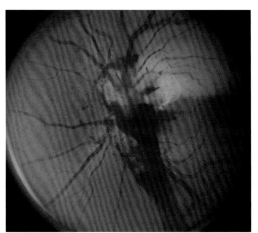

图 10.1　**A**：外伤性视盘撕脱伤。查见视盘周围有出血环。撕脱部位清晰可见，在视盘颞侧呈新月形暗区（箭头）。**B**：左眼外伤性视神经撕脱伤伴视网膜上分支动脉阻塞（Courtesy of Dr. Jennifer Thorne.）

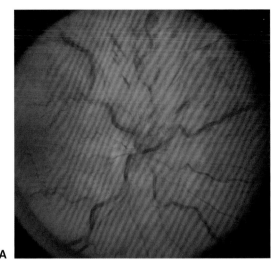

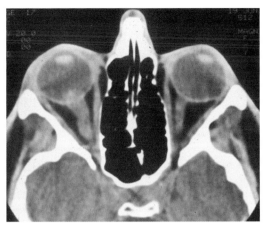

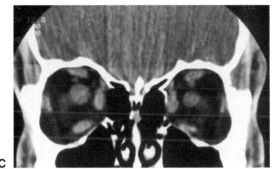

图 10.2　外伤性前部（近端）视神经病变和视网膜中央静脉阻塞。24 岁男性，在打篮球时右眼被击中，并立即发现视力下降。左眼视力为光感，右眼视力为 20/15。**A**：右眼底显示视盘中度充血肿胀。视网膜静脉中度扩张，视乳头周围可见火焰状出血。**B**：CT（水平位）显示右侧视神经眶内段中度增粗。**C**：CT（冠状位）显示右侧视神经较左侧增粗。注意增粗视神经内的局部密度增加，符合出血表现

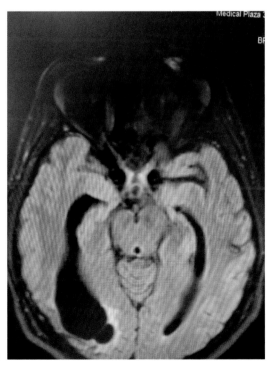

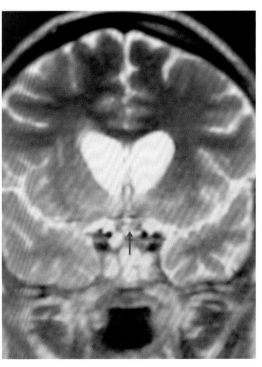

图 10.3　**A**：29 岁男性遭遇摩托车事故，颅脑 MRI T2-FLAIR 水平位显示视交叉几乎完全分离（视交叉断裂）。**B**：颅脑 MRI T2 冠状位在视交叉水平显示视交叉内有液体信号（红色箭头），与视交叉分离一致，可见脑脊液

片、袭击、刺伤、枪伤等造成的正面撞击，以及在看似微不足道的头部创伤之后。它也可能发生于医源性损伤，特别是鼻内镜手术和眼眶手术后。视神经损伤常伴有多系统损伤和严重的颅脑损伤。40%～72%的外伤性视神经病变患者会出现意识丧失，约 1.6%的头部创伤患者和 2.5% 的颌面创伤患者会出现外伤性视神经病变。

眼眶出血引起的外伤性视神经病变是视神经损伤的一个重要亚类，它不符合直接和间接视神经损伤的经典定义。例如，球后阻滞麻醉后眼眶出血发生率为0.44%～3%。在大多数情况下，出血可以被迅速识别并易于处理，除非球后麻醉针刺穿视神经造成视神经直接损伤，否则对视力影响不大。因此，医源性眼眶出血导致的外伤性视神经病变的发生率极低。

当眼眶钝挫伤伴有球后出血时，其视力受损的风险更大。在这种情况下，血液可能分散在整个眶内、骨膜下间隙和视神经鞘中。在其他情况中，出血也可能会形成一个血性囊肿，进而压迫神经导致视神经病变。影像学检查有助于定位出血的位置。眼眶气肿也是视神经损伤的罕见原因，它可以发生在眼眶骨折后，通常是由于呕吐或擤鼻涕迫使空气进入眼眶，进而损伤视神经。

临床评估

外伤性视神经病变是一种典型的临床诊断，需有证据表明视神经病变与头部钝挫伤或穿通伤有关。在头部创伤可能很严重的情况下，患者可能处于昏迷状态。在一些病例中，没有其他证据表明患者合并眼眶或眼外伤；而在另一些病例中，患者眼部或眼眶有明显损伤，如眶周或眼周出血、皮下血肿或撕裂伤等。

对创伤后视力受损患者的临床评估应该从完整的病史开始，通常从家人、朋友或创伤目击者那里获得。从医学和法律的角度来说，确定有视力受损证据的患者在受伤前是否有视力缺陷尤为重要。对可能患有外伤性视神经病变的患者的检查受到许多患者因素的限制，包括有无其他损伤、患者的意识水平，以及患者与检查人员合作的能力或意愿。因此，详细的病史和仔细的客观检查至关重要。

在外伤性视神经病变患者中，起始视力受损的严重程度差异很大，可从无光感到 20/20，伴有相关的视野缺损。由外伤性视神经病变引起的严重起始视力受损的患病率可能为 43%～56%。在有视神经管骨折的神经影像学证据的患者中，视力严重受损的可

能性更高，这通常意味着视神经受到直接损伤。据报道，在某些病例中，迟发性视力受损的比例高达10%。**色觉**是一种很好的视神经功能测试手段，可以在床边使用红色物体和（或）色板进行评估。

在单侧外伤性视神经病变的病例中，怀疑有视神经损伤的一侧一定存在**相对性瞳孔传入障碍**（relative afferent pupillary defect，RAPD）。怀疑患有外伤性视神经病变的患眼如没有 RAPD，要么根本没有视神经病变，要么有双侧视神经病变。此外，由于在视神经病变的情况下，视力为 20/20 的患者也可能存在 RAPD，因此，在视力无法测量的昏迷或半昏迷患者中，存在RAPD 不能作为视力很差或没有视力的证据。只有当瞳孔直接对光反射消失，而间接对光反射存在（表明传出功能完整）时，才能确定患者没有光感。相反，在没有 RAPD 的情况下（尤其是视力受损严重时），诊断单侧外伤性视神经病变应该非常谨慎，因为在创伤情况下可能会出现再次获得性损伤。

外伤后必须对眼及其附属器进行全面彻底的检查。对眶缘进行触诊可以发现台阶状骨折。眶周肿胀可掩盖眼球突出。后推眼球有阻力感，再结合眼压测量，可迅速识别眼眶后出血引起的压力。

玻璃体中出血可能会使后极部眼底观察模糊。在这种情况下出现 RAPD 提示有较大的视网膜脱离或外伤性视神经病变。玻璃体积血也可出现于蛛网膜下腔出血的情况中（Terson 综合征）。如果患者神经系统不稳定，在散瞳检查前应咨询参与治疗的神经外科医生或创伤外科医生。如果进行散瞳检查，必须有适当的文档记录，并且只应使用短效散瞳药物。充分的**眼底检查**应包括对视网膜循环异常的评估。视神经部分和完全撕脱会在损伤部位产生出血环或出现深圆坑（图 10.1）。在眼球和视网膜中央血管进入视神经之间的前部视神经损伤会引起视网膜循环障碍，包括视网膜静脉阻塞和外伤性前部缺血性视神经病变（图10.2）。位于视网膜中央血管起源后方的视神经鞘出血，可见视网膜循环完好无损，但会引起视盘水肿。除了外伤性视神经病变外，在颅内压升高时也可出现视乳头水肿。脉络膜破裂或视网膜震荡也可能是视力受损的原因。必须通过临床判断来区分这些损伤是否符合 RAPD。

在没有眼内病变的情况下，视力下降和 RAPD的存在提示眶后、管内或颅内视神经损伤。在这些情况下的视盘在 3～5 周内表现正常，之后逐渐变苍白和萎缩，但如果进行 OCT 检查，则会在 1～2 周

内显示视网膜神经纤维层变薄。在急性头部创伤患者中，如观察到视神经萎缩和视神经病变的证据，则绝对表明在创伤之前视神经至少存在某些问题，而不是由本次外伤导致的视力受损。尽管，合并缓慢增大的颅内肿块引起的轻度无症状压迫性视神经病变的患者，偶尔会在看似微不足道的创伤对已经受损的视神经造成影响后出现急性视力受损。

对于可能合并外伤性视神经病变的清醒可合作患者，应尽可能进行**视野检查**。视野检查可能对提供视神经损伤的位置方面信息有限。例如，在视神经管内，为视神经提供血液的软脑膜穿透血管在受伤时受到剪切力的影响。由于视神经的上半部分在视神经管内的结合最紧密，因此认为软脑膜上方血管最容易受到剪切力的影响。如果这一概念是正确的，在视神经管内部分损伤而保留部分视力的患者中，其下方的视野缺损应比上方的视野缺损更严重。但目前还没有诊断视神经损伤的特异性视野缺损，水平、中心、旁中心、中心盲点和偏盲缺损均可发生，广泛性视野缩小也可能发生。

计算机体层扫描（CT）不仅可以显示视神经和眼眶附近的软组织、大脑的神经和血管结构，还可以显示视神经管和鼻旁窦的骨骼解剖结构。CT证据显示，在外伤性视神经病变侧，36%～67%的病例发生视神经管骨折（图10.4）。这种情况下的骨折可能会直接损伤视神经，或者作为外力传导到视神经的严重程度的标志。在极少数情况下，对鼻旁窦、蝶骨和脑室的创伤力和周围损伤可能严重到足以将空气引入视神经鞘内（图10.5）。

虽然CT在勾画骨折轮廓方面明显优于MRI，但

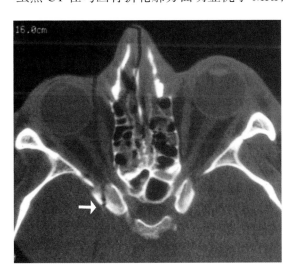

图 10.4　右侧外伤性视神经病变患者视神经管骨折（箭头）的 CT 扫描表现（水平位图）

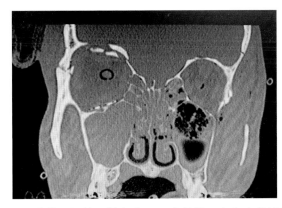

图 10.5　外伤后视神经鞘气肿。27 岁男性，在高速摩托车事故中遭遇双侧眼眶和颅骨多处骨折。冠状位 CT 扫描显示右侧视神经鞘内有一圈空气，左侧视神经鞘内有一较小的新月形空气

MRI 对软组织的成像能力优于 CT（详见第 3 章）。MRI 在外伤性视神经病变中的作用尚需进一步明确。当然，MRI 在检测和评估相关的颅内病变方面更加敏感，并且其在检测视神经或视神经鞘的微量出血，特别是视神经管内的出血方面确实被证明是有用的。一般情况下，只有在 CT 或常规 X 线片排除颅内、眶内或眼内金属异物后，才能进行 MRI 检查。

病理

闭合性头部创伤后不久进行的尸检视神经病理检查显示，83% 的病例伴有视神经硬膜鞘出血，36% 的病例伴有视神经间隙出血（2/3 的病例出现视神经管出血），44% 的病例为剪切力损伤和缺血性坏死（视神经管内段和视神经颅内段分别占 81% 和 54%）。

在头部钝性创伤后伴有外伤性视神经病变的患者中，蝶骨骨折并不少见，这表明在这种情况下，视神经受到了较强的冲击力。在使用 CT 扫描的研究中表明，50% 以上的外伤性视神经病变与蝶骨骨折有关。使用激光干涉法的研究表明，无论视神经管是否存在骨折，减速损伤时作用于额骨的力都可传递并集中在视神经管区域。事实上，整个减速的力在几毫秒内作用于面部骨骼，因此蝶骨的弹性变形导致作用力直接转移到了视神经管内段。由于视神经鞘与骨性视神经管紧密相连，这种作用力会破坏神经轴突和血管系统，导致神经直接的挫伤坏死。在这种情况下，骨折的发生和部位取决于受影响骨的弹性极限。薄骨更容易变形，而厚骨则缺乏弹性，更容易骨折。尽管视神经管骨折在外伤性视神经病变患者中并不少见，但移位的骨碎片直接损伤神经的情况并不常见。

颅内视神经也可能在蝶骨平面上的镰状硬脑膜皱襞处或在其进入视神经孔的颅内开口固定处受到损伤（图 10.6）。有假说认为，视神经在骨性管内的肿胀可能使视神经管内段易发生缺血性损伤；然而，有证据表明，视神经中的星形细胞肿胀不如在脑损伤中的明显，而且视神经肿胀可能没有既往认为的那么严重。

发病机制

无论直接性还是间接性，视神经损伤都可导致机械性和缺血性损伤。这种损伤可由原发机制和继发机制引起。**原发机制**会在撞击瞬间对视神经轴突造成永久性损伤。因此，原发性损伤可能是由视神经撕裂或传递到视神经的减速剪切力引起的，特别是在视神经紧密连接的视神经管内。

继发机制是在受到冲击后继发造成的视神经损伤。这些机制包括血管收缩和视神经在不能扩张的视神经管内的肿胀，进而导致缺血恶化和轴突不可逆的损伤。轴突损伤可能在最初的损伤时幸免于未然，或在受伤后具有立即恢复的潜力，这一概念的延伸意义在于，视神经损伤后的立即且适当的干预有可能通过挽救在损伤时幸存下来的轴突，来阻止继发性视神经损伤并保留视力。

缺血可能是创伤后继发性损伤最重要的特征。该损伤机制不是简单的血流停止。短暂缺血区域的局部缺血和再灌注将产生**氧自由基**，导致再灌注损伤。**缓激肽**引起神经元释放花生四烯酸，产生前列腺素、氧自由基和脂质过氧化物，导致脑血管自动调节能力丧失。其他潜在的损伤机制包括血栓素诱导的血小板黏附和微血管淤积、自由基产生的其他触发因素、兴奋性氨基酸的释放，以及正常钙代谢的破坏。此外，中枢神经系统损伤的早期阶段是以**炎症**介质的释放为特征的，从而导致急性和慢性炎症损伤。

药理学

急性脊髓损伤的研究表明，在急性脊髓损伤中的超大剂量皮质类固醇的药理作用与临床应用中常规剂量的作用是不同的。实验研究表明，在远高于临床常用的剂量范围内，甲泼尼龙具有双相剂量反应。具体而言，在中枢神经系统损伤和缺血的动物实验中，甲泼尼龙剂量在 30 mg/kg 时（15 ～ 30 倍的标准临床剂量），似乎具有明显的药理学益处。在这些药效机制中，最重要的是激素作为一种抗氧化剂，可以限制由氧自由基引起的组织损伤。这些早期研究为后续的临床试验奠定了基础，旨在探讨皮质类固醇的益处是否真的能适用于临床应用中。

第二次国立急性脊髓损伤研究（NASCIS Ⅱ）是一项多中心、随机、双盲、安慰剂对照研究。入选研究的患者在受伤后 12 h 内被随机分配至三个治疗组中的一个。治疗组包括安慰剂组、纳洛酮组和甲泼尼龙组。纳洛酮是一种阿片受体部分激动剂，可有效地限制动物的神经损伤，初始剂量为 5.4 mg/kg，然后以 4.0 mg/（kg·h）持续输注 24 小时。甲泼尼龙初始剂量为 30 mg/kg，随后以 5.4 mg/（kg·h）持续输注 24 h（即约 160 mg/kg 或 24 h 内总计 10 g）。这项研究表明，与给予安慰剂或纳洛酮治疗的患者相比，在受伤后 8 h 内，接受上述剂量的甲泼尼龙治疗的患者，其运动和感觉功能显著改善。与给予安慰剂的患者相比，在受伤 8 h 以上，接受甲泼尼龙治疗的患者在神经系统评分方面没有改善。事实上，NASCIS Ⅱ 数据的后续分析表明，受伤 8 h 以上，再以上述方式和剂量给予甲泼尼龙治疗是有害的。

CRASH 试验仍然是迄今为止进行的规模最大的颅脑损伤试验，从世界各地（31 个国家）招募了 10 000 多名患者。研究人员表明，与给予安慰剂的患者相比，在受伤后 8 h 内被随机分配接受 48 h 甲泼尼龙治疗的患者，在 6 个月时的预后较差（死亡和严重残疾的风险较高），因此，强烈反对在急性脑损伤患者中常规和经验性使用皮质类固醇。

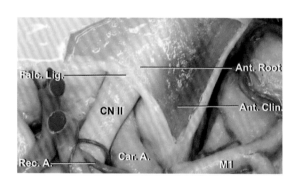

图 10.6　视神经与镰状硬脑膜皱襞（也称镰状韧带）的关系。注意，当视神经离开视神经管时，它被硬脑膜皱襞（Falc.Lig.）覆盖。Ant. Clin.，前床突；Ant. Root，视神经管上部；Car. A.，颈内动脉；C Ⅱ，动眼神经；M1，大脑中动脉 M1 段；Rec. A.，Heubner 回返动脉（From Joo W，Funaki T，Yoshioka F，et al. Microsurgical anatomy of the carotid cave. Neurosurgery 2012；70/ONS Suppl 2：300-312. Copyright © 2011 by the Congress of Neurological Surgeons；by permission of Oxford University Press.）

治疗

外伤性视神经病变的治疗应遵循希波克拉底誓言的"不伤害"原则。关于这个问题，已发表的文献几乎没有明确的帮助。例如，鉴于病情和严重程度的显著异质性，很难使用文献中的回顾性数据来描述外伤性视神经病变的自然病程。外伤性视神经病变病理机制复杂，涉及直接和间接损伤成分、原发性和继发性、细胞内和细胞外的损伤机制。没有对外伤性视神经病变自然病程的准确认识，确定药物、手术或联合治疗的有益效果是非常困难的。

目前，没有研究证实外伤性视神经病变有特效的治疗方法；然而，在一些地区，全身性使用皮质类固醇治疗这种疾病仍然很普遍。皮质类固醇在脊髓损伤治疗中的临床有效性为其在外伤性视神经病变中的应用提供了理论依据，尽管大多数使用的剂量与 NASCIS Ⅱ 研究中使用的剂量并不接近。此外，脊髓和视神经之间存在着本质上的区别，因此大剂量皮质类固醇在脊髓损伤治疗中的成功应用可能并不完全适用于视神经损伤的治疗。

在国际视神经损伤研究中，招募的患者数不足以进行随机试验，因此被转化为一项比较性、非随机的干预性研究。共有 133 名患者符合纳入和分析的标准。共有三个治疗组：未治疗患者组、皮质类固醇治疗组，以及手术联合或不联合皮质类固醇治疗组。研究提示，皮质类固醇治疗或视神经管减压术都没有明显的益处，尽管如果在受伤后的前 8 小时内给予大剂量皮质类固醇，可能会有更有利的结果。事实上，通过对外伤性视神经病变进行文献回顾，并没有提供统计学证据来得出手术、皮质类固醇或皮质类固醇与手术联合治疗比不治疗更有益的结论。

包括国际视神经损伤研究在内的越来越多的证据，提出了关于皮质类固醇治疗外伤性视神经病变的潜在益处的重大问题。首先，尚无有效的统计研究支持使用皮质类固醇治疗外伤性视神经病变。重要的是，对 NASCIS Ⅱ 数据的分析表明，在脊髓损伤 8 h 以上开始使用甲泼尼龙治疗是有害的。

关于外伤性视神经病变治疗的第二个问题是，至少有两项实验证据表明甲泼尼龙对受损的视神经有害。在一项使用大鼠视神经挤压损伤的研究中，随着甲泼尼龙剂量的增加，残余轴突的数量呈剂量依赖性下降。机体对创伤的神经免疫反应确实可能受到外源性皮质类固醇使用的阻碍或抑制。

最后，在多发性硬化症的实验模型中，大剂量甲泼尼龙显著增加了视网膜神经节细胞的凋亡。这些发现是否可以推及人类的外伤性视神经病变尚不清楚。

鉴于缺乏临床证据表明皮质类固醇对外伤性视神经病变的治疗是有益的，加之越来越多的实验证据表明，超大剂量的甲泼尼龙可能对受损的视神经有害，临床医生应放弃常规使用大剂量糖皮质激素治疗外伤性视神经病变。

静脉注射促红细胞生成素（erythropoietin，EPO）也因其对受损视神经的潜在神经保护作用而受到关注。研究人员将 EPO 的使用与皮质类固醇和安慰剂进行了比较。尽管最初人们对 EPO 在间接外伤性视神经病变中的常规作用持乐观态度，但一项更系统的评估未能显示 EPO 比单纯观察和保守治疗有明显的益处。

外伤性视神经病变的外科干预仍然是经验性治疗。大部分的管内段视神经损伤发生在镰状硬脑膜皱襞处，这是视神经管减压不能获益的位置。然而，部分损伤可能从手术中获益。例如，特别是在迟发性视力受损的病例中（尽管这些可能是无法治疗的损伤），缓解骨碎片撞击视神经是手术干预的一个迫切理由。关于缓解视神经管骨折有利于损伤神经的假说尚未得到证实。骨折可能只是撞击时传递给神经的作用力的残余证据，取出这些骨碎片可能没有任何治疗效果。

病例报告和小样本研究显示，清除导致视神经损伤的视神经鞘内或骨膜下的血肿可改善视力。这些例子仅提供了有限的经验，在此基础上为个别患者提供了手术建议。视神经管损伤是外伤性视神经病变最常见的形式。毋庸置疑，视神经管减压术是最常见的手术干预。理论上，开放视神经管为视神经肿胀提供空间应该是有益的；然而，国际视神经损伤研究未能证实手术减压的有效性。这项研究有明显的局限性，而且这项研究可能无法确定部分患者是否有轻度获益。因此，很难在这项研究基础上制定一套最佳的临床诊疗方案。当然，在眼眶出血导致视神经损害的情况下，对于是否需要立即手术缓解这种压迫性眼眶疾病，几乎没有争议。

如果手术是有益的，那么尽早进行手术可以减少继发性轴突损伤。眼眶切开术是清除视神经鞘血肿、复位损害视神经的眶外侧壁凹陷性骨折或引流伴有视神经后部压迫的骨膜下血肿的最佳途径。必须做出准确的解剖诊断，以制定合适的手术计划。

在过去的 20 年里，神经外科技术和可视化技术取得了许多进展。例如，与过去相比，内镜下的扩大经鼻入路（extended endonasal approach，EEA）、神经导航和先进的光学系统极大地提高了侵入性手术干预的相对安全性。因此，对于假定为结构性原因导致的外伤性视神经病变患者，是否考虑手术干预仍需根据具体情况决定，这需要依据多学科管理团队的专业知识和经验。在有明确证据证明手术干预的价值之前，避免对昏迷患者进行手术干预仍然是一个合理的建议。

11

中毒性和营养不良性视神经病变

王均清　译　谭少英　校

几个世纪以来，医生已经认识到，前段视觉通路容易受到营养缺乏和化学物质的损害。由此产生的疾病有许多共同的症状和体征，部分由多病因引发，其中包括营养不良性和中毒性视神经病变。因此，我们将这两部分总结为一章。但必须强调，在许多中毒性和营养不良性视神经病变中，用于定位原发性病灶的证据往往不足。某些病例是由于视神经轴突结构受损，另一些病例是由于包裹视神经的髓鞘组织脱髓鞘导致的，例如肿瘤坏死因子-α抑制剂和甲苯导致的神经毒性。还有的情况是视网膜神经节细胞直接受损。此外，一些中毒性和营养不良性的视神经病变也可能受遗传因素的影响，这解释了两个同样暴露于某种有害物质或缺乏特定营养因子的个体，一个发生了"中毒性"或"营养不良性"的视神经病变，而另一个则没有发生的原因。遗传因素可能是由常染色体或线粒体决定的，也可能两者兼而有之。人们普遍认为，中毒性视神经病变的共同致病机制是由于有毒物质通过损伤线粒体以及导致细胞内外自由基稳态的失衡来实现的。这可能解释为什么他们的临床表现有些类似于Leber遗传性视神经病变（Leber hereditary optic neuropathy，LHON）。因此，中毒性视神经病变也被认为是获得性线粒体相关的视神经病变。

病因诊断标准

营养不良性视神经病变

在西方国家，营养不良性视神经病变的最常见原因可能是酗酒，导致饮食缺乏关键营养素，尤其是维生素 B_{12} 和叶酸。其他情况有吸收不良综合征、减重手术后、不正确的素食主义、复发性剧吐和严重抑郁。通常，营养不良性视神经病变是在数月的积累下发生的，而不是在数天至数周就会发生的。一些营养不良性视神经病变的患者会有营养不良的表现，如体重减轻和消瘦，但也有许多患者并没有此类表现，并且通常其他方面非常健康。当合并有周围神经病变和

听力损失等有助于确诊，这种情况并不常见。

确定导致视神经病变的特定营养因子是比较困难的。因为营养缺乏的人很少只缺乏一种营养因子，常常是多种营养因子的缺乏。即使在视力障碍的患者中发现了特定营养因子的缺乏，也不能证明这种营养因子是导致视力障碍的根本原因。同样，补充某种缺乏的营养因子后视力有所恢复，也不一定能确定其因果关系。除了维生素 B_{12}（由于饮食原因很少缺乏维生素 B_{12}），还没有某种营养因子的缺乏已被证明会导致人类的视神经病变。限于目前的知识，人们只能推测缺乏某些营养因子会导致或者促进营养不良性视神经病变。

中毒性视神经病变

确诊中毒性视神经病变的关键是患者是否暴露于已被证明经相同暴露途径可致视神经毒性的物质中。视力障碍可能由急性或慢性中毒引发，这取决于中毒的具体物质，患者必须具有中毒性视神经病变的症状和体征，既往也有患者被证明因同一物质导致了视力障碍。大多数病例的暴露途径为经口（例如乙胺丁醇），但也有吸入的情况（例如甲苯），或者体内植入物（例如钴覆盖的假体）。

患者的再激发反应有助于评估及确定致毒物质，并确定患者视神经病变的病因。如果停止暴露于药物或化学物质后，视力恢复的患者在二次暴露时会再次视力下降，反复的视力下降可以验证该物质的神经毒性，以及确定引起视力下降的病因是由中毒引起的。某些流行病学数据也有助于确诊，尤其是当启用或者停用某些药物或化学物质会改变相关疾病发病率时。

最好是能通过实验室检查或者其他伴有的非视觉的症状来确定暴露，但是获得这些证据并不容易。在对这些患者下诊断时，必须考虑中毒以外的病因，并应通过适当的检查进行鉴别诊断。动物模型试验可以帮助验证假定致毒物质的视神经毒性，尽管不同物种

对致毒物质的易感性不同，并且在评估视功能上存在一定难度。

营养不良性与中毒性视神经病变的临床特征

无论年龄、种族、处于何种地理位置及经济阶层的人都可能患中毒性或营养不良性视神经病变。若某些群体正在接受药物治疗、有职业暴露，或有吸烟和饮酒等习惯，他们面临的患病风险将更高。获得患者详尽的既往史十分重要，其中包括饮食摄入、药物暴露、吸收不良的可能性、烟草和酒精的使用以及社会和职业背景。此外，必须以适当的方式来获取病史。例如，仅询问患者饮食是否正常是不够的，而应该问"你昨天晚餐吃了什么？"根据答案，下一个问题可能是"前一天晚上呢？"或者"午餐呢？"

营养不良性和中毒性视神经病变的症状和体征与LHON相似，只是视力丧失的速度不同（参见鉴别诊断部分）。但也必须考虑到其他病因，例如原发性脱髓鞘、压迫、缺血和浸润。

中毒性和营养不良性视神经病变并不伴随眼痛。因此应该仔细询问是否存在此症状，因为眼部或眼眶的相关疼痛通常提示其他诊断。

色觉障碍通常在早期出现，并有可能是最初始的症状。一些患者会注意到某些颜色变得暗淡无光，例如红色。一些患者为全色觉障碍。在大多数情况下，色觉障碍一般较严重；但当对某些典型的中毒性或营养不良性视神经病变的患者进行假同色图测试时，他们的色觉可基本正常（详见第1章）。

营养不良性或中毒性视神经病变的患者通常最初在某个固视点出现模糊、雾视或云视，之后视力会逐渐下降。下降的速度可以相当快，但通常是数周至数月内缓慢进展。在大多数情况下，视力不低于20/400，但某些物质会导致严重的视力障碍，以至于患者双眼无光感，如甲基苯甲醇。在大多数患者中，当视力低于20/400提示可能是营养不良性或中毒性以外的病因。病变通常累及双眼，发病早期一眼可能早于另一眼数天、数周甚至数月发病。

中毒性或营养不良性视神经病变的患者通常有中心暗点（图11.1）或盲中心暗点（图11.2），而周围视野不受影响（图11.3）。外周视野缩窄和上下半视野缺损相对罕见，除非视网膜也受累。由于中毒性和营养不良性视神经病变导致双眼对称的视力障碍，RAPD在患者中不常见。当患者双眼失明时（例如甲醇中毒），瞳孔光反应将消失或减弱，瞳孔散大；

但大多数情况下，瞳孔的对光反应和近反射都是正常的。

在营养不良性视神经病变的早期阶段，视盘表现正常或轻度充血。视盘出血可能出现在视盘充血的患眼中，但一般很少见且出血量很小。同样，大多数处于中毒性视神经病变初始阶段的患者的视盘也表现正常。在营养不良性和中毒性视神经病变中，如果持续缺乏营养或持续暴露于有毒物质中，将会导致双眼视盘变白，尤其是颞侧视盘，这与乳头黄斑束视网膜神经纤维层的严重变薄甚至丧失有关（图11.4和图11.5）。

鉴别诊断

当患者主诉为双眼视力下降且不能屈光矫正，但其他检查都正常时，除了考虑中毒性和营养不良性的视神经病变外，还有许多其他可能的诊断。某些黄斑病可能以这种形式伪装出现（详见第2章）。随着时间的推移，眼底检查会有异常，但在此之前，可能需要借助一种或多种检查来观察视网膜的病变，包括OCT、眼底自发荧光、荧光素或吲哚青绿眼底血管造影、多局部视网膜电图等。

对于双眼（或单眼）视力障碍，但没有明显的结构或功能异常证据的患者，应始终警惕非器质性病变的可能性。长期的视力下降通常可以观察到视盘苍白以及视网膜神经纤维层变薄。在这种情况下，用OCT对视网膜周围神经纤维层和视网膜神经节/内丛状层进行观察非常有帮助。此外，中毒性和营养不良性视神经病变中的视野缺损通常是中心暗点或盲中心暗点，而这种视野缺损在非器质性病变患者中不常见；非器质性病变患者的视野通常是缩窄的（详见第24章）。

当没有家族史时，常染色体显性遗传（常染色体显性视神经萎缩，Kjer型）和线粒体遗传（LHON）视神经病变与营养不良性或中毒性视神经病变常难以鉴别。尤其是在病变的晚期才首诊的患者。显性视神经萎缩的进展比营养不良性或中毒性视神经病变慢得多，并且早期会出现视盘苍白。在50%的LHON病例中，双眼视力几乎同时和对称性下降。因此，对疑似中毒性或营养不良性视神经病变的患者要进行与LHON的鉴别诊断，在某些情况下可能需要进行相关基因检测（详见第12章）。无论如何，LHON的视力下降通常比中毒性或营养不良性视神经病变快。此外，许多LHON病例的特征是视盘充血和明显水肿

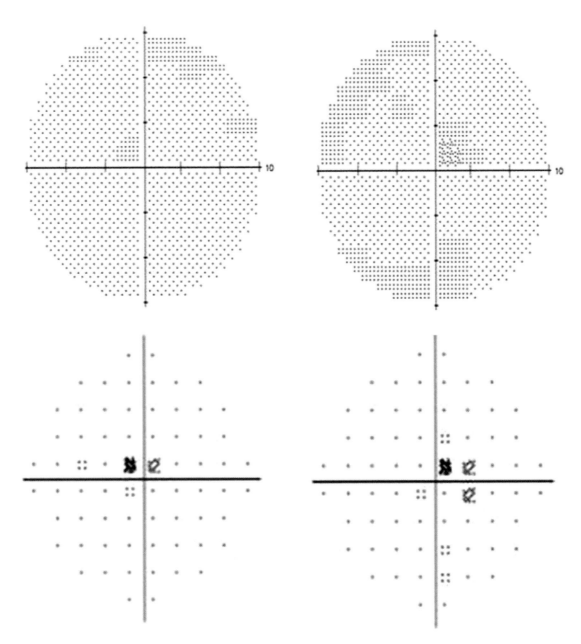

图 11.1　57 岁女性，乙胺丁醇导致的双侧中毒性视神经病变，视野缺损为双眼中心暗点。她的双眼视力为 20/70。外周视野未受累

（几乎无视盘出血），视盘及外周区域毛细血管扩张。荧光素血管造影常用来检测各种病因导致的眼底血管渗漏，这种情况，则无视盘渗漏。在一些携带 LHON 突变基因的患者中，营养缺乏或中毒暴露可能会加速视力下降，可能是由于某些关键代谢功能的阈值降低了。

必须强调的是，中毒性和营养不良性视神经病变患者盲中心暗点的视野缺损表现类似于视交叉疾病导致的双颞侧视野缺损。例如，乙胺丁醇相关的视神经病变通常表现为双颞视野缺损，与视交叉综合征非常相似（见下文；甚至可能是乙胺丁醇引起中毒性视交

叉综合征！）如果未能及时诊断和治疗视交叉的压迫性或浸润性病变，则有可能导致患者的预后很差，因此，当一些病例表现为不超过中线的双颞侧视野缺损，只有在中毒性或营养不良性视神经病变的诊断十分确定时，才可免除神经影像学检查。

如果双眼同时患有脱髓鞘、炎症性或感染性视神经炎时，这可能很难与中毒性或营养不良性视神经病变相鉴别。虽然视野缺损是相似的，但在超过 90% 的视神经炎病例中存在眼痛或视盘水肿（详见第 7章）。在某些情况下，对比注射造影剂前后的 MRI 有

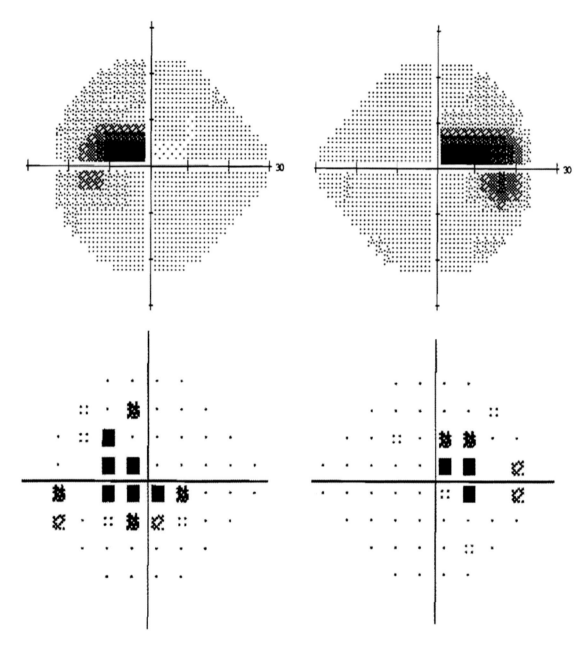

图 11.2 27 岁女性，慢性酒精滥用导致的营养不良性视神经病变，视野缺损为双眼盲中心暗点。她的右眼视力为 20/80，左眼视力为 20/100

助于揭示病变的性质。在其他情况下，可能需要进行脑脊液检查，并针对全身感染和炎症进行筛查。

在营养不良性病变中，维生素 B_{12} 和叶酸是最常缺乏的营养因子。维生素 B_6、维生素 B_3、维生素 B_1 和维生素 B_2 在营养不良的状态下容易耗尽，虽然它们的缺乏是否能够引起视神经病变尚不清楚，但有些迹象表明，它们的缺乏对发病有一定的促进作用，例如，单独缺乏维生素 B_1 就能够引起 Wernicke-Korsakoff 综合征（图 11.6）。无论如何，在疑似营养不良性视神经病变的情况下，除了检测血清维生素

B_{12} 和红细胞叶酸水平（红细胞叶酸比血清叶酸能更准确反映系统叶酸水平）以外，可能没有必要检测其他的维生素水平，但加强视力下降患者的营养摄入是十分必要的，尤其是水溶性维生素，因为在营养不良的情况下它们很有可能是缺乏的。

当疑似某种中毒性视神经病变时，应尝试确定患者组织或液体中的致毒物质或其代谢物。此时，毒理学家的建议非常宝贵。若疑似中毒，应尝试评估或获取其他类似暴露者的信息。这些信息具有潜在的公共卫生意义，并可以帮助验证既往未被识别的，具有视

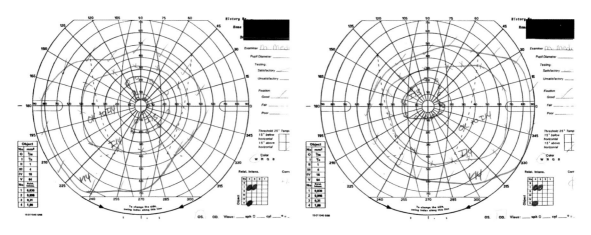

图 11.3　应用动态视野仪对图 11.2 患者进行检查，可见患者周边视野完好。注意中心暗点的轮廓

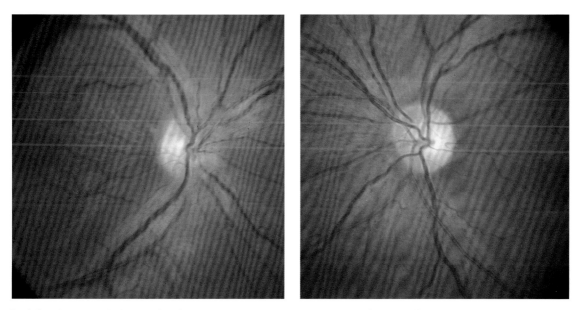

图 11.4　氯霉素引起的双眼中毒性视神经病变患者的视盘外观。注：两个视盘都充血，鼻侧有些肿胀。双眼颞侧已经轻度苍白，与双眼乳头黄斑束的神经纤维层的早期丧失有关

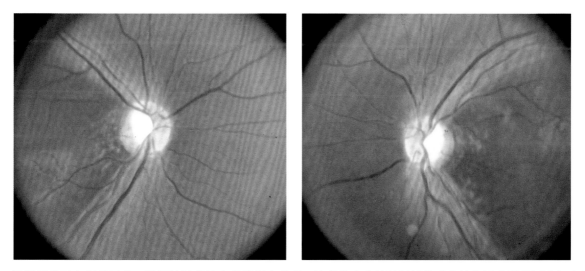

图 11.5　长期营养不良和酗酒致双侧视神经萎缩患者的视盘外观。注意乳斑束处神经纤维丢失的范围以及颞侧视盘显著苍白。双眼视力均为 20/400，双侧盲中心暗点

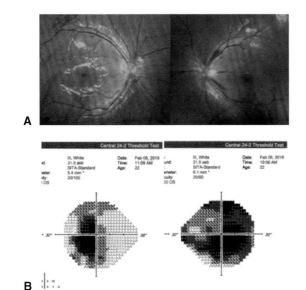

图 11.6　Wernicke-Korsakoff 综合征合并营养不良性视神经病变。3 年前确诊为急性淋巴细胞白血病（ALL）的 22 岁男性的眼底照片。他接受了骨髓移植，进行化疗时就诊。在视力障碍发生的 2 周前，他曾有严重的恶心和呕吐。1 周后，双侧视力逐渐下降，最差视力右眼为 20/300，左眼为 20/200。检眼镜检查显示双眼视盘明显充血和轻度水肿，覆盖于神经纤维层，左眼视网膜前出血（A）。视野检查显示双眼盲中心暗点，右眼视野缺损严重。详尽的营养学筛查仅显示维生素 B_1 明显缺乏（26 nmol/L；正常 > 70 nmol/L）。补充维生素 B 后，他的视力在 48 h 内开始改善，在治疗的第 16 天达到双眼 20/20

神经毒性的化学物质。

　　表 11.1 列出了对疑似中毒性或营养性视神经病变患者的评估建议。

表 11.1　对疑似中毒性或营养不良性视神经病变的评估建议
1. 完整获得既往史，尤其注意可能的有毒物质暴露和营养状态
2. 对比注射顺磁性造影剂前后视神经、视交叉及大脑的 MRI 检查结果
3. 血液检验，包括全血细胞计数、电解质、肝功能、空腹血糖、红细胞沉降率、C 反应蛋白、梅毒血清学检验、血浆维生素 B_{12} 水平、红细胞叶酸水平和 LHON 基因检测，某些病例也需要进行 DOA 基因排查
4. 某些患者需要进行腰椎穿刺检查

特殊的营养不良性视神经病变

流行性营养性视神经病变

　　针对营养不良性弱视相关的观察性研究，最有效的通常不是来自临床上遇到的散发病例，而是来自战争和饥荒期间的流行病。完好记录的两个流行病是在第二次世界大战（WW Ⅱ）期间的日本盟军战俘和 1990 年代初的古巴居民。在这两个时期，这些人群在食物匮乏 4 个月或更长时间后出现了营养不良相关的视力障碍及其他症状体征。

　　如果战俘在被俘时已经处于营养不良的状态，那么他们会更早一些发生视力障碍。但在这类高危人群中，也只有少数出现了视力障碍，而且视力下降的发生似乎与营养不良的严重程度没有很强的相关性。有时，浅表性角膜炎是视力障碍的前驱症状，但是最终视力障碍不一定伴有前期角膜病变。视力下降通常是双眼对称的，并且是急性发作。在超过 1/4 的病例中，视力在 1 天内下降到最差视力。在 1 个月后达到平稳。在视力下降时，许多患者的四肢有痛感或者感觉障碍。双侧感音神经性听力障碍也有很高的发生率。眼底起初表现正常，但有小部分患者有盘周出血，通常伴有轻度视盘充血及水肿。视神经萎缩通常是在晚期发生。视野缺损通常表现为中心暗点或者盲中心暗点。大多数的视力障碍会在恢复营养后有所好转。对遣返回国的同盟战俘进行尸检时发现其乳头黄斑束萎缩，以及合并脊髓薄束（内侧脊束）病变。

　　在 1992 年和 1993 年，古巴发生了类似于第二次世界大战战俘的视神经和外周神经流行病（见上文）。超过 50 000 人患有单种或合并多种以下疾病：双眼视神经病变、感觉和自主神经功能障碍的周围神经病变、感觉性脊髓病、痉挛性偏瘫或感音神经性耳聋。超过一半的患者伴有视神经功能障碍，包括双眼无痛的急性视力下降、明显的色觉障碍、中心或盲中心暗点和正常的视盘。视力没有恢复的患者最终出现了视盘颞侧变白，并伴有乳头黄斑束神经纤维层的丢失。大多数病例发生在 25 ～ 64 岁的人群中，多数为男性。经过肠外营养或者口服维生素后，患者通常部分或者完全康复。此外，随后通过对一般人群加强补充 B 族复合维生素和维生素 A，大幅度减少了新发病例。

　　虽然以上流行病例中的视力障碍无疑是由营养不良引起的，但也无法确定具体是哪一种营养因子导致的。营养不良的患者同时具有多种营养因子的缺乏。临床及实验室数据表明，维生素缺乏不太可能是唯一的病因。对古巴流行性视神经病变患者和对照组的系统调查显示，木薯的摄入可能增加了患病风险，而血清中高水平的抗氧化类胡萝卜素、增高的 B 族维生素和肉类摄入则会降低患病风险。

营养不良合并其他因素也许能解释这些病例以及发生在坦桑尼亚等其他国家的类似病例的视力障碍。烟草（尤其是雪茄）的使用，是古巴病例中的危险因素之一。体力劳动似乎是战俘的一个危险因素。无论如何，营养不良性视神经病变的流行病例（也包括散发性病例）是多因素综合影响的结果。

孤立性营养不良性视神经病变

一名有慢性神经性厌食病史的东印度裔 29 岁女性患者曾到约翰霍普金斯医院 Wilmer 眼科研究所就诊，主诉为视力模糊 4 天。她形容这"就像水倒在一幅画上一样"，并且中央视野完全黑暗，周边视野模糊，无法阅读或辨别形状。她否认有夜盲。她的身高是 60.5 英寸（约 1.54 米），体重是 57 磅（约 25.86 千克）。她在就诊前 18 个月接受了双侧屈光手术。

患者既往健康，直到就诊前 1 周，她曾有双眼灼热和瘙痒。这种情况持续了 2 天，然后自发消退。但在就诊前 4 天，她的双眼都出现了渐进性视力模糊。裸眼视力检查显示，右眼为 20/400，左眼为 5/200。患者双眼都无法识别石原氏色板上的任何数字。双眼外周视野正常，但存在中心暗点。双眼瞳孔光反应和近反射正常，无 RAPD。检眼镜检查结果正常，无视盘或视网膜病变。

患者是被收养的，生物学家族史不详。她在 22 岁时被确诊为神经性厌食症催吐类型。体重在 18 岁时最重，是 175 lb（约 79.38 kg）；25 岁时体重最低，为 55 Ib（约 24.95 kg）。在 22 岁、23 岁和 25 岁时，她因神经性厌食症曾三次入院治疗。每一次都是严重的营养不良，体重约为 50 Ib（约 22.68 kg）。进食障碍行为包括严格进食限制、自我催吐、使用泻药和减肥药。她遵循着一个严格限制的食谱，每天摄入 5 个饼干（70 cal），1/8 杯煮熟的燕麦片（19 cal），16 oz（454.56 ml）的水，11 oz（312.51 ml）的电解质饮料（25 cal）和一瓶葡萄酒。她当时没有接受心理干预治疗。

除了视力症状外，全身系统症状表现为 6 个月体重下降了 20 Ib（约 9.07 kg）、极度疲劳、吞咽困难、呼吸困难、肌痛以及双侧下肢麻木和刺痛。体检中发现重度恶病质、脱发和双上肢运动性震颤。在神经系统检查中，患者可以分辨人、地点和时间。脑神经 Ⅲ～Ⅻ功能正常。所有主要肌肉群的肌肉力量为 4/5，具有普遍性但无局灶性无力。四肢的精细触觉正常；然而双下肢振动感降低。步态不稳定且缓慢。在手指

到鼻子、脚跟到胫骨和快速交替运动的测试中存在辨距障碍。

患者被诊断为因神经性厌食和酗酒而导致的营养不良，继发视力障碍。她的维生素 B_{12} 及血清叶酸水平正常，但红细胞叶酸水平显著降低。患者接受了口服叶酸治疗。在 2 天内，患者双眼视力上升至 20/80。双眼都能正确识别石原氏色板上的 10 个数字。视野试验仍然显示中心盲点，但与既往相比有所缩小，外周视野完整。

该病例凸显了收集神经性厌食症患者详细饮食史的重要性，对于这些患者，非常有限的进食可能导致视觉或神经系统并发症，这些并发症可能在加强营养后部分或全部逆转。有一点特别值得关注，酗酒的患者他们可能因合并其他物质滥用而面临更大的营养缺乏风险。

这个案例也说明，治疗营养不良性视神经病变的关键是要加强营养。除非是十分严重的视力障碍，否则通过补充营养可以使患者得到一定的恢复或改善。

特殊的中毒性视神经病变

表 11.2 列出了可能或假设对人体视神经有毒的物质；然而文献中有更多报道，尤其是考虑到现在有越来越多的分子靶向药用于治疗癌症、系统炎症性疾病，甚至眼部疾病（例如葡萄膜炎）。此外，很难辨别摄入或接触某种物质与随后的视力障碍的关联是偶然的还是必然的。而且通常很难确定是否是患者的基础疾病或其治疗方案导致了视力障碍。并且疑似的有毒物质可能不是患者接触的唯一一致毒物质，从而进一步干扰了因果关系。总之，中毒性视神经病变可能由于有毒物质直接攻击视网膜神经节细胞、轴突或髓鞘，或者导致神经更易受其他病理生理变化的影响而诱发（如缺血），示例见下文。

原发性中毒性视神经病变：乙胺丁醇

在所有广泛使用的药物中，乙胺丁醇导致的中毒性视神经病变无疑是最常见的。在猴子和大鼠中的实验表明，乙胺丁醇中毒会引起轴突神经病变，尤其是在视交叉。乙胺丁醇会代谢为某种螯合剂，这已被认为是导致视神经病变的原因。有趣的是，另外的两种螯合剂，双硫仑和 DL-青霉胺也与中毒性视神经病变有关。

乙胺丁醇对人的毒性作用与剂量相关，在接受 25 mg/（kg·d）或更高的治疗剂量的患者中，约 1%

表 11.2　已知或认为会导致中毒性视神经病变的物质

盐酸金刚烷胺	六氯酚
胺碘酮	伊马替尼
阿莫罗生	英夫利昔单抗
砷酸盐	干扰素 - α
蕨类植物（雄性蕨类植物）	碘仿
Cafergot	碘喹
二硫化碳	依匹珠单抗
四氯化碳	异烟肼
巧茶	铅
苯丁酸氮芥	利奈唑胺
氯霉素	甲醇（甲醇）
氯二硝基苯	乙酸甲酯
氯丙嗪	溴甲烷
氯磺丙脲	丝裂原活化蛋白激酶激酶
顺铂	（MEK）抑制剂
氯碘喹	八氧化镁
氯米芬	有机溶剂
氯化钴	青霉胺
克唑替尼	苯哌嗪
环孢素	疟原酸
氨苯砜	奎宁
去铁胺	西地那非
二硝基苯	链霉素
二硝基氯苯	苯乙烯（乙烯基苯）
双硫仑	磺胺类药物
埃尔卡通宁	他克莫司
依米丁	他莫昔芬
麦角	铊
乙胺丁醇	烟草
乙氯维诺	甲苯
乙二醇	三乙基锡
5- 氟尿嘧啶	三氯乙烯
卤代羟基喹啉	长春新碱

的患者有可能发生视力障碍。然而，视力障碍也可能发生在接受低剂量治疗的患者中。无论如何，视力障碍通常在接受治疗 2 个月（平均为 7 个月）后发生。有证据表明，肾结核患者的易感性更高，视力障碍更严重，这可能是因为乙胺丁醇通过肾脏排出体外。

　　乙胺丁醇视神经病变患者的视力障碍是双侧对称的，并且发病隐匿，其中色觉障碍通常是最早的症状。中心盲点是诊断要点，但有些患者会出现双颞侧盲点或外周视野缩窄。眼底最初看起来正常，但如果不停药，视力继续恶化，将会发生视神经萎缩。一旦停用，患者的视力、色觉和视野通常会缓慢改善；然而一些患者，特别是那些已经发展为视神经萎缩的患者，在视觉功能方面没有改善。应用 OCT 评估视神经周围神经纤维层和视网膜神经节细胞 / 内丛状层厚度可能有助于预测视力预后。

　　除了停用药物外，对于由乙胺丁醇引起的中毒性视神经病变没有特异性的治疗。对于是否建议对患者进行适当的筛查仍存在争议。但确定的是，当患者出现任何视神经病变的症状或体征时，就要立即停用药物。

脱髓鞘性视神经病变：肿瘤坏死因子 - α 抑制剂

　　肿瘤坏死因子 - α（TNF- α）是一种对细胞代谢、抗病毒活性、凝血、细胞生长调节和胰岛素反应有多种影响的细胞因子。它因能够诱发恶性肿瘤坏死而得名，随后也发现它也可以调节皮肤炎性反应。在急性炎症期间，它主要由 T 淋巴细胞和巨噬细胞激活。

　　TNF- α 在许多慢性炎症性疾病的发病机制中起着至关重要的作用。在克罗恩病（CD）、银屑病（Ps）、银屑病关节炎（PsA）和类风湿关节炎（RA）中，TNF- α 的水平升高，这表明 TNF- α 在其发病机制中的影响，并为使用 TNF- α 抑制剂治疗这些疾病提供了基本理论依据。此外，这些药物越来越多地被用于对激素类药物存在抵抗的葡萄膜炎患者。

　　TNF- α 抑制剂无论是作为单药治疗还是与其他抗炎或疾病修饰抗风湿药物（DMARD）联合使用，已在许多大型的随机双盲的临床试验中被证明有效。在临床治疗上，有许多 TNF- α 抑制剂可供选择，包括英夫利昔单抗、阿达木单抗、依那西普、戈利木单抗和赛妥珠单抗。尽管它们在结构、药代动力学和作用机制方面存在一些差异，但所有这些药物都阻断了 TNF- α 的生物作用（图 11.7）。

　　虽然 TNF- α 抑制剂通常耐受良好，但均具有潜在的不良反应，包括治疗期间发生的中枢神经系统脱髓鞘疾病。其中几例病例暂时认为与 TNF- α 抑制剂的应用有关，并且在停用后症状消退。就视神经病变与 TNF- α 抑制剂的相关性而言，不认为 TNF- α 抑制剂在正常状态下"具有神经毒性"，而是可能通过引发脱髓鞘反应而导致症状的发生。文献中已有一些病例报告提出，服用 TNF- α 抑制剂可能会诱发单侧或双侧脱髓鞘性视神经病变，并合并类似于多发性硬化的临床表现，包括眼部症状（例如，异常眼部运动）、神经影像学检查异常（例如，脑室周围白质病变）和与多发性硬化症相一致的脑脊液检验异常（例如，寡克隆条带）。因此，如果多发性硬化症患者必须使用此类药物，应十分谨慎，并与应用胺碘酮治疗的患者（见下文）一样，在接受 TNF- α 抑制剂治疗

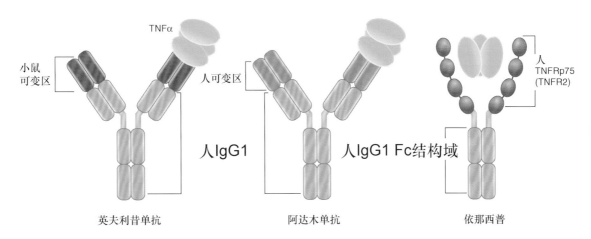

图 11.7　抗 TNF 分子结合并中和 TNF-α 的活性。英夫利昔单抗和阿达木单抗是单克隆抗体。英夫利昔单抗是一种小鼠 / 人嵌合体，它将小鼠抗体的可变区域连接到人 IgG1 的恒定区域，而阿达木单抗是人 IgG1 抗体。依那西普是一种二聚体融合蛋白，将人 p75 TNF 受体连接到人 IgG1 的 Fc 结构域（Reprinted by permission from Springer：Shukla R，Vender RB. Pharmacology of TNF inhibitors. In：Weinberg JM，Buchholz R，（eds）. TNF-alpha Inhibitors. Switzerland：Birkhäuser Verlag；2006：23-44.）

的开始，应被告知发生视力障碍的可能性，如果他们发现任何视觉或神经系统的相关异常，应立即咨询眼科医生。

假毒性视神经病变：胺碘酮

胺碘酮是一种抗心律失常药物，主要用于治疗房性或室性快速性心律失常。最常见的眼部副作用是轮状色素性角膜上皮沉积，并且大多数用该药物治疗的患者最终都会出现这种表现。多数情况下，很难鉴别是否是胺碘酮导致了视神经病变，尤其是与非动脉性前部缺血性视神经病变相鉴别时（图 11.8）。提示为胺碘酮引起的几个特征是：隐匿的双侧视力障碍、迁延的双侧视盘水肿，以及停药后可恢复。

胺碘酮会结合磷脂并形成复合物，这些复合物会聚集沉积在许多组织中，包括角膜、血管内皮细胞、视网膜神经节细胞和视神经轴突。因此，视神经病变可能由神经组织直接受累或血管受损引起（因此属于缺血性视神经病变的一种形式）。

现有数据不足以对应用胺碘酮治疗的患者提出明确筛查方案，但任何在治疗期间出现视觉症状的患者都应及时进行评估。应用胺碘酮可能能够挽救生命，因此并发视神经病变并不是继续治疗的绝对禁忌证。然而，对于在使用胺碘酮时患有视神经病变的患者，应咨询患者的心脏病专家，考虑停用胺碘酮并使用替代药物治疗。

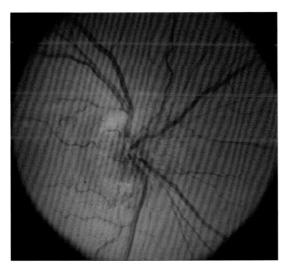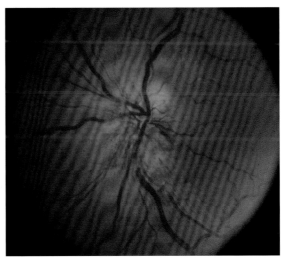

图 11.8　双眼前部视神经病变。62 岁男性，双眼慢性进行性无痛性视力下降数周，口服胺碘酮 800 mg/d，4 个月，视力右眼 20/30，左眼 20/100，双眼视盘充血肿胀，双眼盘周和左眼视盘表面散在出血

12

遗传性视神经病变

姜波 译 曹珊珊 校

遗传性视神经病变包括一系列可遗传性视神经功能障碍的疾病，可通过家系或基因分析证实。同种疾病在家系内或家系间的临床变异往往使识别和分类困难。以前通过识别相似的特点和传递方式进行分类，但现在遗传分析可实现在没有家族史或临床表现不典型的情况下对遗传性视神经病变进行诊断。这就使得每种疾病的临床表型更广泛，更容易识别罕见病例。

遗传性视神经病变通常表现为对称的双侧中心视野丧失。在诸多此类疾病中，乳头黄斑神经束完全或大部分受累，导致中心或盲中心暗点。视网膜神经节细胞及其轴突确切的初始发病位置，以及视神经损伤的病理生理机制仍然未知。视神经损伤通常是永久性的，其中许多病变又是进展性的。一旦观察到视神经萎缩，就已经发生了严重的神经损伤，尽管在某些情况下 LHON 仍然可以部分或几乎完全恢复。

因为继发性视盘苍白在临床上十分常见，故对遗传性视神经病变进行分类时，排除伪装成原发性视神经病变的原发性视网膜变性非常重要（详见第 2 章）。

遗传性视神经病通常按遗传方式分类。最常见的遗传方式包括常染色体显性、常染色体隐性和母系遗传（即线粒体）。在某些遗传性视神经病变中，视神经功能障碍是或常是该疾病的唯一表现。在另一些疾病中，双侧视神经病变与其他各种不同的神经功能缺损和（或）全身异常有关。在某些疾病中，视觉损害和非视觉缺陷都是静止的；而在另一些疾病中，其中一种或两种都是呈进展性的。由于视神经是中枢神经系统白质束的一部分，在某些患者中，遗传性视神经病变是因为患者患有弥漫性白质病变或变性的结果。

单一症状的（常见）遗传性视神经病变

Leber 遗传性视神经病变
临床特征（表 12.1）

在母系遗传性疾病中（见"遗传学"一节），男

性发病率高于女性，大多数家系中男性患者占 80% ～ 90%。本病有不完全外显率，20% ～ 60% 的男性和 4% ～ 32% 的女性有一种致病基因突变，导致视力下降。与女性携带者相比，女性患者的孩子更易得病，尤其是女儿。

LHON 患者的视力下降通常是双眼同时发生的（50%），或先是一眼发病，隔数天、数周或数月后对侧眼发病，极少数情况下间隔数年发病（50%）。

单眼发病的报道很多，可能反映了两种情况，包括真正的单眼视力下降和患者未能意识到最初对侧眼发病。事实上单眼明显受累时，细致的视野检查通常会发现对侧无症状眼有轻微的视野缺损。无论如何，所有 LHON 患者最终都会出现双侧和对称性视力下降。一旦出现视力下降，往往有进展趋势，3 ～ 6 个月内降至最低。稳定后的视力通常为 20/200 至 20/400。一些患者的视力恶化至只能识别手动或更差，但这并不常见。

LHON 患者的视力下降不伴眼痛，根据这一主要特征区分 LHON 与其他视神经病变，特别是视神经炎，两者都发生在同一年龄段（尽管视神经炎女性患者更常见，这点与 LHON 相反），但超过 90% 的患者伴疼痛，通常发生在眼球运动时（详见第 7 章）。

除视力下降外，LHON 患者也伴有色觉障碍，通常发生在病程早期，但很少发生在严重的视力下降前。与其他原因引起的视神经病变相比，患者的瞳孔对光反应可相对保留。事实上，即使是单眼视力下降显著的 LHON 患者，往往不伴有或仅有轻微的 RAPD。这是区分 LHON 与其他视神经病变的另一个特征，可能与选择性保留内含黑视素的视网膜神经节细胞有关（详见第 1 章）。

LHON 患者典型的视野缺损为中心或盲中心暗点。在视力下降的早期阶段暗点可能是相对的，但很快变成大而绝对的暗点。极少数会出现类似视交叉病变的双颞侧视野异常。

许多 LHON 患者开始出现视力下降时视盘和视

表 12.1 Leber 遗传性视神经病变（LHON）与常染色体显性视神经萎缩（ADOA）在人口统计学、临床特征、遗传方式和治疗选择方面的比较

属性	LHON	ADOA
发病年龄	青少年或年轻人多见，可在任何年龄发病	出生时或出生后不久
性别	男性占 80%～90%	无明显性别差异
外显率	男性 20%；女性 10%	男女均为 100%
起病特征	急性视力下降	起病隐匿
眼部受累	50% 双眼同时发病；其余为单眼发病，但＞90% 在数周内双眼发病；	双眼发病
疼痛	无	无
病程	6 个月内迅速降至视力最低点	进展缓慢，每 10 年视力下降 1 行
视力	多数下降至 20/400 或更差	多数下降至不低于 20/400
色觉	弥漫且严重的色觉障碍	多数为第三型（蓝/黄）色觉障碍，也可能呈弥漫性的，甚至是红绿色觉障碍
视野缺损	Goldmann 视野计：中心或盲中心暗点；Humphrey 视野计：中心或盲中心暗点（24-2，30-2）或中心弥漫性暗点（10-2）	Goldmann 和 Humphrey 视野计：中心暗点、盲中心暗点，或少见的双颞侧暗点
瞳孔	单眼发病时可有轻微的 RAPD。相对视力水平，瞳孔收缩优于预期	对称的瞳孔反应，没有 RAPD
其他表现	罕见；可能有多发性硬化样表现（Leber plus）	罕见；可有听力损伤、眼肌麻痹
遗传方式	线粒体遗传；最常见的突变位点为 11778、3460 和 14484	常染色体显性遗传；大多数为 *OPA1* 基因突变
治疗	使用艾地苯醌偶有改善；基因治疗试验正在进行	无

盘旁视网膜表现正常，因此可能被认为患有视网膜疾病或非器质性视力下降，特别是考虑到他们对光刺激保留的瞳孔反应和缺乏疼痛。然而，其他 LHON 患者则具有以下三联征：①视盘和盘周毛细血管扩张；②不伴盘周出血或渗出的视盘充血和渗出；③荧光素血管造影无视盘渗漏（可区分 LHON 的视盘与真性视盘水肿）（图 12.1）。以上这些情况出现视力下降时有助于正确诊断，但需要强调的是，在急性视力下降期间，即使无以上表现也不能排除 LHON 的诊断。随着视力下降的进展，视盘开始变得苍白，特别是在颞侧，因为神经纤维损伤在视盘黄斑区最明显，出现类似于严重中毒性或营养不良性视神经病变的典型表现（图 12.2；另见第 11 章）。

大多数 LHON 患者的视力下降是严重且永久的；然而，偶尔也会在视力恶化后出现中心视力恢复。与视神经炎患者在发病后几个月内出现自发性视力恢复不同，仅一部分 LHON 患者出现视力恢复（4%～30%，取决于突变位点；参见"自然病程"部分），LHON 患者自发性视力恢复通常发生在发病 1～2 年后，为部分恢复，或在极少数情况下，中心视野缺损完全恢复。视力恢复通常是双侧且对称的，一旦恢复，复发

性视力下降极为罕见。

相关研究结果

对于大多数 LHON 患者，视功能障碍是该病唯一显著的表现；然而一些家系，特别是伴有 11 778 和 3460 位点突变的家系，其成员可表现为心脏传导阻滞，例如预激综合征［特别是 Wolff-Parkinson-White（WPW）综合征和 Lown-Ganong-Levine（LGL）综合征］和校正的 QT 间期延长。在极少数情况下，这些患者会出现心悸、晕厥，甚至猝死。一些 LHON 患者会出现轻微的神经系统异常，例如过度反射或病理反射、轻度小脑共济失调、震颤、运动障碍、肌肉萎缩或远端感觉神经病变。此外，一些通过分子诊断的 LHON 患者（主要是女性），在出现视力下降时表现出多发性硬化症（multiple sclerosis，MS）的症状和体征。脑脊液（cerebrospinal fluid，CSF）检查和磁共振成像（magnetic resonance imaging，MRI）发现这些患者大多有 MS 的特征。因此，这种 LHON 和 MS 明显有关联疾病的发生率很可能不超过这两种疾病本身。

有一些家系中多名成员表现出 LHON 的临床特征

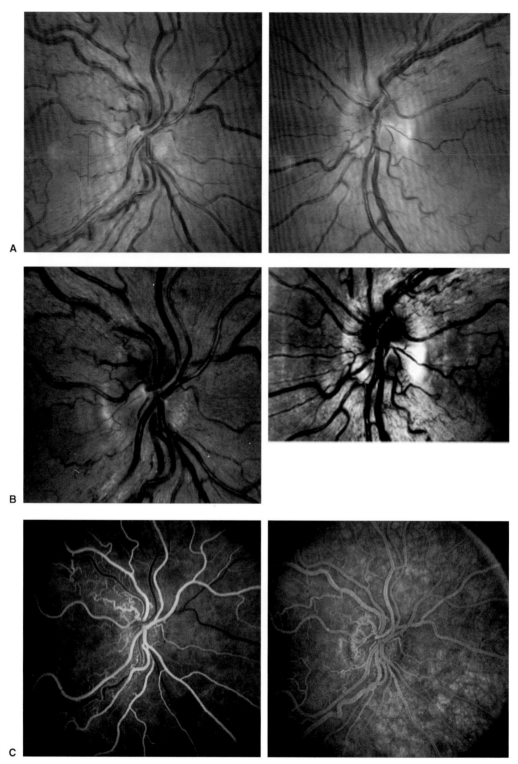

图 12.1　Leber 遗传性视神经病变。**A**：急性期的双侧视盘。双侧视盘充血，视乳头周围毛细血管扩张。**B**：双侧视盘无赤光（540 nm）照片。双侧视盘充血明显，视盘表面和视乳头周围小血管扩张。**C**：荧光素血管造影动静脉期（左）及晚期（右）显示右侧视盘表面及周围血管扩张，未见荧光素染色渗漏

及更严重的神经异常，被称为 "Leber plus" 综合征。除典型的双侧视神经病变外，还包括：①运动障碍、痉挛、精神障碍、骨骼异常和急性婴儿脑病；②肌张力障碍、神经影像学表现为基底神经节病变，视神经病变和脊髓病变；③儿童早期致命性脑病。这些家系大多数在遗传上与经典 LHON 家系不同，一些成员有一种以上的突变。

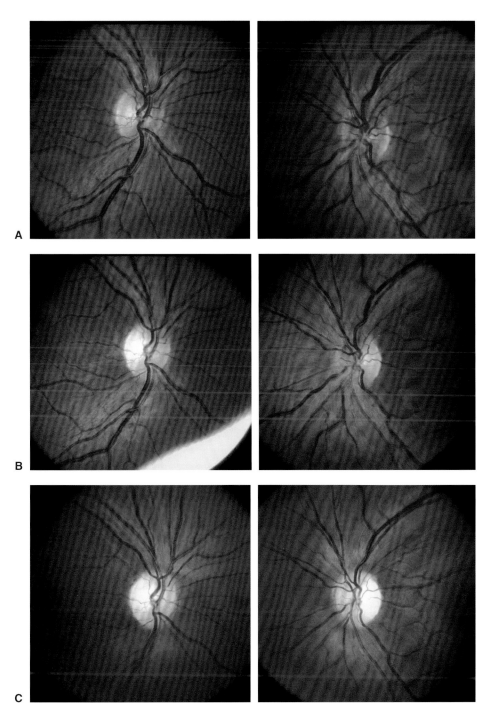

图 12.2　Leber 遗传性视神经病变患者进展为双侧视神经萎缩。**A**：急性期的双侧视盘。双眼视力为 20/100，伴大盲中心暗点。双侧视盘下缘附近毛细血管明显扩张。右侧视盘（左图）颞部开始苍白，乳斑束神经纤维层萎缩。**B**：视力下降 2 个月后，右眼视力为 5/200，左眼视力为 8/200。双侧视盘呈中度苍白，尤其是颞侧，乳斑束神经纤维层缺失尤为明显。毛细血管扩张逐渐消失。**C**：视力下降 6 个月后，右眼视力保持在 5/200，左眼保持在 8/200。双侧视盘苍白，尤其是颞侧。毛细血管已完全消失。又过了 1 年，患者双眼逐渐恢复部分视力至 20/50。基因检测提示线粒体 DNA 14484 位点突变

遗传学

　　所有临床命名为 LHON 的家系都为母系遗传；也就是说，携带这种遗传特质的女性，其所有后代都会继承这种遗传特质，但只有女性能传给下一代。受精卵中细胞核的遗传物质来自父母双方，而受精卵中细胞质的遗传物质几乎都来自母方的卵细胞。因此，细胞质遗传物质是母系遗传所必需的，而细胞核外脱氧核糖核酸（deoxyriboNucleic acid，DNA）的唯一来源是胞质内线粒体。

人体几乎每个细胞的胞质都含有几百个线粒体，这些线粒体产生维持细胞正常功能所需的能量。一些特别依赖线粒体能量的组织细胞，如中枢神经系统，比能量需求低的细胞含有更多的线粒体。每个线粒体包含 2～10 个环状双链 DNA，每个环包含 16 569 个碱基对，而核基因组包含 $3×10^9$ 个碱基对。因为每个线粒体中有多个 DNA（称为 mtDNAs），每个细胞中有数百个线粒体，所以 mtDNA 约占细胞 DNA 总数的 0.3%。

线粒体 DNA 编码所有转移核糖核酸（ribonucleic acids，RNA）和核糖体 RNA 线粒体内产生的蛋白质。此外还编码氧化磷酸化所必需的 13 种蛋白质。对正常氧化磷酸化功能至关重要的大多数蛋白质由核基因编码，在细胞质中制造，并运输到线粒体中。因此，"线粒体疾病"可由核基因组或线粒体基因组的遗传缺陷引起。

如果 mtDNA 发生了新的突变，突变体和正常 mtDNA 会在同一个细胞内共存一段时间（**异质性**）。每次细胞分裂时，线粒体的基因型可能向正常或突变（**同质性**）漂移，也可能保持混合。细胞的表型（以及细胞组成的组织）取决于 mtDNA 基因型的比例和细胞内的能量需求。当正常 mtDNA 数量不能为细胞和组织提供足够线粒体时，突变表型才会变得明显。

LHON 患者最常见的是 mtDNA 11 778 位点突变（图 12.3）。该区域编码呼吸链中复合体 I（NADH 脱氢酶）亚基 4（ND4）。许多不同种族的 LHON 家系都存在 11 778 位点突变。在欧洲、北美和澳大利亚的 LHON 家系 31%～89% 为 11 778 位点突变，在亚洲超过 90% 的 LHON 患者为 11 778 突变阳性。而高达 50% 的 LHON 患者并没有家族史，反映了本疾病的可变外显率和新的突变率。

除了 11 778 突变，mtDNA 中还有其他几个点突变导致 LHON（图 12.3）。大多数位于编码含有复合体 I 蛋白质的基因内，但多数位于 ND4 以外的亚基内。例如，编码复合体 I 亚基 ND1 基因中的 mtDNA 3460 位点的突变占全球 LHON 病例的 8%～15%，编码复合体 I 亚基 ND6 基因中的 14 484 位点的突变占 LHON 家系的 10%～15%。11 778、3460 和 14 484 位点的突变被定义为"原发"突变，因为它们：①单独赋予 LHON 表达的遗传风险；②改变必需蛋白质中进化保守氨基酸的编码；③在多个、不同、种族差异的家系中发现；④在对照家系中缺失或罕见。总的来说，以上三个位点的突变约占全球 LHON 的 90%。

其他几个 mtDNA 突变可能是"原发性的"，但它们各自只被少数家系报道。其他的 mtDNA 突变被称为"继发突变"，因为虽然在 LHON 患者中发现的频率高于无 LHON 成员的家系，但其致病意义仍不清楚（图 12.3）。

自然病程

无论 mtDNA 如何突变，大多数 LHON 患者会遭受永久性视力下降，有的患者尽管视盘苍白，但仍能恢复正常或接近正常的视力。视力改善的潜力似乎主要（但不是完全）与 mtDNA 突变有关。

11 778 突变患者中，4%～8% 会出现明显的自发性视力改善，而 14 484 和 3460 突变患者分别为 49% 和 36%。

未解决的问题

通过基因分析可以广泛了解 LHON 的临床概况。最值得关注的是没有视力下降家族史的患者数量。这些个例中有些是女性，有些超出 LHON 的常见发病年龄范围，而且许多没有典型的眼底表现。显然，无论发病年龄、性别、家族史或眼底表现［除非有明显的视盘水肿伴视盘周围出血和（或）渗出］，任何不明原因的无痛性、单侧或双侧视力下降伴瞳孔对光反应正常或相对正常，和中心或盲中心暗点的患者，都应考虑 LHON。然而，关于 LHON 表型表达的决定因素仍有许多问题有待解答。例如，特定的 mtDNA 突变是否决定了特定的临床特征？尽管"Leber plus"综合征家系表明某些 mtDNA 突变可能导致 Leber 样视神经病变和其他神经异常的特定疾病模式，3460 突变最常见的是心脏传导异常，但 11 778 突变阳性患者、其他 mtDNA 突变和尚未明确基因的患者之间的临床差异并不显著。

另一个未知的问题是，为什么不是每例原发性 mtDNA 突变携带者都出现症状。事实上，所有 LHON 患者的母系家系成员中都存在 mtDNA 突变，尽管其中大多数从未出现症状。因此，mtDNA 突变可能是表型表达的必要条件，而非充分条件。家系中个体间的异质性是否在表型表达中起作用呢？在某些家系中，突变型 mtDNA 含量丰富且代代相传，可能部分负责疾病的表型表达；然而，在大多数经分子证实的 LHON 患者的大型回顾中，异质性存在于少数患者的血液中，一旦个体出现症状，异质性和同质性个体之间的疾病表达似乎没有任何临床差异。

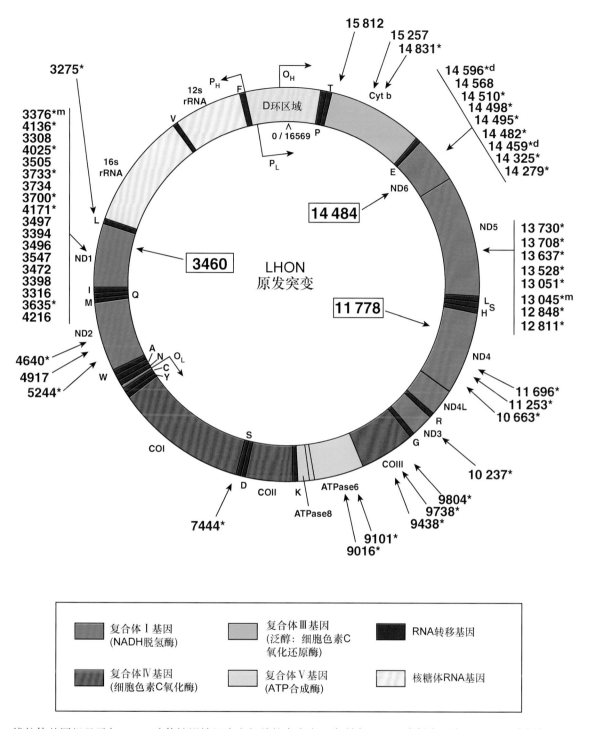

图 12.3　线粒体基因组显示与 Leber 遗传性视神经病变相关的点突变。在所有 LHON 病例中，有 90% 以上病例与位于基因组内部的三个主要突变位点有关，而其他突变则显示在基因组外部。这些其他突变在流行率、编码氨基酸的进化保守性改变程度，以及在对照组间的频率等方面存在明显差异。标记为 * 可能是原发突变，但它们各自在全世界只占一个或几个家系。标记为 *d 的是与肌张力障碍相关的 LHON 的原发突变。标记为 *m 是与 LHON/MELAS 重叠综合征相关的原发突变

最近对大量有症状和无症状的 LHON 患者研究表明，有症状患者的线粒体质量增加，每个细胞 mtDNA 数量增加。更为重要的是，与有症状的 LHON 患者相比，无症状的 11 778 突变携带者的线粒体质量和 DNA 含量明显增加。因此认为，细胞线粒体和 mtDNA 数量增加所产生氧化磷酸化的积极作用克服了突变 mtDNA 数量增加带来的负面影响。

然而，另一个尚未解决的问题是，在大多数 LHON 患者中，双侧视神经病变是唯一的表现。假设有些人的所有器官中的致病 mtDNA 突变均为 100% 同质，

对于为什么视力下降是该疾病的唯一表现尚没有令人信服的解释。不同的组织能量需求可能起一定作用。中枢神经系统最依赖线粒体三磷酸腺苷（adenosine triphosphate，ATP）。对猴和大鼠视神经的组织化学研究表明，位于视神经筛板前的无髓神经纤维内有高度的线粒体呼吸活动，因此推测该区域最易受致病mtDNA突变引起的线粒体功能障碍的影响。

除特异性mtDNA突变和异质性的存在和程度外，遗传因素也可能在表达中发挥作用。其他mtDNA突变可能存在修饰LHON致病突变的表达，或产生参与线粒体功能的其他异常蛋白质。核编码因子修饰mtDNA表达、mtDNA产物或线粒体代谢可能是LHON表型表达所必需的。LHON视力下降好发于男性，可通过X染色体上的修饰因子来解释。雌激素水平也可能影响线粒体拷贝数，对绝经前的妇女产生保护作用。组织能量的利用和储备也可能决定视觉损失的时间和程度。随着年龄的增长，线粒体产生的能量逐渐减少，LHON患者视力下降的时间可能反映了已经降低的线粒体功能恶化的阈值。

环境因素也可能在原发性LHON mtDNA突变的携带者出现症状的过程中发挥作用。机体的内外环境都必须考虑。系统疾病、营养缺乏、应激或直接抑制机体线粒体呼吸能力的毒素可能启动或增加疾病的表型表达。某些报道提示烟草和酒精滥用可能在视觉损失中发挥作用，但关于这些药物对存在LHON风险的患者相关影响的大型研究尚未开展。

治疗

鉴于部分LHON患者，特别是14 484和3460突变患者的自发恢复，必须谨慎看待文献报道的治疗效果。尝试全身应用类固醇、羟钴胺或氰化物拮抗剂治疗或预防急性期视力下降是无效的。尝试的其他疗法是自然产生参与线粒体代谢的辅助因子或具有抗氧化能力的药物，包括辅酶Q10、艾地苯醌（辅酶Q的类似物）、琥珀酸、维生素K_1、维生素K_3、维生素C、硫胺素和维生素B_2。除艾地苯醌外，所有这些药物的效果都不尽如人意，艾地苯醌也没有产生一致或令人满意的结果。此外，在一项小型前瞻性研究中，应用有神经保护作用的溴莫尼定滴眼液未能阻止第二眼发病。一些小型报道提示LHON患者玻璃体腔内至少注射了一次ND4基因腺病毒。研究结果表明，这种方法不仅安全且可能有益，这促成了几项前瞻性、随机、双盲的临床基因治疗试验，涉及急性和慢性LHON的患者。这些试验的长期结果尚未公布。

鉴于大多数LHON患者缺乏自发恢复能力，目前临床上缺乏持续有效的治疗，环境应激在一定程度上决定了LHON mtDNA突变携带者的症状是否出现，因此避免可能应激线粒体能量生产的药物或行为的非特异性的建议是合理的。因此，我们建议有患病风险的患者避免吸烟、过量饮酒和接触环境毒素。

LHON患者及其家属遗传咨询的重要性不容过分强调。应该向LHON男性患者解释，无论他们是否有视觉症状，都不会把突变或疾病遗传给他们的孩子。另外，所有伴LHON突变的女性都会将突变遗传给所有的孩子，无论男女，尽管如此，并非所有发生突变的人（事实上，少数群体）都会出现症状。

常染色体显性视神经萎缩

常染色体显性视神经萎缩（autosomal-dominant optic atrophy，ADOA），也称为Kjer型或青少年视神经萎缩，是最常见的遗传性视神经病变，据估计，丹麦的患病率为1∶50 000，或高达1∶10 000。

ADOA是一种发生在10岁左右的视神经营养衰竭。患者及其家属很难确定视力下降的确切时间，但大多数患者似乎在4～6岁发病。虽然一些受严重影响的儿童会出现眼球震颤，并且在学前被发现视力下降，但大多数儿童并没有意识到视力问题，只是被发现有视神经萎缩：①因为有家族史；②由于另一个患病但无症状的家庭成员的检查；③因为他们没有通过学校的视力筛查；④在常规眼科检查期间。这些现象证明，此病在儿童期通常起病隐匿，视力障碍程度轻微，没有夜盲及没有实质性或显著进展（与LHON不同，见"Leber遗传性视神经病变"中"临床特征"一节和表12.1）。有些个体可能在成年后才表现出视力下降，在未达到职业或驾驶执照检查的视力标准时才被诊断。

双眼通常呈对称性视力下降。视力范围为20/20～20/800，约15%的患者最终进展为20/200或者更差；然而，视力下降至只能识别手动或更差的情况极少见。

ADOA患者几乎都有色觉障碍。尽管第三型（蓝/黄）色觉障碍曾被认为是本病的典型特征，但最常见的是一种广义的色觉障碍，既有蓝黄色缺陷，也有红绿色缺陷。色觉障碍的严重程度与视力之间无相关性。

ADOA患者的特征性视野为中心、旁中心或盲中心暗点。还包括双颞侧视野缺损，尤其是自动视野计显示模仿视交叉压迫的视野缺损并不少见；然而，这些患者的视野缺损与双颞侧暗点患者之间的区别在于，ADOA 患者有双侧视力下降和色觉障碍，而双颞侧偏盲暗点患者则没有（半个黄斑的视力为 20/20！）。

ADOA 患者的视神经萎缩可能是轻微的，仅在颞侧或累及整个视盘（图 12.4）。最典型的改变是颞侧视盘呈三角形（楔形）凹陷。

大多数 ADOA 患者没有神经功能障碍；然而，像 LHON 一样，有些患者有一种称为 ADOA "Plus" 的综合征，双侧典型的 ADOA 与多种缺陷有关，包括双侧听力丧失、眼外肌麻痹、脊柱侧凸或合并这些表现（图 12.5 及图 12.6）。此类患者的核 DNA 存在特定的突变。

ADOA 患者通常经历轻度、缓慢和隐匿的视功能障碍进展和视力下降，平均每 10 年下降一行。视力下降速度和初始视力之间似乎没有相关性，大多数家系成员疾病进展速度也不完全相同。视功能稳定多年后，出现相对快速的视力恶化情况很少见。视力的自发恢复不是这种疾病的特征。

几乎所有 ADOA 家系都有 OPA1 基因的突变，它位于 3 号染色体长臂的端粒部分（3q28 ～ 29），也有例外，如编码单链 mtDNA 结合蛋白的 SSBP1 基因错义突变导致 ADOA 伴各种视网膜变性。迄今为止，已发现超过 240 种 OPA1 基因突变可导致 ADOA。OPA1 基因的产物是一种靶向线粒体的蛋白质，似乎

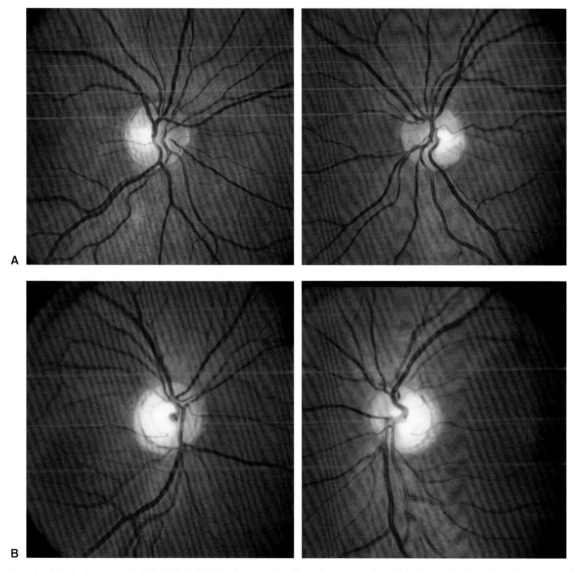

图 12.4　显性视神经萎缩。**A**：患者右侧和左侧的视盘，双眼视力均为 20/40，伴蓝黄色盲和双侧中心小暗点。注意颞侧视盘轻度苍白。**B**：患者父亲右侧和左侧的视盘。右眼视力为 20/100，左眼视力为 20/80，伴有严重的色觉障碍和双侧中心暗点。视盘苍白以颞侧为主，呈"楔形"缺损

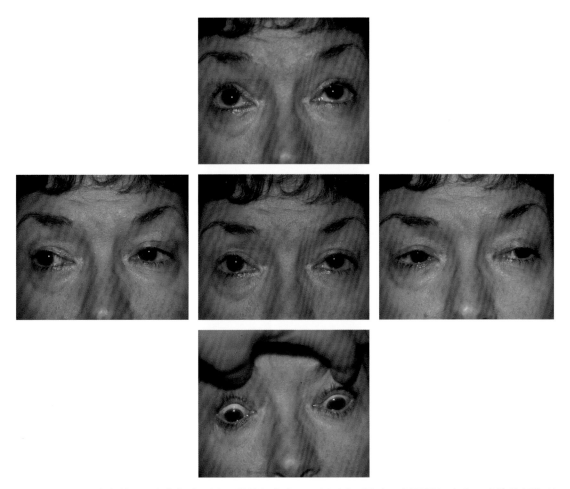

图 12.5　DOA "Plus"。45 岁女性双眼长期视力下降、眼外肌麻痹、双侧听力下降和双侧视神经病变。遗传分析发现 *OPA1* 基因第 14 外显子发生突变（1334G ＞ A），导致精氨酸变成组氨酸（R445H）

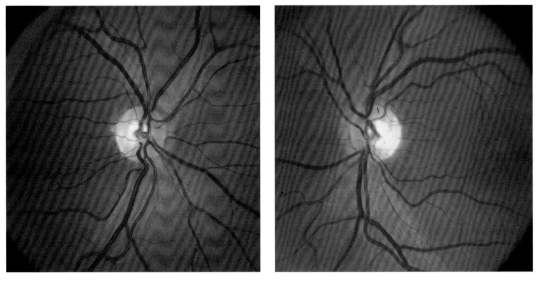

图 12.6　ADOA "Plus" 患者的视盘外观

在线粒体生物合成和稳定线粒体膜完整性方面发挥作用。大多数 *OPA1* 突变会在 RNA 转录本中产生一个过早的终止密码子，产生一种异常小的蛋白质，这种蛋白质不稳定并且分解迅速。与 LHON 不同，具有致病 *OPA1* 突变的个体总是存在双侧视神经萎缩（即 100% 的外显率）。目前 ADOA 尚无治疗方法。

其他孤立的遗传性视神经病变

LHON 和 ADOA 以外的单一症状遗传性视神经病变极为罕见。先天性隐性视神经萎缩的存在一直受到质疑，即在出生时或在 3～4 岁时出现。视力严重下降到几乎完全失明并存在眼球震颤。病程是非进展性的，与神经系统或全身异常无关。同样，X 连锁视神经萎缩仅在少数家庭中表现出来，男性成员表现为儿童早期视神经萎缩，进展缓慢。在一个家系中，男性患者表现出轻微的神经系统异常，基因定位在 Xp11.4-11.2。

伴其他神经或全身症状的遗传性视神经萎缩

如上所述，一些遗传性视神经病变患者还有其他神经系统和（或）全身症状。与孤立的遗传性视神经病变一样，这些患者有双侧视神经功能障碍；然而，其严重程度差别很大，虽然许多患者中心视野缺损但周边视野正常，但另一些患者为全视野缺损。Wolfram 综合征是遗传性视神经病变伴其他神经系统和全身体征的典型示例。

伴青少年糖尿病、尿崩症和耳聋的进行性视神经萎缩（Wolfram 综合征，DIDMOAD）

Wolfram 综合征的特点是青少年糖尿病和与视神经萎缩有关的进行性视力下降，几乎总是伴有尿崩症和感觉神经性耳聋；因此，将尿崩症、糖尿病、视神经萎缩和耳聋的症状总称命名为 "DIDMOAD"。这种综合征的进展和发展是多变的。糖尿病的症状和体征发生在 10 岁或 20 岁之前，通常发生在视神经萎缩

前；然而，在某些情况下，视神经萎缩引起的视力下降是该综合征的首要证据。在疾病后期，视觉损伤严重，视野表现为广泛缩小和中心暗点，与视神经萎缩的严重程度一致（图 12.7），视盘凹陷有轻中度扩大。

本综合征中听力下降和尿崩症的发病与视力下降一样多变。两者都发生在 10 岁或 20 岁之前，并且可能很严重。40%～60% 的患者有尿道肌张力下降，并与反复尿路感染有关，有时伴有致死性并发症。其他全身和神经系统异常包括共济失调、轴向强直、癫痫发作、肌阵挛性惊厥、震颤、前庭功能障碍、中枢性呼吸暂停、神经源性上气道塌陷、嗅觉丧失和胃肠动力障碍。内分泌表现包括但不限于身材矮小和原发性性腺萎缩。

眼科和其他神经眼科疾病包括上睑下垂、白内障、色素性视网膜病变、虹膜炎、泪液分泌过少、强直性瞳孔、眼肌麻痹、会聚不足、垂直凝视麻痹和眼球震颤。可能出现智力发育迟缓或精神症状。实验室异常包括巨幼细胞和铁粒幼细胞贫血、视网膜电图异常和脑脊液蛋白升高。一些 Wolfram 综合征患者的神经影像学和病理学显示广泛的萎缩性改变，并提示一种弥漫性神经退行性疾病，特别容易累及中脑和脑桥。死亡年龄中位数为 30 岁，最常见的原因是中枢性呼吸衰竭伴脑干萎缩。

Wolfram 综合征的许多相关异常以及组织病理学特征常见于线粒体疾病患者，尤其是慢性进行性眼外肌麻痹（chronic progressive external ophthalmoplegia，CPEO）综合征患者。这使得人们推测 Wolfram 综合征患者在线粒体功能障碍的基础上有着类似的发病机制。如上所述，遗传性线粒体功能障碍可由核或

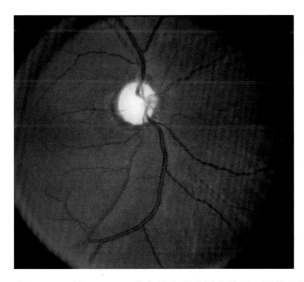
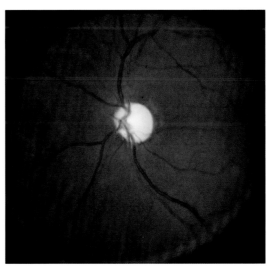

图 12.7　7 岁 Wolfram 综合征儿童的视盘外观。患儿双眼视力差，伴青少年糖尿病、尿崩症和双侧听力下降

线粒体 DNA 缺陷引起，因为这两个基因组都编码线粒体功能正常所必需的蛋白质。尽管如此，大多数 Wolfram 综合征病例被归类为散发性或隐性遗传，在几个家系中通过连锁分析，将 Wolfram 基因定位于 4 号染色体的短臂（4p16.1）（WFS1）。随后 Wolfram 的一个表型变异定位于染色体 4q22 ～ 24 上的第二个位点（WFS2）。Wolfram 表型是非特异性的，可能反映核或线粒体基因组中各种潜在的遗传缺陷。当该综合征伴有贫血时，用硫胺素治疗可改善贫血并减少胰岛素需求。

复杂性遗传性婴儿视神经萎缩（Behr 综合征）

在这种通常被称为 **Behr 综合征**的家族性遗传综合征中，在儿童早期开始的视神经萎缩与多变的锥体束体征、共济失调、智力发育迟钝、尿失禁和高弓足有关。尽管女性比男性更容易受到影响，但两性都会受到影响。该综合征通常是常染色体隐性遗传，尽管与 OPA1 突变相关的常染色体显性模式的病例已经被描述过。视力丧失通常在 10 岁之前出现，中度至重度，并且常伴有眼球震颤。在大多数情况下，这些异常在儿童期后不会进展。神经影像学检查可显示弥漫性、对称性白质异常。在几个伊拉克犹太人的 Behr 综合征家系中，发现了 3-甲基戊二酸尿症，尽管这些家族的基础酶缺陷尚不清楚。这些患者患有婴儿期视神经萎缩和以舞蹈病为主的早发性锥体外系运动障碍。大约一半的患者在 20 岁时出现痉挛性下肢轻瘫。一些 Behr 综合征患者的临床表现与遗传性共济失调患者相似；事实上，Behr 综合征可能是单纯的遗传家族性视神经萎缩和遗传性共济失调之间的过渡形式。Behr 综合征可能具有异质性，反映了不同的病因和遗传因素。

遗传性退行性或发育性疾病中的视神经病变

遗传性共济失调

遗传性共济失调代表一组累及小脑及其连接的慢性进行性神经退行性疾病。遗传性共济失调通常按其遗传模式分为：常染色体显性（最常见）、常染色体隐性、X 连锁和母系（线粒体）遗传。生化和遗传分析的发展揭示了临床体征和神经病理学的广泛变异（甚至在家系内部也是如此），而现在已知由不同遗传缺陷引起的疾病的临床和病理表型重叠，通常使表型诊断分类不准确。许多这类疾病都可以通过染色体

位置进行基因组分类，涉及的异常基因产物正在研究中。视神经萎缩在遗传性共济失调患者中并不少见。

所有形式的渐进式共济失调的原型是**弗里德赖希共济失调**。该病的发病年龄通常在 8 ～ 15 岁，而且几乎都在 25 岁之前。特征性临床表现包括进行性步态共济失调、行走困难、手动作笨拙、构音障碍、关节位置和振动感觉丧失、下肢肌腱反射和跖伸肌反应缺失。其他常见的发现包括脊柱侧弯、足部畸形、糖尿病和心脏受累。其他还包括高弓足、远端萎缩、耳聋、眼球震颤、与小脑功能异常一致的眼球运动异常和视力减退。该病程不断进展，大多患者在发病后 15 年内无法行走，感染或心脏原因导致的死亡发生在 30 ～ 40 岁或 40 ～ 50 岁。另有文献报道了一种迟发的、进展缓慢的发病模式。

弗里德赖希共济失调是常染色体隐性遗传，基因缺陷定位在 9 号染色体的长臂（9q13 ～ 21）。大多数病例为纯合子，在 FRDA/X25 基因的内含子进行不稳定的 GAA 三核苷酸重复序列扩增，该基因编码共济蛋白，可以调节线粒体中铁水平的线粒体蛋白质。它的缺失会导致线粒体铁过载、活性氧的过度产生和细胞死亡。

多达 50% 的**弗里德赖希共济失调**病例会出现视神经萎缩，但严重的视力下降并不常见：视力低于 20/80 不常见。事实上，许多患者是无症状的，视盘轻微苍白（图 12.8）。

最常见的遗传性共济失调是常染色体显性遗传。其中大多数被称为**脊髓小脑共济失调**（spinocerebellar ataxia，SCA），反映了它们的主要病变位于脊髓和小脑通路中。广泛的临床和病理学结果可以通过家系内部和家系之间发现。虽然最初是根据特定家系中的临床表现进行分类，但现在是根据这些家系中的基因位点和特定突变来定义。事实上，相同的表型可以由多种不同的基因缺陷引起。

截至 2018 年，至少有 60 种不同的 SCA 基因座，但 SCA1（染色体 6p）、SCA2（染色体 12q）、SCA 3（染色体 14q 和 Machado-Joseph 病等位基因）、SCA 6（染色体 19p）和 SCA 7（染色体 3p）约占常染色体显性遗传位点的 80%。许多 SCA 是由特定基因的蛋白质编码序列中 CAG 三核苷酸重复序列扩增的突变引起的，从而产生一系列谷氨酰胺。与其他涉及异常重复的疾病一样，扩展的区域会随着每一代而变大，从而导致预期结果：每一代的发病年龄都比上一代更小。当疾病由父亲遗传下来时，预期结果最常发生。

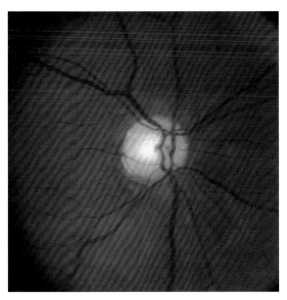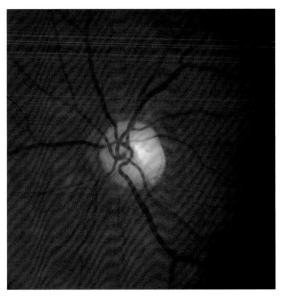

图 12.8　弗里德赖希共济失调患者的轻度双侧视神经萎缩。患者无症状，双眼视力为 20/30

临床上，SCA 的特征是小脑变性和其他继发于神经元丢失的神经功能障碍的体征和症状。视力下降通常是轻微的，但可能是一个显著的症状，同时发生视野缩窄和弥漫性视神经萎缩；在某些病例中，原发性病变是起源于视神经还是视网膜继发性视神经萎缩还不清楚。

遗传性多发性神经病

进行性神经性腓骨肌萎缩症（Charcot-Marie-Tooth disease，CMTD），也被称为遗传性运动感觉神经病，实际上包括一组具有遗传和临床异质性的遗传性周围神经疾病，其特征是肌肉组织和身体各个部位的触觉逐渐丧失。这种疾病目前无法治愈，是最常见的遗传性神经疾病之一，大约每 2500 个人就有 1 人患病。大多数 CMTD 始于 2～15 岁，最初的症状是高弓足、足部畸形或脊柱侧凸。接着出现渐进性地虚弱，首先是脚和腿，然后是手。运动症状胜过感觉异常。

CMTD 最常见的形式是 1 型，是一种常染色体显性遗传性脱髓鞘性神经病变，最常定位于 17 号染色体的短臂（17p11.2）（1A 型），尽管少数家系定位于 1 号染色体的长臂（1B 型）。

CMTD 2 型在临床上相似，但神经传导速度正常，表明累及神经元而非脱髓鞘。2 型可通过常染色体显性遗传（定位于 1 号染色体短臂）或常染色体隐性遗传（定位于 8 号染色体长臂）方式遗传。3 型是最严重的形式。当 3 型以常染色体显性遗传时，与 1B 型关联的 1 号染色体上的同一区域有连锁；当以常染色体隐性遗传时，与 1A 型关联的 17 号染色体上的同一区域有连锁。还有 X 连锁 CMTD，包括 X 连锁显性遗传（定位在长臂缺陷）和 X 连锁隐性遗传（定位在长臂或短臂相关区域）。

许多 CMTD 患者，尤其是 6 型 CMTD 患者，会出现视神经萎缩。视力下降通常较轻微，许多患者没有症状。然而，临床和电生理测试表明，75% 的 CMTD 患者有亚临床视神经病变。

与弥漫性脑白质病相关的遗传性视神经萎缩

视神经是大脑的白质束。因此，脑白质遗传性疾病，如克拉伯病（Krabbe 病）、佩梅病（Pelizaeus-Merzbacher 病）和肾上腺脑白质营养不良，累及视神经不足为奇（图 12.9）。在大多数这些可能致命的疾病中，由于累及整个视觉通路，视力下降很严重，在其他患者中，累及视觉通路相对较少。

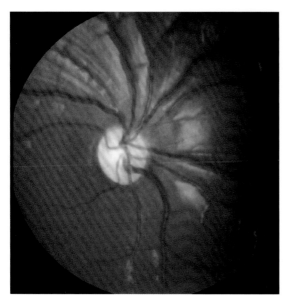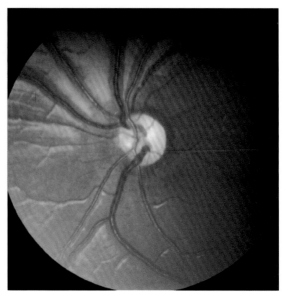

图 12.9 Krabbe 病患儿出现严重的双侧视神经萎缩

13

视交叉和交叉后视路损害的定位诊断

吴松笛 译 邱怀雨 校

视交叉损害的定位诊断

视交叉是神经眼科诊断中最重要的结构之一（图13.1和图13.2）。视交叉中视觉纤维的排列可以解释因压迫、炎症、脱髓鞘、缺血和浸润等多种疾病过程引起的特征性视野缺损。此外，邻近视交叉的神经和血管结构受损将会产生典型的附加症状。

视野缺损

虽然视交叉损害引起的视野缺损有很多变化，但其基本特征是双眼颞侧缺损，其受损的轴突来源于黄斑中心凹鼻侧的视网膜神经节细胞（retinal ganglion cell，RGC），并在视交叉处交叉到对侧（详见第1章）。双眼颞侧视野缺损可以是对称的，也可以是不对称的；上部的、下部的或完全的；外周的、中央的或两者兼有。此外，视野缺损还可能因损伤同时累及前部视神经或后部视束导致附加的视觉缺损症状。尽管现代神经影像学已经在很大程度上减少了对特殊视交叉区域损害引起独特临床表现识别的需求，但是在考虑由它们引发的特殊综合征时，对独特临床表现的识别依然有用。在此，我们将继续沿用引起特殊视野缺损的三个主要视交叉部位的定义：视交叉前角（导致前视交叉综合征）、视交叉体（引起视交叉体综合征）和视交叉后角（引起后视交叉综合征）。

视交叉前角损害（前视交叉综合征）

在视交叉的前角，视神经加入视交叉，其特殊的纤维解剖为解剖诊断提供了基础。交叉和未交叉的纤维在这一水平分离，但关系依然紧密，影响交叉或未交叉纤维的小病变可能会产生单侧偏盲性视野缺损。这种缺损称为"交界性暗点"。在这些病例中，在对侧眼的颞上区发现无症状的暗点并不少见（图13.3）。

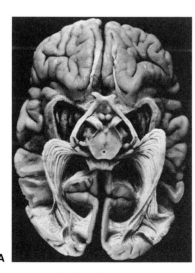

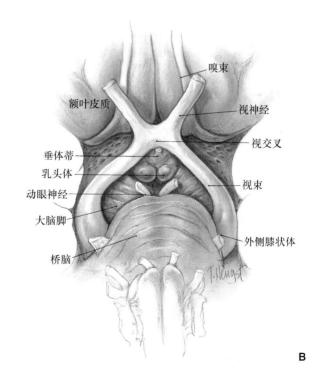

图13.1 视交叉和交叉后视觉系统的解剖 A：从颅底向上看，视觉通路的轴位（横断面）外观。注意视束起源时的位置从视交叉到外侧膝状核的末端（Reprinted with permission from Ghuhbegovic N，Williams TH. The Human Brain. A Photographic Guide. Hagerstown，MD：Harper & Row；1980.）B：从颅底向上看，视交叉和视束的手绘图

215

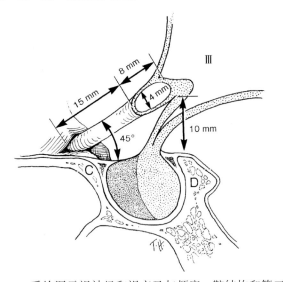

图 13.2　手绘图示视神经和视交叉与颅底、鞍结构和第三脑室（Ⅲ）的关系。在这张图中，视神经的长度为 15 mm，在颅底上方倾斜45°。视交叉的长度为 8 mm，高度为 4 mm，在鞍背（D）10 mm 的上方。C，前床突

这些暗点是由于损伤起源于黄斑中心凹下方和鼻侧的 RGC 的腹侧纤维，该纤维向上到达视神经的远端，被认为可向前绕 1 ～ 2 mm 的绊样弯曲后加入对侧视神经（Wilbrand 膝，详见第 1 章）。现有一些证据表明，Wilbrand 膝不是正常的解剖结构，而是当视神经萎缩时形成的伪影。虽然这些证据可能是正确的，但从临床角度来看，前膝显然是存在的；例如一只眼有视神经病变、对侧眼存在孤立的颞上视野缺损的患者，可能存在视交叉前部病变。

视交叉体损害（视交叉体综合征）

损害视交叉体的病变特征性地产生双颞侧视野缺损，可能是对称或不对称的，部分象限的或偏盲的，以及外周的、中央的或两者兼而有之，伴或不伴所谓的"黄斑分离"（图 13.4）。在大多数情况下，视力是

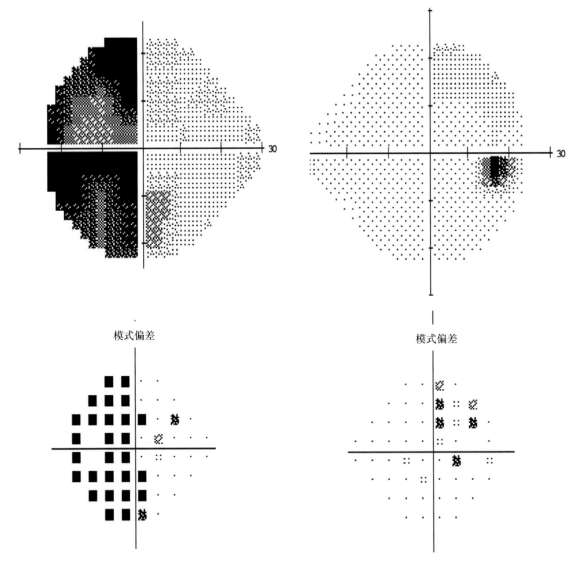

图 13.3　前视交叉综合征。一位主诉左眼视力下降的患者，自动静态视野测量显示左眼有较严重的颞侧偏盲。然而，除此之外，右眼视野存在轻微但明确的颞上区缺损。请注意，右眼视野中的缺损在模式偏差（**右下图**）上比在灰度图（**右上图**）上更明显

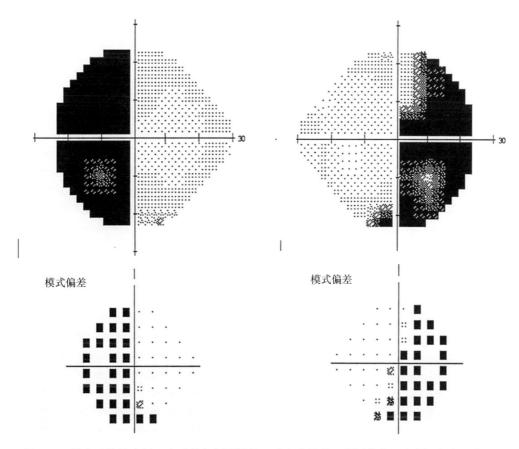

图 13.4　视交叉体综合征。自动静态视野测量显示完全性的双颞侧偏盲。患者视力为双眼 20/20

正常的。当病变从下方压迫视交叉时，如发生垂体腺瘤时，视野缺损通常位于上方；但是，它们通常是不对称的。在部分患者中，鞍上、视交叉下病变可使视交叉和视神经抬高，以至一侧或两侧神经的上方被从视神经管颅内末端延伸出的硬脑膜（镰状）系带压迫（图 13.5）。产生单侧或双侧下部视野缺损，通常伴有视力和色觉下降。因此，以下部损害为著的双颞侧视野缺损患者不一定具有鞍上、视交叉上的病变。但需要指出的是，鞍上、视交叉上的压迫性病变，如鞍结节脑膜瘤、颅咽管瘤、动脉瘤和大脑前动脉扩张，都倾向于损伤视交叉的上部纤维。在这种情况下，视野缺损仍然是双颞侧的，但在下方更严重，或完全在下方，而不是在双眼的上方。视乳头水肿在鞍上、视交叉下病变患者中非常罕见，在视交叉上病变中更为常见，因为这种病变可以延伸到第三脑室并阻塞第三脑室。

　　浸润性肿瘤，如胶质瘤、生殖细胞瘤和淋巴瘤，以及影响视交叉体的炎性和脱髓鞘性病变（如结节病，多发性硬化症），可能产生典型的双颞侧偏盲（图 13.6）。在这些情况下，视野缺损可能在上方及

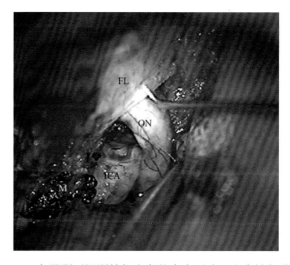

图 13.5　右眼颞下视野缺损患者的术中照片。注意被部分电凝的床突旁脑膜瘤（M）移位的右侧颈内动脉（ICA）抬高的右侧视神经（ON）。视神经上方被镰状韧带（FL）压迫，神经外科医生在镰状韧带下插入了一个小钩

下方，或者在水平中线的上下密度相当。当因外伤损害视交叉体时，最常见的视野缺损是完全的双颞侧偏盲，因为在这种情况下视交叉常被横断（图 13.7）。

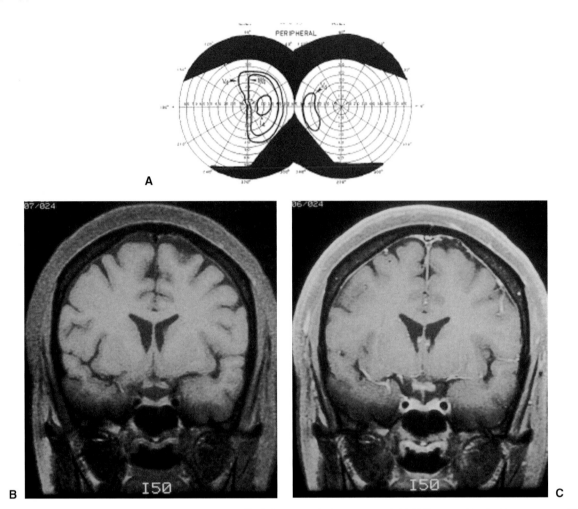

图 13.6　与多发性硬化症双侧视神经病变相关的视交叉体综合征。患者右眼视力为仅能数指，左眼视力为 20/100，双眼色觉减退，右眼 RAPD。A：患者就诊时的动态视野测量显示左眼视野中存在完全性颞侧偏盲，而右眼视野中仅有一个小的鼻侧视岛。B：T1 加权冠状位 MRI 平扫显示正常的视交叉。C：T1 加权冠状位增强 MRI 显示颅内段视交叉增强。患者接受了静脉注射皮质类固醇治疗，最终完全消除了视野缺损

视交叉后角损害（后视交叉综合征）

损害视交叉后部的病变会导致特征性的视野缺损：双颞侧偏盲。这种视野缺损可能位于上方、下方或中央（图 13.8～图 13.10）。当出现中央视野缺损时，可能会误认为是旁中心暗点，其主要是由于中毒性、代谢性或遗传性病因所致，而非肿瘤；然而，真正的双颞侧偏盲性暗点应该与正常的视力和色觉有关，而旁中心暗点总与视力下降和获得性色觉障碍有关。

损害视交叉后部的病变也可能损害一侧视束，从而产生一个同向的视野缺损，合并视交叉损害引起的任何类型的视野缺损。

最初损害视神经或视束后再损害视交叉病变引起的视野缺损

如果病变从视神经或视束延伸至视交叉，则盲眼通常位于病变一侧。例如，如果右眼失明的患者同时左眼颞侧出现视野缺损，则病变显然在右侧。同样，如果右侧视束病变导致左侧同向偏盲，如病变扩展至影响视交叉，患者右眼将会出现失明；或者，尽管没有导致失明，也将会出现广泛的视野缺损。反之，如果导致双颞侧偏盲的视交叉病变延伸至右侧视神经，最终会导致右眼失明或接近失明。同样，如果视交叉病变延伸到右侧视束，则同样导致右眼失明或接近失明。换句话说，当病变从视神经或视束延伸到视交叉时，盲（或近盲）眼总是在原始病变的一侧；而当病变从视交叉延伸到视神经或到视束时，盲（或近盲）眼总是在病变延伸的一侧。

与视交叉损害相关的神经眼科症状和体征

损害视交叉病变最常见的表现是进行性中心视力丧失、色觉受损和视野缺失（特别是在颞侧）。此外，

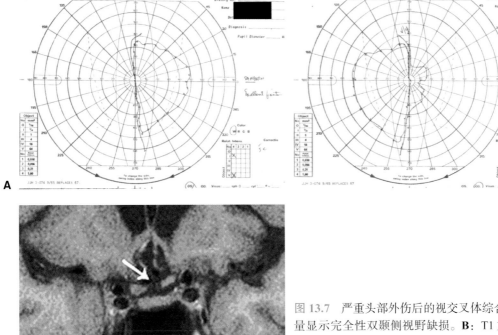

图 13.7　严重头部外伤后的视交叉体综合征。**A**：动态视野测量显示完全性双颞侧视野缺损。**B**：T1 加权冠状位 MRI 显示视交叉横断（箭头）

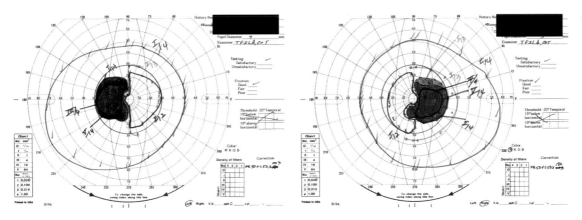

图 13.8　颅咽管瘤患者的后视交叉综合征。动态视野测量显示双颞侧旁中心暗点。周边视野完整。这种视野缺损是由于视交叉后部黄斑纤维受损所致。这类患者的视力通常是正常的

双颞侧视野缺损，无论是完全性还是暗点性，都可能产生两种其他类型的视觉症状（表 13.1）。一种是深度知觉障碍。有这种症状的患者很难完成诸如穿针、缝合和使用精密工具等近距离工作。在这些患者中，会聚导致双颞侧偏盲视野的交叉。这产生了一个全盲的三角区域，其顶点在注视点（图 13.11）。注视点后的物体图像落在盲的鼻视网膜上并消失。

双颞侧视野缺损的患者还可能由于水平或垂直偏斜出现复视或阅读困难，即与眼球运动神经麻痹无关的半侧幻灯片现象。此类患者因字母或单词的加倍或丢失而导致阅读困难。这一问题是因为这些患者失去

了正常由一只眼颞区和对侧眼鼻区组成的重叠区域。在先天性垂直或水平隐斜视的患者中，这种重叠通常辅助图像融合和稳定双眼协同。由于残留的视野仅代表每只眼的颞侧投射，因此双颞侧偏盲患者在剩余的两个半侧视野间没有生理联系。在这些患者中，融合丧失，先前存在的隐斜变为斜视，导致复视或其他感觉障碍（图 13.12）。

视交叉综合征患者在初次检查时，在检眼镜下可能有或没有明显的神经纤维层或视盘萎缩；然而，与单侧或双侧视神经病变不同，当完全性双颞侧偏盲患者出现视神经萎缩时，视网膜神经纤维层和视神经萎

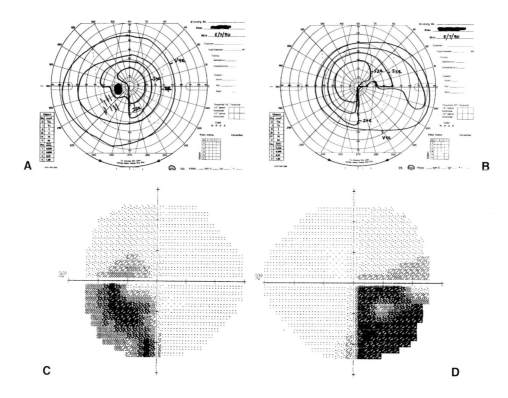

图 13.9 后视交叉综合征。生殖细胞瘤患者的双颞下象限暗点。**A** 和 **B**：动态视野测量显示视野缺损的盲点特点。**C** 和 **D**：自动静态视野测量展示了严重的下半象限缺损的细节

缩的模式是非常特殊的，在这种情况下，退行性变发生在位于周边和黄斑中心凹鼻侧的神经节细胞的纤维中。位于视盘鼻侧［和（或）中心凹鼻侧］周边神经节细胞的轴突直接进入视盘，进入其鼻侧。视盘颞侧中心凹鼻侧的黄斑神经节细胞纤维（大约是组成乳斑束一半的纤维）也直接进入视盘，但进入其颞侧。最终，来自中心凹鼻侧、视盘颞侧的周边神经节细胞纤维，组成上下弓状束的一小部分，大量来自颞侧周边神经节细胞的纤维进入视盘的上部和下部。因此，当出现鼻侧纤维萎缩（中心凹及视盘的鼻侧，或中心凹鼻侧视盘颞侧）时，双鼻侧以及颞侧到视盘的大部分乳斑区神经纤维层均丢失，视盘在其鼻侧和颞侧部均出现相应的萎缩，同时上下部分相对保留，大部分保留的颞侧纤维（构成鼻侧视野）由此进入视盘（图 13.13）。视神经萎缩或多或少占据横跨视盘的水平带，鼻部比颞部宽，即所谓的"带状"或"领结样"萎缩。这种模式在临床上可以看到，在 OCT 上也很明显，典型的 OCT 显示乳斑束区 RGC/内丛状层（IPL）变薄（图 13.13D）。

当视交叉（或视神经）受压的患者没有视神经萎缩，其在临床意义上可能比出现萎缩时更为有用。虽然有明显视网膜神经纤维束缺损和视神经萎缩的患者在成功减压后，无论视力还是视野都能有令人印象深刻的恢复，而眼底正常患者的视功能将会有近乎完全或完全的恢复。因此，对这些患者尽早进行减压手术至关重要。

尽管对于视交叉压迫的患者，视盘苍白与否可以辅助预测其视力恢复的可能性，但 OCT 对视盘周围视网膜神经纤维层（PRNFL）的厚度和 RGC/IPL 评测更是如此。PRNFL 的正常平均厚度约为 100 μm。严重视神经萎缩（即无光感）的患者，无论是青光眼还是非青光眼，PRNFL 的平均厚度为 35～40 μm。因此，在正常和完全丢失之间有大约 65 μm 的范围。研究表明，PRNFL 平均厚度减少小于 50%（即≥ PRNFL 75 μm）的患者在成功减压术后视力和视野恢复的可能性很高。然而，同样地，平均 PRNFL 厚度减少超过 50% 的患者在成功减压后仍能获得视力改善。RGC/IPL 的厚度也可以预测视交叉减压后视觉功能的恢复情况，但也不是完全绝对的。

大多数视交叉病变的患者除出现半侧幻灯片现象外，均无眼位及眼球运动障碍（见上文）；然而，鞍旁/鞍上区域的一些病变会损害眼球运动神经，除了

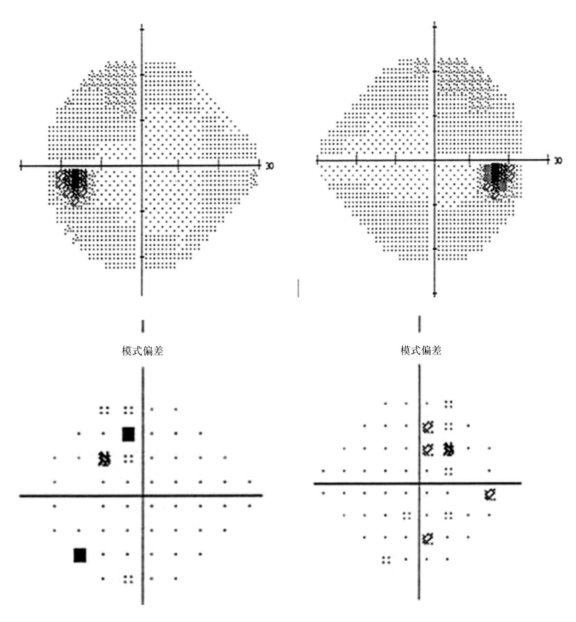

图 13.10　后视交叉综合征。垂体腺瘤患者轻微的主要为双颞上象限的偏盲性暗点

视力丧失外，还会导致复视。当眼球运动神经在海绵窦内受损时，可能同时伴有三叉神经第一或第二分支区域的疼痛，或存在三叉神经感觉神经病变证据。不通过海绵窦的三叉神经第三支不受此类病变的影响，因此，除非病变向后方延伸，否则永远不会出现运动神经病变。眼交感神经纤维也可能因鞍上或鞍旁区域的病变受损，导致节后霍纳综合征（详见第 16 章）。在这种情况下，霍纳综合征常伴有同侧展神经麻痹。因为在进入眼眶之前，节后眼交感神经纤维与三叉神经眼支鼻睫分支一起进入眼眶之前，在海绵窦内短暂地与展神经毗邻。

当动眼神经和眼交感神经纤维均受到鞍旁或海绵窦病变的影响时，临床表现为合并小瞳孔的动眼神经麻痹。在这种情况下，如果麻痹侧为瞳孔回避，则瞳孔反射正常；如果麻痹侧累及副交感瞳孔动眼纤维，则瞳孔反射差或无反射。

双颞侧视野缺损患者合并单个或多个眼动神经麻痹，提示存在视交叉外部的病变，而非浸润性的内部病变。这种临床情况最常发生在垂体腺瘤患者，其向外侧生长延伸到一侧或双侧海绵窦。严重情况下，垂体卒中将急性发生。

间脑和视交叉区肿瘤患者可能会出现跷跷板眼球震颤的罕见现象。这种情况的特征性表现为一只眼的上转和内转，而另一只眼下转和外转的同步和交替。

表 13.1   与大脑盲相关的疾病

急性间歇性卟啉病
细菌性心内膜炎
输血
心脏停搏
脑血管造影
快速纠正的低钠血症
克-雅病（Creutzfeldt-Jakob disease）
脑白质病变
　肾上腺脑白质营养不良
　异染性脑白质营养不良
　Pelizaeus-Merzbacher 病
　进行性多灶性白质脑病
　Schilder 病
电休克
癫痫
暴露于或摄入有毒物质
　一氧化碳
　顺铂
　环孢素
　酒精
　干扰素
　铅
　汞
　去氧麻黄碱
　甲氨蝶呤
　氧化亚氮
　他克莫司
　长春新碱
　长春地辛
低血糖
感染和肿瘤性脑膜炎
线粒体脑肌病、乳酸性酸中毒合并卒中样发作（MELAS）
肿瘤
恶性高血压
可逆性后部白质脑综合征（PRES）
可逆性脑血管收缩综合征（RCVCS）
亚急性硬化性全脑炎
突发高颅压或低颅压
梅毒
妊娠毒血症
外伤
尿毒症
脑室造影术

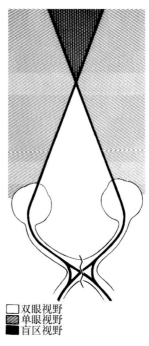

□ 双眼视野
▨ 单眼视野
▩ 盲区视野

图 13.11   完全性双颞侧偏盲患者双眼视野的全盲三角区域，该区域在患者的注视点之外。这类患者在注视点以上的三角区域有完整的双眼视觉，在三角盲区的颞前部有完整的单眼视觉

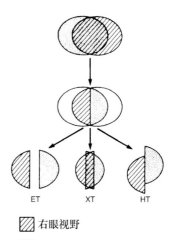

▨ 右眼视野
▨ 左眼视野

图 13.12   图示双颞侧偏盲患者"半侧幻灯片现象"。先前存在外斜视或间歇性外斜视的患者具有重叠的完整的鼻侧视野（ET），而先前存在内斜视或间歇性内斜视的患者，其鼻部的半侧视野分离，在中央视野造成盲区（XT）。先前存在垂直斜视或间歇性垂直斜视的患者会主诉经过垂直经线图像的垂直分离（HT）

跷跷板型眼球震颤的原因尚不清楚，但可能与肿瘤对 Cajal 间质核或邻近结构的损伤有关。

　　引起视交叉综合征的病变可发生于或延伸至下丘脑。具有此类病变的患者可能出现或发展为尿崩症和下丘脑垂体功能低下。这些患者可能摄入了过多的液体，除非特意询问他们每天喝多少杯水等，否则可能不易察觉。此外，青春期前儿童可能同时患有生长迟缓和性发育延迟，幼儿和婴儿可能有严重的发育不良（Russell 综合征）和严重的消瘦。

视交叉后视觉通路损害的定位诊断

视交叉后的单侧视觉感觉通路的损害部位包括视束、外侧膝状体（lateral geniculate body，LGB）、视放射和枕叶皮质（图 13.1A），几乎总是产生同向视野缺损而不导致视力丧失。当视野缺损完全时，可能不能依靠定位诊断。在这些情况下，临床医生必须依靠其他的眼部表现、神经系统疾病导致的症状和体征（或缺失！）和（或）神经影像学来确定损害的范围和程度以及损害的病因（表 13.1）。

压迫性病变导致的同向偏盲进展缓慢，而由出血、缺血或炎症引起的则进展迅速。无论病因如何，

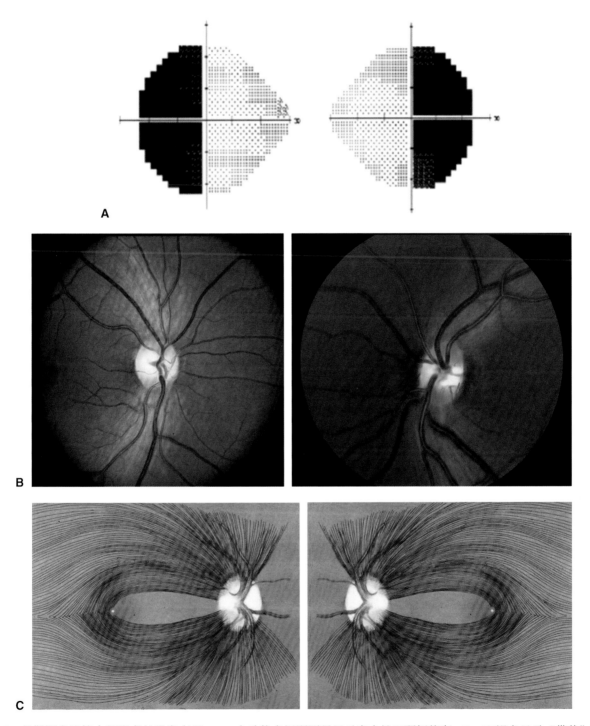

图 13.13 长期视交叉综合征患者的眼底表现。**A**：自动静态视野测量显示完全性双颞侧偏盲。**B**：双视盘显示"带状"萎缩，与黄斑中心凹鼻侧神经节细胞的神经纤维丢失一致。**C**：手绘的长期完全性双颞侧偏盲患者的视神经和视网膜神经纤维层萎缩模式

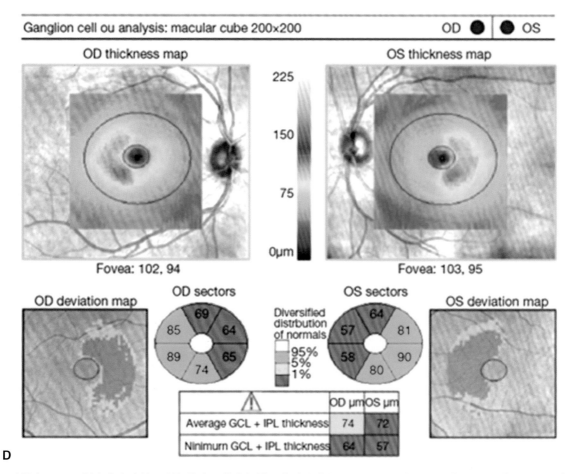

图 13.13（续）　**D**：一例患有完全性双颞侧偏盲和带状视神经萎缩患者的 OCT 显示，与视野缺损一致的黄斑区乳斑束变薄

此类视野缺损包括完全性同向象限盲或偏盲、不同程度的不完全性同向象限盲和偏盲，以及同向旁中心暗点。

　　几乎 90% 的孤立同向偏盲患者具有枕叶病变，通常由大脑后动脉分布区的血管疾病引起；然而，如果患者的病变位于视交叉后和枕叶皮质之前的视觉通路，患者可能有或没有神经功能缺损的症状和（或）体征（见下文）。在某些情况下，在没有视神经病变或其他病因证据的情况下，偏盲一侧的 RAPD 有助于将病变位置定位到对侧视束；而对视动（optokinetic，OKN）刺激的不对称反应，即当目标向偏盲的对侧移动时（也就是说，向病变侧），观察到的反应较差，通常提示顶叶的视辐射损害（参见"顶叶病变所致损害"一节）。当然，在所有病例中，神经影像学检查，最好是 MRI，应该用于验证或确定同向偏盲的位置和病因。

视束损害的定位诊断

　　虽然影响视束的病变并不多见，但却非常重要，

因为这是位于视交叉后的第一个区域；病变导致同向视野缺损，通常为非对称性，有时仅为暗点。病因多种多样，包括原发或转移性肿瘤、血管病变、脱髓鞘疾病和创伤（图 13.14 和图 13.15）。

　　如上所述，视路病变患者往往有特定的发现，仅凭临床依据即可确定病变的位置。所有因孤立性视束病变（即无相关视神经病变的证据）引起的完全性或接近完全性同向偏盲患者，在病变对侧眼（即偏盲侧眼及颞侧视野缺损）会出现 RAPD。这是因为：①颞侧视野明显大于鼻侧视野。因此，交叉的鼻侧纤维远多于未交叉的颞侧纤维；②视觉通路内的瞳孔运动纤维与视神经轴突一起或作为轴突的一部分在视交叉中呈半交叉；③瞳孔运动纤维大部分存在于视束内，由于颞侧视野比鼻侧视野大 60% ～ 70%，因此双眼对中脑瞳孔中枢的光输入存在差异。一侧视束的完全损害，由于显著减少对侧眼的光输入，导致与视力丧失或色觉减退无关的 RAPD，但最终会出现典型的一侧退行性变所致的视神经和视网膜萎缩。

　　另一种瞳孔现象，有时可以在视束损害导致的偏

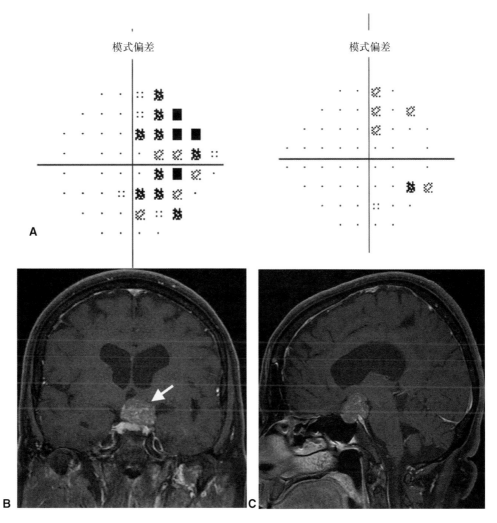

图 13.14　一例既往体健的 67 岁女性出现持续性头痛。她认为自己需要佩戴眼镜，于是去眼科做了包括视野测试在内的检查，双眼视力正常。**A**：视野显示一个轻微的不对称的右侧同向偏盲。由于这个视野改变，患者接受了 MRI 检查。**B** 和 **C**：T1 加权增强 MRI，冠状位（**B**）和矢状位（**C**）视图显示一个巨大的鞍上肿块，压迫左视束（箭头）。手术时发现病变为颅咽管瘤（译者注：该图例原标示 B 和 C 错误）

盲或接近偏盲的患者中引出，即瞳孔一侧运动不能或运动减少（又名偏盲性瞳孔反应或韦尼克瞳孔）。因为瞳孔传入纤维存在于视觉通路的这一部分，投射到"盲"视网膜光感受器（同侧眼的鼻侧视野和对侧眼的颞侧视野）的光会导致无瞳孔反应或反应明显减弱。这种现象最好用明亮的、聚焦的光束来观察，例如裂隙灯生物显微镜。

视束病变不会导致视力丧失，也不会影响色觉；除非病变还同时损害视交叉，或一侧、双侧视神经的颅内段。因此，一侧视束病变导致完全或接近完全性同向偏盲的患者，具有正常的视力和色觉，并且在做 RAPD 检查时，患者也不会感觉到眼中光亮度的减低。另一方面，当视束病变还同时损伤同侧的视神经或视交叉时，视力下降、色觉障碍和 RAPD 总是出现在病变的一侧。

由视束病变引起的完全性或接近完全性同向偏盲患者最终将会发展为特征性的视神经萎缩模式。在病变的对侧眼视盘有一条水平的苍白"带状"（伴有颞侧视野缺损）（即，"领结样"萎缩；见上文）。这种视神经萎缩的模式是由于起源于鼻侧到中心凹 RGC 的视网膜神经纤维萎缩引起的，与视交叉综合征导致双颞侧偏盲患者的双眼相同。同时，病变侧眼视盘整体苍白；与上部和下部弓状区域神经纤维层的显著变薄有关，这些纤维起源于颞侧到中心凹的神经节细胞，构成了鼻视野的大部分纤维。这些变化通过检眼镜和 OCT 发现（图 13.16 和图 13.17）。

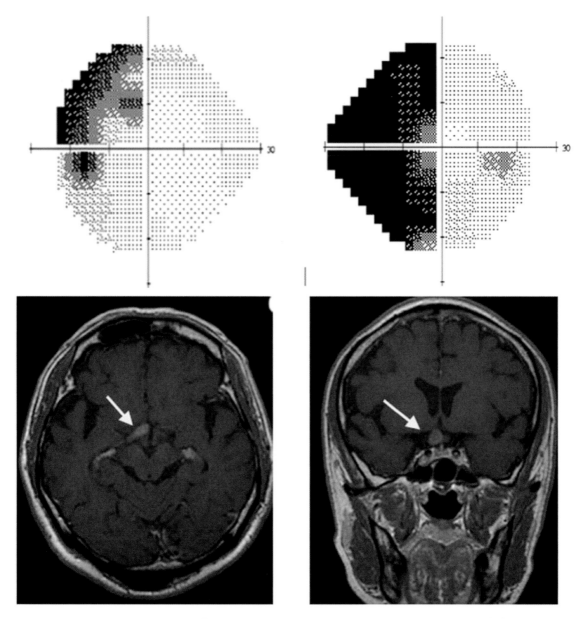

图 13.15   一例 77 岁的女性最初表现为左侧肢体无力，随后左眼出现看不到左侧的问题。视力正常，但存在左侧 RAPD。上图，视野显示一个非常不对称的左侧同向偏盲。患者随后进行了 MRI 检查。下图，T1 加权增强磁共振轴位（**左**）和冠状位（**右**）图像显示右侧视束增粗和强化（箭头）。患者随后被诊断为中枢神经系统淋巴瘤

不是所有的视束病变患者均有完全性同向偏盲。一些患者存在完全性或不完全性同象限盲或偏盲偏视。如前所述，这些视野缺损通常很不对称，还可能是暗点（图 13.14）。实际上，视束是视交叉后通路中发生同向暗点的两个位置之一；枕叶为另一部位。

视束病变患者除了同向视野缺损外，往往还附加有神经系统表现，因为损害视束的病变也可能损害邻近的神经组织。视束病变患者可能出现的神经功能缺损包括下丘脑症状和体征以及对侧无力或偏瘫。

外侧膝状体损害的定位诊断

影响外侧膝状体（lateral geniculate body，LGB）的病变远不如影响视觉传入通路其他部位的病变常见，但可能由多种不同的病因引起，包括血管疾病、肿瘤、炎症、脱髓鞘、外伤等。

LGB 的病变可能引起非对称性或对称性的同向视野缺损，这一缺损与视交叉后视觉通路其他部位的病变不同。特殊模式与 LGB 的独特解剖结构和血供有关。LGB 的背侧区域辅助黄斑功能，LGB 的外侧

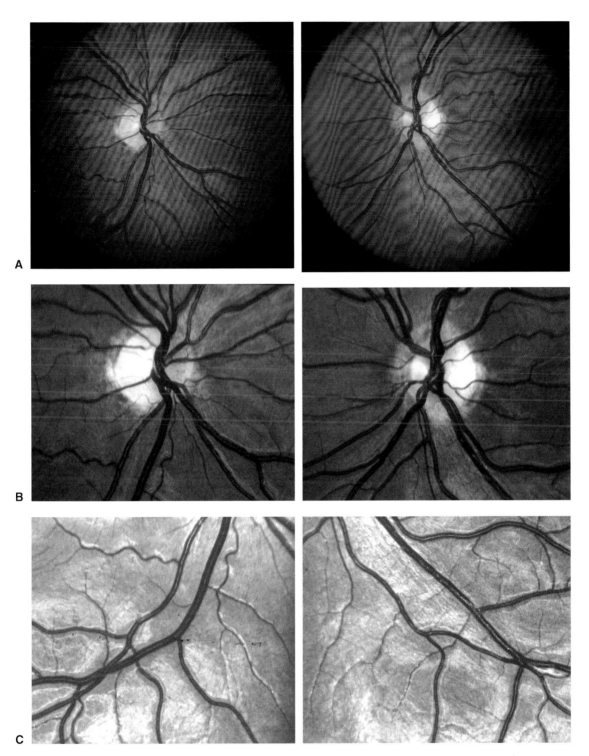

图 13.16　由于右侧视束病变引起的左侧同向偏盲患者的偏盲性视神经萎缩。**A**：右侧视盘（**左**）显示弥漫性的颞侧萎缩，由黄斑中心凹鼻侧神经节细胞的神经纤维丢失所致。左侧视盘（**右**）显示带状萎缩，由黄斑中心凹鼻侧的神经纤维丢失所致。**B**：无赤光（540 nm）照片显示左眼和右眼视盘萎缩的模式。注意左侧视盘的带状萎缩模式（**右**）。**C**：右眼颞下视乳头周围视网膜（**左**）显示弓状神经纤维相对缺失，而左眼下方弓状纤维束相对保留（**右**）。在右眼和左眼的颞上视乳头周围视网膜也有类似的发现

辅助上部视野，内侧辅助下部视野（图 13.18）。尽管 LGB 中复杂的视网膜定位结构可能导致同向偏盲、不对称偏盲，甚至（理论上）单眼盲的产生，但血管病变常常与 LGB 内特定的解剖范围相一致，并产生同向扇形视野缺损，事实上，这些缺损陡然倾斜的边缘相当对称。可能会出现两种相对一致的特殊视野缺损模式，最常见的原因是由两条特定动脉区域内的堵塞引起的 LGB 局灶性疾病。脉络膜外侧动脉流域的

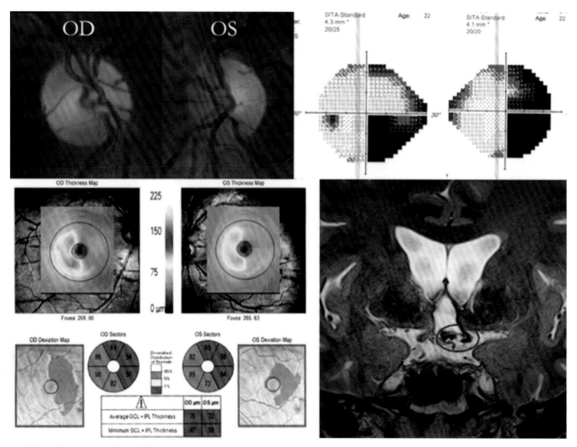

图 13.17 一例 22 岁男性，左侧视束动静脉畸形患者的检眼镜、视野、OCT 和 MRI 表现。**左上方**，检眼镜检查显示右眼有领结样视盘萎缩，左侧视盘相对颞部苍白。**右上方**，自动静态视野测量显示一个不对称的右侧同向偏盲。**左下**，OCT 显示相应的 RGC/IPL 复合体萎缩。**右下**，T2 加权冠状位 MRI 显示左视束受累（红色圆圈）

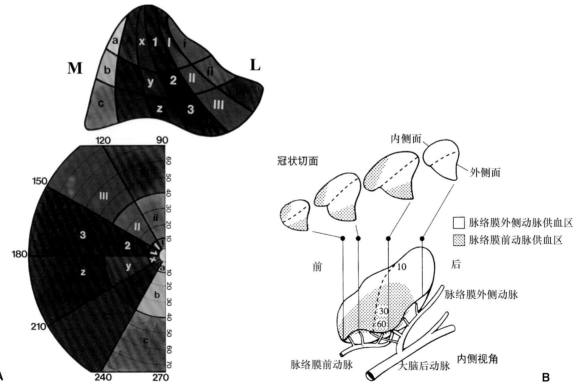

图 13.18 外侧膝状体的解剖和视野表现。**A**. 艺术家绘制的图画显示，视野的上部和下部分别位于外侧膝状体的外侧和内侧区域，而中央视野则位于外侧膝状体的中心。**B**. 艺术家绘制的外侧膝状体供血图显示，外侧膝状体的内侧和外侧区域（代表视野的上部和下部区域）由远端脉络膜前动脉供应，而外侧膝状体的中心（代表中央视野）则由脉络膜外侧动脉供应

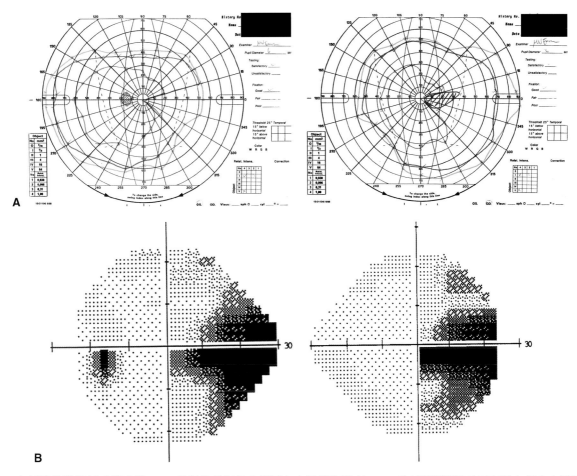

图 13.19　左侧脉络膜外侧动脉流域 LGB 的损伤引起的右侧同向水平线楔形盲。**A**：动态视野测量显示双眼右侧中央视野呈楔形丢失。**B**：自动静态视野检查显示楔形视野缺损的更多细节

缺血或其他损伤通常会引起同向水平扇形视野缺损（图 13.19 和图 13.20）。脉络膜前动脉远端供应 LGB 区域的缺血将导致双眼同向上部和下半扇形视野缺损，产生对称性同向四重扇形视野缺损（图 13.21 和图 13.22）。

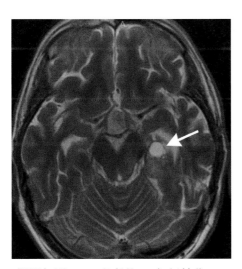

图 13.20　视野如图 13.19 患者的 T2 加权轴位 MRI。显示了一个边界清楚的累及左侧外侧膝状体的版本（箭头所示）

由于瞳孔运动纤维离开视束在上丘臂上行，LGB 病变患者的瞳孔反应是正常的（除非病变也损害视束或臂部）；因此，既无对侧 RAPD，也无瞳孔偏盲现象；然而，来自 RGC 的视觉轴突是 LGB 的第一个突触。因此，视网膜神经纤维层和视盘的扇形或偏侧萎缩发生在 LGB 病变损伤传入轴突的患者。当这些缺损与获得性同向视野缺损相关时，无论是对称的还是不对称的，都必须作为视束或 LGB 损伤的证据。

LGB 病变的患者常伴有与同侧丘脑或锥体束损伤一致的神经功能缺损的症状和体征。丘脑损伤可导致损伤对侧身体一侧明显的感觉受损，或患者主诉为病变对侧的中枢性疼痛。锥体束损伤引起对侧身体无力。

视辐射损害的定位诊断

视辐射是视交叉后视觉通路的一部分，它始于 LGB，并将视觉信息传递给纹状体皮质。它可能受到多个不同部位病变的损害，包括内囊、颞叶和顶叶。

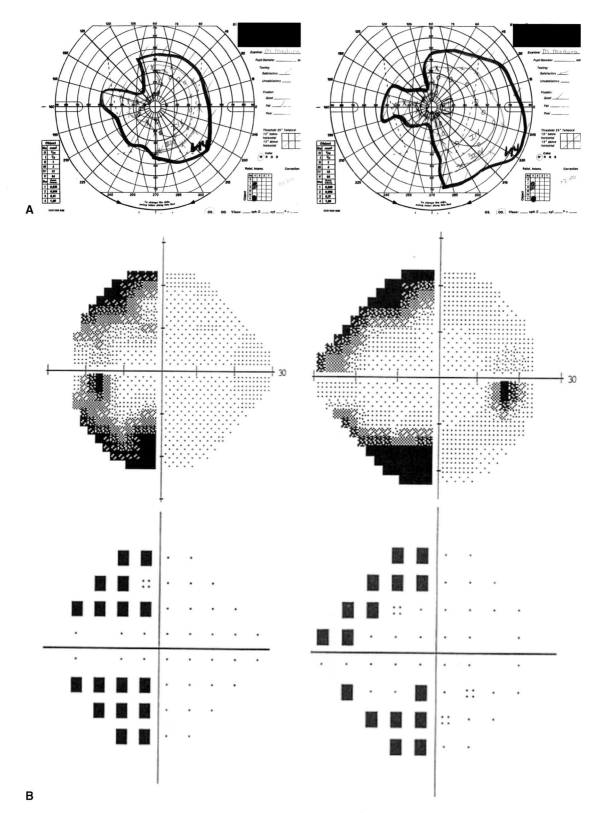

图 13.21　右侧脉络膜前动脉远端流域外侧膝状体受损引起的左侧同向四重扇形视野缺损。**A**：动态视野测量显示双眼中央视野回避的左侧上部和下部视野缺损。**B**：自动静态视野检查显示了视野缺损的更多细节

内囊病变所致损害

　　来自大脑皮质的传出投射纤维和进入大脑皮质的传入投射纤维穿过皮质下白质，在那里它们形成一个放射纤维团（即放射冠）向脑干会聚（图 13.23）。在每侧大脑半球的下内侧部分，投射纤维形成内囊，这

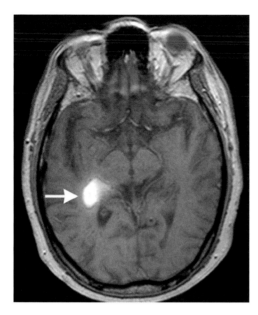

图 13.22　视野如图 13.21 所示患者 T1 加权增强 MRI　右侧外侧膝状体有一个高信号增强的病变（箭头所示），符合伴出血的海绵状血管瘤

是一个宽而致密的白质束，内侧为丘脑和尾状核，外侧为豆状核。传入纤维包括内囊后支的丘脑皮质束。传出束路包括内囊前支的皮质脊髓束和皮质脑干束，以及源于前额叶和中央前区的额桥束；后支包括源于颞叶和顶叶的颞桥束，以及发自 LGB 不进入脑干占

据内囊一小部分的视辐射。因此，内囊由进入或发自大脑皮质的所有传出和传入纤维构成。内囊最后方的部分是视辐射。内囊处视辐射中断的特点是表现为对称性、通常是完全性同向偏盲，常伴有接近内囊后支的丘脑皮质束纤维损伤后导致的对侧身体麻木。

内囊病变的其他眼部表现常包括短暂的眼向病变一侧偏移，对侧偏瘫侧的额肌和眼轮匝肌很少出现无力。血管原因占优势。内囊病变的其他眼部表现往往包括双眼短暂向病变侧偏移，对侧额肌和眼轮匝肌无力极为罕见。主要为血管性原因。

颞叶病变所致损害

颞叶病变，最常见的是肿瘤和脓肿，可能损害视辐射。此外，各种外科手术，如治疗颞叶癫痫的手术，可能导致无症状的同向视野缺损。

视辐射的最前方不延伸至颞叶的尖端。因此，颞叶最前端损伤或切除，可以不出现任何视野缺损。但同时，颞叶切除而不产生视野缺损的情况又是复杂多变的，表现为，对于一些 3 cm 左右的前颞叶切除或损害，尽管没有中断延伸的视辐射，部分患者还会出现视野缺损。一旦颞叶受损 3 cm 以上或损伤位于颞叶后方，大多数患者将出现同向偏盲。对于大多数患者，同向偏盲是不完全的，要么为上半象限偏盲，要

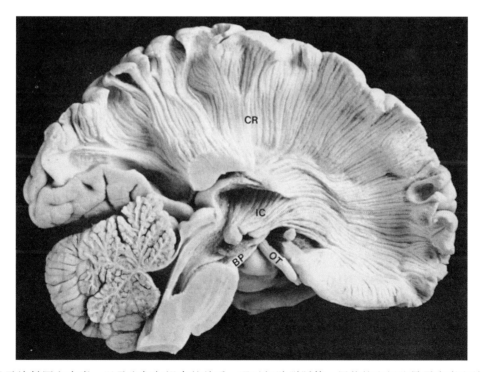

图 13.23　标本显示放射冠和内囊，以及它们与视束的关系。通过切除胼胝体、尾状核和间脑暴露内囊和放射冠。注意基底部的纤维通过邻近视束。CR，放射冠。IC，内囊。BP，基础脚。OT，视束（Reprinted with permission from Ghuhbegovic N, Williams TH. The Human Brain. A Photographic Guide. Hagerstown，MD：Harper & Row；1980.）

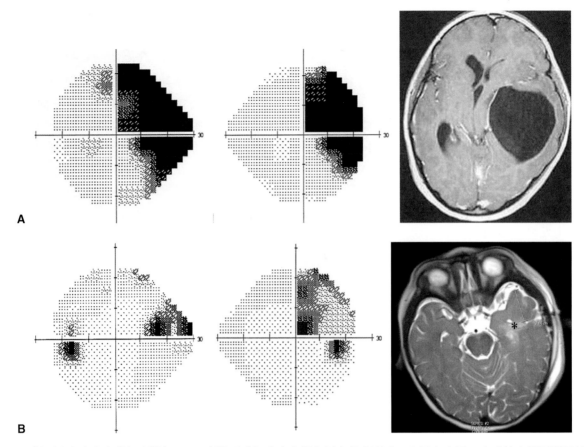

图 13.24　两例颞叶病变患者的视野缺损。**A**：囊性星形细胞瘤占据左侧大部分颞叶。左图和中图，自动静态视野测量显示右侧不完全性不对称的同向偏盲，上部更严重。右图，T1 加权增强轴位 MRI 显示巨大的囊性病变。**B**：一例左颞叶穿通伤（星号）。左图和中图，自动静态视野测量显示右侧不完全性不对称的上部视野缺损。右图，T2 加权轴位 MRI 显示致伤工具的穿通通道（星号）。注意病变在距颞极之后不到 3 cm 处

么是以上半象限为主的偏盲（图 13.24），反映了视辐射中 Meyer 环的解剖结构，即向颞叶前方围绕侧脑室颞角（图 13.1A 和图 13.25），全部由双眼上半视野的轴突构成（图 13.25）。如果病灶位于距颞极或颞叶切除 8 cm 以上，几乎所有的患者都有完全性同向偏盲。

颞叶病变的患者，除出现同向视野缺损外也可能出现视幻觉。幻觉通常是有形状的类型，包括有生命的（例如，人、动物）和无生命的（例如，花、树、建筑）物体。多为彩色，总是出现在病变对侧的半侧视野中。由颞叶病变引起的视幻觉可能使患者感到愉快或恐惧，并可能伴有听幻觉。

颞叶病变的非视觉表现常见。如果颞叶有占位性病变，头痛可能是突出的伴随症状。双侧 Heschl 横回的病变可引起皮质性耳聋，通常与失语相伴；单侧病变可能引起病变对侧的听力和声音辨别障碍。如果病变位于优势颞叶，患者可能难以记忆一系列的口语词汇，而如果病变位于非优势颞叶，患者可能会表

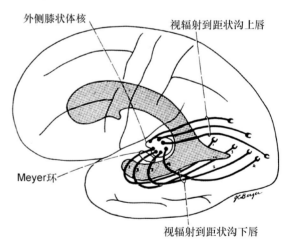

图 13.25　手绘图显示视辐射的通路。注意，负责上部视野的下方纤维向前并绕过侧脑室的颞角，而上部纤维则直接回到枕叶皮质

现出多种形式的听觉失认症。颞叶的任何病变都可以引起听幻觉或错觉。严重的语言障碍可由优势侧颞叶（通常是左侧颞叶）的病变造成。记忆障碍在这类患

者中较常见。

颞叶肿瘤常引起癫痫发作。这些癫痫的典型特征是情绪、思维和行为的短暂变化，表现为自动症，即所谓的复杂部分性癫痫或精神运动性癫痫。如果病变位于前方，直接或通过压力影响钩状回，即所谓的"钩回发作"，其特征性表现为有异常的味觉或气味的先兆（味觉幻觉），随后是口腔和嘴唇的异常运动活动。在此期间，患者不知道他或她的周围环境。

顶叶病变所致损害

顶叶病变可产生对诊断有辅助价值的眼部症状。主要影响下部视野的同向偏盲是由顶叶上部视放射损伤引起的（图 13.26）。这类视野缺损通常比颞叶病变产生的视野缺损更对称。由于整个视放射都穿过顶叶，大的病灶可能会产生完全性同向偏盲。

提示顶叶病变的神经眼科特征包括不完全的、相对对称的（或轻度不对称的）以下部损害为主的同向偏盲，强制闭合时眼睛向病变对侧的共轭运动（Cogan 征）以及当目标向病变一侧移动时的异常 OKN 反应。

异常反应是由于负责顶叶同侧追踪的纤维通路受损所致。当这些纤维受损时，患者向病变一侧的追踪能力较差。这种缺陷可以通过旋转 OKN 鼓（OKN drum）或水平运动 OKN 条纹（OKN stripe）从一个方向到另一个方向来消除；跟随向相反方向的重新注视扫视，诱发在鼓／条纹运动方向的重复快速追踪运动。

尽管在这个神经影像学时代，检查同向偏盲患者的 OKN 反应似乎并不重要，但是对于枕顶叶内肿瘤患者的监测却是非常有用的。不管影像显示什么，也不管医生相信什么，如果患者最初有水平对称的 OKN 反应，然后发展为不对称反应，这表明肿瘤已经从枕部扩散到顶部。这可能对患者的临床治疗具有重要意义。

注视反射的障碍足以干扰阅读能力，可能在其他症状出现之前就存在。这种障碍有时会在视野测试期间表现出来，尽管患者被反复指导如何做且患者也明显理解指示并愿意完成，但仍无法保持中央注视。由顶叶病变引起的其他类型的视觉障碍包括视觉忽视、视觉失认和文字识别困难。

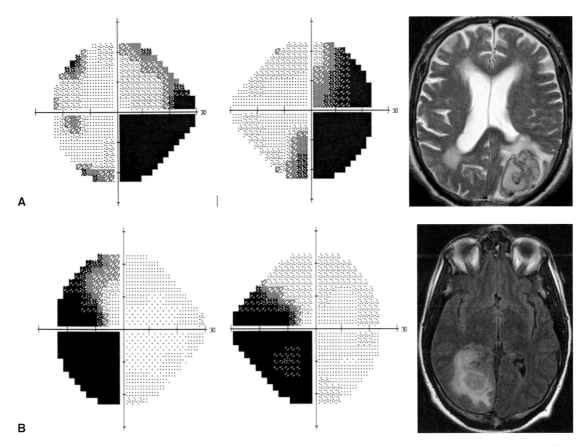

图 13.26　2 例顶叶病变患者的视野缺损。**A**：左顶叶胶质母细胞瘤。**左图**和**中图**，自动静态视野测量显示右侧不完全性不对称同向偏盲，下部严重。**右图**，T2 加权轴位 MRI 显示左侧顶叶存在一个周边水肿较大的占位病变。同时显示中度脑积水伴室管膜下水肿。**B**：右顶叶多形胶质母细胞瘤。**左图**和**中图**，自动静态视野测量显示左侧不完全性不对侧的同向偏盲，下部严重。**右图**，T2 加权轴位 MRI 显示伴周边水肿的占位病变

顶叶损害和同侧视野缺损的患者往往不能意识到他们的视野缺损。这种现象更多发生在非优势大脑半球（通常是右顶叶）病变时，但也可能发生在优势顶叶病变的患者中。在其他患者中，主要的视觉通路不受影响或受影响很小，患者忽略了对侧的视野缺损。

顶叶是大脑皮质的主要感觉区，特别是中央后回尤为重要。患者可能主诉为麻木，但更常见的是复合感觉异常的复杂问题，可以通过触觉、位置觉、立体觉和视觉空间的检查来证实。中枢后回的刺激性病变导致感觉性杰克逊癫痫发作，从与兴奋点病变相对应的对侧身体部位开始。麻刺感或麻木感会沿着肢体在皮质中对应的顺序扩散到身体的其他相邻部位。优势顶叶的病变可导致失语（通常为流利性）、失用症、失认症、失算症和失写症。累及优势顶叶的角回（即顶下小叶）的病变可能导致伴右侧同向偏盲的古斯特曼综合征（手指失认、左右定向障碍、失写症和失算症）。非优势顶叶病变可能导致结构能力受损、计算障碍，最常见的是注意力不集中或忽视。事实上，右侧半球损伤后的左侧空间忽视可能会加重左侧偏盲、偏侧感觉异常和偏瘫，导致预后不良。

枕叶和纹状皮质损害的定位诊断

影响枕叶的大多数病变是血管病变或外伤，以及肿瘤、脓肿和脱髓鞘，中毒性白质病变的发生率要低得多。中央和后部枕叶病变可引起同侧较一致的视野缺损，而前部枕叶病变则可引起对侧单眼视野缺损（见以下两部分）。

单侧枕叶中部及后部病变

枕叶中部和后部病变所致的视野缺损往往是偏侧的，通常也极为对称（图 13.27 和图 13.28）。这种情况下常见到黄斑回避现象（见"黄斑回避"章节）。枕叶顶端（枕极）病变导致的往往是暗点的视野缺损；当然，与某些视束病变患者中出现的同向暗点不同（参见"视束损害的定位诊断"章节），枕极病变产生的同向暗点非常一致（图 13.29）。尽管枕叶病变患者眼底检查正常是一个规律，但是对于所有外侧膝状体后病变导致长期损害的患者，OCT 可发现逆行变性的证据（图 13.30）。

单侧前部枕叶病变

由于每只眼的颞侧视野大于鼻侧视野，因此在视交叉后视觉感觉通路的各个部位，颞侧周边视野纤维与对应的该部位鼻侧纤维肯定是不对称的。

损害这些不成对的外周纤维导致单眼颞侧外部视野缺损。这种视野缺损呈新月样，其最宽范围在水平经线，从 60° 延伸到约 90°。因为这种视野缺损的特殊形状，具有这种视野缺损的患者被认为患有颞侧弧

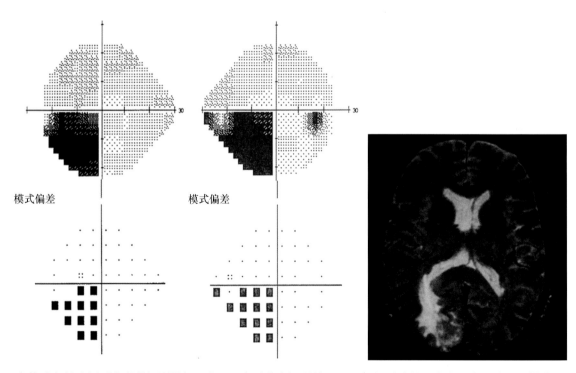

图 13.27　右枕叶急性脑梗死患者的视野缺损　**左图**，自动静态视野检查显示左侧对称性下半象限盲。**右图**，轴位 MRI 显示右侧枕叶伴水肿但无占位效应病变

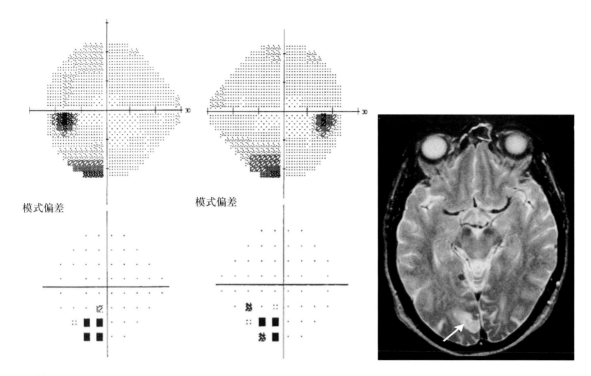

图 13.28　右枕叶小梗死患者的视野缺损。**左图**，自动静态视野测量显示小的左侧对称性下方同向暗点。**右图**，轴位 MRI 显示伴水肿但无占位效应病变

形（或新月）综合征（图 13.31）。虽然从理论上讲，视交叉或交叉后视路上的任何部位病变都可能产生颞侧新月样视野缺损，但实际上这种缺损只发生在纹状体最前部的病变，而纹状体后部皮质病变可能会保留全部或部分的颞侧弧形缺损（图 13.32）。

在诊断颞侧弧形综合征时，先需要牢记两个要点。首先，单眼周边颞侧视野缺损最常由视网膜病变引起，而非颅内病变。因此，对于考虑为颞侧弧形综合征的患者，应先在检眼镜下检查鼻侧视网膜周边部。其次，因为这些缺损开始于接近固定点大约 60°，中央视野测试（即使用大多数自动静态视野测量程序）不会发现这些缺陷（详见第 2 章）。

黄斑回避

在完全或接近完全性同向偏盲中，会出现双眼偏盲侧的中央视野部分被保留的情况，称为"黄斑回避"。在这种情况下，保留的视野区域范围从几度到接近 10°（图 13.33）。在这些患者中，黄斑保留最常见于纹状体皮质病变的患者；当然，它也可能发生在视交叉后视路任何部位的病变中。

纹状体皮质病变作为黄斑回避的病因还存有争议。已有三种理论假设来解释这一现象：①测试的伪影；②黄斑在纹状体皮质的双侧支配；③纹状体皮质尖端的双重血管供应。

毫无疑问，一些出现黄斑回避的病例是由于固视不准确所致。即使是对于正常人也不可能获得完美的固视，固视眼的生理运动非常轻微，以至于用普通方法无法检测到，这可能是导致垂直经线偏离中央区域至少 1°～2° 的原因。

组织化学研究表明，每个黄斑的一小部分可能在双侧枕叶都有对应。在垂直经线的两侧有一块鼻−颞重叠的小区域。在这一区域，一些颞侧神经节细胞到黄斑中心凹的轴突在视交叉进行交叉，一些鼻侧神经节细胞到黄斑中心凹的轴突未交叉。当然，仅仅存在这种重叠并不必然引起临床视觉后果。

事实上，大多数临床上确定的与枕叶相关的同向偏盲伴黄斑回避的病例都与纹状体后部皮质残留的未受损区域有关。枕叶皮质来自大脑后动脉和大脑中动脉独特的双重血液供应为这种独特损伤提供了机制。因此，在同向偏盲和黄斑回避的患者中，不仅病变的位置通常是枕叶，而且其发病机制通常是大脑后动脉供血区的脑梗死。

双侧枕叶病变

双侧枕叶病变可同时发生或连续发生。此外，由于此类病变除视觉症状外无其他神经功能缺损，因

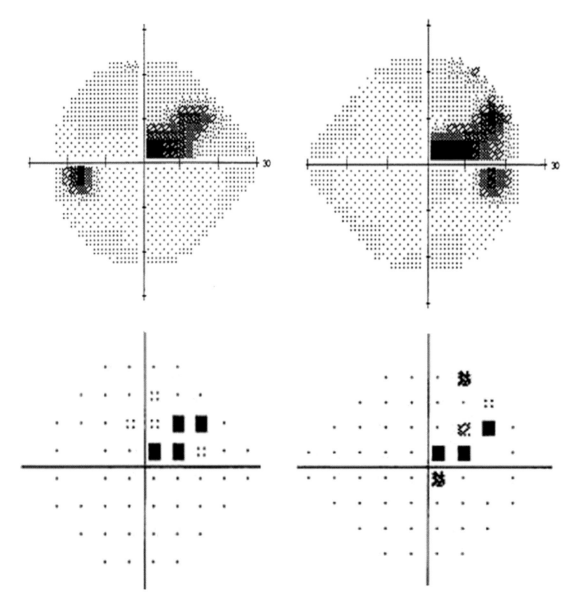

图 13.29　左侧枕极尖端小梗死引起右侧对称性同向暗点

此，对于单侧病变导致同向视野缺损的患者，在引起他们注意（例如，在常规眼科检查期间或患者发生机动车事故之后）之前他们可能不会意识到视野缺损，或直到患者经历了对侧枕叶类似事件，才导致更广泛的视野缺损。

双侧同向偏盲可发生于单个事件。在这些病例中，大多数患者在发病时出现完全的视力丧失（如，皮质盲），通常是短暂的、持续数分钟至数天，随后一侧或两侧的同向视野有一定程度的恢复。受累患者在每只眼垂直中线的相应两侧有相似形状的视野缺损，通常双眼视力正常，瞳孔和眼底正常，有正常的眼球运动，除非同时存在脑干病变。血管病因是这些患者视力丧失的主要原因。

更常见的是，由连续临床事件引起的双侧同向偏盲，本质上总是血管性的。在这种情况下，患者通常会经历无症状的急性不完全性或完全性同向偏盲，同时保留正常的视力和色觉，伴或不伴黄斑回避。稍后，从数周到数年不等，患者突然出现对侧的同向偏盲，同样伴或不伴黄斑回避。在第二次临床事件之后，患者可能失明或出现严重视力受损。

无论是同时发生还是连续发生，无论病因如何，双侧枕叶疾病均可引起各种双侧同向视野缺损：①完全失明；②一侧完全性偏盲，另一侧不完全性偏盲（图 13.34）；③一侧同向偏盲，另一侧象限盲（图 13.35）；④双侧同向偏盲伴双侧黄斑回避（图 13.36）。在这种情况下，存在显著的视野缩小和正常

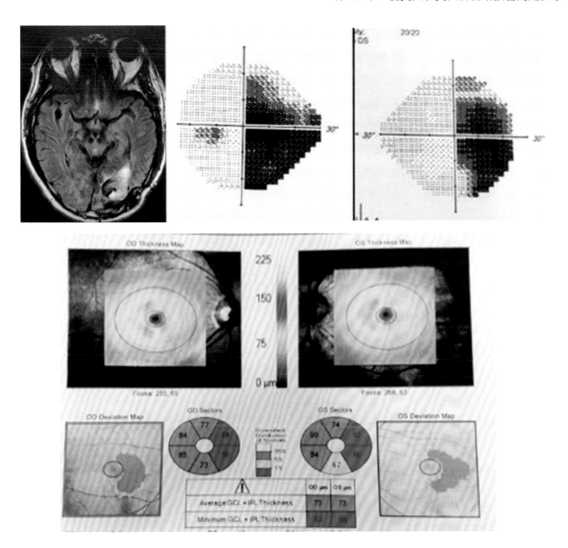

图 13.30　一例既往 2 年前左侧枕叶脑梗死的 54 岁患者 MRI、视野和 OCT 表现。**左图**，T2 加权（FLAIR）轴位 MRI 显示广泛的左侧枕叶萎缩。**右图**，自动视野测量显示几乎完全性右侧同向偏盲。**下图**，OCT 显示 RGC/IPL 萎缩，提示逆行跨突触变性

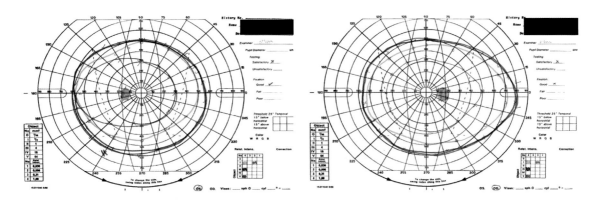

图 13.31　一例右侧前部枕叶梗死患者的颞侧新月样视野缺损。动态视野测量显示右眼（**右图**）具有有完整的周边视野，但左眼（**左图**）存在颞侧视野外侧（颞侧新月样）缺损

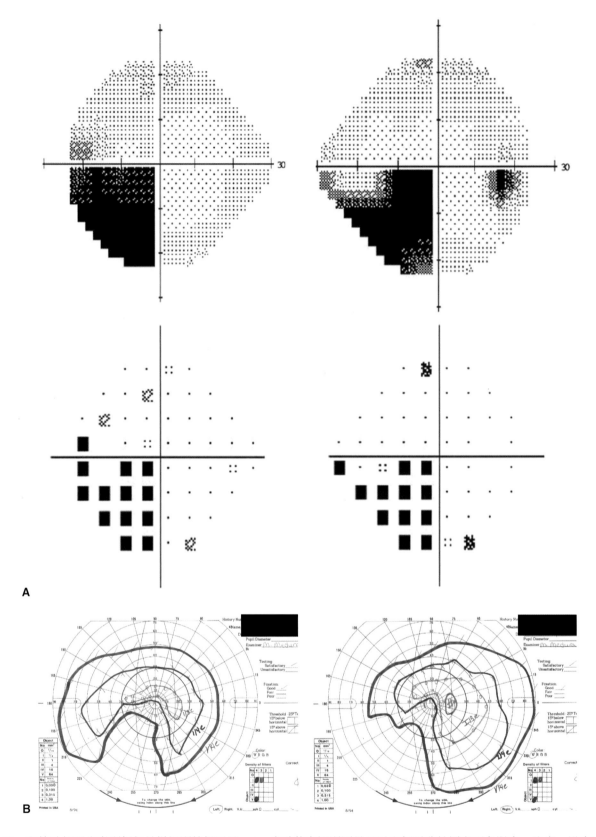

图 13.32 左枕叶梗死患者颞侧新月样视野缺损回避。**A**：自动静态视野测量显示左侧对称性同向下象限盲。注意，没有迹象表明左眼的视野缺损是暗点性的，因为只测试右眼 30 度和左眼 24 度外的颞侧视野。**B**：动态视野测量显示右眼下方同向象限盲，几乎保留了左眼全部的外周边视野（颞侧新月样）

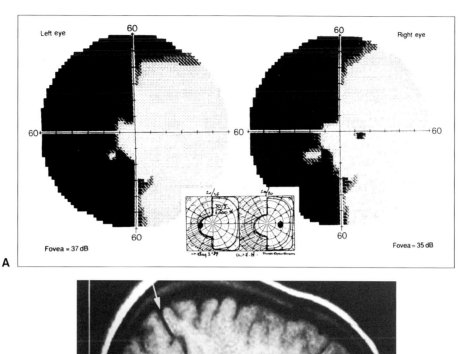

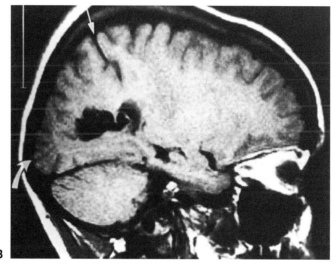

图 13.33　黄斑回避。一例 28 岁女性在异常严重的偏头痛发作后出现持续视野缺损。**A**：使用 Humphrey 视野分析仪的全阈 60 度视野检查显示左侧视野的中央 15 度是完整的。在插图中，在视野计屏幕上的视野图显示视野缺损将左眼的生理盲点一分为二。**B**：T1 加权矢状位 MRI 扫描右侧枕叶显示右侧距状皮质前部的动静脉畸形。病灶后缘距枕极 31 mm，标志着左眼盲点的大致位置。显示了距状沟（弯曲箭头）和顶枕沟（直箭头）脑沟（From Horton JC，Hoyt WF. The representation of the visual field in human striate cortex. Arch Ophthalmol 1991；109：816-824. Copyright © 1991 American Medical Association. All rights reserved. ）

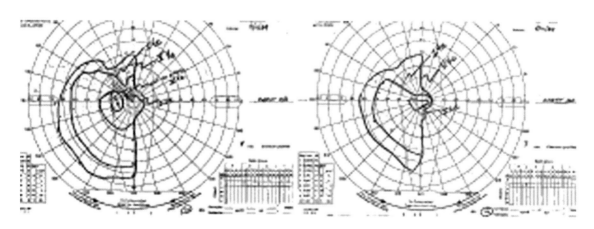

图 13.34　一例双侧枕叶同时发生脑梗死（左侧比右侧更广泛）患者的视野。动态视野测量显示完全性的右侧同向偏盲和不完全性对称性左侧偏盲

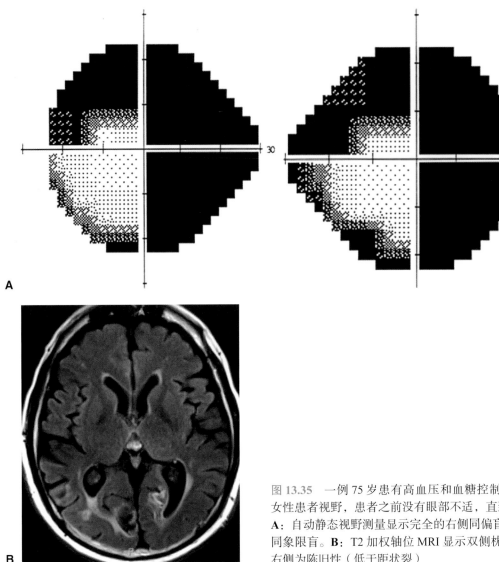

图 13.35　一例 75 岁患有高血压和血糖控制不佳的 1 型糖尿病的女性患者视野，患者之前没有眼部不适，直到突然右侧视力丧失。**A**：自动静态视野测量显示完全的右侧同偏盲和不完全一致的左上同象限盲。**B**：T2 加权轴位 MRI 显示双侧枕叶梗死，左侧为急性右侧为陈旧性（低于距状裂）

或接近正常的视力，患者可能被认为存在双侧视神经或视网膜疾病，甚至由于瞳孔对光反射相对正常，患者被认为是非器质性病变；⑤双侧同向暗点，伴或不伴黄斑回避（图 13.37）；⑥当患者出现双侧象限缺损，即"交叉象限"的同向缺损，由于一侧影响距状裂上唇的上部枕叶，另一侧影响距状裂下唇的下部枕叶。这种视野缺损也被称为"棋盘格"视野，很少发生，通常发生在连续而不是同时发生的梗死之后（图 13.38 和图 13.39）。

除了上文所述的同向视野缺损外，外伤、梗死以及很少累及双侧枕叶的肿瘤都可能产生双侧上方或下方的重度视野缺损（图 13.40）。虽然血管损伤可以产生上方或下方的视野缺损，但外伤性损伤（最常见来自枪击伤）通常只造成双侧下方重度的视野缺损；如果因为损伤枕叶的下半部，会产生双侧上方的重度视

野缺损，常常由硬脑膜静脉窦或窦汇撕裂导致，几乎都是致命的。

皮质盲和大脑盲

"皮质盲"是指双眼因纹状体皮质受损而丧失视力"大脑盲"是一个更广范畴的术语，指由于 LGB 后双侧视路的任何部分受损导致的失明。因此，皮质盲是大脑盲的一种形式。

大脑盲和（或）皮质盲的基本特征是：①双眼视力丧失；②瞳孔对光反射和会聚运动（近反射）保留；③经检眼镜检查确定双眼正常结构的完整性（产前、围产期或长期损伤所致失明的患者除外）；④全部眼外肌的各向运动保留，除非同时损伤眼球运动结构。

一些学者认为，只有当视力为光感或无光感时，双侧外侧膝状体后视力丧失的患者才应被称为大脑盲

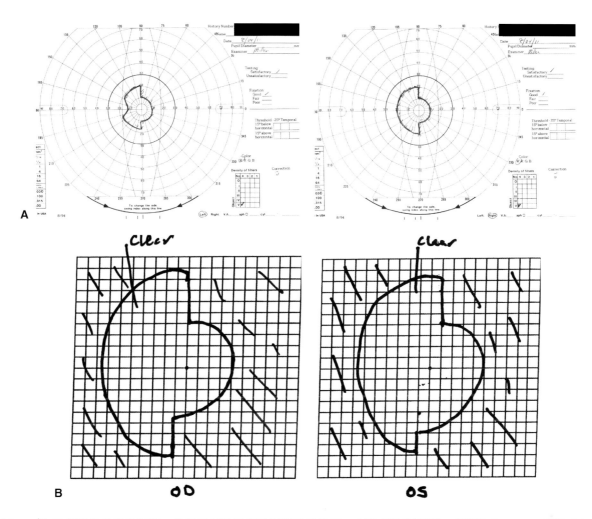

图 13.36　一例 67 岁男性患者的视野。患者双侧枕骨极受到严重外伤后，主诉"管状视野"。双眼视力 20/20，瞳孔对光反应正常，眼底正常。最初被认为是非器质性视力丧失。**A**：动态视野测量显示双眼视野明显缩小，实际上是因为双侧同向偏盲伴黄斑回避。注意左右两侧残留视野的对称性。**B**：同一患者的 Amsler 方格表测试

或皮质盲。其他学者修订了这个定义，增加了任何水平的视力下降都可归为大脑盲，只要双眼的视力是相当的（前提是没有前部视路的叠加异常）。

　　缺氧或缺氧累及枕叶是导致大脑盲的主要原因（图 13.41）。这种损害多数是双侧的。在多数情况下，这种在大脑后动脉分布区域的梗死最初可能症状不明显，但这种先前无症状的偏盲在对侧损伤发生后，将导致完全性的皮质盲。梗死最常见的机制是来自心脏或椎基底动脉近心端血管的脑栓塞。长期低灌注可引起顶枕交界处双侧分水岭梗死的大脑盲。

　　如表 13.1 所示，除梗死外，多种疾病均可导致大脑盲。由这些临床事件或疾病导致大脑盲的损伤机制并不完全清楚，但血管功能不全在大多数情况下起着重要作用。

　　在某些情况下，大脑盲是暂时性的。特别是对于

椎基底动脉系统短暂性脑缺血发作缓解、高血压脑病综合征随着血压恢复正常、去除表 13.1 中所列的一些有毒物质以及外伤后的患者。无论病因如何，儿童大脑盲总比成人更容易恢复。在极少数情况下，短暂性大脑盲可继发于癫痫或作为发作性症状。由于局灶性病变可能是发作性黑蒙的原因，我们推荐对于所有患者都应进行 MRI 检查。我们还强调，即使失明持续数天，这种发作或发作后失明都可以完全恢复。

　　皮质盲患者意识不到自己视力缺损的情况并不少见。这种否认失明的情况称为失认症或安东综合征。该综合征很少发生于枕叶疾病以外原因导致失明的患者，如白内障、视网膜病变或视神经萎缩。安东综合征的解释尚不完全清楚，在不同的病例中可能有所不同。很可能在一些大脑盲或皮质盲患者中，负责视觉图像识别和解释的不同的大脑区域都有损伤。这些患

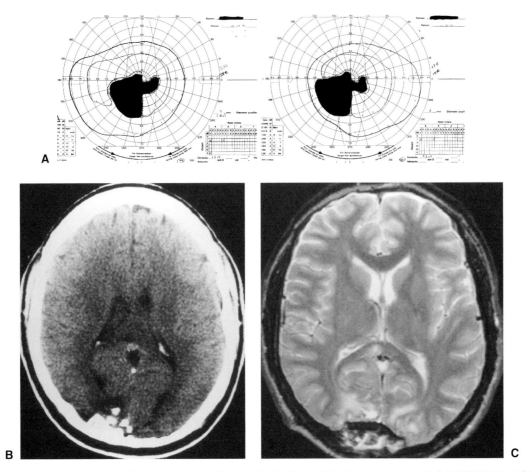

图 13.37 一例 40 岁男性因枕部脑外伤伴压缩性颅骨骨折和视觉主诉（双眼视力 20/20）。**A**：动态视野测量显示非常对称的双侧同向暗点。**B**：CT 轴位扫描显示右侧枕极病变，但是轴位 MRI（**C**）证实双侧枕极受累

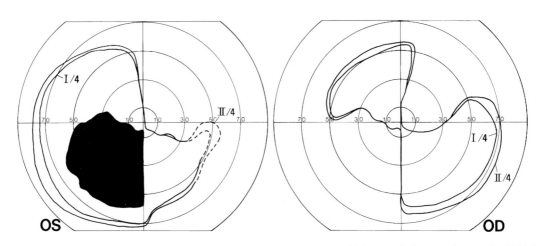

图 13.38 交叉象限（棋盘）盲。一例患有基底动脉疾病的 70 岁女性突发视野缺损。注意右上视野和左下视野的象限缺损，在注视点附近有对称性狭窄的峡部。还要注意左颞侧新月样视野的保留

者否认失明不是由主要视路损伤引起的，而是由大脑的另一个区域的损伤引起的。在其他患者中，否认视力丧失可能反映了情绪或精神异常，也可能代表记忆障碍。

枕叶损害的其他视觉特征

一些同向偏盲的患者，尤其是枕叶血管闭塞的患者，主诉在其偏盲视野中出现光幻觉（闪光或亮点），特别是在疾病早期。这些患者多数视野缺损得以恢

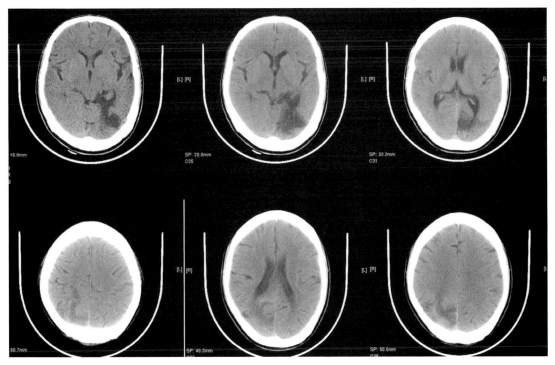

图 13.39　CT 轴位扫描患者（图 13.38 所示视野缺损）显示双侧枕叶梗死。请注意，右侧梗死位于枕上叶距状裂上方，而左侧梗死位于枕下叶距状裂下方。这解释了交叉象限（棋盘）盲

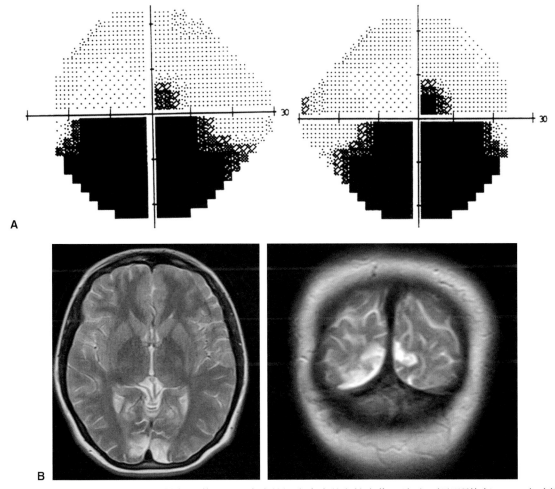

图 13.40　一位 81 岁男性患者的严重视野缺损，他经历了完全性视力丧失的急性发作，随后上部视野恢复。**A**：自动静态视野测量显示双侧下方重度视野缺损。检查显示视力正常，瞳孔对光反应正常，除轻度黄斑玻璃膜疣外，眼底正常。**B**：轴位（左）和冠状位（右）MRI 显示双侧枕部脑梗死

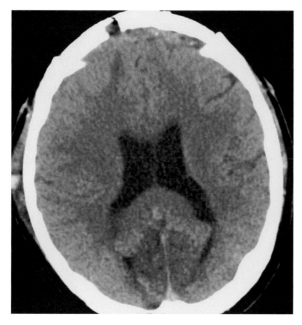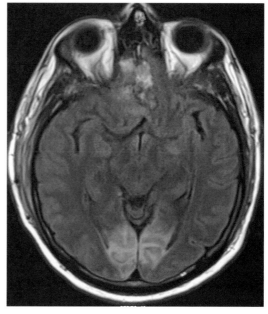

图 13.41　一例双眼失明患者的轴位 CT（**左**）和 MRI（**右**）扫描。该患者在手术切除脑膜瘤后类固醇逐渐减量时出现双侧失明。尽管瞳孔对光刺激反应正常，眼底也正常，但患者最初双眼都没有光感。他还患有安东综合征，向护理人员和医生表示他没有视力丧失，但在对患者进行评估时，患者无法识别呈现给他的任何物体，无法找到盘子上的食物，或者辨认他接触过的任何人（除非他们说话）。随后，他恢复了一些发现左侧半侧视野中运动的物体的能力（Riddoch 现象）

复，提示这种光幻觉可以被视为预后良好的症状。视觉联合交界区初级皮质损害可能是这些视觉症状的根源，该区初级视觉皮质功能从正常被抑制的输入状态中释放出来。

纹状体外皮质病变所致的视野缺损

有人提出，纹状体外皮质（即 Brodmann 区 18 和 19）的损伤可引起视野的同向偏盲。事实上，一个 V2/V3 病变不仅可能足以造成视野缺损，而且可能是造成严格遵循水平线的象限盲的主要原因。

视知觉的分离

在本书的第 14 章中，我们讨论初级视觉皮质之后视觉加工障碍的定位诊断。由于这些障碍很多是由枕叶纹状体外皮质病变所致，这里需要着重提几个较为突出的综合征。

人类视皮质特定结构与特殊功能相关。例如，前额叶皮质的舌回和梭状回中的一个区域对应于猴子的 V4 区域，负责对颜色的感知。该区域的病变可能不引起视野缺损，但会造成对侧视野的后天色觉障碍。视动的特殊功能区域定位于颞顶枕交界处，该区域对应于猴子的 V5 区域。该区域的病变，尤其是双侧病变，可引起视动觉的选择性障碍，而无视野缺损，也

无非视动觉的障碍（如，通过声音和触觉刺激感知后的运动）。

在部分患者中，枕叶的损伤导致患者不能发现偏盲视野中非运动的物体，但保留发现偏盲视野中运动物体的能力。这种静-动分离现象，也称为里多克现象（Riddoch phenomenon），可能具有预后意义，因为它存在通常意味着可以预期会发生某种程度的恢复。静-动分离现象不是仅限于枕叶损伤的病理现象，它也可能发生于视神经和视交叉病变的患者，以及交叉后视路至枕叶损害的患者。事实上，对于同等大小、形状和亮度的运动物体和静止物体，正常人对运动物体的感知会更好。这也在一定程度上解释了为什么静态视野测量比动态视野测量更能够敏感地识别微小的视野缺损。

里多克现象是被称为"盲视"视觉现象范畴的一种形式。一些枕叶广泛损害患者似乎还保留了原始视觉的形式，涉及对视觉刺激物的感知，而不仅仅是对运动的物体。大多数患者在没有真正"看"的情况下，有意或无意地意识到了一种观察、指向、检测和辨别的能力。在多数情况下，盲视很可能是 17 号岛区保留的结果。当然，在某些情况下，盲视是反映非纹状体视觉通路的真实现象，它反映了非纹状体外皮质投射通路和视网膜丘脑投射通路通过丘脑后结节核

到达视觉相关皮质区域。

另一种视知觉分离是单侧注意力不集中或忽视综合征。如果用常规方法对这种缺陷患者进行检查，可能会出现正常视觉功能的结果，因为这类患者能够用任一只眼的半侧视野准确地感知目标。但是，当测试物体同时出现在每个眼的左右半侧视野时，患者只能发现在病变同向半侧视野中的测试物体。这种现象被称为视觉消失，可能发生在顶叶或枕顶皮质以及若干个不同的大脑区域受损之后，反映了存在于体外空间调解定向注意的复杂综合网络。

枕叶疾病的非视觉症状和体征

除视觉系统外，枕叶的病变通常无症状；当然，一些枕叶梗死的患者可以出现病变同侧的头部、额部或眼睛的急性疼痛，推测因三叉神经分布的后部硬脑膜结构和眶周区域受累。同向偏盲的患者也可能主诉平衡障碍，即感觉他们的身体向偏盲的一侧摇晃。这种所谓的"视觉共济失调"可能反映了来自完整半视野的无对抗的视觉强直输入，而不是真正的前庭损害或忽视所致。

如果大脑后动脉近端闭塞，枕叶梗死患者可能会出现内囊后支或大脑脚受损导致的偏瘫、后部顶叶和颞叶结构受损的语言功能障碍，以及同侧丘脑受损的症状。类似的表现可能出现在经历"胚胎型大脑后动脉"闭塞的患者，其起源是同侧颈内动脉而不是基底动脉。约 20% 的正常人中存在胚胎型大脑后动脉。此外，这种情况通常见于严重动脉粥样硬化患者，可能还有其他椎基底动脉供血不足的证据，包括与腹侧脑干受损相关的眼球运动异常。发生此种双侧同向偏盲的患者，可能比因双侧视网膜或视神经疾病导致的失明患者的损害更严重。这些患者在康复方面存在重大问题。

枕叶肿瘤可能因其占位效应而引起非视觉症状表现。头痛是最常见的症状，发生在高达 90% 的患者中。其他症状和体征包括恶心和呕吐、共济失调、通常为无定形的幻觉（例如，闪光，几何状）、癫痫发作和精神状态改变。这些症状多是与颅内压升高有关的非局灶症状。

同向偏盲的治疗与康复

部分同向视野偏盲的患者能够自发恢复，特别是在脑损伤后的 3～6 个月以内。尽管成人大脑皮质有一定的可塑性，但视野缺损患者的预后康复始终较差。引起同向偏盲病变确切的解剖位置似乎并不影响功能预后；然而，相关的神经功能缺损越多，康复就越困难，功能表现也就越差。这些患者中大部分为高龄，这一影响因素导致存在认知、感觉和运动功能缺陷的正常个体也会出现功能改进不佳。最后，忽视，特别是对于非优势半球病变患者，也妨碍了康复治疗。

多种技术可能有助于同向偏盲患者的治疗和康复。这些技术通常具有两个目标（改善现有视野和扩展现有视野）之一。

在改善现有视野方面，对于正常从左向右阅读却因左侧偏盲导致阅读困难的患者，可以提供一个"阅读屏"——一个开口可调的黑屏，帮助患者找到每行文字的开头。当然，将标尺或其他直边物体放置在每一行文字下，或让患者将手指放在每行文字的开头，也可以达到同样的效果，这样他 / 她就可以用本体感觉来确定看哪里。对于正常从左向右阅读却因右侧偏盲而导致阅读困难的患者，"反向眼镜"可以有助患者从右向左阅读。当然，将手指放在文本的右边缘也同样有用。

另一种用于帮助同向偏盲患者改善他 / 她现有视野的技术是拓展扫视训练（explorative saccadic training，EST）。该方法使用带有软件程序的笔记本电脑，软件程序可生成随机数字数组（数字 0～9，12 号 Ariel 字体）。这些数字以相等的概率出现在盲侧和看得见的半侧，患者需要将鼠标光标移动到预定义的数字上。一旦光标经过数字，程序就会发出声音，数字变成红色的美元符号。已经表明，EST 改善了偏盲方向的扫视行为、搜索和场景探索，并且这种改善与日常生活中各种活动的主观改善相关。

还有一种"注意训练"技术用于改善同向偏盲患者的现有视野。该方法使用一种仪器，该仪器具有两个水平阵列，一个在另一个的上方，由在注视点两侧相同数量的不同颜色的灯组成。最初，一盏灯亮起，嘱患者通过眼球运动和（或）头部运动来找到亮的灯。一旦患者完成了这一任务，两盏灯同时开启，嘱患者找到距离中心最远的灯。这种类型训练的好处尚未得到证实，其结果可能并不优于患者随时间的自然恢复。

最后一种帮助同向偏盲患者改善现有视野的方法是放置单眼扇形菲涅耳压式棱镜。棱镜放置于水平的上方和下方（图 13.42），它对所有的注视角度都有效，并被证明是非常有用的，特别是对没有其他神经功能缺损的患者。

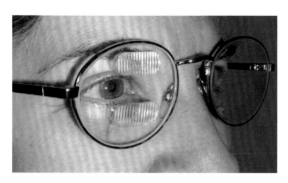

图 13.42 单眼扇形菲涅耳压式棱镜治疗完全性同向偏盲。棱镜放置于水平的上方和下方，对所有的注视角度都有效，并被证明是非常有用的，特别是对没有其他神经功能缺损的患者

一些研究者认为，不完全性的同向偏盲患者可以通过所谓的视觉恢复治疗（visual restoration therapy，VRT）来扩展其现有视野。VRT 是基于中枢神经系统的可塑性假设（甚至成人），该假设认为通过刺激邻近损伤区域的、存活的、但正常情况下无功能的视觉神经元，将诱导这些神经元发挥正常功能或接管邻近区的死亡神经元。使用这种技术，研究人员发现将现有视野扩大了 5°～ 10°；然而，主观视觉改善或日常生活活动能力的提高与视野范围的扩展之间的相关性尚不足。确实，一些学者认为所谓的视野扩展实际上是通过训练过程引起的固视变化。如果 VRT 完全有效，它最适合具有良好中央视野而无其他神经功能缺损的偏盲患者，不适合期望值过高、合并其他神经功能缺损（特别是合并同向忽视）、较差视力和（或）完全视野缺损的患者。

总之，对于同向视野缺损的患者来说，目前还没有一种完美的视觉康复方法，不管这种视野缺损是孤立的还是伴有其他的神经功能缺损。尽管如此，一些相对简单的方法可以用于辅助这些患者。

14

中枢性视觉功能障碍

蔺雪梅 译 赵颖 校

本章讨论由视皮质和白质联系纤维损伤引起的行为障碍。这些症状通常被称为"中枢性视觉障碍""大脑性视觉障碍"或"高级视觉障碍"。随着测量视觉功能障碍、对大脑行为成像、恢复脑损伤患者的视觉功能障碍，甚至用假肢刺激盲人的视觉皮质来创造视觉感觉这些新技术的发展，人们对视觉功能障碍的理解不断提高。

视觉曾一度被认为是一个连续（或层次化）的过程。视觉信号在从视网膜到大脑的逐级传导过程中被改变或增强，直到物质世界的图像以某种方式出现在意识感知层面上。后来，人们清楚地认识到，串行处理只是大脑处理视觉信号的几种机制之一。灵长类的视觉系统从视网膜开始存在几种机制的并行处理。不同类型的视网膜神经节细胞被专门用于转导不同类型的物理信号，并产生不同的通道。这些通道在从视网膜到皮质的不同层面上相互交流，在视觉感觉系统的早期和晚期之间也存在着正反馈和负反馈性的联系。视觉功能不仅仅是一系列的处理过程，它被解释为同侧半球特定大脑区域间和经过胼胝体区的多重交互作用。因此，中枢性视觉障碍可以解释为干扰了复杂互联网络中不同区域或路径的加工过程的结果。

视觉传入分离

灵长类视觉系统中视觉传入的功能性分离已被充分证实（图 13.25 和图 14.1）。视网膜信息通过一组专门用来传递特定类别视觉信息的通路发送到皮质神经元。例如，**小细胞通路**或 P 通路因其通过外侧膝状体（lateral geniculate body，LGB）的小细胞层 3～6 层与猴类纹状体皮质（V1 区）联系而得名，其特征是具备颜色拮抗和传递持续信号的慢速传导轴突。该通路对位于枕叶下部和邻近颞枕区的次级视觉皮质区，如 V4 区和颞下（inferior temporal，IT）区，有强烈的投射。这些区域位于腹侧或颞叶皮质通路（"what"通路）上，被认为在色觉、亮度、立体视觉和图案识别的感知中发挥作用。相比之下，**大细胞**通路或 M 通路的特点是大的、快速传导的轴突，传递更多瞬时视觉信号的信息。这条通路连接到视觉相关皮质区，包括中颞区（middle temporal，MT）和内侧颞上区（medial superior temporal，MST）。这些区域位于背侧或顶叶皮质通路（"where"通路）上，被认为用来分析全景图中物体的空间定位和运动（图 14.1）。

对大量存在视觉皮质及其联系区域局灶性病变患者的数据进行分析，得出一个总的概念，即背侧和腹侧视觉处理路径是分离的。例如，下部视觉皮质和相邻的颞区受损会损害图案识别和学习，导致物体和面孔的失认（面孔失认症），或无法阅读既往认识的文字（失读症）。它还可以减少对侧视野中的色觉感知——即大脑性色盲。相比之下，上部视觉皮质和相邻顶叶皮质受损会导致时空分析障碍——即无法判断物体的位置、距离、方位、大小或运动，以及视觉引导下的眼和手部控制能力的显著障碍。Balint 综合征就是一个突出的例子。

每一个主要分区都可能有功能上的细分。此外，虽然背侧和腹侧视觉皮质与不同的行为上的功能分离有关，但越来越多的证据表明，这两个主要分区也有重叠的功能。

盲视和残余视力

一些因 V1 区病变导致同向偏盲的患者，在完成简单的迫选检测任务或定位任务（如检测手指指向或眼球运动到偏盲视野中目标的准确性）中，其表现优于随机性。这些患者中的一些人完全否认他们有看到定位物或检测物，因此被称为**盲视**。这种现象不同于 V1 区中少量备用神经元可能产生的残余视力，此时需要进行精确的解剖分析和临床评估，以确保这类视觉功能较差的患者被误认为盲视。

在对盲视的研究中，其主要的假设考虑到这种现象代表了平行于视网膜-外侧膝状体-距状裂系统的另外一条视觉通路的残余功能。最初认为是涉及到

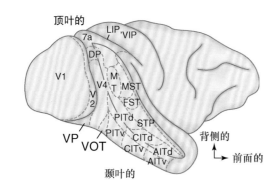

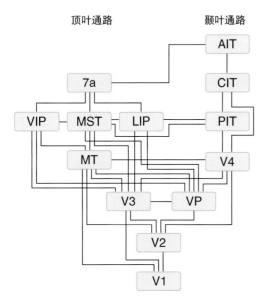

图 14.1　非人灵长类动物大脑皮质视觉功能的平行通路。视觉区域之间的边界由细虚线表示。颞上沟已打开以显示看不见的区域。内侧半球未显示。下图显示了从 V1 区（初级视觉皮质）到顶叶通路（包括 MT 区）和颞叶通路（包括 V4 区）的流程图。神经元编码的视觉信息在这些不同区域之间差异很大。人脑可能会有类似的结构。7a，Brodmann 区；AIT，前颞下区（d，背侧部分；v，腹侧部分）；CIT，中颞下区（d，背侧部分；v，腹侧部分）；DP，背顶叶区；FST，颞上区基底部；LIP，外侧顶内区；MST，内侧颞上区；MT，中颞区；PIT，后颞下区（d，背侧部分；v，腹侧部分）；STP，上颞多感觉区；V1，视觉 1 区（纹状皮质）；V2，视觉 2 区；V4，视觉 4 区；VIP，腹侧顶内区；VOT，腹侧枕颞区；VP，腹后区（Reprinted with permission from AAAS, Maunsell JHR. The brain's visual world：representation of visual targets in cerebral cortex. Science 1995；270：765-769.）

上丘的一条通路，但最近的数据则表明是累及大脑皮质的 V5/MT 区。不过，现阶段仍然很难完全排除 V1 区中少量神经元剩余活动的影响。在人类身上，活体中造成完全的损伤是不可能实现的。因此，对灵长类动物 V1 区进行永久性完全损伤的手术前后，使用功能性磁共振成像（functional magnetic resonance

imaging，fMRI）检查，结果表明在受损的半侧视野中发放刺激，可以使得大脑 V4 区呈现微弱的持续激活现象。这些发现仍然需要进一步的实验来证实和扩展。

还有一些关于盲视的解释，并不涉及上述提及的平行路径。盲视可能反映了一种被称为**标准转换理论**的测试现象。在这种现象中，当患者被要求在检测任务中回答"是"或"否"时，更倾向于使用相当保守的标准，但当被迫在有差别性的范例中选择一种备选答案（如猜测）时，则倾向于使用更宽松的标准。此外，试图确定偏盲患者是否存在盲视的研究必须消除所有潜在的测试伪影，包括固定不足、光散射、非视觉线索和目标的非随机呈现。

即使盲视确实是存在的，患者偏盲侧视野中的视觉辨别力也不如正常侧视野中的准确，并且更具多变性。盲视或残余视力患者的视觉功能范围是令人印象深刻的，包括对空间位置的感知以及对形状、方位、颜色和运动的辨别。这类患者视觉能力的保留或破坏并没有明确的模式。在自然发生的人类病变始终存在的可变性中，盲视谱的可变性可能具有一定的解剖学基础。纹状皮质的大多数病变也会累及一些纹状体外部区域，但受影响的程度和区域因患者而异。事实上，并非所有皮质性视野缺损的患者都有盲视。一些患者出现盲视而另一些患者没有发生的机制尚不清楚。盲视的存在与否可能反映病变解剖结构的差异，但这一点尚未得到证实。一些研究发现，盲视只出现在儿童期发生偏盲的患者中，因为在这一时期的神经可塑性可能更大，但该结果尚未在其他研究中得到证实。这种仅在儿童期发生盲视的结论与在老年患者中进行训练可以导致盲视的报道是矛盾的。如果盲视确实存在，那它也是罕见的。

大脑性色盲

大脑性色盲，也被称为中枢性色盲，是一种由视觉皮质损伤引起的罕见色觉感知缺陷。患有大脑性色盲的一些患者诉说颜色看起来暗淡、错误或不太明亮，而另一些患者则抱怨他们眼中的世界是完全无色的，物体的颜色以灰阶形式出现，就像旧的黑白电影一样。"大脑性色盲"一词可能包括各种程度的大脑性色觉缺陷，但我们认为这个词最好用于形容那些最严重的病例，而**大脑性色觉障碍**一词则适用于有残余色觉感知能力的患者。

无论是大脑性色盲还是大脑性色觉障碍，都有可能是一种主诉或者在皮质盲的恢复过程中发生。最常见的情况是椎基底动脉缺血进而影响到供应枕叶的大脑后动脉血供。其他原因包括单纯疱疹病毒性脑炎、脑转移瘤、复发性局灶性癫痫和伴有视觉皮质受累的痴呆。短暂性色盲或色觉障碍也可作为一部分偏头痛的先兆而出现。

解剖和功能成像研究表明，颜色是由一个庞大的结构网络处理的，包括 V1、V2、V3、V4（特别强调）和 IT 区。但是，导致大脑性色盲的病灶则相当局限，通常影响枕叶腹内侧区的舌回和梭状回（图 14.2）。舌回中 1/3 或侧脑室后角后面的白质病变被认为是致病的关键。双侧病变是完全性色盲的必要条件；右边或左边的一侧枕叶病变可导致半侧色盲。

大脑性色盲的常见伴随症状有上方同象限偏盲、视觉失认症和获得性失读症。**象限盲**可以是完全的，也可以是不完全的，但不论是哪种情况，色盲都会影响病变对侧（即与视野缺损同侧）视野中未受损的下方象限。**视觉失认症**——指的是尽管患者视觉感知能力良好，但仍无法识别以前熟悉的物体或仅凭视觉来识别新物体，也可见于大脑性色盲，尤其是在双侧病变患者中。这类患者的表现包括**面孔失认症**，即对面孔失认表现最为突出，**空间失认症**或空间定向障碍，即患者往往迷失在熟悉的视觉环境中，部分原因是无法识别以前熟悉的地标。一些患者则表现为**纯失读症**，也被称为失读无失写症，即先前具有读写能力的患者丧失了阅读能力（参见"获得性失读症"一节）。大脑性色盲可能伴有视觉记忆缺陷，甚至是全面性失忆症，这取决于病变累及颞叶更前部和近中线结构的范围。

在解释大脑性色盲患者时需要注意，应当把对颜色命名和关联的评估与颜色感知测试区别开来。这是鉴别大脑性色盲和色觉障碍与颜色命名不能、颜色失认以及相关的语言和记忆缺陷的最佳手段。这时除了使用命名任务外，联合适当的检查是至关重要的。

在失语症患者中，**颜色命名不能**通常是全面性失语症的一部分，但在某些情况下，颜色命名可以不成比例地受到影响。这些患者往往是左侧枕叶病变，并表现为完全性的右侧同向偏盲，而不仅仅是大脑性色盲所见的上象限偏盲。这种情况的一种可能机制是与右侧同向偏盲和纯失读症相关的大脑半球离断综合征。由于完全性右侧同向偏盲，到达左半球语言区域的视觉输入必须从右侧视觉皮质产生。然而，并发的胼胝体压部的损伤会中断这一过程。受影响的患者可以感知颜色，但不能说出它们的名字（颜色命名不能），也可以看到字母，但无法阅读它们（纯失读症）。在这类患者中，触觉命名正常提示用于阅读和颜色命名所需的胼胝体前部纤维有所保留。当左侧枕角后部附近的损伤中断了从两侧视野到语言区域的联系时，即使没有胼胝体损伤，也可能发生颜色命名不能和纯失读症。

面孔失认症和相关的物体识别障碍

视觉失认症是指尽管有良好的视觉、注意力、智力和语言，但仍无法识别熟悉的物体。**面孔失认症**是一种局限性的视觉失认症，特征是识别熟悉面孔或学会识别新面孔的能力受损。它是一种具有特定神经解剖基础的特殊的功能障碍。面孔失认症实际上可能涵盖了一系列缺陷，患者因感知和记忆功能障碍或两个

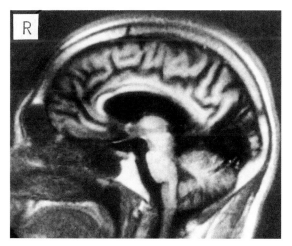
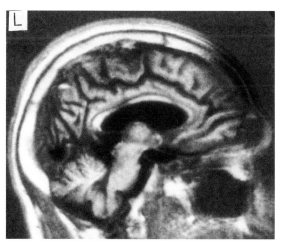

图 14.2　大脑性色盲患者的 MRI。非增强矢状 T1 加权图像显示视觉皮质的双侧病变。右半球（**R**）的病变是造成左侧同向偏盲的原因。左半球（**L**）的病变位于距状裂下方的视觉联系皮质下部，该区被认为是处理颜色的区域（From Rizzo M，Nawrot M，Blake R，et al. A human visual disorder resembling area V4 dysfunction in the monkey. Neurology 1992；42：1175-1180.）

过程之间脱节的程度不同而表现不同。此外，异常人脸识别可能是更广泛的感知、认知或记忆缺陷的一部分。我们定义"面孔失认症"一词，特指那些对面孔识别缺陷比其他相关缺陷严重得多的这类情况。

面孔失认症患者通常意识到自己的困难，并抱怨不认识熟人会导致社交尴尬。而他们确定认识他人时，往往是依靠他人特定的面孔特征或随身事物（例如，发型、眼镜、胡须和胡子、缺失的牙齿或特定的瘢痕）来绕过对面孔形状的全面分析。他们还可能使用非面部视觉线索，如步态和姿势，或非视觉线索，如声音。会面的场景也很重要。例如，面孔失认症患者可能能够认出医院的工作人员，但当他们稍后在街上遇到相同的人时，却无法认出他们。儿童期出现面孔失认症和偶尔在成年期出现面孔失认症的人，可能不知道他们存在缺陷。

尽管对熟悉的面孔识别异常，但许多面孔失认症患者却可以在不同的光照条件或面孔视图下（例如 Benton 面孔识别测试），对不熟悉的面孔进行精确的区分。不过，他们可能需要比正常人更多的时间才能做出正确的判断，这表明他们使用了一种低效且异常的方式来处理面孔信息。

有些面孔失认症患者可以判断他们是无法识别面孔的年龄、性别和情绪表达的，有些甚至会读唇语。同样，面孔失认症患者可能会使用不同于正常人的感知过程来做出这样的判断。例如，面孔失认症患者可能依靠皱纹来判断年龄，而正常人在缺乏这种局部特征的情况下仍然可以做出年龄判断。另外一些面孔失认症患者，通常是那些存在弥漫性感知功能障碍的患者，会在面孔年龄、性别、情绪表达和人与人之间对视方向上受损，尤其最后一项是一个重要的社交信号。

一个重要的理论问题是，面孔失认缺陷是仅仅特异性针对面孔，还是也会影响对其他物体的感知。有些患者很难区分物品的类型，例如汽车品牌、鲜花、食物和硬币。他们也难以识别以前熟悉的东西，如建筑物、笔迹、个人物品或衣服。这些情况表明，在面孔失认症中，受损的面孔识别能力可能只是更广泛的识别和感知问题中最突出的表现。另外，一些患者尽管有严重的面孔失认症，却能相对较好地分辨非面孔物体。针对人脸与物体识别的特异性测试似乎证实了这种解离。

尽管面孔失认症患者否认熟悉已知面孔，也不能识别已知面孔，但一些患者不同程度地保留了对这些面孔的隐性（即潜意识）识别。研究人员发现了两种主要现象：**隐性熟悉**，即患者能够区分以前熟悉但未被识别的面孔和完全未知的面孔；**隐性语义知识**，即患者保留有关姓名、职业和与面孔相关的其他信息。

面孔失认症患者通常难以识别疾病开始前熟悉的人（逆行性面孔失认症）以及疾病开始后遇到的人（顺行性面孔失认症）。一些患者对他们早就认识的人有稍好的识别能力，而另一些患者只有顺行性面孔失认。面孔失认症被分为两种主要形式：**知觉型面孔失认症**，即未能形成足够准确的面孔感知；**联想型面孔失认症**，即无法将准确的感知与面孔记忆相匹配。

大多数面孔失认症患者的病变位于颞枕下皮质，通常位于舌回和梭状回（图 14.3）。偶尔的情况下，病变可能位于更靠前的颞叶皮质。尽管大多数面孔失认症的尸检病例都有通常对称的**双侧病变**，可能影响两个半球的同源区域，但 fMRI 显示，获得性面孔失认症患者可能存在双侧或单侧病变，且单侧病变几乎总是在右侧。此外，左侧半球病变或胼胝体压部病变阻断了右半侧视野至右半球面孔识别区的视觉输入，从而对右侧同向偏盲的患者造成严重影响。单侧和双侧大脑病变引起的面孔感知缺陷类型可能不同。有人认为，知觉型面孔失认症的发生伴随着右侧颞枕区腹侧和背侧的损伤，而双侧颞枕区腹侧的损伤则会导致联想型或记忆障碍型面孔失认症。

几乎所有面孔失认症的患者都有其他类型的视觉缺陷。视野缺损是常有的，最常见的是左侧同向偏盲、左侧同向上象限盲、双侧上象限盲，或这些形式的组合。视野缺损、色盲或偏侧色盲、空间失认症常与面孔失认症构成一个四联症。不过，具有正常色觉的面孔失认症的病例也有报道，表明面孔失认症和色盲是可分离的。视觉物体失认症在一些面孔失认症患者中不存在，但是在较少部分的另外一些患者中是存在的。

面孔失认症患者的一个常见症状是视觉记忆受损。记忆缺陷会影响其中一部分患者的语言词汇。另外一些面孔失认症患者也会伴有同时性失认症、持续后像、幻视、构造困难和左半侧忽视。一些右侧病变的患者会出现半侧感觉障碍或偏瘫，不过在某些患者中，运动和感觉的症状与其他病变有关。纯失读症（见"获得性失读症"一节）可能发生在一些面孔失认症患者中。

引起面孔失认症的最常见病因是大脑后动脉梗死，其次是病毒性脑炎。这些疾病作为主要病因可能是因为它们更易造成双侧损害。不过在某些情况下，

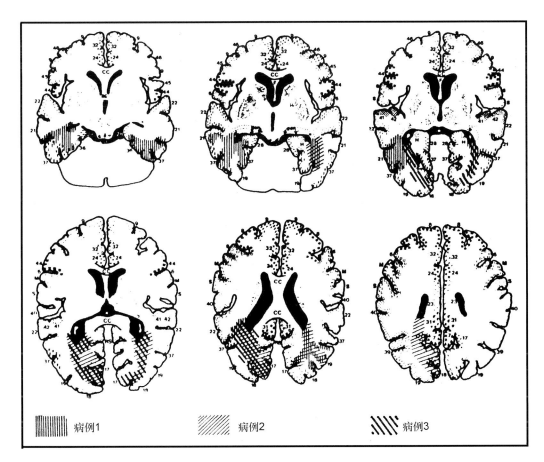

图 14.3　3 名面孔失认症患者的双侧病变位置。轴位模板图中阴影区域代表三名面孔失认症患者的病变。在这三个患者中，都存在双侧病灶，但左侧比右侧更大（Reprinted with permission from Damasio AR，Damasio H，van Hoesen GW. Prosopagnosia：anatomic basis and behavioral mechanisms. Neurology 1982；32：331-341.）

神经影像学仅显示单侧损害。其他少见的单侧病因包括肿瘤、血肿、脓肿和外科手术切除损伤。

　　面孔识别受损可能作为全面性痴呆的一部分，出现在阿尔茨海默病、帕金森病和罕见的双侧或单侧右颞叶变性的老年患者中。颞叶变性是一种局灶性进行性萎缩，还可以影响到额叶、顶叶或者左侧颞叶，包括广义的额颞叶痴呆。

　　发育性面孔失认症也有描述。大脑结构和（或）功能异常的存在和定位可能是产生这种情况的基础，但是对于这种观点仍然存在争议。患有发育性面孔失认症的患者通常不知道他们的面孔识别有问题，直到他们经历了与该障碍相关的社交困难。除了面孔识别问题，这些患者还难以判断面孔的年龄、性别和表情。他们执行面孔相关的任务速度也非常缓慢，这表明他们的感知过程与正常人不同。在某些情况下，发育性面孔失认症存在于其他家庭成员中，可能表现出常染色体显性遗传特征，并与阿斯伯格综合征共存。面孔失认症在所有孤独症患者中的患病率以及面孔感知障碍对心理社会发展方面的影响尚不清楚。

获得性失读症

　　获得性失读症是指尽管有良好的视力，但缺乏有效的阅读理解能力。阅读是一种复杂的行为，涉及形式感知、空间注意、眼球注视、扫视眼动和语言处理。显然，许多类型的大脑或视觉功能障碍会扰乱阅读过程。尽管其他临床症状可能掩盖了这一困难，但阅读障碍有时是主要的症状。阅读困难的严重程度可以从阅读缓慢和偶尔错误的轻度缺陷（只能通过与教育水平相匹配的正常对照组进行比较来确定）到完全丧失阅读数字和字母的能力。因此，在大多数情况下，"阅读障碍"是一个更合适的术语，本章中即使用该定义（而不是描述为一种学习障碍）。分析阅读错误的严重程度和类型有助于区分各种形式的阅读障碍及其原因。

　　失读症的大多数综合征都可以用离断理论来解释。左侧角回存储阅读和写作所需单词的视觉图像。

因此，将两个半球的视觉输入从左侧角回断开，可以干扰阅读，但不会影响写作，也就是所说的纯失读症。

纯失读症（失读无失写症或词盲症）的关键特征是阅读能力和写作能力之间的显著分离。患有这种疾病的患者可以流利地、自发地书写，但却无法阅读他们刚刚写的内容。纯失读症的严重程度变化较大，从缓慢、费力地一次读一个字母（逐字读；拼写失读）到完全无法读单词或字母（整体失读），有时甚至连数字或其他符号都读不懂。在一些纯失读症患者中可以检测到隐性阅读能力。这些患者可能保留有一部分阅读能力而不自知。

导致纯失读症的病变几乎总是位于左半球，最常见于颞枕下区（图14.4）。fMRI已在该区域识别出视觉构词区（visual word-forming area，VWFA）。大多数病变由左侧大脑后动脉血管区域内的梗死引起，其他原因包括原发性和转移性肿瘤、动静脉畸形、出血、单纯疱疹病毒性脑炎和罕见的局灶性后部皮质痴呆。

对纯失读症的一种普遍的解释是由于视觉信息与语言处理中心的离断所致。这种离断可以因右侧偏盲导致右半视野的视觉信息缺失，也可以是在通过左侧纹状体外的中心向位于左侧半球的角回阅读中心传递的过程中被阻断。胼胝体通路是将视觉信息从右半球的视觉联系皮质传输到左半球的同源区域，而胼胝体压部、枕钳、侧脑室枕角周围白质的病变可以阻断这一通路信息的传送。这样左半视野中的单词也不能进入左侧角回。类似地，其他视觉信息也同样被阻断，从而导致相关的颜色和物体失认。

纯失读症的相关体征很常见。常见的有右侧同向偏盲，通常是完全性的，有时只有上象限偏盲，也可能是右半侧视野色盲。不过，纯失读症不能归因于视野缺损，因为纯失读症可以在没有视野缺损的情况下发生，许多右侧同向偏盲且存在黄斑分裂（没有黄斑回避）的患者也不存在纯失读症。纯失读症相关色觉障碍通常局限于右侧同向的视野，但颜色命名可能在整个视野中都是不正常的。命名障碍不一定局限于视觉形态，也可能包括触觉感知到的物体，这意味着一些非视觉语言障碍是由于视觉联系皮质以外的病变所致。语言记忆障碍和视觉失认症可能会发生。有作者描述了一种视觉性共济失调（见"Balint综合征及相关的视觉空间障碍"一节），表现为优势右利手难以有目的地移动非优势左侧视野中的物体。

在一些角回下方白质病变的患者中，会出现无同向偏盲的纯失读症。先前的报道描述了一名患者在切除一个小的致痫灶后，导致连接VWFA区和枕叶皮质的下行纵束发生了变性，引起纯失读症。对类似患者的研究可能有助于更详细地明确这些路径。

虽然一些纯失读症的病例可能是由于左侧纹状皮质外区域损伤导致的视觉失认症，但至少有些病例代表了真正的视觉-语言离断。例如，纯失读症可发生在胼胝体压部和左侧膝状体核部联合病变导致的右侧同向偏盲的患者中。这类患者的纹状皮质或纹外皮质没有受损，证实联系纤维离断足以导致纯失读症。

离断假说涉及左侧角回的两种传入阻断：右半球视觉离断和左半球视觉离断或破坏。每一种都可以独立发生，称为**半侧失读症**。左半侧失读症是由胼胝体后部或其他部位胼胝体纤维的孤立性损伤造成的，使得阅读障碍仅出现在左侧视野。左侧枕叶内侧和腹侧的病变可以发生右半侧失读症，但保留了右侧视野中的其他视觉功能。

左半侧阅读障碍是一种由于胼胝体压部损伤导致的罕见综合征。患有这种疾病患者的阅读模式与左半侧忽视患者的阅读模式相似，表现为单词的第一个字母会出现替换和省略错误。然而，这些患者没有半侧忽视的证据，尽管左半侧忽视的患者通常有右半球（通常是顶叶）病变和相关的左侧同向偏盲，而一些左半侧阅读障碍的患者则是左侧枕叶的病变和右侧同向偏盲（图14.5）。左半侧阅读障碍患者可能有胼胝

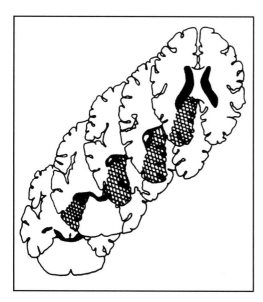

图14.4 导致纯失读症、右侧同向偏盲和色觉障碍的病变位置。轴位CT图像的模板图。结合5名患者，显示累及左侧枕叶内侧和外侧、颞枕叶内侧和侧脑室室旁白质的病变，还有枕钳，有时延伸到胼胝体压部本身（Reprinted with permission from Damasio AR, Damasio H. The anatomic basis of pure alexia. Neurology 1983；33：1573-1583.）

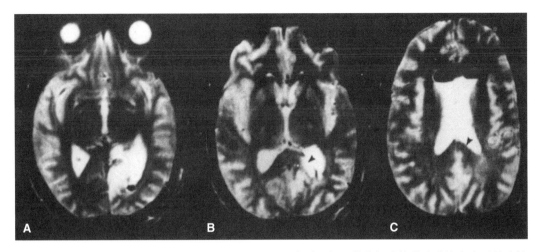

图 14.5　左侧阅读障碍患者的神经影像学检查。**A**：一名 40 岁女性接受左侧顶枕内侧动静脉畸形栓塞术后的连续三个水平的轴位 T2 加权 MRI。术后出现右侧同向偏盲、左半侧触觉障碍、左侧异己手综合征。尽管她有一个完整的左侧同向视野并且没有左侧忽视，在阅读过程中依然错过了单词左侧的字母。图像显示左侧胼胝体压部的腹侧-尾侧（箭头，**B**）和枕叶内侧（**A**，**B**）的梗死病灶，同时保留了胼胝体压部的头侧（箭头，**C**）（Reprinted with permission from Binder JR，Lazar RM，Tatemichi TK，et al. Left hemiparalexia. Neurology 1992；42：562-569. ）

体离断的其他症状，例如无法命名非优势（左侧）手感觉到的物体、左手失写以及无法用一只手复制另一只手的动作（在未看到的情况下）。

阅读和写作障碍的组合构成**失读症伴失写症**。该综合征通常与左侧角回病变有关，也可能与累及邻近颞顶交界处的病变相关。在左侧顶叶病变的患者中，失读症伴失写症也可能伴有 **Gerstmann 综合征**的其他要素，如计算不能、左右失认和手指失认。在一些罕见的患者中，尽管常见到失语症的其他表现，但口语和听觉语言功能相对保留。

另一种形式的失读症和失写症被描述为 Broca 失语症（非流利性失语症），该失语症由优势半球（左侧）额叶下部病变引起。这些患者在大声朗读和写作方面存在困难，原因是他们在各种形式的表达性语言输出方面都存在问题。尽管这些患者对听觉语言的理解相对保留，但他们对文本的理解经常受损。与纯失读症的逐个字母阅读相比，这些患者更擅长不定期捕获一个完整的单词，但他们无法说出单词里的字母。因此，这种失读症伴失写症有时被称为**文字失读症**或 "字母盲"。这些患者对句法结构的理解也有障碍，他们的语言输出经常表现出显著的语法障碍，因而被称为**失语法症**。这种情况的潜在机制尚不清楚。有人提出了凝视麻痹和维持言语顺序困难的观点，但没有得到证实。额叶失读症可能是深度阅读障碍的一种变体，属于一种中枢性阅读障碍。

在一些视野缺陷的患者中，尽管他们的视力正常或接近正常，但仍然存在阅读问题，这种情况被描述为**偏盲性阅读障碍**。这种情况是由于患者无法看到偏盲侧视野中央 3 度内的字母，而不是因为无法识别或处理书面的信息。这类患者的阅读速度明显降低，并且可能难以进行补偿性训练。

注意力障碍也会导致一些所谓的周边阅读障碍。同时失认症，即对单个项目的感知是足够的，但对多个物体的感知的同时性受损与**注意性阅读障碍**有关。患有这种疾病的患者通常只阅读一个单词，但不能同时阅读几个单词。它们也能识别单个字母，但不能识别单词中的多个字母。注意性阅读障碍发生于左侧颞枕结合部和左侧顶叶的病变。它的诊断基于单个和多个单词阅读之间的差异，以及具有除了单词以外的其他视觉项目的同时失认症。

除了上述描述的明显障碍外，还有些轻微的获得性阅读障碍。这其中的许多缺陷与其他的失语症特征有关，因此可归类为失语性失读症；然而，它们偶尔也会作为孤立的缺陷出现。这些阅读缺陷有时被称为**中枢性阅读障碍**，因为它们反映的是中枢阅读过程的功能障碍，而不是 "周边" 注意力或视觉缺陷。

运动感知障碍（大脑性运动失认症）

运动失认症（大脑性运动失认症）是指获得性脑损伤导致的运动感知完全丧失。运动失认症需要双侧大脑病变，但单侧大脑病变可以发生轻微且通常无症状的运动感知障碍。

运动感知在视觉中扮演着许多角色。一是对环境中移动物体的感知。因为物体通常只占据视野的一小部分，而相对于静止的背景，运动增强了对它们的感知。物体的运动引导肢体伸出和眼球的平滑追踪，同时影响眼球扫视的准确性。除了物体运动之外，关于自身运动的信息也可以从运动感知中获得。当观察者移动或转动头部或眼睛时，整个视觉环境的图像会朝相反的方向移动。因此，视野中大部分的运动通常意味着自身运动，而不是外部物体的运动。这种大范围视野运动产生视动反应，补充前庭眼反射以便头部或自身运动期间保持视力的稳定。有关于物体识别性的信息也从视觉运动中获得。

正电子发射断层扫描研究显示，正常人在运动感知期间，Brodmann 区 19 和 37 交界处的枕叶外侧脑回是激活的。这一运动选择区与 IT 沟前肢和枕外侧沟结合区的联系最为紧密。在运动感知过程中激活的其他区域还包括 V1、V2 区和背侧楔叶，后者可能与非人灵长类动物的 V3 区相对应。小脑也会在非随机的定向运动中激活（图 14.6）。颞枕外侧皮质的 fMRI 变化与运动后效应相关。运动感知和追踪相关信号都存在于颞枕外侧皮质。在特定的皮质区使用磁刺激可以造成暂时性的功能障碍。对颞枕外侧皮质的刺激会轻微影响同侧视野运动方向的辨别能力，而不影响对侧视野。

有关于运动感知的临床测试较少。对平滑追踪和视动性眼震的观察和测量只能通过模拟环境运动的大型显示器而进行的实验室研究才能精确观察和阐述。

大脑性运动失认症的产生似乎需要影响双侧颞枕外侧皮质的病灶。不过，右侧顶叶和顶枕交界处的单侧多发性梗死也可能产生运动失认。曾有一个详细描述的病例，其病因是矢状窦血栓形成导致双侧梗死累及 Brodmann 区 18、19 和 39（枕外侧回、MT 区和角回）

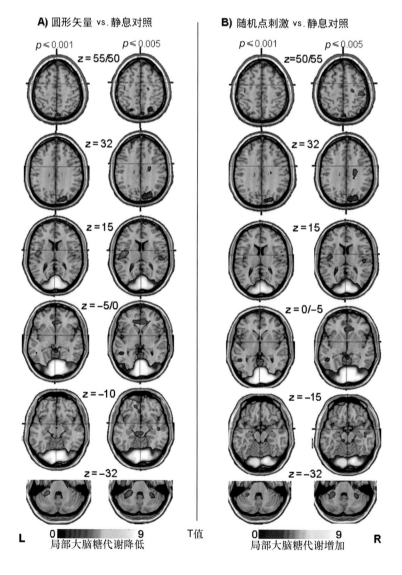

A) 圆形矢量 vs. 静息对照

$p \leq 0.001$　　$p \leq 0.005$

z = 55/50

z = 32

z = 15

z = -5/0

z = -10

z = -32

B) 随机点刺激 vs. 静息对照

$p \leq 0.001$　　$p \leq 0.005$

z = 50/55

z = 32

z = 15

z = 0/-5

z = -15

z = -32

L　0 ▬▬▬ 9　局部大脑糖代谢降低　T值　0 ▬▬▬ 9　局部大脑糖代谢增加　R

图 14.6　圆形（A）与随机（B）运动感知的正电子发射体层成像（positron emission tomographic，PET）研究。在观察定向（圆形）运动时，中线小脑结构内的激活区域以黄色/红色/橙色色调出现（From Becker-Bense S，Buchholz H，zu Eulenburg P，et al. Ventral and dorsal streams processing visual motion perception（FDG-PET study）. BMC Neuroscience 2012；81：13. https://doi.org/10.1186/1471-2202-13-81. Copyright © 2012 Becker-Bense et al.；licensee BioMed Central Ltd. https://creativecommons. org/licenses/by/2.0/.）

的侧面。在另一个研究充分的病例中，则是急性高血压出血导致双侧颞枕外侧区病变。

运动感知障碍患者可能有颞枕外侧区病变引起的其他异常，如形式感知、物体识别、空间视觉和立体视觉异常。最常见的是不同程度的左侧偏盲，反映了右侧大脑是致病的优势半球。

Balint 综合征及相关的视觉空间障碍

1909 年，Balint 描述了一名患有双侧顶枕叶病变的男子具有三种视觉缺陷（图 14.7）。最显著的缺陷是在任何时候都无法同时感知一个视觉场景中的几个项目，Balint 将其解释为"注意力空间障碍"。后来，用来描述这种缺陷的其他术语包括"视觉定向障碍"和"同时性失认症"（表现为保留理解整体中个别部分的能力，但无法解释整体的画面场景）。Balint 描述的这例患者也无法随意地将眼睛移动到感兴趣的物体，尽管眼睛旋转不受限制，即所谓的"精神性注视麻痹""固视痉挛"或"获得性眼球失用症"。Balint 描述的患者的第三个缺陷是在视觉引导下手部运动存在异常，尽管肢体力量和位置感觉正常，因此被称为"视觉性共济失调"。

Balint 综合征被报道过多种病因，包括脑血管疾病（尤其是 Balint 最初病例中的分水岭梗死）、肿瘤、创伤、克-雅病以及退行性疾病，如阿尔茨海默病。

同时性失认症是一种在头部和眼的运动不受限制的情况下，无法在复杂的视觉场景中报告所有项目和关系的疾病。比较适合筛查同时性失认症的工具有波士顿诊断性失语症检查量表中的 Cookie-Theft 图或者类似的包含四个象限中的平衡信息图（图 14.8）。患

者的叙述可能是与图片中所列清单的内容相关联。由于这些工具是建立在言语流利的基础上的，所以不适用于严重失语症患者。同时，在此类患者中排除或者了解视力低下或视野受损对检查的影响也是非常重要的。例如，物体可能会在中心暗点、旁中心暗点或偏盲的视野中消失，导致模拟同时失认症的症状。

Balint 综合征可能不会单独发生。受累的患者通常有许多其他显著的行为缺陷，而 Balint 最初描述的经典三个组成部分也并不像人们以往认为的那样紧密地联系在一起。该综合征的各个组成部分似乎代表了相对广泛的类别，包括其他更具体的缺陷。而且，Balint 综合征似乎没有特定的神经解剖学意义，因为双侧顶枕部受损也会导致其他缺陷，而大脑其他部位的损伤也会导致类似的临床表现。对 Balint 综合征最好的解释可能是作为背外侧视觉联系皮质病变的各种缺陷的多种组合，定位包括假定的人类 MT 复合体及其到顶枕叶皮质投射纤维。这些区域以及角回和顶叶岛皮质周围的损伤，可能会干扰时空处理的多个方面，包括视觉运动感知、运动和动态立体视觉的结构感知、自我运动感知以及协调将我们定位于物理世界中的视觉（以眼为中心）和前庭（以重力为中心）坐标系统。损伤沿距状裂背侧排列的初级视觉皮质（人类 V1 区）也可能发生双侧下象限盲，从而增加患者的整体功能障碍。

Balint 对他所谓的"视觉性共济失调"的观察引发了人们对视觉引导的**伸出和抓取**神经基础的兴趣。伸出和抓取外部物体是一项基本活动，需要几种不同的神经系统功能的配合。为了完成这项任务，大脑将目标的视觉坐标转换为以身体为中心的空间定位，规

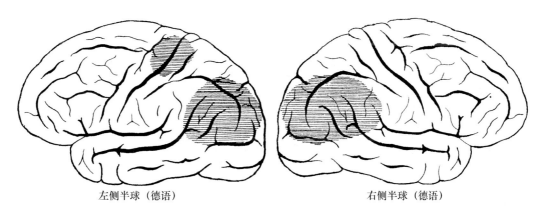

左侧半球（德语）　　　　　　　　　　右侧半球（德语）

图 14.7　Balint 在 1909 年描述的病例中主要病变的位置图，图为大脑半球的侧面图。这些观点是理想化的，并没有表现出病理的全部范围。大脑表面实际上是萎缩的。在这个视图中没有看到对患者的行为表现具有潜在重要性的几个病变。这些病灶包括视放射向两侧播散的白质后部病变，以及在灵长类动物中视觉空间整合的关键结构-丘脑枕部的病变（Reprinted with permission from Balint R. Seelenlahmung des "Schauens," optische Ataxie, räumliche Störung der Aufmerksamkeit. Monatschr Psychiatr Neurol 1909；25：51-181.）

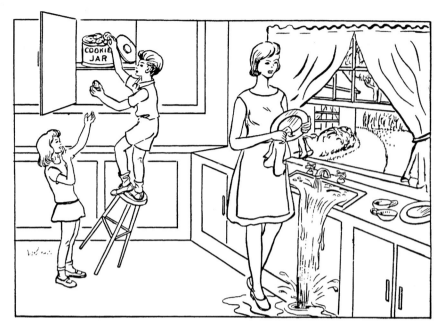

图 14.8　来自波士顿诊断性失语症检查的 Cookie-Theft 图。这张图片包含四个象限之间的平衡信息。要求患者描述图片中描绘的事件

划手的路径和轨迹（以到达目标物所需手的位置顺序和速度），并计算多个关节力矩，尤其是肩部和肘部的力矩。大脑从众多可能性中指定了必要的肢体分段运动方向，激活相应的肌肉群，并抑制其他肌肉群以满足运动需求。

伸出可以分为两个不同的阶段。在伸出的输出阶段，手被移向一个物体，其位置由视觉或记忆决定。在抓取阶段，抓取的形成取决于肢体和目标的躯体感觉和视觉信息、对目标的熟悉程度，同时可能还取决于预定的运动程序。这两个阶段以不同的速度完成，可能在相互协调一致之前是独立控制的，并可因局灶性的脑损伤而解离。顶叶后部的损伤可能会影响编码头部眼睛位置和视网膜刺激位置的神经元，而这些神经元与运动和运动前皮质的神经元一起，允许手在以身体为中心的坐标系中移动到视觉目标。

在 Balint 描述的"视觉性共济失调"中，患者似乎对他们能够看到和描述的目标视而不见。患者表现为肢体力量和位置感正常，但是存在严重的视觉感觉丧失和较差的视觉空间感知，并且有的患者甚至可能因其广泛的双侧病变而出现精神错乱的表现。这些患者无法伸出和抓取目标往往是多因素造成的，包括 V1- 型视野缺损、视觉注意缺陷以及无法用眼睛定位目标。事实上，在筛查视觉性共济失调时，检查者应该确认患者在对肢体运动控制的相关观察之前就已经注视目标。另一个伸出障碍的可能原因是异常的感觉

运动转换，即无法将外界物体的视觉坐标转换为相应的能够引导准确伸出的肢体坐标。

与 Balint 的病例一样，右侧顶下小叶和顶上小叶的病变可能会产生视觉运动困难，这种视觉运动困难发生在左手向两个视野（手效应）和双手向左侧视野（场效应）的伸出过程中。随后的研究表明，伸出功能缺陷的患者病灶位于顶下小叶、枕颞区或二者同时受累。距离和方向错误可以是分别存在的，尤其是顶叶下后皮质的病灶，表明伸出运动这一过程中目标的定位是依靠视觉联系皮质中的结构网络完成的。

阳性视觉现象

影响视力的大脑病变通常会造成视野缺损，即**阴性现象**。而有时它们会产生**阳性现象**，即会看到虚假的视觉图像。这些虚假的视觉图像可分为视觉持续、幻觉和扭曲（视觉不称症）。

视觉持续

视觉持续是视觉图像的持续、重现或复制，是一种罕见的脑部病变症状。视觉持续存在几种变体：持续后像——视觉图像在时间上的持续；大脑性复视或多视——视觉图像在空间中的持续；虚幻的视觉扩散——物体的内容或表面外观超出了物体空间边界的传播。

幻视的内容通常是重新创建的图像，有时是来自

遥远的过去（经验性幻觉），但持续后像性幻觉则包含最近观看的场景，甚至是正在观看的场景。**持续后像**至少有两种形式，为即时型和延迟型。即时型的持续后像，是指图像在实际场景消失后仍然持续存在，通常在几分钟后消退。这种类型的持续后像与长时间观察明亮物体后的正常后像现象有些相似。*延迟型的持续后像*，是指先前看到的物体图像在几分钟到几小时的间隔后重新出现，有时会重复几天甚至几周。有些患者同时患有即时型和延迟型的持续后像。

持续的图像几乎可以在视野中的任何位置出现。它可能与原始图像保持在相同的视网膜位置，通常位于黄斑中心凹，并和正常的后像一样随着眼睛的移动而移动。有时，图像移动到同时存在的缺损视野中，可能是大脑同向偏盲演变过程中的一个短暂特征。在另外一些情况下，图像会在其他完整的视野中成倍增加。极少数持续后像的图像位置是和具体情况相关的，比如当患者说在电视上看到一张脸后，房间里的其他人都与电视上的人有相同的脸，或者一家商店的标志重新出现在其他商店的牌子上。一些病例可能代表了复杂形式的持续后像性多视症，而其他病例则可能与恒定在中心凹或中心凹周围的持续性图像保持一致，在适当的情境下就会反复出现。

持续后像还可能伴随多种症状。相关的同向偏盲几乎总是存在的，偏盲可能是完全性、不完全性、上象限或下象限的。也可能合并其他空间幻觉，如视物变形症、大视症和小视症。脑腹侧血流障碍少见，导致时空失认症、面孔失认症和色盲。

持续后像的自然病程是多变的。在一些患者中，持续后像是视野缺损消退或进展的一个短暂阶段，持续数天到数月，最终消退。其他病例则持续数月甚至数年。抗惊厥药物可能对这些长期病例有帮助。

目前尚不清楚持续后像的病理生理机制。主要的假说包括：①一种正常后像的病理性放大；②一种癫痫发作；③一种幻觉；④一种心理现象。不同的机制可能解释了不同患者中的持续后像。

在持续后像的病因学研究中，首先需要考虑药物诱发。致幻剂［如三甲氧苯乙胺、麦角酰二乙胺、3,4-亚甲基二氧甲基苯丙胺（摇头丸），甚至大麻］中毒都可能导致持续后像，并且有时是永久性的损害。个别报告称在服用氯米芬、白细胞介素 2 和曲唑酮这些处方药，或在非酮症高血糖等异常代谢状态下，可能会出现持续后像和其他视觉错觉。在精神疾病中也会出现持续后像情况，如精神分裂症和精神病性抑郁

症。一旦排除了中毒和精神疾病，视觉持续基本预示着脑部损伤。

持续后像的病理意义尚不清楚。大多数研究发现，在持续后像患者中右侧顶枕部病变占优势，而左侧半球病变可能因失语症而被低估。也有经神经影像学和尸检结果证实枕叶内侧和颞枕部病变的报道。

大脑性多视症患者可以同时看到一个物体的两个或多个副本。这种形式的视觉持续被描述的频率远低于持续后像。它是发生在单眼视物时，与眼位偏斜引起的双眼复视不同。大脑性多视症通常可以与眼部异常引起的单眼多视症区别开来，如未矫正或矫正不当的屈光不正、角膜混浊和白内障，因为大脑性多视症的图像都以同样的清晰度显示，不能通过小孔成像而解决，而且无论患者是用双眼还是单眼观看，其外观都没有变化。一些患者仅在某些注视位置出现大脑性多视，导致与双眼复视混淆，直到确认这种多视的单眼性质。有些患者只能看到两个图像，而另外一些患者可以看到许多个图像。

大脑性多视症最常见于顶叶或顶枕区的卒中。它可以作为卒中或创伤性损伤导致的皮质盲恢复过程中的短暂阶段而发生。其他导致大脑性多视症的病因包括脑炎、多发性硬化症和肿瘤。大脑性多视症很少单独发生，通常伴随其他异常，如同向偏盲、视觉引导到达困难、大脑性色盲或色觉障碍、物体失认、视觉图像波动和异常视觉后像。

虚幻视觉扩散的患者看到物体的内容或表面外观会扩散到物体的空间边界之外。如墙纸图案会延伸到墙外，布料图案会从衬衫延伸到穿戴者的脸上。虚幻视觉扩散可单独发生，也可作为持续后像图像的一个特征出现。

幻视

幻觉是相关感觉器官在没有受到外部刺激下产生的感知。幻觉常见于痴呆或继发于代谢损伤（包括戒酒）的精神错乱状态的患者中，他们构成了主要的幻觉类型。引起幻觉的药物很多，包括地高辛、安非他酮、更昔洛韦、长春新碱、环孢素、锂剂、利多卡因、伊曲康唑、多巴胺能激动剂和巴氯芬戒断。幻视也可能发生在患有各种精神疾病的患者身上。在这种情况下，他们通常伴随着其他感知形态（尤其是听觉）的幻觉和其他精神疾病的体征。

认知和精神功能完整的人出现孤立性幻视通常是潜在神经科或眼科疾病的征象。孤立性幻视可分为三

个主要的病理生理组：①释放性幻觉；②视觉癫痫；③偏头痛。

释放性幻觉（Charles Bonnet 综合征）

任何原因导致的双侧同时或相继的视力丧失都可能导致幻视。这些幻觉通常被称为**释放性幻觉**，因为它们被认为来自或"释放"于视觉皮质，这时的视觉皮质不再接收传入的视觉感觉冲动，但通常接收到逃逸的非视觉刺激。释放性幻视通常发生于视力较好眼的视力达 20/60 或更差的患者中。任何类型的视力丧失，无论是眼源性还是脑源性，都可能导致释放性幻觉。当导致视力丧失的疾病是眼部病变，并且相继发生在两只眼时，幻觉通常是在第二只眼视力丧失时才会出现。

一些系列报道称，在各种原因导致视力丧失的患者中，高达 57% 的患者会产生释放性幻觉。事实上，释放性幻觉的真实发生率可能要高得多，因为受影响的患者害怕被贴上"疯子"的标签而不愿意告诉医生他们正在经历幻觉。有释放性幻觉的患者神志清醒，大多数人也意识到看到的景象并不是真实的，总的来说，他们并不因此而苦恼。值得注意的释放性幻觉不伴有其他感官幻觉。

释放性幻觉可分为简单（未成形）的或是复杂（成形）的（图 14.9）。简单的幻觉包括短暂的闪光或光点、彩色线条、形状或样式（光幻视）。复杂的幻觉包含可识别的物体和图形，如花朵、动物和人类，还可能会产生相当详细和清晰的奇异、梦幻般的图像，包括龙和天使。有时看到的是患者过去认识的图像，例如已故的朋友或亲属。简单的幻觉至少是复杂幻觉的 2 倍。在大多数系列中，复杂幻觉占释放性幻觉的 10% ～ 30%；然而，有时很难确定幻觉是简单的还是复杂的。例如，患者可能会将围绕中心圆的几个附加卵形的图像解读为"花"。

一些作者保留了"Charles Bonnet 综合征"一词，用于描述视力丧失与复杂成形幻觉之间的关系。一些患者最初是简单的幻觉，后来出现复杂的幻觉。据报道，在感觉剥夺的正常人中，幻视内容也有类似的进展。此外，幻觉类型与解剖位置无关，因此缺乏诊断价值。

除了视力丧失之外，肯定还有其他因素影响释放性幻觉的发展，因为并非所有视力丧失的患者都会产生幻觉。老年可能是一个风险因素，但即使是 10 岁的患者也会经历这种情况。社会隔绝是另一个潜在因

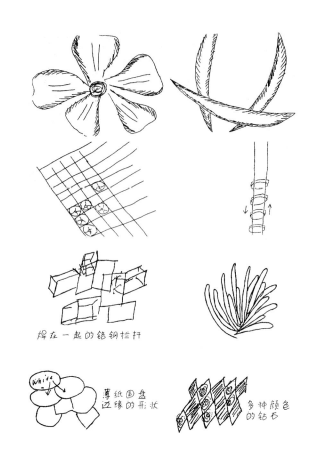

图 14.9　简单和复杂的幻觉的出现。一位枕叶受损患者的绘画，显示了他最常见的幻觉。请注意，有些很复杂（**上图**），而另一些很简单（**中和下图**）（Reprinted with permission from Anderson SW，Rizzo M. Hallucinations following occipital lobe damage：the pathological activation of visual representations. J Clin Exp Neurol 1994；16：651-663.）

素，这种情况被认为是通过加重视力丧失的感觉剥夺而起作用的。

大脑中的视觉体验由视觉皮质中的协调脉冲模式来体现。这些模式是由感官刺激产生的，代表了个体当前的体验；然而，大脑可以自发地产生这些神经模式，事实上，在感觉剥夺期间，无论是强制隔离还是病理性失神经，大脑都会产生这些神经模式。这些自发的神经模式可能相当于幻觉。类似的解释（如截肢后的幻肢现象）可能是其他释放现象发生的基础，例如耳聋时的音乐幻觉。支持感觉剥夺的证据有这样一个特点，即这些幻觉往往发生在患者单独或不活动时，以及夜间或夜间照明不足时。

释放性幻觉可能是短暂的，每一次发作持续数秒钟或数分钟，或者几乎是连续的。幻觉通常在视力丧失后几天或几周出现，但如果延迟发生的话时间可能更长。视力丧失会触发幻觉的观点得到了以下观察的支持：释放性幻觉会在视力随后改善的患者中消失。

在许多患者中，释放性幻觉会持续几天到几个月，然后自动消失，即使患者的视觉功能保持稳定。而在另一部分患者中，这种幻觉会持续数年甚至数十年。

尽管释放性幻觉不会给众多患者带来困扰，但仍有相当一部分患者会感到非常不安。不幸的是，目前还没有有效的治疗方法。在某些情况下，直接地解释产生幻觉的原因可以给患者带来安慰，尤其是当患者被告知不是"疯子"时。把患者从社会隔离的状态中转移到更兴奋的环境中可能会减少幻觉，抗癫痫药物也可能会减少患者的幻觉，但不是始终有效。

视觉癫痫

视觉癫痫在癫痫患者中并不常见。当它们确实发生时，可能会与偏头痛和释放性幻觉相混淆。与视觉内容的幻觉的定位价值相关的许多混淆都源于未能区分释放性幻觉和真正的视觉癫痫。释放性幻觉的内容变化很大，而且与病理部位无关，而视觉癫痫的内容可能具有更多的定位价值。古老的人类刺激实验发现，简单的闪光和颜色是由纹状体皮质的电活动引起的，而对 19 区和颞区的视觉联系皮质的刺激则会产生复杂成形的图像。癫痫性视觉幻觉也有类似的区别（图 14.10）。不过，颞叶病变偶尔会产生简单的未成形幻觉，而枕叶病变会产生复杂的幻觉。在后一种情况下，发作活动扩散到纹外皮质可能是幻觉复杂特征

的原因。因此，视觉癫痫开始时的内容具有最好的定位价值。

与其他发作现象或同向偏盲的关联性可能有助于从脑损伤中识别视觉癫痫。头部或眼偏离（通常但不总是对侧）和快速眨眼是枕叶癫痫发作的常见伴随症状。强烈支持发作起源的其他特征是癫痫活动向更远处扩散的迹象，如意识混乱、语言障碍、强直-阵挛性肢体运动，以及复杂部分性癫痫的无意识行为。由于常规头皮脑电图导联通常无法准确定位枕叶病变，因此怀疑此类病变时通常需要颅内电极进行确认。

尽管视觉皮质的多种病理情况可能与视觉癫痫有关，但需要强调一个综合征，即**"伴有枕部棘波的儿童良性癫痫"**。这种特发性癫痫综合征始于 5 ～ 9 岁之间，在青少年时期自然停止。癫痫发作的特点是失明和（或）简单和复杂的幻觉，并可能发展为运动性或部分复杂性癫痫发作。一些儿童在视觉癫痫发作后出现恶心和头痛，导致偏头痛的错误诊断。该病可通过脑电图检查确诊，在患者闭眼期间发生枕部棘波可确定诊断。

偏头痛性幻觉

偏头痛可发生多种视觉现象。在有视觉先兆的偏头痛（典型偏头痛）中，视觉现象通常先于头痛，而在没有头痛（非头痛性偏头痛）的偏头痛先兆中，视

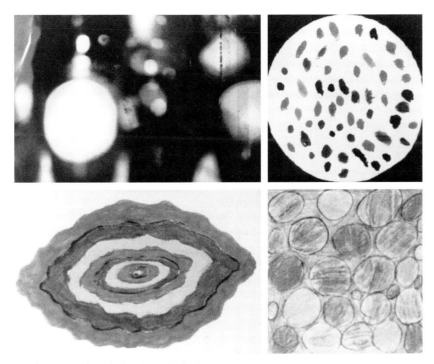

图 14.10 四个不同患者所感受到的枕叶癫痫性视觉幻觉（Reprinted with permission from Panayiotopoulos CP. Elementary visual hallucinations in migraine and epilepsy. J Neurol Neurosurg Psychiatry 1994；57：1371-1374.）

觉现象可以单独出现。明亮视觉图像在这两种情况中最常见，可为斑点、波浪线或闪烁，类似于热天道路上的热浪。闪烁暗点是由闪光的边缘包围的一个盲区，通常随着时间的推移缓慢扩大，并可能在视野中移动，或从一个小点向心性扩大，从而扭曲双眼的部分或全部视野。在一些患者中，闪光的边缘可以组成相互成60°角的锯齿形线条，通常位于一边的半侧视野和C形暗点的前缘（图14.11）。之所以命名为防御频谱或闪光暗点（源自希腊语单词 teichos，意思是"城墙"），是因为锯齿形边缘与欧洲城镇防御的平面图相似。也可能是几组平行的锯齿形线条，通常在明亮的条件下闪烁或摆动。它们可以是黑白的，也可以是色彩鲜艳的。这些锯齿形线条从视野中心附近开始，在大约20 min的时间内以逐渐增加的速度向周边扩展，线条的速度和大小都随着视网膜离心率的增加而增加。速度和大小与离心率的关系由皮质放大系数预测，皮质放大系数是作为视网膜离心率的一个函数，用来衡量一定数量的纹状体皮质所代表的视野面积。这表明偏头痛性幻觉是由神经元的兴奋波以恒定的速度从后纹状皮质传播到前纹状皮质而产生的，由于短暂的神经元抑制而出现短时暗点。也有人假设，这些锯齿形的性质反映了纹状皮质线条走向的敏感

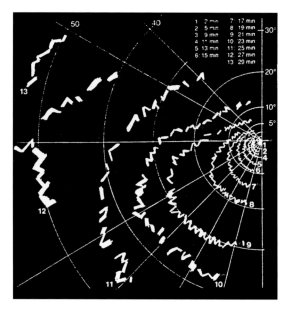

图14.11　偏头痛光幻视方案的照相底片。闪烁的光幻视正在通过左侧视野的下象限和上象限的一部分。在光幻视首次出现在视野中心附近后的2～29 min，绘制了13幅图画。为了评估光幻视和视野中心之间的距离，在图中绘制了几条半径。到中心凹的角距离（以视角度数计算）用圆圈表示。在进行观察后，将圆和半径添加到表中。观察距离＝34 cm（Reprinted with permission from Grüsser OJ. Migraine phosphenes and the retino-cortical magnification factor. Vision Res 1995；35；1125-1134.）

性，同时也显示了纹状柱内部和纹状柱之间的抑制互联模式。

其他类型的幻觉

中脑病变相关的幻觉，即所谓的**大脑脚幻觉**（或大脑脚幻觉症）是罕见的。它们与视力丧失相关的复杂释放性幻觉有许多相似之处。大脑脚幻觉可以是连续的，也可以是一过性的，可以是有详细形状的图像，比如飞鸟、狗、吼叫的狮子、爬行的蛇、有刀伤的歹徒，以及放牛的男人。这些幻觉不是刻板的，一次发作和下一次发作可以不同。在一些丘脑而非中脑梗死患者中，幻觉来自于患者过去的事件。许多有大脑脚幻觉的患者能够意识到幻觉不是真实的。类似的幻觉也可以出现于声音中，而一些患者会出现多模态幻觉，包括视觉、触觉、声音，甚至身体姿势感觉。

大脑脚幻觉最常见的病因是脑梗死，损伤部位涉及黑质网状区以及它与大脑脚-脑桥核的连接部位和（或）网状结构和上行网状激活系统。大脑脚幻觉几乎总是与睡眠-觉醒周期的颠倒有关，即白天嗜睡和夜间失眠，并且因为这二者的相关性以及没有视力丧失，可以将大脑脚幻觉与释放性幻觉区别开来。中脑邻近结构损伤的其他相关症状包括单侧或双侧动眼神经麻痹、偏侧震颤麻痹、偏瘫和步态共济失调。在由脑梗死引起的病例中，幻觉可以消失，但持续的时间并不确定，尽管其发作时间可能会逐渐缩短。

很少有患者经历**闭眼幻觉**。病因包括阿托品和可能的利多卡因的药物毒性、高热感染和大手术后。有人提出，闭眼幻觉类似于催眠幻觉，表明睡眠-觉醒周期机制受到干扰。

视物扭曲（视物不称症）

关于视觉刺激空间方面的错觉可分为三大类：①小视症——物体比现实中的物体更小的错觉；②大视症——物体比现实中的物体更大的错觉；③视物变形症——物体被扭曲的错觉。

小视症是最常见的视物扭曲，可能的病因最多。会聚调节性小视症是一种正常的生理现象。在这种现象中，当观察者在近处聚焦而非远处时，处于设定距离的物体会显得更小，物体所覆盖的视网膜角度没有变化，其与周围的空间关系也没有变化。调节性小视症不是常见的主诉来源。

心因性小视症属于广泛的精神分析的解释范畴，最流行的理论是，它发生在那些真正试图"远离"充

满冲突环境的患者身上。

当光感受器之间的距离增加时，就会发生视网膜小视症。这种情况通常发生在中心视力，并且由黄斑水肿引起。如果感受器的间距不规则，可能会出现视物变形症。在这种情况下，视力也会降低。黄斑水肿和小视症的原因包括中心性浆液性脉络膜视网膜病变、糖尿病视网膜病变、严重的视乳头水肿和视网膜脱离。小视症可能会消失，也可能会持续数年。

与视网膜小视症相比，大脑性小视症通常是双眼的。不常见的表现包括半侧小视症，发生在大脑病变对侧视野。鉴于病例数量较少，小视症的定位价值尚不明确。在一些病例中存在颞枕部病变，可累及内侧或外侧。一项针对 3000 多名青少年学生的调查显示，发作性小视症或大视症的主诉并不罕见，发生率为9%。这些情况有时发生在入睡前状态或发热期间，也与偏头痛的病史相关。事实上，偏头痛中的小视症并不少见，尤其是在儿童期，偏头痛可能是大脑小视症最常见的情况（图 14.12）。

大视症比小视症更少见。视网膜大视症可发生在黄斑水肿瘢痕形成的晚期，这也可能是唑吡坦药物的一种副作用。在癫痫发作时很少发生大脑性大视症。既往报道在一名左侧枕叶肿瘤患者和一名右侧枕叶梗死的患者中出现了大脑半侧大视症。大视症和小视症都可能在儿童中偶然出现，似乎与儿童偏头痛有关；这种"爱丽丝梦游仙境综合征"也被归因于一些感染性、类感染性和偏头痛状态，但它们之间的因果关系尚未确定。

眼源性**视物变形**远比大脑源性更常见。最常见的就是由于牵引性的视网膜病变导致的视物变形，如视网膜前膜，在这种情况下视物变形通常与小视症共

存。与视网膜小视症一样，眼部疾病引起的视物变形通常是单眼的。即使出现罕见的双眼变形，双眼变形的情况也是不同的。视物变形最常用 Amsler 方格表进行评估。

一些患者在癫痫发作期间会出现大脑性视物变形。其他报道的原因包括右侧顶叶肿瘤、右侧顶叶动静脉畸形、大脑中后动脉梗死、皮质盲发展中的暂时表现，甚至脑干损伤。

视雪综合征

视觉感知是由视网膜中独立存在的光感受器产生的；视网膜和大脑视觉处理中心存在一个复杂的中间神经元网络，这个网络在人类视觉中发挥潜在的"平滑"滤镜作用，从而创造日常生活中所体验到的视觉环境。在过去的几十年里，随着高清显示屏的兴起，越来越多的人发现在双眼的整个视野中都能出现持续闪烁的感觉。因为这种现象类似于阴极射线管电视机上看到的基线静态模式，所以被称为"视雪"。几乎所有描述看到这场"雪"的患者都可以将这种感觉追溯到他们童年最早的记忆中，而且直到患者与他人讨论这种感觉之前，他们一直认为这种感觉是正常的。目前尚不清楚这种表现是否与偏头痛和（或）偏头痛先兆有关，因为目前推测这可能是由于神经元过度兴奋所致。许多患者一旦被告知这是一种良性疾病，就可以很好地工作而忽略自己的这种症状。另外有些人则持续抱怨存在的视力问题，这种情况下可能通过给予拉莫三嗪、乙酰唑胺或维拉帕米治疗而改善。

高级视觉功能检查

本文第 1 章详细介绍了用于测量患者视觉能力的标准视觉测试。然而，标准的视觉和筛查工具通常不适用于高级视觉功能检查，也无意这样做。高级视觉功能检查的基本类别包括：

1. 阅读，如广泛成就测验和 Chapman-Cook 阅读速度测试。

2. 视觉识别，如名人面孔识别、波士顿命名测试和多语言失语症检查中的视觉命名测试。

3. 心理意象，如 Hooper 视觉组织测试（图 14.13）。

4. 视觉感知，如面部识别测试和直线方向判断。

5. 视觉注意，例如 Cookie-Theft 图（图 14.8）和直线平分任务。

6. 视觉建构，如按照命令和模仿作图（图 14.14），根据命令复制和自发书写，三维块构造测试。

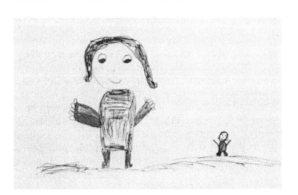

图 14.12　偏头痛儿童的大脑小视症图画。孩子说，在她的一些发作中，其他孩子（右侧）看起来通常比她（左侧）小（ Reprinted with permission from Hachinski VC, Porchawka J, Steele JC. Visual symptoms in the migraine syndrome. Neurology 1973；23：570-579.）

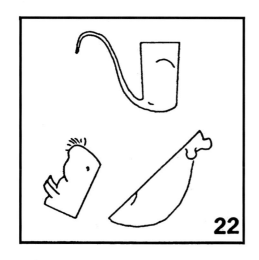

图 14.13　高级视觉功能测试。来自 Hooper 视觉组织测试（Visual Organization Test，HVOT）的小板（编号 22/30）。要求患者从 30 个切割的重新排列的线条图板中识别其内容。该测试依赖于记忆，取决于患者对板上物品的接触情况

Rey-O 复杂图形测验

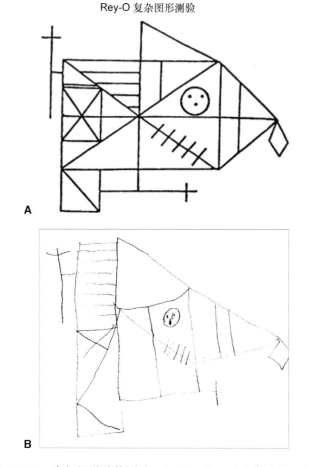

图 14.14　高级视觉功能测试。**A**：Rey-Osterrieth 复杂图形测试。**B**：该图是由一名额颞叶痴呆患者对照原图手绘的有缺陷的副本

7. 视觉记忆，如 Benton 视觉保持测试（Benton Visual Retention Test，BVRT）和韦氏记忆量表（Wechsler Memory Scale，WMS）的相关部分。

大脑视觉缺陷词汇表

失认症（也称为联想失认症）：尽管有足够的感知能力，但无法识别以前熟悉的物体。物体实际上被剥夺了它们的意义。

无失写的失读症（也称为纯失读症或获得性阅读障碍）：以前具有良好读写能力的人失去阅读的能力。不要与发育性阅读障碍混淆。

病觉缺失：不能认识到自己的缺陷（见"Anton 综合征"一节）。

Anton 综合征：否认大脑性失明。

感知性失认症：由于感知受损无法识别以前熟悉的物体。

Balint 综合征：同时存在失认症、眼球失用症和视觉性共济失调。

盲视：在假定纹状区盲区内的残余视力；更广泛地定义为"在无意识的情况下，缺陷视野所具有的视觉能力"。

中心（旁中心）暗点：中心注视点（或其附近）的视野缺损。

大脑性色盲（也称为中枢性色盲）：一种罕见的色觉缺陷，由视觉皮质和其联系纤维受损引起。"色盲"一词意味着完全失去颜色。当色觉减退时，应使用"色觉障碍"一词。

大脑性运动失认症：由于大脑损伤导致视觉运动线路的处理有缺陷。感知运动方向、通过运动调整姿势和其他"高阶"运动过程的能力可能会受损。

大脑性失明：由于双侧视放射或纹状皮质受损而导致双侧视力丧失。皮质盲（见下文）是大脑性失明的一种。

颜色失认症：尽管保留了区分颜色的能力，但却无法识别颜色。

颜色命名障碍：尽管有足够的颜色感知和识别能力，但却无法命名颜色。

皮质盲：双侧视觉皮质受损后的视力丧失。受影响的患者通常有相当大的损害，远远超过 V1 区。皮质盲是大脑性失明的一种特殊形式（见上文）。

中心凹（黄斑）回避：一种偏盲侧保留中心 2～10 度视野的同向偏盲。

中心凹（黄斑）分裂：一种包括同侧整个中心凹代表区在内的同向偏盲。

孔状视力（大脑性管状视力）：同向偏盲可能是双侧的（双重的同向偏盲），导致周边视力的严重丧失；如果有双侧中心凹保留，则注视点周围仍然保留一个管状或孔状的视力。

大视症：看到的物体比实际物体偏大的错觉。

视物变形症：物体被扭曲的错觉。

小视症：看到的物体比实际物体偏小的错觉。

眼球失用症（也称为精神性凝视麻痹或注视痉挛）：尽管眼球旋转不受限制，但无法将眼移动到感兴趣的物体上。

视觉性共济失调：尽管有足够的肢体力量、位置感和协调性，但在视觉指导下手部运动存在缺陷。

持续后像：尽管眼已看向别处，但物体的视觉后像仍然持续存在。

面孔失认症：尽管有足够的感知能力，但无法识别以前熟悉的面孔或学习新面孔。这是（联想）失认症的一种受限的形式。

暗点：被完整视力包围的盲区。生理盲点是暗点。

同时性失认症（同时性认识不能）：通常等同于 Balint 综合征的"注意力空间障碍"。尽管保留了理解整体中各个部分的能力，却无法理解一个画面场景的整体。

瞳孔检查和调节

李晓明　译　邹文军　校

瞳孔大小、形状和功能的评估

瞳孔评估需要需要详细的病史和仔细的检查，并且可能需要进行后续的药物试验。

病史

患者通常没有意识到任何瞳孔大小异常，直到配偶、朋友或医生告知瞳孔异常才引起注意。瞳孔异常可能是间歇性或阵发性的。确定瞳孔异常发病的时间可借助放大镜拍摄照片，查看手机照片也可能有帮助。

与瞳孔大小和形状异常相关的症状包括对光敏感、随光线变化而调节的聚焦困难和视物模糊。视物模糊的主诉通常是非特异性的。

重要的既往病史包括既往感染、外伤史、手术史（尤其是颈部手术史）或偏头痛病史。职业史可能很重要。农民或花匠可能接触到引起瞳孔扩大或缩小的植物或杀虫剂。医生、护士或其他卫生专业人员工作环境中可能存在或接触到引起瞳孔扩大或缩小的物质。用药史也很重要，如阿片类药物可引起瞳孔收缩，而哮喘患者的吸入器中使用抗胆碱药物可引起瞳孔扩大。

检查

对瞳孔异常患者使用裂隙灯检查眼前节是必不可少的。裂隙灯检查可发现影响瞳孔大小的角膜外伤或与睫状肌痉挛和瞳孔缩小相关的前房炎症。虹膜检查应包括评估虹膜瞳孔括约肌的细微外伤性撕裂和虹膜缺陷引起的透光。此外，通过将与虹膜呈一定角度的宽光束打开或关闭，通过光反射可评估虹膜是否存在节段性功能障碍，比如发生于强直性瞳孔或动眼神经异常再生的患眼。

可以使用手持式瞳孔量规、手持式瞳孔照相机或红外视频瞳孔测量仪测量瞳孔。手持式瞳孔量规放置于眼旁，可以测量在明暗两种环境下的瞳孔大小。瞳孔量规上刻有一系列直径以 0.5 mm 递增的实心或空心的圆或半圆（图 15.1）。使用红外视频瞳孔测量仪测量瞳孔可能是评估瞳孔大小最准确的方法。红外视频瞳孔测量仪不仅可以在光照条件下观察瞳孔，也可以在完全黑暗的情况下观察瞳孔。商业化的红外设备可以获得并替代瞳孔照相，但还没有在临床上广泛应用。

在临床评估时，检查者应先评估瞳孔大小。检查者首先要确定瞳孔是否等大。如果瞳孔不等大，应确定瞳孔大小差异是在亮环境下还是黑暗环境下更明显。其他需要注意的问题包括双侧瞳孔收缩速度是否相同、瞳孔再扩大速度是否相同，以及瞳孔对光反射与近反射相比有何不同。最后，检查者必须评估是否存在相对性瞳孔传入障碍（RAPD）。

评估瞳孔大小

应当在室内灯光下或手持光源照射下在明亮处评估或测量双侧瞳孔直径。然后在暗室内微弱灯光环境下，检查者可以看清瞳孔边缘情况下测量双侧瞳孔直径。最后，通过一个可调节的视标获得近反射中瞳孔最大收缩程度来评估瞳孔直径。

在明暗环境下测量瞳孔，可以确定是否存在瞳孔不等大，也就是瞳孔直径差别达到或超过 0.4 mm 的情况。大约 20% 的正常人群有临床可检测到的瞳孔不等大，称为"生理性瞳孔不等大"。瞳孔不等大是虹膜括约肌或瞳孔开大肌或支配它们的神经损害引起的。瞳孔不等大的程度受光线影响。例如，生理性瞳孔不等大和霍纳综合征（Horner syndrome）患者在黑暗环境中较明亮环境中瞳孔不等大更明显。瞳孔不等大也受调节程度、疲劳程度和交感神经支配。

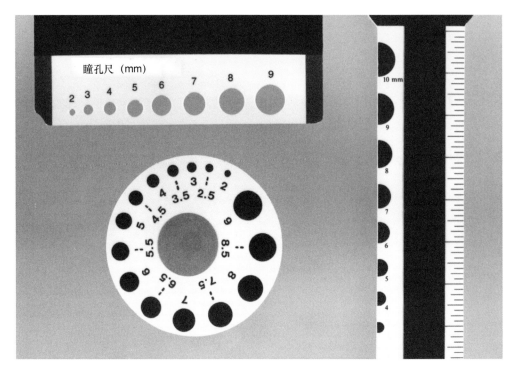

图 15.1　瞳孔量规。最好的瞳孔量规以 0.5 mm 梯度进行测量

瞳孔对光反射检查

　　当检查瞳孔对光线照射的反应时，检查瞳孔直接光反射需要有一个安静、光线昏暗的房间，因为突然的噪音可能会吓到患者，刺激瞳孔扩大。患者必须盯着一定距离的目标，以消除任何调节反应对瞳孔大小的影响。

　　用来照射瞳孔的光源应足够亮，以产生最大强度的缩小和扩大速度。如果光源太亮，会出现持续数秒的长时间收缩，这使得判断正常光反射变得困难。对于一些患者，使用较暗光源倾斜照射瞳孔是有帮助的，这种方法增加了深色虹膜的可见度。当光线直射时，患者向上抬头看可使虹膜很暗的瞳孔可视效果增强；这种技术使角膜光反射远离瞳孔轴（图 15.2）。

　　光源应直接照射入瞳孔数秒钟，然后向下移开以消除刺激。在此过程中，应评估瞳孔的反应，并重复数次。对亮光的正常反应是瞳孔收缩，称为"瞳孔捕获（pupillary capture）"。另外，"瞳孔逃逸（pupillary escape）"是一种瞳孔最初收缩，然后缓慢扩大至原来的大小。瞳孔逃逸最常见于发生视神经或视网膜疾病的眼，以及用低强度光源测试的正常人瞳孔时。瞳孔的初始大小在评估瞳孔捕获和瞳孔逃逸时都很重要。较大的瞳孔更可能表现出瞳孔逃逸，而较小的瞳孔更可能表现出瞳孔捕获。

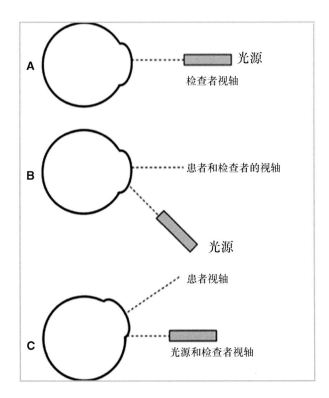

图 15.2　斜向照明法与向上注视瞳孔检测法对比示意图（Reprinted with permission from Hsu JL, Weikert MP, Foroozan R. Modified upgaze technique for pupil examination. J Neuroophthalmol 2010；30（4）：344-346.）

瞳孔对光缩小、光刺激去除后再扩大的潜伏期和速度可以用瞳孔计来评估。尽管市面上有瞳孔测量设备，但应用瞳孔计记录瞳孔收缩和扩大的波形通常仅限于研究领域。

当光线照入一眼时，对侧瞳孔也会收缩，这称为间接对光反射。间接对光反射的评估是用一个亮光源照射一眼瞳孔，同时用一个相对暗的光源斜照对侧被观察眼。由于中脑的瞳孔交叉纤维各约 50% 进入双眼，双眼瞳孔间接对光反射在速度和程度上与直接对光反射大致相等。

瞳孔近反射检查

瞳孔近反射是包括调节和会聚在内的视近反应的组成部分，应在光线充足的房间内进行检查，以便患者能够固定注视一个调节目标。铅笔或手指这类不易产生调节的目标，即使对正常人也可能不足以产生近反射。因明亮光源本身可引起瞳孔收缩，近反射检查时不应让患者注视明亮光源。可以借助照片或瞳孔测量法来记录光反射和近反射（图 15.3）。

瞳孔扩大的评估

瞳孔扩大可见于各种情形。通常情况下，瞳孔在

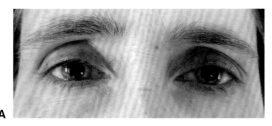

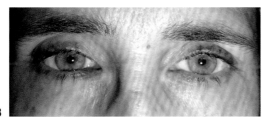

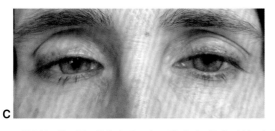

图 15.3 使用智能手机的相机记录正常人在明暗环境下瞳孔的大小。**A**：在没有任何其他刺激的室内光线下。**B**：在室内光线下，用明亮的灯光刺激。**C**：在室内光线下注视调节目标。注意伴随的会聚

光反射或近反射缩小后会扩大。在某些视网膜疾病和少数视神经疾病患者，当光线照射到一眼时，瞳孔反而会扩大（反常的瞳孔反应）。反射性瞳孔扩大也可以由突然的噪音或捏颈后部引出。

在评估瞳孔扩大时，检查者应该特别注意瞳孔扩大延迟。这种现象在瞳孔对光收缩后 4～5 s 时比瞳孔收缩 15 s 后更明显，呈现扩大延迟现象。扩大延迟现象虽然也见于部分正常人，但典型病例见于瞳孔交感神经麻痹的患者（即霍纳综合征）。

在关闭明亮光源后，在非常暗的光线下同时可以观察双侧瞳孔的扩大延迟。正常瞳孔在 12～15 s 内恢复至最大尺寸，而且大多数瞳孔的扩大发生在前 5 s。扩大延迟的瞳孔在暗光下可能需要 25 s 才能恢复到最大，而大多数瞳孔扩大发生在关闭光源后的 10～12 s。尽管一些设备每次只能记录一眼，红外瞳孔测量仪也可以帮助识别这种现象。

光–近反射分离检查

在患有许多疾病的患者中，瞳孔对光刺激的反应与对近刺激的反应在速度、程度或两者中均存在差异（光–近反射分离）（详见第 16 章）。在几乎所有的患者中，瞳孔对光反射受损，而瞳孔近反射正常或接近正常。因此，任何有瞳孔对光反射受损的患者都应考虑是否存在光–近反射分离。基本上所有的光–近反射分离的患者，瞳孔对光反射正常，而近反射差的病例都是其注视近物时缺乏努力引起的近反射减弱。

相对性瞳孔传入障碍检查

当患者有单眼视神经病变或非对称性双侧视神经病变时，先后遮盖两眼，当遮盖异常眼而正常眼去遮盖时，正常眼的瞳孔缩小，而遮盖正常眼，异常眼去遮盖时，异常眼的瞳孔扩大（图 15.4）。这种异常瞳孔通常被称为"Marcus Gunn 瞳孔"。我们倾向于使用"相对性瞳孔传入障碍（RAPD）"这一术语，因为 RAPD 描述了瞳孔异常的本质，也因为瞳孔异常的检测不是通过先遮盖一眼再遮盖另一眼，而是通过"手电筒摆动试验"进行检测的。

强调瞳孔对光反射差异的手电筒摆动试验（**swinging flashlight test**）（图 15.5）可能是全科医师可以利用的对视神经功能障碍最有价值的临床检查。然而，在进行检查前，应先询问全身病史、眼病史和其他眼科检查（例如，视力、色觉检查、视野检查），并分别评估双眼瞳孔对光反射情况，可能提醒检查者

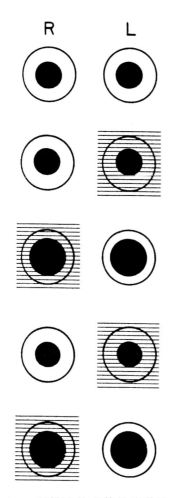

图 15.4 Kestenbaum 所描述的交替性遮盖试验显示，左眼 RAPD。当左眼去遮盖而右眼遮盖时，左眼瞳孔扩大（右眼瞳孔也同样扩大）（Reproduced by kind permission of The Royal College of Ophthalmologists from Thompson HS. Pupillary signs in the ophthalmologic diagnosis of optic nerve disease. Trans Ophthalmol Soc UK 1976；96：377-381.）

患者可能存在 RAPD。然后，患者在暗室内盯住远处目标，手电筒光线摆动多次，以引出每一瞳孔的最佳反应。

手电筒摆动试验应在暗室内使用明亮的手持光源完成，以最大限度提高瞳孔运动的幅度，使检查者更容易看到细微的 RAPD。使用太亮的光源会产生一种残留影像，使瞳孔缩小持续数秒，导致异常眼瞳孔扩大变得不明显。患者必须注视远处目标以避免因近反射出现瞳孔缩小。对于眼位不正（即由于眶内或颅内占位引起的斜视或眼球移位）的患者，应当注意沿视轴照射光线。应快速将光照从一眼转到另一眼，但每眼应照射 3～5 s，以保持瞳孔的稳定性。因此，在手电筒摆动试验中，实际上瞳孔反应有两部分内容需要观察：①瞳孔初始收缩反应；②光照射瞳孔后持

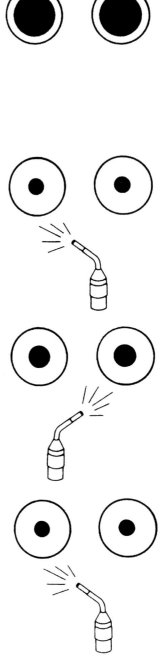

图 15.5 使用手电筒摆动试验显示左眼 RAPD。当光线直接照射右眼时，右眼瞳孔会缩小；而当光线摆动到左眼时，双侧瞳孔都扩大（Reproduced by kind permission of The Royal College of Ophthalmologists from Thompson HS. Pupillary signs in the ophthalmologic diagnosis of optic nerve disease. Trans Ophthalmol Soc UK 1976；96：377-381.）

续 3～5 s 的瞳孔逃逸。多数检查者从一眼向另一眼移动光源的速度不同。通常存在一个可以产生 RAPD 的最佳摆动速度，但各个患者之间这个最佳摆动速度

也不同。

一些作者建议在后照射的一眼能逃避间接对光反射而引起 RAPD 前，将光源从一眼移向另一眼。然而，**光线照射在一眼的时间不应该比照射在另一眼的时间长。**这可能对暴露于光线时间较长的那只眼造成 RAPD，因为光线照射一眼时间越长，眼睛适应光线照射后瞳孔扩大越多。此外，如果一眼的视网膜发生了漂白，而另一眼没有漂白，就会产生轻微的 RAPD。应当特别注意使双眼视网膜漂白对称，特别是当使用密度大于 1.2 对数单位中心密度滤光片测量时。

只要有双侧瞳孔，就可以进行手电筒摆动试验，即使其中一个瞳孔由于神经系统疾病、虹膜外伤或局部用药而无反应、扩大或缩小时，也都可以进行手电筒摆动试验。当光从正常光转移到异常眼时，瞳孔运动的总输入减少。因此，双眼瞳孔缩小的传出刺激量也减少，双侧瞳孔扩大。在进行手电筒摆动试验时，检查者往往只能观察被照射的瞳孔，但对侧瞳孔也以同样的方式做出反应。因此，如果一侧瞳孔因机械性或药物性原因无反应时，检查者可以简单地进行手电筒摆动试验，只观察有反应的瞳孔。如果一只眼存在 RAPD，而这只异常眼的瞳孔是固定的，当光线直接照射正常眼时，正常眼的瞳孔快速缩小，当光线照射对侧眼时正常眼瞳孔扩大。如果存在 RAPD 的异常眼的瞳孔是有反应性的，当光线照射对侧眼时，异常眼的瞳孔缩小；当光线直接照射异常眼时，异常眼瞳孔扩大。这对于确定动眼神经麻痹或外伤性虹膜睫状肌麻痹患者是否同时患有视神经疾病或视网膜功能障碍非常有帮助。

对于怀疑有单侧视神经病变但在标准手电筒摆动试验中未发现 RAPD 的患者，手电筒摆动试验可以进一步改进。对于这些患者，用 0.3 个对数单位的中性密度滤光片通常可以发现 RAPD（图 15.6）。测试步骤如下。首先将滤镜置于一眼前进行手电筒摆动试验。然后将滤镜放在另一眼前，并重复手电筒摆动试验。如果任一眼的传入系统确实没有缺陷，将滤镜放在任何一眼上都会引起被滤镜覆盖的眼轻度且对称的 RAPD，这是由于被滤镜覆盖的眼光线传入量减少。另外，如果一眼已经有轻度 RAPD，在那只眼前放置滤镜会进一步减少光线传入量，因而增加先前不明显的传入障碍程度，使 RAPD 变得可以识别；而在对侧（正常的）眼前放置滤镜会平衡患眼的传入缺陷，使瞳孔对光反射不出现明显的不对称。

检查者可以使用按百分透光率校准的分级中性密度滤光片来对 RAPD 进行定量。在确定存在 RAPD 后，检查者在正常眼上加连续的中性密度滤光片，每次增加 0.3 个对数单位，以平衡缺陷，直到缺陷消失（图 15.7）。最有用的中性密度滤光片是透光率从 80%（0.1 个对数单位）到 1%（2.0 个对数单位）区间的滤镜（图 15.8）。为了达到检查终点，检查者应当"超过终点"——也就是说，在正常眼（遮挡眼）造成一种 RAPD。然后检查者应当用下一个较低级别的滤镜进行手电筒摆动试验，重新漂白那只眼的视网膜。表 15.1 中列出了在各种条件下检测 RAPD 的几个"经验法则"。

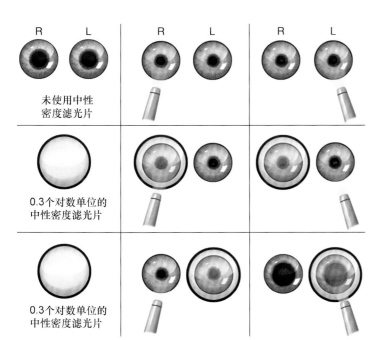

未使用中性密度滤光片

0.3个对数单位的中性密度滤光片

0.3个对数单位的中性密度滤光片

图 15.6　使用中性密度滤光片引出 RAPD。之前的手电筒摆动试验未能展示令人信服的 RAPD。将 0.3 个对数单位中性密度滤光片置于右眼前，进行手电筒摆动试验。然后将滤镜放在左眼前，重复测试。如果左眼有轻微的视神经病变，左眼前放镜会进一步减少光线刺激，在手电筒摆动试验中会出现 RAPD。当滤镜放在右眼前时，右眼减少的亮度会趋向于平衡左眼亮度的降低（源于左眼视神经病变），所以不会显示 RAPD

图 15.7 使用中性密度滤光片和手电筒摆动试验对 RAPD 进行定量分析。将密度增加的中性密度滤光片置于对侧有 RAPD 患者的正常眼前，并进行手电筒摆动试验，直到 RAPD 消失。这个患者患侧眼 RAPD 被 0.9 个对数单位的中性密度滤光片所平衡

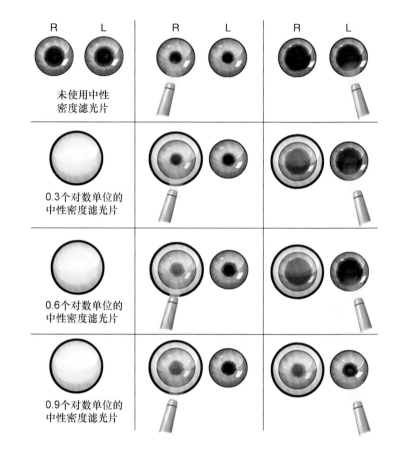

图 15.8 定量或引出 RAPD 所需的设备。包括一个明亮的手持式光源、一个瞳孔尺和一套中性密度滤光片，级别分别为 0.3、0.6、0.9 和 1.2

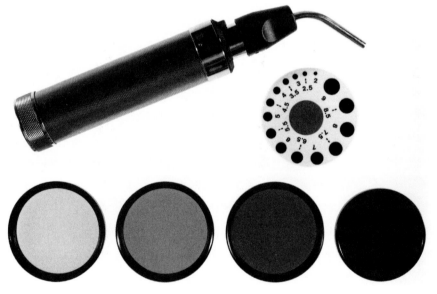

RAPD 的严重程度与周围视野缺损的大小之间有一定的相关性，可以通过使用 Goldmann 视野计进行动态视野检测。此外，有证据表明瞳孔反应的大小与自动静态视野测量的平均偏差之间存在线性关系。用于检测 RAPD 的方法，尤其是手电筒摆动试验，是对视神经功能障碍的敏感测试；然而，其仅代表一种用于确定患者是否患有视神经病变，以及视神经功能障碍严重程度的测试方法。

瞳孔药物试验（表 15.2）

如果要判断在结膜囊内滴入一滴某种药物后瞳孔是扩大的还是缩小的，那么只要可能就应用另一侧瞳孔作为对照。因此，如果瞳孔异常是单侧的，药物应该滴在双眼，以便比较双眼的反应。如果瞳孔异常是双侧，难以进行双眼瞳孔的比较，应确定观察到的反应确实是由滴入的药物引起的。在这种

表 15.1　不同条件下 RAPD 预计值——"经验法则"

疾病状况	RAPD 预计值的对数单位	注释
视神经炎	0.3 ～ 3.0 个以上的对数单位	如果没有 RAPD，怀疑双侧病变
视束损害	对侧眼 0.4 ～ 0.6 个对数单位	查找颞侧视野缺损
顶盖前区病变	对侧 RAPD，没有视野缺损	
视野缺损	与 Goldmann/Humphrey 视野计相关	
弱视	< 0.5 个对数单位	如果 > 1.0 个对数单位，查找其他病因
瞳孔不等大	每毫米 0.1 个对数单位	在光线下检测
黄斑病变	如果视力大于 20/200，不会超过 0.5 个对数单位	最严重的黄斑病变 < 1.0 个对数单位
中心浆液性视网膜病变	< 0.3 个对数单位	
缺血性视网膜中央静脉阻塞	0.9 ～ 1.2 个对数单位	
非缺血性视网膜中央静脉阻塞	< 0.6 个对数单位	
视网膜脱离	1/4 象限 0.3；2/4 象限 0.6；累及黄斑 0.9；四个象限 2.0	
视网膜色素变性	≤ 0.3 个对数单位	
白内障	无	如果是致密的白内障，对侧眼可能出现 RAPD
眼罩；暗适应	未遮挡眼可能达到 1.5 个对数单位	最大 RAPD 出现在 30 min，在 10 min 内恢复
青光眼	变化不定	与神经视网膜边缘相对应
非器质性视力下降	无	

表 15.2　常见瞳孔异常的药物诊断试验

试剂	目的	剂量（%）	时间	光照	检测
稀释的毛果芸香碱	超敏试验	0.0625*	30 min	昏暗 / 暗室	瞳孔大小变化
毛果芸香碱	检测药物阻滞	2	40 min	昏暗 / 暗室	瞳孔大小变化
可卡因	检测交感神经障碍	10	60 min	明亮	瞳孔大小不等变化
羟苯丙胺	检测节后交感神经障碍		50 ～ 60 min	明亮	双侧瞳孔散大或瞳孔大小不等 > 1 mm 或瞳孔大小不等变化 > 1 mm
安普乐定	检测交感神经障碍	0.5 ～ 1	45 min	明亮	瞳孔大小不等逆转

* 译者注：原书有误，原书为 0.625，应为 0.0625。

情况下，可以只在一眼滴用药物，以便比较滴药眼和未滴药眼的差别。

　　进行瞳孔药物试验时可能会出现其他问题。药物可能已经过时，因此药效或强或弱；患者泪液较多，药物浓度被稀释或在药物吸收前在结膜囊被冲洗出来；患者在滴入眼药后，可能会用力挤压眼睛，导致结膜下囊无法保留足够的药物。我们还必须考虑不同年龄或不同虹膜颜色患者对药物反应的个体差异。初始瞳孔大小可能也对判断瞳孔药物试验结果造成困难。

调节、会聚和近反射评估

　　调节可以是调节过强、调节过弱或调节过慢。近反射的另外两个组成部分（会聚和瞳孔缩小）的病变可能会出现会聚和瞳孔缩小表现过强或受损。

病史

　　尽管调节障碍患者的症状往往是非特异性的，但某些方面的病史可能非常重要。例如，患有调节不足的患者经常主诉近处视物不清而看远处则很清楚。患有最常见的调节障碍（老花眼）的患者会说他们把一个物体拿得越远，他们就看得越清楚。含有抗胆碱能作用的药物常常能促发远视眼和其他调节不足。

　　调节过度或痉挛常表现为看近处清楚而看远处不清楚。此外，这些患者经常主诉眉弓、额部疼痛。除了调节受损之外，可能会出现其他症状。会聚过度常伴有远处复视、视物模糊、振动幻视或疼痛。另外，会聚不足伴有阅读困难、看近处复视、视物模糊、看近处时疼痛和不适感。

近反射痉挛患者的症状与所有三个组成部分的功能障碍有关。这些患者有调节痉挛（高达 8 ~ 10 屈光度），极度瞳孔缩小，以及会聚引起的斜视（详见第 16 章）。

检查

总体原则

调节是晶状体改变其折射率以保持物体在视网膜上清晰成像的能力。对调节的主要刺激是模糊，大多数调节测试也是基于产生或消除模糊。对调节的刺激除模糊外，还包括色差和近知觉，这些都可以用来检测调节反射。

调节是维持近视力清晰的近反应（也称为近反射）复杂三种成分的一部分。虽然近反射的三种组成部分（调节、会聚和瞳孔缩小）在看近处时通常是协调一致的，但每个组成部分都可以被单独检查。例如，检查者可以通过增加镜片度数削弱调节刺激，或通过降低镜片的度数以增加调节刺激，而不刺激会聚或瞳孔缩小。检查者可以用低度基底向外的棱镜刺激会聚而不改变调节。在特定情况下，检查者可以测试调节而不诱导瞳孔缩小。即使是无法调节的老花眼，会聚和瞳孔缩小仍能继续检查。此外，如果一个人使用药物麻痹了调节，会聚仍然保持完整。

调节近点（near point of accommodation，NPA） 是目标骤然聚焦在视网膜上距离眼最近的点。调节通过**调节幅值**测量，调节幅值是晶状体从非调节状态到完全调节状态的变化能力。这种能力以**屈光度（diopters）** 为单位，一个屈光度（D）是指注视距离的倒数。例如，1 m 是 1 D，0.5 m 是 2 D，0.33 m 是 3 D，以此类推。**调节范围**是指眼能看清物体的最远点与看清物体的最近点之间的距离。

会聚是一种向内侧聚合的运动，这种会聚增加了视角，允许双眼在看近物时形成单个成像。会聚可以是主动性的，但并不需要主动去做；也就是说，不需要存在刺激就会诱发会聚。会聚也是近反射中的反射性和联合性运动。调节和会聚是相关联的运动；其中一种运动、一个单位的变化通常引起另一种运动也相应地有一个单位的变化。会聚可分为四种亚型：张力性会聚、调节性会聚、融合性会聚和主动性会聚。

眼球正常时趋于双眼发散，因此，维持双眼直视需要增加内直肌的张力，这种张力就是**张力性会聚**。

调节性会聚是以一定量的调节引发的一定量的会聚。调节与会聚之间的关系通常用调节性会聚的棱镜屈光度与调节屈光度的比值（即 AC/A 比值）来表示。因为调节随年龄增加而下降，所以 AC/A 比值随着年龄的增长而增加。

融合性会聚不是由调节变化刺激，而是由不同的视网膜成像的刺激而引起的会聚。一般认为融合性会聚是正常会聚的"微调"。

主动性会聚是通过确定会聚近点（near point of convergence，NPC）来测量的，NPC 是眼球能够会聚的最近点。NPC 比 NPA 离眼球更近，并且一般不像 NPA 一样随年龄增加而退化。NPC 通常为 10 cm 或低于 10 cm。

当注视点由远变近时瞳孔收缩——即**瞳孔缩小**。瞳孔缩小可以在黑暗中发生，比光反射慢，只要存在近反射就存在瞳孔缩小。瞳孔缩小增加看清物体的视野范围（称为"**景深**"）而不存在任何调节的改变。在老视患者中，即使调节已达最大，瞳孔也会继续缩小。

在检测调节和视近反应时，必须记住上述关系。此外，调节能力从来不是绝对意义上的测量或测试，而是在特定测试条件下因变化而做出的反应。

很少有神经眼科疾病导致调节紊乱，临床上很少需要测试调节幅度和调节范围。

会聚

整个会聚通常通过检查 NPC 来衡量。这种测量通常要求患者注视眼前 33 cm 处的调节目标，然后将目标移向鼻子，要求患者尽量聚焦在目标上。检查终点是当患者报告出现水平复视或观察到一只向内转的眼突然向外转。检查者能用沿着鼻子放置的毫米尺来测量出上述现象的距离。正常人的 NPC 一般在 5 ~ 10 cm。NPC 大于 30 cm 提示会聚不足。

另一种确定会聚是否正常的方法是在患者阅读时进行遮盖-去遮盖试验。只有当患者有完整视力，并且没有斜视病史时，遮盖-去遮盖试验对会聚的检查才会有益。这个测试在第 17 章中介绍。

瞳孔功能和调节功能障碍

赵颖 译 蔺雪梅 校

瞳孔功能障碍

观察瞳孔大小及动态舒缩变化对于神经系统疾病患者的病情评估是至关重要的。在许多视力丧失的患者中，瞳孔反应异常是器质性视功能损害的唯一客观体征。

传出性瞳孔功能障碍：瞳孔不等大

瞳孔的传出功能障碍通常单侧发病，因此会产生双侧瞳孔大小的差异，称为瞳孔不等大。在进行瞳孔评估时，应确定是否存在瞳孔不等大。如果存在，常提示单侧或双侧虹膜或虹膜肌肉的神经支配存在某种异常。因此，一旦发现瞳孔不等大，检查者不仅要确定瞳孔不等大在亮光和暗光两个场景中哪个差异更为明显，还要确定哪一侧瞳孔存在异常收缩和（或）扩大。特异性瞳孔检查技巧详见第 15 章。导致瞳孔不等大的因素在表 16.1 中有所描述和标注。

表 16.1　瞳孔不等大的原因

暗光下瞳孔不等大更显著
生理性瞳孔不等大
抑制交感神经通路
- 霍纳综合征
- 药物（达哌唑、莫西赛利）
刺激交感神经通路
- 蝌蚪样瞳孔
- 交感神经过度兴奋所致的单侧瞳孔间歇性扩张
- 药物（可卡因、减少红血丝的滴眼液、肾上腺素能药物）
刺激副交感神经通路的药物（毒扁豆碱、有机磷酸酯、毛果芸香碱、醋甲胆碱、槟榔碱）
亮光下瞳孔不等大明显
虹膜括约肌副交感神经通路受损
- 动眼神经麻痹
- 强直性瞳孔综合征（Adie 瞳孔）
- 副交感神经通路受抑制所致的单侧瞳孔间歇性扩大
虹膜括约肌外伤
急性青光眼铁质沉着症
抑制副交感神经药物（阿托品、东莨菪碱）

暗光下瞳孔不等大更显著

生理性瞳孔不等大（单纯性瞳孔不等大、中枢性瞳孔不等大、良性瞳孔不等大） 在暗光下，至少 20% 的正常人群在检查时存在大于等于 0.4 mm 的瞳孔不等大。但在室内光线下仅 10% 左右的人群存在此种现象。这类瞳孔不等大被称为**生理性瞳孔不等大**，一般不超过 0.6 mm，但也可能最大达 1.0 mm（图 16.1）。生理性瞳孔不等大的程度在明暗条件下几乎一致，但在光照下差异有缩小的趋势，可能是因为较小的瞳孔首先达到机械阻抗带，使较大的瞳孔有机会充分收缩更接近小瞳的形态。生理性瞳孔不等大还被称为"单纯性瞳孔不等大""中枢性瞳孔不等大""良性瞳孔不等大"。

生理性瞳孔不等大的患者，其瞳孔不等的程度可能是变化的。可以通过观察既往的照片，甚至是婴幼儿时期的照片而发现生理性瞳孔不等大。这类瞳孔不等大有可能逆转，但多数情况下不会变化。

霍纳综合征

当交感神经对眼球的支配中断时，辅助眼睑开大的 Müller 肌力量减弱，使上睑下垂，下睑抬高。虹膜的瞳孔开大肌肌力变弱，使瞳孔变小，部分面部的血管舒缩和分泌汗液的功能可能丧失。这种以上睑下垂、瞳孔缩小和无汗为特征的疾病被称为**霍纳综合征**（**Horner syndrome**）（图 16.2）。

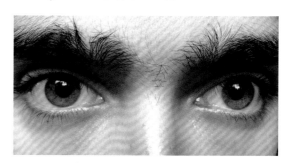

图 16.1　一名有偏头痛病史的青少年男性，生理性（单纯性）瞳孔不等大，右侧瞳孔比左侧瞳孔大 0.3 mm，双侧瞳孔对光反射和近反射正常

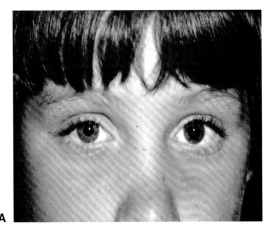

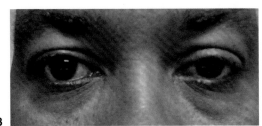

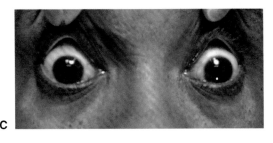

图 16.2　两例霍纳综合征患者。**A**：先天性右眼霍纳综合征。注意伴有虹膜异色症和轻微的上睑下垂。**B**：自发性左眼霍纳综合征，左眼上睑下垂和下睑抬高。**C**：通过手动抬起眼睑能更好地显示瞳孔不等大

临床表现　霍纳综合征患者的受累眼通常看起来变小或凹陷。受交感神经支配的平滑肌（Müller 肌）有助于维持上睑睁开的位置，一旦瘫痪，上眼睑表现为轻度的上睑下垂。这种**上睑下垂**有时非常轻微或多变以至于难以察觉。下眼睑类似的平滑肌纤维也失去神经支配，导致下眼睑轻度抬高，称为"反向睑下垂"，使睑裂进一步变窄，并出现**明显的眼球内陷**。

霍纳综合征中虹膜开大肌麻痹使得虹膜括约肌收缩，导致**瞳孔缩小**。当开大肌受到刺激（如使用肾上腺素能药物滴眼液后），瞳孔会广泛的扩大。当虹膜开大肌因去神经而出现超敏时，内源性儿茶酚胺可以产生类似的现象。这种"反常的瞳孔扩大"是开大肌对循环中肾上腺素能物质的去神经支配超敏所引起的。

在霍纳综合征中，开大肌无力在暗光中最为明显。瞳孔不等大在暗光下更明显，而在亮光下几乎消失。霍纳综合征的瞳孔不等大在强光下减弱，是因为双眼功能正常的括约肌收缩使两个瞳孔趋于等大。

霍纳综合征的虹膜开大肌麻痹可以用多种方法检测。当灯光熄灭时，Horner 瞳孔比正常瞳孔扩大得更慢（**扩大迟滞**）。突发的噪音会增加开大肌交感神经的放电，导致一过性的瞳孔不等大更为显著。关灯后引入突发噪音有助于查找可能由于霍纳综合征引起的扩大迟滞。瞳孔的检查应在关灯后立即进行，因为受到影响的瞳孔最终会扩大，只是比正常一侧的瞳孔扩大得更慢。

同侧虹膜色素脱失在获得性霍纳综合征患者中并不常见，但却是先天性霍纳综合征的典型特征。不过它可以比较罕见地出现在成人交感神经系统损伤后。

部分霍纳综合征患者患侧面部皮肤发生特征性的血管舒缩和泌汗功能的变化。其中最显著的特征就是汗液分泌消失（**无汗症**）。在温暖的环境中，受影响的那一侧皮肤摸上去感觉干燥，而正常的那一侧皮肤摸上去感觉湿润。患者可能会说两侧泌汗或面部潮红不对称，特别是在劳累后。支配面部泌汗的节后交感神经纤维在颈上神经节发出突触后，沿着颈外动脉到达面部，而支配眼部的交感神经纤维通过颈内动脉的颈动脉丛，携带了少量仅支配前额皮肤的泌汗纤维。由于交感神经纤维在离开颈上神经节后迅速分叉，所以无汗症通常发生在中枢性或节前霍纳综合征患者中，而在节后霍纳综合征患者中并不常见。急性的交感神经去支配后，由于血管舒缩功能丧失和继发的血管扩张，病变一侧的皮肤温度升高，可能出现潮红、结膜充血、溢泪和鼻塞。无汗症的临床测试包括将一个金属勺子放在额头上，判断它是否因底部有汗水分泌而拖拉（正常），或因皮肤交感神经失神经和由此产生的干燥而平滑滑动（异常）。

诊断　将一例霍纳综合征从生理性瞳孔不等大中区分出来是很重要的。可通过药物试验来诊断霍纳综合征。**可卡因试验**仍然是"金标准"试验，其原理是基于可卡因不能扩大去交感神经支配的瞳孔。可卡因可以阻断交感神经末梢去甲肾上腺素的再摄取。在正常的眼中，10% 的可卡因药液会导致瞳孔扩大，通常在 45 min 内瞳孔扩大到 8 mm 或更多。正常时，交感神经的动作电位持续释放直到积累足够数量的去甲肾上腺素到效应细胞的受体，而当瞳孔开大肌发生交感神经去神经支配时则不会发生这种情况（图 16.3）。

第一滴可卡因点眼会引起短暂地刺痛，随后会产生麻醉效果。药效在 40 ～ 60 min 内达到峰值。10%

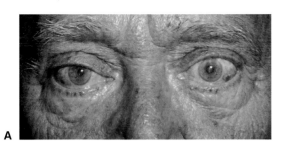

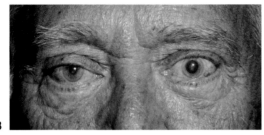

图 16.3　Horner 瞳孔对可卡因的反应。**A**：65 岁老年男性右侧霍纳综合征合并 Raeder 三叉神经交感神经痛。**B**：在每只眼睛滴入 2 滴 10% 可卡因溶液 45 min 后拍的照片

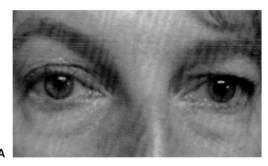

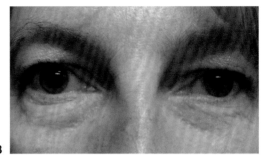

图 16.4　Horner 瞳孔对安普乐定的反应。**A**：52 岁女性患者，颈部损伤后右侧霍纳综合征；**B**：双眼滴入 0.5% 安普乐定溶液 40 min 后的照片，瞳孔不等大和上睑下垂抬高

的可卡因溶液不会引起明显的精神症状，但是在 24 小时后 100% 的患者尿液中可以检测出该药的代谢成分，在 36 h 后这种情况降至 50%。

可卡因只影响交感神经系统，不影响副交感神经系统。如果在光线充足的房间里观察患者，患者瞳孔可能会表现的对可卡因没有反应，因为亮光会使瞳孔收缩。患者必须被带进暗室检查，这时就可以很容易地观察到一侧或双侧瞳孔的药物性扩大。

眼交感神经麻痹导致瞳孔不等大的可能性会随着 10% 可卡因溶液点眼 45 min 后瞳孔不等的增加而加大。无需对点眼前后的瞳孔差异进行比较；可卡因点眼后出现 0.8 mm 的瞳孔不等大足以诊断霍纳综合征。

使用 0.5% 或 1% 的安普乐定溶液进行药物试验，可充分利用患侧瞳孔的去神经支配超敏反应，出现患侧瞳孔扩大和眼睑抬高。去氧肾上腺素可以扩大双侧瞳孔，但可能对霍纳综合征受累眼瞳孔扩大更为明显。与去氧肾上腺素不同，安普乐定只影响病变侧瞳孔。安普乐定是一种弱 α-1 肾上腺素能激动剂，主要作用于 α-2 受体。在正常眼，安普乐定对瞳孔没有影响，或通过激动 α-2 受体和抑制去甲肾上腺素的释放而引起轻微的瞳孔缩小。然而，由于霍纳综合征患者瞳孔对 α-1 受体激动超敏，而去甲肾上腺素的释放很少，因此 α-1 受体活性占据了主导地位，导致 Horner 瞳孔扩大。同样的，上睑相对于另一只眼也轻度抬高（图 16.4）。点眼 30～45 min 后，瞳

孔不等大和上睑下垂可能会逆转（使得正常眼看起来瞳孔更小和上睑下垂），不过有些病例需要 60 min 才能观测到这一结果。

安普乐定是一种常规滴眼液，在多数门诊中较医用可卡因更易获得，临床上已基本取代可卡因药物试验。在分析安普乐定试验结果时，必须考虑出现超敏反应的时间。已知有在霍纳综合征出现 24 h 后进行药物试验出现阳性结果的报道，但不同患者出现超敏反应的时间可能不同。在临床上对于高度怀疑霍纳综合征的患者出现安普乐定试验阴性，应在几天后重新检测或者考虑 1～2 天后行可卡因试验。

在所有患者中，若药物试验结果为阴性而临床表现仍高度怀疑霍纳综合征时，可以通过沿交感神经通路的神经影像学检查以排查病理损害。

定位　在交感神经这条长的通路中，无论哪个位置的损伤，霍纳综合征患者都有相似的上睑下垂和瞳孔缩小。然而，交感神经通路分为三个主要部分：中枢（一级）、节前（二级）和节后（三级）神经元。这样的划分具有重要的临床意义。

中枢性霍纳综合征　中枢（一级）神经元开始于同侧下丘脑，并延伸至 C8～T1 脊髓中间外侧灰质柱中 Budge & Waller 睫状脊髓中枢（图 16.5）。这条路径实际上可能是多突触的，但它似乎保持在脑干和颈髓的外侧。因此，中枢神经元损伤引起的霍纳综合

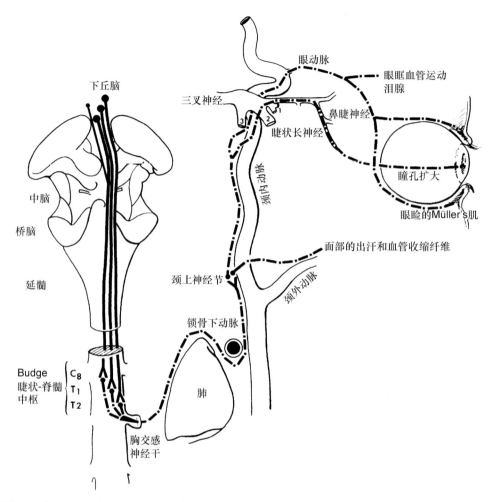

图 16.5 眼交感神经通路。注意中枢（一级）、节前（二级）和节后（三级）神经元的所在位置（Reprinted with permission from Glaser JS. Neuro-Ophthalmology. 1st ed. Hagerstown，MD：Harper & Row；1978：173.）

征几乎都是单侧的。目前还没有一种药物试验可以确定中枢神经元霍纳综合征，因此，临床医师必须重视相关临床体征的定位。例如，引起同侧霍纳综合征的下丘脑病变通常与对侧偏瘫有关，其中一些患者还伴有对侧感觉减退。

另一种以中枢性霍纳综合征为部分特征的神经综合征是 **Wallenberg 综合征**，由外侧延髓损伤引起，该综合征的其他特征还包括同侧面部疼痛和温度感觉障碍、肢体共济失调以及由于延髓麻痹导致的构音障碍和吞咽困难，对侧躯干和肢体的疼痛和温度感觉受损。侧向偏斜是一种被迫推向病变一侧的感觉，通常是 Wallenberg 综合征患者的主诉，这种情况在眼球运动时也很明显。

一侧霍纳综合征和对侧滑车神经麻痹同时出现，提示为霍纳综合征病变侧的滑车神经核或交叉前的同侧传导束受累。但是并非所有一级神经元的霍纳综合征患者均有其他神经系统表现。例如颈椎病患者可以

没有脊髓受累的症状和体征，这些患者可仅表现为霍纳综合征或可能伴有一些颈部疼痛。

节前霍纳综合征　节前（二级）神经元从 Budge 睫脊中枢发出后穿过肺尖（图 16.5），然后转向上行，穿过星状神经节，沿颈动脉鞘达颈总动脉分叉处附近的颈上神经节。

节前霍纳综合征的上睑下垂和瞳孔缩小没有特殊性，但无汗症的分布是特有的表现，通常累及整个患侧头部、面部和颈部下达至锁骨的范围。

局部恶性肿瘤是节前霍纳综合征的常见病因。最常见的肿瘤为肺癌和乳腺癌，但霍纳综合征通常不是这些肿瘤的早期体征。波及 C6 水平颈动脉鞘后方的肿瘤可引起节前霍纳综合征伴膈神经、迷走神经和喉返神经麻痹：即 "Rowland Payne 综合征"。这个部位的良性肿瘤，如交感神经链神经鞘瘤以及甲状腺肿大，也会引起节前霍纳综合征。

外伤和手术（如 C8 或 T1 椎间盘突出、臂丛损

伤、气胸、冠状动脉搭桥手术或起搏器置入）也会导致节前霍纳综合征。硬膜外麻醉剂误入或胸膜间麻醉剂在肺尖处经胸膜吸收至星状神经节亦可短暂阻滞节前神经元。胸腔引流导管、血管导管及流弹伤可直接损伤节前交感神经。

节后霍纳综合征：支配虹膜开大肌的交感神经通路**节后**（三级）神经元自下颌角后方的颈上神经节发出，沿颈内动脉上行，称为"颈动脉**丛**"或"颈动脉神经"。在海绵窦内交感神经纤维离开颈内动脉，与展神经短距离同行后加入三叉神经眼支，随眼支的鼻睫神经分支进入眼眶。鼻睫神经内的交感神经纤维分为两支睫长神经，后者与外侧及内侧脉络膜上血管束伴行达到眼前节，支配瞳孔开大肌。此处的交感神经纤维穿过睫状神经节但不形成突触。

累及节后第三级交感神经元的病变可以位于颅内或颅外。颅外病变损伤颈部交感神经或颈上交感神经节，而颅内病变可损伤颅底、颈动脉管内及内耳处或海绵窦内的交感神经链。眶部病变极少造成单侧的霍纳综合征。

颈内动脉本身或沿颈内动脉走行的病变是造成节后霍纳综合征的常见原因。外伤性及自发性**颈内动脉夹层**动脉瘤均会导致突发性同侧面部和颈部疼痛伴节后霍纳综合征。Reader 三叉神经交感神经痛是一种头痛综合征，其特征是与节后霍纳综合征相关的持续性三叉神经痛，其中很多患者很可能是未被识别的颈动脉夹层的表现。

颈部肿瘤、炎性病变和其他占位病变均可引起节后霍纳综合征。任何蔓延或转移到颈部淋巴结的肿物亦均可损伤颈部交感神经链。一侧节后霍纳综合征、舌肌麻痹、咽部感觉缺失、吞咽困难可能提示同侧鼻咽部或颈静脉孔的肿瘤。

海绵窦的肿瘤、动脉瘤、感染以及其他病变都可引起节后霍纳综合征，其中很多情况下都会伴有同侧眼肌麻痹和同侧面部疼痛或感觉迟钝，这些症状是由于海绵窦内的一支或多支眼球运动神经及三叉神经受累所引起的。因为展神经和眼交感神经在海绵窦内有短距离相伴走行，当无其他神经系统体征的展神经麻痹和节后霍纳综合征同时出现时即提示海绵窦病变。

丛集性头痛发作时表现为极为严重的单侧撕裂样痛或感觉迟钝性疼痛，持续 15 ～ 180 min，通常发生于夜间。受影响的患者常伴有交感神经麻痹和同侧鼻塞。头痛消失后节后霍纳综合征仍可持续存在。其他缺血性病变如巨细胞动脉炎亦可引起节后霍纳综合征。

中颅窝占位病变侵及 Meckel 腔和位于破裂孔处的颈内动脉也会导致伴有疼痛的节后霍纳综合征。其他颅底部病变包括颅底骨折亦可引起类似的临床表现。

定位鉴别 羟苯丙胺试验可用于鉴别节前及节后或中枢性霍纳综合征（图 16.6）。该试验应在可卡因试验或安普乐定试验证实霍纳综合征或在霍纳综合征诊断明确的情况下施行。如已行可卡因试验或安普乐定试验，则在其后的 24 ～ 48 h 内不应做羟苯丙胺试验，使角膜和瞳孔得以从药物中恢复。羟苯丙胺试验的方法如下：每眼下结膜穹隆各滴入 2 滴 1% 氢溴酸羟苯丙胺溶液，45 min 后在暗光下观察瞳孔。羟

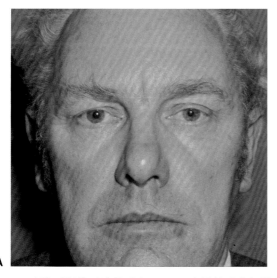
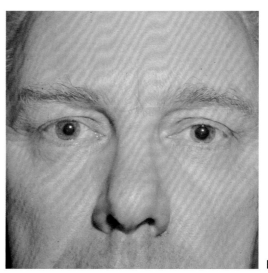

图 16.6 Horner 瞳孔对羟苯丙胺的反应。**A**. 55 岁男性肺尖部肿瘤患者的左侧霍纳综合征；**B**. 每眼结膜滴入 2 滴 1% 羟苯丙胺溶液，45 min 后双侧瞳孔均扩大，表明节后神经元无受损（即节前霍纳综合征）

苯丙胺可促使胆碱能神经末梢储存的去甲肾上腺素释放，引起正常受试者不同程度但通常为显著性的瞳孔扩大。如果引起霍纳综合征的病变位于节后神经元，由于神经末梢本身的破坏，无储存的去甲肾上腺素释放，也就不会有羟苯丙胺的瞳孔扩大效应。如果病变位于节前神经元或中枢神经元，瞳孔会充分扩大，甚至比对侧瞳孔更大，很可能是由于开大肌的突触后受体上调的缘故。

羟苯丙胺试验偶尔可以出现假阴性反应，这种反应通常仅出现在霍纳综合征发病后 1 周内做检查的患者，原因可能是突触前膜处的去甲肾上腺素储存尚未耗竭。因此，当一个小瞳孔不能被可卡因试验和（或）安普乐定试验扩大，羟苯丙胺或类似药物亦不能随之引起扩大时，很可能是由于节后交感神经元病变所致。商用羟苯丙胺溶液不易购得，可能使这种药物试验无法实施。

儿童霍纳综合征　尽管儿童期的霍纳综合征的许多病例有先天性、良性或特发性的病因，但高达 25% 的患者存在肿块样病变，包括脊髓肿瘤、胚胎细胞癌、神经母细胞瘤和横纹肌肉瘤等。先天性霍纳综合征是一种少见的疾病。该综合征的完整表现包括上睑下垂、瞳孔缩小、面部无汗及受累侧虹膜色淡。出生时的臂丛神经损伤是多数这类病例的原因（图 16.7），但有些病例的发生与先天性肿瘤有关，还有些发生于病毒感染后。由于先天性霍纳综合征也可能由肿块样病变导致，因此，当无法明确交感神经结构的手术及外伤史时，推荐对整个交感神经链行脑、颈、胸部 MRI 等影像学检查以进一步评估病情。

先天性霍纳综合征　多数先天性霍纳综合征患者可纳入以下三组之一：有颈内动脉交感神经丛产科损伤证据者，无生产史但有临床及药理学定位的颈上神经节病变者，以及有节前交感神经通路外科或产科损伤证据者。

第一组患者多有产钳助产造成的围产期头部损伤病史。临床上可见这类患者有明显的眼睑下垂和瞳孔缩小，面部出汗完全正常。药物试验符合节后病变表现。

第二组患者的药物试验亦符合节后病变，但这类患者有面部无汗，提示病损位于泌汗纤维与颈外动脉分离处的近端。这种病损的原因还可包括直接损害颈上神经节的胚胎病变、颈上神经节的供血血管破坏，或交感神经通路更近端处病变后发生的颈上神经节跨突触发育不全。

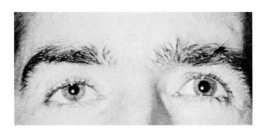

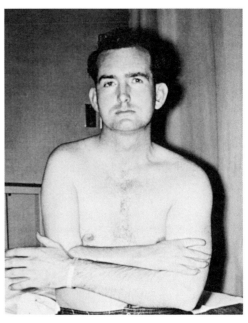

图 16.7　出生时右侧臂丛神经损伤伴发的霍纳综合征（**上图**）。注意发育不良的右上肢（**下图**）

第三组患者为节前眼交感神经通路损伤。损伤原因包括臂丛神经外伤和胸腔手术。本组患者应为节前霍纳综合征，但其中部分患者的药物试验结果显示为节后损伤，推测可能提示为节后神经元继发于节前损伤后的跨突触变性（图 16.8A）。

先天性霍纳综合征婴儿的父母有时会发现婴儿在哺乳或哭闹时出现半侧面部潮红。这种半侧面部潮红可能出现于霍纳综合征的对侧，这只是正常的反应，但由于先天性霍纳综合征患侧的面部血管舒张功能受损，这种反应表现得更为明显。

当发现儿童有单侧上睑下垂和同侧瞳孔缩小但不能确定是否存在交感神经功能缺损时，睫状肌麻痹性屈光检查有时可能引起阿托品潮红而意外解决这个难题。该反应只出现于皮肤交感神经支配完好的情况下，在霍纳综合征的患侧则缺如（图 16.8B）。

眼睛很蓝的霍纳综合征患儿不会出现可见的虹膜异色，但多数霍纳综合征患儿有受累侧虹膜颜色较浅。无论病变为节前性还是节后性，都会因顺行性跨突触发育不全而出现这种情况。如果交感神经通路在

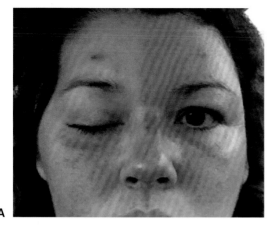

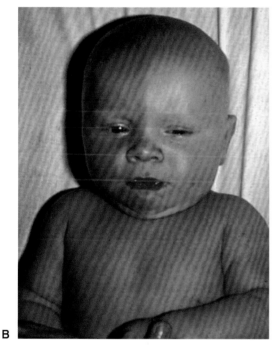

图 16.8　霍纳综合征患者的面部颜色变化。**A**：由于交感神经纤维跨突触变性，在行右侧海绵状窦肿瘤广泛切除术后患者面部缺乏潮红和出汗。她还因第 3、4 和 6 对脑神经的损伤而出现完全上睑下垂和眼肌麻痹。**B**：先天性左侧霍纳综合征患儿的阿托品性面部潮红。注意阿托品导致的潮红只出现在霍纳综合征对侧

节前神经元处被破坏，其远端的下一级神经节——颈上交感神经节就不会正常发育。神经节细胞数减少，羟苯丙胺引起的去甲肾上腺素储存释放亦减少。这种情况导致虹膜黑色素细胞发育受损，造成虹膜基质色淡。

对 2 岁以下儿童的药物试验应谨慎进行，因为可卡因的全身吸收可能会增加血压或心率。在这个年龄组中，安普乐定可穿过血脑屏障，应避免使用以防止中枢神经系统抑制。

交感神经活跃过度

许多累及瞳孔的病变都会出现交感神经活跃过度。在这种情况下，双侧瞳孔不等大可能出现暗光环境比亮光环境更为明显的表现。

蝌蚪样瞳孔是一种典型的间歇性良性现象，表现为一眼瞳孔变形，持续 1 ~ 2 min，瞳孔像蝌蚪的尾巴被拉向一侧。一般认为这种现象是由于反复出现的交感神经支配爆发所引起，这种刺激最终导致纤维的丢失和霍纳综合征。这种情况与发生于某些年轻患者典型偏头痛发作期间的**发作性单侧瞳孔扩大**不同，尽管有某些类似。由于蝌蚪样瞳孔可能存在压迫性甚至感染性（例如梅毒）原因，因此需要进一步的检查。

部分下颈段或上胸段脊髓损伤的患者会出现发作性单侧瞳孔扩大伴单侧出汗。18 世纪初法国军事外科医生 Francois Pourfour Petit 描述并以他的名字命名了该综合征。该类患者的药物试验提示瞳孔扩大是由于发作性交感神经兴奋所致。

虹膜括约肌的药物刺激

几乎所有一侧瞳孔无反应的急性双侧瞳孔不等大都是由药物对虹膜括约肌的阻滞造成的。由于受累瞳孔不能收缩，这种瞳孔不等大在亮光下比在黑光下更为明显。但在少见情况下，药物制剂，如用于杀虫的有机磷酸盐，可因兴奋而非阻断副交感神经系统而引起无反应性瞳孔缩小，造成双侧瞳孔不等大。在这类病例以及其他眼副交感神经通路药物性刺激的病例中，1% 托吡卡胺溶液会使较大且有反应的瞳孔扩大，但不能扩大较小且无反应的瞳孔。

虹膜开大肌的药物刺激

鼻腔局部应用可卡因可以通过泪小管向上返入结膜囊。在敏感人群或角膜通透性增加的情况（如佩戴角膜接触镜）下，多数含有拟交感神经药物成分的去红血丝眼药水可导致瞳孔扩大。用于治疗肺部疾病的含肾上腺素能药物雾化剂从面罩周围溢出凝结于结膜囊，引起瞳孔扩大，这种扩大在暗光环境中较亮光环境更为明显。

亮光环境中双侧瞳孔不等大更明显的其他原因

支配虹膜括约肌的副交感神经传出损伤　完成瞳孔对光反射和近反射的最后共同通路起自中脑的动眼神经内脏核，随动眼神经到达睫状神经节，经睫短神

经达虹膜括约肌。累及这条副交感神经传导通路的任何病变都可能造成完全性瞳孔括约肌麻痹，致使瞳孔扩大且对光反射消失，所有的收缩反射缺如。在很多情况下，所有传至眼部的副交感神经传入均被破坏，因而调节反射亦消失。同时存在虹膜麻痹和睫状肌麻痹统称为**眼内肌麻痹**，以区别于瞳孔反应正常的眼外肌肉麻痹。

当存在动眼神经麻痹时，虹膜括约肌麻痹的诊断就会被简化。如有上睑下垂和上直肌、下直肌、内直肌以及下斜肌麻痹，扩大的、无反应的瞳孔只是动眼神经麻痹典型表现的一部分。本章简要概述了动眼神经疾病引起的瞳孔不等大。有关其他注意事项和详细信息，请参阅第 19 章。然而，孤立的虹膜麻痹可能是一个难以诊断的问题，必须考虑中脑、动眼神经、睫状神经节、睫状短神经和眼睛本身的病变。

E-W 核的损伤　中脑吻侧损伤几乎从不引起单侧孤立性无反应的瞳孔扩大。当 E-W 核单独损伤时，双侧瞳孔通常会同时出现异常。此外，多数引起瞳孔异常的该部位病变还会影响动眼神经核的其他部分，从而导致上睑下垂和（或）眼肌麻痹。

动眼神经束中瞳孔运动纤维损伤　由于 E-W 核发出的纤维是位于动眼神经组群最吻侧部分之一（图 16.9），纤维束病变可能仅破坏瞳孔功能的纤维，从而造成单侧无反应性瞳孔扩大。但是这种情况是极少发生的。离开中脑的动眼神经各个孤立的纤维束在蛛网膜下腔内汇集成动眼神经。瞳孔纤维位于动眼神经浅表位置，并逐渐从上内侧移行到神经下方（图 16.10）。因此，瞳孔运动纤维可受到来自于脑脊液的有害物质的损伤（例如，颅底脑膜炎）以及压迫性损伤（例如，脑动脉瘤和肿瘤）。在压迫性病变中很少见到没有动眼神经功能障碍的孤立性瞳孔异常。蛛网膜下腔内动眼神经自身的病变可以引起以瞳孔扩大为首发症状的动眼神经麻痹，此类病变包括神经鞘瘤和海绵状畸形。

睫状神经节和眶部神经根损伤：强直性瞳孔　支配眼内肌的副交感神经节后纤维损伤所引起一种特征性的综合征。最初可能只有眼内肌麻痹，以后可观察到一系列的异常：裂隙灯下可见虹膜括约肌局部麻痹所致的瞳孔光反射迟钝、调节麻痹、去神经支配导致的肌肉胆碱能超敏反应、瞳孔近反射常增强呈强直性而瞳孔收缩后再缓慢地强直性扩大。

这种反应方式的瞳孔称为**强直性瞳孔**（图 16.11）。引起强直性瞳孔的病变可破坏睫状神经节，或在眼球后间隙或眼内间隙及脉络膜上腔破坏睫状短神经（图 16.12）。这种缓慢而强直性的瞳孔运动是由于进入虹膜括约肌的睫状神经异常再生所致。强直性瞳孔可以划分成三类：局灶性强直性瞳孔、神经性强直性瞳孔、Holmes-Adie（Adie）综合征。

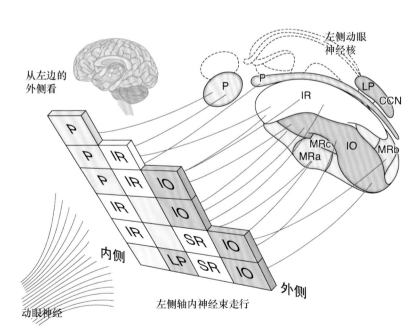

图 16.9　人类瞳孔运动纤维在动眼神经束中的位置。注意支配虹膜括约肌的纤维（P）位于支配眼外肌纤维和上睑提肌纤维（LP）的腹内侧。IO，下斜肌；IR，下直肌；MR，内直肌；SR，上直肌。MRa、MRb、MRc 为动眼神经核中支配内直肌的亚核。CCN，中央尾核（Reprinted with permission from Ksiazek SM，Slamovits TL，Rosen CE，et al. Fascicular arrangement in partial oculomotor paresis. Am J Ophthalmol 1994；118：97-103. ）

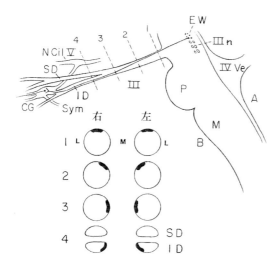

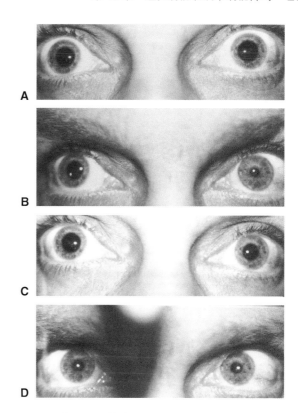

图 16.10　人类节前自主神经纤维从脑干到睫状神经节的走行过程。动眼神经走行的脑干矢状面重建如本图上部所示。冠状切片上用黑色标出支配瞳孔收缩和调节的节前自主神经纤维在右侧（R）和左侧（L）动眼神经内的相应位置。1.动眼神经自脑干发出部位；2.蛛网膜下腔中点；3.动眼神经进入硬脑膜的位置；4.海绵窦前部，此处自主神经纤维已进入动眼神经下分支。自主神经纤维在离开脑干时位于动眼神经上方，然后在动眼神经向眼眶方向走行时更偏向内侧。A，脑干背侧；B，脑干腹侧；P，脑桥；M，延髓；EW，E-W 核；Ⅲn，动眼神经核的躯体运动部分；Ⅲ，动眼神经；ID，动眼神经下分支；SD，动眼神经上分支；NcilV，三叉神经眼支；CG，睫状神经节；Sym，交感神经走行路线；M，内侧；L，外侧（Reprinted from FW Kerr. The pupil-functional anatomy and clinical correlation. In：Smith JL，ed. Neuro-Ophthalmology：Symposium of the University of Miami and the Bascom Palmer Eye Institute，Vol. IV. St. Louis：CV Mosby；1968；49-80. Copyright © 1968 Elsevier. With permission.）

图 16.11　强直性瞳孔综合征。患者男性，38 岁，4 个月前发现右侧瞳孔比左侧大。A.黑暗中看远处时，两侧瞳孔均扩大且直径相对等大；B.在明亮环境中，右侧瞳孔不收缩而左侧瞳孔收缩正常造成明显的瞳孔不等大；C.室内光线下看远处时，轻度双侧瞳孔不等大；D.视近物时，双侧瞳孔收缩。右侧瞳孔较左侧瞳孔收缩明显缓慢，且之后再缓慢扩大

局灶性强直性瞳孔　强直性瞳孔继发的急性眼内肌麻痹可发生于多种炎症、感染和浸润性病变。这些病变可以是单独累及睫状神经节的，也可以是全身系统性疾病的一部分。可引起局灶性强直性瞳孔的病变有带状疱疹、水痘、麻疹、白喉、梅毒（包括先天性和获得性）、结节病、猩红热、百日咳、天花、流行性感冒、鼻窦炎、Vogt-Koyanagi-Harada 综合征、类风湿关节炎、病毒性肝炎、脉络膜炎、原发性及转移性脉络膜和眶部肿瘤、眼球钝挫伤和眼眶贯通伤。眼球内铁质异物所导致的铁质沉积对支配虹膜括约肌的神经损害要明显大于肌肉，从而引起铁沉积性瞳孔扩大。各种眼球和眼眶手术操作，包括视网膜复位术、下斜肌手术、眼眶手术、视神经鞘开窗术、激光光凝术、经结膜冷冻疗法、经巩膜透热疗法、球后酒精注射以及下牙槽神经阻滞局部麻醉等均可引起局灶性强直性瞳孔。偏头痛、巨细胞动脉炎及其他血管病变所引起的睫状神经节或睫状短神经的缺血亦可引起局灶性强直性瞳孔。

神经性强直性瞳孔　见于全身广泛性周围神经病或自主神经病变患者，当病变累及睫状神经节和（或）睫状短神经时，强直性瞳孔是该类全身系统性疾病临床表现的一部分。在部分病例中可出现交感神经和副交感神经系统均受累的表现。引起本综合征的疾病包括梅毒、慢性酒精中毒、糖尿病、部分脊髓小脑性共济失调、吉兰-巴雷综合征（Guillain-Barré syndrome，GBS）（又称格林巴利综合征）及 GBS 的变异型 Miller Fisher 综合征。其他可能伴有强直性瞳孔的有自主神经系统功能障碍性系统性疾病，如急性全自主神经失调症、Shy-Drager 综合征、Ross 综合征（腱反射减低、进行性节段性少汗、强直性瞳孔）。系统性红斑狼疮患者可以出现伴随更广泛性自主神经病变的强直性瞳孔，干燥综合征患者亦可有类似情况，其瞳孔功能紊乱甚至可以为疾病的首发表现。强直性瞳孔亦可见于全身性淀粉样变性变、遗传性感

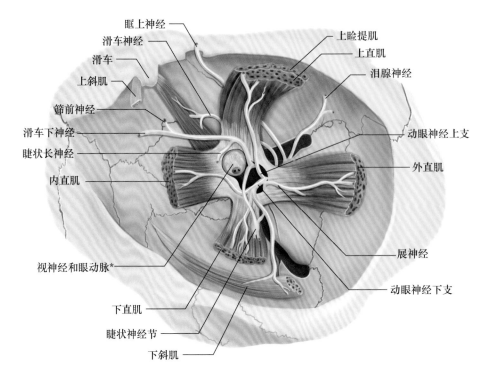

图 16.12　从眼眶后方显示视神经与眼球运动神经和眼外肌的关系。注意睫状神经节的位置（Reprinted from Wolff E. Anatomy of the Eye and Orbit. 6th ed. Philadelphia, PA: WB Saunders; 1968. Copyright © 1968 Elsevier. With permission.）（* 译者注：原书为视神经和视动脉，应为视神经和眼动脉。另外，图中也有误，此处的眼动脉并无并行的眼静脉，眼上静脉应从眶上裂进入颅内）

觉神经病、副肿瘤综合征和遗传性运动感觉神经病（Charcot-Marie-Tooth 病）的患者。

Holmes-Adie 强直性瞳孔综合征　Holmes-Adie 强直性瞳孔综合征亦称为 Adie 综合征，为单侧或双侧强直性反应的瞳孔，见于除该症状之外全身健康或患有无关疾病的患者。其中多数患者存在腱反射异常，但没有伴发局灶性眼病或眼眶疾病，也没有伴发广泛性周围神经或自主神经系统疾病的临床证据。

Adie 综合征并不常见，尽管有家族性发病的病例，但绝大多数病例为散发性。多数患者发现症状的年龄在 20 ～ 50 岁。病例中 70% 为女性，30% 为男性。约 80% 的 Adie 综合征为单侧发病。如累及双侧，通常为间隔数月或数年先后起病，偶尔可见同时发病。

多数 Adie 综合征患者有视觉主诉，包括畏光、看近物体模糊、瞳孔扩大以及头痛。随着时间的延长，扩大的瞳孔逐渐缩小，调节反射好转；但仍有许多患者持续存在聚焦困难。如果数年后另一眼同样受累（发生率每年约为 4%），表现的症状似乎会轻得多，甚至可以被忽视。

Adie 综合征亦可与药物引起的瞳孔扩大和睫状肌麻痹相混淆，但裂隙灯检查可见虹膜括约肌节段性收缩。这种节段性收缩或"蠕虫运动"可见于所有形式的强直性瞳孔，包括 Adie 综合征，而抗胆碱能药物阻断则使全部括约肌麻痹。虹膜括约肌节段性麻痹是诊断的关键证据。只要是对光有反应的 Adie 瞳孔（约 90%），几乎全部会有这种括约肌的节段性麻痹。

多数 Adie 综合征患者的调节麻痹在数月内缓解。但部分患者由于睫状肌内神经异常再生引起的调节麻痹可一直存在，直到出现老视，这种症状才会减轻。

不少 Adie 综合征患者伴有腱反射的减弱或消失。最有可能的解释是相关病损定位于脊髓中央。对少数 Adie 综合征患者的病理研究发现，脊髓背柱有萎缩性改变。很可能脊髓背柱的细胞发生类似于睫状神经节的变性，因此，引起大多数 Adie 综合征患者的腱反射消失。

Adie 综合征患者的强直性瞳孔对乙酰胆碱及类似物质（包括毛果芸香碱）具有超敏性。例如，结膜囊内滴入 2 滴 0.1% 的毛果芸香碱溶液可引起多数强直性瞳孔强烈收缩（图 16.13），但是该浓度一般不引起正常瞳孔的大小发生任何变化。遗憾的是，由于低浓度毛果芸香碱溶液可使许多动眼神经麻痹患者的瞳孔与 Adie 瞳孔有同样程度的收缩，**去神经超敏反应试验**用于强直性瞳孔的临床实用性受到限制。

Adie 瞳孔的去神经超敏反应与霍纳综合征的交感神经去神经超敏现象相同。如果不能确定强直性瞳

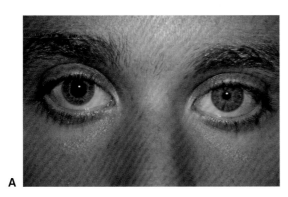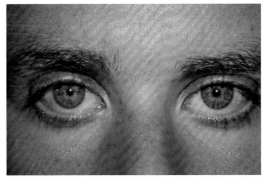

图 16.13　强直性瞳孔综合征的节后超敏反应。**A.** 右侧强直性瞳孔的 36 岁女性患者。**B.** 每只眼结膜滴入 2 滴浓度为 0.1% 的毛果芸香碱溶液，45 min 后，右侧瞳孔收缩且无光反应，左侧瞳孔无变化，光反射正常

孔的诊断，可以通过胆碱能超敏反应试验来证实。可以用 0.0 625% 毛果芸香碱溶液（其配制方法为用注射器取 1 份 1% 毛果芸香碱与 15 份生理盐水混合）。双眼用药后，强直性瞳孔会变得更小，否则不能认为存在超敏反应。

随着病程延长，Adie 综合征的 5 个特征会发生改变：①调节麻痹似乎可恢复；②瞳孔光反射不恢复，且会变得更弱；③腱反射会更低下；④受累瞳孔逐渐变小；⑤单侧 Adie 综合征患者的对侧瞳孔有随时间推移发展成为强直性瞳孔的趋势。

Adie 综合征的病因目前仍不清楚。药理学和病理学研究均提示睫状神经节和（或）睫状短神经是产生 Adie 综合征的病变部位。

对于光反射受损比近反射更为严重的解释并不是因为近反射有更多的保留，而是有较好的恢复。原本应支配睫状肌的纤维随机再生后，由于其中部分纤维抵达虹膜括约肌，因而每当睫状肌兴奋时就会引起瞳孔缩小。此外，抵达虹膜括约肌的瞳孔运动纤维大约仅占离开睫状神经节的节后神经元总数的 3%；其余均支配睫状肌。因而当睫状神经节受损，支配调节反射的细胞或纤维就会比支配虹膜的神经纤维有更多的机会生存下来。当新的侧支纤维形成时，其产生于调节成分的可能性要比来自原本支配虹膜的纤维大得多。这些新生纤维既能支配睫状肌又能支配虹膜括约肌，因此当患者看近处物体时，瞳孔会再一次收缩（图 16.14）。

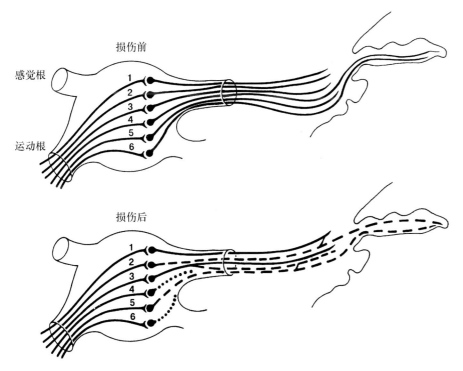

图 16.14　关于强直性瞳孔综合征检查所见的错向再生理论。损伤之前，睫状神经节的大部分纤维支配睫状肌，引起调节反应（上图）。损伤后，再生的节后纤维更有可能成为调节纤维，而这些纤维中很多都会发出分支或侧支至虹膜，从而在完成调节会聚反应时引起瞳孔收缩（下图）。本示意图中，支配调节反应的节后纤维 1 没有损伤；同样支配调节反应的纤维 2 和 5 出现再生，发出分支既到睫状肌也到虹膜括约肌；完成瞳孔收缩的纤维 3 通过受损的纤维 4 的残留神经鞘发出分支到达睫状肌；用于支配瞳孔收缩的纤维 6 已被破坏且无再生。这样，调节反射和瞳孔收缩就会主要发生在调节会聚反应时

虹膜括约肌损伤

眼球钝挫伤可引起虹膜括约肌或虹膜根部撕裂。这种损伤可以导致无反应或反应微弱的不规则扩大的瞳孔，容易与动眼神经麻痹的瞳孔扩大相混淆。在大多数病例中，应用标准或便携式裂隙灯很易观察到虹膜撕裂和虹膜渗出。其他提示眼部损伤的征象包括虹膜前部基质散在的色素、晶状体前囊色素（Vossius 环）、局灶性白内障、脉络膜破裂、视网膜振荡和视网膜出血。

副交感神经阻滞药的药物阻滞

局部应用任何一种副交感神经阻滞药都会出现无反应的扩大的瞳孔，其中许多药将会在后面描述药物作用的章节中介绍。应当强调的是，药物性瞳孔可以极度扩大，直径常在 8 mm 以上。由于强直性瞳孔可能有这种类似表现，有必要对这两种不同的情况加以区分。另外，尽管动眼神经麻痹时受累的瞳孔极少达到很大的程度，且几乎都伴有其他动眼神经功能障碍的体征，临床医生仍偶尔担心扩大的、无反应的瞳孔会是急性动眼神经麻痹的早期表现。可用 1% 毛果芸香碱溶液鉴别因药物阻断虹膜括约肌细胞所引起的瞳孔扩大与自身脑干到虹膜括约肌的副交感神经通路损伤所引起的瞳孔扩大。药物阻断性扩大的瞳孔在局部应用毛果芸香碱溶液后无反应或收缩微弱，而同样浓度的药物足可使对侧瞳孔极度收缩（图 16.15）。因为去神经超敏，更低浓度的毛果芸香碱即可引起强直性瞳孔收缩（见前文），1% 的浓度一定会使其收缩。动眼神经麻痹所引起的瞳孔扩大在滴入毛果芸香碱后亦会有最大限度地收缩。

在亮光下或暗光下更显著的瞳孔不等大

正常人在过度侧视时，该侧瞳孔会变得较大，而对侧瞳孔会相对较小。这种现象称为 **Tournay 现象**，这种情况没有临床意义。

短暂性单侧瞳孔扩大 常见于伴有视物模糊和头痛但其他方面正常的年轻人（图 16.16）。这些患者没有动眼神经麻痹的其他表现，包括脑血管造影等神经影像学检查均未发现颅内异常。这类患者曾经被认为是眼肌麻痹型偏头痛的变异型，并认为与损伤沿动眼神经走行或眶部的瞳孔传出运动纤维有关；然而，部分患者证实为虹膜交感神经功能亢进而非副交感神经功能降低。

因此，对于头痛合并单侧瞳孔扩大患者处理的第一步，是通过评估瞳孔对光反应及调节反应幅度以明

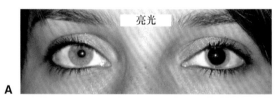
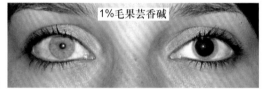

图 16.15 药物性扩大的瞳孔。**A**. 主诉头痛和视物模糊的 25 岁女性患者的无反应、扩大的左侧瞳孔；**B**. 每眼结膜滴注 1% 毛果芸香碱溶液 2 滴，45 min 后左侧瞳孔无变化，右侧瞳孔明显收缩。后来患者承认使用了东莨菪碱贴片，推测使用贴片后无意中接触了左眼（由 Francois X. Borruat 医学博士提供）（译者注：原著中图中的毛果芸香碱浓度为 2%，但图例中为 1%，两者不一致，保留 1%）

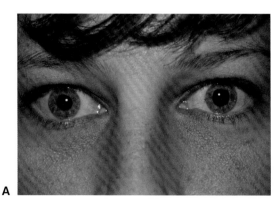
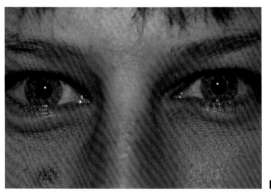

图 16.16 一名年轻女性患者，在严重偏头痛发作中的间歇性单侧瞳孔扩大。**A**. 偏头痛发作时，左侧瞳孔扩大且光反应差。调节反射正常，提示扩大是由于交感神经兴奋性过高而不是副交感神经兴奋性过低所致。**B**. 发作间期瞳孔是等大的

确瞳孔不等是由于副交感神经还是交感神经功能失常所致。如果存在交感神经功能亢进，不必行进一步评估。部分副交感神经功能不足的患者可能需要行血管造影术以除外动脉瘤，但是随着敏感性越来越高的神经影像学检查的应用，如标准 MRI、MR 血管成像、CT 血管成像等，使得这些患者可以经无创方式检查进行评估。如果检查是阴性的，则可继续随访观察瞳孔扩大是否消退或者是否出现动眼神经功能障碍的其他迹象。

短暂性单侧瞳孔扩大可出现在一些不伴头痛的健康人中，这种现象可能因副交感神经阻断或交感神经兴奋而引起。这种瞳孔扩大的发作可以持续数分钟、数小时，甚至数周，并可于数年内复发。在部分患者中，受累眼的瞳孔扩大伴有调节功能丧失的证据，因

而提示副交感神经病变；而另一些患者可存在自主神经系统功能障碍的其他表现，包括血压波动、颈部和胸部的红斑肢痛症。这些特点加上调节功能正常提示交感神经系统功能亢进。因此，不论是否合并头痛，发作性单侧瞳孔扩大都可能是由于副交感神经功能减退或者交感神经系统功能亢进所引起。

瞳孔不等大的鉴别　从实践中看，在暗处比在明亮处更显著的瞳孔不等大提示虹膜括约肌和使其收缩的副交感神经通路是完好的。因为两侧瞳孔均可因光刺激而收缩，但一侧瞳孔在黑暗中较另一侧扩大的更多。瞳孔不等大在光线明亮处较黑暗时明显提示眼副交感神经通路和（或）虹膜括约肌功能障碍。这就为瞳孔不等大患者提供了相对简单的评估手段，即利用瞳孔对光刺激的反应作为初始鉴别特征（图 16.17）。

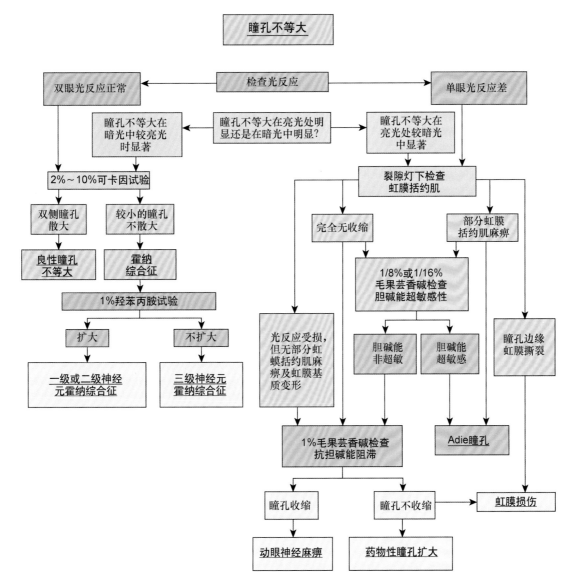

图 16.17　瞳孔不等大病因诊断步骤

如果双眼光反射正常，则患者的瞳孔不等大几乎都是生理性的或是霍纳综合征，可以用可卡因试验或安普乐定试验来鉴别这两种情况。如果试验提示为霍纳综合征，于24 h后再行羟苯丙胺试验，以鉴别中枢性或节前性霍纳综合征与节后性霍纳综合征。

如果一眼或双眼光反射差，表明患者为副交感神经系统或虹膜括约肌功能缺陷。应以裂隙灯检查确定有无虹膜撕裂或其他虹膜损伤的证据，观察有无虹膜括约肌节段性麻痹或蠕虫样运动。如果没有虹膜损伤的证据，可用1%毛果芸香碱溶液区别药物阻滞性瞳孔和神经源性损害。如果试验结果提示为神经源性瞳孔不等，但没有动眼神经麻痹的其他证据，可再安排用0.1%毛果芸香碱溶液检测，以检测副交感神经系统的去神经超敏反应，该现象最常见于强直性瞳孔综合征。或者，可以先用0.1%毛果芸香碱溶液测试去神经超敏反应；如果两只瞳孔均不收缩，再用1%毛果芸香碱溶液重复前述试验。

传入功能障碍
相对性瞳孔传入障碍

相对性瞳孔传入障碍（relative afferent pupil defect，RAPD）是眼科学最重要的客观特征之一。对于主诉单眼或双眼视力下降但眼底正常的患者，它可能是器质性视觉传入系统功能障碍的唯一证据。

不论病因如何，大多数单侧或病理性的双侧不对称的**视神经病变**均可出现RAPD（图16.18）。**青光眼**患者仅在病变位于单侧或双侧不对称性时可见RAPD，**视盘玻璃疣**患者也只在视野缺损为单眼或双侧不对称时有RAPD。视力为20/200或以上的黄斑病变（例如黄斑变性）导致的RAPD通常为0.5个对数单位或更小。局限于黄斑的病变很难引起大于1.0个对数单位的RAPD。中心性浆液性脉络膜视网膜病变在临床上可以模拟视神经病变，而产生极微弱的RAPD，通常为0.3个对数单位或更小。RAPD还可以出现于**视网膜脱落**的患者，每一象限的新发大疱性视网膜脱落可引起约0.3个对数单位的RAPD。当黄斑脱离时，RAPD可增加0.7个对数单位。**视网膜中央静脉阻塞**（central retinal vein occlusion，CRVO）时也可以产生RAPD，缺血性闭塞时尤其明显。大约90%的非缺血性CRVO伴有0.3个对数单位或以下的RAPD，不会超过0.9个对数单位。与之相反，90%以上的缺血性CRVO伴有1.2个对数单位或以上的RAPD，不会小于0.6个对数单位。

瞳孔不等大时，瞳孔较小的眼存在相对的视网膜遮挡，当进行摆动闪光试验时，较少的光照射到一眼的视网膜上，就会产生类似RAPD的现象。只有当一侧瞳孔非常小或瞳孔不等差异很大（2 mm或以上）时，这种不对称性才有临床意义。在抑制性弱视中，弱视眼常有小幅度RAPD，通常小于0.5个对数单位，其数值与视力无一定的相关性。被遮住的眼在遮挡

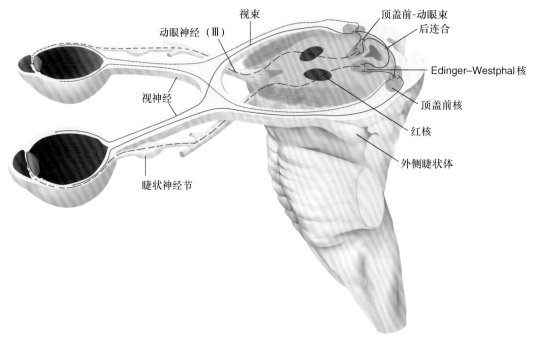

图16.18　瞳孔光反射通路示意图

最初 30 min 内逐渐出现暗适应及对光反应敏感，可以造成未被遮挡眼暂时出现达 1.5 个对数单位的假性 RAPD。

即使是非常致密和棕褐色的单眼白内障，也很少或根本不产生 RAPD。其部分原因是由于白内障后面的视网膜适应了黑暗，部分则由于进入瞳孔的光束被白内障折射扩散，覆盖了比正常情况下更广的视网膜区域。事实上，在单侧、白色、混浊的白内障的对侧眼似乎可产生轻微的 RAPD。

完全性或近完全性**视束**损伤不仅可以引起对侧同向偏盲，亦可引起颞侧视野缺损的那只眼明确的 RAPD（0.3 ～ 1.8 个对数单位）。其部分原因是由于视交叉的交叉纤维多于非交叉纤维，部分原因是由于瞳孔通路的中脑半交叉中也是交叉纤维多于非交叉纤维。

除非病变累及对侧视束，否则大多数同向偏盲患者没有 RAPD。**膝状体后先天性同向偏盲**患者是例外。在这些病例中，RAPD 出现在病变对侧（偏盲侧），产生机制是病变使同侧视束发生跨突触变性。这些患者亦有双侧偏盲视网膜和视神经的萎缩。

顶盖前核或上丘臂的单侧病变会损伤来自同侧视束的瞳孔纤维，从而产生对侧眼的 RAPD，而不会丧失任何视力或色觉，也不会出现任何视野缺损，但这种 RAPD 可能偶尔伴有同侧或对侧滑车神经麻痹。此外，累及外侧膝状体或膝状体后通路近端部位的病变可能出现对侧眼的 RAPD，不是因为累及传导通路，而是因为累及邻近的视觉通路和顶盖前区瞳孔运动中枢之间的中间神经元。

单眼非器质性视力丧失和非器质性视野缩小都不会引起 RAPD。相反，大多数单眼神经源性视野缺损患者都会有 RAPD。因此，单眼视力丧失患者缺乏 RAPD 体征且无屈光不正、屈光间质混浊或小范围黄斑病变的证据时，提示非器质性病变。无论病因如何，如果疑有单侧视神经病变的患者没有 RAPD，则提示该患者要么不存在视神经病变，要么为双侧视神经病变。

一些正常受试者在缺乏任何可检出病变的情况下，表现出持续但微弱的 RAPD。这些情况下的 RAPD 十分微弱，通常在 0.3 个对数单位或以下，并且程度不同。

Wernicke 瞳孔

视交叉在矢状位被分成两半或因压迫性病变造成严重的永久性损伤时，双眼视网膜的鼻侧都会对光照不敏感，因而不仅会有双颞侧偏盲，还会有双颞侧瞳孔运动不能。光线落在任何一只眼的鼻侧视网膜都不会引起瞳孔收缩。

中脑疾病所致的瞳孔反应迟钝

扩张的、无反应的瞳孔和对光反射及近反射反应不良的瞳孔，可能是由于动眼神经内脏核的传入纤维或者内脏核及其传出纤维受损引起的。除非有眼部运动神经功能障碍的相关证据，否则几乎不可能确定此类病变的确切位置。松果体区肿瘤患者可检出多种瞳孔异常。一些患者可有明显的光反射受损而近反射相对完好（典型的光–近反射分离），而另一些患者的光反射和近反射均受损，少数患者有光反射相对完好而近反射受损（反 Argyll Robertson 瞳孔）。

松果体瘤或其他损害中脑背侧肿瘤的患者出现扩张无反应或反应迟钝的瞳孔通常是双侧的，并可能先于共轭上视性核上性麻痹。在一些病例中，最初可能有光–近反射分离。

由腹侧动眼神经核复合体受损引起的双侧、扩张、无反应的瞳孔极少单独出现。引起这些变化的病变必须位于导水管腹侧端附近的导水管周围灰质。累及该区域的血管性、炎性、肿瘤及脱髓鞘疾病几乎都会有伴随的体征包括核性眼肌麻痹、垂直凝视麻痹、会聚不能、外斜视、上睑下垂和其他眼球运动障碍。

瞳孔对亮光和暗光的反常反应

先天性静止性夜盲症、先天性色盲、蓝锥单色视及 Leber 先天性黑矇的患者常表现有"反常"瞳孔反应，特征是瞳孔在暗光中收缩。在光线明亮的房间里，这些患者的瞳孔常呈中度扩大，然而在关闭室内灯光后，患者的瞳孔快速收缩，随后再缓慢扩大。这种反应偶尔出现在视盘发育不良、常染色体显性遗传性视神经萎缩及双侧视神经炎的患者中。这些瞳孔反射的发生可能不是中枢神经系统异常所致，而是由从视网膜光感受器到瞳孔运动中枢的传入信号的选择性延迟引起的。

光–近反射分离

正常瞳孔收缩不仅由光刺激引起，亦可在近距离视物时产生，此时是作为会聚、调节和瞳孔缩小的这一**近反射**的一部分出现的。视近物时，瞳孔收缩较光反应强烈，即光–近反射分离，这可能是由于支配瞳孔的传入或传出系统功能缺陷所致。例如，由于传出功能受损所致的 Argyll Robertson 瞳孔，其主要特征就是光-近反射分离，也可见于外侧膝状体前失明、压迫性和浸润性中脑病变以及虹膜括约肌副交感神经支配损伤的患者。

Argyll Robertson 瞳孔

首次描述的该综合征的特征性表现为：①视网膜对光敏感；②瞳孔对光无反应；③视近物调节和会聚时瞳孔收缩正常；④瞳孔极小（图 16.19）。Argyll Robertson 瞳孔通常被认为是神经梅毒的特征性病变。

Argyll Robertson 瞳孔通常较小且在黑暗中扩张不良。另一个重要的特征是瞳孔不规则。表现充分的 Argyll Robertson 瞳孔其瞳孔收缩完全消失。尽管近反射时瞳孔收缩看上去似乎正常，但通常还是有轻度受损。Argyll Robertson 瞳孔一般是双侧且对称的。

产生 Argyll Robertson 瞳孔的病变位于中脑头端的导水管区。在这个部位，病变会干扰到靠近动眼神经内脏核的光反射纤维和核上性抑制纤维，但却使用于视近物时收缩瞳孔的纤维免于受损。

"完全性" Argyll Robertson 综合征可见于糖尿病、慢性酒精中毒、脑炎、多发性硬化症、中枢神经系统老年性及退行性疾病、某些少见的中脑肿瘤患者。极少情况下也可见于系统性炎症疾病，包括结节病、神经疏螺旋体病。尽管如此，除非有证据表明其他病因，否则具有 Argyll Robertson 瞳孔的患者仍应考虑为神经梅毒。

中脑病变

中脑背侧受压可以产生 Parinaud 综合征（也称为中脑导水管综合征或中脑背侧综合征）。这种位于后连合区域的中脑头端综合征包括核上性上视凝视麻痹（扫视常较追踪受损明显）、眼睑退缩、调节困难、上视时会聚-退缩性眼球震颤以及瞳孔功能障碍

等。这些患者的瞳孔通常较大，光刺激不能引起收缩或收缩极差，而近反射反应良好（图 16.20）。这种瞳孔可能是松果体瘤，或其他压迫或浸润到中脑背侧的肿瘤，或由中脑导水管狭窄或分流受阻引起的脑积水的首发症状。

传入通路病变

从视网膜到瞳孔运动纤维离开点的视觉通路病变都可以使光反应受损但近反应保留。例如，患者因视神经疾病而失明，其盲眼的直接光反射消失，而当用本体感觉作为刺激测试时，近反应可能保存完好。

支配虹膜括约肌的神经损伤后异常再生

在一些虹膜括约肌神经支配损害的患者中，光反射并非真正被"保留"，而是由受损纤维异常再生所引起的恢复。这种现象发生在**节前**动眼神经结构性损害后异常再生的情况下。前往眼外肌和睫状肌的纤维可能会转移到虹膜括约肌。虹膜括约肌是一种非常小的肌肉，只需少数纤维就足以使其收缩。尽管这种瞳孔也常被称为"强直性"瞳孔，但是却缺乏强直性瞳孔的两个基本特征，即努力看近物时瞳孔缓慢持续收缩及收缩后缓慢再放大。

癫痫发作期间的瞳孔异常

有些患者，其中多数为儿童，在癫痫发作中或发作后会有短暂的单侧瞳孔放大。多数情况下这种癫痫发作为小发作。癫痫活动中或其后瞳孔扩大的机制是由副交感神经冲动阻断和交感神经系统刺激共同作用的结果。

并不是所有在癫痫发作时伴瞳孔障碍的患者都有瞳孔扩大。部分患者有发作性单侧或双侧的瞳孔收缩，伴或不伴上睑下垂。

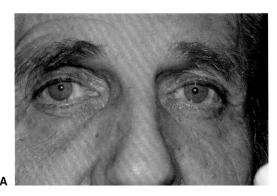
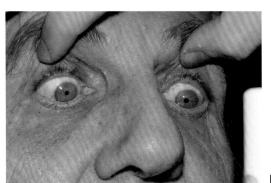

图 16.19　神经梅毒患者的 Argyll Robertson 瞳孔。**A**. 光照下瞳孔小而不规则。**B**. 调节作用下进一步的缩小

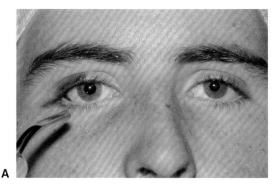

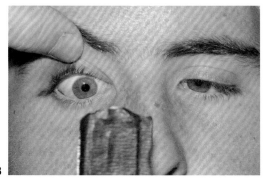

图 16.20　一名由生殖细胞瘤导致的中脑背侧综合征的患者，其瞳孔光-近反射分离。在暗光房间中，双侧瞳孔大而且轻度不等。**A**：用强光分别照每一只眼时，双瞳孔收缩均缓慢且不完全。**B**：当让患者注视调节目标时，双瞳孔收缩均灵敏且充分。患者亦有向上凝视困难

昏迷的瞳孔异常

昏迷是一种患者卧床闭眼且无法唤醒的心理无反应状态。昏迷患者对外部刺激或内在需求没有心理上可以理解的反应。昏迷的原因包括幕上病变、幕下病变及由各种炎症、感染、退行性病变和代谢性疾病所导致的弥漫性脑功能障碍。昏迷患者瞳孔异常的概率很大，在某些情况下，可能有助于疾病的初步分析和病变的定位。

导致昏迷的脑部疾病可能引起瞳孔大小和反射的异常。例如，**下丘脑**的损伤，尤其是后侧和腹外侧区域，可产生同侧中枢性霍纳综合征。伴有单侧霍纳综合征的下丘脑下移通常是早期小脑幕疝的第一个显著征象。**间脑**的损伤，尤其是由幕上病变导致脑干功能从头端到尾端恶化时，会产生对称的小而反应灵敏的瞳孔。

中脑顶盖背侧和顶盖前区病变可阻断瞳孔的光反射，但可能保留对近刺激的反应（光-近反射分离）。瞳孔要么处于正中位，要么轻微放大，呈圆形。动眼神经核区域的中脑病变几乎总会损伤传导至眼部的交感和副交感神经通路。由此产生的瞳孔通常有点不规则且不等大，位置居中，但对光刺激无反应。

脑桥被盖部分的病变可损害下行的交感神经通路，导致双侧小瞳孔。很多情况下，尤其是脑桥出血时，瞳孔呈针尖样，可能是交感神经阻断及副交感神经去抑制的共同作用。

当颞叶沟回疝将动眼神经挤压到大脑后动脉或小脑幕边缘时，位于**动眼神经周边**部分的瞳孔纤维尤易受损。在这种情况下，瞳孔放大可能先于动眼神经麻痹的其他体征出现，此类患者可能出现无反应的、扩大的或椭圆形的瞳孔。

幕上病变通过两种机制产生神经功能障碍：原发性脑损伤以及由移位、组织压迫、肿胀及血管闭塞引起的继发性脑干功能障碍。在这两种过程中，继发性脑干功能障碍对生命的威胁更大。继发性脑干功能障碍通常表现为两种主要模式之一。大多数患者出现双侧间脑损害的表现，即**中枢综合征**。该综合征的瞳孔、眼球运动和呼吸征象的演变，表明间脑、中脑、脑桥以及最后至延髓功能是依次有序地从头端到尾端的方式丧失的。其他患者则会出现动眼神经和中脑受压的颞叶沟回疝的表现，可能是同侧或者对侧，称为**钩回综合征**。

深昏迷患者瞳孔的状态可能是临床上区分代谢性疾病和结构性疾病的唯一且最重要的判断标准。瞳孔通路对代谢性损伤的抵御能力相对较强。因此，尽管存在呼吸抑制、冷热无反应、去大脑强直或运动不能，但瞳孔对光反射仍然存在，提示为代谢性昏迷。相反，如果可以除外病因为窒息、药物摄入或之前存在瞳孔疾病，昏迷患者的瞳孔对光反射的消失高度提示结构性病变而不是代谢性疾病。

神经肌肉接头疾病的瞳孔异常

尽管虹膜肌肉组织来源于神经外胚层，但它可能会受到全身性肌病和神经肌肉接头广泛病变的影响。虽然多数研究者描述**重症肌无力**患者没有瞳孔异常，但极少数眼肌型重症肌无力患者存在瞳孔不等、瞳孔反应迟钝或两者兼有，并在长时间光刺激下显现疲劳性。这种功能障碍**没有临床意义**，不应混淆诊断。

肉毒杆菌毒素中毒是一种危及生命的疾病，致病原因为肉毒杆菌属中的几个菌株之一所产生的毒素的作用。在多数情况下，肉毒杆菌中毒源于经口摄入变质食物中的毒素。几乎所有肉毒中毒的患者都有多种胆碱能功能障碍的症状和体征，包括瞳孔扩大、对光反应差或无反应、调节麻痹、上睑下垂和眼肌麻痹。

药物作用

扩大瞳孔的药物

副交感神经阻滞药（抗胆碱能药） 虹膜副交感神经支配的药理学描述见图 16.21。

拟交感神经药（肾上腺能药） 虹膜交感神经支配的药理学描述见图 16.22。

缩小瞳孔的药物

拟副交感神经药（胆碱能药） 虹膜副交感神经支配的药理学描述见图 16.21。

交感神经阻滞药（抗肾上腺能药） 虹膜交感神经支配的药理学描述见图 16.22。

虹膜结构缺陷

先天性 **虹膜缺失**是一种表现为临床上虹膜缺如的先天性异常（图 16.23A）。几乎在所有的病例中，组织学和前房角镜检查都会发现有小量残留的虹膜组织。这种情况通常为双侧性，可能作为遗传性疾病或散发现象出现。遗传性疾病患者通常以常染色体显性遗传的方式传递，罕有隐性传递的病例发生。虹膜缺失患者一般视力很差，伴其他眼部异常，包括眼球震颤、青光眼、白内障、晶状体脱位、角膜变性、视神经或黄斑发育不全或不发育。虹膜缺失患者的全身性异常包括多指（趾）畸形、智力发育不全、颅骨发育不全、肢体及外耳畸形、脑积水、小脑性共济失调和精神发育迟缓。然而，最重要的伴发疾病是儿童期癌症——Wilms 瘤——一种相邻基因缺失引起的综合征。

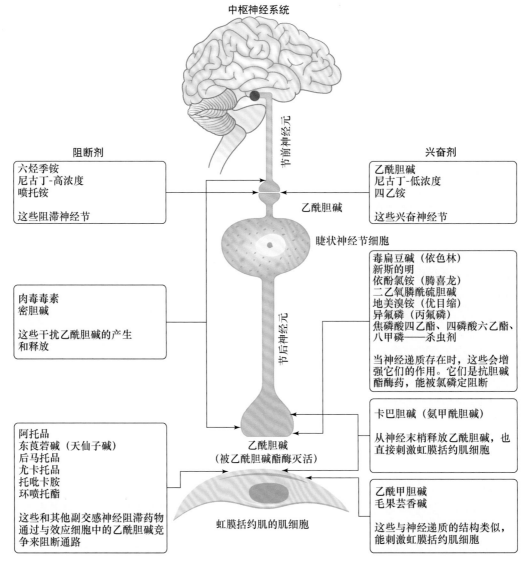

图 16.21 虹膜副交感神经支配的药理学

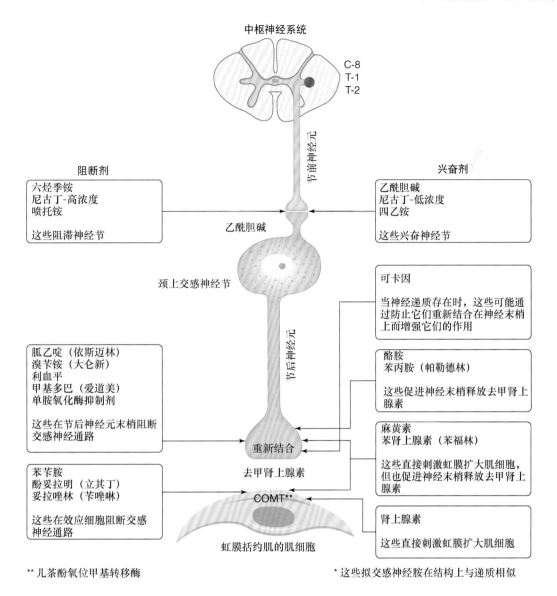

图 16.22　虹膜交感神经支配的药理学

虹膜缺损是一种全层缺陷，可以局限于虹膜组织，也可以累及睫状体、脉络膜和视盘等大范围眼部组织缺陷的一部分（图 16.23B）。虹膜缺损可以通过显性或隐性方式传递。

错位或**异位瞳孔**（瞳孔异位）通常为双侧发病，呈对称性。异位的瞳孔多离开角膜中心向上移位。这种瞳孔移位可能单独出现，但通常伴有晶状体异位、先天性青光眼、小角膜、眼球缺损、白化病、眼外肌麻痹和高度近视（图 16.23C）。

永存瞳孔膜残留是胚胎时瞳孔膜的残余物，可以看到越过瞳孔区附着于虹膜小环上的丝状条带（图16.23D）。这些残留物不会影响瞳孔运动，也没有临床意义。

真性**多瞳症**中，额外的瞳孔具有见光收缩的括

约肌。实际上，大部分多余的瞳孔只是虹膜上没有独立括约肌的小孔。这种**伪多瞳症**可能是一种先天性异常，像虹膜缺损或永存瞳孔膜残留一样，或是几种眼前节发育不良综合征之一的部分表现。伪多瞳症更多的是直接虹膜损伤所引起的后天性疾病，损伤包括手术、光凝、缺血、青光眼，或者作为如 ICE 综合征等退行性疾病的一部分（图 16.23E）。

先天性瞳孔缩小通常是双侧发病，其特点为瞳孔极小，对光刺激反应轻微，使用拟交感神经药之后瞳孔扩张不良。这种异常可能是由于虹膜开大肌先天性缺如所致。先天性瞳孔缩小可以单独出现，也可以伴有其他眼部异常，包括小角膜、虹膜萎缩、近视、虹膜异色和前房角畸形。

先天性瞳孔扩大可单侧或双侧发病，如未行仔细

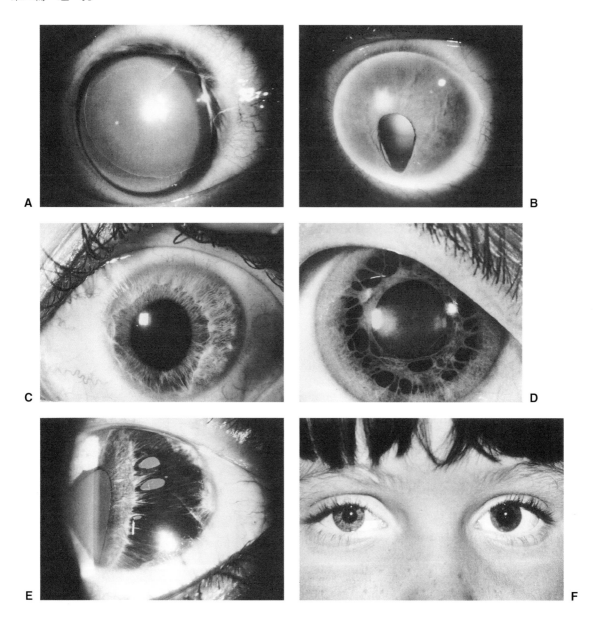

图 16.23 可能模拟神经性瞳孔异常的虹膜异常。**A**. 虹膜缺失。注意伴随的晶状体向上脱位（Courtesy of Dr. Irene H. Maumenee）。**B**. 典型的虹膜缺损（Courtesy of Dr. Irene H. Maumenee）。**C**. 虹膜角膜内皮综合征的获得性异位瞳孔（Courtesy of Dr. Harry A. Quigley）。**D**. 永存瞳孔膜残留（From Gutman ED，Goldberg MF. Persistent pupillary membrane and other ocular abnormalities. Arch Ophthalmol 1976；94（1）：156-157. Copyright © 1976 American Medical Association. All rights reserved.）。**E**. 虹膜角膜内皮综合征的伪多瞳畸形（Courtesy of Dr. Harry A. Quigley）。**F**. 先天性霍纳综合征患者的虹膜异色。注意颜色较淡的虹膜为异常虹膜

的眼科检查，可能很难与虹膜缺失相鉴别。先天性瞳孔扩大的原因有很多。它可以单独出现，也可以伴有发育迟滞，并曾在 1 例 Waardenburg 综合征的患者中被报道。

虹膜的颜色取决于虹膜基质的色素含量。白化病患者的中胚层和外胚层均没有色素沉着，因此，虹膜呈透明、浅灰红色，容易透光。在很多先天性和获得性疾病中，一眼虹膜会与另一眼虹膜的颜色不同。在另一些疾病中，一侧虹膜完全正常，而另一侧虹膜的

一部分与周围其余虹膜的颜色不同（"双色虹膜"）。这些异常统称为虹膜异色，可见于：①单独的先天性异常；②伴随其他眼部异常，如虹膜或视盘缺如；③伴随全身性疾病，如 Waardenburg 综合征、先天性 Horner 综合征、色素失调症患者；④由获得性眼部疾病所致（图 16.23F）。

获得性 虹膜炎或虹膜睫状体炎在急性期会出现虹膜肿胀、瞳孔缩小和角膜周围组织的轻微血管发红。虹膜炎的瞳孔缩小是由 P 物质释放引起的，P 物

质通过与虹膜括约肌上的特异受体相互作用引起瞳孔缩小。在患有眼内炎症的患者中，因为虹膜和晶状体粘连（虹膜后粘连），导致散瞳药可能很难使瞳孔扩大。慢性虹膜炎的粘连可以使瞳孔变形，也可以使瞳孔固定在扩张的位置。

眼前节的**缺血**可引起虹膜麻痹。伴发于颈动脉闭塞性疾病、偏头痛、巨细胞动脉炎或雷诺病的单眼黑蒙发作期间，可以出现短暂性瞳孔扩大。这种单侧瞳孔变化不是因视力丧失引起的，而是由于低氧过程累及全眼，包括虹膜括约肌。如果整只眼球缺血，虹膜缺血会使虹膜括约肌松弛而出现瞳孔扩大。眼前节的慢性缺血会导致房角和虹膜表面新生血管形成（虹膜红变），引起虹膜萎缩，瞳孔边缘色素层外翻（葡萄膜外翻）、青光眼，以及虹膜固定。

很少有**肿瘤**会影响虹膜，但如果累及，可以导致虹膜边缘不规整，瞳孔不等和瞳孔反应异常。平滑肌瘤、恶性黑色素瘤、淋巴瘤均可以上述这些形式累及虹膜。

痉挛性瞳孔缩小是眼球**创伤**的一种常见的、即时的结果，在角膜钝性损伤或眼球穿通伤后即刻发生。这种瞳孔的收缩很强烈但一般很短暂，常继以虹膜麻痹。瞳孔的扩大常于眼球振荡后出现，在最初强烈的瞳孔缩小缓解后，通常会发生调节麻痹。由于常常缺乏可检出的病理改变，因此提示这种情况可能由于睫状神经丛的细小神经损伤所致。其他情况下，裂隙灯透照法可以确定虹膜撕裂或虹膜括约肌断裂，可能存在外伤性周围虹膜离断（虹膜根部离断）或睫状体脱离（局部睫状体撕裂和脱离），最终导致瞳孔变形。

虹膜**萎缩**可由炎症、缺血或外伤引起，可为局限性或弥漫性，病变可累及前边缘层、基质和括约肌、前部上皮层和开大肌、后部色素上皮，或这些结构共同受累。

部分患者在简单的角膜移植术或过程顺利的白内障摘除术后，出现不可逆的瞳孔扩大和瞳孔固定。这种**术后瞳孔扩大**或无张力性瞳孔很可能是手术中直接损伤虹膜括约肌的结果。

调节功能障碍

调节功能异常通常为获得性，尽管先天性异常亦可发生。获得性调节功能障碍多数作为正常老化过程的一部分而发生（老视）；然而，调节功能障碍亦可发生于其他方面健康者、全身系统性和神经系统疾病的患者中，以及可引起睫状体局部副交感神经（偶为

交感神经）支配中断的患者中。最终，调节功能可能会自发中断。

调节功能不全与麻痹
先天性及遗传性调节功能不全和麻痹

先天性缺陷是孤立的调节功能缺乏的少见原因，但在很多先天性眼部异常时可有睫状体缺陷。在多数情况下，由于视力太差，患者和医生都不会注意到调节不能。虹膜缺失和脉络膜缺损可引起明显的睫状体缺损，但睫状体发育不全亦可出现于虹膜完整且光反应正常的发育良好的眼中。

获得性调节功能麻痹

孤立的调节功能不全 调节功能不全可以分为两类：静态调节功能不全和动态调节功能不全。

静态调节功能不全患者睫状体神经支配和神经支配性冲动都是正常的，但晶状体或睫状肌反应不足。大部分本组患者都有老视。静态调节功能不全通常随着晶状体或睫状肌的改变而逐渐出现。然而，在有些情况下，会出现不可恢复的突然调节功能丧失。静态调节功能不全的患者需要适当配镜矫正。

动态调节功能不全患者没有足够的副交感神经冲动刺激睫状肌组织收缩。孤立的动态调节功能不全的患者瞳孔大小和反应正常。其诊断是通过调节功能测量发现低于同龄人最小值而确定的。这类患者常伴有会聚功能不全。动态调节功能不全的症状是视疲劳，视疲劳有时可伴有额部疼痛、双眼刺激症状或烧灼感、视物模糊（尤其在视近物操作时）、注视不能集中和畏光。动态调节功能不全一般发生于患有其他无关疾病的弱视患者中，亦可突然发生于其他方面健康的个体。一般来说，一旦患者治疗成功，调节功能就会恢复。

动态调节功能不全的治疗方法是对潜在疾病进行治疗，之后患者的症状常会消失。如果调节功能不全仍然存在，不管年龄多大，均需配戴凸透镜片。对于伴有会聚功能不全的患者，会聚练习或在近视矫正的镜片上加底朝内的棱镜可能有益。

原发性眼部疾病的调节功能不全

炎症（虹膜睫状体炎）、年轻患者的青光眼、脉络膜转移、眼外伤（包括手术）或其他眼部原发病可损害睫状体及其神经支配。认识这些病因可以避免对更多疾病进行不必要的检查。

神经肌肉疾病的调节功能不全

有些疾病可使睫状体的平滑肌纤维出现肌病改变，但这种类型的疾病单独出现眼部受累是非常罕见的。

强直性肌营养不良常引起晶状体、视网膜锯齿缘区和前房角出现变性改变。因这类患者还会出现其他平滑肌功能障碍，睫状肌亦可受累。

重症肌无力可引起调节功能缺损，这可能是该病的首发症状。

调节麻痹是**肉毒杆菌中毒**的常见早期症状。在部分病例中，调节麻痹是神经系统受累的最早体征，通常预示着完全性眼内肌及眼外肌麻痹以及各种延髓麻痹的发生。如果患者存活，调节麻痹可以持续 1 年之久。

破伤风可以引起调节麻痹。多数情况下，调节麻痹发生于普遍性眼肌麻痹时。

局灶性和全身性神经系统疾病的调节功能不全

局灶性和全身性神经系统疾病可以通过阻断睫状体的神经支配引起调节麻痹。在某些情况下，眼副交感神经通路的局部病变可以产生特征性的调节功能异常，并伴有瞳孔功能障碍、眼球活动障碍或二者同时存在。而在另一些情况下，睫状体的副交感神经支配阻断是作为神经系统全面性受累的一部分。

中脑副交感神经核的病变（如脑炎）可以造成双眼调节功能麻痹，可伴或不伴瞳孔受累。调节功能异常造成的视物模糊可以是**中脑背部**受压的最早期症状之一，压迫的原因可以为脑积水，也可以为外部肿物（如松果体肿瘤）。多发性硬化症、吉兰-巴雷综合征及缺血均可以通过影响中脑而导致调节麻痹。多数患者还有其他中脑功能受累的体征。

大脑半球的急性神经功能障碍可以导致调节功能不全。产生这种现象的病变包括急性缺血性**卒中和血肿**。迄今为止，已有报道的病例均限于左侧大脑半球。

威尔逊病是铜代谢障碍的遗传性疾病，其特征是中枢神经系统进行性变性和肝硬化。威尔逊病患者的眼部表现包括累及 Descemet 膜的角膜外侧缘铜沉积环（Kayser-Fleischer 环）、晶状体囊下铜色素沉着和各种眼球活动障碍。这些患者常有调节功能不全。

多数有**强直性瞳孔综合征**的患者最初就有调节功能麻痹。在多数强直性瞳孔病例（尤其是 Adie 综合征）中，数月后调节功能不全表现出显著改善。然而，由于睫状体的去神经超敏，部分患者有持续存在的强直性调节，另一些患者的调节功能持续存在波动性。

全身性疾病的调节功能不全

儿童和成人均可因各种全身性疾病继发一过性调节功能不全。在这些病例中，调节功能不全往往是全身性疾病的间接并发症，而不是由于对睫状体或其神经支配的直接损伤。不过，确有一些全身性疾病可通过直接影响睫状体和晶状体或其神经支配而引起调节功能不全。

白喉患者的调节功能不全通常为双侧性，常出现于感染起病后第 3 周或之后。患者瞳孔光反应正常而视近物时瞳孔几乎无变化。

糖尿病患者，尤其是年轻患者，可以出现短暂的调节功能丧失。这种情况在各年龄段新发糖尿病患者中约占 14% ～ 19%，但在年龄 30 岁以下并有屈光变化的患者中可达 77%。调节麻痹可以发生在未控制的糖尿病患者中，但通常发生于治疗开始后。在患者血糖降低后的数日内同时发生远视和调节功能减弱，随后逐渐在 2 ～ 6 周逐渐恢复正常。在此类患者中，代谢性或神经性机制均可能导致调节功能麻痹。

头颈部创伤伴发调节功能不全

远近聚焦困难伴有头痛和眼痛，常常是脑震荡或头颈部牵拉伤患者的主诉。这些模糊不清的主诉在外伤后数周或数月中最为突出。而主诉持续存在数月甚至数年的情况，在那些期望通过法律程序对其损伤提出诉讼的患者中最为常见。确立这些主诉的器质性病变依据非常困难。从理论上说，任何大脑损伤都会损害参与近反应协同功能这一高度复杂的神经生理系统。

药物所致的调节功能不全及麻痹

一些眼部应用可使瞳孔扩大的药物亦可引起睫状肌麻痹，这些药物包括阿托品、东莨菪碱、后马托品、尤卡托品、托吡卡胺、环戊醇胺酯、羟苯乙胺。这些药物引起的调节麻痹均于停药后消失。

如果睫状肌麻痹剂或相关物质混合在药物中内服或外用于皮肤，吸收量足够多时可引起调节麻痹。这种情况下不会有完全性调节麻痹，且在停止用药后短时间开始恢复。

距离调节麻痹：交感神经麻痹

颈部交感神经传出通路病变可能会导致患者从近处看向远处时不能充分调节，但多数报告描述霍纳综合征一侧的调节幅度会有增加。距离调节麻痹也可在 Raeder 三叉神经旁综合征患者中周期性发作。

调节痉挛与近反射痉挛

与器质性疾病有关的调节痉挛

调节危象和调节痉挛导致近视和假性近视度数增加。这种近视度数的增加常伴有会聚和瞳孔缩小，即**近反射痉挛**。少数情况下，近反射痉挛是由于各种不同的器质性眼球运动及神经系统疾病所引起或与之伴随发生，这些疾病包括肝性脑病、神经梅毒、眼部炎症、Raeder 三叉神经旁综合征、周期性动眼神经麻痹、昏迷和重症肌无力。

原发性和继发性动眼神经异常再生的患者都会有瞳孔功能障碍，也可能存在睫状体的异常再生。因此，与正常的年龄匹配的人群相比，这类患者的调节能力会增强。

与器质性疾病无关的调节痉挛

许多年轻人在接受非睫状肌麻痹性验光（非散瞳验光）的情况下，始终配戴矫正过度的凹面镜片。当这些人进行睫状肌麻痹性验光（药物抑制调节功能后进行的屈光不正的测定，即散瞳验光）时，会发现其为正视眼或至少比没有睫状肌麻痹时的近视程度低很多。这类人可表现有调节功能增强或调节"痉挛"。有些患者的调节痉挛可能十分明显，能达到 10 个屈光度之多，并可能持续数年。这种程度的调节痉挛常伴有过度会聚，导致不同程度的内斜视伴瞳孔缩小。

调节痉挛最常发生于诈病或有转换障碍的患者中。这些患者通常表现为调节痉挛、会聚和瞳孔缩小的间歇性发作——近反射痉挛。此类患者调节和会聚痉挛的程度多变，但是瞳孔缩小始终存在且令人印象深刻（图 16.24）。

近反射痉挛可能伴有头痛、畏光、远近视力障碍、注意力不集中以及单侧或双侧水平性眼球运动受限。对存在明显单侧或双侧的外展受限及严重近视（8～10D）的患者来说，观察**瞳孔缩小**对做出正确

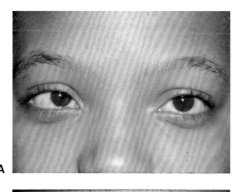
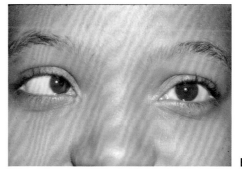
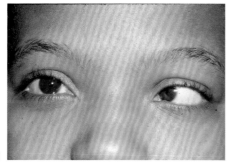
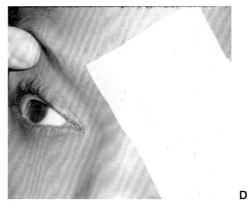
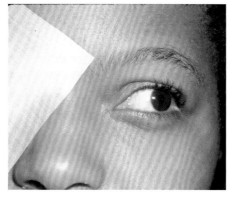

图 16.24　一名健康的 15 岁女性出现近反射痉挛。**A**. 第一眼位时双眼内斜视、瞳孔缩小；**B**. 试图向左注视时，左眼不能外展，双瞳孔变得更小；**C**. 试图向右注视时，右眼不能外展，双瞳孔变得更小；**D**. 遮住左眼，头眼试验显示右眼外展充分，瞳孔扩大；**E**. 遮住右眼，头眼试验显示左眼外展充分，瞳孔扩大

诊断非常重要。用手持遮眼器或眼罩遮住任一只眼，这种瞳孔缩小通常会立即消失。此外，尽管双眼睁开时有明显的双侧外展无力，但当遮住对侧眼并直接测试眼球运动时，这类患者通常显示每只眼均能充分外展。睫状肌麻痹性屈光检查可以证实假性近视的存在。

近反射痉挛患者的治疗取决于其产生的背景。部分患者仅需要进行简单的保证，即告知他们没有不可逆的视力或神经系统疾病。对另一部分患者来说，进行心理咨询是合适的。部分患者应用睫状肌麻痹剂及双焦眼镜或阅读镜即可获得症状缓解。可以用镜片内侧 1/3 不透明的眼镜治疗某些近反射痉挛的患者。这些眼镜的设计原理是双眼内斜视时挡住视线，从而中断会聚痉挛。

药物所致的调节痉挛

本章前面提到的关于有引起瞳孔缩小药理作用的多数胆碱能药物亦可引起调节增强，偶尔导致调节痉挛。毛果芸香碱、毒扁豆碱和有机磷酸酯产生的调节作用最强，而醋克利定对调节的影响最弱。

流泪障碍

泪液分泌可因核上性病变以及从脑干到泪腺传导通路上的病变而改变。多数情况下还有其他神经系统异常，尤其是与面神经或三叉神经功能有关的异常。**先天性反常味觉-泪液反射**为一种罕见现象，可伴有受累侧先天性眼球的外展不能或 Duane's 综合征。个别微小前庭神经鞘瘤患者诉其耳聋侧眼有流泪过多，该症状可能仅在进食时明显。咀嚼时的异常流泪（"鳄鱼泪"）可能发生在病变累及 Gasserian 神经节和岩浅大神经节时，由咬肌纤维出现异常再生所致。展神经功能障碍也可能出现，对于明显的孤立性外展功能障碍的患者，除了进行眼球运动和感觉测试外，还应进行泪液分泌功能的评估。

全身性自主神经功能障碍

瞳孔和调节功能异常可以作为自主神经系统多部分广泛性功能障碍的一部分而出现。这些疾病包括家族性自主神经失调症（Riley-day 综合征）、先天性家族性感觉神经病变伴无汗症、遗传性无汗型外胚层发育不良、神经嵴综合征、先天性胆碱能神经系统功能障碍、强直性瞳孔、腱反射消失、进行性节段性少汗症（Ross 综合征）、原发性获得性自主神经功能障碍（Shy-Drager 综合征）、急性全自主神经失调症、自主神经反射亢进、吉兰-巴雷综合征变异型 Miller-Fisher 综合征（眼肌麻痹、共济失调和腱反射消失）。

眼球运动与眼位检查

李晓彤　张译心　译　张伟　黄厚斌　校

病史

在进行全面的眼球运动系统检查之前，应先详细地询问病史。眼球运动异常的患者可能出现一系列视觉困难相关的主诉，包括复视、视觉混淆、视物模糊，以及眩晕、振动幻视、视倾斜等前庭系统症状。有针对性地询问患者病史，有助于定位诊断疾病是中枢神经系统（核上性或核性）的病变，还是与核下性系统（脑神经、神经肌肉接头、眼眶或软组织）有关。

复视

复视是由于视轴的错位造成双眼注视目标的物像落在了双眼视网膜的非对应部分，通常是一眼的像落在的黄斑中心凹上，而另一眼的像落在的中心凹外的视网膜上，这种视觉现象被称为**复视**，即视线中的物体在空间中的不同部位同时出现。复视可以是水平的、垂直的、旋转的、或同时存在，当同时存在时表现为所视物体出现倾斜。

对于由眼位不正造成的复视，当闭合任何一只眼时复视消失，这是一种**双眼**现象。双眼复视几乎不由眼内疾病引起，但在罕见情况下单眼黄斑病变的患者可能出现双眼复视，如视网膜下新生血管膜或视网膜前膜。单眼疾病产生双眼复视的病理生理学机制可能是中央和周边融合机制产生了竞争，例如黄斑牵拉性复视综合征。患者感觉到明显的图像扭曲或双眼之间物像大小存在差异（相对视物变小或视物变大），因此也可造成融合困难，导致原先存在的隐斜视变成显斜视。

当闭合一眼时复视仍然存在，则为**单眼复视**。单眼复视很少由神经系统疾病引起，大多数是由于眼的局部问题所导致，包括未矫正的散光或其他屈光不正，泪膜、角膜和虹膜的异常，白内障以及黄斑疾病。大多数单眼复视患者能识别出所看到的两个物像

清晰度不同，并主诉有与清晰物像重叠的"虚影"存在。小孔镜对单眼复视的患者是一种有效的检查方法，它可以特征性地消除单眼复视，即使对视力为20/20的患者，当怀疑是由于眼前节或屈光异常造成的单眼复视时，也可以使用小孔镜进行排查。频繁性眨眼对由眼表形态不规则引起的单眼复视的缓解是有帮助的，但其改善作用是短暂的。

中枢神经系统病变引起单眼复视以及多视症的病例也偶有报道。"中枢性多视症"患者常表现为可以看到多个清晰度一致的相同物像堆积在一起。这类患者当遮盖任何一只眼时，对侧眼往往会出现单眼复视。患者的病变通常发生在顶枕叶，同时伴有同向性视野缺损。但这类疾病引起的视觉空间持续障碍的潜在机制尚不明确。

真正双眼复视的患者应该存在眼位的不匹配，检查者需要明确复视是水平的、垂直的、还是倾斜的；在任何特定的注视方向上，复视是减轻的还是加重的；复视是间歇性的还是持续性的；复视程度在看远或看近时是否有所不同；以及复视是否受头位的影响。

视觉混淆

当视轴错位的患者，双眼黄斑同时分别观察到两个不同的目标或区域，误认为它们存在于空间的同一点上时，这种感觉现象被称为**视觉混淆**。视觉混淆的患者常主诉注视目标的物像叠加在不合适的背景上。

视物模糊

视轴错位并不总会引起复视或视觉混淆。部分患者双眼同时视时会出现视物模糊的主诉。当双眼视网膜的非对应部分注视了空间的同一物体时，双眼产生的两个物像非常接近但又不能完全分开，双眼融合后会出现不能够分辨本是两个清晰的物像的现象，此时

患者会感觉视物模糊。当患者闭上任何一只眼时，视物模糊完全消失。所有眼位的检查均应在患者充分矫正屈光不正之后进行，仔细的交替遮盖试验以及其他的分离试验（如 30 分钟单眼遮盖试验），有助于准确地确定患者眼位的偏斜程度，因为良好的融合功能可能影响眼位的检查结果。

当视物模糊遮盖某只眼缓解，而非遮盖任何一只眼均能缓解时，常提示原发性视知觉障碍疾病。但视知觉疾病也可出现遮盖任何一只眼均不能缓解的视物模糊，此外，这种视物模糊也可见于振动幻视、快速扫视运动异常（如，眼扑动等扫视振荡）以及平滑追踪运动中枢受损导致眼球追踪功能异常的患者。

前庭系统症状：眩晕、振动幻视和视倾斜

患有累及前庭系统疾病的患者可能会主诉有视物不平衡或不稳定的症状，它反映了前庭系统张力的失衡。前庭功能失调（周边前庭器官、前庭神经或脑干前庭神经核疾病）患者的常见症状是**眩晕**，即患者对自我或者周围环境产生运动性的错觉。眩晕通常反映前庭系统、视觉和本体感觉输入存在异常，导致个体空间定位障碍产生了一种运动幻觉或错觉。因此，评估前庭功能，最好是在患者闭上眼，排除视觉刺激干扰的情况下，再询问患者关于自我旋转的感知方向。

振动幻视是一种周围环境来回往返运动的错觉。它可以是水平的、垂直的、倾斜的、或者是混合存在。振动幻视由固视不稳引起，多为神经系统疾病造成。当振动幻视随着头部运动而产生或者加重时，往往是由于前庭的不平衡所致。振动幻视罕见于先天性的眼球运动异常（如先天性或隐性眼球震颤）。在某些病例中，患者由于其眼球运动的幅度微小，造成视物模糊而非视觉场景的移动。这种感知是由"视网膜跳跃"引起的，视网膜上的图像会跨过多个视网膜感受野进行处理。

前庭系统的第三个症状是**倾斜**的感知，即感受的外部世界或自身发生了静态性旋转。这种主诉常常反映了外周性或中枢性疾病导致耳石器官功能异常。对于主诉视倾斜的患者，与主诉眩晕的患者一样，检查者应该让患者闭上双眼消除视觉刺激的干扰后，询问其身体相对于地球垂直轴的位置觉。眼倾斜、反向偏斜（由于耳石不平衡造成的垂直视轴错位）和共轭性眼球旋转构成三联征，被称为眼倾斜反应（详见第18 章）。

检查

眼球运动系统的检查通常包括以下内容：①注视和凝视的维持；②单眼和双眼运动范围；③眼位；④同向运动（扫视和追踪）。此外，根据基本的检查结果，如果需要进一步鉴别核上性、核性或核下性病变时，应进一步进行前庭眼反射以及视动性反射检查。

注视和凝视维持能力
原则

在人处于清醒状态时，眼球不会绝对静止。注视被三种不同类型的微小眼球运动干扰：微扫视、持续性微漂移、微小震颤。在大多数正常人的注视过程中，可以观察到方波急跳——自发的、约 0.5 度的水平扫视，随后是约 200 ms 的纠正性扫视运动，其发生的频率每分钟少于 9 次。在每次发生方波急跳后，眼球都会返回中心注视，这与倾向于跨越中线并来回摇摆的巨扫视性振动幻视不同（双向过冲）。

当患者不再注视或调节时，双眼被认为处于"生理性"静息位。当全眼外肌麻痹时，双眼视轴通常处于轻度的分开眼位，这种眼位常见于睡眠、深度麻醉以及死亡状态时。

眼球运动范围
原则

为了描述眼球运动，必须建立一个参照系，通过它可以对任何运动进行定量分析。因此，**第一眼位**也被称为原在位，被主观上指定为其他一切眼球运动的起点和测量的基础。

所有的眼球运动都围绕着假定的旋转中心进行，根据三条轴互相垂直并在旋转中心相交的坐标系来分析（图 17.1）。Y 轴对应于视轴，Z 轴是垂直的（围绕其眼球水平方向转动），X 轴是水平的（围绕其眼球垂直方向转动）。

无对侧眼参与的任一眼球的单独运动，称为单眼运动。眼球前极向鼻侧水平转动称为**内转**。眼球前极向颞侧水平转动称为**外转**。眼球前极向上方垂直转动称为**上转**，向下方转动则称为**下转**。

眼球围绕水平轴或垂直轴运动时，其所处的位置称为注视的**第二眼位**。在此眼位，眼球没有围绕 Y 轴的运动（即不产生旋转）。当眼球处于斜向的注视位时，称为**第三眼位**。第三眼位是眼球围绕水平轴和垂直轴同时运动的结果。当眼球从第一眼位开始斜向

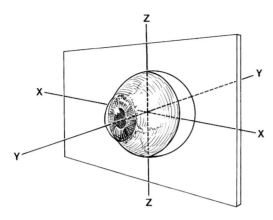

图 17.1 眼旋转轴。Y 轴对应眼球处于第一眼位，直视前方时的视线

运动时，眼球的垂直轴相对于 X 轴和 Z 轴产生倾斜。

眼球相对于鼻子围绕 Y 轴（即视轴）产生的转动被定义为真性眼球旋转，角膜缘 12 点位向鼻侧转动，称为**内旋**；如果此点位远离鼻侧转动，称为**外旋**。

眼球旋转运动主要发生在头位倾斜时，作为不自主的代偿性眼球运动的一部分而发生。在这种情况下，这种旋转运动被称作**反旋转**或**逆转运动**。**动态眼球反旋转**发生在头位倾斜时，反映了半规管介导的旋转性前庭-眼反射（vestibulo-ocular reflex，VOR）。**静态眼球反旋转**存在于任何特定角度的头位倾斜，其旋转程度比动态反旋转小，反映了张力性耳石-眼反射。每一个椭圆囊均可以在两个方向上影响双眼旋转，但主要控制向对侧的倾斜。

眼外肌的作用通常根据一对拮抗肌进行讨论。眼外肌具有主要作用、次要作用和第三作用（表 17.1）。正常的眼球运动是双眼运动，如果双眼的运动方向相同，则称为**同向运动**。如果双眼的运动方向相反，则称为**异向运动**（如，分开或会聚）。在实际的眼球运动过程中，眼球在同向运动或异向运动时，每只眼的眼外肌都是成对发挥作用的，即一条眼外肌收缩（**主动肌**），相对应的另一条眼外肌松弛（**拮抗肌**）。每只眼存在三对主动肌-拮抗肌：内直肌和外直肌、上直肌和下直肌、上斜肌和下斜肌。当眼球运动时，某一主动肌接受神经元冲动收缩时，同等量抑制冲动发送到支配拮抗肌的运动神经元，使拮抗肌松弛，这种现象被称为 **Sherrington 交互神经支配法则**。

当双眼同时做水平同向运动时，一只眼的外直肌和对侧眼的内直肌会同时收缩，这一对肌肉组成一对**配偶肌**。另两对配偶肌是上直肌和对侧眼的下斜肌、上斜肌和对侧眼的下直肌。双眼的配偶肌接受等量强度的神经冲动，这样双眼可以同时向同一个方向运动，这是 **Hering 等量运动法则**的基础。

方法

当进行眼球运动范围检查时，检查者应该要求患者追随一个注视目标，进行完整的眼球运动范围检查，包括基本（诊断）眼位。既要进行遮盖单眼后的单眼运动检查，也要同时进行双眼运动检查。除了向上注视外，眼球运动的范围终生保持稳定。正常的外转通常是 50°、内转 50°、下转 45°。而老年人上视受限，可能仅仅与年龄相关，不代表有新的病变。

当存在眼球运动范围受限时，需要明确这种运动障碍是否是机械性的，如果不是机械性的，应判断病变是核上性的还是周围性的。可以通过一些试验来判断眼球运动是否存在机械性限制。当患者试图向运动受限的方向注视时，眼内压出现大幅度升高，这时可推断其存在机械性限制（例如，甲状腺相关眼病或眶底骨折眼肌嵌顿的患者）。

牵拉试验可以更为可靠地检查眼球运动的机械性限制。当患者试图向运动受限的方向注视时，尝试将眼球用力地向运动受限的方向转动（图 17.2）。在"经典的"牵拉试验中，在给予被检眼足够的表面麻醉后，用细齿镊在眼球牵拉方向对侧的角巩膜缘处夹住结膜，令被检者注视运动受限方向，并用镊子牵拉眼球向该方向运动。如果检查者没有感觉到阻力，则该眼球运动障碍与机械性限制无关，若存在阻力，则限制性因素确定存在。在进行儿童或检查斜肌的限制因素的牵拉试验时，通常需要在全身麻醉下进行。

经典的牵拉试验即使是在表面麻醉下，患者也会感到极度不舒适，甚至可能会导致结膜撕裂和结膜下出血。所以，在一些患者中也可以考虑另外一种方法，即在检查过程中，患者试图向眼球运动受限的方向注视时，使用清洁棉签助推眼球向眼球运动的方向

表 17.1 眼外肌的作用

眼外肌	主要作用	次要作用	第三作用
内直肌	内转	无	无
外直肌	外转	无	无
上直肌	上转	内旋	内转
下直肌	下转	外旋	内转
上斜肌	内旋	下转	外转
下斜肌	外旋	上转	外转

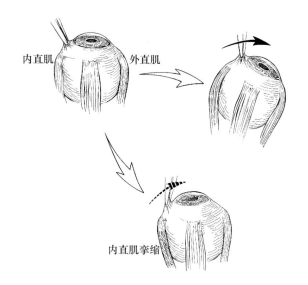

内直肌　外直肌

内直肌挛缩

图17.2　牵拉试验。在眼球表面滴用丙美卡因和可卡因表面麻醉剂后，在眼球运动受限相反方向侧的角膜缘用细齿镊抓住结膜，向眼球运动受限的方向牵拉眼球。若无机械性的限制因素存在，眼球则可以被完全牵拉到运动受限的方向（黑色实箭头所示）；若存在机械性限制因素，则眼球在被向运动受限的方向牵拉时，会感到阻力（黑色虚箭头所示）

代替用镊子夹持结膜。但该方法仅适用于眼球运动明显受限的患者。此外，两种检查方法均需要在能够配合的患者（可以配合指令努力向眼球运动受限的方向注视）或处于昏迷状态的患者中进行。

非限制性眼球运动障碍可能来自于核上性或核下性病变。因为对于不同部位病变其检查和治疗的差异很大，因此必须区分病变是核上性还是核下性。从临床经验中看，造成眼球运动范围异常的核上性病变通常来自于大脑半球或脑干运动前区结构。而核下性的眼球运动范围异常则可由眼球运动神经核、眼球运动神经纤维束或眼球运动神经、神经肌肉接头，或眼外肌本身的病变造成。在所有的患者中，我们均可以通过**眼-头反射检查**（娃娃头试验）或**冷热试验**对前庭器官产生刺激，进而评估眼球运动周围神经通路的完整性。

进行眼-头反射检查时，要求患者清醒并注视正前方的目标，同时头部进行左右或上下的转动。在正常情况下，此时将产生与头部或身体旋转方向相反的共轭性眼位偏斜，所以尽管头产生了运动，但眼球相对于空间的位置保持了稳定。眼-头反射检查正常表明核性及核下性眼球运动结构是完好无损的，而且能够被正常的前庭系统刺激。该检查也可在无意识的患者，以及非器质性注视受限的患者（例如会聚痉挛）中进行，同样可以产生正常的眼球运动表现。

前庭系统功能的完整性也可以通过冷热刺激来评估。检查在自然光线下进行，患者采取仰卧位，头部屈曲成30°，这个姿势可以使外侧（水平）半规管几乎处于一个垂直位，进而使热刺激在内淋巴中引导出最大的对流。通过一根安装在注射器上的小管将最多200 ml的温水（44℃）或冷水（30℃）灌注到外耳道。清醒的患者产生的正常反应包括共轭性眼球震颤：慢相方向朝向冷水灌注侧（或远离温水灌注侧）、快相方向远离冷水灌注侧（朝向温水灌注侧）。该眼球震颤产生的原因是由于刺激前庭系统后，先产生一个慢相的眼球运动，随后产生一个再注视运动（快相或扫视）。当一侧耳不论受到多少温度的刺激产生的眼球震颤始终较弱，可认为该侧存在外周性前庭功能障碍。当患者不论是哪只耳受到刺激，产生的眼球震颤始终在一个方向上较强时，该患者的前庭系统表现出优势偏向，表明其可能是存在中枢或周围的前庭系统病变，并不具定位意义。

核性及核下性眼球运动结构以及前庭系统均完整的昏迷患者，在进行冷热试验时，其正常反应会产生一种单纯强直性的共轭性眼球偏斜。其方向偏向冷水灌注侧，远离温水灌注侧。由于所有的水平快速扫视运动均由脑桥旁正中网状结构（paramedian pontine reticular formation，PPRF）所引发，而昏迷患者的PPRF功能丧失，故这类患者无明显的再注视运动。若昏迷患者出现急跳性眼球震颤则表明看上去的昏迷不是真的（非器质性）。当冷热试验（或眼-头反射检查）中没有产生前庭-眼反射时，表明脑干功能存在障碍，通常提示预后不佳。

某些向上凝视麻痹的患者可以通过**Bell现象**来帮助鉴别病变是核下性还是核上性的。Bell现象指试图用力闭眼时，眼球产生向外上转动的现象。如果患者眼球不能自主上转，但存在Bell现象，则表明面神经核和负责眼球上转的动眼神经核之间的脑干通路是完整的，因此，上转注视麻痹的病因来源于核上。但缺乏Bell现象则没有太大的诊断意义，因为约10%的正常人也不具有该现象。

眼位
原则

双眼运动不能协调一致地注视同一目标时，表示存在**斜视**。斜视可以是先天性的或后天获得性的；斜视可以是中枢来源的，也可以是外周功能异常造成的。某些患者，特别是单纯先天性斜视的患者，斜视角度不随注视方向和注视眼不同而改变的斜视，称为**共同性**斜视。而患者任一眼或双眼注视时，斜视角度随注视方向而发生改变的斜视，称为**非共同性**斜视。先天性共同性斜视偶尔会与其他的神经系统异常相关，而后天性共同性斜视，可以是颅内病变的征兆（如，Chiari Ⅰ型畸形）。此外，对于正常儿童和成人以及有神经性或系统性疾病的患者，共同性斜视也可因既往存在的隐斜视**失代偿**而引起。然而，大多数神经源性或肌源性的斜视表现为非共同性斜视。

第一斜视角和第二斜视角

单眼明显偏斜（显性斜视）的患者，每次只能用一眼注视目标。使用注视眼注视时，对侧眼（非注视眼）的视轴会出现一定程度的偏斜。共同性斜视的患者无论使用注视眼还是非注视眼注视其斜视度是一样的。而大多数非共同性斜视（尤其是麻痹性斜视）的患者，如果双眼视力相同，则倾向于用非麻痹眼注视。此时，非注视眼产生的斜视角度，称为**第一斜视角**。当要求其使用麻痹眼注视同一目标时，所测得的斜视角度称为**第二斜视角**。

第二斜视角通常大于第一斜视角（图 17.3）。其原因是，当用麻痹眼注视目标时，与非麻痹眼注视相同目标时相比，眼球在眼眶中的位置在麻痹肌作用方向上相对更远。仅仅因为当用麻痹眼注视时，眼球位置向麻痹肌肉作用方向上发生了变化，导致了第二斜视角大于第一斜视角。正如 Hering 法则所预测的，此时支配一对配偶肌的核上性神经冲动增加了。而这个增加的冲动会使非麻痹眼的配偶肌收缩作用更明显。但当非麻痹眼通过偏心凝视来维持其在眶内相同的位置时，支配的神经冲动则不会增加。

过指现象和自我中心定位困难

麻痹性斜视患者常常有空间定位异常，被称为**过指现象**或**错误定位**。让患者用麻痹眼注视，并令其手指向麻痹肌作用区域内的目标时，患者的手指会在向麻痹肌作用的方向上超过目标。在检查中重要的是检查者应该要求患者快速地指向目标，防止手指在缓慢移向目标的过程中，对定位错误做出视觉修正。

转头和倾斜

斜视患者通常会把头转向一侧或倾向一侧以减少复视。转头常与水平眼外肌的麻痹有关，通常转向麻痹肌肉侧。同样地，当垂直眼外肌麻痹时，患者会采

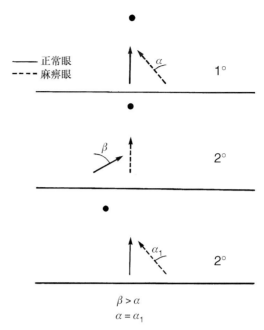

图 17.3　第一斜视角与第二斜视角的原理。**上图**：当正常眼注视正前方目标时，麻痹眼相对于原位产生一定角度的偏斜（α），称为第一斜视角。**中图**：当麻痹眼在原在位注视时，正常眼相对于原在位也会产生一定角度的偏斜（β），当麻痹眼注视时，正常眼的第二斜视角要比正常眼注视时麻痹眼的第一斜视角大（β＞α）。**下图**：对于第一斜视角和第二斜视角通常的解释是基于 Hering 法则的一对配偶肌等量神经支配原则，但有些作者认为因为当麻痹眼在第一眼位注视时，其在向眼球运动受限方向上需要更大的力量以维持其注视，所以麻痹性斜视中第二斜视角大于第一斜视角。当麻痹眼向麻痹肌作用方向相反的方向注视时，其相对于原在位产生的斜视角（α1）将与正常眼注视正前方的目标时所产生的斜视角是相同的（α = α1）。因此，虽然 Hering 法则仍然发挥作用，但是对于第一斜视角和第二斜视角主要基于的是眼球在眼眶内的位置，而不是哪一只眼注视

取低头或仰头位。一些患者采取头位是为了使两个复视像的距离加大，进而使其中一个物像可以被忽略。

头位倾斜最常见于斜肌麻痹，特别是上斜肌麻痹。例如，对于后天性的上斜肌麻痹，面部通常转向麻痹眼的对侧，下颌轻度内收，头向麻痹眼对侧倾斜，这使得双眼的物像更容易融合。反向偏斜（详见第 18 章）的患者也可能出现头位倾斜，但并不是为了减轻复视，而是为了纠正视觉垂直方向上的主观倾斜（患者对直立、垂直方向的感知）。

方法

眼位的检查包括主观检查和客观检查，这取决于检查的环境以及患者身体或精神的状态。

主观检查

如果患者能够配合检查，那么复视的主观检查结果就能可靠地显示出双眼视网膜图像之间的位置差异。检查眼位最简单的主观检查方法是使用彩色滤光片分离眼位以及强化和区分图像，这样可以达到患者和观察者都能够描述和解释的效果。用一个注视光源提供图像。通常一个红色滤光片放在单眼前就可以产生足够的效果。但如果在对侧眼加上绿色滤光片产生的效果更好。使用互补色的彩色滤光片分别放在每只眼前，可以产生对双眼物像的最大分离效果，因为此时双眼没有共同的可见光谱部分（Lancaster 红绿试验）。

将红色滤光片始终放置在患者的右眼前，询问患者的所有问题都是围绕着红像与白像（或绿像）之间的关系。首先询问患者所见为一个灯还是两个；如果患者看见两个灯，进一步询问看见的两个灯为何种颜色；在得到正确的回答后，进一步询问红灯在另一个灯的右侧还是左侧、上方还是下方。

应当记住，物像总是在眼球位置对侧的方向呈现（图 17.4）。因此，若一眼是外斜视，患者会出现**交叉**复视，即看到的红色物像在另一个物像的左侧（红色滤光片放在右眼前时）。同样地，若患者为内斜视，红色物像将在另一个物像的右侧（**非交叉**复视）。如果患者有垂直斜视，那么高位眼看到的物像会在对侧眼物像的下方。

当患者注视正前方的灯光并描述看到两个清晰的分离物像时，检查者应进一步让患者在其他 8 个诊断眼位分别注视光源，以确定在哪一个诊断眼位其垂直

分离、水平分离或者水平和垂直分离的物像距离最大。

除了将滤光片放置在单眼或双眼前，也可以选择放置红色马氏杆在一只眼前，并让患者注视白色灯光。所谓的"杆"实际上是由一组在镜框中并排排列的小的半圆柱镜组成的。当透过这些柱镜看灯光时，物像会折射成一条直线，这条直线与柱镜的轴相垂直。因此，在一只眼前放置红色的马氏杆，另一只眼看一个白色的灯光，受检者会看见一条红线和一个白灯。用这样的方式放置马氏杆可以让受检者看见一条垂直、水平或倾斜的线。眼位正位的人双眼可见一条线穿过灯光。当透过马氏杆看到垂直线时（马氏杆的圆柱镜轴水平放置在眼前），水平斜视的患者会看到直线位于灯光的左侧或右侧。当透过马氏杆看到一条水平线时，垂直斜视的患者将看到线在灯的上方或下方（图 17.5）。

旋转性斜视（如，上斜肌麻痹）可以用双马氏杆来检查，即双眼前各放置一个马氏杆。这项检查最好使用试镜架进行。将双眼的马氏杆垂直放置，将产生两条水平线的图像。旋转斜视的眼睛看到的其中一条线是倾斜的线而不是水平线。此时要求患者去旋转斜线那只眼的马氏杆，直到两条线都变成水平位。通过这种方法可以对旋转斜视进行定量检查和随访对比。

其他的主观检查眼位偏斜的方法——双视标检查法，即采用两个检查视标而不是一个视标，并使患者

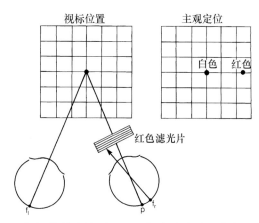

图 17.4 复视像检查的原理。红色滤光片放置在右眼前，患者注视远处单一的光源。如果患者存在眼位偏斜，则灯光物像落在一只眼的中心凹上（f_l），和另一只眼的非中心凹视网膜上（p），患者因此在空间的不同位置会看到白色和红色两个图像

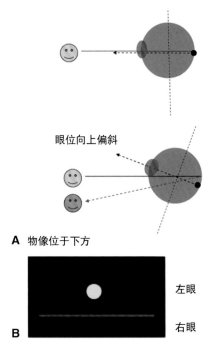

图 17.5 **A**：麻痹（偏斜）眼的物像投射到麻痹肌作用的方向。**B**：马氏杆放置于右眼前，患者右眼为上斜视（由 David S. Zee 提供）

的每只眼分别各看到一个视标（图 17.6）。然后要求患者将双眼看到的视标重叠在一起。只有两个视标的物像都分别落在每只眼的黄斑中心凹上，患者才能真正将视标重叠在一起。当双眼的黄斑中心凹位置不对称时，患者会把两个视标放在空间的不同位置上。有很多方式可以将双眼所见的物像分开。可以通过在每只眼前放置不同的视标；或者每只眼前放置相应的彩色滤光片，采用直接或投影的方式将互补的颜色呈现于视野中。这些**双眼立体视觉**检查包括同视机、Hess屏，以及 Lancaster 红绿图（图 17.6）。

客观检查

角膜映光法 这是检测眼位偏斜的最简单的客观检查方法。在被检者中央正前方的位置给予一个手电光源，被检者双眼处于原在位注视，光源在角膜表面形成反光点。如果双眼角膜映光点位于瞳孔中央，则双眼正位；如果映光点不在瞳孔中央，可根据映光点的偏心量来估计斜视角的大小（**Hirschberg 检查法**）。当注视光源距离患者 33 cm 时，1 mm 的偏斜大约等于 7°（或 15 △）的眼位偏斜。

另外一种客观检查方法为：在患者的任一眼前放置三棱镜，不断增加三棱镜的度数直到角膜映光点位于角膜正中央（**Krimsky 检查法**）。通常情况下，三棱镜应该放置在注视眼前。但当非注视眼偏斜严重或单眼运动异常时，角膜映光点不能位于角膜中央或需要更多的三棱镜放置在注视眼前，这将导致在固视眼前放置三棱镜测得的斜视度是在偏心凝视的状态下的斜视量。这实际上就等同于（在本质上就好比）测

得的不是第一斜视角，而是第二斜视角。在这种情况下，角膜映光法测量斜视度就应该把三棱镜放置于偏斜眼前。此外，如果患者一眼视力极差（不能清楚看见点光源），三棱镜应该放置于能够看清楚的眼前，通过物像的移动（朝向三棱镜的尖端）诱导出看不清楚眼的眼球运动（**反转 Krimsky 法**），观察角膜映光点在角膜中央时三棱镜的度数，即为患者的斜视度。

除了斜视之外，也有一些其他的原因可能导致角膜映光点不在中央，这时必须给予正确的判断。**Kappa 角**是指视线（连接黄斑和注视点之间的连线）和光轴（通过瞳孔中心垂直于角膜面的连线）之间的夹角。这个角度通过瞳孔中心的相对位置来测量。当光线向瞳孔中心的鼻侧移位时，称为正 kappa 角；当光线向瞳孔中心的颞侧移位时，称为负 kappa 角。正 kappa 角看上去像外斜视，而负 kappa 角看上去像内斜视。

遮盖试验 是检测眼位偏斜的最准确的客观检查方法。虽然遮盖试验需要患者的双眼能够分别注视视标，但该试验对患者的配合要求比之前提及的那些检查方法要少。大多数临床医生使用的三种遮盖试验是：单纯遮盖试验、遮盖-去遮盖试验、交替遮盖试验。

单纯遮盖试验：患者注视 33 cm 处的调节视标（近视标）或 6 m 处的视标（远视标），不透明的遮眼板放置在一只眼前，检查者观察对侧眼注视视标时是否发生了转动（图 17.7）。如果患者有明显的眼位偏斜（**显性斜视**），当遮盖原注视眼使其无法注视视标时，检查者会观察到被检者的原非注视眼为了注视目标而发生眼球运动；当遮盖非注视眼后，观察注视眼无眼球运动（因为它一直处在注视位注视视标）。

遮盖-去遮盖试验：患者一只眼注视调节视标，另一只眼遮盖，观察遮盖眼去遮盖时该眼的眼球运动情况（图 17.7）。注意眼位偏斜的方向，以及恢复双注视的速度和频率。

若在进行遮盖-去遮盖试验时，去遮盖眼没有发生眼球运动，这时需要进行**交替遮盖试验**来进一步确认是否具有潜在的眼位偏斜（**隐斜视**）。不同于遮盖单眼然后再去除遮盖，交替遮盖试验是需要先遮盖一眼，然后再交替遮盖另一眼。在每只眼前的遮盖时间要足够长，以使非遮盖眼能够产生注视。这个检测方法可以打破融合，分离双眼视轴。非遮盖眼的任何眼球运动都提示虽然在双眼注视时眼位是正位的，但融合缺失后（即交替遮盖），会出现遮盖眼的眼位偏斜。区分显斜视和隐斜视是非常重要的，因为隐斜视的患

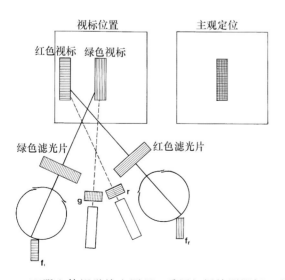

图 17.6 双眼立体视觉检查原理。采用红绿检测视标，患者一眼前放置红色滤光片，另一眼前放置绿色滤光片

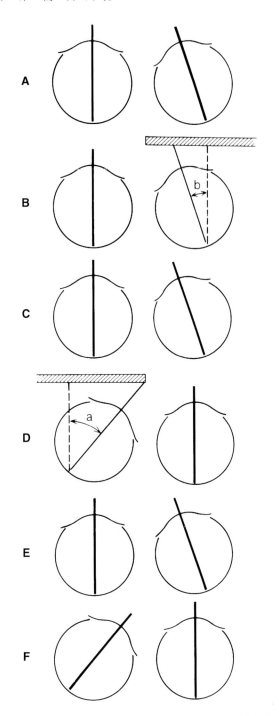

图 17.7　单纯遮盖试验和遮盖-去遮盖试验。两种检测方法每次都需要遮盖一只眼。然而，在单纯遮盖试验时，遮盖一只眼时观察对侧眼；而在遮盖-去遮盖试验时，先遮盖一只眼，然后需要观察在去遮盖时该眼球的运动。**A**：最初，双眼同时注视时，左眼注视目标，右眼是内斜视；**B**：当遮盖右眼时，没有观察到左（未遮盖）眼有眼球运动；**C**：当去除遮盖时，也没有观察到右眼有任何的眼球运动；**D**：当遮盖左眼后，右眼向外运动，到达注视位。注意遮盖正常眼后的斜视度（第二斜视角，a）大于遮盖麻痹眼时测得的斜视度（第一斜视角，b）。当遮盖去除后，要么（**E**）左眼重新到达注视位，要么（**F**）麻痹（右）眼继续注视

者有双眼中央融合，而显斜视的患者则没有。

当遮盖-去遮盖试验或交替遮盖试验发现眼位偏斜，无论是显斜视还是隐斜视，都应该使用三棱镜去中和眼球运动以测量斜视度。将三棱镜放置在任一眼前，其尖端朝向眼位偏斜的方向，增加或减少三棱镜的度数直到不再观察到眼位的偏斜。

头位倾斜试验　当存在垂直斜视时，进行头位倾斜联合遮盖试验的方法是有效的。先让头向一肩倾斜进行遮盖试验，再让头向另一肩倾斜进行遮盖试验。这个试验主要用于第四脑神经麻痹的诊断。当这类疾病患者的头向受累眼倾斜时，表现出明显的上斜视。反向偏斜患者也会表现出头位倾斜（详见第 18 章）。

第四脑神经麻痹的患者当头向受累眼倾斜时，受累眼内旋，使垂直子午线和水平面保持垂直。这时内旋大约在 10° 左右，它是由耳石-眼反射产生，导致上直肌和上斜肌这一对协同肌同时收缩。如果上斜肌麻痹，它的次要作用（下转）也受到损害。此时上直肌为唯一的内旋肌，它的主要作用（上转）因协同肌上斜肌的下转作用减弱而失去抵抗，当头向受累眼倾斜时会出现明显的上斜视，即上斜视加重（详见第 19 章）。

直接观察眼底　是检查眼底旋转的最后一种客观方法。正常的黄斑中心凹位于视盘中心下方约 7°（范围 0 ~ 16°），或者位于经过视盘中下 1/3 分界点的水平线上。当眼球发生外旋时，中心凹（黄斑中心凹反射）位于这个平面的下方；而内旋时，中心凹和其反射转向上方（图 17.8）。旋转的程度可以通过检眼镜和眼底照相等方法来判断。

双眼同向运动

双眼同向运动可以通过检查扫视运动、平滑追踪运动、前庭和视动性眼动系统来评估。

扫视运动的临床检查

在临床上，扫视运动可以通过让患者交替注视两个目标——通常是检查者的手指和鼻子进行检测。每个方向上的扫视运动都可以在水平和垂直两个平面注视野中进行检查。检查者需要明确扫视运动：①是否迅速启动（潜伏期）；②运动速度是否正常；③是否精确。

扫视运动的潜伏期通过记录患者开始扫视所需的时间来评判。潜伏期延长可见于弥散性的皮质和脑干损伤，以及先天性或后天性的眼球运动失用。

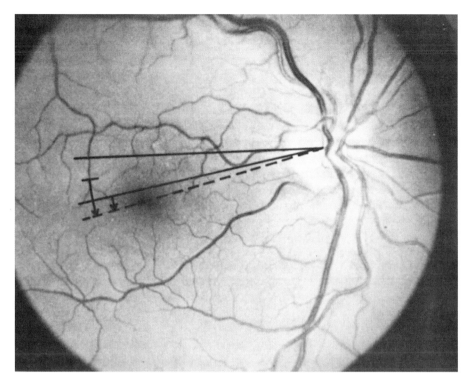

图 17.8　旋转眼位的眼底像。右眼外旋的眼底照片，直视下，虚线为视盘中心与黄斑中心凹之间的连线。两条实线表示从视盘中心到中心凹的正常夹角范围。外旋的程度可以从正常范围的中心开始测量角度（长箭头），或者从正常范围的边界开始测量角度（短箭头）（由 David L Guyton 提供）

扫视运动的速度可以通过让患者从注视一个目标转向另一个目标（如从检查者的手指到检查者的鼻子）来评估，也可以采用一个带有重复图案的手持鼓或条带来评估。伴有眼球运动障碍的重症肌无力患者向运动受限的方向注视时，扫视运动的速度将增加。这是因为扫视运动的速度不是与实际运动的本身而是患者眼球企图运动的程度相匹配的。患有眼球运动神经麻痹或某些神经退行性疾病的患者（如，脊髓小脑共济失调 2 型和 7 型）扫视运动的速度降低。如果检查者不能准确判断扫视运动的速度是否减慢，应加大患者注视的两个目标间的距离，使这种异常表现加重并突显（如，检查者把一侧的手或手指放在患者能看到的最右侧，而把另一侧的手或手指放在患者能看见的最左侧，让患者在两者之间来回注视）。

扫视运动的精确性异常，如**扫视辨距不良**，可以通过观察患者为准确注视目标而必须采取的矫正性扫视运动的方向和幅度来进行判断。在临床检查中，可以观察到小至 0.5° 的扫视运动，所以小度数的扫视辨距不良也很容易被检测到。偶发的欠冲和过冲通常是生理性的，为小脑适应性矫正辨距不良的过程；但一个视觉感知功能完好（如，无同向性视野缺损）的患者，出现持续性的欠冲或过冲，则是病理性的，提示为脑干或小脑的病变。

追踪运动的临床检查

单纯平滑追踪运动障碍的患者通常不会主诉有相关的视觉症状，因为他们可以通过一系列的扫视（扫视性追踪）运动来追踪移动的物体。只有在对追踪功能要求非常高的情况下（如，打网球、棒球以及精细阅读），患者才会有视觉困难的主诉。正常情况下，追踪高速运动的目标时，视力就会下降。因此，患者主诉不能够很好地追随快速移动的物体，并不表示一定有平滑追踪运动的异常。

检查追踪系统时，检查者应该让患者头部保持静止，追随距眼前 1 米或 1 米以上的小目标，如铅笔尖。目标起初应该是缓慢匀速移动。如果患者的追踪运动不能跟随目标移动的速度，将产生同方向矫正性扫视运动。如果出现"追赶"扫视运动，则表示产生的追踪运动的增益较小；如果追踪运动增益较大，则会观察到"倒退"扫视运动。低龄儿童、不配合的患者、或怀疑有非器质性盲的患者，可以在眼前用一个缓慢移动的大镜子来进行追随运动的检测。

虽然带有重复视标的手持鼓或条带不能真正检测视动性眼动系统，但是它们确实可以刺激追踪运动，对检测追踪运动的非对称性和追踪系统的其他方面异常有一定的作用。

平滑追踪系统也可以通过前庭-眼反射来评估。前庭-眼反射正常情况下会产生眼球运动以代偿头位的角度，进而维持视轴"在注视的目标上"。当通过转动头部来观察缓慢移动的目标时，目标和头部保持相对静止，这时就不需要前庭-眼反射诱导的眼球运动，而且必须被抑制。因此患者抑制（或消除）前庭-眼反射的能力，可以通过使用一个与头部转动的速度和方向完全一致的中心注视目标来进行评估。做这项试验时，通常让患者坐在检查椅上并伸直手臂，转动检查椅，并嘱患者注视其拇指指甲。当对正常人的前庭-眼反射抑制和追踪运动进行比较时，可以得到相似的频率反应曲线。因此产生如下假设：前庭-眼反射的抑制直接依赖于从平滑追踪系统中获得的信息。这个假设得到临床观察的支持，即平滑追踪受损的患者同时存在前庭-眼反射抑制异常。不过，并不能对前庭-眼反射抑制缺陷进行定位，他们可能是发生在大脑（顶叶）或小脑（绒球或旁绒球）的疾病（详见18章）。

前庭和视动性眼动系统的临床检查

前庭系统的临床检查方法（眼-头反射检查和冷热试验）在前面已经进行描述。虽然视动性眼动系统可以在实验室中进行检查（见下文），但是它并不作为常规临床检查的一部分。正如上面所提到的，所谓的用于视动性眼动检查的手持鼓或条带，实际上评估的是平滑追踪系统，而不是视动性眼动系统。

前庭-眼反射

对有明显眼球运动障碍的患者进行的眼-头反射检查和冷热试验主要是检测前庭系统半规管的功能。更全面的检测通常是为了获得增益、位相和平衡的数据。旋转试验比冷热试验的结果更准确，重复性更好。前庭-眼反射的增益可以通过在黑暗环境中突然加速（以60度/秒的速度突然持续旋转）测得的峰值眼动速度来获取。虽然可以采用便携式的检查设备进行检查，但通常这项试验是在配备有伺服控制检查椅和眼动监测装置的前庭实验室中进行的。通过前庭-眼反射产生的共轭性眼球运动可以帮助检查者区分疾病是核上性的还是核性的。如果前庭-眼反射能够克服注视缺陷，则这种异常最可能来自于核上，因为此时由脑神经核控制的终级运动通路必须完好无损。

视动系统

用来诱发平稳运动的手持视动鼓或条带主要是检测追踪运动系统。真正的视动检测需要全视野的刺激，常用的方法是让患者坐在大的有条纹图形的视动鼓里面，这个鼓围绕患者旋转。真正的视动性刺激能够使患者产生自我旋转感。另一种引起真正视动性反应的方法是在明亮条件下以恒定的速度旋转受检者超过1分钟，这时产生的持续性眼球震颤单纯是由视觉刺激所诱发的（前庭反应在旋转的第1分钟已消失），不过这仍然难以将追踪运动和视动性眼动的成分分开。

18

核上性和核间性眼球运动障碍

闫焱 译 黄厚斌 校

核上性眼球运动障碍可由脑干（不包括脑神经核或神经束）、小脑或大脑半球的病变引起。这些结构控制脑神经核（Ⅲ、Ⅳ和Ⅵ），而脑神经核又最终负责为眼外肌提供运动输出。根据定义，核间性眼球运动障碍是因协调双眼运动的脑干通路受损引起的。在本章中，我们将讨论核上性和核间性眼球运动障碍的特征及病因。

延髓病变引起的眼球运动综合征

延髓包含许多对控制眼球运动很重要的核上性结构：前庭神经核、舌下神经周核、延髓网状结构、下橄榄核和绳状体（小脑下脚）（图18.1）。舌下神经周核由位于第四脑室底部的舌下前置核（nucleus prepositus hypoglossi，NPH）、闰核和Roller核组成。这些核团与其他眼球运动结构有丰富的联系。NPH和相邻的前庭内侧核（medial vestibular nucleus，MVN）对于维持凝视的水平位置（神经整合器）至关重要。这些结构也参与垂直凝视维持，尽管更多的是头端（中脑上部）结构，尤其是Cajal间质核（interstitial

nucleus of Cajal，INC），为垂直和旋转眼球运动提供主要的维持作用。延髓旁正中结构的损伤经常引起眼球震颤——通常是上跳性的，有时为水平性伴有凝视诱发成分。

下橄榄核（inferior olivary nucleus，ION）或其联系纤维的病变可引起**眼腭震颤**（oculopalatal tremor，**OPT**）。这种情况被认为是由于Guillain-Mollaret三角的联系中断引起，即连接红核与同侧ION（通过中央被盖束）、对侧齿状核（通过小脑下脚）并返回至红核（通过小脑上脚）的通路。这种情况通常在脑干或小脑梗死后数周至数月出现，尽管亦可见于变性疾病或头部外伤（弥漫性轴索损伤）后。表现延迟是由于ION的慢性去传入，导致空泡变性肥大，造成ION的无序控制（图18.2）。这种情况曾被称为"眼-腭肌阵挛"；然而，肌阵挛这一术语具有误导性，因为受累肌肉的运动呈往复性并且大致同步，典型节律为2～4周期/秒。

大多数OPT病例都存在垂直摆动样振荡，经常有水平和旋转成分。这些振荡可类似于跷跷板样眼球

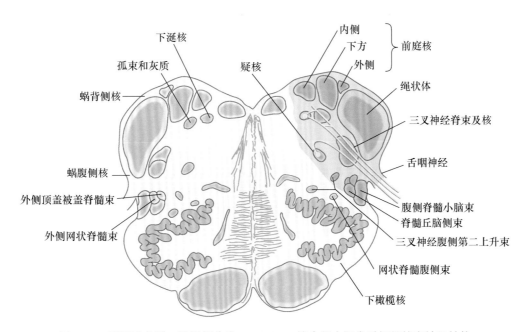

图18.1　延髓示意图。阴影部分为Wallenberg综合征中通常受损的特定神经结构

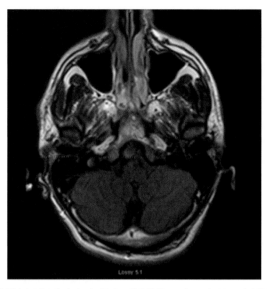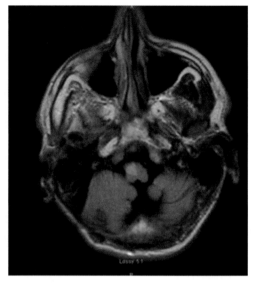

图 18.2　眼腭震颤（肌阵挛）患者右下橄榄核肥大。**左图**，脑桥海绵状血管瘤出血时（未显示），显示正常的延髓解剖结构。**右图**，7 个月后发生眼腭震颤时，显示右侧下橄榄核肥大

震颤，但缺乏后者所表现的高低交替特征（详见第 22 章）。这些振荡伴软腭有节奏的起伏运动。相对高剂量的加巴喷丁（每日 1200 ～ 2400 mg）通常用于改善眼球运动。有时，与起伏的软腭运动相关联的是粗大扫视振荡（中线小脑功能障碍的体征）而非垂直摆动运动。

有时，急性疾病过程仅限于**前庭神经核**。例如，眩晕可以是多发性硬化症（multiple sclerosis，MS）加重和脑干缺血的唯一症状。前庭神经核病变引起的眼球震颤可以是单纯水平性、垂直性或旋转性的，也可表现为混合形式。此外，中枢前庭病变的眼球震颤可与外周前庭疾病所致者相似。基底动脉延长扩张症可引起多种中枢和外周前庭综合征的组合表现。前庭蜗神经的微血管受压亦可引起阵发性眩晕。

Wallenberg 综合征（延髓外侧梗死）

前庭神经核的病变通常也会影响邻近结构，尤其是小脑脚和舌下神经周核。最常见的涉及前庭神经核的综合征是由延髓外侧梗死引起的 Wallenberg 综合征（图 18.1）。Wallenberg 综合征的典型表现是**同侧**面部痛温觉受损、中枢性霍纳综合征、肢体共济失调以及延髓麻痹导致的构音障碍和吞咽困难，**对侧**躯干和四肢的痛温觉受损。可能会出现由于反向偏斜（垂直斜视，其模式与第四脑神经麻痹或部分第三脑神经麻痹不一致——参见"反向偏斜"部分）引起的垂直复视。高位眼通常位于病变对侧，且与主观视觉垂直改变、双眼旋转和温度倾斜有关，这种情况称为眼倾斜反应（ocular tilt reaction，OTR——见下文）。如果梗死延伸至头侧，面神经亦可能受累。该疾病最常见的原因是同侧小脑后下动脉（posterior inferior cerebellar artery，PICA）或椎动脉闭塞（图 18.3）。偶见于椎动脉夹层（自发或外伤，如继发于脊椎按摩）。脱髓鞘疾病很少会产生这种综合征。

侧冲是一种被拉向病变侧的强迫感（前庭脊髓束受累），常是 Wallenberg 综合征患者的主要主诉，并且在眼球运动表现中也很明显。如果令患者直视前方，然后轻轻闭合眼睑，则双眼会共轭地向病变侧偏移。因此，患者再睁眼时必须做矫正性扫视以重新获取目标。侧冲甚至可能在瞬目时出现。

眼球扫视运动也受到侧冲的影响（图 18.4）。在水平方向上，向病变同侧的扫视通常会超过目标，而向病变对侧的扫视会落于目标之前；这被称为扫视**同侧侧冲**，应与小脑上动脉（superior cerebellar artery，SCA）闭塞引起的梗死时的**对侧侧冲**相鉴别。眼球震颤的快相在 Wallenberg 综合征中也受到类似影响，因此向病灶对侧的扫视比向病灶同侧的扫视幅度小。在尝试做纯垂直方向再注视时，患者会出现向病变侧的斜向扫视运动，然后再通过矫正性扫视将目光回落到目标。

Wallenberg 综合征如存在自发性**眼球震颤**时，通常是水平性或水平-旋转混合性，伴少量垂直成分。在第一眼位，慢相朝向病变侧（"beats toward the better ear"），尽管眼球处在偏心位置时眼球震颤的方向可能会反转，表明合并凝视维持机制的异常。亦可发生

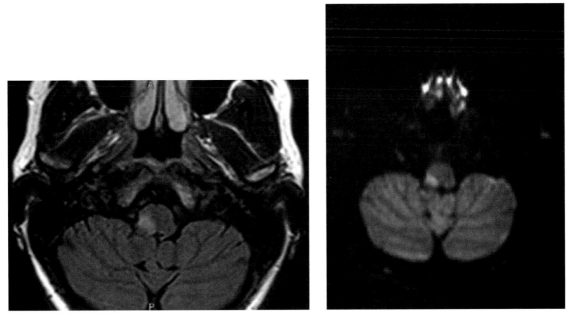

图 18.3　Wallenberg 综合征的神经影像学。左图：MRI 轴位 T2 加权 FLAIR，一位男性出现 Wallenberg 综合征的急性表现——部分特征是扫视向右侧的侧冲、右眼为下斜眼的反向偏斜和眼倾斜反应——显示与右侧延髓梗死一致的高信号区域。右图：同一患者的 DWI 图像显示梗死相对急性改变（Courtesy of Carlos Torres，MD.）

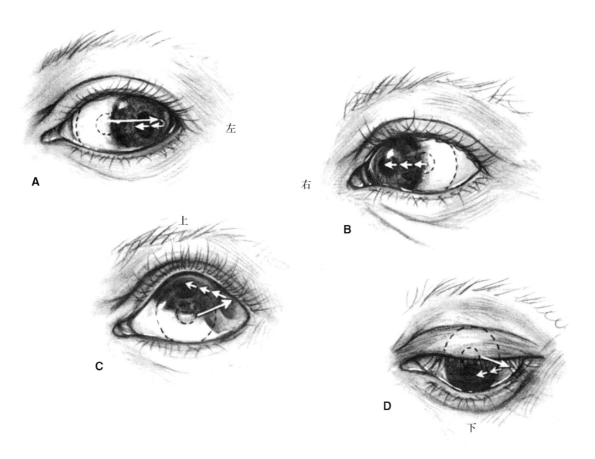

图 18.4　左侧 Wallenberg 综合征患者的扫视侧冲。A：向左侧注视时，患者扫视超过目标，必须做矫正性扫视。B：向右侧注视时，患者发生一系列扫视辨距不足。C ～ D：向上下注视时，眼球向左侧斜向移动，必须进行数次调整运动以回到中心注视点（From Kommerell G，Hoyt WF. Lateropulsion of saccadic eye movements：electro-oculographic studies in a patient with Wallenberg's syndrome. Arch Neurol 1973；28：313-318. Copyright © 1973 American Medical Association. All rights reserved.）

眼睑性眼球震颤（与水平快相的同步眼睑抽搐）。

　　如上所述，**眼倾斜反应**通常发生在 Wallenberg 综合征中。它由反向偏斜和双眼共轭但非对称度数的旋转组成；具体来说，高位眼内旋而低位眼更明显外旋。一些患者的头部向同侧倾斜（即朝向低位眼）。反向偏斜和构成 OTR 的头部倾斜是由介导耳石反应的通路不平衡引起的（图 18.5）。外部世界倾斜或倒置的主观感觉也可能反映了来自重力感受器（椭圆囊和球囊）的中枢投射受累。

反向偏斜和眼倾斜反应

　　反向偏斜是由核前性输入紊乱导致耳石输入（即耳石－眼通路）不平衡引起的视轴垂直方向的不协调。可合并有旋转和水平偏斜。所有注视眼位的上斜度数可能相同（共同性），也可能不同，甚至呈交替性上斜视（例如，向右侧凝视时右眼高于左眼；向左侧凝视时左眼高于右眼）（非共同性）。当反向偏斜为

非共同性时——尤其是像单根肌肉麻痹的模式——可通过是否同时存在中枢神经功能障碍体征和注意眼球旋转方向将其与垂直性眼外肌麻痹相鉴别（图 18.6）。椭圆囊－眼不平衡常通过改变耳石刺激模式（直立－仰卧位试验）来消除，从而确认引起眼位不正的核上性起源。单纯核上性障碍（即没有相关的脑神经受累）患者在直立时测量的双眼垂直和旋转的偏斜度数，在仰卧位时减少至少 50%。

　　反向偏斜发生于周围性前庭病变、脑干或小脑病变的各种异常情况中，在很少数情况下，发生于幕上肿瘤或大脑假瘤引起的颅内压（intracranial pressure, ICP）升高的患者中，呈可逆性表现。在婴儿中，反向偏斜可能是发生水平性斜视的前兆。

　　来自前庭神经核的椭圆囊投射可能越过中线并在内侧纵束（medial longitudinal fasciculus, MLF）中上升。因此，单侧核间性眼肌麻痹（internuclear ophthalmoplegia, INO）通常伴有反向偏斜。INO 常位于高位眼所在侧，

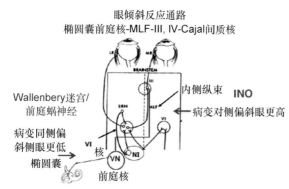

眼倾斜反应通路
椭圆囊前庭核-MLF-III, IV-Cajal间质核

Wallenbery迷宫/
前庭蜗神经

内侧纵束　　　**INO**

病变对侧偏斜眼更高

病变同侧偏
斜侧眼更低

椭圆囊

VI核

VN　NI

前庭核

· 垂直偏斜，伴随，耳低位侧眼更低
· 头朝向眼（耳）低位侧偏斜
· 眼反向转动（旋转），上方朝向低位眼（耳）

A

图 18.5　**A**：眼倾斜反应包括垂直眼位异常（反向偏斜）、共轭旋转和头部倾斜。耳石－眼通路以红色显示。交叉前的病变（后反向偏斜）导致病变同侧眼的下斜视，而前部病变（中脑、脑桥头端）产生病变同侧眼的上斜视。与第四脑神经麻痹相反，高位眼总是内旋（Illustration courtesy of David S. Zee，MD）。**B**：由于延髓外侧梗死导致左眼上斜视患者的眼底照片，显示低位眼的外旋更明显（**右**），以及高位眼的轻度内旋（**左**）

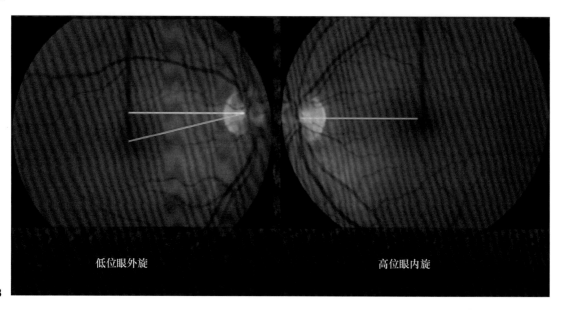

低位眼外旋　　　　　　　　　高位眼内旋

B

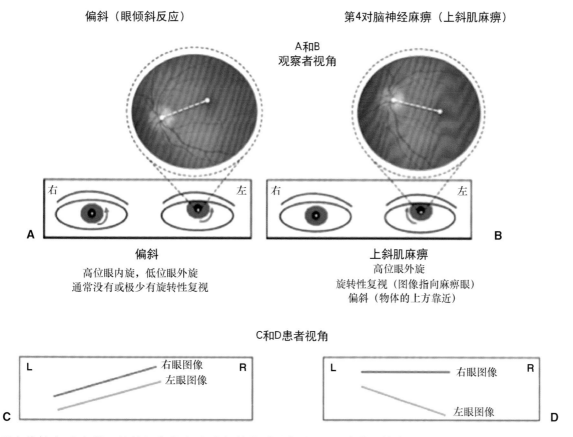

图 18.6　反向偏斜（**A**）与第四脑神经麻痹（**B**）之间的鉴别通常可以通过在检眼镜或双 Maddox 杆测试中观察高位眼的旋转方向来实现。在反向偏斜（**C**）中，眼球表现为共轭旋转，高位眼内旋，而第四脑神经麻痹（**D**）则高位眼外旋，对侧眼无旋转（Reproduced with permission of the Oxford Publishing Limited through PLSclear，from Leigh RJ，Zee DS. The Neurology of Eye Movements. 5th ed. Oxford：Oxford University Press；2015. ）

可能是因为一侧 MLF 的病变引起上行耳石输入的失衡所致（图 18.5）。

在中脑，耳石投射与动眼神经和滑车神经核以及 Cajal 间质核（INC）连接。INC 内或周围的中脑病变可能因此导致反向偏斜和 OTR。当头部持续倾斜（强直）时，它在病变对侧；此外，常存在病变同侧的眼位高和以病变同侧眼内旋为特征的眼球共轭旋转（图 18.5）。垂直眼球运动和动眼神经或滑车神经功能的相关缺陷在此类患者中很常见，如跷跷板性、摆动性或上跳性眼球震颤（详见第 22 章）。

在罕见情况下，反向偏斜会在几分钟内缓慢交替或发生幅度变化。这种现象的周期性让人想起周期性交替性眼球震颤（periodic alternating nystagmus，PAN——见第 21 章），事实上，这两种现象可以共存。交替性反向偏斜患者通常有中脑病变，而 PAN 患者通常有小脑小结病变。

小脑前下动脉综合征

小脑前下动脉（anterior inferior cerebellar artery，AICA）供应前庭神经核、邻近的脑干背外侧和小脑下外侧。此外，AICA 通常是迷路动脉的起源，并发出小分支供应位于小脑桥脑角的小脑绒球。因此，AICA 分布区的缺血可能导致眩晕、呕吐、听力丧失、面瘫、同侧肢体共济失调、凝视维持和追踪功能缺陷以及前庭性眼球震颤。眼球运动体征反映了迷路、前庭神经核和小脑绒球的共同受累。

小脑上动脉综合征

SCA 区域的梗死导致步态和四肢共济失调和眩晕（图 18.7）。一个特征性异常是**扫视对侧侧冲**，包括向病变对侧扫视超过目标和向病变同侧扫视未及目标。尝试垂直扫视时眼球斜向运动，在水平方向上远离病变侧。因此，这种扫视障碍与在 Wallenberg 综合

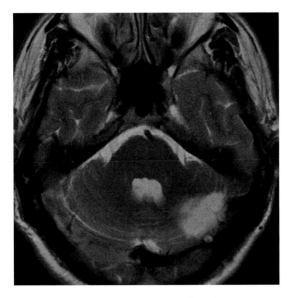

图 18.7 77 岁高血压男性左小脑上动脉区域梗死的 MRI。左侧小脑半球有大面积的高信号区，对应左侧 SCA 的分布区

征中看到的扫视运动相反，可能反映了在小脑上脚旁边的钩状束中走行的顶核传出信号的中断。后下蚓部的局灶性梗死可以选择性地损害追踪和视动性眼球运动。

小脑病变引起的眼球运动综合征

临床医生在将眼球运动异常归因于小脑功能障碍时需要谨慎，因为小脑病变患者的脑干经常有受损。尽管如此，大多数临床和实验研究都提供了令人信服的证据，即小脑病变本身会导致特定的眼球运动异常（图 18.8 和图 18.9）。本质上，已经明确有三种主要综合征：①小脑蚓部背侧及其下方的后顶核综合征；②绒球和旁绒球综合征；③小结和蚓垂腹侧综合征。图 18.10 总结了每种综合征的主要特征。

病变部位与表现

当仅累及小脑蚓部时，小脑蚓部背侧（第Ⅵ及Ⅶ小叶）和其下方顶核（称为顶核动眼神经区或 FOR，fastigial oculomotor region）的实验性病变会导致扫视辨距不良，典型表现为辨距不足（图 18.11），若深部核团受累时则表现为辨距过度（图 18.8、图 18.9 和图 18.10）。深部核团的双侧病变有时会导致粗大扫视振荡，表现为极度辨距过度。

绒球和旁绒球的实验性病变引起凝视诱发性眼球震颤、反弹性眼球震颤和下跳性眼球震颤（图 18.8）。单侧病变导致同侧的追踪和凝视保持异常。绒球通过

小脑下脚发送上行纤维以支持水平和垂直神经整合器。缺乏此输入，整合器的输出就无法持续（即，它是"漏出的"），导致凝视保持受损，表现为凝视诱发性眼球震颤和扫视后漂移。

结节的实验性病变会引起前庭反应持续重复，这是由于"速度储存机制"的失调而导致的。实验动物容易发生周期性交替性眼球震颤（periodic alternating nystagmus，PAN，见第 22 章）、倾斜对旋转后眼球震颤的抑制缺失（即头部倾斜的"眼球震颤倾斜"）以及惯性缺失。位置性眼球震颤通常发生于结节病变。

另一个局灶性小脑病变引起的眼球运动体征是垂直追踪期间的旋转性眼球震颤。小脑中脚病变的患者表现出此种现象。旋转性眼球震颤的方向随着追踪的方向而变化，其慢相的速度与追踪慢相的速度成正比。

小脑在保持眼球运动与视觉刺激相适应的长期适应性功能中也很重要。例如，小脑病变患者前庭-眼反射（VOR）增益的适应性受损。小脑的这种适应性或"修理店"式功能可能解释了小脑弥漫性病变的眼球运动缺陷的持久性，以及小脑病变时临床表现的差异。因此，正常情况下由小脑"修复"的脑干或外周眼球运动机制中内在的特异异常可能在小脑损伤后被重新显露出来。

病因

发育异常

Chiari 畸形（也称为"Arnold-Chiari 畸形"）是一种后脑异常，累及小脑尾部［包括前庭小脑、绒球、旁绒球（扁桃体）、蚓垂和结节］和尾部延髓。在Ⅰ型畸形中，小脑扁桃体向尾侧移位进入枕骨大孔，延髓被拉长。通常不存在脊髓脊膜膨出。此类患者通常在成年后出现症状。在Ⅱ型畸形中，第四脑室和小脑蚓部下部延伸至枕骨大孔下方，脑干和脊髓变细，常有腰脊髓脊膜膨出。患有Ⅱ型畸形的患者通常起病于儿童期，但轻型病例的症状发作会延迟至成年。症状包括由头部活动引起或加剧的振动幻视、Valsalva 诱发的头晕、眩晕、颈椎痛及头痛。Chiari 畸形患者会出现多种眼球运动异常，尤其是下跳性眼球震颤（自发性及位置性）（表 18.1）。诊断依靠 MRI，颅颈交界区的矢状位对诊断帮助最大（图 18.12）。枕骨下减压术后患者通常会有所改善，但眼球运动异常的消失可能发生在数月之后。在颅颈交界区有其他病变的患者中可能会观察到类似的眼球运动综合征。

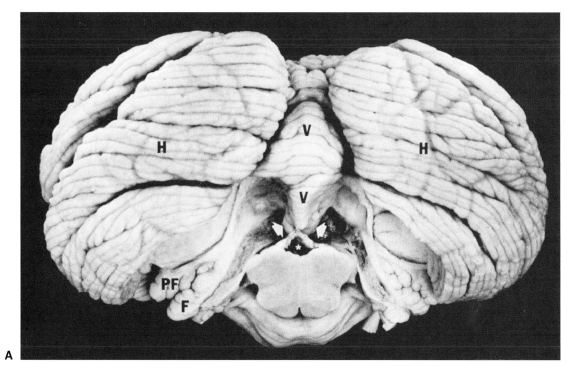

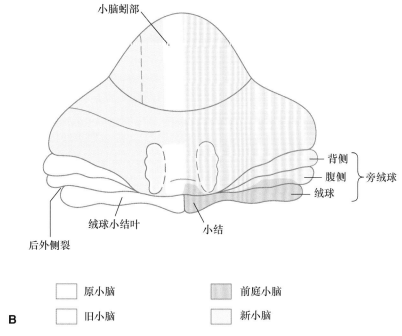

图 18.8　人类小脑。**A**：前下面观显示小脑半球（H）、蚓部（V）、绒球（F）和旁绒球（PF）。白色箭头所指为小结；星号示第 四 脑 室（Reprinted with permission from Ghuhbegovic N，Williams TH. The Human Brain：A Photographic Guide. Hagerstown，MD：Harper & Row，1980.）。**B**：人类小脑局部示意图。图的左半部分显示了三个主要部分：原小脑——绒球小结叶；旧小脑——小脑蚓部前侧、蚓锥体、蚓垂和旁绒球；新小脑。图的右半侧显示前庭小脑的结构——绒球小结叶以及背侧和腹侧的旁绒球（From Brodal A. Neurological Anatomy in Relation to Clinical Medicine. 3rd ed. New York：Oxford University Press；1981；by permission of Oxford University Press. ）

Dandy-Walker 综合征包括小脑蚓部畸形、第四脑室膜性囊肿、小脑皮质和小脑深部核团畸形。尽管有些患者的眼球运动正常，但患有这种疾病的患者通常会表现出轻度扫视辨距不良。

Joubert 综合征是一种罕见的脑部畸形，其特征是与畸形脑干相关的小脑蚓部不发育或发育不全（臼

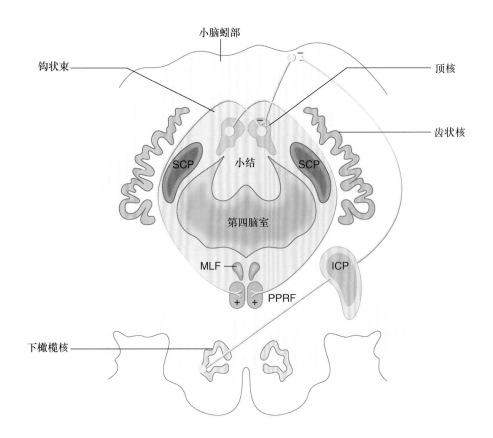

图 18.9　从下橄榄核通过小脑下脚（ICP）投射到小脑皮质的小叶Ⅶ的示意图，其中浦肯野细胞抑制顶核。顶核的尾部可能通过其在钩状束中的投射来兴奋对侧脑桥旁正中网状结构（PPRF）。左侧小脑下脚的病变增加了浦肯野细胞的活性，导致同侧顶核的放电减少和对侧（右侧）脑桥旁中部网状结构的激活减少。这会导致扫视呈同侧侧冲。左侧钩状束（来自右侧顶核）的损伤会降低同侧脑桥旁正中网状结构的活动，导致扫视呈对侧侧冲。MLF，内侧纵束；SCP，小脑上脚（Reprinted with permission from Sharpe JA，Morrow MJ，Newman NJ，et al. Continuum，Neuro-ophthalmology. American Academy of Neurology；1995.）

齿症）（图 18.13）。婴儿 Joubert 综合征最常见的特征包括呼吸过度、张力减退、智力发育受损、共济失调和眼球运动功能障碍。眼球运动异常包括斜视、甩头试验的慢扫视和摆动性甚至跷跷板性眼球震颤。可存在身体畸形，例如多指畸形、唇裂或腭裂以及舌头异常。肾脏和肝脏亦可出现异常，也可能有癫痫发作。许多 Joubert 综合征病例似乎是散发的，在其余的大多数病例中，Joubert 综合征通过至少 10 个不同基因的突变以常染色体隐性方式遗传，包括 *NPHP1*、*AHI1* 和 *CEP290*。Joubert 综合征婴儿的预后取决于小脑蚓部是部分发育还是完全缺失，以及其他器官受累程度和严重程度。一些儿童患有此病轻型，表现为运动障碍轻微且智力发育良好，而其他儿童则有严重运动障碍、智力发育中度受损和多器官损伤。

变性疾病

许多变性疾病会影响小脑或其联系纤维而产生小脑眼征。这些疾病包括小脑皮质变性、共济失调毛细血管扩张症以及各种脊髓小脑和橄榄脑桥小脑变性（olivopontocerebellar degeneration，OPCD）。此外，上述疾病也常常累及脑干结构。因此，可能存在其他可能是非小脑性的眼部运动体征（例如，扫视缓慢、扫视潜伏期延长、VOR 减弱或消失以及眼肌麻痹）。

副肿瘤性小脑变性是一种罕见的癌症远达效应，通常发生在乳腺癌、卵巢癌或小细胞肺癌中，典型者与血清和脑脊液中的抗 Yo 抗体相关，尽管它可能与多种副肿瘤抗体相关。症状发作通常呈急性或亚急性，迅速发展为严重的躯干和四肢共济失调、构音障碍和下跳性眼球震颤。病理学研究表明，该病患者会完全丧失浦肯野细胞。这些患者所有小脑皮质传出已丧失，因此常见的表现是第一眼位的下跳性眼球震颤，此临床表现可证实小脑向半规管的中枢连接的非对称抑制性投射是其原因。阿糖胞苷治疗癌症或白血病也会引起小脑综合征。

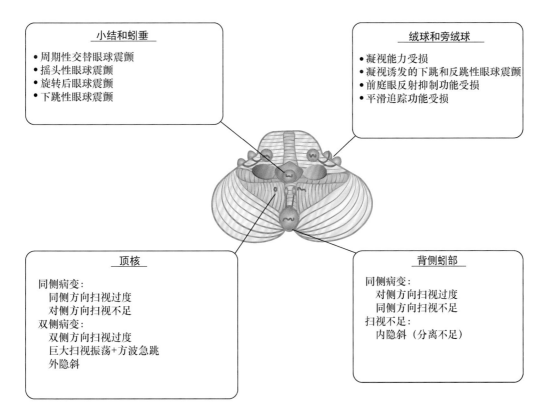

小结和蚓垂
- 周期性交替眼球震颤
- 摇头性眼球震颤
- 旋转后眼球震颤
- 下跳性眼球震颤

绒球和旁绒球
- 凝视能力受损
- 凝视诱发的下跳和反跳性眼球震颤
- 前庭眼反射抑制功能受损
- 平滑追踪功能受损

顶核
同侧病变：
　　同侧方向扫视过度
　　对侧方向扫视不足
双侧病变：
　　双侧方向扫视过度
　　巨大扫视振荡+方波急跳
　　外隐斜

背侧蚓部
同侧病变：
　　对侧方向扫视过度
　　同侧方向扫视不足
扫视不足：
　　内隐斜（分离不足）

图 18.10　各种小脑结构损伤的主要临床症状（Original courtesy of David S. Zee，MD.）

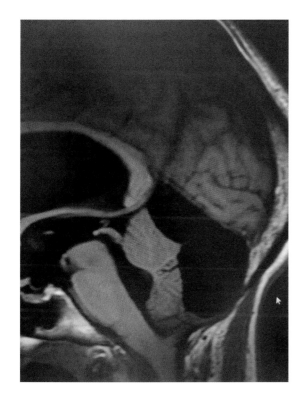

图 18.11　MRI 矢状位 T1 加权像，显示一个压迫小脑中线的后部的大蛛网膜囊肿，压迫蚓部背侧。中度脑室扩张（第四脑室、第三脑室和侧脑室）和大脑导水管增宽是由于脑脊液通过枕骨大孔流出至蛛网膜下腔的部分阻塞而产生的

表 18.1　Chiari 畸形的眼部征象

1. 下跳性眼球震颤（偶尔有旋转成分），侧方注视时加重
2. 侧跳性眼球震颤（第一眼位单方向水平性眼球震颤）
3. 周期性交替性眼球震颤
4. 散开性眼球震颤
5. 内斜视
6. 凝视诱发性眼球震颤
7. 含有旋转反弹的反弹性眼球震颤
8. 追踪（和 VOR 抑制）受损
9. OKN 受损伴对恒定速度刺激反应的眼速缓慢建立
10. 会聚性眼球震颤
11. 散开麻痹
12. 侧方注视时反向偏斜加重或交替
13. 扫视辨距不良
14. 核间性眼肌麻痹
15. VOR 增益增加
16. VOR 时间常数缩短
17. 位置性眼球震颤

占位性病变

　　小脑出血、肿瘤、梗死、脓肿、囊肿和轴外血肿可能通过直接损伤小脑实质而引起小脑眼征。然而，小脑病变也可能压迫脑干而产生更多的体征。依压迫方向是向头端抑或向前，可分别出现垂直或水平凝视

图 18.12　Chiari 畸形的神经影像学。MRI 矢状位 T2 加权像显示枕骨大孔下方小脑扁桃体疝，后颅窝相对发育不全，蚓上池扩大，第四脑室压扁

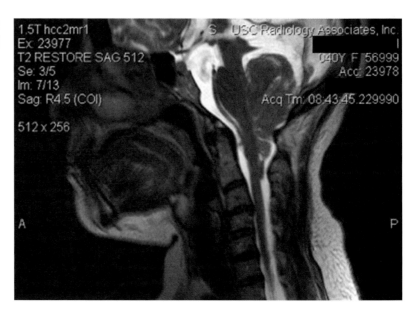

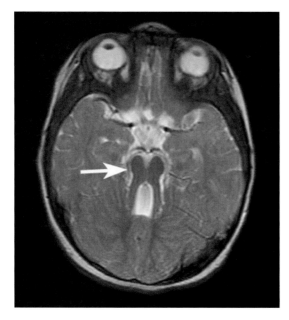

图 18.13　Joubert 综合征中"臼齿"征的神经影像学（箭头）。外观是由小脑蚓部缺失或明显发育不全引起的

障碍。动眼神经、滑车神经和展神经也可能累及。继发性阻塞性脑积水和颅内压增高也可能导致眼球运动功能障碍。

前庭神经鞘瘤可能压迫小脑绒球（位于小脑桥脑角）并产生前庭小脑病变的眼征，包括 Brun 眼球震颤，其中有快相向病变侧的粗大（高振幅）眼球震颤（反映缺乏凝视维持）以及快相向病变对侧的细小（高频率）眼球震颤（反映前庭失衡）（详见第 22 章）。急性小脑出血常引起眼球震颤、凝视麻痹（通常朝向病变侧）、展神经麻痹和反向偏斜。

脑桥病变引起的眼球运动综合征

核间系统病变：核间性眼肌麻痹

脑桥的展神经核间神经元通过 MLF 的一部分神经纤维，将共轭水平眼球运动指令传递到中脑的**对侧**动眼神经核复合体的内直肌亚核。MLF 中的其他纤维传送维持垂直和旋转眼位、垂直平滑追踪和垂直 VOR 的信号。

表现形式

MLF 的病变引起核间性眼肌麻痹（internuclear ophthalmoplegia，INO）（图 18.14）。当病变为单侧时，INO 的特征是向病变侧内收无力（图 18.15）。这种无力的程度可以表现为内收运动完全丧失不能超过中线，或者内收速度轻度下降而运动范围无任何限制。在 MLF 中，每条支配水平凝视的神经纤维都传递所有共轭眼球运动的命令。因此，前庭眼反射慢相、追踪和视动的慢相、扫视和眼球震颤快相都受到了 MLF 病变的影响。

尽管眼球丧失了自主性内收活动，但如果 INO 患者眼球能够会聚，可以推测此时病变位于 MLF 尾部而保留了动眼神经核复合体的内直肌亚核。Cogan 认为 INO 伴眼球会聚正常的患者应诊断为**后 INO**。尽管在这些病例中证实眼球会聚功能正常很重要，但在 INO（Cogan 称为"前" INO）的情况下，会聚功能缺失并不意味着一定存在头端病变累及到内直肌亚核。有些患者只是无法完成有力的会聚，而且当单侧 INO 与反向偏斜同时存在时，发生的双眼垂直方向偏

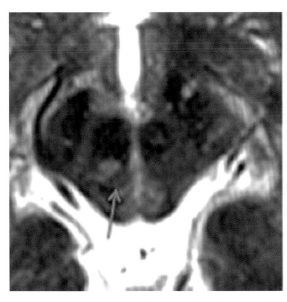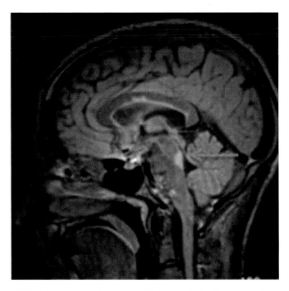

图 18.14　两例表现为核间性眼肌麻痹的多发性硬化症患者的神经影像学检查。**左图**：MRI 轴位 T2 加权像，显示中脑头端旁正中区的高信号病变，涉及右侧内侧纵束（*箭头*），位于红核的背侧。**右图**：MRI 矢状位 T2-FLAIR 显示脑桥–中脑交界处累及内侧纵束的斑块（Courtesy of Carlos Torres，MD.）

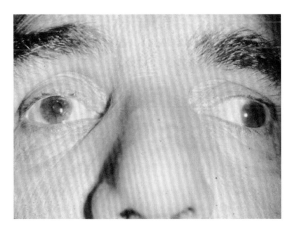

图 18.15　患有多发性硬化症的 32 岁男性的右侧单侧核间性眼肌麻痹。注意在向左水平凝视时右眼完全不能内收

斜（见下文）也可能干扰会聚运动。

　　INO 的第二个主要体征是**对侧眼外展时的眼球震颤**。这种眼球震颤包括向心性（向内）漂移继以矫正性扫视，扫视可以是辨距过度、辨距不足或辨距正常。它存在于几乎所有 INO 患者中。外展时眼球震颤的原因或与 MLF 以外的病变有关，或与对初始内收力弱的适应性反应有关。在神经肌肉接头疾病引起的"假性 ION"（例如重症肌无力；见第 20 章）中，外展时眼球震颤通常不与眼球内收受限同时发生。

　　损害 MLF 的病变也可能损害脑干的展神经核、神经束或使两者均受累（图 18.16）。损伤一侧 MLF 和同侧展神经核的病变会引起一个半综合征（见下

文），而损伤同侧展神经束的病变会因同侧 INO 和展神经麻痹的组合而在同侧眼中表现为双侧水平方向眼肌麻痹。一侧 MLF 和对侧展神经束的损伤会导致对侧眼的外展无力和同侧眼的内收无力。在这种情况下，如果试图从 MLF 病灶一侧向对侧进行水平凝视，则会出现"假性水平凝视麻痹"。如果患者出现不对称的水平凝视麻痹，其中一眼（通常是内收眼）比另一眼受限得多，则应怀疑该诊断。

病因

　　表 18.2 总结了 INO 的一些病因。一般来说，单侧 INO 最常由缺血引起，但即使在这些情况下，也常有对侧的轻微受累。双侧 INO 通常由脱髓鞘疾病引起。尽管常用 MRI 来显示 INO 患者 MLF 中的病灶（图 18.14），仍有许多例外情况下的病例仅通过临床检查而确诊。

展神经核病变

　　展神经核病变**不会**引起展神经麻痹；它们导致向同侧**水平共轭凝视**麻痹，因为外展核包含两组神经元：外展运动神经元支配同侧外直肌，展神经核间神经元通过 MLF 支配对侧内直肌运动神经元（图 18.17）。然而，眼的聚散运动不受影响，因此在近反射刺激下可能存在内收。在大多数情况下，展神经核与邻近的被盖结构相关，特别是面神经膝部、MLF

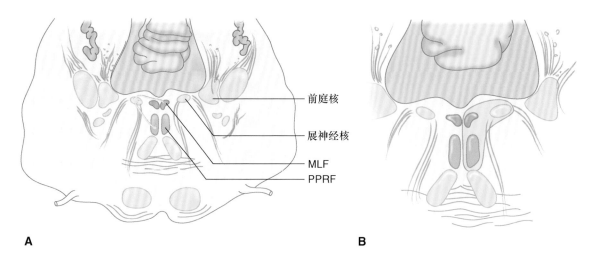

图 18.16 通过展神经核水平的脑桥示意图。**A**：示意图显示产生水平凝视的重要结构。MLF，内侧纵束；PPRF，脑桥旁正中网状结构。注意神经元从 PPRF 投射到展神经核，并且展神经核中的神经元既是其轴突代表展神经的运动神经元，也是其轴突在对侧 MLF 中上升的核间神经元。**B**：表现为一个半综合征时可能涉及的区域。注意展神经核或 PPRF 的受累都可能导致水平凝视麻痹。同侧内侧纵束的损伤导致核间性眼肌麻痹

和 PPRF——即所谓的八个半综合征（图 18.18）。局限于展神经核的病变通常可以与邻近 PPRF 尾部病变区分开来，因为只有后者的追踪和前庭运动才不受影响。向对侧凝视时的凝视诱发性眼球震颤也发生在疑有展神经核损伤的患者中。凝视诱发性眼球震颤的机制可能包括对参与凝视保持起到神经整合作用的相邻前庭神经核或 NPH 通路的损害，或对部分位于展神经核头端的旁正中细胞与传导束的损伤，这些细胞和传导束与参与脑干凝视维持的小脑绒球有相互联系。

表 18.2 核间性眼肌麻痹的病因

1. 多发性硬化症（通常双侧）、放疗后脱髓鞘
2. 脑干梗死（多为单侧），包括动脉造影并发症；出血
3. 脑干和第四脑室肿瘤与中脑裂
4. Chiari 畸形以及合并的脑积水与延髓空洞症
5. 感染：细菌性、病毒性以及其他种类的脑膜脑炎，艾滋病相关感染
6. 脑积水、硬膜下血肿、幕上动静脉畸形
7. 营养障碍疾病：Wernicke 脑病及恶性贫血
8. 代谢性疾病：肝性脑病、枫糖尿症、无（脂蛋白血症、Fabry 病
9. 药物中毒：吩噻嗪类、三环类抗抑郁药、麻醉剂、普萘洛尔、锂剂、巴比妥类、D-青霉胺、甲苯
10. 癌症：癌症浸润或远达效应
11. 头部外伤，包括颈部过伸或按摩
12. 变性疾病：进行性核上性麻痹
13. 梅毒
14. 重症肌无力和 Fisher 综合征的假性核间性眼肌麻痹

脑桥旁正中网状结构病变

脑桥旁正中网状结构（paramedian pontine reticular formation，PPRF）是脑桥尾端的神经元集合，其中包含产生扫视所需的爆发神经元。旁正中中缝际间核包含间歇神经元，除了在扫视运动期间外，始终都抑制着爆发神经元。

PPRF 的破坏性病变，如梗死和出血，往往会累及所有细胞群，以及向同侧展神经核传递追踪和前庭信号的纤维通路。**单侧破坏性病变导致向同侧的水平共轭凝视麻痹**。急性病变时眼球可向对侧偏移。向病灶同侧扫视运动和快相幅度小且速度慢，且眼位不会越过中线。垂直扫视可能稍慢，且垂直扫视时可能会伴有异常的水平成分，即向病灶对侧的水平运动。

双侧脑桥病变可以损害垂直眼球运动。众所周知，垂直前庭性和平滑追踪眼球运动的信号经 MLF 和其他经脑桥的通路中上行。除中脑之外，PPRF 对垂直眼球运动也有控制作用，所以脑桥病变也可能导致垂直扫视受损。（例如，MLF 的头端间质核，下文讨论）。

单侧共轭凝视麻痹伴核间性眼肌麻痹（一个半综合征）

脑干一侧的展神经核（或 PPRF）和邻近 MLF 的联合病变导致同侧水平凝视麻痹和 INO。唯一保留的水平眼球运动是对侧眼的外展；因此被称为**一个半综合征**（图 18.19）。患者在正视前方时可能表现为外

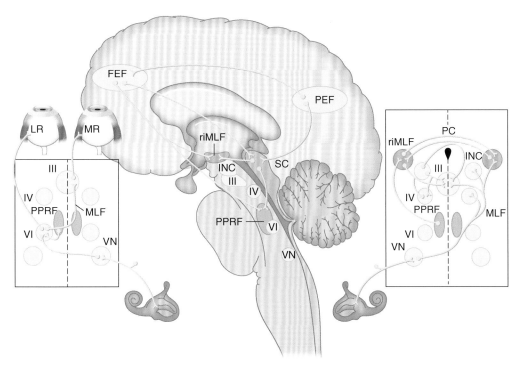

图 18.17 扫视和前庭眼球运动控制的总结。图中央部分显示从额叶眼区（FEF）和顶叶眼区（PEF）到上丘（SC）、内侧纵束头端间质核（riMLF）和脑桥旁正中网状结构（PPRF）的核上性联系。FEF、PEF 和 SC 参与扫视的产生。左侧的示意图显示水平凝视的脑干通路。位于 PPRF 中的细胞体的轴突到达同侧展神经核（VI），在那里它们与外展运动神经元形成突触，外展运动神经元的轴突到达同侧外直肌（LR）和展神经核间神经元，其轴突越过中线并进入内侧纵束（MLF）到达与（对侧眼）内直肌（MR）功能相关的动眼神经核（Ⅲ）部分。右侧的示意图显示垂直凝视的脑干通路。重要的结构包括 riMLF、PPRF、Cajal 间质核（INC）和后连合（PC）。注意位于前庭神经核核（VN）中的细胞体轴突直接到达展神经核，并且大多数通过 MLF 到达动眼神经核。IV，滑车神经核（Modified with permission from Sharpe JA，Rosenberg MA，Hoyt WF，et al. Paralytic pontine exotropia：a sign of acute unilateral pontine gaze palsy and internuclear ophthalmoplegia. Neurology 1974；24（11）：1076-1081.）

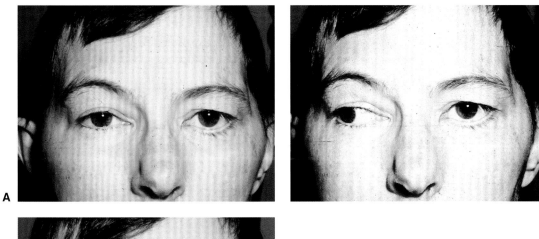

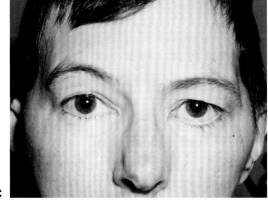

图 18.18 患有八个半综合征的患者。A：直视前方，双眼大致对齐，左侧面部无力；B：尝试向右凝视，注意左侧核间性眼肌麻痹；C：尝试向左凝视，注意向左完全凝视麻痹

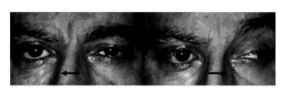

图 18.19　67 岁男性因脑桥小梗死灶而表现为一个半综合征。请注意，当他试图向右看时，会出现完全凝视麻痹，而当他试图向左看时，则会出现 INO（即"半凝视麻痹"）。因此称为"一个半综合征"

斜视；病变对侧眼向外偏斜。这种斜视被认为是由功能完整的桥脑凝视中枢失去对抗引起的。因此，这种情况通常被称为**脑桥麻痹性外斜视**。

偶尔，当主动凝视丧失时，同侧水平性前庭反应保留，这表明脑桥病变在 PPRF 中更靠近头端或在 PPRF 尾端中更局限（不太广泛），因此保留了前庭到展神经核的投射。尽管做共轭（双眼同向运动）运动时不会引起内收，但在这种情况下可能聚散运动会保留。一个半综合征可能由脑干缺血、出血、肿瘤浸润、外伤或脱髓鞘引起。

脑桥病变的缓慢扫视眼球运动

某些代谢性、中毒性和变性疾病可引起选择性眼球运动障碍，提示主要是与快速眼球运动有关的一组脑干神经元（爆发运动启动器）缺失。这可以解释脑桥病变患者的缓慢扫视运动和扫视性振荡。

缓慢扫视运动是许多变性疾病和代谢疾病的特征表现（表 18.3）。脊髓小脑变性或橄榄桥脑小脑变性患者的水平扫视可能减慢；此类患者的垂直扫视通常相对较少受到影响。在主要影响中脑的疾病中，例如进行性核上性麻痹（progressive supranuclear palsy,

---

表 18.3　扫视缓慢的病因

1. 橄榄桥脑小脑萎缩以及相关的脊髓小脑变性
2. Huntington 病
3. 进行性核上性麻痹
4. Whipple 病
5. 脂质沉积病
6. 肝豆状核变性（威尔逊病）
7. 药物中毒：抗惊厥药、苯二氮䓬类
8. 破伤风
9. 痴呆：Alzheimer 病（刺激依赖性）和 AIDS 相关性痴呆
10. 脑桥旁正中网状结构病变
11. 核间性眼肌麻痹
12. 周围神经麻痹、累及神经肌肉接头及眼外肌的疾病（慢性进行性眼外肌麻痹）
13. 副肿瘤综合征

PSP），垂直扫视首先变慢。脊髓小脑变性患者扫视速度减慢但幅度正常。然而，PSP 会导致水平扫视速度减慢且幅度变小。扫视缓慢的患者可能会采用多种眼-头配合方法以便更快将目光移向目标。

中脑损伤引起的眼球运动综合征

病变部位及表现

中脑病变引起的垂直眼球运动障碍通常是由以下三个主要结构中的一个或多个受损引起的：后连合、内侧纵束头端间质核（riMLF）和 INC（图 18.20）。

后连合

后连合病变引起的综合征有多种名称：Parinaud 综合征、顶盖前区综合征、中脑背侧综合征和中脑导水管综合征。这种综合征的特点是双眼上视不能或受限，可以或无法通过检查垂直 VOR 来克服，并且扫视运动通常比追踪运动更差（扫视-追踪分离）。上视障碍并不孤立存在，伴随着许多其他神经系统体征（表 18.4、图 18.21 和图 18.22）。单侧中脑损伤也可产生相同的眼球运动综合征，可能是后连合的传入和传出连接中断所致。

除了上视不能或受限之外，中脑背侧综合征的特征还包括水平眼球运动障碍，尤其是聚散运动。某些患者表现为会聚不能，而另一些患者则表现为会聚过度，导致**会聚痉挛**。在水平扫视时，外展眼可能比对侧内收眼移动得更慢。这一现象被称为**假性展神经麻痹**，可能因会聚张力过强所致。

中脑疾病患者可能出现**会聚-退缩性眼球震颤**。局限性后连合损伤的实验可以引起该现象，因此推测该体征的出现是由于后连合的破坏所致。会聚-退缩性眼球震颤多被视为一种扫视障碍，因为它是由不同步的反向扫视运动组成。直肌的共同收缩导致在试图向上注视时眼球退缩和过度会聚，可能部分是由于垂直和水平眼球运动的核上性交叉耦合。

中脑背侧病变患者会出现眼睑异常。最常见的是**眼睑退缩**（Collier 征），但偶尔会出现上睑下垂。中脑背侧病变引起的眼睑退缩是由于后连合核（nucleus of posterior commissure，nPC）功能障碍所致，在正常状态下，该核向动眼神经核复合体内的中央尾核（central caudal nucleus，CCN）传递抑制信号。鉴于 nPC 位于后连合腹侧（图 18.20 和图 18.21），该区域的病变可导致 CCN 调节的释放，引起双上睑退缩。

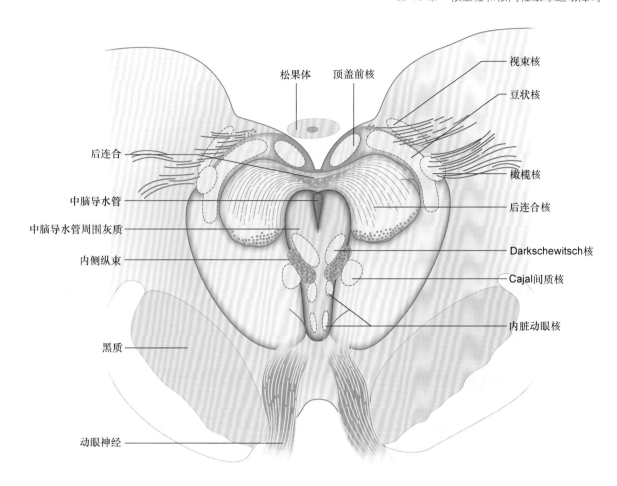

图 18.20　顶盖前区主要核团示意图。注意后连合与其他结构的关系（From Carpenter MB，Pierson RJ. Pretectal region and the pupillary light reflex：an anatomical analysis in the monkey. J Comp Neurol 1973；149（3）：271-300. Copyright © 1973 The Wistar Institute Press. Reprinted by permission of John Wiley & Sons，Inc.）

表 18.4　中脑背侧综合征（**Parinaud 综合征**）的病因

1. 眼球上视运动受限（Parinaud 综合征）：
   扫视
   平滑追踪
   前庭-眼反射
   Bell 现象
2. 眼睑退缩（Collier 征）、偶尔上睑下垂
3. 偏好向下凝视（"落日"征）
4. 聚散眼球运动障碍：
   尝试上视时会聚-退缩性眼球震颤（尝试扫视比追踪更明显）或尝试会聚
   会聚麻痹
   会聚痉挛
   散开麻痹
   假性展神经麻痹
5. 固视不稳（方波急跳）
6. 反向偏斜
7. 瞳孔异常（光-近反射分离）

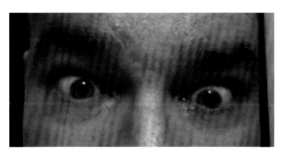

图 18.21　Parinaud 中脑背侧综合征患者的表现。在第一眼位，患者有明显的上睑退缩（Collier 征）、瞳孔中度散大和左上斜视的反向偏斜（Reprinted with permission from Bajandas FJ，Aptman M，Stevens S. The sylvian aqueduct syndrome as a sign of thalamic vascular malformation. In：Smith JL，ed. Neuro-Ophthalmology Focus 1980. New York：Masson；1979：401-406.）

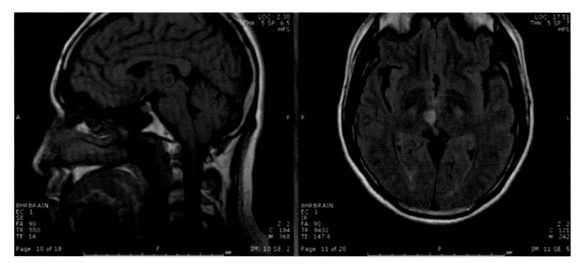

图 18.22　47 岁男性表现为亚急性发作的 Parinaud 综合征，包括上视受限、试图上视时出现会聚-退缩性眼球震颤、光-近反射分离、反向偏斜和轻度眼睑退缩。**左**：蓝色圆圈显示在 MRI 矢状位 T1 加权像的急性脱髓鞘区域。**右**：MRI 轴位 T2-FLAIR 更好地显示了丘脑-中脑交界处背侧的斑块

后连合区域的中脑病变患者的瞳孔大小和反应异常很常见。通常为瞳孔散大，对调节刺激的反应比对光刺激的反应更好（即**光-近反射分离**）。位置靠中脑背侧的顶盖前核病变导致选择性瞳孔对光反应的功能障碍，而控制与会聚 / 调节相关瞳孔缩小功能的中枢位置更靠近中脑腹侧。

多种疾病会损害后连合。松果体肿瘤通过直接压迫后连合或引起梗阻性脑积水而导致中脑背侧综合征，后者由导水管和第三脑室或松果体上隐窝的扩大而引起，从而拉扯或挤压后连合。在神经影像学上表现为明显的脑室扩张之前，分流功能障碍即可引起 Parinaud 综合征。ICP 测量压力持续升高之前也会产生此综合征。脱髓鞘斑块影响中脑背侧区域是年轻成人 Parinaud 综合征的常见原因（图 18.22），而丘脑出血是老年人最常见的原因。

内侧纵束头端间质核

内侧纵束头端间质核（rostral interstitial nucleus of the MLF，**riMLF**）位于中脑的红核前区。它包括产生垂直和旋转扫视的爆发神经元，提供核上性传入信号（图 18.17）。riMLF 位于红核头端半侧的背内侧并靠近 INC 的头端。双侧 riMLF 在背侧通过后连合连接，可能也通过位于中脑导水管腹侧的联合连接。riMLF 的双侧实验性损伤使所有垂直和旋转扫视运动丧失。据推测，每个 riMLF 的外侧包含参与向上凝视的细胞，而内侧是参与向下凝视的细胞并且不越过后连合。鉴于向上注视需要来自双侧 riMLF 的输入信号（每一侧 riMLF 都含有经过后连合交叉的纤维），单侧病变可产生双侧上视麻痹，而单侧 riMLF 病变（可能是内侧部分）仅产生同侧下视麻痹。

单侧 riMLF 病变造成垂直方向的扫视减慢或消失，还引起快相向病变对侧的旋转性眼球震颤，强直性旋转（慢相）向病变对侧偏移，以及产生向同侧旋转快相（眼球上极向病变侧跳动）的缺陷。

riMLF 的双侧病变比单侧病变更常见，可导致向下扫视或所有垂直扫视的丧失。尽管垂直平滑追踪和 VOR 可能会受到该区域病变的影响，但这表明除了 riMLF 还有邻近 INC 的破坏（图 18.23）。

riMLF 的病变通常是丘脑下丘脑旁正中后动脉分布区的梗死，这条深穿支小动脉起始于基底动脉分叉处和后交通动脉基部之间。该血管可以是成对或单支，供应结构包括 riMLF、喙内侧红核、邻近的下丘脑、背内侧核的后下部和丘脑束旁核。

垂直一个半综合征表现为所有向下运动的障碍和单眼选择性的向上运动障碍，或者更常见的是，所有向上眼球运动障碍和同侧选择性地向下扫视的障碍（图 18.24）。中脑的单侧病变可产生向上和向下联合凝视麻痹、单纯上视麻痹或单眼上转肌麻痹，以及垂直一个半综合征。邻近**中脑导水管周围灰质**的病变可能导致垂直凝视机制的失衡。

Cajal 间质核

仅限于 **INC** 的病变可能会产生两种异常：眼倾斜反应（见上文）和垂直追踪和垂直 / 旋转凝视维持

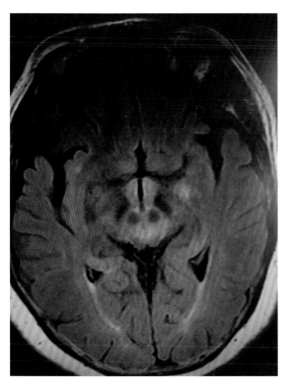

图 18.23　53 岁女性的中脑上端轴位 T2-FLAIR 像，临床表现为核上性垂直眼球运动完全消失，所有水平眼球运动保持完好。任何一眼都无法进行向上下的扫视或平滑追踪，但能够通过旋转头部（VOR）部分性克服这些限制。她患有副肿瘤性上部脑干脑炎（注意双侧高信号累及下丘脑和中脑上端实质并向背侧延伸至上丘水平）。她的原发性恶性肿瘤是一种罕见的泌尿系统肿瘤——脐尿管癌

缺陷。表现为 OTR 的患者可有向病灶对侧强直旋转性偏斜和向病灶同侧跳动性旋转性眼球震颤。如果同侧 riMLF 也被损坏，向病灶侧的快相也会消失，从而导致眼球强直旋转向病灶对侧。这可以解释会表现为右上斜视、右眼内旋（眼球上极远离病变侧）和左眼外旋（反向偏斜）的右侧 INC 的病变。跳动性跷跷板眼球震颤可见于 INC 破坏性病变的患者，通常由于脱髓鞘疾病引起。

主要累及中脑的神经系统疾病
进行性核上性麻痹

进行性核上性麻痹（progressive supranuclear palsy，**PSP**）为中年以后起病的变性疾病，其特征是张力和姿势异常易导致跌倒、吞咽和语言困难以及精神迟滞。眼球运动障碍通常在病程早期出现，但偶尔会在晚期才被注意到或不出现。本病通常在发病后 6 年内致命，死亡原因通常为吸入性肺炎。该病通常是散发的。

PSP 患者会出现多种眼睑异常，包括典型的眼睑痉挛、眼睑闭合或睁开失用、眼睑退缩和眼睑迟落。患者可以有上述多种表现的同时存在。

PSP 最初的眼球运动障碍包括**垂直扫视和快相运动的损害**。至少在疾病的早期阶段，向下扫视常最早受到影响并且比向上扫视受损更严重。扫视受损起初表现为速度减慢，之后波幅亦降低，最终自主垂直再注视完全丧失。垂直平滑追踪通常相对保留，并且疾病晚期之前 VOR 仍保持完好，但特征性的颈部僵硬可能使垂直娃娃头试验变得困难。

PSP 患者的功能障碍包括近距离操作困难，尤其是阅读和进食时需要向下注视。可以为这些患者提供一套单独的阅读眼镜，这样就不必使用双焦或渐进镜片，因为这些眼镜需要患者必须通过镜片下部区域的小范围向下看以便进行近距离观察。还可以佩戴磨光共轭底朝下三棱镜（6～8 棱镜屈光度）来帮助患者在凝视方向上观察视线下方物体。

PSP 患者的**水平眼球运动**也会有特征性异常。典型的异常包括方波急跳导致的注视受损、追踪受损、前庭抑制受损以及扫视和快相的幅度变小并最终速度减慢。在疾病晚期，眼球运动障碍可能进展为完全性眼肌麻痹。

PSP 是一种弥漫性脑干疾病，尽管也会有皮层受累。组织学上，神经元丢失、神经元纤维缠结和神经胶质增生主要影响脑干网状结构和眼球运动神经核。中脑异常可能在早期病理表现中首当其冲，这是垂直扫视相对易受损的原因。

Whipple 病是一种罕见的多系统传染病，其特征是体重减轻、腹泻、关节炎、淋巴结病和发热，可以累及甚至仅限于中枢神经系统（central nervous system，CNS）。这种疾病会导致可能类似于 PSP 的眼球运动障碍。最初，垂直扫视和快相运动异常；而最终可能进展为所有眼球运动丧失。一个非常典型的表现为摆动性聚散振荡和同时存在的咀嚼肌收缩，即**眼-咀嚼肌节律运动**。摆动性聚散振荡总是与垂直扫视麻痹相伴。眼肌麻痹可不伴有眼与咀嚼肌节律运动，而可能与腿部肌节律运动相伴出现。Whipple 病是由革兰氏阳性菌 *Tropheryma whippii* 引起的。其诊断有赖于分子分析，可以用抗生素进行治疗。

基底节病变的眼球运动异常

许多以基底节损伤为特征的疾病与特定的眼球运动和眼位异常有关。

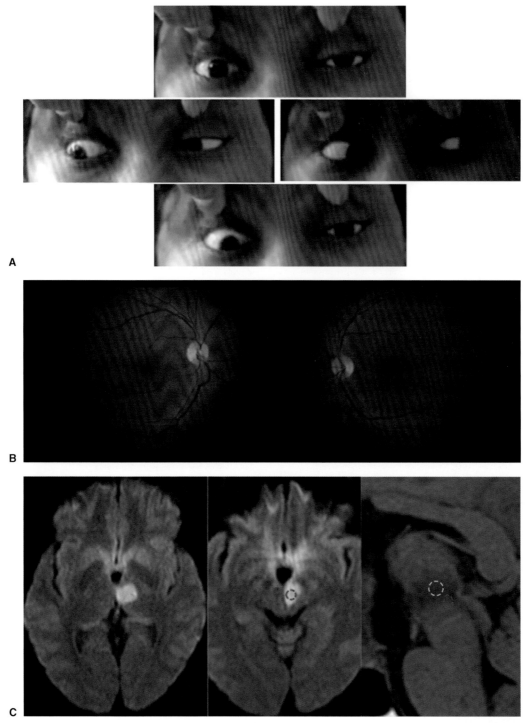

图 18.24　垂直一个半综合征。43 岁的女性在蝶窦手术切除颅咽管瘤 4 天后，突然出现双眼垂直复视。在试图向上注视时无扫视或平滑追踪。**A**：在试图向下注视时，只有右眼可以下视。Bell 现象和眼头运动正常。此外，她表现为头右倾和左眼上斜。**B**：检眼镜检查显示双眼旋转（左眼内旋，右眼外旋）与眼倾斜反应（OTR）一致。她的表现是特征性的垂直一个半综合征。**C**：MRI 显示左侧内侧纵束头端间质核（riMLF）梗死（蓝色圆圈），左侧 Cajal 间质核（INC）缺血（红色圆圈）（Courtesy Dr. Josh Beh.）

帕金森病

　　帕金森病患者可能会出现许多眼部表现。稳定注视常被方波急跳打断，上视常中度受限，尽管在正常的老年人中也经常会有上视受限这种异常。会聚不足是一种特别常见且通常有症状的异常表现。

　　帕金森病的**扫视**运动以辨距不足为特征，特别是当患者被要求在两个静止目标之间进行快速自调节性的再固视时。对预期出现的目标光源或对记忆的目标位置所做的扫视运动也表现为辨距不良，而且帕金森病患者对所有类型刺激的记忆引导性扫视的启动都有困难。相反，对新视觉刺激的**反射性**扫视运动的幅度正常且通常启动迅速。患有轻度帕金森病的患者通常可正常完成反向扫视任务（让患者看向出现目标的相反方向），但到了疾病晚期，错误会增加，尤其是当患者同时服用抗胆碱能药物时。与 PSP 相比，帕金森病患者的扫视不会明显减慢。

眼动危象曾主要见于脑炎后帕金森病患者，现在主要作为药物尤其是精神安定剂的锥体外系副作用而发生。典型的发作始于恐惧或抑郁的感觉，这会导致观念性强迫固视。典型表现为眼球通常向上偏斜，有时向侧方偏斜（图 18.25）；但很少出现向下偏斜。抗胆碱能药物可迅速终止思维障碍和眼球偏斜。

动眼危象不同于在 Tourette 综合征、Rett 综合征和大多数迟发性运动障碍患者中发生的短暂的眼球向上偏斜。然而，在一些患有迟发性运动障碍的患者中，向上的眼球偏斜持续时间更长，并且还具有眼动危象的特征性神经心理学特征，因此两种疾病的鉴别

诊断即使可行也十分困难。

一般来说，用多巴胺能药物（如左旋多巴）治疗帕金森病似乎并不能改善眼球运动障碍，除了能够提高扫视精准度（即扫视幅度变大）。偶尔，治疗后能逆转扫视减慢，新近诊断的特发性帕金森病患者在进行多巴胺能替代治疗后可能改善平滑追踪。眼表润滑剂滴眼、主动增加瞬目和佩戴底向内的三棱镜（用于会聚不足）等方法可能有助于有阅读困难的患者。

亨廷顿病

亨廷顿病会产生自主凝视障碍，尤其是**扫视**运动。亨廷顿病患者扫视的启动可能很困难。此类患者表现出较长的扫视潜伏期，尤其当扫视是按指令进行或预期以可预测的方式移动目标时。患者不得不以主动瞬目或转头来启动眼球运动。在水平或垂直方向上扫视可能很缓慢。反向扫视检查表现不佳说明患者通常很难抑制反射性扫视。

亨廷顿病患者的**平滑追踪**受损表现为增益减少，但与扫视相比，它的受损通常相对较轻。相比之下，凝视维持和 VOR 则保留。在疾病晚期，旋转刺激会

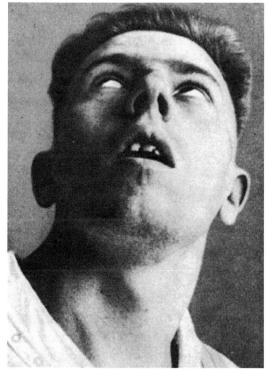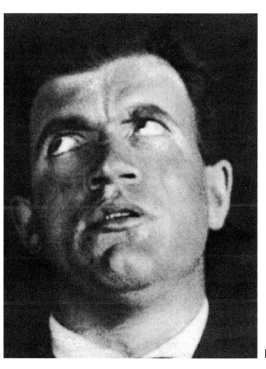

图 18.25　脑炎后帕金森病患者的眼动危象。**A**：年轻男性。注意颈部过度伸展、张口以及双眼向右上共轭偏斜。**B**：中年男性。同样的双眼向上和向右共轭偏斜（Reprinted with permission from Kyrieleis W. Die Augenveränderungen bei entzündlichen Erkrankungen des Zentralnervensystems. Ⅲ. Die nichteitrigen entzündlichen Erkrankungen des Zentralnervensystems. A. Die nichteitrige epidemische Encephalitis（Encephalitis epidemica，lethargica）. In：Schieck F，Brückner A，eds. Kurzes Handbuch der Ophthalmologie. Vol 6. Berlin：Julius Springer，1931：712-738.）

引起眼球强直性偏斜，几乎不伴或偶伴快相。部分亨廷顿病患者因扫视侵入而出现**固视**异常。因此，这些患者启动自主性扫视困难，但在尝试注视时还会出现过多的无关扫视。

大脑半球病变引起的眼球运动综合征

急性单侧病变

在一侧大脑半球发生急性破坏性病变后，眼球通常共轭地向病变侧偏移（Prevost 征或 Vulpian 征）。在主要累及右侧 Rolandic 后部皮质（顶叶皮质）的大面积卒中后，凝视偏斜更常见（图 18.26）。视觉半侧忽略常常与这种凝视偏斜伴随出现。卒中后发生的凝视偏斜通常会在数天至一周内消失。一般来说，对于同等大小的病灶，当病灶位于非优势半球时，眼球运动缺陷（追踪和扫视）更为严重。

急性期的患者可能无法自主将眼球转向未受损大脑半球一侧，部分原因是忽略。然而，不久之后，前庭刺激通常会产生充分的水平运动（慢相），这与大多数与脑桥病变相关的凝视麻痹不同（见上文）。

当急性右侧大脑半球病变引起眼球共轭偏斜时，病变主要位于额顶区皮质下和内囊。左侧大脑半球的病变通常较大，覆盖整个额颞顶区。病变越大，共轭偏斜持续越久。

共轭眼球偏斜有时为"反向"——向病变对侧。病变性质几乎均为出血，最常见于丘脑。受累的患者通常有头端脑干功能障碍和中线结构移位的迹象。癫痫发作、同侧追踪通路受损以及更靠近尾部病变损伤到邻近脑干的下行通路可能解释临床所见。急性半球病变可能会导致癫痫发作（对皮层有"刺激性"），并伴有眼球向病变对侧偏斜或眼球震颤，通常伴有转头。

大面积单侧病变引起的持续性功能障碍

表 18.5 总结了由病变引起的持续性眼球运动障碍，例如难治性癫痫的半球去皮质状态。虽然静止状态下可能无眼球偏斜，但主动闭眼可能会引起向对侧**痉挛性**共轭眼球运动，其机制尚不清楚。这种强直性偏斜（Cogan 征）不同于与 Wallenberg 综合征相关的强直偏斜；前者需要主动或试图闭合眼睑才能导致眼球偏离，而后者即使在黑暗中睁眼状态下也会发生。Cogan 征最常见于颞顶叶病变患者。

第一眼位可能存在小幅度的眼球震颤，在检眼镜检查中更容易发现。它的特点是慢相指向未受损半球侧，可能代表了平滑追踪张力的失衡。当追踪向病灶侧移动的目标时，与所有刺激移动速度相比，水平追踪增益（眼动速度 / 目标速度）很低。对于向完整半球缓慢移动的目标，眼球运动可能过快（追踪增益 > 1）；对于更高的目标速度，向非病变侧的追踪增益是正常

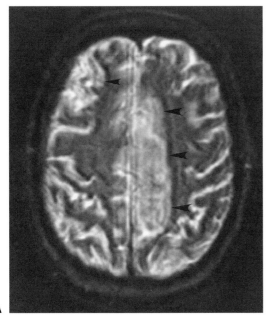
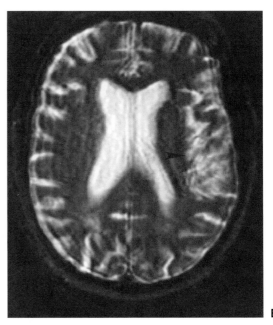

图 18.26　左侧大脑前动脉和大脑中动脉区域急性梗死的神经影像学表现。**A**：MRI 轴位 T2 加权像显示左大脑前动脉分布区呈弥漫性高信号（大箭头）。注意右侧额叶区域还有小片高信号病灶，为陈旧性梗死（小箭头）。**B**：较低位平面的 MRI T2 加权像显示左侧大脑中动脉区域的高信号区域（箭头）。患者表现为向左侧核上性共轭凝视麻痹和右侧半视野忽略，向右扫视始动困难。这个左侧大脑病变造成的眼球运动异常是一过性的

表 18.5　大面积单侧大脑半球病变对眼球运动功能的永久性影响

注视	在黑暗中，眼球通常会偏移向病灶对侧。眼球震颤具有向病变侧的快相，在注视期间也可能很明显（在检眼镜检查中[a]）；方波急跳
扫视	向双侧扫视缓慢，向对侧时尤著；向病灶对侧的小幅扫视潜伏期更长；向偏盲一侧的扫视不准确（辨距不足或过度）
平滑追踪	向病灶侧的追踪增益下降；远离病灶侧的慢速目标平滑追踪增益可能会增加
视动性眼球运动	向病灶侧的刺激增益下降；视动性刺激停止后眼球震颤受损；与追踪相比可能相对保留，慢相速度的形成延迟[b]
前庭性眼球运动	在正弦旋转期间，黑暗中的 VOR 增益可能略微不对称（眼球远离病灶侧的运动更大）；尝试注视想象的或真实的静止目标时，不对称性会增加
眼睑用力闭合	双眼通常向病变对侧共轭偏斜（"共轭凝视痉挛"）

[a] 记住检眼镜观察下所见的眼球运动方向与实际方向相反。
[b] 记录于有顶叶病变的患者。

的。这种平滑追踪的障碍可能反映了大脑半球后部（枕叶–顶叶–颞叶）和额叶的影响均丧失。

证明大面积半球病变引起非对称性平滑追踪的简便方法是使用手持式的"视动"带或"视动"鼓。当条纹移动或鼓的旋转向病变侧时，反应会降低。

局灶性病变

由大脑半球局灶性病变引起的眼球运动障碍取决于多种因素，包括病变部位和大小以及病变为单侧还是双侧。

枕叶病变

任何一侧枕叶的单侧小病灶会引起对侧同向性视野缺损，而不伴有任何明显的眼球运动功能障碍；然而，任何一侧枕叶大面积单侧病变通常会引起对侧同向偏盲和主要与视野缺失相关的眼球运动障碍（扫视辨距不良）。向偏盲侧视野方向的扫视通常表现为辨距不足。

顶叶病变

单侧顶叶病变，尤其是累及顶叶下部和其下方深部白质的病变，会导致对移动目标的追踪异常，包括平滑追踪的不对称以及床边手持视动鼓（或带）测试的视动性眼球震颤的不对称。颞顶枕交界处的病变可能会影响次级视区，这些区域对于运动处理和控制平滑追踪眼球运动很重要。这个区域很可能在猿类中被称为中间颞叶（middle temporal，MT）视区（图18.27）。

猿类的 MT 损伤会削弱在受影响视野内判断移动目标速度的能力，尽管可以看到静止物体并准确定位。这种**运动盲区**对眼球运动的影响是对在受影响的对侧半视野中移动目标的扫视不准确，并且导致平滑追踪的启动受损。这种行为缺陷发生于患有影响颞、顶枕、叶病变的患者中。

与中上颞叶（medial superior temporal，MST）视区和其下方白质相对应的相邻皮质病变导致平滑追踪中的**方向性缺陷**，其特征是对移动向病变侧的目标追踪受损（增益降低），无论目标位于视野的哪一半侧。

在某些患者中，向顶叶病变对侧的追踪增益也有所降低，特别是当眼球转向凝视区域对侧时。这种现

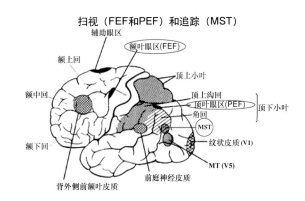

图 18.27　涉及各种核上性眼球运动系统的皮质区域的示意图。注意额叶下部的额叶眼区，灰色阴影内的顶叶眼区，运动处理区域 MST 和 MT。MT，中间颞叶；MST，中上颞叶（From Leigh RJ，Zee DS. The Neurology of Eye Movements. 4th ed. New York：Oxford University Press；2006；by permission of Oxford University Press.）

象可能是由于对侧忽略造成的。在其他患者中，向对侧追踪增益增加。由于病变破坏平滑追踪的下行通路，皮层下、丘脑和脑干的病变可能会导致同侧追踪异常。

顶叶的单侧病变可能会影响扫视的启动，导致双侧或仅累及向对侧目标的扫视潜伏期增加。这些变化与任何视野缺损无关。当注视目标保持而旁边出现新目标（"重叠"任务）时，潜伏期会更加延长；当在旁边新目标出现之前注视目标消失时（"间隙"任务），潜伏期延长的异常会好转。这些现象可能代表了处理过程的持续。

颞叶病变

在颞叶后部病变的患者中，当慢相向病灶对侧时，温度刺激诱导性眼球震颤的固视抑制会受到损害。这种异常可能反映了视觉运动或平滑追踪通路的损害，而非对前庭眼球震颤本身的影响。正常情况下，全视野视动性刺激会引起自身旋转感（旋转动向感知）。与枕部病变引起同向偏盲患者保留自身旋转感相比，颞叶病变引起同向偏盲的患者缺乏自身旋转感。这些发现支持前庭皮质定位于颞上回，也许还有邻近顶叶皮质。患有顶岛叶病变的患者可能有主观垂直觉倾斜，通常向病变对侧偏转。此表现不伴反向偏斜，尽管偶尔会有一些单眼旋转。同一区域病变的患者也可能在前庭（旋转）刺激后产生记忆引导扫视启动的缺陷。最后，颞叶内侧（海马）病变的患者表现出明显的连续扫视启动障碍，而他们的空间记忆却完好无损。

额叶病变

额叶的病变可导致眼球向病灶同侧共轭偏斜，随病变持续时间延长而消失。极少数情况下，急性额叶病变或额顶叶病变会发生向病灶对侧偏斜。额叶病变后的持久性功能障碍包括扫视和平滑追踪异常。额叶内的三个区域在控制眼球运动方面发挥着重要作用：①额叶眼区（frontal eye fields，FEF）；②辅助运动区内的辅助眼区（supplementary eye fields，SEF）；③额前区皮质（prefrontal cortex，PFC）（图 18.27）。

单侧 FEF 病变导致反射性扫视的潜伏期轻度增加，伴以向对侧为主的辨距不足。重叠任务中的潜伏期延迟最大（即使在外周目标出现之后，初始注视目标仍保持），这表明 FEF 在解除中心注视中的重要作用。扫视异常可能表现为对可预测跳动目标的扫视潜伏期延长，特别是在右侧额叶病变的患者中。患有这

种疾病的患者表现为双侧记忆性视觉目标扫视的潜伏期和准确性受损，而前庭（旋转）输入后的记忆性扫视则正常。尝试垂直扫视时，可能有向病变侧的水平成分，从而导致斜向运动。部分患者出现向对侧扫视的轻度减慢。单侧额叶深部病变导致向对侧扫视的潜伏期增加。这种缺陷可能是由于 FEF 的传出和传入连接受损造成的。

除了扫视功能障碍外，单侧额叶病变的患者也表现出追踪异常。FEF、SEF，也许还包括 PFC 在这种异常中起重要作用。功能缺损影响到启动和维持（在更高的目标速度和频率下更是如此）。如果病变位于 SEF，则为向同侧运动异常；如果病变位于 FEF 中，则影响双侧，但向同侧追踪常受损更明显。SEF 病变的患者可能对周期性恒速刺激表现出反转延迟，这意味着对目标轨迹的预期受损。其中部分患者对移动目标的扫视也不准确。

急性双侧额叶或额顶叶病变可能会产生明显的眼球运动障碍，称为**获得性眼球运动失用**。它的特点是失去对眼球运动的自主控制，包括扫视和追踪，保留反射运动，包括 VOR 和眼球震颤的快相。与根据命令进行的患者内在引导性扫视以及通过眨眼或头部运动诱发的扫视相比，对视觉目标的扫视也相对保留。眼球水平自主运动受限时，通常垂直方向也受限。随意眼球运动异常可能反映了来自 FEF 和顶叶皮质的下行通路的中断，因此上丘和脑干网状结构失去了其核上性输入（图 18.28）。

眼球运动失用的特点是根据指令产生扫视的能力受损。在先天性眼球运动失用（congenital ocular motor apraxia，COMA）中，患儿可能会在出生后不

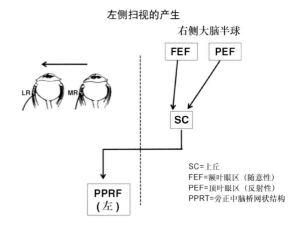

左侧扫视的产生

右侧大脑半球

SC= 上丘
FEF=额叶眼区（随意性）
PEF=顶叶眼区（反射性）
PPRT=旁正中脑桥网状结构

图 18.28　简化示意图显示的同侧皮质（FEF 和 PEF）兴奋性输入到上丘（SC），然后投射到对侧 PPRF。右侧 FEF 或 PEF 刺激的结果是向左共轭凝视（Courtesy of Dr. David S. Zee.）

久即发现眼球运动异常，此时患儿表现为无法正常注视物体并可能被认为失明。在 4 ~ 6 月龄，当患儿试图移动注视时，会出现特征性的水平甩头动作，有时会出现明显的眨眼甚至揉搓眼睑。在头部控制差的患儿中，甩头动作可能会延迟出现或缺如。几乎所有 COMA 患儿眼球震颤快相缺如，该表现可在床旁用手法旋转患儿的方式来评估，或用双臂举起患儿，或将患儿置于转椅上旋转（必要时由成人坐抱于腿上）。尽管水平凝视的转换有困难，但 COMA 患儿的垂直自主眼球运动是正常的，这是一个重要的鉴别诊断点，因为**大多数获得性眼球运动失用会导致水平和垂直方向的缺损**。

COMA 患者的甩头可能反映了促使凝视转移的几种适应性策略之一。年轻患者似乎使用其未受损的 VOR，促使眼球在眼眶中转向极端相反的位置。随着头部继续移动超过目标，眼球沿轨迹被拉动，直至目光与目标对齐。然后头部旋转回来面朝目标对齐，眼球被 VOR 拉回至眼眶正中位置期间仍保持注视。相比之下，老年患者似乎仅使用头部运动来触发产生扫视运动，而这种扫视运动通常不能在头部静止的情况下进行。这种策略可能反映了头部和扫视眼球运动之间存在的古老联系，当无中心凹的动物希望重新定向其视觉注意力中心时，会反射性地产生这种联系。

各种直接破坏脑干产生扫视机制的疾病——包括脑桥和中脑网状结构内的结构性或变性病变——以出现看上去类似 COMA 的甩头或眨眼以转移凝视的策略为特征。这些疾病通常可以与 COMA 区分开来，因为所有类型的扫视和快相（水平和垂直）通常都会受到影响，并且扫视可能很缓慢。然而，在这些疾病的早期阶段，眼球运动失用可能与 COMA 无法区分。

双侧后顶叶病变（图 18.29）可产生 Balint 综合征，其特征是获得性眼球运动失用、同时失认（在复杂的视觉场景中一次无法识别多个物体；图 18.30）和视觉性共济失调（难以准确到达视觉目标）。该异常是由于对皮质视觉空间处理区域的损害所致。

眼球运动异常与痴呆

患有各种痴呆性疾病的患者均可有眼球运动异常，这反映了大脑皮质结构或其他皮质下结构可受特定疾病的影响。对于疑有假性痴呆可能的认知能力下降的患者，其反向扫视试验的错误过多提示器质性病变，特别是与"视觉捕获反射"相关时。

阿尔茨海默病（Alzheimer disease，AD）的患者

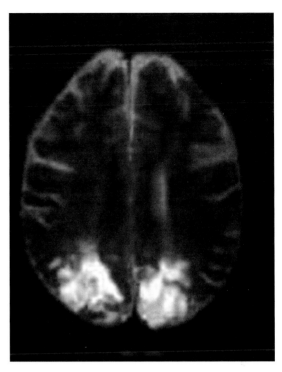

图 18.29　73 岁男性在心脏搭桥手术后出现 Balint 综合征表现。MRI 轴位 DWI 显示急性双侧后顶叶缺血

表现为过多的方波急跳和扫视潜伏期延长，偶尔也会出现准确性和速度异常。AD 患者在看简单图像时，表现为平均注视持续时间延长和探索性扫视次数减少，但看复杂图像时则无上述改变，这可能是一种动机不足反映。空间定向注意力的损害也可能反映在眼球运动异常中，并且可能会发展为 Balint 样综合征。AD 患者也可发生追踪异常。

后皮质萎缩（posterior cortical atrophy，PCA）是一种神经变性综合征，其特征是视觉空间、视觉感知、读写能力和实践技能的进行性下降。在没有明显的认知或记忆异常的情况下，受影响的患者可能会出现视野变化、同时失认和高阶处理问题。一些人认为 PCA 是 AD 的一种亚型。然而，其他人认为它是一种独立的疾病。

克-雅病患者可表现为垂直凝视受限和垂直扫视缓慢以及两种罕见形式的眼球震颤，即周期性交替性眼球震颤和向心性眼球震颤（详见第 22 章）。小脑眼征通常多见于另一种朊病毒疾病，即 Gerstmann-Sträussler-Scheinker 病中。

癫痫发作的眼球运动表现

眼和头部运动异常是癫痫发作的常见表现。可能会表现为各种眼球运动异常，包括水平或垂直凝视偏

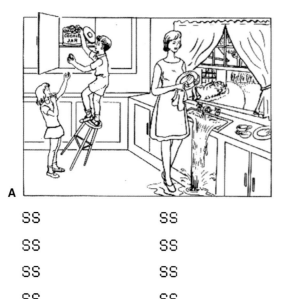

SS   SS

SS   SS

SS   SS

SS   SS

SSSSSSSSSSSSSSSSS

SS   SS

SS   SS

SS   SS

B SS   SS

图 18.30 **A**：经典的"偷饼干"图片，旨在模拟复杂的视觉场景。同时失认症患者一次难以感知场景的多个方面。**B**：Navon 图。同时失认症患者注意到一系列"s"，但没有意识到它们一起构成一个大的"H"，反之亦然，虽然这种情况不太常见。

斜以及共轭、退缩或单眼眼球震颤。癫痫会聚性眼球震颤也发生在周期性偏侧癫痫样放电和突发抑制模式中。癫痫病灶通常位于脑的后部，但可起源于任何脑叶。癫痫性眼球震颤发生见于典型的失神发作及婴儿痉挛。

癫痫病灶累及颞、顶、枕叶皮质的患者可能表现出向同侧或对侧的眼球偏斜和眼球震颤。总体而言，在癫痫发作期间，眼球向对侧偏斜比向同侧偏斜更常见。在后部病灶（颞叶、顶叶或枕叶）的情况下，实验研究表明，眼球运动可能由通过上丘或 FEF 的投射来介导。因此，扫视可能由不止一个下行平行通路产生。据报道，额叶病灶也会引起向对侧偏斜，除非它们是双侧的，在这种情况下也可能存在垂直偏斜。向同侧偏斜可能反映了皮质追踪通路内的异常活动。

木僵和昏迷的眼球运动

眼球运动检查对于评估意识丧失患者尤其重要，因为唤醒和眼球运动均由脑干网状结构中的神经元控制。昏迷患者不会存在依赖于皮质视觉信号处理的眼球运动。无自主扫视和平滑追踪，眼球震颤快相也缺如。因此，昏迷患者的眼球运动检查包括观察眼球的静止位置，寻找任何自发运动以及反射性眼球运动。

凝视偏斜

眼球的共轭水平偏斜在昏迷患者中很常见。当昏迷是由中脑和脑桥之间的脑干眼球运动交叉上方的病变引起时，眼球通常朝向病变侧并在典型病例中远离偏瘫侧。然而，前庭刺激通常可以使眼球越过中线。如果共轭偏斜是由眼球运动交叉下方的病变引起时，则眼球将远离病变侧并朝向偏瘫侧。后者通常见于脑桥病变，但也见于一些丘脑病变患者，很少见于丘脑上方的半球疾病（眼球远离病变侧偏斜——即所谓的错路偏斜）。

眼球和头部的**间歇性偏斜**通常是由癫痫发作引起的。在每次发作开始时，凝视通常偏向癫痫病灶对侧，随后可能出现快相向病变对侧的眼球震颤。在癫痫发作快要结束时，凝视漂移到同侧（麻痹）位置。

眼球**强直性向下偏斜**通常伴有会聚，发生在丘脑出血和中脑背侧病变的患者中。镇静药物致昏迷的患者在单侧温度刺激下，于初始的水平偏斜消退后出现。可能在非器质性（诈病）昏迷或癫痫发作的患者中也可出现眼球强迫性向下偏斜。

眼球强直性向上偏斜在昏迷患者中并不常见，但它可能发生在缺氧缺血性损伤后，即使在中脑未发现病理性病变时也是如此。在出现这种眼球运动障碍后存活的患者通常会出现下跳性眼球震颤，其眼球向上漂移被认为是由于对向上垂直 VOR（由前半规管介导）的抑制缺失所致。眼球向上偏斜也作为眼动危象的一种表现而发生，通常见于某些药物的副作用，尤其是精神安定药。昏迷的患者也可能出现强直性不受抑制的眼睑上提（睁眼昏迷），可能与脑桥-中脑功能障碍有关。

自发性眼球运动

意识障碍患者发生的自发眼球运动可能有助于确定昏迷的病因。**慢速共轭或非共轭眼球巡回运动**与浅睡眠的眼球运动类似，但慢于反常或快速眼动（rapid eye movements，REM）睡眠的快速眼球运动。它们的存在表明脑干凝视机制是完整的。其他形式的自发眼球运动包括各种形式的垂直性往返运动，通常被称为"浮动"。典型的**眼球浮动**表现为间歇性的，通常是共轭的，眼球快速向下运动，然后缓慢返回到第一眼位。通常反射性水平眼球运动缺如。眼球浮动是双侧脑桥内病变的典型体征，常为出血性，但它也发生在压迫脑桥的小脑病变患者以及某些代谢性或中毒性脑病的患者中。这种情况也会引起**反向浮动**。这种眼球运动异常，也被称为**眼球下沉**，其特征是缓慢向下运动，然后快速回到中间位置。**反转浮动**包括眼球快速向上偏移和缓慢返回水平位，而**逆向浮动**（也称为**反转下沉**）的特征是眼球缓慢向上漂移，然后快速返回到第一眼位。以上各种眼球浮动对于病变定位不如典型的眼球浮动可靠。然而，有些患者在疾病过程中出现几种不同类型的眼球浮动，提示这些眼球运动异常存在共同的病理生理基础。由于介导向上和向下眼球运动的通路在解剖学上有所不同，因此这些运动似乎反映了脑桥病变导致的双侧水平凝视麻痹时垂直凝视机制的各种不平衡状态。

单眼浮动运动可能与下颌运动联动。这种运动与 Marcus Gunn 下颌-瞬目现象的先天性疾病中的运动相似，主要涉及与下直肌联系的神经通路。

乒乓凝视由每几秒钟交替一次的眼球缓慢水平性共轭偏斜组成。虽然后颅窝出血患者会出现乒乓凝视，但这通常是大脑半球双侧梗死的征兆。在患有双侧半球疾病的患者中，头部快速旋转有时会短暂地诱发类似于乒乓凝视的周期性振荡。

识别有意识但四肢瘫痪的患者——**闭锁综合征**或去传出状态——取决于识别保留的自主性垂直眼球运动。该综合征通常由脑桥梗死引起，其部分特征是自主性和反射性水平运动的不同程度丧失，因此眼睑运动或垂直眼球运动可能是急性疾病期间唯一的交流方式。闭锁综合征也发生在中脑病变中，在这种情况下，可能存在上睑下垂和眼肌麻痹。

反射性眼球运动

反射性眼球运动可通过旋转意识障碍患者的头部（眼-头反射或娃娃头试验）或温度刺激诱发。患者仰卧位时，头部旋转会刺激迷路半规管和颈部肌肉本体感受器。然而，旋转意识障碍患者的头部引起眼球旋转主要是因为影响了半规管及其与中枢的联系（图18.31）。除非已经排除颈部损伤或其他异常，否则不应旋转意识障碍患者的头部。

外耳道的冷热刺激会引起前庭内淋巴对流，从而使半规管的壶腹帽移位；因此，该操作还测试了VOR。受刺激的半规管取决于头部的方向；例如，当头部从仰卧位抬高 30° 时，主要刺激水平半规管。在冷热刺激之前，医生应始终检查鼓膜是否完好。通常只需要将大约 5 ml 的冰水注入外耳道，但在某些昏迷患者可能需要大量（100 ml 或更多）冰水来诱导反应。在测试无反应患者的反射性眼球运动时，注意以下几点非常重要：①反应的幅度；②眼球偏斜是否是共轭的；③位置梯度头部旋转时的动态反应；④任何眼球震颤快相的出现，特别是在冷热刺激期间。外展受损提示展神经麻痹。内收受损通常提示 INO 或动眼神经麻痹，尽管在代谢性昏迷或药物中毒的患者中偶尔会观察到前庭刺激的内收反应受损。垂直反应可能因中脑疾病或双侧 MLF 病变而受损。脑桥病变可能会影响水平性反射性眼球运动，但不会影响垂直反应。当意识障碍患者出现反射性眼球运动时，脑干很可能在结构上是完整的。当反射性眼球运动异常或不存在时，原因可能是结构性脑干疾病、深度代谢性昏迷或药物中毒。

如果意识障碍患者的反射性眼球运动完好，当将头部水平快速转到新的位置时（速度梯度刺激），眼球会转至一侧眼角。当头部在新的位置保持固定，眼球将缓慢漂移回至中线位置。这意味着凝视维持机制（神经整合器）无法正常运作。向心漂移较快的患者可能有较严重的脑损伤。

急性意识障碍的患者通常没有眼球震颤的快相。如果其存在不伴有眼球强直性偏斜，应考虑非器质性（即诈病）昏迷的可能性。在木僵但不能配合的患者中，冷热刺激性眼球震颤可能是一种诱导眼球运动的有用方法，而这种运动不能自主启动。在昏迷中幸存但仍处于持续植物状态、大脑半球受损但脑干功能保留的患者，在冷热或旋转刺激下可引出眼球震颤。

某些代谢性疾病的眼球运动表现

某些最终发育正常的婴儿表现出一过性眼球运动障碍，包括眼球向上或向下偏斜（但反射性垂直运动正常）、间歇性眼阵挛和反向偏斜。然而，异常眼球运动也发生于许多影响神经系统的代谢性疾病中，特别是婴儿、儿童和成人的先天性代谢性疾病。

脂质沉积病通常以凝视麻痹为特征。Tay-Sachs病先损害垂直眼球运动，随后损害水平眼球运动。成人型氨基己糖苷酶缺乏症也先影响垂直凝视。出生后第 1 年开始发病的 Niemann-Pick 病变异型（例如，海蓝肝细胞综合征或青少年肌张力障碍性脂质沉积症）的特征是缺乏自主性垂直眼球运动，尤其是扫视

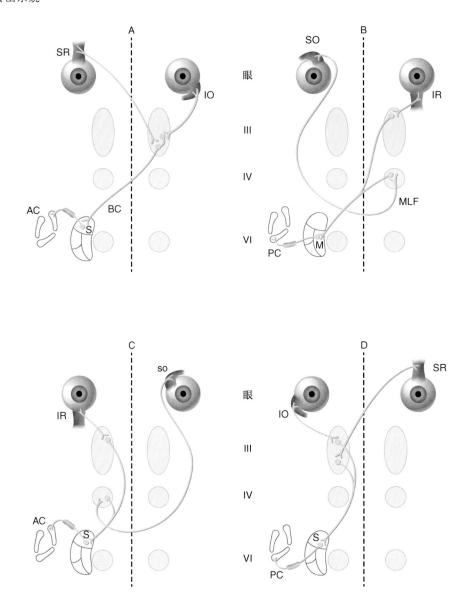

图 18.31　来自垂直半规管的直接垂直性前庭-眼投射。**A ～ B**：兴奋性联系。**C ～ D**：抑制性联系。**A**：来自前半规管（AC）的兴奋性传入纤维在前庭上核（S）内形成突触，其信号通过结合臂（BC）传递到支配同侧上直肌（SR）和对侧下斜肌（IO）的眼球运动神经亚核。**B**：来自后半规管（PC）的兴奋性传入纤维在前庭内侧核（M）内形成突触，其信号通过对侧内侧纵束（MLF）传递到支配同侧上斜肌（SO）和对侧下直肌（IR）的眼球运动神经亚核。**C**：来自前半规管的抑制性传入。**D**：来自后半规管的抑制性传入（Reprinted from Ghelarducci B，Highstein SM，Ito M. In：Baker R，Berthoz A，eds. Control of Gaze by Brain Stem Neurons. New York：Elsevier/North Holland Biomedical Press；1977：167-175. Copyright © 1977 Elsevier. With permission.）

和平滑追踪；垂直前庭性和水平性眼球运动相对保留。Gaucher 病引起明显水平凝视障碍，扫视缓慢可能是该病成年患者的主要表现。

Pelizaeus-Merzbacher 病是一种 X 连锁隐性脑白质营养不良，伴有严重的小脑体征，包括扫视辨距不良。该病部分患者也表现出扫视启动困难和摆动性眼球震颤。

Wernicke 脑病的特点是眼肌麻痹、精神错乱和步态共济失调三联征。它是由硫胺素缺乏引起的，最

常见于酗酒者，尽管它可能发生在饮食失调的患者中，例如神经性厌食症或暴食症以及化疗期间营养不良的患者（图 18.32）。眼球运动表现包括外展无力、凝视诱发性眼球震颤、第一眼位的垂直性眼球震颤（会聚时眼球震颤方向反转）、前庭对冷热和旋转刺激的反应受损、INO、一个半综合征以及可能进展为全眼肌麻痹的水平和垂直凝视麻痹。眼肌麻痹几乎总是双侧的，但可能程度不对称。病变见于眼球运动神经核和前庭神经核，以及丘脑室旁区、下丘脑、导水

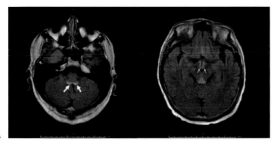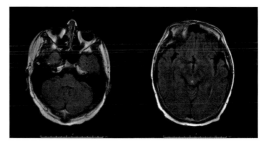

图 18.32　继发于硫胺素缺乏的 Wernicke 脑病。患者为 22 岁男性患急性髓性白血病，正在接受新的化疗方案治疗。在经历数日呕吐和摄入不足后，他出现视力下降（双侧急性营养性视神经病变）和凝视诱发的眼球震颤（水平大于垂直）。**A**：MRI T2 加权像 FLAIR 序列显示脑桥延髓交界处明显的高信号累及双侧 NPH（白色箭头），导致凝视维持障碍。**B**：旁正中区 FLAIR 高信号从导水管周围灰质延伸到下丘脑和乳头体（红色箭头）

管周围灰质、小脑蚓部上侧和迷走神经运动背核。大脑的这些区域包含了消耗大量葡萄糖的神经元，因此特别依赖硫胺素，硫胺素是葡萄糖代谢中的一种重要辅酶。硫胺素的治疗通常会快速改善眼球运动，尽管完全恢复可能需要数周时间。对于同时存在的镁缺乏症也应予治疗。发展为 Korsakoff 综合征的 Wernicke 脑病患者，其主要特征是严重且持久的记忆丧失，眼球运动异常可能持续存在。眼部运动异常包括缓慢和不准确的扫视、平滑追踪受损和凝视性眼球震颤。在急性 Wernicke 综合征中，在神经影像学上乳头体可能表现为肿胀，而在慢性的病例中表现为萎缩。

Leigh 综合征是一种婴儿或儿童期的亚急性坏死性脑病，其特征是精神运动迟缓、癫痫发作和脑干异常，包括眼球运动异常。该病总是会危及生命。它是影响线粒体功能的遗传性疾病，可由线粒体 DNA 异常或染色体疾病引起。眼球运动障碍和病理表现均与实验性硫胺素缺乏或 Wernicke 脑病引起的相似。

维生素 E 缺乏症可能会导致进行性神经系统疾病，其特征是反射消失、小脑共济失调和关节位置感丧失。眼球运动受累包括进行性凝视受限，有时伴有斜视。通常有分离性眼肌麻痹和眼球震颤，内收速度快但范围受限，外展缓慢但范围正常（Lutz 的后 INO）。维生素 E 缺乏症患者的眼球运动表现可能反映了中枢和外周病变的混合。维生素 E 缺乏症在儿童中更为常见，这可能是由无 β 脂蛋白血症（Bassen-Kornzweig 病）引起的。它也可能发生在患有肠道或肝病的成年人，这些疾病会干扰脂肪吸收，或者是由 8q13 染色体（α - 生育酚转移蛋白基因的位点）缺陷引起的遗传性共济失调的一部分。

肝豆状核变性又称威尔逊病，是一种铜代谢的遗传性疾病，为常染色体隐性遗传。因 14 号染色体 q14.3 处的铜转运 ATP 酶基因的缺陷而发病。典型的临床表现是运动障碍伴有精神症状和相关肝病。肝豆状核变性中的眼球运动障碍包括凝视专注力分散，即除非其他干扰性视觉刺激被移除，否则无法自主固视目标。也可能发生扫视缓慢和眼睑开大失用。

肌萎缩侧索硬化与各种眼球运动障碍有关，包括眼球震颤、提示额叶异常的扫视障碍和追踪受损。然而，如存在多系统疾病，而运动神经元变性只是其中一种神经系统表现，则临床上很难做出特异性诊断。

药物对眼球运动的影响

许多药物会影响眼球运动（表 18.6）。在某些情况下，药物在治疗浓度下会引起眼球运动异常（例如，抗惊厥药）。在其他情况下，只有当 CNS 中的药物浓度异常升高时，才会出现眼球运动异常。还有些情况下，眼球运动异常是由不适合内服的药物引起的。

药物引起的眼球运动异常的患者最常主诉眼位异常所致的复视，或由自发性眼球震颤或不适当的 VOR 引起的振动幻视。许多药物影响中央前庭和小脑的连接，它们会引起共济失调和凝视诱发性眼球震颤。胺碘酮、长期饮酒和苯二氮䓬类药物可导致许多小脑眼球运动控制异常，包括凝视诱发或下跳性眼球震颤、追踪障碍和扫视辨距不良。

尽管各种药物在**治疗剂量**下会影响所有类型的眼球运动，但平滑追踪、偏心凝视维持和会聚特别容易受到影响。例如，地西泮、美沙酮、苯妥英、巴比妥类、水合氯醛和酒精均会影响平滑追踪。

在**中毒水平**，神经活性药物会损害所有眼球运动，特别是当意识也受损时。苯妥英可能在患者清醒时引起完全眼肌麻痹，其治疗水平就可能导致木僵患者的眼肌麻痹。苯妥英和地西泮可导致眼阵挛。这种

表 18.6　药物对眼球运动的潜在影响

已报告的药物影响

胺碘酮
　　共济失调
　　凝视诱发的眼球震颤
苯丙胺
　　扫视潜伏期缩短
　　AC/A 比值增加
巴氯芬
　　VOR 时间常数降低
　　完全凝视麻痹
苯二氮䓬类药物
　　扫视速度降低，持续时间增加
　　平滑追踪受损
　　VOR 的增益降低和时间常数增加
　　散开麻痹
β - 肾上腺素能阻滞剂
　　核间性眼肌麻痹
　　重症肌无力相关眼肌麻痹加重
卡马西平
　　扫视速度减慢
　　平滑追踪受损
　　凝视诱发性眼球震颤
　　眼动危象
　　下跳性眼球震颤
水合氯醛
　　平滑追踪受损
　　酒精
　　扫视峰值速度降低
　　扫视潜伏期延长
　　扫视辨距不足
　　平滑追踪和 VOR 抑制受损
　　凝视诱发性眼球震颤
碳酸锂
　　扫视辨距不良

平滑追踪受损
　　凝视诱发性眼球震颤
　　下跳性眼球震颤
　　眼动危象
　　核间性眼肌麻痹
　　眼阵挛
美沙酮
　　扫视辨距不足
　　平滑追踪受损
苯巴比妥和其他巴比妥类药物
　　扫视峰值速度降低
　　凝视诱发或上跳性眼球震颤
　　聚散受损
　　VOR 增益降低
吩噻嗪类
　　眼动危象
　　核间性眼肌麻痹
苯妥英
　　平滑追踪和 VOR 抑制受损
　　凝视诱发性眼球震颤
　　下跳性眼球震颤
　　周期性交替性眼球震颤
　　完全凝视麻痹
　　会聚痉挛
烟草
　　黑暗中上跳性眼球震颤（香烟）
　　方波急跳（尼古丁）
　　追踪受损（尼古丁）
甲苯
　　摆动性眼球震颤
　　核间性眼肌麻痹
三环类抗抑郁药
　　核间性眼肌麻痹
　　眼阵挛

三环类抗抑郁药可能会导致木僵患者的完全性眼肌麻痹或 INO。锂剂会导致多种异常，包括固视不稳和下跳性眼球震颤。

除药物外，某些**毒物**也会导致眼球运动异常。一些会引起扫视性振荡，如十氯酮和铊。碳氢化合物中毒会导致前庭病变，接触三氯乙烯和其他溶剂可能会影响追踪、VOR 抑制和扫视。长时间接触甲苯，尤其是在吸胶成瘾时，可能会导致各种眼球运动障碍，包括摆动性和下跳性眼球震颤、扫视性振荡和 INO。烟草对眼球运动有多种影响。可能导致上跳性眼球震颤、追踪障碍、扫视潜伏期缩短和追踪期间方波急跳增加，但反向扫视试验可正常。可卡因会影响眼球运动，其中眼阵挛是最突出的异常表现。

耳毒性，尤其是与氨基糖苷类药物相关的耳毒性，是导致 VOR 丧失的重要原因。静脉注射庆大霉素是最常见的原因。其毒性可能是隐匿发生的，不伴有听力症状，甚至在血药浓度水平正常且用药时间相对较短者中也会发生。部分发生耳毒性的患者可能对其毒副作用有基因易感倾向。局部（鼓室内）应用庆大霉素以有意破坏迷路功能，可作为顽固性 Ménière 综合征或 Tullio 现象（声音诱导的前庭刺激）的部分治疗手段，但偶尔在用于治疗外耳道感染时可能会导致不希望出现的迷路功能丧失。

19

核性与核下性眼球运动障碍

徐全刚　译　闫焱　校

眼球运动系统按解剖和生理学分为核下性（周围）、核性、核间性及核上性。本章讨论由于核及核下神经结构的先天性及获得性病变（即眼球运动核及神经病变）所致的眼球运动障碍。

引起动眼神经、滑车神经及展神经功能障碍的病变可位于从眼球运动核团到眶内眼外肌中神经末梢之间的任何位置。眼球运动神经麻痹可表现为以下四种方式之一：

1. 孤立性部分或完全神经麻痹无其他神经系统损害体征，且除了麻痹相关的症状外无其他症状。

2. 除麻痹相关的症状外伴有其他症状，如疼痛、感觉障碍、感觉异常，但没有其他神经系统或全身疾病的体征。

3. 伴其他眼球运动神经麻痹（如动眼神经麻痹与展神经麻痹同时发生），但除此以外没有其他神经系统损害体征。

4. 除眼球运动神经麻痹外，伴其他神经系统损害体征。

动眼神经（第 3 对脑神经）麻痹

先天性

先天性动眼神经麻痹约占儿童动眼神经麻痹的一半（图 19.1），多数为单侧。一般来说，先天性动眼神经麻痹的患者没有其他神经或全身异常表现，但往往有一定程度的弱视。

所有先天性动眼神经麻痹的患者均有一定程度

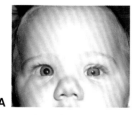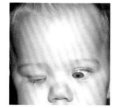

图 19.1　一名有产伤史的儿童患先天性左侧动眼神经麻痹伴错向再生。**A**：在第一眼位左眼下斜，注意左眼瞳孔缩小。**B**：向下凝视时左眼上睑退缩（假 Graefe 征）

的眼睑下垂、眼肌麻痹以及瞳孔受累。由于错向（异常）的动眼神经再生，多数患者表现为瞳孔缩小而非瞳孔扩大。动眼神经异常在出生时即存在，可能是由于核和（或）神经缺失或不全发育所致。妊娠期或分娩时损伤动眼神经可以导致先天性动眼神经麻痹，这些患者可出现或不出现外伤或其他神经损害体征。

除单纯先天性动眼神经麻痹外，一些先天综合征也可表现为眼球运动发育不良，并伴有眼外肌异常或反常的神经支配，这些综合征包括：①先天性内收麻痹伴协同分开；②不典型垂直后退综合征；③周期性动眼神经麻痹伴痉挛发作（cyclic oculomotor nerve paresis，COPS）。

先天性内收麻痹伴协同分开

此综合征的患者先天性单眼内收麻痹，当向麻痹侧内直肌运动方向注视时，双眼同时外展（图 19.2）。多数先天性内收麻痹伴协同分开患者无其他神经异常表现。

对该病患者的肌电图检查提示它起因于受累内直肌无动眼神经支配，同时外直肌没有或仅有少量的展神经支配，而由动眼神经的一个分支取而代之来支配（图 19.3）。

垂直后退综合征

垂直后退综合征的主要临床特征是患眼上视或下视时运动受限，伴有眼球后退及睑裂缩窄，还可能伴有垂直凝视时内斜或外斜，在向垂直运动受限方向注视时更加明显。通常单眼发病。该疾病患者的眼电图和肌电图结果与患眼垂直运动肌肉的神经支配异常相一致。

动眼神经麻痹伴周期性痉挛发作（周期性动眼神经麻痹）

COPS 通常累及单眼，大多数患者出生时发病。典型患者表现为动眼神经麻痹伴眼睑下垂、瞳孔扩

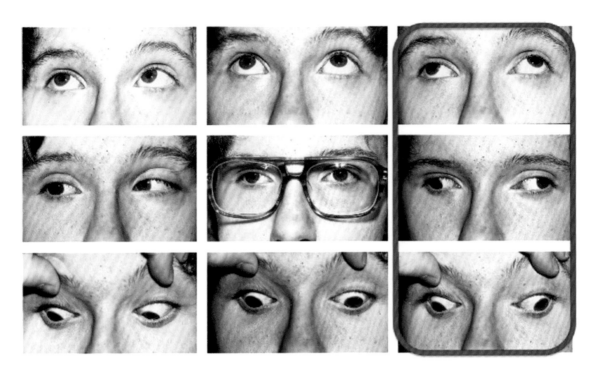

图 19.2　先天性右眼内收麻痹伴协同分开。眼外肌运动 9 方位图。右眼向右侧注视时能一定程度外展，向左侧注视时仍然外展（Reprinted from Wilcox LM Jr，Gittinger JW Jr，Breinin GM. Congenital adduction palsy and synergistic divergence. Am J Ophthalmol 1981；91（1）：1-7. Copyright © 1981 Elsevier Inc. With permission.）

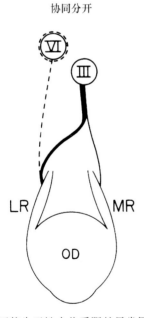

图 19.3　协同分开伴先天性内收受限的异常周围神经支配。动眼神经提供外直肌的主要神经支配（该外直肌可被或不被展神经支配）。线的粗细代表神经支配的量。虚线指的是展神经和（或）展神经发育不良或缺失。OD，右眼；LR，外直肌；MR，内直肌；Ⅲ，动眼神经核；Ⅵ，展神经核（Redrawn from Wilcox LM Jr，Gittinger JW Jr，Breinin GM. Congenital adduction palsy and synergistic divergence. Am J Ophthalmol 1981；91（1）：1-7. Copyright © 1981 Elsevier. With permission. With permission.）

大、调节减退及眼肌麻痹。大约每隔 2 min，下垂的眼睑上抬、眼球开始内收、瞳孔收缩并且调节增强。这种痉挛持续 10 ～ 30 s 后再次恢复到麻痹期。周期性动眼神经麻痹通常终生存在。

大多数单眼 COPS 患者由于患眼弱视而视力下降。该综合征偶尔与其他疾病相关，包括产伤与先天性感染。少数病例在获得性动眼神经麻痹后发生，如颅后窝肿瘤。然而，真性先天性动眼神经麻痹伴周期性痉挛患者一般不需要做任何检查，除非发现患者存在神经系统疾病的其他证据或者有进行性神经功能障碍的病史。有证据显示卡马西平对一些患者有效。COPS 与眼神经性肌强直（ocular neuromyotonia，ONM；稍后在本章讨论）可能有相似的发病机制，然而，二者却不相同，典型 COPS 患者缺乏既往放疗史，且预先存在动眼神经麻痹，可与 ONM 鉴别。

获得性

获得性动眼神经功能障碍远比先天性更常见，几乎任何病理过程都可以引起。

动眼神经核的病变

损伤动眼神经核的病变相对少见，它们通常引起双侧眼球运动障碍和（或）眼睑下垂。动眼神经核及其纤维的解剖可以解释双侧受累的原因。双侧上睑提肌由一个位于中线位置的动眼神经复合体尾端的亚核支配（中央尾状核）（图 19.4），该区域的病变会导致双侧对称性眼睑下垂。眼睑下垂很少单独出现，多数会伴有眼肌麻痹。

动眼神经核复合体的病变可保留中央尾状核，患者表现为瞳孔散大固定、动眼神经支配的一条或多条眼肌麻痹，但无眼睑下垂。

动眼神经核复合体病变能导致双眼受累的第二个解剖特点是上直肌（SR）的交叉神经支配。任一侧脑干的 SR 亚核发出的纤维穿过对侧 SR 亚核（不发生突触）支配对侧 SR，因此，影响该区域的病灶不仅引起同侧 SR、内直肌、下直肌、下斜肌的单一

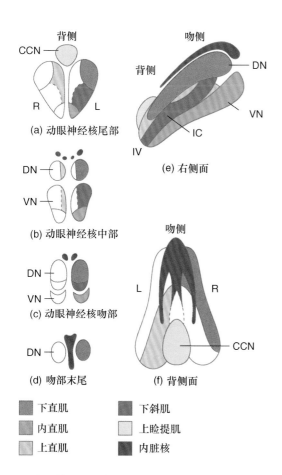

图 19.4　动眼神经核内部结构的 Warwick 简图。注意位于背部中线尾部的中央尾核（CCN），支配上睑提肌。上直肌的核团（浅粉色阴影部分）支配**对侧**眼外肌。内脏核（副交感）以深粉色标记。DN，背核；IC，中间柱；IV，滑车神经核区域；VN，腹侧核［From John Wiley & Sons, Inc. Representation of the extra-ocular muscles in the oculomotor nuclei of the monkey. J Comp Neurol 1953；98（3）：449-504. Copyright © 1953 The Wistar Institute of Anatomy and Biology. With permission.］

肌肉或上述眼肌的组合无力，而且还会因对侧 SR 的功能受损而引起对侧眼上视受限。患者双眼向上注视受限，偶尔对侧眼会更明显（图 19.5 和图 19.6；表 19.1）。

动眼神经核的病变最常见于缺血，通常由基底动脉中脑部分的背部小穿通支的栓塞或血栓性阻塞而引起，在较少情况下，也可由基底动脉远端阻塞引起（基底动脉尖综合征）。其他病因还包括出血、肿瘤浸润、炎症及脑干受压。

紧邻动眼神经核复合体的中脑运动前区结构受损可导致眼球运动障碍，最初可能与动眼神经核的直接损伤无法鉴别。这种核上性损害通常可以通过眼头试验或冷热试验刺激前庭系统与核性及核下性损害区分开来。

动眼神经束的病变

动眼神经束的病变会导致完全或不完全的眼肌麻痹，临床上不能与脑干外病变引起的眼肌麻痹相鉴别。多数累及神经束的病变会导致伴瞳孔受累的动眼神经麻痹，但瞳孔偶尔可不受累。神经束性动眼神经麻痹可单独出现或合并其他神经体征（图 19.7）。

合并其他神经系统表现的神经束性动眼神经麻痹表现为几种特征性综合征。结合臂（小脑上脚）区域的病变可导致同侧动眼神经麻痹及小脑性共济失调（**Nothnagel 综合征**）。同侧动眼神经麻痹合并对侧不自主运动（红核偏侧震颤），称为 **Benedikt 综合征**，提示红核尤其是其背侧尾端部分的损伤（动眼神经束通过此处）（图 19.7）。红核腹侧的中脑病变可损伤动眼神经纤维束及大脑脚的运动纤维，导致动眼神经麻痹及对侧偏瘫或轻偏瘫，包括下面部及舌（**Weber 综合征**）（图 19.7 ～图 19.9）。中脑的红核及结合臂同时损伤会导致一种兼具 Benedikt 综合征和 Nothnagel 综合征特点的综合征，包括动眼神经麻痹、对侧协同运动不能、共济失调、辨距不良及轮替运动障碍，称为 **Claude 综合征**（图 19.7）。大多数中脑综合征源于血管，由基底动脉血管区域或大脑后动脉穿支的阻塞或其他损伤引起，但 Claude 综合征可以由大脑后动脉的内侧脚间支的血栓形成引起。

虽然解剖学上动眼神经从脑干内即开始分为上、下两支，但动眼神经分支麻痹通常由海绵窦或眼眶后部病变引起。因此，动眼神经束的病变很少引起孤立性动眼神经上支或下支的功能障碍。此外，磁共振成像（MRI）曾显示，神经束性病变只能导致一条由动

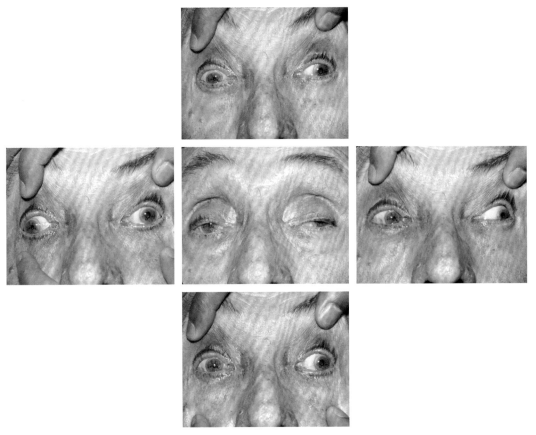

图 19.5   核性动眼神经麻痹。左侧动眼神经完全麻痹，此外，右眼不能上视，右眼下视也明显受限，提示病灶不仅局限在左侧动眼神经核，也同时累及右侧动眼神经核。头眼反射及冷热刺激均不能改善垂直凝视

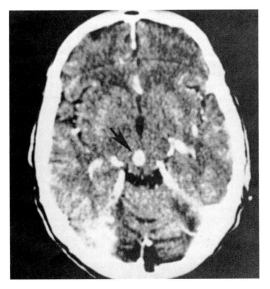

图 19.6   具有图 19.5 表现的患者的 CT。注意中脑背侧的强化病灶（箭头）

表 19.1   核性动眼神经麻痹

必定是核性的病变：
双侧第 3 对脑神经麻痹＋上睑提肌功能保留
单侧第 3 对脑神经麻痹＋对侧 SR 麻痹
单侧第 3 对脑神经麻痹＋双眼睑下垂
可能是核性的病变：
双眼睑下垂
双侧完全第 3 对脑神经麻痹
除了上睑提肌或 SR，孤立性任何单条肌肉无力
很可能不是核性的病变：
单侧第 3 对脑神经麻痹＋／－瞳孔受累，且对侧 SR 功能正常
单侧眼内肌麻痹（更可能是 Adie 瞳孔、外伤、偏头痛）
孤立的单侧或双侧 MR 力弱（更可能是核间性眼肌麻痹）

注意：对于任何不累及瞳孔的眼球运动障碍均需要考虑重症肌无力的可能性。（From Leigh RJ，Zee DS. The Neurology of Eye Movements. 4th ed. New York：Oxford University Press；2006；by permission of Oxford University Press.）

眼神经支配的肌肉发生孤立性无力。

正如核性动眼神经麻痹一样，神经束性病变的病因包括缺血、出血、压迫、浸润、外伤，少数由炎症引起。由于神经束属白质传导束，脱髓鞘疾病也可以导致动眼神经麻痹，呈孤立性或者伴随其他神经系统损害表现。

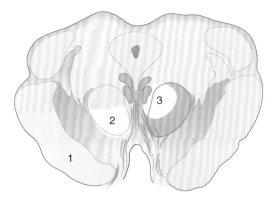

图 19.7　中脑横切面示意图，显示动眼神经束性损害可导致特有的神经综合征。1，Weber 综合征；2，Benedikt 综合征；3，Claude 综合征（红核及小脑上脚）

蛛网膜下腔中动眼神经的病变

动眼神经脚间窝的病变可以发生于自神经在中脑腹侧表面穿出到后床突旁穿入硬脑膜进入海绵窦的两点间的任何位置（图 19.10），对动眼神经造成部分或完全损害。一些患者最初表现为动眼神经不全麻痹，但在几小时、几天、几周甚至几个月内逐渐进展。多数患者出现一定程度的调节麻痹，瞳孔受累的程度不等，这主要取决于病变的性质。蛛网膜下腔段病变所致的动眼神经功能障碍可表现为：①孤立性瞳孔散大伴光反射减弱或消失；②眼肌麻痹伴瞳孔受累；③眼肌麻痹，瞳孔大小及反射正常。

蛛网膜下腔段动眼神经麻痹仅表现为孤立性瞳孔固定散大

由于 Edinger-Westphal 核发出的纤维覆盖动眼神经的上内侧，因此从上方及内侧压迫动眼神经的各种病变很少可能引起孤立性瞳孔散大。颈内动脉瘤，尤其是颈内动脉与后交通动脉交界处的动脉瘤，能在动眼神经受累早期即导致瞳孔固定散大，而其他动眼神经麻痹的征象通常在随后的数小时内出现。基底动脉瘤或颅底脑膜炎可引起孤立性中度散大的瞳孔，瞳孔反射消失或减弱，这种表现可以是动眼神经麻痹的唯一体征，持续数天甚至数周。因此，对于出现上述孤立性瞳孔异常的患者建议密切随访（在第 1 周内每日检查瞳孔），或者进行神经影像检查。然而，动眼神经脚间窝受累所致的真正的孤立性瞳孔散大极其罕见。在其他方面表现健康的患者中，甚至在主诉头痛的患者中，出现明显散大的无反射的瞳孔，其原因都更有可能是睫状神经节受累（即强直性瞳孔）或直接药物性阻滞，通过药物试验容易诊断这两种原因。

蛛网膜下腔段动眼神经麻痹伴瞳孔受累

颅内动脉瘤是孤立性动眼神经麻痹伴瞳孔受累的一种重要病因，尤其是当患者有突发严重的眼内或眼周疼痛的病史时（图 19.11 和图 19.12）。致病动脉瘤通常发生在颈内动脉与后交通动脉的交界处，而位

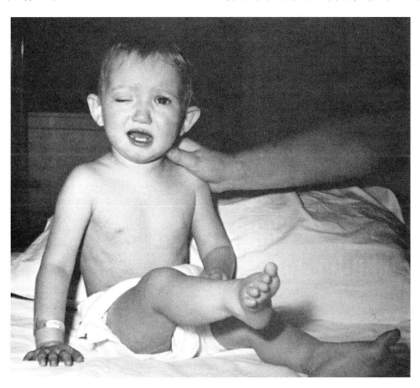

图 19.8　脑干胶质瘤浸润中脑引起的 Weber 综合征。注意动眼神经麻痹在右侧，而偏瘫在左侧

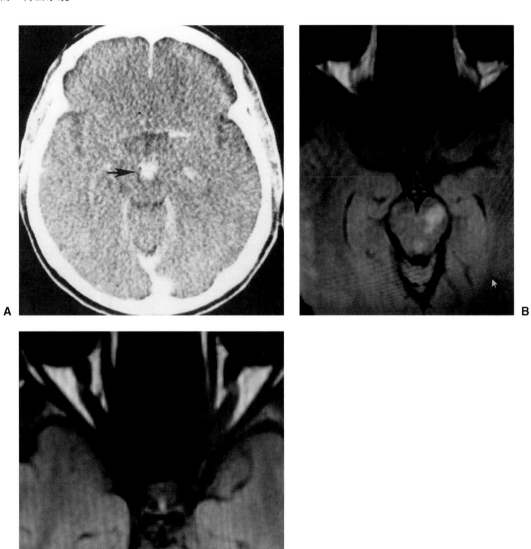

图 19.9 Weber 综合征。**A**：一例 Weber 综合征患者的 CT 显示中脑腹侧一个强化病灶（箭头所示），考虑为乳腺癌的一处孤立转移灶。**B**：一例表现为左侧动眼神经麻痹及右侧肢体无力的 67 岁女性的 T2-FLAIR MRI 轴位像，显示累及左侧皮质脊髓束的一处梗死。由于病灶刚好在红核下方（尾侧），故没有表现出 Benedikt 综合征的特征。**C**：与 B 相同的患者的下方一个层面，在中脑桥脑交界水平显示病灶的延续

于基底动脉尖及基底动脉与小脑上动脉交界处的动脉瘤也能导致类似的临床表现。这些动脉瘤通过直接压迫、少量出血或者大破裂时损伤动眼神经，动脉瘤外科手术期间也能伤及动眼神经。

痛性动眼神经麻痹伴瞳孔受累可由后引流的低流量颈内动脉海绵窦瘘引起。肿瘤及其他压迫性病变偶尔在脚间窝牵拉或压迫动眼神经，如扩张的大脑后动脉或基底动脉。动眼神经内的病变也能导致急性或进展性动眼神经麻痹，如神经鞘瘤或海绵状血管瘤（图19.13）。动眼神经麻痹患者出现疼痛并不一定提示为

压迫性病变，因为缺血也可以引起眶周疼痛。然而，若疼痛持续超过 1 ～ 2 周应怀疑微血管缺血以外的病因。在某些情况下，如术后瞳孔变形、既往有眼外伤史、既往密集的全视网膜光凝，瞳孔不能被确切地评估时，应假定瞳孔是受累的。

蛛网膜下腔段动眼神经麻痹未累及瞳孔

不累及瞳孔的动眼神经麻痹的最常见病因是缺血，尤其在不伴随其他神经科症状或体征时，缺血的可能性更大（图 19.14）。多数病例患有糖尿病，但高

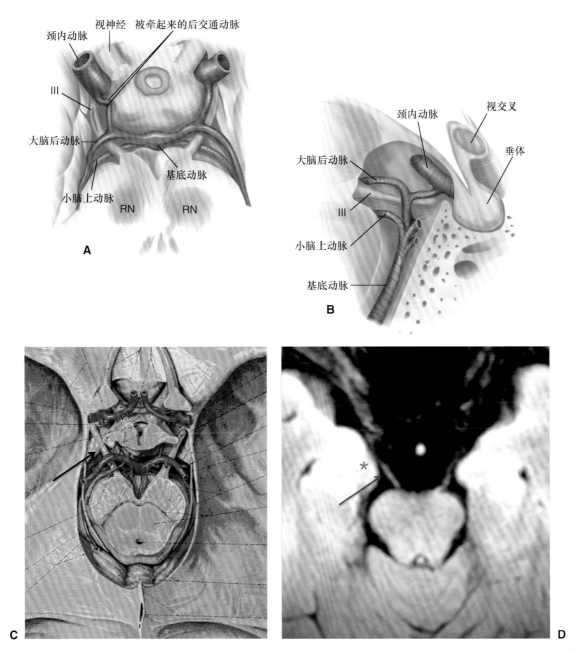

图 19.10　蛛网膜下腔中动眼神经与颅内动脉的关系。**A**：动眼神经（第 3 对脑神经）上面观。左侧的后交通动脉被牵拉以显示出其与动眼神经接触产生的凹槽。RN，红核。**B**：左侧动眼神经（第 3 对脑神经）侧面观显示其与动脉的关系。**C**：简图显示动眼神经从脑干发出，从大脑后动脉与小脑上动脉之间向前外侧走行进入脑池区域。**D**：T2-FLAIR MRI 轴位像，箭头所指为右侧动眼神经（脑池段），注意邻近上方的海马回（钩回，星号所示）

血压、动脉硬化及偏头痛也能引起类似的临床特征。在缺血性动眼神经麻痹的病例中，病变最常位于动眼神经束中，其中瞳孔传出纤维与支配眼外肌的纤维在解剖学上是分开的，或者说在动眼神经的蛛网膜下腔段，支配瞳孔的纤维位于外周（上内侧），并且比经主干接受更多侧支（软脑膜）的血供。

缺血性动眼神经麻痹患者无论瞳孔受不受累都经常有严重的疼痛。其特征是即使未经治疗，症状也会在 4 ～ 16 周内缓解，缓解近乎完全，一般不发生错向再生。约 20% 的缺血性动眼神经麻痹患者存在不同程度的瞳孔受累。

多数不累及瞳孔的动眼神经麻痹（伴或不伴疼痛）由缺血引起，其次也可以由蛛网膜下腔的压迫性病变引起，尤其是动脉瘤、同侧颞叶星形细胞瘤及同侧急性硬膜下血肿。据估计，大约 5% 的压迫性动眼神经麻痹不累及瞳孔，这类麻痹往往是**不完全的**并

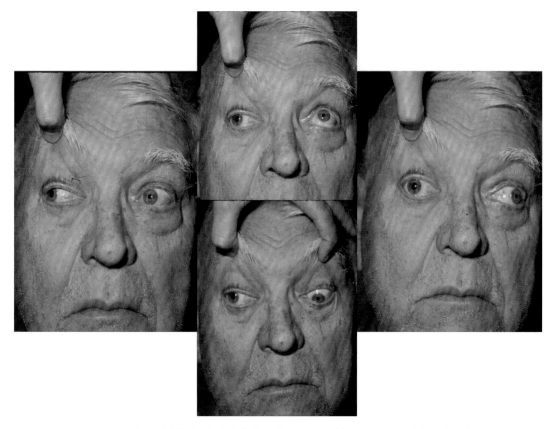

图 19.11 右侧动眼神经完全麻痹伴瞳孔受累。患者还主诉右侧严重眶后疼痛

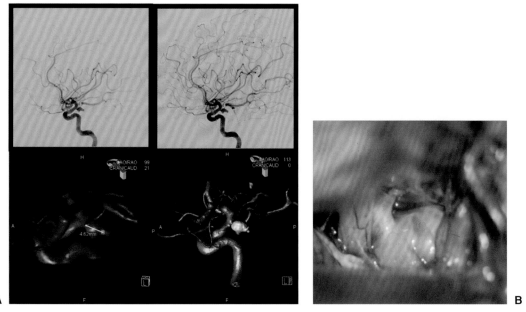

图 19.12 A：顶排一组图片为选择性左侧颈内动脉造影，显示左侧颈内动脉及左侧后交通动脉交界处大动脉瘤。底排一组图片为 3D MRA 重建的动脉瘤（左图）及植入弹簧圈后的动脉瘤（右图）。（Courtesy of Dr. Carlos Torres.）B：术中照片显示大后交通动脉瘤（蓝椭圆圈所示）压迫动眼神经（红箭头所示）

且常伴随持续性眼痛或眼眶痛。对于痛性的不完全的瞳孔不受累的动眼神经麻痹患者，应进行 MRI 检查，同时行计算机体层血管成像（CTA）或磁共振血管成像（MRA）。根据这些检查的结果，适时选择传统的血管造影术，但由于目前可以选择高敏感、无创性的影像检查，以诊断为目的的传统血管造影已很少被采

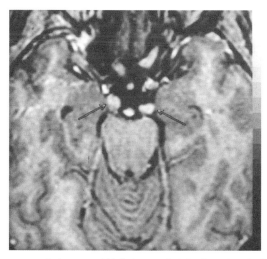

图 19.13　T1 加权 MRI（轴位），31 岁女性表现为双侧伴瞳孔受累的进行性眼肌麻痹及神经纤维瘤病。脚间窝内双侧增强的病变（箭头所示）符合动眼神经鞘瘤

用（表 19.2）。

海绵窦入口或附近受累引起的蛛网膜下腔段动眼神经麻痹

动眼神经在海绵窦后方与后床突附近的硬脑膜紧密附着，因此此处动眼神经特别容易受拉伸和挫伤的

伤害。额叶脑外伤、动脉瘤和鞍旁区手术是该部位损伤的常见原因。

海马回（钩回）疝可压迫动眼神经，此处动眼神经穿过由小脑幕游离端与斜坡连接形成的硬脑膜脊。海马回疝入小脑幕切迹时，压迫其下方走行的同侧动眼神经的上表面（图 19.10D）并且更牢固地将动眼神经拉向后床突。疝出的脑肿物最终可到达并侵犯同侧脑桥的背侧。大脑后动脉也被紧紧地向下拉过动眼神经的背面而对其造成进一步压迫（图 19.10A）。瞳孔散大通常是脑水肿加重或同侧膨胀生长的幕上占位的最先出现的征象，这种早期瞳孔征象是由动眼神经周围纤维受压所引起的。随着压迫的加重，动眼神经功能受损的其他体征也会出现。

海绵窦或眶上裂内动眼神经的病变

海绵窦或眶上裂内病变可引起孤立性动眼神经功能障碍，但更常引起多脑神经病。由于海绵窦内走行的神经继续向前穿过眶上裂，因而通常无法确定病变是局限于海绵窦内还是眶上裂内，抑或是二者均受累。将该区域的损伤视为单一的疾病实体是合理的，即**蝶骨海绵窦综合征**。该综合征的特征是动眼神

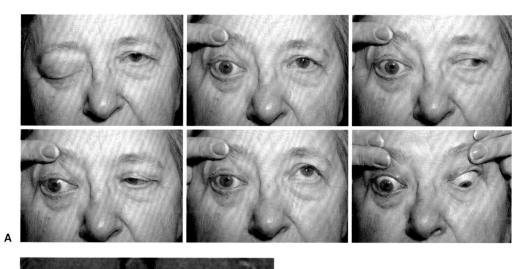

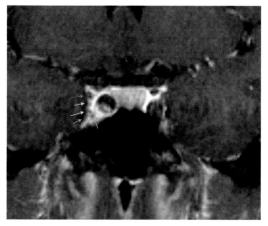

图 19.14　**A**：颅底脑膜瘤引起的海绵窦综合征的患者。患者右侧突眼伴右侧动眼神经完全麻痹、右眼展神经麻痹以及右侧霍纳综合征。注意右侧瞳孔较左侧稍小。**B**：T1 钆增强 MRI，冠状位，显示海绵窦内走行的脑神经。红箭头，动眼神经；绿箭头，滑车神经；黄箭头，三叉神经眼支；紫箭头，三叉神经上颌支；蓝箭头，展神经

表 19.2 动眼神经麻痹的评估 / 压迫性病变的风险

眼内肌和眼外肌麻痹	压迫性病变的风险	推荐
完全性眼内肌功能障碍（散大固定的瞳孔）		
＋完全性眼外肌功能障碍	最高	1. MRI/MRA 或 CTA 2. 如果 1 结果阴性，做血管造影
＋部分眼外肌功能障碍	最高	1. MRI/MRA 或 CTA 2. 如果 1 结果阴性，做血管造影
＋无眼外肌功能障碍	极低	无须影像检查，密切随访一周看有无进展
不完全眼内肌功能障碍（迟钝的瞳孔）		
＋完全性眼外肌功能障碍	低至中	1. MRI/MRA 或 CTA 2. 如果仍怀疑，或持续疼痛，或病情进展，做血管造影
＋不完全性眼外肌功能障碍	低至很小	1. MRI/MRA 或 CTA 2. 如果仍怀疑，或持续疼痛，或病情进展，做血管造影
＋无眼外肌功能障碍	极低	无须影像检查——可能不是动眼神经麻痹
无眼内肌功能障碍（瞳孔不受累）		
＋完全性眼外肌功能障碍	很低	1. 如果缺血的危险因素存在，观察 2. 考虑巨细胞动脉炎 3. 如果疼痛持续或者病情加重超过 2 周，查 MRI/CTA
＋不完全眼外肌功能障碍	不确定	1. 考虑重症肌无力 2. MRI/MRA 或 CTA 3. 如果仍怀疑，或持续疼痛，或病情进展，做血管造影

经、滑车神经和展神经麻痹或轻瘫，通常伴随三叉神经的眼支（如在海绵窦内，则包括上颌支）受累（图19.14）。眶内段或颅内段的视神经受累通常导致视力丧失。由于海绵窦及眶上裂的病变经常累及三叉神经，患者出现眼肌麻痹时常诉严重疼痛。很多病例出现眼交感神经麻痹、突眼、眼睑水肿、结膜水肿。在同时发生动眼神经麻痹和交感神经麻痹的患者中，瞳孔可能缩小或中等大小、反应迟钝，这种表现几乎是海绵窦病变的特征性表现。疼痛伴有感觉减退（痛性感觉缺失）提示三叉神经节或三叉神经本身的压迫性或浸润性病变，而不伴上述感觉缺失的眶周 / 半侧颅脑疼痛可能是由于邻近硬脑膜受累所致。

蝶骨海绵窦综合征可以由海绵窦或眶上裂原发或继发病变引起，或者由眶内或颅内病变压迫通过海绵窦或眶上裂的脑神经所致。引起该综合征的常见病因包括动脉瘤、脑膜瘤、垂体瘤、颅咽管瘤、鼻咽肿瘤、转移瘤、淋巴瘤、感染及炎症。

原发性肉芽肿性炎症可通过累及海绵窦及眶上裂内的脑神经而导致痛性眼肌麻痹，即 **Tolosa-Hunt 综合征（ Tolosa-Hunt syndrome，THS）**。该综合征的患者在接受全身糖皮质激素治疗后，通常会迅速而显

著地改善，然而，在肿瘤、浸润性疾病、淋巴增生性疾病和动脉瘤引起的痛性眼肌麻痹中，自发的或是类固醇诱导的症状及体征的缓解也可以发生，有时症状持续时间会较长。因此，鉴于海绵窦炎症与非炎症病变（包括缺血性病变）的症状、体征及对治疗的反应相似，对于痛性眼肌麻痹综合征的患者需进行全面评估，包括神经影像学检查、系统评价潜在的血管性或炎性疾病，此外，在多数情况下需行腰椎穿刺（图19.15A、B），如果类固醇治疗后反应不显著，需进一步行眶尖病变活检。THS 在治疗后 72 h 内疼痛会接近消退，但眼肌麻痹可持续数周或更长时间。IgG4 浸润性疾病越来越被认为是许多拟诊"特发性"眼眶炎症病例的潜在病因，该病有全身并发症，包括甲状腺炎、腹膜后纤维化、主动脉周围炎和硬脑膜炎（图 19.15C）。

血管病可通过损伤海绵窦和眶上裂结构导致痛性眼肌麻痹。海绵窦血栓形成和颈动脉-海绵窦瘘可导致典型的海绵窦综合征。痛性眼肌麻痹也发生在梅毒、巨细胞（颞）动脉炎、糖尿病、类风湿关节炎和系统性红斑狼疮患者中。

至少在某些情况下，糖尿病患者缺血性动眼神经功能障碍的病变位于动眼神经的海绵窦段。类似的病

变可能是系统性高血压、眼肌麻痹性偏头痛、眼带状疱疹和巨细胞动脉炎患者发生孤立性动眼神经麻痹的原因。

海绵窦和眶上裂外伤可导致孤立性动眼神经麻痹，这种麻痹是由海绵窦或眶上裂的神经内和神经周围出血引起的，并通常伴有颅骨骨折。

眶内动眼神经病变

蝶骨海绵窦综合征的特征是痛性眼肌麻痹，通常与视神经病变引起的视力丧失无关。相反，眶尖病变也会导致眼肌麻痹，疼痛或者不痛，但通常与视神经病变导致的视力丧失及不同程度的突眼相关。因此，

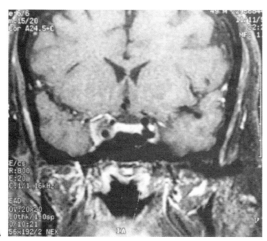
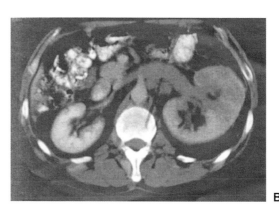
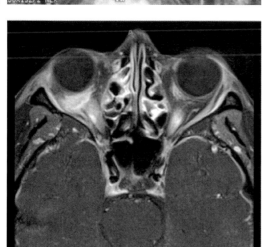

图 19.15　痛性眼肌麻痹患者的神经影像。患者为 49 岁男性，右球后疼痛，右眼全方位运动受限。患者被考虑为 Tolosa-Hunt 综合征，予口服皮质类固醇治疗，但没有改善，眼肌麻痹发展为完全性眼肌麻痹伴右眼视力丧失。**A**：T1 加权冠状位 MRI，静脉注射顺磁性造影剂后，显示右侧海绵窦增大。**B**：腹部 CT 扫描显示左肾占位。该患者诊断为肾细胞癌转移。（Reprinted with permission from Mehelas TJ, Kosmorsky GS. Painful ophthalmoplegia syndrome secondary to metastatic renal cell carcinoma. J Neuroophthalmol 1996；16（4）：289-290.）**C**：T1 增强 MRI（轴位），患者表现为双侧额部疼痛，轻度突眼和右眼重于左眼的结膜水肿。注意左侧颞顶叶凸面的硬脑膜增厚，双侧眼眶炎症浸润。活检显示为 IgG4 浸润性疾病。**D**：T1 增强 MRI，冠状位（左）及轴位（右）显示眶尖组织明显强化，向前延伸。该患者表现为右侧眼眶疼痛，右上眼睑肿胀，突出 3 mm，右侧动眼神经上支轻度麻痹。他对类固醇反应敏感，提示特发性眼眶炎症伴眶尖受累

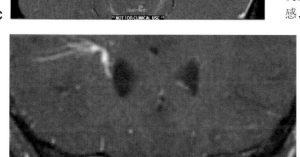
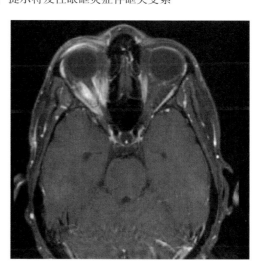

蝶骨海绵窦综合征和眶尖综合征这两种疾病实体通常可以通过临床依据和神经影像来区分。

动眼神经分成两个独立的分支进入眼眶：上支支配上睑提肌和 SR，下支支配内直肌、下直肌、下斜肌以及睫状神经节的运动根。因此，蝶骨海绵窦区或眶尖的病变会引起上下两支支配区内的不完全性动眼神经麻痹（图 19.15D）；然而，如前所述，动眼神经的分支结构起始于脑干，因此，动眼神经分支性麻痹不仅可能由海绵窦和眶尖内的病变引起，也可能由脑干或蛛网膜下腔的病变引起，尽管后者相当罕见。因此，需根据额外的体征和症状进行进一步的临床定位，同时要认识相关的关系解剖学。尽管神经影像可能有助于识别责任病灶的位置，但有些病变用最先进的影像技术也难以发现。

获得性动眼神经麻痹的恢复

动眼神经麻痹，无论完全或不完全，都可能有几种结局。首先，可能会出现完全的恢复，发生在症状出现后的 1～2 周内。在其他情况下，特别是糖尿病和全身高血压相关的动眼神经麻痹，1 个月或更长时间才开始恢复，但通常在 3 个月内完全恢复。还有另外一些病例，恢复需要更长的时间，有时甚至长达 3年。长恢复期通常发生在神经束段的损伤后。

有些动眼神经麻痹的患者病情完全没有改变。这种情况下，动眼神经通常已经因创伤或慢性压迫而截断或者已被肿瘤浸润。

获得性动眼神经联带运动：动眼神经纤维的错向再生

在一些动眼神经麻痹的患者中，动眼神经的功能部分恢复。周围运动和感觉神经，包括自主神经，都可以再生。再生过程产生的轴突比神经中断前的数量多。轴突从神经断端处的近端及未严重损伤的侧支神经发出。施万细胞索形成神经的周围部分，因而新的神经纤维被引导到终末器官。新形成的神经元在退化前到达包含功能神经元的空管（施万管）。再生的轴突具有弥合受损神经中长间隙的能力。

支配多个肌肉的周围神经可能会发生神经纤维的错向再生。因此，从先前支配一组肌肉的轴突中再生芽，最终支配具有不同功能的不同肌肉群。这种**获得性动眼神经联带运动**现象可能发生在动眼神经从脑干到眼眶通路中的任何一点。在成人中，联带运动的发生最初出现在损伤后 9 周左右，而在由产伤导致的动

眼神经麻痹的婴儿中，这种征象可以在出生后 1～6周观察到。在这些患者中，上睑提肌可能接收原本支配内直肌的纤维，或者原本支配 SR 的纤维可能到达下斜肌、下直肌或内直肌。在试图向下转动眼球时眼睑主动抬高，被称为**假 Graefe 征**，以区分甲状腺眼病患者向下注视时眼睑迟落（Graefe 征，详见第 21章）（图 19.16）。

除了原本支配一条眼外肌的纤维错向支配另一条眼外肌之外，原本支配眼外肌的动眼神经纤维也可以到达睫状神经节，与支配虹膜括约肌和（或）睫状肌的节后副交感纤维形成突触。通常，这种异常的神经再支配很容易被观察到，因为只有当患者被要求看向动眼神经兴奋的方向时，瞳孔才会收缩。在其他情况下，瞳孔可能呈中度扩大的持续性麻痹状态，但在裂隙灯生物显微镜下，检查者能够观察到细微的瞳孔运动异常，反映了支配虹膜括约肌的神经错向再生（图19.17 及图 19.18）。

动眼神经错向再生的体征总结如下：

1. 肌肉到肌肉：试图上视或下视时，受累眼内收（SR 或下直肌到内直肌）。反之，试图内收时眼球抬高（内直肌到 SR 或下斜肌）。

2. 肌肉到眼睑：假 Graefe 征——试图向下注视时眼睑退缩并上抬。内收时眼睑上抬也可发生。

3. 肌肉到瞳孔：假阿罗瞳孔——受累的瞳孔对光刺激无反应或反应不良且不规则，但在共轭凝视期间眼球内收时瞳孔会收缩。

4. 眼球上、下视受限，在试图眼球垂直运动时偶尔出现眼球内陷。

几乎所有的先天性动眼神经麻痹的患者都会出现**继发性动眼神经联带运动**现象，然而，大多数该综合征的患者经历了最初导致完全性动眼神经麻痹的原发性急性病变。继发性动眼神经联带运动通常发生于颅内动脉瘤、外伤（包括手术创伤）、梅毒及颅底脑膜炎引起的动眼神经麻痹之后。一般来说，联带运动不发生在神经缺血性损伤后。引导神经侧支发出轴索的神经营养因子的释放通常发生在一定程度的挤压伤中。因此，对于疑似缺血性动眼神经麻痹的患者，尤其是首次发病时，若出现动眼神经联带运动则提示其他病因，如压迫或侵袭性炎症。

虽然获得性动眼神经联带运动综合征最常发生在急性动眼神经麻痹后，它也可作为一种"原发"现象出现，也就是说，没有预先存在的急性动眼神经麻痹。**原发性动眼神经联带运动**的患者通常有缓慢生长

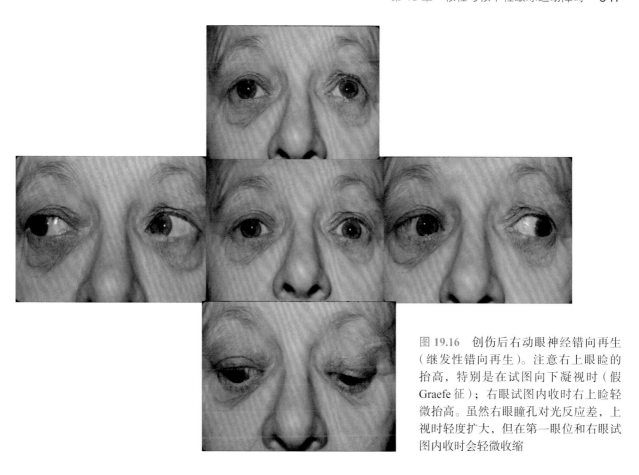

图 19.16　创伤后右动眼神经错向再生（继发性错向再生）。注意右上眼睑的抬高，特别是在试图向下凝视时（假Graefe 征）；右眼试图内收时右上睑轻微抬高。虽然右眼瞳孔对光反应差，上视时轻度扩大，但在第一眼位和右眼试图内收时会轻微收缩

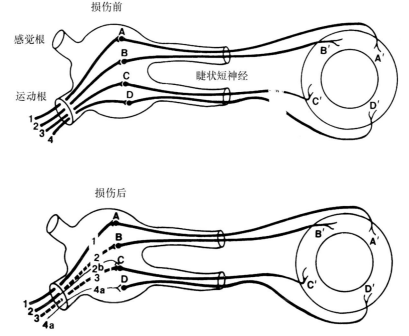

图 19.17　动眼神经错向再生影响瞳孔功能的示意图。**上图**：损伤前，参与瞳孔对光反射的节前纤维与睫状神经节内的神经元突触连接，节后轴突沿着睫状短神经继续支配虹膜括约肌的特定部分。因此，节前纤维 1 与节后纤维 A 突触连接，支配虹膜括约肌的A'区。**下图**：神经节前通路损伤后，可能会发生几种现象：纤维可能未受损（纤维 1）；纤维可能被完全破坏，并且可能永远不会生长（纤维 3 和 4）；或者纤维可能被损坏，并可能发生再生（纤维 2 和 2b）。在这种情况下，侧支轴突芽可以从其他节前纤维中生长出来，而不是从最初支配相应区域虹膜括约肌的节前纤维发出。如果纤维 4a 是从原本支配下直肌的神经中生长出来的，那么当患者试图向下注视时，虹膜括约肌的 D'区就会收缩（From Czarnecki JS，Thompson HS. The iris sphincter in aberrant regeneration of the third nerve. Arch Ophthalmol 1978；96：1606-1610. Copyright © 1978 American Medical Association. All rights reserved.）

的海绵窦病变，特别是脑膜瘤、动脉瘤或三叉神经鞘瘤；而在蛛网膜下腔缓慢生长的病变，包括未破裂的动脉瘤，也可产生原发性动眼神经联带运动。这些病变之所以导致原发性错向再生是因为它们生长缓慢，引起轻度动眼神经损伤而不会产生明显的视觉困难，此外，还允许再生与原生动眼神经轴突的损伤同时发生。

对观察至少 6 个月后仍只有部分恢复的患者，各种斜视手术可能有助于恢复双眼单视（至少在第一眼位），而且上睑下垂手术可用于改善受累眼睑的位置。一些患者的上睑下垂是通过纤维错向再生而修复的（肌肉到眼睑），因此随着时间的推移他们开始出现复视。因此，眼睑下垂手术应当推迟到通过连续观察病情不再进一步改善的时候。外直肌注射肉毒毒素对于正在等待改善的轻度动眼神经麻痹患者，可以重

新调整眼位以获得更好的融合。其他患者似乎只满足于遮盖患眼或者能够忽略重影。不透明的隐形眼镜提供了一种可接受的美容方法来减轻这些患者的主观复视，起到与用缎面感胶带覆盖镜片的眼镜一样的作用。

滑车神经（第 4 对脑神经）麻痹

滑车神经麻痹是普通人群获得性垂直斜视最常见的原因，其他原因有眼肌病（如甲状腺眼病，详见第 21 章）、神经肌肉接头病（如重症肌无力，详见第 20 章）、不完全动眼神经麻痹及反向偏斜（详见第 18 章）。滑车神经麻痹会导致上斜肌（SO）的部分或完全麻痹，随着时间的推移通常伴随其拮抗肌——同侧下斜肌的功能亢进（图 19.19 和图 19.20）。该病患者主诉垂直复视，在注视下方和对侧时最明显。当

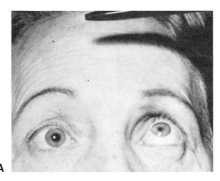
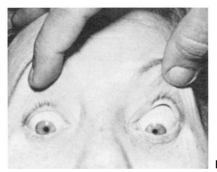

图 19.18　右侧动眼神经的异常再生伴瞳孔受累。**A**：在试图上视时，右眼瞳孔保持中度扩大。**B**：在眼睛向下注视时，右眼瞳孔缩小

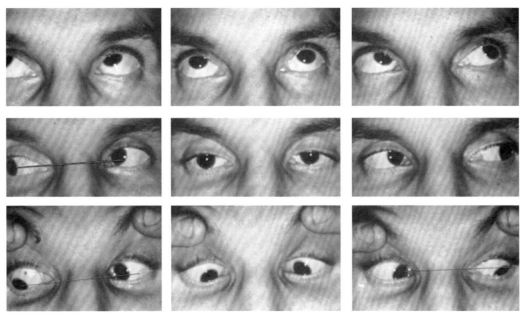

图 19.19　一名 28 岁男子在一次摩托车事故后出现双侧滑车神经麻痹。患者的头顶受到重击。注意患者两只眼在内收位时均不能完全下转。双侧下斜肌功能亢进（Courtesy of Jacqueline Morris，C.O.）

使用双马氏杆或 Lancaster 红绿眼镜进行试验时，可发现患者也有眼外旋，这一特征有助于区分滑车神经麻痹和反向偏斜，后者较高眼位的眼总是内旋的（图 19.21）。当对动眼神经麻痹的患者评估 SO 的功能时，其对眼球的内旋作用尤为重要。在这种情况下，当患者眼球在外展位试图下转时，若没有内旋则表明患者同时缺乏 SO 功能。

大多数患有滑车神经麻痹的患者都患有斜颈。患者的经典表现是将头部歪向瘫痪的 SO 对侧。这种自发性的眼性斜颈并不发生在单眼视力很差的患者和垂直融像度很大的患者中，因上述患者在所有眼位均可融合。有时，一些滑车神经麻痹的患者会将头歪向

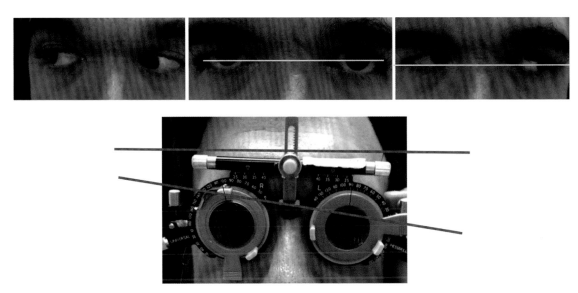

图 19.20　（双马氏杆测试显示右第 4 对脑神经麻痹）一名 39 岁男性向左注视时垂直复视更严重，有右下斜肌功能亢进的证据。双马氏杆测试显示右眼约 10 度的外旋。注意外旋和高位的右眼看到的是较低的图像，该图像对患者来说是内旋的。因此，他通过在测试镜架上旋转右侧镜片来外旋图像，直到图像平行。外旋的角度可以从测试镜架上的标记中读取。以上表现与右侧滑车神经麻痹相一致

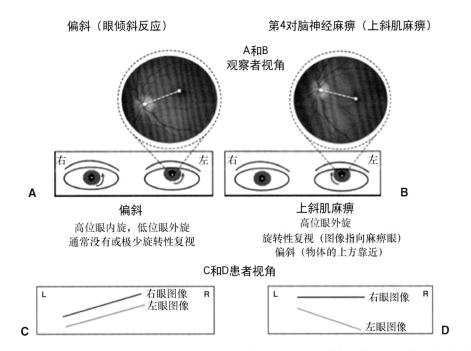

图 19.21　通过观察高位眼旋转方向、检眼镜和双马氏杆测试，通常可以区分反向偏斜和第 4 对脑神经麻痹。在反向偏斜中（**A**、**C**），双眼共轭旋转，高位眼内旋。而第 4 对脑神经麻痹（**B**、**D**）仅表现为高位眼外旋，对侧眼没有旋转（Reproduced with permission of the Oxford Publishing Limited through PLSclear，from Leigh RJ，Zee DS. The Neurology of Eye Movements. 5th ed. Oxford：Oxford University Press；2015.）

SO 瘫痪的一侧，这便导致了更大的图像分离，从而允许其中一个图像被忽略。

先天性

先天性滑车神经麻痹是常见的，其病因尚不清楚，然而，部分患者是由于滑车神经核未发育或发育不全。大多数先天性滑车神经麻痹是散发的。多数患者神经系统正常，但许多患者有一定程度的面部不对称。

先天性滑车神经麻痹的患者通常会出现较大的垂直融像度，随着头部的倾斜，使他们能够代偿自己的肌肉无力。然而，这类患者可能在轻微头部损伤后甚至随着年龄的增长由于失代偿而出现复视。当对这些患者进行评估时，回顾一下旧照片往往会发现以前就已存在的头部歪斜。此外，直接测量垂直融像度可以确定诊断。正常人的垂直融像范围为 2 ～ 4 棱镜屈光度（PD），而先天性 SO 麻痹患者的垂直融像度为 8 ～ 25 PD。

先天性 SO 麻痹可以是双侧的。在某些病例中，患者似乎患有单侧 SO 麻痹，直到他（她）接受了一次尝试性手术矫正，此时对侧 SO 麻痹变得明显。然而，对于大多数病例，仔细测量垂直和旋转偏差可以区分单侧及双侧 SO 麻痹。

获得性

在导致成人和儿童孤立性、获得性、单侧和双侧滑车神经麻痹的已知病因中，钝性头部创伤是最常见的原因，通常是对眼眶、额部、颅底或侧方颅部的直接打击。与其他眼球运动神经麻痹一样，几乎所有病理过程均可造成滑车神经自核发出到眶内终止于其支配的 SO 之间任一部位的损伤。

滑车神经核的病变

除非有其他神经体征提示中脑内部损伤，否则，损伤滑车神经核的脑干病变不能依据临床表现确切定位。即使存在中脑损伤的征象，仍几乎不可能区分核还是束的受累。此外，压迫中脑背侧的外部病变可能会在滑车神经从脑干发出时伤及它们，同时也会损伤脑干内部结构。累及脑桥和中脑交界处被盖的病变常常损伤滑车神经核的细胞，尤其是撞击小脑幕边缘引起的挫伤和出血。其他可对滑车神经核产生内在损伤的病变包括缺血、原发性和转移性肿瘤以及血管畸形。然而，上述病变造成的 SO 麻痹可被伴随的共轭性或核间性凝视缺陷所掩盖。在这类患者中，只有在

核上性障碍缓解后，滑车神经麻痹才可能被识别出来。

单侧和双侧 SO 麻痹可伴随由松果体肿瘤、导水管狭窄和脑积水引起的帕里诺（Parinaud）背侧中脑综合征，在这种情况下，由滑车神经功能障碍所致的垂直复视远比以往认为的更常见。滑车神经麻痹也可以在后颅窝的神经外科手术后发生。

滑车神经束的病变

滑车神经束的病变可由引起滑车神经核损伤的相同疾病引起。这些病变包括压迫、浸润、缺血、出血、创伤和炎症（特别是多发性硬化症）。

由于滑车神经束位于中脑背侧，所以对于病变的定位诊断，相关的神经系统征象不如神经影像检查的帮助大。然而，提示滑车神经麻痹定位于核还是束的两个重要的伴随体征是中枢性霍纳综合征和不伴有视神经病变或视束损伤证据的相对性瞳孔传入障碍（RAPD）。

霍纳综合征是由脑干背侧下行的交感神经纤维损伤引起的，通常靠近滑车神经核（详见第 16 章）。因此，霍纳综合征通常是在滑车神经麻痹的对侧（因为滑车神经交叉了）。唯一的例外是，若病变影响滑车神经束交叉后的部分，那么滑车神经麻痹和霍纳综合征则在同侧。后一种情况与海绵窦定位难以区分，除非存在其他有助于定位的体征。

束性或核性滑车神经麻痹偶尔伴随的 RAPD 是由上丘臂的瞳孔传入纤维损伤引起的。如果麻痹由交叉前的神经束（或滑车神经核）病变所致，RAPD 在滑车神经麻痹的同侧；而如果麻痹是由于交叉后的神经束损伤所致，则 RAPD 出现在滑车神经麻痹的对侧（图 19.22A）。

蛛网膜下腔中滑车神经的病变

由于滑车神经发自脑干的背侧面，因此特别容易受到损伤或压迫（图 19.22B）。这个部位的损伤可能会撕脱刚出脑的神经根，也可能由神经内出血引起牵拉伤或挫伤。

当滑车神经在脑干出口发生损伤时，常为双侧神经受累（图 19.22C ～ E）。双侧麻痹可能会在患者接受了麻痹症状明显一侧的矫正手术后才首次开始显现出来。由于它极其脆弱的性质以及蛛网膜下腔段的走行较长，那些不足以导致颅骨骨折或意识丧失的创伤就可能导致滑车神经麻痹。后颅窝动脉瘤偶尔也会损伤滑车神经的蛛网膜下腔部分，其中多数起源于基底

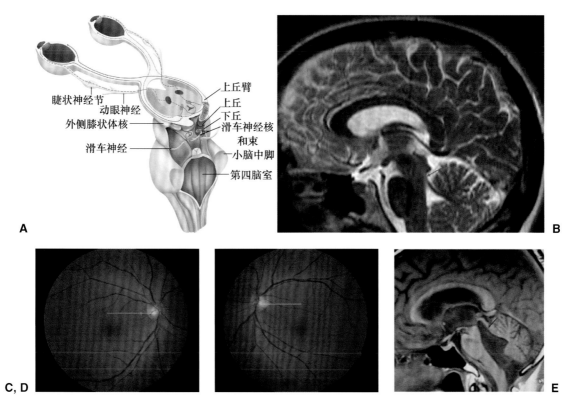

图 19.22 **A**：一名年轻女性的假定损伤部位（蓝椭圆区），她出现左侧滑车神经麻痹，并发现左眼 RAPD（交叉的鼻视网膜纤维多于颞部），但不伴随任何视觉缺陷。图中阴影部分显示病变累及右上丘臂和右中脑背侧，包括右滑车神经核或右滑车神经束的交叉前段。该患者被发现患有脑干间变性星形细胞瘤（Reprinted with permission from Eliott D，Cunningham ET Jr，Miller NR. Fourth nerve paresis and ipsilateral relative afferent pupillary defect without visual sensory disturbance：a sign of contralateral dorsal midbrain disease. J Clin Neuroophthalmol 1991；11（3）：169-171.）。**B**：箭头指的是上（前）髓帆，形成第四脑室的顶，是滑车神经束交叉的部位。在导致双侧滑车神经麻痹的闭合性创伤病例中，通常是剪切伤的部位。**C、D**：分别为双侧第 4 对脑神经麻痹患者右眼及左眼的眼底照片。注意双眼明显外旋，左侧更严重。白线描绘了中心凹的预期正常位置，通常与视盘下缘向上 1/3 个视盘高度平齐。注意两个中心凹明显下移，提示双眼外旋。**E**：T1 加权 MRI，矢状位显示第四脑室和脑导水管扩张导致前髓帆（红色箭头）牵拉，这里是第 4 对脑神经交叉的部位

动脉和小脑上动脉的交界处。

颅底脑膜炎可影响滑车神经的蛛网膜下腔部分，梅毒、结核、结节病和莱姆病是最常见的原因。

滑车神经鞘瘤可累及神经的蛛网膜下腔部分，引起滑车神经麻痹而造成复视。滑车神经蛛网膜下腔部分的其他内在病变包括海绵状血管瘤和动静脉畸形。

滑车神经麻痹与颅内压升高的关联已得到充分证实。其中一些患者患大脑假瘤，而其他患者患有与各种不同疾病相关的脑积水，包括脑室腹腔或脑室心房分流管的堵塞。实际上，双侧滑车神经麻痹可能是前髓帆受累的定位征象，后者是由扩张的中脑导水管或来自扩大的第三脑室向下的压力所致。

海绵窦和眶上裂内滑车神经的病变

导致海绵窦综合征的病变在前面讨论过。当该病变引起合并的眼球运动神经麻痹时，滑车神经经常受累。然而，海绵窦疾病导致孤立性滑车神经麻痹很少见，而缺血性疾病（如糖尿病）可在这个部位影响滑车神经，如同其对动眼神经的损伤一样。从这方面来看，发生在一些带状疱疹患者中的孤立性滑车神经麻痹可能是由局部肉芽肿性血管炎引起的，它起源于三叉神经的眼支，延伸到滑车神经的蝶骨海绵窦部分。但这并不是唯一的机制，因为滑车神经麻痹也发生在一些膝状神经节带状疱疹（即 Ramsay-Hunt 综合征）患者中。

眼眶内滑车神经病变

外伤（包括手术损伤）可能损害眼眶内的滑车神经，然而，在许多情况下，不可能确定是否发生了神经、滑车、SO、肌腱还是其中几种结构合并的损伤。类似的问题也出现在评估伴 SO 功能障碍的眼眶炎症、缺血或血管畸形的患者时。眼眶佩吉特病和肥厚性关

节炎患者的 SO 瘫痪也可能是由滑车内 SO 肌腱的机械破坏引起的，而不是由滑车神经本身的损伤所致。

获得性第 4 对脑神经麻痹的恢复状况差别很大。缺血或脱髓鞘引起的麻痹往往在几周到几个月内改善，通常完全缓解。因此，对于外伤（手术或其他因素）引起的麻痹应观察几个月后再考虑矫正手术。然而，未能得到完全恢复者，最终需要手术调整。失代偿性先天性第 4 对脑神经麻痹的患者偶尔可以恢复融合，但一旦发生失代偿，他们通常会保持某种程度的眼位偏斜。

滑车神经麻痹的评价及处理

滑车神经麻痹主要通过"三步测试"法诊断。必须强调的是，这种测试只有在单个旋转垂直肌肉麻痹时才有用。此外，尽管我们认为"三步测试"对拟诊为滑车神经麻痹的患者非常有用，但它对其他垂直肌肉麻痹的诊断可靠性值得怀疑。此外，当使用"三步测试"进行评估时，限制性眼肌麻痹、重症肌无力和反向偏斜可能与滑车神经麻痹非常相似（图 19.23）。

对于尚未缓解的获得性或失代偿性先天性滑车神经麻痹的患者的垂直或旋转性复视的治疗是具有挑战性的，特别是对于那些有明显的旋转性眼位偏斜或双侧第 4 对脑神经麻痹的患者。在其他情况下，特别是有轻度垂直位移的患者，使用垂直压贴（Fresnel）三棱镜或在镜片上加磨三棱镜可能是有益的，但是鉴于这种情况的眼位偏斜通常为非共同性的，向周边极端凝视时几乎总是存在一定程度的复视。长期患有滑车神经病变的患者常表现出"共同性扩散"，因而光学重组策略更为有效。对于获得性滑车神经麻痹患者，

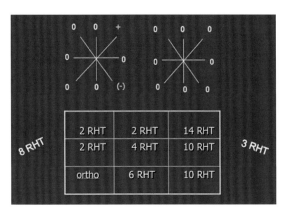

图 19.23 对一名右侧滑车神经麻痹患者进行的斜视度测量。"三步测试"表明：（1）第一眼位右眼上斜；（2）对侧注视 RHT 恶化；（3）头部向同侧倾斜时恶化。注意轻度右眼下斜肌活动过度和上斜肌活动不足。通常包括第四步，向下注视时右眼上斜加剧

除非医生确定滑车神经已被截断，否则要在发病至少 6 个月后，而且此期间斜视度测量值保持不变时，方能考虑尝试手术矫正。

当滑车神经麻痹在适当的时期内保持稳定时，可以尝试使用几种手术方法中的任何一种来矫正持续性复视。这些方法旨在：①加强全部或部分 SO；②削弱其拮抗肌——同侧下斜肌；③削弱其配偶肌——对侧下直肌。许多外科医生出于对融合的垂直范围窄以及不同个体手术量差异性的考虑，对这些患者优先采用可调节缝线的技术。决定使用上述某种方法或结合使用几种方式取决于仔细的斜视度检查的结果。双侧滑车神经麻痹的治疗也要经过类似的考量。考虑到双侧麻痹患者双眼的大幅度外旋，通常需要 Harada-Ito 手术。虽然先天性和获得性滑车神经麻痹的手术结果通常很好，但一开始就应该告知患者特别是双侧麻痹患者可能需要多种方法来实现准确矫正。

展神经（第 6 对脑神经）麻痹及核性水平凝视麻痹

展神经的独特之处在于其细胞核的损伤会导致向病灶方向的双眼水平凝视麻痹。此外，该神经的精确解剖位置会产生不同于动眼神经或滑车神经损伤造成的综合征。

先天性

孤立出现的先天性外展运动缺失是极其罕见的，但可能因出生前不久或分娩过程中展神经损伤而发生。婴儿先天性外展无力的发生率，从剖宫产分娩的 0 到自然阴道分娩的 0.1%、产钳分娩的 2.4% 及真空吸引的 3.2%，这种逐渐增加的趋势表明产伤是该病的一个主要因素。

先天性眼球共轭水平运动瘫痪比单侧或双侧外展无力更常见。先天性水平凝视麻痹可呈孤立性散发性发病，也可呈家族性发病。孤立性双侧水平凝视麻痹患者的组织学表现包括展神经核缺失或发育不全以及展神经缺失。

伴以下两种疾患的先天性水平凝视障碍更为常见：Möbius 综合征和 Duane 眼球退缩综合征（Duane retraction syndrome，DRS）。

Möbius 综合征（先天性延髓麻痹）

该综合征影响双侧面部和水平凝视运动。患者呈面具脸，持续张口，眼睑通常不能完全闭合。一些患

者仅表现为内斜视伴单侧或双侧外展受限，有的甚至能够辐辏。然而，大多数患者眼睛直视，不能向左右水平移动（图 19.24）。Möbius 综合征患者的其他先天性缺陷包括耳聋、蹼状手指或脚趾、多生手指、胸颈部尤其是舌头肌肉萎缩，以及手、脚、手指或脚趾缺失。几乎所有的 Möbius 综合征患者都有一定程度的认知发育受损。

Möbius 综合征患者的脑干病理改变的多样性表明，该综合征实际上是一组异质性的先天性疾病，一些病例是由发育缺陷引起的，其他病例是由获得性缺氧或其他损伤引起的。大多数病例是散发的。

Duane 眼球后退综合征（Stilling-Turk-Duane 综合征）

DRS 是一种先天性眼球运动疾病，特征是外展不能或明显受限、内收不同程度受限、内收时睑裂缩小并且眼球后退。眼球的垂直运动经常发生在内收时，最常见的是急速上转。

在所有 DRS 患者中，眼球水平运动障碍非常常见。大多数单侧发病，15% ～ 20% 的患者双侧发病。大多数患者的注视方向朝向未受累眼一侧，某些患者将脸转向受累眼的一侧以获得双眼单视。视力通常正常。因此，在大多数情况下，除非患者有明显的转头，否则不需要任何治疗。

肌电图检查表明，DRS 是一种神经源性疾病，动眼神经的分支支配了外直肌。眼球的后退是由水平直肌共同收缩引起的。尸检已证实眼外肌的神经支配异常，展神经核及神经缺失，外直肌由动眼神经的分支支配。有趣的是，在展神经核区域，核间神经元的胞体通常保持完整。

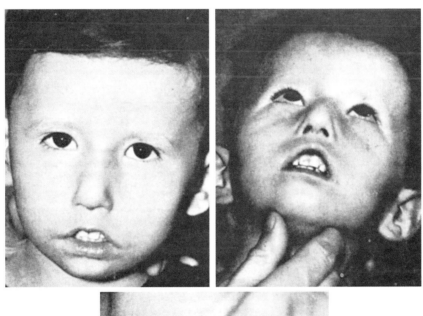

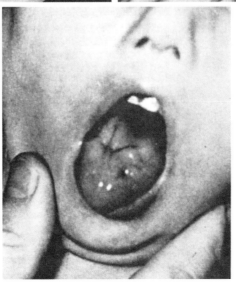

图 19.24 一名 3 岁男孩患 Möbius 综合征。他有自发的垂直眼球运动，但没有水平眼球运动。注意双侧面瘫和舌肌萎缩

DRS 有三种类型：Duane Ⅰ型特征为外展受限或不能，内收相对正常；Duane Ⅱ型表现为内收受限或不能，外展相对正常；Duane Ⅲ型的特点是外展和内收均受限。在所有情况下，涉及动眼神经和展神经的眼球运动神经支配异常是该综合征的机制。

虽然一些 DRS 病例由产伤引起，但 30%～50% 的 DRS 患者伴有眼部、骨骼和神经结构的先天性缺陷。这些经常受累的结构的分化发生在妊娠第 4～8 周，与眼运动神经的发育同时发生。因此，一些病例中，妊娠第 2 个月的致畸事件可能导致 DRS。大多数 DRS 病例是散发的，但家族性单侧和双侧发病的病例约占所观察病例的 10%。此外，个别患者在严重的钝性创伤后引起眶尖处眼球运动神经的挤压伤，出现 DRS 样综合征。

获得性
展神经核的病变

展神经核不仅包含支配同侧外直肌的运动神经元，还包含核间神经元的胞体，核间神经元发出纤维穿过中线沿对侧内侧纵束（MLF）上升至该侧内直肌亚核内形成突触（图 19.25）。因此，损伤展神经核的病变产生同侧的**共轭凝视麻痹**，而双侧展神经核的病变则导致完全不能共轭水平凝视。鉴于展神经核为各自的眼外肌提供了最终的运动指令，因此用眼头（前庭-眼）反射无法克服这种水平凝视麻痹，这一特征与同侧脑桥旁正中网状结构（PPRF）或对侧皮质的病变不同（详见第 18 章）。**展神经核的病变不会仅出现单侧和双侧孤立性的外展无力。**多数（不是全部）展神经核受损的患者也可出现同侧周围性面神经麻痹，因为面神经束在离开脑干之前围绕着展神经核走行。

展神经核损伤引起的水平凝视麻痹并不总是对称的，这可能是因为外展运动神经元的胞体比核间神经元对某些损伤更脆弱，从而产生一个不对称水平凝视瘫痪，外展眼更为严重。展神经核的病变有时损伤同侧 MLF，产生**一个半综合征**，该综合征包括水平凝视麻痹合并核间性眼肌麻痹（INO）（详见第 18 章）。

产生内源性脑干损伤并因展神经核损伤导致获得性单侧或双侧水平凝视瘫痪的病变包括缺血、浸润、创伤、炎症和压迫（图 19.26）。

Wernicke-Korsakoff 综合征的患者经常出现共轭性凝视瘫痪，可能是由于展神经核的代谢性损伤。肌萎缩侧索硬化患者的展神经核可发生神经元丢失和胶质增生。

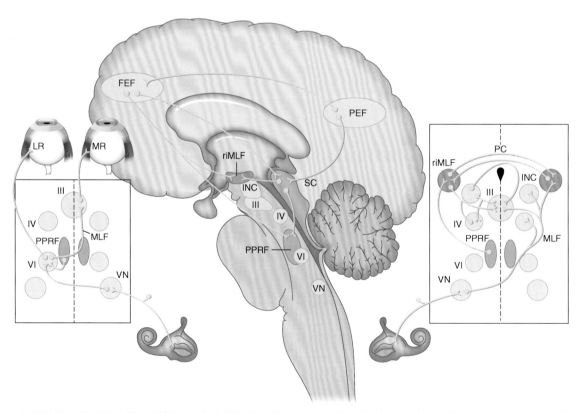

图 19.25　左图显示，外展核（Ⅵ）不仅包含支配同侧外直肌（LR）的运动神经元，还包含核间神经元的胞体，核间神经纤维穿过中线沿对侧内侧纵束（MLF）上升到该侧内直肌亚核（Ⅲ）内形成突触。MR，内直肌；PPRF，脑桥旁正中网状结构；VN，前庭核；IV，滑车神经核；riMLF，内侧纵束头端间质核；INC，Cajal 间质核；SC，上丘；FEF，额叶眼区；PEF，顶叶眼区；PC，后连合

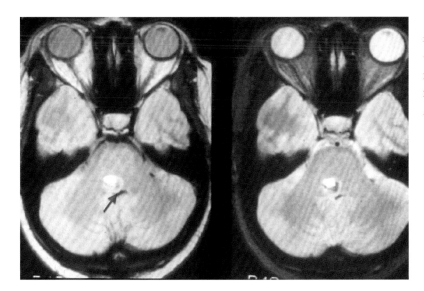

图 19.26　一名 62 岁女性的 MRI，表现为缓慢进行性右侧水平凝视麻痹和同侧面肌无力。轴位质子密度（**左**）和 T2 加权（**右**）像显示右侧展神经核和邻近面丘区域的一处病变（箭头示，面神经束）。该患者乳腺癌有全身性转移的证据，考虑脑干病变为转移灶

展神经束的病变

当展神经核和同侧展神经束一同损伤，导致展神经麻痹与向病变同侧的凝视麻痹共存时，不能识别凝视麻痹中是否有周围神经损害成分，除非双眼间存在明显不对称，即外展眼比内收眼运动受限更显著。在其他情况下，展神经束受累导致孤立性外展无力，临床上与脑干外部的展神经受累无法鉴别。然而，大多数损伤展神经束的病变同时损伤周边神经组织，从而产生独特的临床综合征。

脑桥被盖的损伤可损伤展神经束和面神经束、孤束核、中央被盖束、三叉神经脊束（及三叉神经脊束核）、上橄榄核或这些结构的组合。这种病变可导致同侧展神经麻痹、同侧面瘫（弛缓性）、舌前 2/3 的味觉丧失、同侧中枢性霍纳综合征、同侧面部痛觉缺失、同侧外周性耳聋和对侧无力。综上，这些征象组成了小脑前下动脉综合征——**Foville 综合征（脑桥内下侧综合征）**，该综合征的临床表现很少全部出现，许多情况下伴有同侧水平凝视麻痹而不是同侧展神经麻痹，表明核受累而不是束受累。

脑桥旁正中更靠近腹侧的病变除了损伤展神经束的腹侧，还可能损伤皮质脊髓束、面神经束的腹侧或两者均有。这种病变造成同侧展神经麻痹和对侧偏瘫，伴有同侧周围性面瘫（**Millard-Gubler 综合征**）或不伴有同侧周围性面瘫（**Raymond-Céstan 综合征**）（图 19.27）。

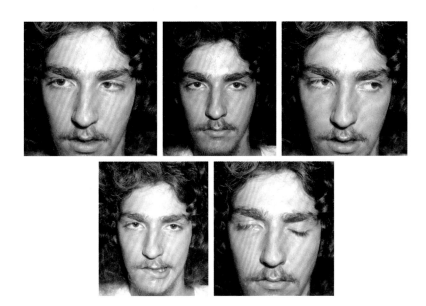

图 19.27　一名 23 岁男性脑桥内出血，表现为 Millard-Gubler 综合征。患者右侧展神经麻痹，右侧周围性面神经麻痹和左侧（对侧）偏瘫

展神经束的病变可由缺血、肿瘤压迫或浸润、感染和炎症引起。脱髓鞘是神经束性展神经麻痹最常见的炎性病因，通常数周后好转。累及展神经束或核的多发性硬化症斑块通常也会损伤邻近的面神经束，导致第 7 对脑神经的过度活跃（类似于偏侧面肌痉挛），而不是面部无力。因此，对面部肌肉过度活跃并怀疑微血管压迫第 7 对脑神经根进入区的患者，除了需做脑部 MRA 外，还应做脑 MRI 以检查脑实质。

蛛网膜下腔中展神经病变

蛛网膜下腔中展神经损伤的原因多种多样。神经走行长通常被认为是其频繁受累的原因，然而，滑车神经走行更长，其麻痹的发生率却不如展神经。事实上，展神经的位置和走行是导致展神经麻痹的主要因素，而非长度因素。展神经位于脑桥腹侧表面，并通过小脑前下动脉与脑桥紧密毗邻，因此它可能被小脑前下动脉、小脑后下动脉或基底动脉压迫，特别是当这些血管有动脉粥样硬化或延长扩张时。这些血管的动脉瘤也可能导致展神经麻痹。在这些患者中，通常没有其他脑神经受累的表现，但可能有严重的头痛。

展神经从脑桥发出后，几乎垂直通过蛛网膜下腔，穿透斜坡上的硬脑膜（图 19.28A ～ C）。在其走

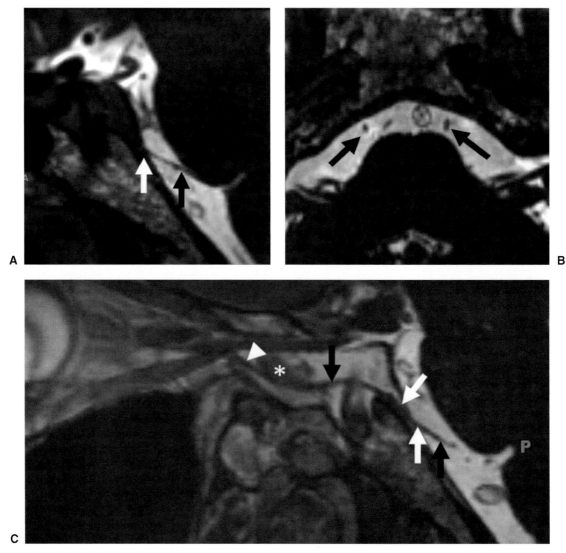

图 19.28　**A**：脑 MRI 非增强斜矢状位，CISS 序列显示展神经（黑色箭头）来自脑桥延髓交界处，向上和向前向斜坡背侧延伸。本患者神经较浅，没有明显的脑脊液外渗（白色箭头）。**B**：轴位 CISS 序列显示两侧展神经位于脑池中的部分（箭头）。**C**：增强后斜矢状位 CISS 序列显示展神经（黑色向上箭头）延伸至穿透硬脑膜内层，没有明显的硬脑膜段（白色向上箭头）。展神经穿过岩骨斜坡（白色向下箭头）进入海绵窦段（黑色向下箭头），紧邻海绵窦内颈内动脉穿行（星号）进入眶上裂（△所指）。（Courtesy of Blitz AM，Macedo LL，Chonko ZD，et al. High-resolution CISS MR imaging with and without contrast for evaluation of the upper cranial nerves：segmental anatomy and selected pathologic conditions of the cisternal through extraforaminal segments. Neuroimaging Clin N Am 2014；24（1）：17-34. Copyright © 2014 Elsevier. With permission.）

行过程中，容易受到后颅窝各种病变的损伤，包括颅顶撞击引起的脑干下沉、幕上占位性肿物（经幕疝）、后颅窝肿物和结构异常（如 Chiari 畸形、斜坡浸润，图 19.29A、B）。在这些情形下，展神经可能在其与脑桥或斜坡附着处被拉伸和损伤。创伤可能是直接的，包括神经外科手术，也可能是钝性闭合性头部损伤引起的间接创伤。单侧和双侧展神经麻痹，通常伴有其他神经体征和症状，在行头盆环牵引术的患者中

已有报道。

脑膜炎可引起展神经麻痹。与脑膜炎引起的其他眼运动神经麻痹一样，麻痹通常是双侧的。脑膜炎可导致颅内压升高，而颅内压升高本身便可产生单侧或双侧展神经麻痹，如在大脑假瘤、硬脑膜静脉窦血栓形成或急性脑积水患者中。在这种情况下，麻痹可能被误认为是颅内肿瘤的定位征象。无论颅内压是否升高，腰椎穿刺后可能会发生单侧（偶尔为双侧）展神经麻痹。事实上，当展神经沿斜坡走行时，颅内压升高及低颅压均可牵拉展神经（并导致其麻痹），因为在这两种情况下，大脑对下面的展神经均施加向下的压力。

单侧和双侧展神经麻痹可发生于特发性肥厚性硬脑膜炎的患者，是一种以慢性非肉芽肿性脑膜炎症为特征的疾病（图 19.30）。IgG4 相关的硬脑膜炎和细菌引起的硬脑膜炎也可导致单侧或双侧展神经麻痹。

岩尖部展神经硬膜外部分的病变

展神经穿过斜坡上的硬脑膜后，沿岩骨床突（Gruber）韧带下通过，在此区域毗邻乳突气房。有严重乳突炎的患者，炎症可能扩展到岩骨尖部，从而导致硬膜外腔脑膜的局部炎症，典型的病变被称为 **Gradenigo 综合征**，邻近的展神经开始发炎和麻痹。此外，由于半月神经节和面神经也在附近，患者同侧面部和眼周产生严重疼痛，也可以发展为同侧面瘫。展神经麻痹在疼痛发作后 2～3 天才发生，常出现畏

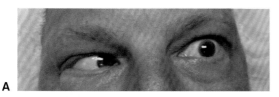
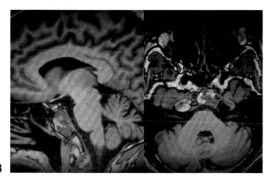

图 19.29　一名 55 岁男性，患转移性肾细胞癌。**A**：外观照片显示一个近乎完全的左侧展神经麻痹。**B**：T1 加权 MRI、矢状位（左）和轴位（右）显示斜坡内斑驳的不均匀信号（圆圈所示），T1 加权像上正常的亮信号消失，表明斜坡浸润，损伤了沿蛛网膜下腔走行的展神经

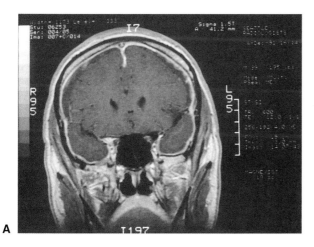
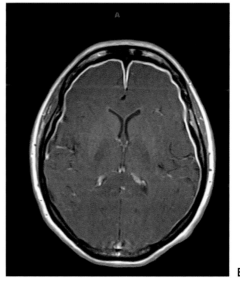

图 19.30　**A**：一名 39 岁男性的神经影像，患有慢性进行性右眼外展无力伴头痛。轴位 T1 加权 MRI 显示弥漫性脑膜增强及右侧海绵窦炎性改变。脑膜活检诊断为特发性肥厚性脑膜炎。经颅脑放疗和免疫治疗后缓解。**B**：一名 43 岁女性患 IgG4 浸润性疾病，T1 加权 MRI 轴位像显示，大部分前部硬脑膜强化并增厚

光和流泪，角膜感觉可能减弱。一些患者会发生脑膜炎，而有些患者只发生局部炎症。由于在确诊或疑诊的急性中耳炎的儿童中及时地、普遍地使用了抗生素，所以 Gradenigo 综合征的发病率极低。

非炎性病变也可累及岩尖，产生类似 Gradenigo 综合征的症状。这些病变包括肿瘤和颈内动脉岩段的动脉瘤。因此，对表现为岩尖综合征的患者在判断病变为炎症性的结论之前，应仔细进行适当的神经影像学检查。

当横窦血栓形成或静脉炎延伸到岩下窦（inferior petrosal sinus，IPS）时，可能导致展神经麻痹，因为展神经和 IPS 共用 Dorello 管内的狭窄空间。类似的情况也发生在根治性颈部清扫术中颈静脉（尤其是右侧颈静脉）结扎或后部引流的颈内动脉海绵窦瘘的患者中。乳突炎患者发生展神经麻痹有时是因为 IPS 的血栓形成所致。

海绵窦及眶上裂内展神经的病变

海绵窦内的病变可引起孤立的或合并其他脑神经病变的展神经麻痹。展神经位于海绵窦的内部，而不是动眼神经、滑车神经和眼神经所在的窦侧壁的深层，更容易受到海绵窦内血管性病变的损伤，包括动脉瘤、直接的颈内动脉-海绵状瘘和海绵窦区硬脑膜动静脉瘘，少数情况下还包括颈内动脉夹层。

浸润海绵窦的以及压迫海绵窦内结构的肿瘤可能产生孤立性展神经麻痹。这些病变包括脑膜瘤、转移癌、鼻咽癌、淋巴瘤、伴或不伴卒中的垂体腺瘤、颅咽管瘤，以及视交叉和海绵窦区的各种其他罕见病变，包括鞍上生殖细胞瘤、骨肉瘤、畸胎瘤和多发性骨髓瘤或浆细胞瘤。当这些病变足够大时，它们可累及海绵窦并导致双侧展神经麻痹。

缺血性疾病，如高血压、糖尿病、巨细胞动脉炎、系统性红斑狼疮和偏头痛，同肉芽肿性炎症（如结核病、结节病或 THS）和非肉芽肿炎症（如蝶窦脓肿或特发性肥厚性硬脑膜炎）一样，可损害海绵窦内的展神经。带状疱疹也可侵犯海绵窦内的展神经导致其麻痹。

海绵窦病变单独累及展神经并不罕见，但更常见的表现是展神经麻痹合并其他神经受损的症状和体征，即使没有其他眼球运动神经受累。这些海绵窦综合征中更重要的一种是孤立性展神经麻痹合并同侧神经节后霍纳综合征。该综合征可能与原发性和创伤性海绵窦内动脉瘤以及海绵窦内或侵犯海绵窦的良性和恶性肿瘤有关。该综合征的发生可以用海绵窦内的眼交感神经纤维的走行来解释，它离开颈内动脉并与展神经短暂连接，然后离开展神经融入三叉神经的眼支。

眶内展神经的病变

展神经在眼眶内走行非常短，距离眶上裂仅几毫米便穿入外直肌。因此，眼眶内该神经的孤立受累罕见，可能会发生在起源于眶内展神经鞘的原发性眼眶神经鞘瘤患者中。展神经麻痹也可以发生在准备下颌手术的患者在注射麻醉剂后。

慢性孤立性展神经麻痹

多数展神经麻痹的患者要么自发缓解，要么被发现导致麻痹的潜在病变。然而，一些患者并没有恢复，尽管进行了广泛的评估，也没发现明显的病变（见"展神经麻痹的评估和处理"部分）。我们定期随访这些患者，每次患者就诊时采集一次病史并进行一次全面的检查。如果在此期间患者出现其他神经体征或麻痹加重，我们将进行完整的检查，包括神经影像学和耳鼻喉科评估。如果在 3 个月内病情没有变化，我们将对患者进行或重复进行完整的评估。许多病程超过 6 个月的孤立性慢性展神经麻痹的患者是完全良性的，但有相当一部分患者存在颅底肿瘤，早期发现有利于治疗。

展神经麻痹自发缓解并不能排除肿瘤的存在。这类病例缓解的可能机制包括髓鞘再生、轴突再生、短暂压迫的减轻（如出血的再吸收）、受损血流的恢复、先前牵拉到肿瘤上的神经的滑脱，或对肿瘤的免疫反应。

展神经麻痹的评估和处理

有一种倾向认为，所有伴有单侧或双侧外展无力的内斜视患者都有展神经麻痹。事实上，遇到此类患者的医生应该首先考虑这种情况为肌病（如甲状腺眼病——详见第 21 章）或神经肌肉病（如重症肌无力——详见第 20 章）的可能性。针对这些可能性进行仔细的病史询问和查体足以排除这类病因。或者，医生可能需要进行进一步的检查，包括眼眶超声、眼眶影像、甲状腺功能检测、抗受体和其他肌无力相关抗体的血清测定，以及单纤维肌电图。

一旦医生做出展神经麻痹的初步诊断，他或她应该依据伴随的症状和体征以及患者的年龄开始评估，就像对动眼神经麻痹患者进行的评估一样。对所有拟诊展神经麻痹的患者都必须进行彻底的神经学评估，特别是关于前 8 对脑神经和眼交感神经通路的完整性。如果患者存在其他神经体征（如三叉神经感觉神经病、面瘫、听力丧失、霍纳综合征），应进行神经影像学检查，首选眼眶和颅脑的钆增强 MRI。对于怀疑有动脉瘤或受累眼出现轻度红肿或眼球突出的患者，应加做 MRA 或 CTA，因为有上述症状的患者如果出现嗜睡或不适，要考虑到有自发性硬脑膜颈动脉海绵窦瘘，甚至海绵窦血栓形成的可能性。脓毒性海绵窦血栓形成的患者几乎总是有明显的脓毒症的全身表现。

如果患者有明显的展神经麻痹却没有其他表现，并且有潜在的全身血管疾病或处于血管病高发的年龄（即 60 岁以上），展神经麻痹的发作又是突然的，可以进行影像学检查或定期随访，每次患者就诊时采集一次病史并做一次全面的检查。如果在此期间，患者出现其他神经体征或麻痹加重，则进行全面的检查，包括神经影像学和耳鼻喉科评估。如果在 3 个月内没有发生变化，应对患者进行全面的重新评估。另外，如果患者年龄在 60 岁以下，并且没有缺血性或炎症性疾病的危险因素，我们在进行 MRI 检查时会仔细查看展神经从脑干到眼眶的通路。有些患者可能需要腰椎穿刺。

展神经麻痹可能缓解，也可能不缓解，而缓解可能是完全的或不完全的。缺血性麻痹患者几乎总是能完全恢复，通常在 2～4 个月内。30%～54% 的创伤性展神经麻痹患者会有一定程度的自发恢复，可能需要 1 年以上的时间。在未恢复的患者中，经常存在严重的病变（如肿瘤、卒中、动脉瘤），因此，对在 3～6 个月内未恢复的展神经麻痹患者进行评估是十分重要的。

一般来说，对展神经麻痹发病至少 6 个月以上仍然没有改善的患者，可考虑用斜视手术纠正；对于明确展神经无法修复的患者，斜视手术可以提前。在此期间，一些患者更喜欢遮挡一只眼，而另一些患者则能够忽略他们的复视或视觉混淆。眼罩是遮挡一只眼的最简单的方式，也可以使用不透明的隐形眼镜或一个镜片上覆盖有缎面感胶带的眼镜。8 岁以下的患者应进行交替遮盖双眼，以防止弱视。在大多数单侧外展肌麻痹的患者中，棱镜并没有很大的好处，而对于展神经不完全麻痹的患者，如果偏差不是特别大，棱镜偶尔可以在第一眼位实现双眼单视。

肉毒毒素对拮抗肌——内直肌的化学去神经支配作用可用于治疗急性和慢性展神经麻痹患者。如果需要，这种方法可以与手术相结合。策略包括削弱同侧内直肌并加强同侧外直肌（当麻痹肌存在部分张力时）或某种类型的垂直肌肉转位手术（Knapp 全肌腱、Hummelsheim 或 Jensen），用或者不用可调节缝线。对于完全性瘫痪的患者，如果考虑进行手术，就需要进行肌腱转位手术，并且可以在一定程度上改善眼球向麻痹侧的转动，而其主要目标是改善第一眼位的协同。如果外科医生和患者都能清楚地理解这些目标和局限性，结果通常是非常令人满意的。

眼运动神经活动过度

几种眼球运动综合征的特征是一个或多个眼球运动神经的过度活跃，而不是活动减退。其中最常见的是眼神经性肌强直（ONM）和上斜肌肌颤搐（SOM）。

眼神经性肌强直

ONM 的特征是持续几分钟的发作，发作期间有动眼神经、滑车神经或展神经支配肌肉的过度活动。通常单侧发病，但也可双侧发病。在大多数病例中，只有一条眼球运动神经支配的眼外肌受到影响，但部分患者累及一侧多条眼球运动神经支配的肌肉（图 19.31）。当 ONM 影响受动眼神经支配的肌肉时，可能与 COPS 相混淆。在 ONM 中，动眼神经支配的眼外肌过度活动（即受累眼由于内直肌的过度活动而内斜，瞳孔可能会收缩，眼睑可能会退缩），随后眼、瞳孔、眼睑恢复正常；而在 COPS 中，过度活动期（即痉挛）与动眼神经麻痹期（即眼外斜、瞳孔扩大及眼睑下垂）交替出现。在大多数患者中，ONM 是永久性的，然而，它在一些患者中会自发缓解，在其他患者中会随着治疗而消失。

大多数发生 ONM 的患者都接受过颅底放射治疗。然而，情况并非总是如此，例如，一些患者间接接收了放射线后发病。如患者在接受碘苯酯（Pantopaque，Thorotrast）脊髓造影多年后发生 ONM，碘苯酯是一种弱放射性物质。其他患者在甲状腺功能障碍眼眶病的情况下发生 ONM。

对 ONM 患者的评估，特别是既往无放疗史的患者，应包括脑 MRI，特别要注意鞍上区和后颅窝。卡马西平可以有效治疗这种疾病。

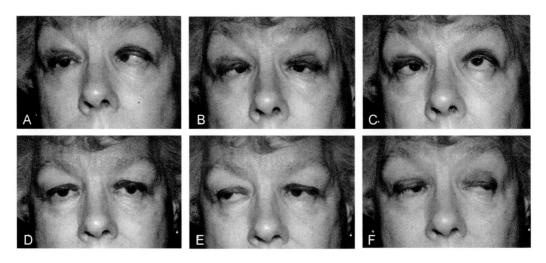

图 19.31 眼神经性肌强直。一名 62 岁女性在就诊前 15 年因垂体肿瘤接受了全脑放射治疗。患者出现右眼、左眼（**A**）或双眼（**B**）的阵发性内收痉挛，持续数秒钟。在痉挛期间，瞳孔保持正常，如果患者出现近反射的痉挛，则没有预期可能出现的调节痉挛的证据。此外，偶尔也有左眼上视痉挛（**C**）。在痉挛发作之间，眼位正常（**D**），水平注视正常（**E**、**F**）。痉挛最初对奎宁（通宁水）有反应，但后来需要用卡马西平治疗

上斜肌颤搐（上斜肌微震颤）

上斜肌颤搐（superior oblique myokymia，SOM）的典型症状是单眼视力模糊或患眼震颤感。患者通常会有短暂的旋转性振动幻视发作，通常将其描述为"闪烁"感，垂直或旋转性复视，或两者兼有。发作通常持续不到 10 秒，但每天可发生多次。这些发作可通过向下看、将头向受累眼侧倾斜或眨眼而引起。SOM 的眼球运动包括单侧、高频、低幅度的旋转运动，通常在肉眼检查时难以识别，而在使用检眼镜或裂隙灯生物显微镜检查时很明显。

大多数 SOM 患者是没有潜在疾病的年轻成人，也有个案报道年轻和老年患者的 SOM 继发于滑车神经麻痹、轻微头部创伤、多发性硬化症、脑干卒中、硬脑膜动静脉瘘和小脑肿瘤。越来越多的报道表明，滑车神经在其神经根入口区有血管受压的证据。SOM 的病因可能是神经元损伤和随后的再生，导致肌纤维不同步收缩，这也被认为是其他脑神经过度活跃的病因，如三叉神经痛和面肌痉挛。

SOM 在一些患者中会自发缓解。其他患者可能会经历很长时间（数年）方能缓解。还有一些患者的症状不明显，因此不需要治疗。对于受症状困扰严重的患者，可以进行药物和手术治疗。个别患者对多种药物有反应，包括加巴喷丁（通常是一线药物）、卡马西平、巴氯芬，以及局部或全身给药的 β-肾上腺素能阻断剂。如果患者对药物治疗无反应、发生药物副作用，或不希望因自身状况服药，经眼外肌手术后症状可能完全缓解，其中最有效的是受累上斜肌肌腱切除术结合同侧下斜肌切除术。

累及眼球运动神经和其他脑神经的联带运动

联带运动是由不同神经或同一神经的不同分支支配的肌肉的同时运动或协同运动。正常发生的脑神经联带运动的例子是吮吸、咀嚼、眼球共轭运动和 Bell 现象。

异常的脑神经联带运动最常见的是 DRS（见上文）和 Marcus Gunn 颌动-瞬目现象（三叉-眼动联带运动）。类似的涉及各种面部、颈部肌肉和眼外肌的联带运动罕见。上斜肌（受滑车神经支配）与抬高舌头和舌骨的肌肉之一（受三叉神经、面神经或舌下神经支配）之间的联带运动可导致由吞咽引发的复视。同理，眼球上下浮动也可伴随下颌运动，这表明了一种三叉-眼动联带运动的复杂形式，类似于经典的 Marcus Gunn 颌动-瞬目现象，但累及了上睑提肌以外更多的肌肉。

20

神经肌肉传导异常

赵朔 译 邹文军 校

正常神经肌肉传导

乙酰胆碱（acetylcholine，ACh）是一种主要在运动神经末梢合成并储存在囊泡中待释放的天然神经递质。神经传递始于囊泡内容物通过胞吐的形式释放，发生在突触后膜上 ACh 受体浓度最高区域正对的特定释放点（图 20.1），从而可以最大限度地减少神经递质到达受体的距离。当 ACh 与受体结合后，突触后膜对钠离子和钾离子的通透性暂时升高从而发生去极化。当神经冲动到达运动神经末梢，去极化的程度通常足以触发一个沿肌膜传导的动作电位，继而引发肌肉的收缩。整个过程非常迅速，仅有约 1 ms，在 ACh 被清除后即终止。ACh 的清除部分是由于其通过扩散远离神经肌肉接头（neuromuscular junction，NMJ），但最主要是由于乙酰胆碱酯酶对其的迅速水解。

重症肌无力

重症肌无力（myasthenia gravis，MG）是一种以肌无力和易疲劳为临床特征的疾病，由 NMJ 中可用的 ACh 受体数量减少引起。ACh 受体的耗损是由一种或多种针对 ACh 受体或其他 NMJ 突触后膜成分［如低密度脂蛋白受体相关蛋白 4（LRP4）］的抗体介导的，继而导致神经肌肉传导异常。80% ～ 90% 的 MG 患者血清中可检出此类 ACh 抗体，它们可以降解、阻断或调节 ACh 受体，使其不能与 ACh 结合。也有一部分患者无 ACh 抗体，但有另一种可结合于肌肉特异性激酶（muscle-specific kinase，MuSK）的 IgG 抗体。此外，约 9% 的 MG 患者的血清中 ACh 抗体和 MuSK 抗体均为阴性，这类患者常有单纯的眼部疾病。

流行病学

自身免疫性 MG 可发生于任何种族和年龄的患者，其发病率为（4 ～ 5）/100 000 人年。该病总体上女性多见，但不同年龄段的性别比例各异，在年轻患者中女性多发，而在发病年龄较大的患者中男性多发。

眼肌型及全身型重症肌无力

60% ～ 70% 的 MG 患者首先或仅影响眼外肌、上睑提肌、眼轮匝肌或同时影响这些肌群。仅眼部肌肉受累的患者通常称为眼肌型 MG。非眼肌首发或与眼肌同时受累，或眼肌首发后又发生其他肌肉受累的患者被称为全身型 MG。至少 50% 的眼肌型 MG 可进展为全身型 MG，通常在眼部症状出现后 18 ～ 24 个月内。因此，诊为眼肌型 MG 的患者应警惕进展为全身型的征象（见"眼外体征"部分）。有研究认为对眼肌型 MG 患者全身应用糖皮质激素可降低其进展为全身型 MG 的可能性。

眼部体征

眼肌型或全身型 MG 在临床上均特征性地表现为各受累肌肉的无力。这种肌无力可在数日或数小时，甚至数分钟内逐渐变化，但均呈晨轻暮重的特点。在运动消耗中，这种肌无力可突然加重。持续性或重复性的肌肉收缩可导致受累肌乏力。在眼肌型 MG 患者中，最明显的是上睑提肌、眼外肌和眼轮匝肌的受累。如前文所述，上睑提肌和眼外肌的受累在 60% ～ 70% 的 MG 患者中首发，而在约 90% 的患者中可逐渐发生。如出现眼轮匝肌受累则强烈提示 MG 的可能。

上睑下垂及其他累及上睑提肌的体征

上睑下垂可作为孤立体征出现，也可伴有眼外肌受累。其特征为症状的波动及双眼之间的变换。上睑下垂首发常为单眼（图 20.2），但最终几乎均进展为双眼（图 20.3）。双侧上睑下垂可为对称性或不对称性（图 20.3），其中对称性上睑下垂在眼肌麻痹的患者中更为常见。上睑下垂在患者晨起或午睡后并不明显，但在白天较晚或随后的活动中出现，在晚上最明

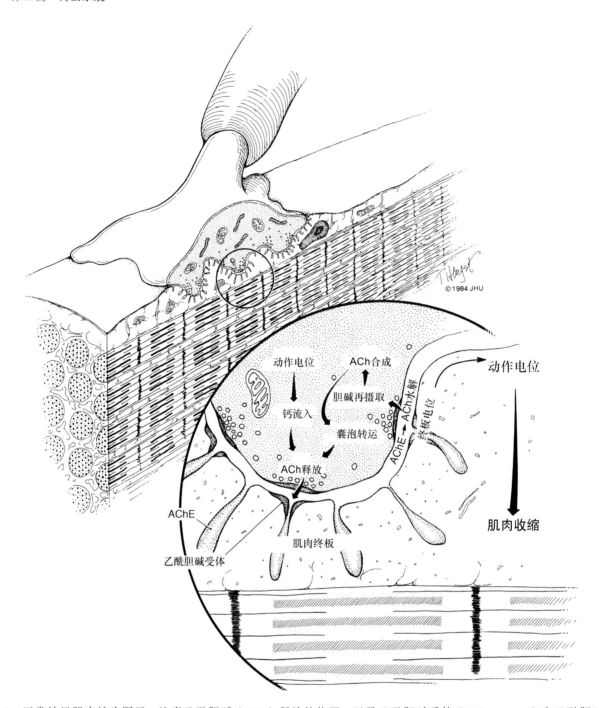

图 20.1 正常神经肌肉接头图示。注意乙酰胆碱（ACh）释放的位置，以及乙酰胆碱受体（ACh recepter）和乙酰胆碱酯酶（AChE）的位置

显。当初始症状不明显时，反复闭合眼睑可使上睑下垂出现或加重。长时间向上凝视通常会导致眼睑逐渐下垂（图 20.4），但除 MG 外的其他病因也可引起此种表现，例如由占位引起的背侧中脑受压。

在 MG 患者中，将一侧眼睑抬起或保持不动时，对侧的上睑下垂通常会加重（图 20.5）。这种"上睑下垂增强"的发生是因为上睑提肌通常接受来自动眼神经中央尾核的等量的神经支配。手动抬高单侧眼

睑可以减少该侧上睑提肌的收缩程度，因此可导致对侧上睑提肌的松弛和上睑下垂的加重。以上这些上睑下垂加重不是 MG 的特征性表现，也可以见于先天性上睑下垂和由 MG 以外的原因引起的获得性上睑下垂。尽管如此，这些表现在 MG 中通常会更明显，且在有相关病史的患者中，当手动抬高对侧眼睑时，上睑下垂加重通常强烈提示 MG 的可能。

Cogan 眼睑抽搐症是 MG 的另一特征性表现。令

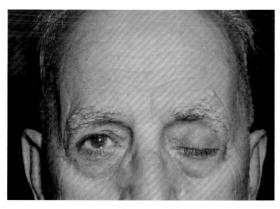

图 20.2　1 名 73 岁重症肌无力患者的单侧上睑下垂

患者直视下方 10 ～ 20 s 后迅速扫视回到正视前方，可观察到上睑抬高，而后缓慢下垂或抽搐数次后稳定。这种体征是由 MG 中上睑提肌肌力的迅速恢复和易疲劳引起的。

眼外肌麻痹及其他眼球运动异常

眼外肌受累，如上睑下垂，在 MG 患者中极为常见，但是原因不明。眼球运动和眼位的异常通常伴有上睑下垂，但是在临床上也可以见到不伴有上睑提肌受累的病例。患者的复视情况或眼外肌受累的形式各异。从单条眼肌受累到完全性眼外肌麻痹的所有眼球运动功能障碍均可出现。因此可能会出现类似动眼神经麻痹、单侧或双侧核间性眼肌麻痹、垂直或水平凝视麻痹等神经系统障碍的各种表现（图 20.6）。但是神经性眼球运动障碍的患者可出现扫视（快速）眼动的速度下降，而 MG 相关眼外肌麻痹的扫视速度是正常的，甚至在扫视范围增大时会出现加速。即使在完全性眼肌麻痹的 MG 患者中，尝试眼球运动时也可出现微小的"颤抖运动"。

眼轮匝肌受累

MG 常累及眼轮匝肌，但在以上睑下垂或眼肌麻痹为主要表现时可能不明显。这种同时发生上睑下垂、眼球运动障碍和眼轮匝肌无力的表现仅可见于少数疾病，包括 MG、强直性肌营养不良、眼咽型肌营

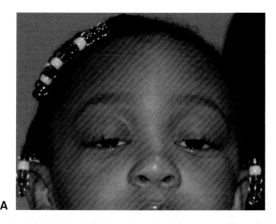
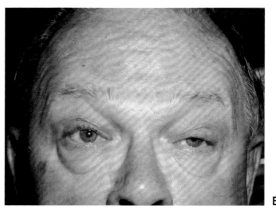

图 20.3　2 名重症肌无力患者的双侧上睑下垂。**A**：一位 4 岁女童的双侧对称性上睑下垂；**B**：一位 48 岁男性的非对称性双侧上睑下垂

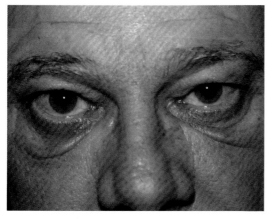
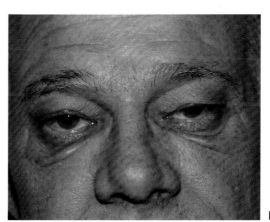

图 20.4　重症肌无力患者长时间仰视致眼睑疲劳。患者 52 岁，有间歇性上睑下垂和复视病史。**A**：在长时间仰视之前，患者有轻微的双侧上睑下垂。**B**：向上注视约 1 min 后，患者的上睑下垂加重

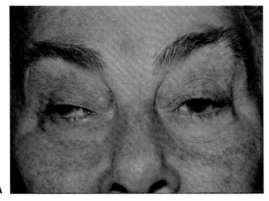

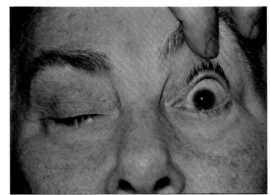

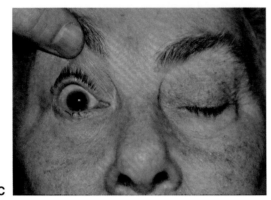

图 20.5　1 名 61 岁重症肌无力女性上睑下垂加重。**A**：患者有双侧上睑下垂及右侧外斜视。**B**：当手动抬高左眼睑时，右上睑下垂加重。**C**：当手动抬高右眼睑时，左上睑下垂加重

养不良和线粒体肌病，其中，MG 是目前为止最常见的病因。因此，对于疑诊 MG 的患者应该进行眼轮匝肌肌力的检测，方法为让患者强行闭上眼睛，而检查者在强制眼睑闭合的情况下，手动尝试打开眼睑（图 20.7）。

　　部分 MG 患者可表现出由眼轮匝肌疲劳引起的

"窥视"征象。在此类患者中，当眼睑轻微闭合时，眼轮匝肌收缩，开始时眼睑可对位，但是肌肉会迅速疲劳导致睑裂扩大，露出巩膜。患者因此出现"窥视"检查者的现象。

瞳孔功能

　　MG 患者在临床上不会出现瞳孔对光反射或近反射的异常，但是在行瞳孔测量时可发现亚临床的瞳孔异常。然而，当出现瞳孔散大、对光反射微弱或消失时，不应考虑为 MG。反之，对于瞳孔反应正常但出现眼球运动障碍或上睑下垂的患者，必须进行 MG 的鉴别。

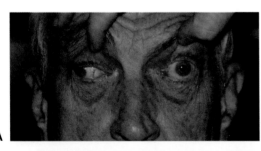

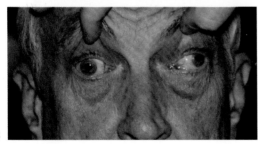

图 20.6　1 名 72 岁男性重症肌无力患者的双侧假性核间性眼肌麻痹。**A**：向右注视时，左眼内转只到中线。**B**：当试图向左注视时，右眼内转只到中线

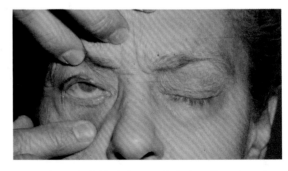

图 20.7　1 名 78 岁女性重症肌无力患者眼轮匝肌无力。患者尽力尝试闭眼，然而，轻轻用力即可分开眼睑。注意患者左侧的睫毛无法埋入眼睑内

眼外体征

在全身骨骼肌受累的患者中，面部肌肉受累可能是特征性的，可出现广泛的肌肉无力。颈部伸肌和近端肢体肌肉常会受累。当表情肌或构音发声、吞咽咀嚼的肌肉受累时，可能有特征性的"怒吼样"笑容、构音障碍、言语含糊不清、鼻腔反流或张口后无法自行闭合。当呼吸肌或涉及吞咽的肌肉受累时，出现的所谓"肌无力危象"表明了疾病的严重性。MG 罕见仅表现为呼吸功能不全。查体表现仅限于下运动单元，而无反射丧失或感觉及协调功能的改变。

诊断性试验

用于诊断 MG 的检查包括临床试验、循环中针对神经肌肉接头的抗体的检测、药理学试验、重复神经刺激和单纤维肌电图。

临床试验

有两个临床试验特别有助于 MG 的临床诊断：睡眠试验和冰试验。这些临床试验通常已取代药理学试验，特别适用于药理学试验时可能有潜在风险的老年或患有其他疾病的患者。

睡眠试验 睡眠试验的原理是基于观察到许多 MG 患者在晨起时没有或仅有轻微的上睑下垂或复视，而在白天可以出现或加重。睡眠试验的方法如下：首先对患者进行全面的眼科检查并拍摄外观照。而后将患者带到一个安静、黑暗的房间，并令其闭眼试着睡觉。30 min 后，唤醒患者并立即拍照，测量其睑裂大小、眼位和眼球运动情况。大多数 MG 患者在从睡眠中醒来后可表现为上睑下垂、眼球运动障碍或两者均有明显改善（图 20.8）。这种改善可持续 2～5 min，而后再次出现上睑下垂和眼肌麻痹。由非 MG 疾病引起的上睑下垂和眼肌麻痹在睡眠后不会改善。因此，对于 MG 的诊断，睡眠试验是一种安全的、具有中度敏感性和特异性的方法。

冰试验 肌无力的程度可在肌肉冷却后改善，可能因为降低温度会降低乙酰胆碱酯酶的作用。在考虑 MG 诊断的上睑下垂患者中，使用局部降温以消除或减少上睑下垂是一种快速、简单、廉价且对于 MG 有高度敏感性和特异性的方法。进行冰试验的方法如下：测量睑裂的大小和（或）拍摄外观照。指导患者闭眼 2 min，然后再次评估睑裂。而后将冰袋或装有碎冰或冰块的外科手套敷于下垂（如果是单侧的）或下垂

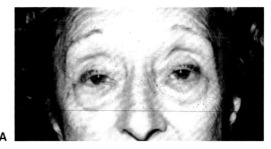

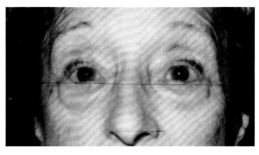

图 20.8 重症肌无力的睡眠试验。患者为 80 岁女性，新发双侧上睑下垂，因患有心脏病无法进行药物试验。**A**：患者存在双侧上睑下垂，注意她用额肌的力量睁眼。让患者在一张躺椅上闭眼睡觉。**B**：在 45 min 的休息或睡眠后，患者无明显上睑下垂

更严重（如果是双侧的）的眼睑 2 min。2 min 后，取下手套，并立即测量或拍照记录睑裂的大小。冰试验阳性是指冷敷大于 2 min 后睑裂较仅闭眼休息 2 min 时增大。这种差异在 MG 患者中通常大于 2 mm，且症状的改善通常持续约 1 min（图 20.9）。冰实验对于 MG 诊断的敏感性约为 90%，特异性几乎为 100%，使其成为临床医生最有用的诊断方法之一。需要注意的是，对于严重或完全上睑下垂的 MG 患者，冰试验最有可能给出假阴性结果。对于患有眼肌麻痹但无上睑下垂的患者也可以使用冰试验辅助诊断，但结果的敏感性较差。

特殊自身抗体检查

放射免疫分析法检测 ACh 受体抗体是 MG 的标准诊断性检查之一。然而，尽管抗体检出率在全身型 MG 患者中可达 85%，但在眼肌型 MG 患者中仅为 50%。此外，抗 MuSK 抗体很少见于眼肌型 MG 患者。因此，临床上的眼肌型 MG 诊断不能因抗体阴性而被否定。

药物试验

骨骼肌的异常易疲劳性可通过观察或量化注射抗胆碱酯酶剂前后的肌力来评估。抗胆碱酯酶的药物试

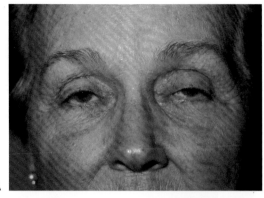

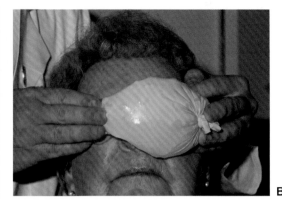

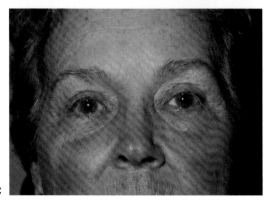

图 20.9　1 名 62 岁女性重症肌无力患者的冰试验结果。**A**：患者存在双侧上睑下垂。**B**：在左眼上方放置一个装满冰块的外科手套 2 min。**C**：取走冰块后见患者的上睑下垂有明显改善

验对于 MG 诊断的敏感性为 50% ～ 75%。因此，当强烈怀疑 MG 且冰敷或睡眠试验阴性时，药物试验可能有所帮助。

依酚氯铵试验　依酚氯铵是一种快速作用和快速水解的抗胆碱酯酶，可与 ACh 竞争性结合胆碱酯酶，因此可以延长和重复 ACh 在突触处的作用。它起效很快（≤ 30 s）但作用时间短（约 5 min），但由于各种原因，该试验在很大程度上已被溴新斯的明试验（见 **"新斯的明试验"** 部分）所取代。

依酚氯铵试验的方法如下：确定眼睑的情况、眼位是否异常和眼球运动是否受限。应用 1 ml 注射器（如静脉滴注）或 3 ml 注射器（如直接静脉注射）抽取 10 mg（1 ml）依酚氯铵。静脉注射时依酚氯铵的试验剂量为 2 mg，观察患者上睑下垂、眼位、眼球运动的改善程度（图 20.10）。如果出现明显改善，则考虑结果为阳性并终止试验。如果 30 s 内没有改善，则一次性推注剩余剂量（8 mg），并观察患者的上睑下垂、眼位和（或）眼球运动范围是否改善。由于复视和斜视患者的眼位可能不会发生变化，在无上睑下垂的斜视患者进行本试验时，可使患者手持红玻璃片放置在一眼前（或应用红绿眼镜），注视远处的白色光标，并描述在试验中两个光点相对位置的所有变化。另一种选择是使用 Hess 屏或 Lancaster 红绿试验

来显示注射前后的眼位变化。Hess 屏使用带有水平和垂直相交线的灰色或黑色屏幕，有红色视标投影或放置在切线交叉处。在红色视标上叠加了绿色视标或灯光。患者佩戴红色和绿色滤镜使得双眼看到的物象分离，从而显示出每个固视位置的眼位情况。检查距离为距屏幕 0.5 m。

Lancaster 红绿试验与 Hess 屏的原理类似，但使用的是二维网格而不是屏幕，检查距离为距网格 1 m 或 2 m。

Hess 屏和 Lancaster 试验提供了可以非常精确地定位眼球的方式，这比询问患者是否感觉到复视改善更为可靠。此外，棱镜覆盖试验也可用于记录依酚氯铵对眼球运动和眼位的影响，但这个试验可能更适合评估作用时间更为持久的新斯的明的作用（见 **"新斯的明试验"** 部分）。

在有些情况下，依酚氯铵给药后会出现短暂的反作用（如上睑下垂加重）。对这种现象的解释尚不清楚，是否为阳性反应也并不明确。另外，几乎所有患者在注射依酚氯铵后都会出现短暂的眼睑抽搐、流泪和流涎，但这并非阳性结果的表现。阳性结果表现通常至少持续几分钟。

因为依酚氯铵是一种外周抗胆碱酯酶药物，它可使 ACh 短暂积累在神经节、副交感神经末梢和所有

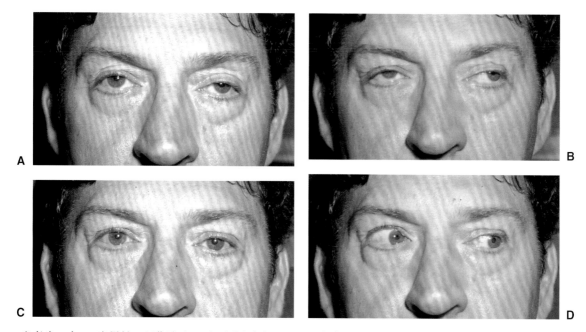

图 20.10 患者为 1 名 34 岁男性，近期发生上睑下垂和复视。**A**：患者存在双侧上睑下垂，左侧重于右侧。还可见双侧下方巩膜露白，提示下睑松弛。**B**：患者试图左视时，右眼内转仅到中线（假性核间性眼肌麻痹）。**C**：静脉注射 2 mg 依酚氯铵 1 min 后，患者的上睑下垂明显改善，下方的巩膜暴露消失。**D**：用药后患者右眼内转到位

类型肌肉（包括心肌、平滑肌和横纹肌）的神经肌肉接头处。在 MG 患者中，ACh 在烟碱样突触处的短暂过量产生阳性反应，但这种 ACh 的蓄积也可引起毒蕈碱样中毒的副作用，这是副交感神经系统短暂的过度刺激造成的。严重副作用（包括心动过缓、心搏停止、晕厥和癫痫发作）的发生率约为 1/1000。其他常见副作用包括晕厥、头晕和便失禁。大多数依酚氯铵相关的副作用都可以通过提前肌内注射硫酸阿托品来预防，但是由于其发生率很低，提前注射药物可能并不必要，但是谨慎起见应在试验过程中准备好硫酸阿托品。此外，在老年人中进行依酚氯铵（或新斯的明）试验时需尤为谨慎，尤其是对于患有心脏病的患者。相反，临床医生可以根据症状的其他特征，或根据睡眠试验或冰试验的结果（见"冰试验"和"睡眠试验"一节）进行进一步的诊断评估。如需对患有心脏病的患者进行依酚氯铵试验，患者需建立静脉通道、连接心电监护，并且保证有高级的心脏生命支持设备。

依酚氯铵试验的阳性结果通常（但不总是）提示 MG 可能。目前对于该试验的特异性尚无可靠的定量估计，但还是被认为其特异性是相当高的。尽管如此，在罕见的情况下，颅内病变患者发生的保留瞳孔反应的动眼神经麻痹和其他眼球运动障碍也可能在依酚氯铵试验过程中出现短暂的改善。部分此类患者可

能同时患有 MG 和颅内病变。而在其他没有 MG 证据的患者中，结果为假阳性。因此，即使 MG 的诊断似乎是明确的，也建议对于所有孤立的、不影响瞳孔的单侧眼肌麻痹患者和选定的其他眼肌麻痹患者进行神经影像学检查。其他已知的可在本试验中产生阳性结果的神经肌肉疾病包括 Lambert-Eaton 肌无力综合征（Lambert-Eaton myasthenic syndrome，LEMS）、肉毒杆菌毒素中毒、咬蜇伤、吉兰 – 巴雷综合征、肌萎缩侧索硬化和脊髓灰质炎后遗症。

依酚氯铵试验的阳性不一定提示 MG，阴性也不一定排除 MG 的可能。在全身型 MG 患者中该试验的敏感性为 73% ～ 96%，而在眼肌型 MG 患者中为 60% ～ 95%。因此，在疑诊 MG 的患者中，如依酚氯铵试验结果为阴性，后续还应进行新斯的明试验或其他非眼部的诊断试验（见**"新斯的明试验"**和**"电生理检查"**一节）。

新斯的明试验 由于依酚氯铵的药物作用时间很短，溴新斯的明试验对于 MG 的诊断很有价值，尤其是对于有复视但没有上睑下垂的患者以及儿童。这种药物的作用持续时间更长，可以提供充足的时间来仔细评估眼睑位置、肌力、眼球运动和眼位。对于有明显上睑下垂和（或）眼肌麻痹的成人患者，可应用 3 ml 注射器抽取 0.6 mg 硫酸阿托品与 1.5 mg 新斯的明混合注入三角肌或臀肌。注射后 30 ～ 45 min 可观

察到眼球运动和上睑下垂的明显变化（图 20.11）。该药物试验对 MG 的敏感性为 70% ～ 94%。

如上所述，由于依酚氯铵需静脉给药，可能引起儿童的哭闹和不配合，使结果缺乏可靠性，因此新斯的明试验尤其有助于诊断儿童 MG。在儿童患者中，新斯的明可以肌内注射，而当药物起效时，患儿通常已经停止哭泣，可以配合眼睑位置、眼位和眼球运动的检查。对于儿童，新斯的明的给药剂量与体重相关，通常为 0.025 ～ 0.04 mg/kg，总剂量不超过 1.5 mg（成人剂量）。儿童中阿托品剂量调整为 0.01 mg/kg，最大剂量为 0.6 mg。

新斯的明试验的副作用包括心动过缓、晕厥、近晕厥及心动过速（尤其多见于低剂量应用时）。新斯的明引起的毒蕈碱样自主效应往往不能完全被阿托品抵消。如果新斯的明占优势，患者可能出现暂时性的流涎、流泪、肠鸣音增强及大小便失控。阿托品作用更强时可出现口干、心动过速等。在检查过程中，这种竞争效应的相对平衡可能会随时变化。此外，给药后的肌肉震颤均常见于正常人和肌无力患者，不应被视为诊断 MG 的证据。

与依酚氯铵一样，新斯的明试验阳性通常（但不总是）提示 MG。然而，新斯的明试验阳性已被报道发生在多发性硬化症、脑干肿瘤和先天性上睑下垂的患者中。因此，单纯的、不可重复的新斯的明试验阳性可能发生在非 MG 的患者中。

电生理检查

重复性神经电刺激长久以来被应用于 MG 的诊断。然而，近年来，单纤维肌电图已被证明是一种更加敏感和特异的技术。

重复性神经电刺激 多数临床电生理学家在诊断 MG 时应用的主要技术包括对超大运动神经重复刺激引出第一和第四（或第五）次反应之间的递减反应。检查时对待查神经进行电刺激频率为 2 ～ 3 Hz，并记录肌肉的动作电位。通常波幅降低大于 10% 被认为是异常的。重复神经刺激对于诊断全身型 MG 的敏感性为 51% ～ 100%，这取决于检查技术和肌无力的严重程度。该试验的广泛敏感性表明，正常结果也不能排除 MG。

单纤维肌电图 神经肌肉接头突触后膜的终板电位到达一定阈值后会触发肌纤维的动作电位，该过程具有随机变异性，导致神经刺激和相应的肌纤维动作电位之间的潜伏期存在变化。同一运动单元内的肌纤维反应的潜伏期并不完全同步。同一运动单元中的两

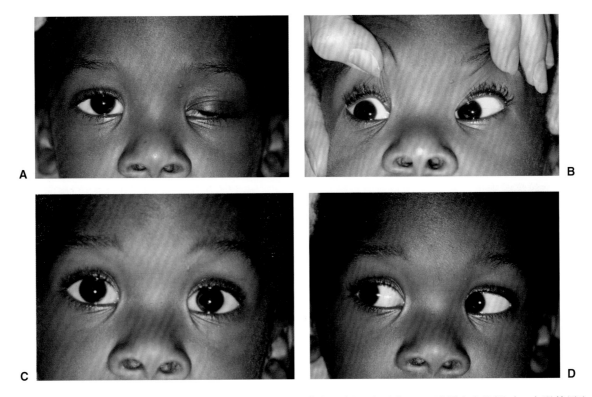

图 20.11 重症肌无力中的溴新斯的明试验。**A**：10 岁的男性患儿存在左侧上睑下垂。**B**：试图向右注视时，右眼外展和左眼内收受限。**C**：肌内注射 1.5 mg 新斯的明和 0.3 mg 阿托品混合液 45 min 后，患儿的上睑下垂消失。**D**：用药后右眼外转到位

根肌纤维的这种潜伏期的差异称为"抖动"。当电位传输的安全性较低时，抖动值可升高。在这个过程中也会存在更多的反应障碍（"阻滞"），即肌纤维的动作电位不被神经末梢动作电位冲动触发。应用合适的选择性电极可检测出患者肌肉中的抖动和阻滞，通过一种称为单纤维肌电图的技术，在肌肉随意收缩或间接刺激期对潜伏期进行统计分析。在进行 MG 评估的抗体阴性、且重复性神经电刺激结果可疑或阴性的患者中，单纤维肌电图在诊断时尤为重要，其阳性率在所有 MG 患者中可高达 88% ~ 99%。需由经验丰富的神经电生理学家进行此项检查。

与依酚氯铵和新斯的明试验一样，肌力正常的单纤维肌电图试验阴性不能绝对排除 MG；但是，如果临床上肌力减退的肌肉在所有终板都有正常的"抖动"，可以排除 MG。另外，单纤维肌电图异常可见于神经肌肉传导障碍的其他疾病，包括 LEMS、先天性肌无力综合征和肉毒杆菌毒素中毒。"抖动"增加可能有除神经肌肉传导缺陷以外的原因，例如多种原因引起的去神经支配、肌萎缩侧索硬化、线粒体细胞病和眼咽型肌营养不良。

其他检查

由于大约 10% 的 MG 患者合并胸腺瘤，对疑诊或确诊 MG 的患者的检查应包括前纵隔的 CT 或 MRI。胸片检查由于对胸腺瘤的敏感性较低，故不应采用。

由于 MG 患者合并其他自身免疫病的发病率增加，在所有确诊 MG 的患者中均应进行全血细胞计数、红细胞沉降率、抗核抗体试验和甲状腺功能检查。此外，任何可能需要糖皮质激素治疗的患者都应进行糖尿病筛查，并且所有患者在应用免疫抑制剂之前都应进行结核病筛查。

治疗

大多数同时患有眼肌型和全身型 MG 的患者都可以通过适当的治疗恢复正常生活。但遗憾的是由于疾病的异质性，没有一种治疗方法适合所有患者。因此，2013 年美国重症肌无力基金会任命了一个特别工作组来制定 MG 的治疗指南。15 位专家组成员制定了指南内容，包括对症治疗和免疫抑制治疗，静脉注射免疫球蛋白（IVIg）、血浆置换（PLEX）、肌无力危象的处理、胸腺切除术的要点，以及幼年型 MG、与 MuSK 抗体相关的 MG 和妊娠期 MG 的治疗。

对于眼肌型和全身型 MG 的对症和免疫抑制治疗，专家组建议将溴吡斯的明作为多数患者初始治疗的一部分，根据症状需要调整剂量，对于充分试用溴吡斯的明后未达到治疗目标的患者建议系统性使用糖皮质激素。如有明显的激素相关副作用、对激素治疗无反应或因症状复发激素无法减量时，专家组建议不要使用激素药物。专家组对硫唑嘌呤的推荐优于环孢素、吗替麦考酚酯和他克莫司，对于难治性 MG 患者，IVIg、PLEX、环磷酰胺和利妥昔单抗可能有效。治疗的持续时间尚不明确，但专家组一致认为多数患者需维持免疫抑制治疗数年。在激素减量困难的病例中，专家组的共识为在治疗效果维持大于至少 6 个月后再进行药物的减量，药物给药剂量的调整间隔不短于每 3 ~ 6 个月 1 次。

专家组得出结论，IVIg 和 PLEX 对肌无力危象的短期治疗均有效，两者对全身型 MG 同样有效。对于 MuSK 抗体阳性病例，PLEX 比 IVIg 更为有效。对于难治性 MG 和对其他治疗有禁忌的患者，IVIg 是有效的维持治疗的方式。

专家组建议所有胸腺瘤患者接受胸腺切除术，尽管放疗可以作为老年或重病患者的替代治疗。他们还认为胸腺切除术可能对抗体阳性的全身型非胸腺瘤性 MG 患者有益。一项近期的前瞻性临床试验证明了手术切除胸腺组织对无胸腺瘤的全身型 MG 患者有效。但专家组和这项研究均未涉及胸腺切除术在难治性眼肌型 MG 患者中的应用。

专家组指出，患有眼肌型 MG 的儿童比成年人更有可能进入自发缓解期，并且应该使用溴吡斯的明单药治疗。他们建议，由于激素副作用的风险很高，只有在最低有效剂量不能达到治疗目标时，才应在儿童中使用激素。

专家组指出，MuSK 阳性患者 MG 往往对溴吡斯的明和 IVIg 治疗反应不佳，但对类固醇激素和节制激素制剂、PLEX 和利妥昔单抗反应良好。

专家组认为溴吡斯的明是妊娠期 MG 治疗的一线用药，且糖皮质激素是首选的免疫抑制剂。对于妊娠期应用激素和溴吡斯的明无法控制的 MG，硫唑嘌呤和环磷酰胺在治疗中相对安全，而吗替麦考酚酯和甲氨蝶呤会增加致畸风险。

需要强调的是，虽然胆碱酯酶抑制剂往往是 MG 患者的主要治疗方法，但可能无法改善患者的眼部体征，尤其是复视和斜视，而糖皮质激素或胸腺切除术可能更为有效。此外，还有一些证据表明，早期系统性应用糖皮质激素可阻止眼肌型 MG 向全身型 MG 进展。因此，对于眼肌型 MG 患者，眼科医生要评估其眼部情况，治疗上最好与神经肌肉病专科医生共同决策。

先天性肌无力综合征

先天性肌无力综合征为一组异质的遗传性神经肌肉传递障碍疾病。通过临床表现、肌电图、电生理学、细胞化学、结构和分子遗传学检测可与获得性 MG 鉴别。许多患儿在新生儿或婴儿期即出现上睑下垂、症状波动性眼肌麻痹、喂养不良和呼吸困难。症状可能是一过性的，也可能表现为因哭泣、活动或发热而加重的疲劳。不同于新生儿暂时性 MG 的一过性病程，症状的持续存在可提示先天性肌无力综合征可能。一些症状甚至可能直到青春期或成年才会出现。血清 ACh 受体抗体也呈阴性。部分患儿的兄弟姐妹或父母也有病史，但阴性家族史不能排除常染色体隐性遗传的可能。依酚氯铵试验在许多先天性肌无力综合征中是阴性的，这是由于其作用依赖于完整的乙酰胆碱酯酶和正常通道开放时间。因此，阴性结果不能作为排除诊断的依据，而阳性结果无法对任何先天性肌无力综合征和自身免疫性肌无力进行鉴别。诊断取决于电生理测试的结果和其他特征性的临床表现。

先天性肌无力综合征可分为突触前缺陷和突触后缺陷。突触前缺陷的主要症状与 ACh 的合成、动员或释放缺陷相关。突触后综合征主要由终板处的乙酰胆碱酯酶缺陷和 ACh 受体缺陷引起，也可能为 ACh 受体的动力学异常，包括快通道和慢通道综合征。然而，几乎所有神经肌肉传导过程中的基因或路径都可能因这些罕见基因突变而受累。

除重症肌无力外的其他获得性神经肌肉接头传导异常

与先天性肌无力综合征一样，除 MG 以外的获得性神经肌肉传导障碍也可能由突触前或突触后的异常引起。此外，一些综合征还可以同时具有突触前和突触后异常。多数除 MG 外的获得性神经肌肉传导障碍是由作用于神经肌肉接头的外源性药物引起的。

Lambert-Eaton 肌无力综合征

Lambert-Eaton 肌无力综合征（LEMS）主要的特点为肌力弱，也包括易疲劳、低反射和自主神经功能失常。肌无力见于近端肌肉，在腿部和躯干比手臂更突出。眼部和延髓支配的肌肉有时会受到影响，但程度较轻，与它们在 MG 中的受累情况形成鲜明对比。

LEMS 可以副肿瘤综合征的形式出现，常见于小细胞肺癌，偶见于非霍奇金淋巴瘤、白血病和其他恶性肿瘤。

超过 80% 的与副肿瘤综合征相关的 LEMS 出现于肿瘤发现之前，其中绝大多数患者在神经系统症状出现后 2 年内发现肿瘤。该病多见于成年人，但儿童也可发生。此外，LEMS 可能发生于患有其他自身免疫性疾病的患者，包括恶性贫血、甲状腺疾病、系统性红斑狼疮、乳糜泻、1 型糖尿病、溃疡性结肠炎、艾迪生病、类风湿关节炎和干燥综合征。

病理生理学

LEMS 中的神经肌肉传导缺陷是突触前的。其病因为存在针对运动神经末梢和胆碱能自主神经的电压门控钙通道的抗体，导致 ACh 释放障碍。这些抗体减少了钙通道的数量，从而减少突触前膜活性区域释放 ACh 的可能性。富含的电压门控钙通道的小细胞肺癌与副肿瘤性 LEMS 具有共同的抗原刺激。因此，几乎所有与小细胞肺癌相关的 LEMS 综合征患者都存在电压门控钙通道抗体阳性。在不伴有肿瘤的 LEMS 患者中，该抗体阳性率为 85% ～ 90%。

ACh 的合成和动员过程在 LEMS 中是未受损的，且单次产生的去极化量是正常的。ACh 的释放异常可引起复合终板电位，不足以触发肌肉动作电位。因此，肌肉具有易疲劳性，且激活的复合肌肉动作电位振幅较低。在运动或以 10 Hz 以上频率运动神经电激活后，神经末梢钙离子的动员迅速增加，最终加速了 ACh 的释放，产生终板电位的振幅增加。这种"突触前易化"是电生理诊断的基础。

眼部表现

LEMS 中的眼部症状和体征较 MG 少见，但是也可发生上睑下垂和临床及亚临床的眼球运动障碍。然而，如患者有明显上睑下垂和眼球运动功能异常且瞳孔未受累，则其诊断更可能为 MG 或慢性进展性眼外肌麻痹（详见第 21 章）而非 LEMS。

治疗

总体上 LEMS 对于药物治疗的反应性差于 MG。一项个性化的、联合的治疗方法为治疗潜在的肿瘤、神经肌肉传导障碍的药物治疗和免疫调节治疗。由于 LEMS 常出现于肿瘤发生之前数年，在评估疾病时应包含对恶性肿瘤的筛查，包括胸部 CT 或 MRI，如果初次评估为阴性，还应定期复查。通过手术、放疗或化疗去除或控制潜在的小细胞肺癌之后，患者症状可能得到部分或完全的缓解。

药物或中毒性神经肌肉传导异常

有些药物或毒素可通过影响突触前和（或）突触后机制引起神经肌肉传导紊乱。

药物相关肌无力可见于以下情况：①药物浓度异常升高；②作为药物引起的系统性自身免疫病的一部分；③全身麻醉后肌力恢复延迟（麻醉药物可阻断神经肌肉传导）；④潜在或加重 MG 或肌无力综合征。药物引起的神经肌肉传导异常类似 MG，可引起明显的上睑下垂和眼肌麻痹，以及面肌、延髓支配肌和肢端肌肉不同程度的受累。呼吸困难可以早期出现，通常很严重。治疗包括停用引起疾病的药物，并使各种药物（包括葡萄糖酸钙、钾和抗胆碱酯酶药）逆转阻断。

阻断神经肌肉传导的毒素可能有多种来源，包括细菌、节肢动物和蛇。治疗取决于对特定毒素的识别、抗毒素的可用性以及支持性治疗。

药物相关自身免疫反应所致神经肌肉传导异常

药物相关肌无力综合征可见于因类风湿关节炎或威尔逊病服用 D- 青霉胺的患者。该病可仅出现眼部的症状与体征，或累及全身肌肉。它不仅在临床特征上模仿真实 MG，而且在累及患者中出现相同的组织相容性抗原和 AChR 抗体，这些抗原和抗体可以阻断、降解或调节 ACh 受体，正如它们在真实 MG 患者中发挥作用。因此，D- 青霉胺不是直接阻断神经肌肉接头，而是引发了类似 MG 的发病过程。该病平均发生于 D- 青霉胺开始用药 8 个月后，且与药物的单日剂量或累积剂量无关。

通过突触前或突触后效应影响神经肌肉接头传导的药物

许多药物可作用于人的神经肌肉接头的突触前及突触后位点，从而干扰神经肌肉传导。这些药物可以"识别"亚临床 MG 或使已存在的 MG 进一步加重。表 20.1 列出了可影响神经肌肉接头功能的部分药物。

表 20.1　影响神经肌肉接头功能的药物列表

药物名称	作用位置
神经肌肉接头阻滞药物（泮库溴铵、维库溴铵、阿库溴铵）	突触后
乙酰胆碱酯酶抑制剂： 　药物：溴吡斯的明、新斯的明 　杀虫剂：有机磷酸酯类、氨基甲酸酯类 　生物制剂：沙林、VX 神经毒剂	突触后
吩噻嗪类	突触后
咪噻吩	突触后
D,L- 肉碱	突触后
吸入麻醉剂（乙醚、氯胺酮、氟烷）	突触后
苯丙胺	突触前
皮质类固醇激素	突触前及突触后
抗心律失常药（普鲁卡因胺、奎尼丁）	突触前及突触后
抗生素： 　氨基糖苷类（如庆大霉素） 　多黏菌素类（如多黏菌素 B） 　青霉素类（如氨苄西林） 　大环内酯类（如红霉素） 　四环素类（如米诺环素） 　喹诺酮类（如环丙沙星） 　单链氨基酸类（如克林霉素）	突触前及突触后
抗惊厥药物（如苯妥英）	突触前及突触后
β- 肾上腺素能阻断剂	突触前及突触后
氯喹	突触前及突触后
顺铂	未知
锂	突触前及突触后
镁	突触前及突触后
碘造影剂	未知

损伤突触前神经肌肉接头传导的毒素

节肢动物毒素　节肢动物毒素中毒可作用于神经肌肉接头的突触前位置，引起多种全身及眼部肌无力表现。这些节肢动物包括雌性黑寡妇蜘蛛、棕色寡妇蜘蛛、蝎子以及各种蜱类，如革蜱属、花蜱属和硬蜱属物种。处理主要为对症支持治疗。

肉毒中毒　肉毒中毒有三种类型：食源性肉毒中毒、创伤性肉毒中毒和婴儿肉毒中毒。该疾病由肉毒梭状芽孢杆菌制造的多肽毒素引起。食源性肉毒中毒的症状一般开始于食用已生成肉毒素的食物 8 ～ 36 h 后。由于未进行合适的烹煮过程，毒素未被破坏。在创伤性肉毒中毒中，肉毒杆菌可污染伤口并产生毒素，被吸收入体内。几乎所有病例都是由发生于户外的肢体伤口或静脉注射受污染的非法药物（如黑焦油海洛因）引起的。症状在受伤或注射后 4 ～ 17 d 开始，平均潜伏期为 7 d。引起肉毒中毒的伤口在临床上可能表现为非感染伤口，但经过仔细探查和培养后，通常会发现肉毒杆菌。在婴儿型肉毒中毒中，肠道中的病原体产生的毒素会被全身吸收。

已知的肉毒杆菌毒素至少有 8 种类型（A、B、Cα、Cβ、D、E、F 和 G）。A 型和 B 型肉毒素是美国最常见的肉毒中毒原因，如有食用海鲜史应考虑 E 型肉毒中毒可能。所有这些毒素都会损害神经肌肉的突触前传导，干扰刺激诱导钙流入神经末梢后囊泡的释放。当神经突触再生并形成新的神经肌肉接头时，症状会逐渐恢复，但是这一过程需要数月甚至数年。

肉毒中毒的诊断取决于临床、流行病学和电生理检查的结果，也可通过在食物、粪便或伤口中发现毒素或微生物而得到确认。婴儿肉毒中毒的症状是便秘、无精打采、吸吮困难、反流和全身虚弱。在儿童和成人中，肉毒中毒的症状包括恶心、呕吐、视物模糊、吞咽困难，以及口腔和咽喉部大量分泌物，继而出现以上肢近端为主的全身无力和复视。查体可发现面部、咽部和全身近端肌肉乏力，但感觉正常。

肉毒中毒的眼部表现包括与眼肌麻痹相关的双侧上睑下垂，表面上类似于 MG。不同的是，肉毒素中毒患者总是出现调节无力或不能、流泪减少、瞳孔散大，光反射或近反射微弱或消失。

如有可疑病史或临床表现，需考虑此病诊断。必要时可行肌电图检查，以显示与 LEMS 类似的与突触前抑制相一致的结果。

在治疗方面，如果考虑为食源性肉毒中毒，除了清理胃内和肠道内容物以外，可予以二价（A 和 B）或三价（A、B 和 E）抗毒素治疗。对于创伤性肉毒中毒患者，最重要的治疗方法是开放伤口并充分清创。可根据伤口培养的药敏试验结果给予青霉素或其他抗生素治疗。不管初次就诊时疾病的严重程度如何，患者可能都需要充分的呼吸和营养支持。幸运的是，如果给予适当和及时的治疗，大多数患者可以完全康复。肉毒中毒患者通常对抗胆碱酯酶药物治疗无反应。

破伤风毒素　与肉毒杆菌一样，破伤风梭状芽孢杆菌可产生一种神经毒素，阻止神经肌肉接头对 ACh 的钙依赖性释放，患者的中枢神经系统症状往往会掩盖眼部的表现，包括双侧上睑下垂、眼肌麻痹和瞳孔散大。通常结合病史和临床表现可以明确诊断。治疗包括使用破伤风抗毒素和支持治疗，预后取决于诊断和开始治疗的时间。

损伤突触前和突触后神经肌肉接头传导的毒素

蛇毒中毒是一个全球性的重要问题。毒蛇的种类主要包括眼镜蛇科、珊瑚蛇科、曼巴蛇科、海蛇科、水蝮科、海蛇科、毒蛇科、旧世界毒蛇科、响尾蛇科及相关品种，但只有眼镜蛇的毒液具有阻断神经肌肉的作用。在大多数眼镜蛇科中毒的案例中，毒液的神经肌肉阻断作用是导致死亡和残疾的主要原因。患者中毒后几分钟至几小时内可出现由毒素竞争性引起的神经肌肉阻滞症状。中毒者可迅速发展为双侧上睑下垂、眼肌麻痹和吞咽困难，而后出现舌、喉部和咽部无力。如果患者得不到及时、适当的治疗，最终会发生呼吸麻痹，导致死亡。眼肌麻痹和上睑下垂是常见表现，与突触前和突触后对神经肌肉传导障碍有关。水蝮科动物海蛇会产生神经毒素，亦可导致上睑下垂和眼肌麻痹。许多症状在使用抗胆碱酯酶药物后得到改善，尽管抗毒素、开放气道和心脏循环系统支持是治疗的主要方法。

21

神经眼科重要的肌病

马嘉　译　徐全刚　校

在本章中，我们将讨论由于眼外肌受累导致的先天性和获得性眼球运动功能障碍。其中一些疾病只影响眼外肌，而另一些则是存在多器官系统受累的多系统疾病。

眼外肌发育障碍

眼外肌的发育异常可能比文献报道的更为常见。这些异常中许多只是在外科手术或尸检时才被发现。最常见的眼外肌先天性异常是发育不全、肌肉起源或起止点的异常，以及粘连和纤维化综合征。

眼外肌发育不全

大多数眼外肌发育不全的病例仅涉及一条肌肉。外直肌、内直肌、下直肌、上直肌和上斜肌的孤立性发育不全都有详尽的报道，尤其多见于头颅狭小症的儿童。

眼外肌起源、起止点及结构异常

眼外肌的起源异常罕见，而导致眼球运动功能障碍更常见的原因是眼外肌起止点异常。眼外肌起止点异常（如肌肉发育不全）经常发生于患有头颅狭小症的儿童。

在偶然情况下，眼外肌由于长度异常增加会表现出收缩不足，另外还可能存在异常的肌肉滑移或纤维组织带，这种现象似乎是造成大多数先天性上斜肌腱功能障碍的原因，称为 Brown 综合征。该综合征患者的眼球在内收位时上转不能，在第一眼位时可以改善，而外展位时眼球上转正常或接近正常（图 21.1）。

牵拉试验（详见第 17 章）显示受累眼向上和向内运动有机械性限制，但向上扫视速度是正常的。

先天性粘连和纤维化综合征

先天性眼外肌纤维化（congenital fibrosis of the extraocular muscles，CFEOM）一词用于描述几种遗传性疾病，其特征是：①眼肌麻痹；②上睑下垂；③所有眼外肌纤维化；④ Tenon 囊纤维化；⑤肌肉、Tenon 囊和眼球之间粘连；⑥结膜无弹性并且易碎（图 21.2）。CFEOM 与分别位于 12、11 和 16 号染色体上的 3 个不同基因 *FEOM1*、*FEOM2* 和 *FEOM3* 的突变相关。*FEOM1* 和 *FEOM3* 突变导致常染色体显性遗传 CFEOM，而 *FEOM2* 突变导致常染色体隐性遗传 CFEOM。大多数患者只有眼球运动功能障碍，但有些还有双侧面瘫，个别患者可出现腹股沟疝、隐睾或腭裂。

尽管一些 CFEOM 患者的组织病理学表现为肌肉组织的纤维化生和退行性变，但这些表现是继发于动眼神经（Ⅲ）和（或）滑车神经（Ⅳ）的发育不良。因此，CFEOM 实际上是一种与 Duane 综合征及 Möbius 综合征起源相似的疾病。

先天性肌病

有两种类型的先天性肌病（主要是非进行性肌病）可影响眼外肌和眼睑肌肉，导致双侧上睑下垂、眼肌麻痹和面肌无力（图 21.3）。第一类由临床上彼此相似但又具有独特组织病理学特征的疾病组成。它们被统称为**结构上定义的先天性肌病**，包括：①中央轴空肌病；②杆状体肌病；③中央核（或肌小管）肌

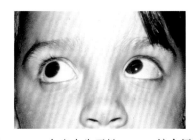
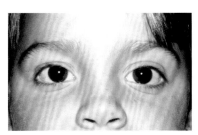
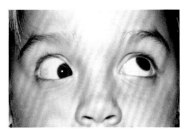

图 21.1　一名患有先天性 Brown 综合征的 8 岁女孩。注意患者右眼内收时无法上转（Courtesy of Dr. Michael X. Repka.）

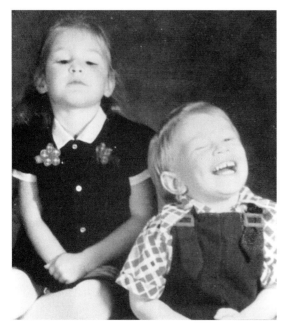

图 21.2　一对患有先天性纤维化综合征的姐弟。由于双侧上睑下垂和眼肌麻痹，两个孩子都采取了下颌抬高的头位（Courtesy of Dr. Stewart M. Wolff.）

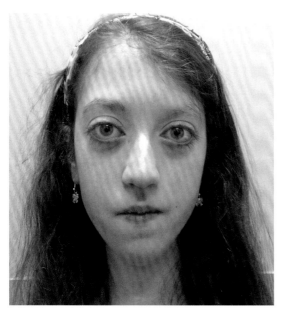

图 21.3　一名患有重度先天性肌纤维型不均衡的 14 岁女孩的外貌。注意她不对称性双侧上睑下垂，由于下睑松弛和面肌无力导致下方巩膜暴露，患者还有眼眶错位（Courtesy of Dr. Thomas Crawford.）

病；④多轴空病；⑤先天性肌纤维型不均衡。

第二类先天性肌病的特征尚待充分阐明。这些疾病常表现为先天性肌张力减退或早发的非进行性全身无力。部分疾病有眼部特征，而其余的则没有。此外，还可能存在骨骼畸形，例如上颚高拱、脊柱侧弯

和体型纤细。

大多数先天性肌病是轻度的，呈非进展性或缓慢进展。有些病例却是严重的和（或）发展迅猛的，导致机体严重虚弱。

先天性肌病必须与其他导致先天性肌张力减低的原因相鉴别，如各种形式的脊肌萎缩症。然而，二者的鉴别常很简单，因为后者绝大多数没有上睑下垂或眼肌麻痹。因此，患有伴上睑下垂和（或）眼肌麻痹的先天性肌张力减低的婴儿几乎总是患有肌病。不过，除了先天性肌病，其他疾病也能导致肌张力减退、无力、面肌麻痹和眼肌麻痹，如新生儿重症肌无力和婴儿肉毒中毒等。

肌营养不良

"肌营养不良"一词涵盖了一组导致骨骼肌**渐进性**无力和萎缩的遗传性疾病，这类疾病被认为直接影响了肌细胞。某些类型会在确诊后 15 ~ 20 年死亡，而其他类型却能达到正常预期寿命。然而，当人们发现一些糖原贮积性肌病（如酸性麦芽糖酶缺乏症）可以像肌营养不良症一样不可阻挡地进展，而一些肌营养不良症（如 Becker 型肌营养不良）可能几乎无进展时，"肌病"和"肌营养不良症"两词的区别就消失了。尽管如此，分类诊断仍是约定俗成的。虽然这组疾病仅通过形态学还不能确诊，但对受累肌肉行组织学检查可以排除其他肌病（如先天性肌病和线粒体肌病）。另外，分子遗传学检测可以明确诊断。

按照传统，肌营养不良症根据发病年龄、遗传方式和临床特征被细分为以下几种：

1. 肌萎缩蛋白缺乏性肌营养不良，包括严重的 X 连锁 Duchenne 假肥大型肌营养不良及其良性的 "Becker" 变异型。

2. 类似于 Duchenne 型或 Becker 型肌营养不良的肌萎缩蛋白相关糖蛋白病，包括分层蛋白（merosin）和 α-、β-、γ- 或 δ- 肌聚糖的突变。

3. 各种肢带型肌营养不良，包括严重的儿童期起病的常染色体隐性遗传（13 号染色体）肌营养不良、Erb 青少年型肩肱型肌营养不良、Leyden-Möbius 盆股型肌营养不良和成人起病的常染色体显性遗传肢带型肌营养不良。

4. Landouzy-Déjérine 面肩肱型肌营养不良。

5. Welander-Miyoshi 远端肌营养不良（肌病）和其他。

6. 先天性肌营养不良症（Fukuyama 型先天性肌

营养不良症、肌-眼-脑病、Walker-Warburg 综合征）。

7. 强直性肌营养不良。

8. 近端肌强直性肌病。

9. 眼咽型肌营养不良。

这些疾病中只有最后 4 种在神经眼科具有重要意义，将在下文中讨论。

先天性肌营养不良

出生时即出现症状、病程多样化且具有营养不良性肌肉病理改变的患者，被称为先天性肌营养不良（congenital muscular dystrophy，CMD）。这类患者出现对称性的全身肌肉萎缩和无力，主要累及近端肌肉。此外，在三种先天性肌营养不良综合征中，非肌肉性眼部受累是很常见的，它们实际上是累及眼、脑和骨骼肌的多系统疾病。Fukuyama 型 CMD、肌-眼-脑病和 Walker-Warburg 综合征这三种疾病都与导致蛋白质糖基化缺陷的基因突变有关，因此，它们通常被称为抗肌萎缩相关糖蛋白病。

Fukuyama 型先天性肌营养不良

Fukuyama 型 CMD 在日本是仅次于 Duchenne 型 CMD 的第二种常见的儿童肌营养不良，是一种常染色体隐性遗传病，无性别偏向，有血缘关系的亲属发病率高，患者的兄弟姐妹发病率高。最常见的突变基因位于染色体 9q31 上，该基因编码一种糖基转移酶——fukutin 蛋白。

Fukuyama 型 CMD 患者中枢神经系统（central nervous system，CNS）有受累，包括智力迟钝和抽搐。儿童从出生起就严重虚弱，只有少数儿童能在无帮助的情况下行走，大多数能够活过婴儿期，但平均寿命为 8～10 岁。血清中肌酸激酶（creatinine kinase，CK）水平升高，肌肉活检显示肌病和纤维化改变。CT 和 MRI 均可见脑室扩大和小脑蚓部发育不全，此外，MRI 还显示脑白质有严重的异常信号。

Fukuyama 型 CMD 的神经病理学表现包括大脑和小脑的多小脑回畸形、伴有脱髓鞘和间质组织增生的大脑细胞结构丧失、胼胝体缺失或发育不良、脑干锥体束异常。其次，相对少见的表现有慢性脑膜增厚、颅内组织淋巴细胞浸润、脑膜组织和血管增生。

Fukuyama 型 CMD 的眼部受累是多样的，但比肌-眼-脑病和 Walker-Warburg 综合征（见下文）要轻些。包括偶发的视神经发育不良和（或）萎缩、高度近视、白内障、眼轮匝肌无力、或轻或重的视网膜异常，后者包括视网膜色素上皮斑驳化、视网膜血管异常、不完全性视网膜血管化伴中心凹颞侧移位和发育不良。

肌-眼-脑病

该病呈常染色体隐性遗传，与位于染色体 1p34.1 上的 O- 甘露糖 β-1,2-N-乙酰葡萄糖氨基转移酶（POMGnT1）基因和位于染色体 1q42.3 上的 β-1, 3-N-乙酰半乳糖氨基转移酶 2（B3GALNT2）基因的纯合突变有关，前者编码一种参与 O- 甘露糖基聚糖合成的酶，后者编码一种糖基转移酶 31 家族的成员。编码的蛋白在 N- 和 O- 聚糖上合成一种新的碳水化合物结构——GalNAc：β-1,3GlcNAc。该病的特点是进行性 CNS 疾病和 CMD 导致的重度先天性低张性无力。虽然大脑和视觉异常很严重，但大多数患者都能活到成年（平均死亡年龄为 18 岁）。与 Fukuyama 型 CMD 一样，肌-眼-脑病的血清 CK 水平升高，肌肉活检显示为轻度肌病伴纤维化。

与 Fukuyama 型 CMD 相比，肌-眼-脑病的眼部异常表现更为一致和严重，但其一致性不如 Walker-Warburg 综合征。高度近视较为常见。其他眼部异常包括重度视网膜神经节细胞广泛缺失、视网膜脉络膜瘢痕、显著的视网膜前膜和胶质增生、斑驳样视网膜色素上皮、视神经发育不良、伴有反应性胶质增生的轻度视神经和视交叉萎缩。在这些病例中，大脑皮质的微观和宏观特征往往都高度异常，表现为无脑回区、粗糙的和结节状脑回或完全组织紊乱，小脑蚓部和脑干可能发育不全。

Walker-Warburg 综合征

Walker-Warburg 综合征是一种常染色体隐性遗传病，比 Fukuyama 型肌营养不良或肌-眼-脑病更为严重。它与在 9q34.13 染色体上编码 O- 甘露糖转移酶 1（POMT1）基因以及与前述 *B3GALNT2* 基因的纯合突变有关，前者与肌-眼-脑病中的突变蛋白 POMGnT1 类似，也参与了 O- 甘露糖聚糖的合成。Walker-Warburg 综合征的神经病理特征与肌-眼-脑病相同，但其范围更广，大体特征包括无嗅脑畸形、脑膨出、半球融合、胼胝体发育不全，或这些表现的组合。

与神经病理特征一样，Walker-Warburg 综合征的眼部畸形也比肌-眼-脑病严重。典型的眼部特征包括视网膜发育不良和视网膜脱离、永存原始玻璃体增生症、视神经萎缩、小眼球、角膜混浊、先天性白内障和先天性青光眼。

　　Walker-Warburg 综合征的骨骼肌活检与肌-眼-脑病相似，但比 Fukuyama 型肌营养不良的病变要轻。该病的血清 CK 水平与另外两种疾病一样，是升高的。

强直性肌营养不良

　　1 型强直性肌营养不良（myotonic dystrophies type 1，DM1）和 2 型强直性肌营养不良（myotonic dystrophies type 2，DM2）这两种强直性肌营养不良（myotonic dystrophy，DM）都是常染色体显性遗传病，与各自靶基因非翻译区的核苷酸重复扩增有关。DM1 的遗传缺陷是位于染色体 19q13.3 上编码强直性肌营养不良蛋白激酶（dystrophia myotonica protein kinase，DMPK）基因 3′ 非翻译区的不稳定三核苷酸 CTG 重复序列的扩增。DM1 在严重程度和发病年龄方面存在很大差异。它表现出"遗传早现"，即在受累家庭的连续几代人中，遗传病的严重程度有不断增加的现象。CTG 重复序列的数量从轻症患者的约 50 个到重度患者的数千个不等。CTG 重复序列的扩增是遗传早现的分子基础。虽然突变不改变 DMPK 基因的蛋白编码区，但 CTG 重复序列可通过与 RNA 结合蛋白相互作用来破坏 RNA 的剪接和细胞代谢。

　　DM2 是由染色体 3q21.3 上编码锌指蛋白 9（ZNF9）的核酸结合蛋白（nucleic acid-binding protein，CNBP）基因内含子 1 的 CCTG 扩增（约 5000 个重复序列）引起的。与 DM1 中 DMPK 基因的 CTG 扩增一样，CCTG 扩增并不改变 ZNF9 基因的蛋白编码区，但可通过与 RNA 结合蛋白相互作用来破坏 RNA 剪接和细胞代谢。

1 型强直性肌营养不良

　　DM1 是成人最常见的遗传性肌病，发病率约为 5/100 000，男女发病率相当，是一种以远端肌肉的进行性萎缩、无力以及肌强直为特征的多系统疾病。

　　全身和眼部的表现　许多 DM1 患者可通过其特征性的秃顶、长脸、上睑下垂、咬肌和颞肌凹陷、口角松弛、面部无力以及颈部和四肢消瘦而立即被识别出来（图 21.4）。其他特征包括智力障碍、睾丸萎缩、白天过度嗜睡、胰岛素抵抗和心脏传导障碍。体格检查中最重要的发现是肌强直，即肌肉收缩后不自主的松弛延迟（如持续握拳后）。然而，大多数 DM1 患

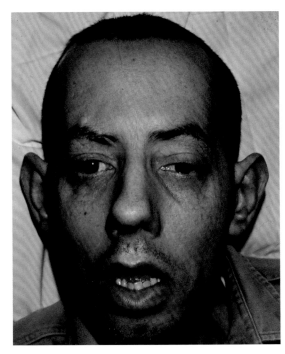

图 21.4　一名患有 DM1 的 56 岁男性的临床表现。注意该病典型的双侧上睑下垂、外斜视、肌病性面容以及额部秃顶

者的主诉是无力，而不是肌强直。

　　DM1 患者最常见的眼部异常是白内障，几乎 100% 的患者会出现，白内障的严重程度与疾病的严重程度无关。肌强直性白内障有两种类型：第一种是在晶状体囊下的前、后皮质中由彩虹样或彩色的（通常是红色、绿色或蓝色）微小结晶组成的薄带（图 21.5A），这种"圣诞树型"白内障可能是该病最先出现的体征；第二种是在后极沿后缝线出现的星芒状混浊，呈轮辐状外观（图 21.5B），比圣诞树型白内障少见。

　　除白内障外，DM1 患者还常出现或轻（图 21.4）或重（图 21.6A）的上睑下垂。此外，还可出现眼轮匝肌无力（图 21.6B），导致瞬目减少和闭眼困难。当眼轮匝肌受到影响时，可能出现双侧下睑退缩或用力闭眼后睁眼延迟。

　　许多 DM1 患者都有眼球运动异常。最轻型的眼球运动受累仅表现为扫视变慢，但眼球运动如常且无视觉障碍主诉；其他患者会有不同程度的眼肌麻痹（图 21.7）。眼肌麻痹（特别是在合并上睑下垂和眼轮匝肌无力时）提示重症肌无力或慢性进行性眼外肌麻痹（chronic progressive external ophthalmoplegia，CPEO）的可能，这两种疾病最容易与 DM1 混淆。

　　DM1 患者的瞳孔往往是缩小的，对光反射和近反射迟钝且不完全，但对精神感官刺激的反应正常，

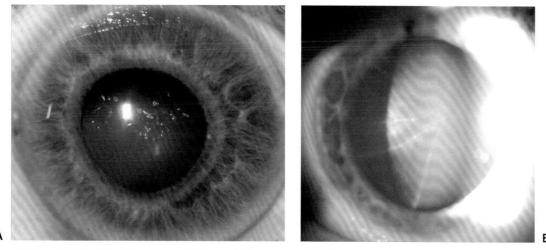

图 21.5　DM1 患者白内障的典型表现。**A**：大量的点状混浊，每一个点都有不同的颜色，主要位于晶状体的后皮质下区域。**B**：晶状体后皮质下区域的轮辐状混浊

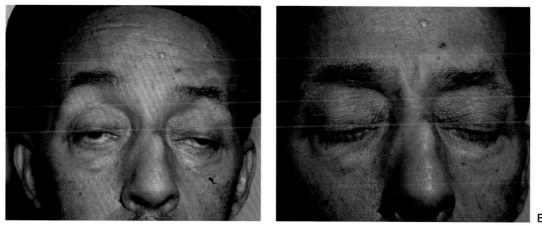

图 21.6　一名患有 DM1 的 65 岁男性有严重的上睑下垂和眼轮匝肌无力。**A**：患者有明显的双侧上睑下垂。**B**：当试图强制闭眼时，患者右眼有轻度兔眼症，而且上下睑睫毛不能覆盖

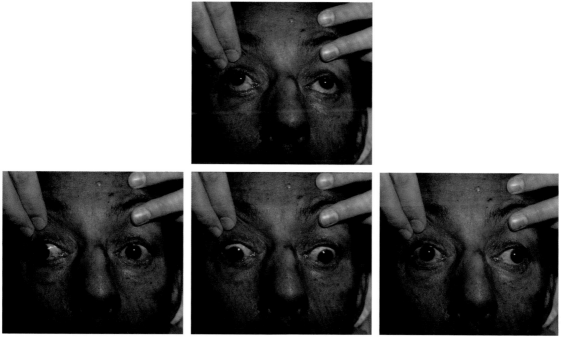

图 21.7　与图 21.6 同一名 DM1 患者，有不对称性眼肌麻痹。注意双侧假性核间性眼肌麻痹，右眼重于左眼，同时有双眼下转中度受限

对重复刺激较正常瞳孔并不显得更易疲劳。尽管如此，临床上大多数 DM1 患者瞳孔反射正常。

许多 DM1 患者会出现虹膜血管异常，这些虹膜新生血管簇常可通过裂隙灯生物显微镜检查到。在大多数情况下，其对患者没有影响，但可以自发出血或在轻度眼外伤后出血，导致前房积血。

DM1 患者的睫状突可较短且有色素脱失，这些异常是许多 DM1 患者发生低眼压的原因所在。

DM1 患者可发生视网膜异常，受累范围从视力及眼底正常的患者出现暗适应和视网膜电图异常，到视力下降伴累及黄斑和（或）周边视网膜的色素性视网膜病变（图 21.8）不符。无论 DM1 相关性视网膜病变的程度如何，它都不会像视网膜色素变性那么严重，也不会致盲。事实上，DM1 患者所表现的视网膜病变在外观、电生理功能障碍和视觉预后方面，与 CPEO 的 Kearns-Sayre 变异型患者相似（见下文）。

检眼镜下未见视网膜异常、视网膜电图也正常的 DM1 患者可能会检测到视觉诱发电位的异常，这表明至少部分 DM1 患者在视网膜水平以外的视觉感觉传导系统存在功能障碍。

病理 DM1 患者的肌肉特征有纤维管径明显变化、肌纤维变性和再生、环状纤维或有异常走向的肌原纤维、拥挤无序的肌丝内肌浆团块、灶状肌原纤维中断和 Z 带滑动、伴有线粒体或肌管系统的继发改变。在疾病的晚期，大部分纤维被结缔组织和脂肪细胞取代。这种终末期病理与其他肌营养不良的晚期无法区分。

在患有眼肌麻痹的 DM1 患者中，眼外肌可能发生与横纹肌类似的变化。此外，一些患者的眼外肌会出现线粒体增生。

构成一些肌强直性白内障的彩虹样结晶实质不是

结晶，而是晶状体纤维质膜的螺纹状改变。

DM1 患者的虹膜和睫状体的病理变化并不特异，包括玻璃样变、空泡变性和间质增生。目前还不清楚这些变化是否是导致 DM1 患者瞳孔异常的原因。

DM1 患者的视网膜病理差异很大。视网膜内层萎缩但可保留光感受器，尤其是在周边部视网膜；黄斑可出现颗粒状、条纹状或星状的色素沉着；也可能出现外丛状层中的色素细胞灶和黄斑水肿伴视网膜下积液。

诊断 当患者具备部分下述表现：典型的外貌特征、上睑下垂伴眼外肌麻痹、晶状体皮质下的彩虹样结晶和（或）轮辐状后囊下白内障、低眼压和视网膜改变时，需怀疑 DM1 的可能。肌电图检查发现肌强直可以明确诊断。此外，当临床诊断不明确时，可以对血液中的 CTG 重复序列进行基因检测而无需行肌肉活检。

治疗 当肌强直治疗棘手时，可以应用某些药物（如二甲双胍和白藜芦醇），它们可以对抗 DM1 受累基因的剪接失调，但很少有患者需要这种治疗。远端无力导致足下垂可用踝足矫正器治疗。有心脏传导障碍的患者可能需要心脏起搏器。

DM1 相关的眼肌麻痹通常不必治疗，因为其眼球运动受限常是对称的，患者通常无复视主诉。第一眼位复视的患者可用棱镜治疗。除少数情况，通常不需要行眼外肌手术。

由于 DM1 患者常合并眼轮匝肌无力，其上睑下垂的治疗存在一定问题。如果将眼睑抬高到"正常"水平，这些患者可能会因暴露性角膜病变而出现严重的流泪和刺激症状，有些甚至会发展到角膜溃疡而致盲。因此，只有在上睑下垂影响视功能时，才考虑将眼睑抬高，并且只抬高到改善视力所需的高度即可。

2 型强直性肌营养不良

DM2 与 DM1 具有某些共同特征，但临床表现却截然不同。DM2 最初的症状常在 20～60 岁之间出现，其临床特征包括肌肉僵硬、肌强直、肌无力和肌肉疼痛。事实上，许多患者最初的主诉为单侧或双侧大腿肌肉间歇性僵硬和间歇性握拳肌强直；有些患者出现帕金森症状，有些出现心律失常。这些症状可以单独出现，也可以多种组合出现。

在一些 DM2 患者中，白内障是首发表现，可在儿童后期或青春期早期发生，通常是后囊下型，与 DM1 患者所见相同（见上文）。其他 DM2 患者会出

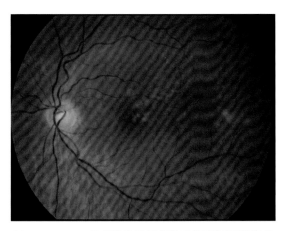

图 21.8 DM1 患者累及后极部的脉络膜视网膜病变

现典型的"圣诞树型"白内障，但远不如后囊下型常见。

肌电图通常显示患者呈肌强直性放电，那些临床上没有明显肌强直的患者也是如此。然而，这些放电罕见且难以检出。肌肉活检通常显示非特异性肌病。与 DM1 相反，DM2 没有环状纤维或肌膜下团块，也没有选择性 1 型纤维萎缩的证据。

DM2 的预后优于 DM1，大多数患者没有出现任何精神状态、构音障碍、吞咽困难或呼吸衰竭的恶化。非甾体抗炎药和肌松剂可用于治疗患者的肌肉疼痛，抗肌强直治疗可用于严重的强直性肌僵硬和握力性肌强直患者，有些患者需要行白内障手术。

眼咽型肌营养不良

眼咽型肌营养不良（oculopharyngeal muscular dystrophy，OPMD）是一种遗传性疾病，通常为常染色体显性遗传，但也有罕见的常染色体隐性遗传病例报道。该突变位于 14q11 号染色体上，导致位于聚腺苷酸结合蛋白核 1（PABPN1）N 末端的聚丙氨酸序列的长度增长。

OPMD 的两个基本临床特征是上睑下垂和吞咽困难（图 21.9），这两种症状常到晚年才出现，在轻度上睑下垂数年后方出现明显的吞咽困难。上睑下垂最终发展为双侧，但很少是完全性的。上睑下垂通常是对称性的，但双侧眼睑也可间隔数周或数月相继下垂。大多数（非全部）患者出现眼外肌麻痹。临床上从未出现瞳孔异常。

OPMD 患者的吞咽困难可能会致残。起初患者只吞咽固体食物有困难，但最终吞咽液体也变得困难，可能需要多次吞咽动作才能清空上咽。对患者吞咽机制的检查常显示咽喉的运动减弱。咽部肌肉组织不能将食团推入食道上段，一方面是因为咽部肌肉组织功能障碍，另一方面是因为环咽肌没有反射性松弛。咽部横纹肌组织退化明显导致活动不协调，食物在梨状窝中积聚并反流到鼻咽部而不是进入食道，因此可能会误吸摄入的食物。对一些有严重吞咽困难的

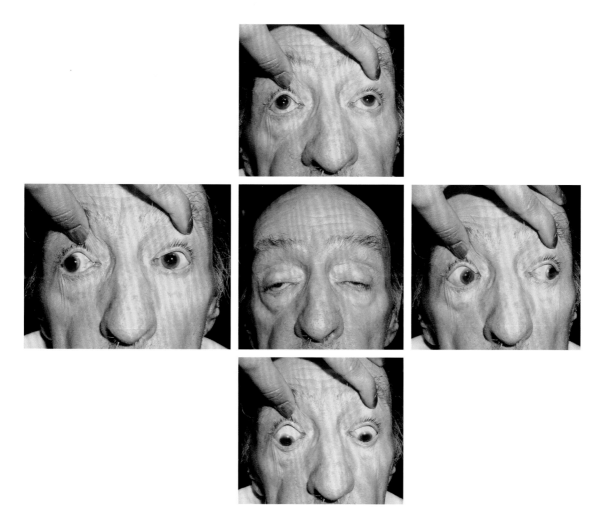

图 21.9　一名患有 OPMD 的 78 岁男性，双侧上睑下垂和轻度眼外肌麻痹

患者可以通过环咽肌切开术成功治疗，但经皮胃造瘘术是一种更实用也最常用的疗法。

OPMD 的形态学特征是存在核内丝状包涵体，其中含有 PABPN1、游离型多聚腺苷酸化 RNA 和泛素，它们都被局限于肌肉细胞内，PABPN1 在肌肉细胞分化中起特定作用。突变体 PABPN1 的溶解度降低及其形成核内聚集的倾向，被认为在 OPMD 的发病机制中起直接作用。

与其他肌营养不良一样，受累肌肉活检显示严重的退行性变、纤维化、丰富的中央核、肌原纤维和 Z 带改变以及其他非特异性变化。有时可发现线粒体增殖或其他线粒体异常所致的破碎红纤维，但这些可能是年龄相关的线粒体 DNA（mitochondrial DNA，mtDNA）突变的结果，与 OPMD 的发病机制无关。

离子通道病（肌强直）

肌强直是肌纤维在强烈收缩后出现病理性持续活动或肌纤维在应放松时仍持续活动的现象。在生理学上，肌强直被定义为在对肌肉进行叩击或电刺激后、或在自主收缩后，肌肉松弛延迟。这种现象是由影响细胞膜表面氯离子、钠离子和钙离子通道的突变引起的，在周围神经或神经肌肉接头被阻断后仍然存在。肌强直患者 EMG 中记录的自发动作电位是单条肌纤维的高频放电，其幅度和频率都有波动。当其转化为声音时，这些放电会产生类似于摩托车发动机的噪音。

在临床上，肌强直是许多不同遗传性原发性肌病的共同特征，包括常染色体显性遗传和常染色体隐性遗传的先天性肌强直、先天性副肌强直、家族周期性麻痹和软骨营养不良性肌强直。

先天性肌强直

常染色体显性和常染色体隐性遗传先天性肌强直是由 7q35 染色体上编码氯离子通道基因的等位基因突变引起的。肌强直的症状在出生后前几年会被发现，男性通常比女性严重，通常在 20 ～ 40 岁时减轻。肢体肌肉的强直在劳累或其他活动后更容易发生，之后出现短暂的无力。与副肌强直不同的是，肌强直不会因降温而加重，也不会发生长期麻痹。先天性肌强直是少数可出现明显肥大的肌病之一，尤其多见于咬肌、上肢近端、大腿、小腿和趾短伸肌。

先天性肌强直患者常出现眼睑肌强直，至少常见眼睑迟落，一些患者在强制闭眼后会出现短暂的眼睑痉挛。据报道，一些患者会发生斜视，但无上睑下垂或广泛性眼肌麻痹。吞咽和构音不受影响，但咀嚼有时会受累。

针极肌电图显示典型的强直运动。肌肉活检是非特异性的。特异性的基因诊断可能实现。

病理生理学认为肌强直是由氯离子通道低导电性和钠离子通道异常重新开放引起的。治疗最好在剧烈活动前的几天进行，而不是定期进行。

先天性副肌强直

先天性副肌强直是一种常染色体显性遗传性疾病，其特征是反常性肌强直（即在运动中发生的肌强直）、寒冷引起肌强直加重、周期性发作的无力。该病是由钠离子通道基因突变引起的，与高钾周期性麻痹存在等位基因，导致这两种综合征之间有很大的重叠。本病患者既无上睑下垂也无眼肌麻痹，但部分患者会表现出与其他肌强直疾病（包括先天性肌强直）相似的强直性眼睑迟落。

家族性周期性麻痹

家族性周期性麻痹是一种罕见的综合征，其特征是通过肌细胞膜的钾流量异常，运动后放松引发严重的肢体肌肉弛缓性无力，持续数分钟至数小时。延髓和眼肌很少受到影响，因此，本病患者通常不会就诊于眼科。呼吸肌几乎不受累。家族性周期性麻痹有 4 种形式：低钾型、高钾型、甲状腺毒性和 Andersen-Tawil 综合征。低钾型周期性麻痹由血钾减低引起，高钾型周期性麻痹由血钾增高引起，甲状腺毒性周期性麻痹由与甲状腺功能亢进相关的血钾减低引起，而 Andersen-Tawil 综合征的血钾可增高、减低或正常。大多数引起家族性周期性麻痹的基因都与电压门控钠通道的活性有关，其缺陷会导致钾离子穿过细胞膜的流动异常。染色体 1q32.1 上的 *CACNAIS* 基因突变和染色体 17q.23.3 上的 *SCN4A* 基因突变导致了低钾型周期性麻痹。高钾型周期性麻痹也是由于 *SCN4A* 基因的突变引起。Andersen-Tawil 综合征，也称为长 QT 综合征，由染色体 17q24.3 上的 *KCNJ2* 基因的杂合突变引起，与影响电压门控钠通道的基因不同，该基因直接影响钾通道。

多数家族性周期性麻痹病例的特征是 20 ～ 30 岁发病，男性较重，为常染色体显性遗传，发作前有少尿。在极少数患者中，低钾或高钾血症会导致复杂的心律失常。Andersen-Tawil 综合征是一种累及多系统的离子通道病，其特征除了周期性麻痹，还包括室性心律失常和独特的面部或骨骼畸形；肾发育不全和心脏瓣膜病也有报道。家族性周期性麻痹患者在发作间期肌力正常，但如果发作频繁且未得到治疗，则可能发展为轻度固定性的近端肌无力。肌强直，尤其是眼睑肌强直是可见的，表现为间歇性的眼睑迟落或持续几秒钟到 1 分钟甚或更长时间的凝视发作。在麻痹发作期间，肌肉无法兴奋，腱反射减弱或消失。组织学特征是一种空泡性肌病，与反复发作后引起的永久性肌病高度一致。

软骨营养不良性肌强直（Schwartz-Jampel 综合征）

软骨营养不良性肌强直是表现为侏儒、长骨和面部异常、眼睑痉挛和肌强直等症状的罕见的综合征，由位于染色体 1p36.12 上的基因突变引起，该基因编码基底膜蛋白多糖——一种基底膜的硫酸肝素蛋白聚糖成分，负责乙酰胆碱酯酶在神经肌肉接头突触后间隙的定位。

眼睑痉挛、嘴唇皱缩、颏肌颤搐、低位耳、颏后退、强迫高音和高拱上颚这组症状是该综合征特有的。常见的眼部特征除眼睑痉挛外还包括近视、白内障、斜视和眼球震颤。血清 CK 水平通常正常。尽管肌肉活检显示出多种异常，但不具特异性。该综合征不是真正的肌强直，因为 d- 筒箭毒碱可消除受累肌肉的肌电图放电。实际上，病变肌肉的异常活动反映了突触后受体的激活延长，这是由于神经肌肉接头处乙酰胆碱降解障碍所致。

线粒体肌病

线粒体肌病是由线粒体功能障碍引起的一组遗传和生化多样化疾病。这类疾病的组织学特征是在受累肌纤维的肌膜下异常积累了大量肿大的线粒体。由于这些异常的肌纤维外观不规则，并且用改良的 Gomori 三色染色法染色后它们呈醒目的暗红色，因此被称为**破碎红纤维**（ragged red fiber，RRF）（图 21.10）。眼肌麻痹患者中，RRF 不仅存在于骨骼肌中，也存在于眼轮匝肌和眼外肌中。

电镜下观察，与正常肌纤维相比，受累肌纤维中的线粒体数量较多，体积差异也较大。线粒体常增大，嵴扭曲或紊乱，有时呈同心性排列。线粒体嵴内可见类结晶包涵体，嵴外也可见类似的包涵体。类似的线粒体包涵体也可在患者的肝细胞、汗腺、小脑颗粒细胞和浦肯野细胞中看到。

最常见的以眼肌麻痹为显著特征的线粒体肌

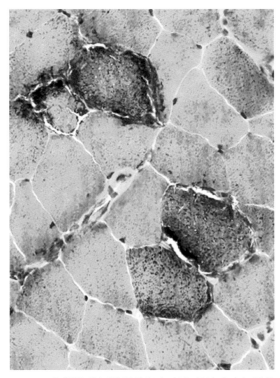

图 21.10　一名慢性进行性眼外肌麻痹患者的破碎红纤维（改良 Gomori 三色染色法）

病是 CPEO 及其变异型，包括 Kearns-Sayre 综合征（KSS）、线粒体神经胃肠型脑肌病（mitochondrial neurogastrointestinal encephalomyopathy，MNGIE）综合征、感觉性共济失调神经病伴构音障碍和眼肌麻痹（sensory ataxic neuropathy，dysarthria，and ophthalmoplegia，SANDO）综合征。

慢性进行性眼外肌麻痹

CPEO 综合征是迄今为止最常见的线粒体肌病，约 50% 的病例是散发的。在散发病例中，常通过 Southern 印记法或聚合酶链反应（polymerase chain reaction，PCR）技术检测到单一的、大片的 mtDNA 的从头缺失，这种缺失往往不会遗传给后代。单个 mtDNA 缺失的大小和定位可以预测 CPEO 的临床表型，较大的 mtDNA 缺失常与严重病变相关。

50% 的 CPEO 病例是通过常染色体显性、常染色体隐性或母系遗传的。常染色体显性遗传性 CPEO 患者的症状可始于儿童早期至成年后期。至少 7 个由核 DNA 编码的基因突变会导致常染色体显性遗传性 CPEO。聚合酶 γ1（polymerase gamma 1，POLG1）是最常见的基因，其位于染色体 15q22 ～ 26 上，编码聚合酶 γ 的 α 亚基——mtDNA 复制所需的一种酶。第二个常见突变是位于染色体 4q35 上的腺嘌呤核苷酸转运子 1（adenine nucleotide translocator-1，ANT1）基因，该基因调节线粒体内的腺嘌呤核苷酸库，是线粒体通透孔的结构元件。常染色体显性遗传性 CPEO 的第三个突变位于 10 号染色体上的开放读码框架 2（chromosome 10 open reading frame 2，C10orf2）基因，该基因产生 Twinkle——一种腺嘌呤核苷酸依赖的 mtDNA 解旋酶，其改变会损害 mtDNA 的复制。其他常染色体显性遗传性 CPEO 病例与 POLG2、RRM2B、DNA2 或 OPA1 基因的突变有关。所有这些核 DNA 突变的结果是 mtDNA 的维护和复制受损，或者是线粒体核苷酸代谢的改变，进一步导致实时定量 PCR 可检测到的多个 mtDNA 缺失。

常染色体隐性遗传性 CPEO 比常染色体显性 CPEO 少见，可能是 TYMP、POLG1、DGUOK、TK2、MGM1 和 RNASEH1 基因突变的结果。核基因的隐性突变可引起多个 mtDNA 的缺失或 mtDNA 稳定性的破坏，从而导致 mtDNA 耗竭。在这类疾病中，CPEO 通常不是一种孤立的综合征，而是更复杂的综合征的一部分，如 MNGIE 或 SANDO。这些疾病的发病年龄通常小于 20 岁。

母系遗传性 CPEO 是由 mtRNA 点突变引起的。虽然可能只出现眼肌麻痹，但更常见的是存在多系统疾病，如线粒体脑肌病伴乳酸血症和卒中样发作（mitochondrial encephalomyopathy，lactic acidosis and stroke-like episodes，MELAS）。

大多数 CPEO 患者还有全身骨骼肌无力。然而，有些患者要么没有其他部位肌无力的迹象，要么肌无力太轻微以至于被患者和医生都忽视了。

上睑下垂通常是 CPEO 的首发症状，可先于眼肌麻痹数月至数年出现（图 21.11）。上睑下垂进展缓慢，多数患者可进展为完全性，但可能需要数十年的时间。其特征为双侧受累，但单侧上睑下垂可在对侧受累或在发现眼肌麻痹之前的数年就已存在。随着上睑下垂的进展，最终会影响视力，患者必须头部后仰用额肌来抬高上睑。CPEO 患者的上睑下垂常是固定的，不像重症肌无力的波动性疲劳性上睑下垂，但也有些患者的上睑下垂在一天内的晚些时候和（或）持续性向上凝视时加重。

CPEO 的临床特征是历经数年的慢性进展，最终发展为完全性的**眼外肌麻痹**。它可以与上睑下垂同时发生，也可以在上睑下垂发病数月至数年后发生，甚至早于上睑下垂发生。与 CPEO 的上睑下垂一样，眼外肌麻痹通常也是双侧的，但可能始于单侧并持续数

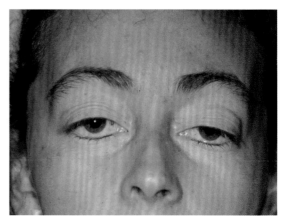

图 21.11　一名患有 CPEO 的 26 岁女性双侧上睑下垂

月至数年。

由于眼球运动受限通常是对称的，大多数 CPEO 患者不会察觉到复视，直到该病严重到限制了周边视力，或者有人向他们指出，患者才会意识到眼球运动问题。因此，当患者首诊时，眼球运动受限往往很严重（图 21.12）。

在长期患 CPEO 的患者中，超声和 CT 均能显示变薄（即萎缩）的眼外肌（图 21.13），通常是对称的。

由于眼球运动受限对称，大多数 CPEO 患者不需要手术矫正。对于因眼球运动受限不对称而出现复视的罕见患者，采用棱镜治疗或眼外肌手术，或两者结合都可能有效。严重上睑下垂的患者可以进行提高眼睑手术，但由于这类患者也可能患有或最终发展为眼轮匝肌无力，所以必须小心避免眼睑上提过多导致患者因无法闭眼而发生的暴露性角膜病变。

CPEO 叠加综合征

CPEO 的几个变异型值得单独讨论。这些变异型（通常被称为"CPEO 叠加"）有重要的非眼部表现，识别这些表现对治疗有重要影响。CPEO 叠加综合征最常由 POLG1 突变引起，但也可能发生在 ANT1 或 Twinkle 突变中。有趣的是，携带相同基因突变的相关先证者往往呈现显著的表型多样性。

Kearns-Sayre 综合征

KSS 是 CPEO 的一种变异型，其特征为典型的眼外肌麻痹，伴双眼色素性视网膜病变和心脏传导异常，包括完全性心脏传导阻滞。大多数患者在 20 岁之前已出现这些症状。

与通常先累及周边部及中周部视网膜的视网膜色素变性不同，KSS 的视网膜病变常最初发生在眼底后

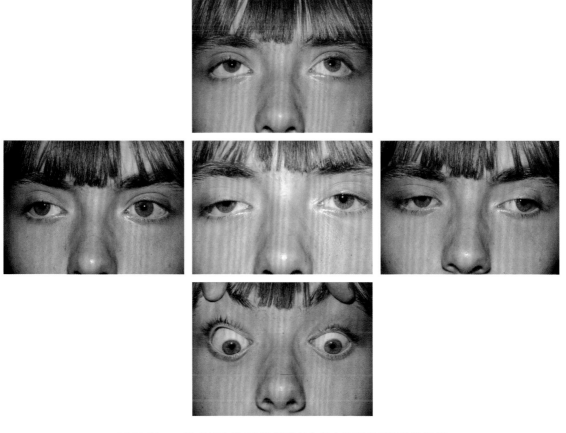

图 21.12 一名 CPEO 的 15 岁男孩有中度上睑下垂和眼外肌麻痹

极部（图 21.14）。在晚期病例中，视神经周围出现金属光泽样或斑驳状荧光（图 21.14 右）。视网膜色素变性的普遍特征——"骨细胞"样色素沉着在 KSS 中很少发生。KSS 的眼底常显示视网膜色素上皮弥漫性色素脱失，伴典型的斑驳状"椒盐样"色素团块，类似于先天性风疹病毒性视网膜病变，这种表现在黄斑周围最明显。视盘苍白、视网膜血管变细和后囊下白内障都是视网膜色素变性患者的常见症状，但在 KSS 中少见。正如预期的那样，尽管约 40% ~ 50% 的患者会出现夜盲症或视力下降等视觉症状，但通常很轻微。因此，KSS 的视网膜病变与 DM1 相似，而不像典型的视网膜色素变性。然而，也有罕见的累及中枢神经系统的 KSS 病例，其骨细胞样色素沉着和黄斑色素团块与视力严重下降有关。

KSS 患者的电生理检测结果也与视网膜色素变性患者不同。除个别病例外，KSS 患者的视网膜电图通常正常或仅轻度异常。

KSS 患者的心脏传导障碍常发生在上睑下垂和眼肌麻痹发病数年后。因此，CPEO 合并色素性视网膜病变或神经功能障碍的患者，即使心电图正常，也应当警惕未来发生心脏病的可能性，无论患者年龄如何，都应当告知他们定期行心脏检查。

虽然 KSS 患者发生的心功能不全常常通过人工起搏器得到有效的治疗，但即使在植入起搏器后，患者也可能猝死，常是脑干呼吸控制机制缺陷导致对缺氧和高碳酸血症的通气反应降低所致。KSS 患者的心力衰竭也可通过心脏移植来治疗。

除传导障碍外，心脏异常在 KSS 患者中并不常见，包括特发性肥厚型主动脉瓣下狭窄型室间隔肥大和二尖瓣脱垂伴二尖瓣反流。

一些 KSS 患者除了上睑下垂和眼肌麻痹外，还出现骨骼肌无力。面部肌肉尤其是眼轮匝肌可能会受累，这些患者不仅不能睁眼，也不能紧闭眼睑。由于额肌受累，前额不能皱起并且眉毛低垂，导致上睑位置更低。最终面部的所有肌肉都可能受累，面部变得消瘦且相对面无表情。一些患者可累及咀嚼肌，因此出现咀嚼困难。

随着 KSS 的进展，通常会出现颈部和肩部肌肉的无力和萎缩。四肢肌肉也可能受累，但常常表现为轻微无力。

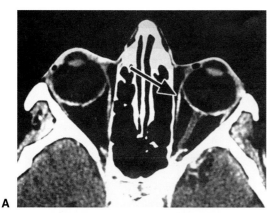

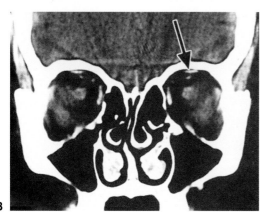

图 21.13　CPEO 患者的眼外肌 CT。**A**：轴位显示左侧内直肌明显变薄（箭头所指）。**B**：冠状位显示左侧上直肌同样变薄（箭头所指）（From Wallace DK，Sprunger DT，Helveston EM，et al. Surgical management of strabismus associated with chronic progressive external ophthalmoplegia. Ophthalmology 1997；104（4）：695-700. Copyright © 1997 American Academy of Ophthalmology. With permission. ）

KSS 患者常有神经功能障碍的表现，包括小脑共济失调、钟摆型眼震、前庭功能障碍、听力受损、智力受损和周围神经病。此外，许多患者的腰椎穿刺结果可见脑脊液蛋白含量增加。几乎每一名尸检的患者大脑中都存在海绵状改变。

KSS 的 CNS 受累，在质子密度、T2 加权和流体衰减反转恢复（fluid attenuated inversion recovery，FLAIR）序列的 MRI 呈现高信号，这些异常可见于脑干、苍白球、丘脑，以及大脑和小脑的白质中。此外，应用磁共振波谱（MR spectroscopy，MRS）可以显示 KSS 患者脑代谢的局部异常。这些异常包括静息状态下枕叶皮质的乳酸 / 肌酸共振强度比（一种氧化代谢受损的指标）增加，以及大脑皮质 N- 乙酰天冬氨酸 / 肌酸共振强度比（一种神经元损失或功能障碍的测量指标）减少。对已知或疑似 KSS 的患者应进行 MRI 检查，但 MRS 目前是一种研究工具，对本病患者的诊断或处置没有作用。

KSS 患者中内分泌功能障碍很常见。除了身材矮小，其他特征还包括以手足搐搦发病的甲状旁腺功能减退、性腺功能障碍和糖尿病。

目前 KSS 还没有令人满意的治疗方法，但少数患者似乎对控制碳水化合物摄入和辅酶 Q10 治疗有效。与 CPEO 一样，那些复视的患者可以通过棱镜或斜视手术矫正，上睑下垂也可以手术治疗。

线粒体脑病伴乳酸血症和卒中样发作

MELAS 是一种线粒体遗传性疾病，以血液、肌肉和大脑中乳酸积聚为特征。临床表现可多种多样，包括呼吸受累、无力、癫痫、皮质视觉异常（卒中样发作）、意识模糊，甚至认知减退；眼球运动异常与 CPEO 相似。患者大多在 20 岁以前出现症状。虽然没有特异性治疗，但是一些患者可通过补充辅酶 Q10 来改善，给予左旋精氨酸可能抵消一些卒中样发作中一氧化氮消耗带来的有害影响。

线粒体神经胃肠脑肌病综合征

线粒体神经胃肠脑肌病（mitochondrial neurogas-

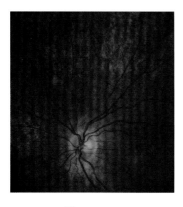 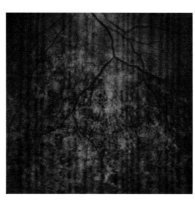 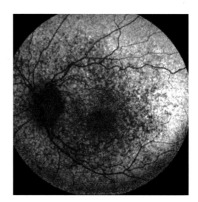

图 21.14　Kearns-Sayre 综合征的色素性视网膜病变，注意弥漫性斑驳状视网膜色素紊乱

trointestinal encephalomyopathy，MNGIE）综合征的特点是进展性肠动力障碍、眼外肌麻痹、白质脑病和周围神经病。发病年龄范围很广，但大多数患者在 18 岁左右出现症状，男女比率相同。约 45% 的患者初发表现为胃肠道的症状和体征（复发性腹泻、恶心、呕吐、假性梗阻、体重减轻和恶病质），但最终在所有患者中都会发生。约 25% 的患者初发体征为眼外肌麻痹，但最终所有患者也都会发生（图 21.15）。约 15% 的患者以周围神经病起病。其他临床表现包括共济失调、听力受损和认知功能障碍。

MNGIE 综合征的实验室检查异常包括弥漫性脑白质病变、肌电图及神经传导反应异常（通常提示神经源性和肌源性损害并存），骨骼肌活检显示神经源性萎缩以及肌纤维缺乏细胞色素氧化酶。

如上所述，MNGIE 综合征是一种常染色体隐性遗传病，与 22 号染色体（22q13.32- 长臂末端）上编码胸腺嘧啶磷酸化酶的 *TYMP* 基因突变有关。这种突变严重降低了酶的活性，结果导致血浆中胸腺嘧啶水平增高。胸腺嘧啶的积累改变了脱氧核苷酸和核苷酸库，影响了 mtDNA 的复制和（或）修复，最终导致 mtDNA 突变。反过来，mtDNA 突变又使线粒体无法从头合成胸腺嘧啶。因此，尽管该综合征是一种线粒体病，但其线粒体功能障碍如同 KSS，是继发于核基因突变而不是线粒体基因突变。

如果不进行治疗，MNGIE 综合征是致命的，大多数患者在 40 岁左右死于吸入性肺炎、电解质紊乱、代谢性酸中毒和心律失常等并发症。不过，有几种治疗方法可供选择，包括异体干细胞移植、红细胞包被重组大肠杆菌的肠外营养、原位肝移植和持续腹膜透析。据报道，接受这些治疗的部分患者胃肠道和神经系统症状都得到改善，但这些治疗的远期效果仍未知，没有一种是普遍奏效的。

感觉性共济失调神经病伴构音障碍和眼肌麻痹

感觉性共济失调神经病伴构音障碍和眼肌麻痹（sensory ataxic neuropathy with dysarthria and ophthalmoplegia，SANDO）是一种散发性疾病，与多种 mtDNA 缺失相关。

诊断

将线粒体肌病与其他以上睑下垂和眼肌麻痹为特征的疾病相鉴别十分重要，例如鉴别常染色体显性遗

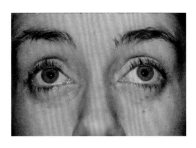
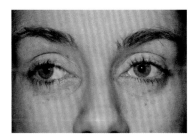
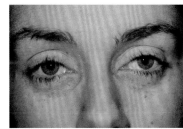
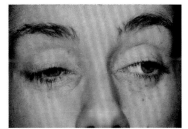
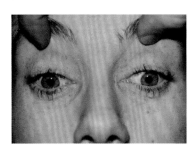

图 21.15　一名患有 MNGIE 综合征的 26 岁女性，有双侧上睑下垂和眼肌麻痹。患者因患有严重的胃肠运动障碍而入院治疗。她没有视觉异常并特地否认了复视

传性 OPMD 与重症肌无力，因为它们的治疗方法和遗传意义明显不同。对怀疑线粒体肌病的患者，肌肉活检是最有用的诊断方法。当肌肉活检中出现 RRFs 时，若除外年龄所致的情况，线粒体肌病的诊断可以成立。此外，在肌肉、血液、唾液和一些患者（尤其那些多系统受累的患者）的其他活检组织中，能检测到 mtDNA 的突变（缺失和点突变）。

血液和脑脊液中的乳酸水平升高，以及 MRI 显示基底节区低信号病灶有助于 KSS 的诊断。MRS 是诊断脑部和其他组织能量代谢异常的有用工具，但不适用于疑似线粒体突变患者的普遍筛查。

对所有诊断或疑似 CPEO 的患者都应该进行仔细的眼科检查，包括散瞳眼底检查，确定是否存在色素性视网膜病变。此外，合并色素性视网膜病变或神经功能障碍的 CPEO 患者应当立即进行心功能评估，而无上述合并症的患者也至少应定期行心电图监测。有胃肠道症状的 CPEO 患者应当由胃肠专科医生评估，同时行基因检测来确定他们是否患有 MNGIE 综合征。

维生素 E 缺乏引起的伴眼肌麻痹脑肌病

无 β 脂蛋白血症，也称为 Bassen-Kornzweig 综合征，是以棘红细胞增多症、色素性视网膜病变、进行性共济失调和神经病变为特征的一类疾病。该病是由于缺乏载脂蛋白 B 引起的，载脂蛋白 B 对脂溶性维生素的转运必不可少，因而肠道对脂质和脂溶性维生素的吸收障碍引起维生素 E 缺乏从而导致该病。事实上，无 β 脂蛋白血症的神经系统疾病与其他形式的人维生素 E 缺乏症（无论由吸收不良、伴胆汁盐分泌受损的胆汁淤积性肝病、肠切除术引起，还是由囊性纤维化引起）的表现相同。维生素 E 缺乏症患者的神经系统体征包括由于脱髓鞘性神经病变和小脑神经元变性导致的共济失调、反射消失和振动觉丧失。该病患者的眼球运动异常包括随意扫视减慢、前庭性和视动性眼震的快速成分减慢或缺失、斜视、假性核间性眼肌麻痹伴水平凝视时内收眼出现的分离性眼震、中至重度进行性眼外肌麻痹，以及外展核间性眼肌麻痹（如 Lutz 后核间性眼肌麻痹）。

许多维生素 E 缺乏综合征患者除了眼球运动异常外，还会出现色素性视网膜病变。这种视网膜病变的眼底表现和视功能与线粒体细胞病变患者的视网膜病变相似（见上文）。

维生素 E 缺乏会导致真正的多系统疾病。这种疾病最初表现为一种单纯的肌病，因为患者的活检标本显示肌肉纤维内有独特的自发荧光包涵体。然而，周围和中枢神经组织也可以广泛受累，包括大脑、脊髓和背根的营养不良改变。

在维生素 E 缺乏综合征患者中，如果通过口服或肠胃外途径补充维生素 E 治疗使其血清水平恢复正常，则可以改善包括眼球运动障碍在内的神经系统症状，此外还应给予其他脂溶性维生素。

甲状腺眼病（甲状腺功能障碍性眼眶病）

与复视、眼肌麻痹、眼外肌浸润相关的系统性疾病，最常见的也许是自身免疫性甲状腺疾病，该病常与甲状腺眼病（thyroid eye disease，TED）相关，也被称为甲状腺功能障碍性眼眶病或甲状腺功能障碍性眼病。TED 可在出现甲状腺功能障碍的临床或实验室表现之前的数月或数年发生。

眼外肌是甲状腺疾病在眼眶内的主要靶位，按照受累频率排序，最常累及的是下直肌，其次是内直肌、上直肌和上斜肌。大约 80% 的 TED 患者会出现眼球运动障碍。影像学检查（如超声、CT、MRI 等）及受累肌的病理检查均表明此类疾病直接累及肌肉组织而不累及肌腱（图 21.16）。与之相反，特发性眼眶炎症、免疫球蛋白 4（IgG4）相关性眼眶炎症和眼眶肌炎等疾病均同时累及肌肉和肌腱（图 21.17）。

TED 患者的眼外肌病理检查可见在眼外肌的肌内膜内淋巴细胞和浆细胞浸润伴水肿。TED 的主要自身免疫靶点是眼眶成纤维细胞，而不是肌肉细胞。被浸润性 T 淋巴细胞识别的眼眶抗原的性质尚不清楚，然而，由 T 淋巴细胞释放出来的细胞因子（如白介素 -1α、转化生长因子 β 和干扰素 -γ 等）可刺激眼眶成纤维细胞增殖，并增加其糖胺聚糖的合成（图 21.18）。尽管眼肌增粗，肌细胞在形态学上是完整的。除复视外，眼外肌受累还可引起单侧或双侧眼球突出（图 21.19）、结膜和眼睑肿胀（图 21.20），和（或）由眶尖部肿大的眼外肌压迫引起的视神经病变（图 21.21）。上睑提肌的浸润会产生上睑退缩和迟落（图 21.22）。

在眼外肌受累的早期阶段，肌肉变得肿胀导致眼球运动受限。如果眼球活动受限是双眼对称的，即使严重，患者也很少出现复视。然而，大多数患者双眼受累不对称或单侧眼外肌受累，导致垂直性、水平性、倾斜性或扭转性复视（图 21.23 及图 21.24）。临床上 TED 最常累及的眼外肌是下直肌，其次是内直肌和上直肌，斜肌也可能出现功能障碍，但外直肌几

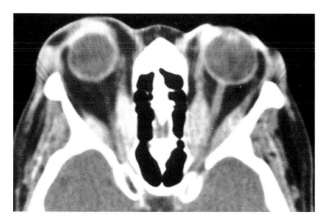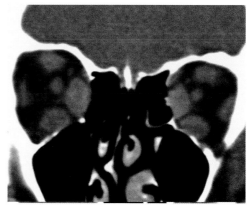

图 21.16　一名 TED 患者的眼眶 CT 影像。**左图**，轴位显示内直肌增粗，但肌腱不受累。**右图**，冠状位显示上直肌、内直肌、下直肌明显增粗，但外直肌不增粗

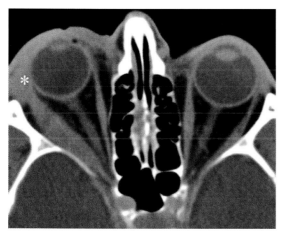

图 21.17　一名右侧眼眶肌炎患者的眼眶 CT 扫描。注意右侧外直肌明显增大，包括肌腱（星号所示）

乎不受累。因此，在疑似 TED 的患者出现外直肌明显增粗和外斜视时，要怀疑其他病因（如肿瘤浸润）（图 21.25）。

随着 TED 的进展，眼外肌的浸润和水肿可导致肌肉组织减少，肌肉逐渐纤维化。在这种情况下，尽管复视严重，但眼球突出可以很轻微，影像学检查可显示眼外肌正常或变薄。

因复视而疑诊 TED 的患者，详细的病史采集、临床查体、实验室检查（见下文）和眼眶影像学有助于鉴别不同的眼眶疾病，包括感染、炎症和肿瘤（如淋巴瘤或转移性肿瘤等）。就眼眶的影像学而言，超声、CT 扫描和 MRI 均可用于诊断甲状腺功能障碍性眼眶病。为了让超声检查更有价值，检查必须由会操作 B 超和标准化 A 超两种模式的有经验的超声医生来完成。CT 扫描必须包括眼外肌的轴位和冠状位。MRI 必须集中在眼眶，其与其他影像学检查相比对

软组织分辨率更敏感，对于眶尖区有无压迫性视神经病变可以提供更好的评估。

有临床和影像学证据的 TED 患者应进行适当的甲状腺功能测试，以确定甲状腺和垂体的功能状态以及是否需要治疗。甲状腺素（T4）和三碘甲状腺原氨酸（T3）这两种甲状腺激素以及促甲状腺激素（TSH）可以直接在血清中检测。在血液循环中，大多数血清 T4 和 T3 与特异性血清结合蛋白相结合，而未结合的部分（游离 T4）与激素活性最为密切。

对于疑诊 TED 的患者，当 T3、游离 T4，甚至 TSH 均正常时，特异性自身抗体的检测可能是有帮助的。自身免疫性甲状腺疾病的特征是存在自身抗体抗各种甲状腺成分，即促甲状腺素受体（thyroid-stimulating hormone receptor，TSHR）、甲状腺过氧化物酶（thyroid peroxidase，TPO）和甲状腺球蛋白（thyroglobulin，Tg）。在这些抗体中，TSHR 抗体［也称为长效甲状腺刺激剂或促甲状腺免疫球蛋白（thyroid-stimulating immunoglobulins，TSI）］与疾病的发病机制最为密切。尽管如此，对 TPO 抗体和 TSHR 结合抑制免疫球蛋白（TSHR-binding inhibitory immunoglobulins，TBII）的检测也可能有价值。放射性吸收检测也可能有助于确诊。

当甲状腺功能减退的患者出现 TED 表现时，应该积极纠正甲状腺功能，这不仅是因为未经治疗的甲状腺功能减退有发生并发症的风险，也因为一旦甲状腺功能恢复正常，大约 60% 的 TED 患者的眼眶病会得到改善。因此，甲状腺功能减退的患者应该开始替代治疗，大约每月一次密切监测实验室指标。甲状腺功能亢进的患者可采用口服药物、甲状腺次全切除术或甲状腺放射消融术治疗。尽管关于甲状腺放射消融

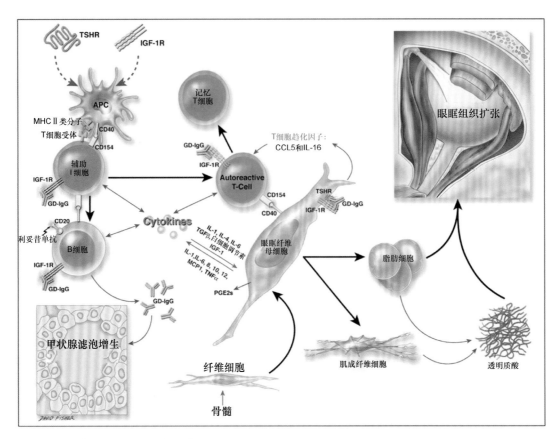

图 21.18　甲状腺眼病发病机制的彩绘示意图 ［Reprinted with permission from Shan SJ，Douglas RS. The pathophysiology of thyroid eye disease. J Neuroophthalmol 2014；34（2）：177-185.］

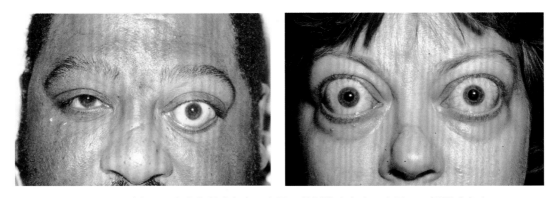

图 21.19　2 例 TED 患者的眼球突出。**左图**，单侧眼球突出；**右图**，双侧眼球突出

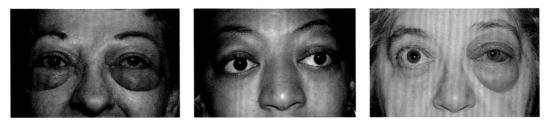

图 21.20　3 例 TED 患者的眼睑肿胀。**左图**，双侧下睑受累；**中图**，双侧上睑受累；**右图**，单侧上、下眼睑同时受累

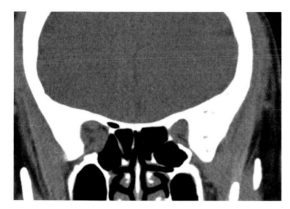

图 21.21　出现双侧压迫性视神经病变的 TED 患者眼眶冠状位 CT。注意眶尖部眼外肌明显肿胀伴双侧视神经受压

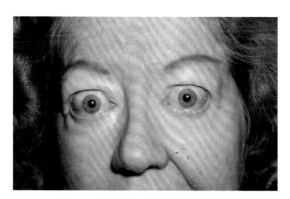

图 21.22　一名 TED 患者的双侧上眼睑退缩

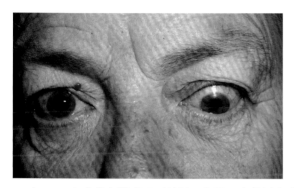

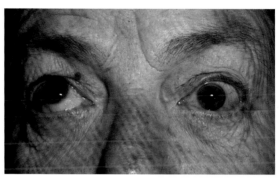

图 21.23　一名 TED 患者的左眼明显下斜视。**左图**，患者用右眼注视，注意明显的左眼下斜视和左眼上睑退缩。**右图**，当患者试图用左眼注视时，右眼完全上转；而由于左眼下直肌紧绷，左眼上转无法超过中线

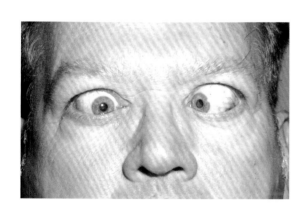

图 21.24　一例 TED 患者明显内斜视

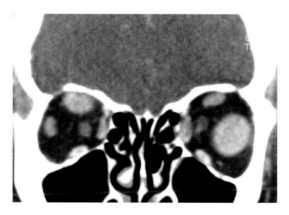

图 21.25　一例因双侧眼球突出及斜视（右眼上斜视和左眼外斜视）而怀疑 TED 的患者眼眶 CT 冠状扫描。注意右眼上直肌和左眼外直肌明显增粗。右眼上直肌活检显示为黏膜相关淋巴瘤

是否会导致甲状腺功能亢进患者 TED 的发生或加重存在一些争议，我们和其他人仍认为这种治疗是使患者获得永久性甲状腺功能正常的最佳方法。甲状腺放射消融术的主要风险是治疗后患者由甲状腺功能亢进到甲状腺功能减退的突然转变。就我们的经验而言，正是这种突然变化常常引发眼眶病的发生或恶化。为

此，我们推荐接受放射消融术治疗后的 TED 患者要密切随访，以便一旦出现甲状腺功能减退时能立即接受替代治疗。一些证据提示，在放射消融同时开始口服 6 ～ 8 周强的松是有效的，但这种做法还未被普遍采用。

一旦患者甲状腺功能正常，TED 的治疗就会非

常有效。对于活动期患者，短疗程（1～2个月）糖皮质激素每天口服或每周静脉全身给药可以有效治疗刺激症状和肿胀。低剂量（2000 cGy）眶区放射治疗对活动期 TED 患者也非常有效（图 21.26），但对静止期患者无效。眼睑退缩常采用手术治疗（图 21.27）。对于眼球突出，活动期患者可以全身使用糖皮质激素或放射性治疗，静止期患者可以采用多种技术进行眼眶减压（图 21.28）。TED 患者的斜视可有多种治疗方法：棱镜治疗或手术（图 21.29）。在某些病例中，有必要联合应用这些治疗方法。一种新近获批的生物疗法——IGF-1 受体阻滞剂替妥木单抗，可

能具有相当大的治疗潜力。早期研究表明，替妥木单抗可能有助于减少活动期 TED 患者的眼球突出和眼外肌增粗。该药的适用范围仍有待商榷。

如上所述，由于眶尖部眼外肌增粗压迫视神经，一小部分 TED 患者会出现单侧或双侧视神经病变（图 21.21）。这类患者通常不会出现特别严重的眼球突出。视神经病变常对全身皮质类固醇治疗、放射治疗或后路眼眶减压术有较好的效果。治疗方式的选择取决于很多因素，包括 TED 处于活动期还是静止期，患者的全身情况以及治疗偏好等。如果一种治疗方法不成功，另一种可能会成功。

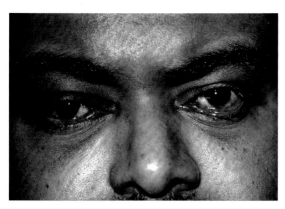
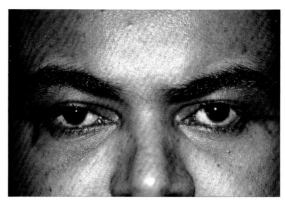

图 21.26 一名结膜水肿的 TED 患者低剂量眶区放射治疗前后的外观照。**左图**为治疗前，**右图**为治疗后

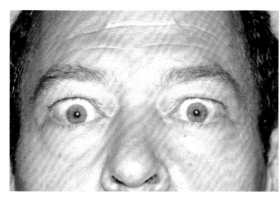
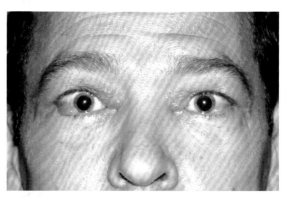

图 21.27 一名有眼睑退缩的 TED 患者眼睑手术前后的外观照。**左图**为术前，**右图**为术后

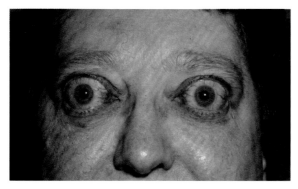
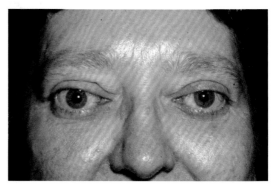

图 21.28 一名有双侧眼球突出的 TED 患者双侧眼眶减压术前后的外观照。**左图**为术前，**右图**为术后

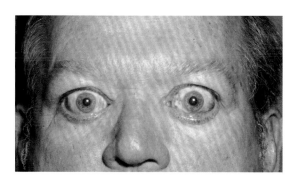

图 21.29　图 21.24 中的 TED 患者斜视矫正手术后的外观照

松眼综合征

直肌间由结缔组织韧带或束带相连。连接外直肌和上直肌的束带通常将外直肌垂直悬挂在眼眶内，以抵抗下斜肌施加的下拉力。随着年龄的增长，这条束带会逐渐伸长和破裂，导致急性发生的无痛斜视。斜视可能是轻至中度的因外直肌作用减弱引起的以发散不足为特征的内斜视、上直肌作用减弱引起的下斜视、或内斜视合并下斜视。这种疾病被称为"松眼综合征"，其急性或亚急性发作可类似于动眼神经或展神经的不全麻痹，然而，松眼综合征患者的眼外肌运动常正常或几乎正常（例如，内斜视患者可以完全外展），扫视速度正常，并且没有神经系统症状或体征。与重眼综合征不同（见下文），松眼综合征患者表现出明显的肌肉伸长，且四条直肌都出现背离眼眶中心的明显移位。另外，外直肌向下移位，上直肌向内移位。除斜视外，松眼综合征患者由于眼睑和上睑提肌肌腱的退化常会导致上睑皱褶升高或消失、上睑沟加

深、甚至上睑下垂（图 21.30），这一体征有助于医生做出诊断。大多数松眼综合征的患者都在 60 岁以上，常通过佩戴棱镜或行斜视矫正手术来治疗。

需要注意的是，并非所有的斜视专家都认为成人起病的发散不足是由于上述力学原因所致。一些假说认为，由于老年人向下看得不够远，不能充分利用渐变焦眼镜，因此当他们看近处物体时会激发其近反射三联征以看得更清楚，这一过程会增加双眼的内聚，久而久之会缩短内直肌，从而导致视远时内斜视。

重眼综合征

高度轴性近视（即 ≥ 8D）的患者能出现类似于 TED 的斜视，然而，患有这种被称为"重眼综合征"的患者没有 TED 的临床或实验室证据。由于高度轴性近视患者的眼轴拉长，最初认为这种长眼轴使眼球后部与眶尖骨骼接触，从而导致眼球的充分旋转受到了机械性限制。事实上，重眼综合征是由于眼轴的增长压迫了上直肌与外直肌间的结缔组织束带引起束带拉长所致。虽然重眼综合征的斜视与松眼综合征的斜视相似，但它发生较早，常在 30 ～ 50 岁发生；斜视往往比松眼综合征更严重，且常与眼球运动受限有关（图 21.31）；并且通常不会出现许多松眼综合征患者的上睑下垂（见上文）。由于眼球运动受限，重眼综合征患者更有可能被认为患有眼球运动神经麻痹，从而需要进行神经影像学检查。在冠状位 MRI 上，可看到拉伸的结缔组织束带，外直肌紧贴眼球并向下移位，这与松眼综合征的特征相反，后者外直肌向下移位并远离眼球。重眼综合征常通过手术治疗。

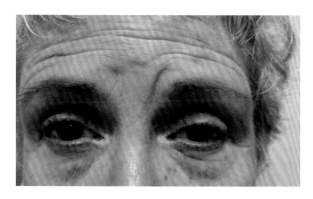
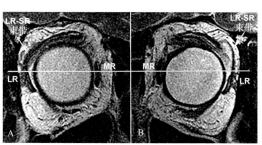

图 21.30　松眼综合征。左图，一位突发双眼斜性复视和斜视的老年妇女外观，斜视包含小角度共同性内斜视和左眼下斜视。注意眼睑和上睑提肌肌腱退化导致双侧上睑下垂伴高而深的上睑沟。患者眼外肌运动正常。右图，正常人（**A**）和松眼综合征患者（**B**）的眼眶冠状位 MRI。注意正常人在外直肌（LR）和上直肌（SR）之间有一条完整的束带（LR-SR 束带），这两条肌肉相对于水平和垂直中线处于正常位置；松眼综合征患者的 LR-SR 束带出现拉长和破裂，导致 LR 明显向下位移（Right figure courtesy of Dr. Joseph Demer.）

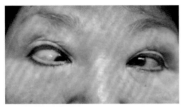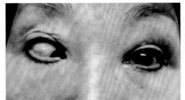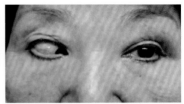

A

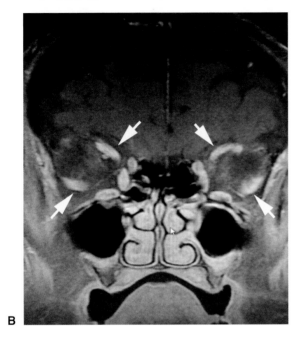

B

图 21.31 一名高度近视 (−12D) 的患重眼综合征的中年女性。**A**：外观照。注意有明显的内斜视和右眼下斜，伴严重的双眼外展受限。也要注意没有上睑下垂。**B**：冠状位 MRI 显示明显的双眼上直肌向鼻侧移位及双眼外直肌向下移位（箭头所示），这是由于眼轴的增长压迫了上直肌和外直肌间的束带导致束带拉长所致

22

眼球震颤及相关眼球运动障碍

陈长征　译　黄厚斌　校

一般概念和临床方法

本章主要介绍异常的眼球运动。眼球异常运动破坏稳定固视，从而导致视力下降。在第一节中，我们将介绍凝视的机制。凝视是获得清晰和稳定视觉的先决条件之一。接下来详述每种异常眼球运动的发病机制和临床特征，包括不同类型病理性眼球震颤（以下简称眼震）和扫视紊乱。最后，总结这些异常眼球运动的治疗方法。

凝视的机制

物体在视网膜黄斑中心凹的图像必须保持稳定，才能形成清晰视觉。视觉系统可以接受视网膜上物体图像适度运动，但是如果这种运动过度，视力将会下降。此外，如果物体在视网膜成像焦点从黄斑中心凹移到周边视网膜，它的清晰度也将会降低。

正常人有三个独立的机制防止视线偏离目标物体。第一种是固视，它包含两方面内容：①视觉系统检测视网膜图像漂移，从而启动矫正性眼球运动；②抑制使眼球偏离目标的不必要的扫视运动。第二种机制是前庭-眼反射（vestibulo-ocular reflex，VOR），通过该机制，眼球运动可以在较短的潜伏期内补偿头部自然活动引起的视觉干扰，从而保持清晰的视觉。在机体运动中，这种机制体现尤为明显。第三种是大脑能够将眼球保持在眼眶中的偏心位置，对抗悬韧带和眼外肌的弹性回拉力，后者倾向于使眼球恢复到中心眼位（第一眼位）。为使这三种机制有效地发挥作用，须辅以反馈机制加以调整。该反馈机制通过监测眼球运动发挥作用。

稳定固视破坏后眼动异常的类型：眼震和扫视紊乱

眼震和扫视紊乱的本质区别在于使视线离开目标物体的初始眼球运动状态。眼震是一种缓慢的眼球漂移（慢相），与不适当的眼球运动相反，后者会干扰

稳定的注视。在眼震中，最初的眼球运动后，矫正性或其他异常的眼球运动可能随之而来。因此，眼震可以被定义为由慢相（漂移）引起的重复的、往返的眼球运动。扫视紊乱是使眼球快速离开目标物体的快速眼动（rapid eye movement，REM）。这种不恰当的扫视运动可破坏固视，它包含一系列的异常眼动，可从单次的扫视到持续的扫视振荡不等。

生理性和病理性眼震的区别

眼震分为生理性和病理性。生理性眼震在机体自我旋转时仍能辨清物体。在大多数情况下，头部运动范围很小，VOR 能够使眼球运动来补偿头部运动。因此，视线仍然指向目标物体。然而，因为眼球的旋转范围是有限的，当头部或身体的大幅度旋转时，单靠 VOR 不能保持清晰的视觉。因此，在持续的旋转过程中，快相出现使眼球产生新的运动类型：前庭性眼震。如果旋转持续数秒，前庭传入神经不再准确地发出头部旋转的信号，被动的视觉运动或视动性眼震就会开启，以阻止眼球过度运动。与前庭性眼震和视动性眼震相反，病理性眼震会导致静止的视网膜图像过度漂移，从而引起视力下降，并可能产生错觉：振动幻视。先天性眼震是一个例外，患者视力可为正常，而且很少会引起振动幻视。

眼震无论是生理性的还是病理性的，均可分为两种类型，一种是急跳性眼震，由眼球缓慢漂移（慢相）和相反方向的纠正性、复位性眼震（快相）组成（图22.1A）。另一种是摆动性眼震，表现为平稳的眼球往返运动（图 22.1D）。传统上，急跳性眼震是根据快相的方向来描述的。如果慢速运动方向朝上方，眼震被称为"下跳性"；如果慢速运动方向向右侧，眼震是"左跳性"。根据眼震的快相来描述其频率、振幅和方向较为方便，但是真正反映眼震异常的是慢相。

眼震可发生于任意方向，但主要是水平性、垂直性或旋转性三种。生理性的眼震基本上是共轭的。而病理性眼震表现形式多样，可表现为双眼振幅不同

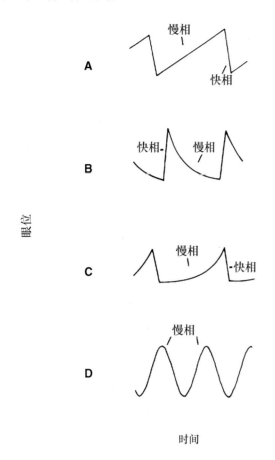

图 22.1 四种常见的眼震波形。**A**：持续性线性眼球运动。可由周围或中央前庭疾病和大脑半球的病变所致。快相是眼震波形呈现出"锯齿状"外观。**B**：眼球从眼眶的偏心位向中线移动（凝视诱发性眼震）。慢相眼球运动速度呈指数下降，这个波形反映了有"漏洞的"神经整合器引起的非持续性眼位特征。**C**：眼球偏离中心位置的运动。慢相眼球运动速度呈指数增加，这种波形表明神经整合器不稳定，通常出现在先天性眼震；**D**：摆动性眼震。是先天性眼震和获得性脑干疾病的一种类型（From Leigh RJ，Zee DS. The Neurology of Eye Movements. 5th ed. New York，Oxford University Press；2015.）

（分离性眼震）；或双眼眼震方向不同，即两眼眼震的轨迹不同，还有可能具有不同的时间特性，即双眼运动性质发生交换，导致有时双眼方向相反的眼球运动（非共轭性眼震）。

观察、诱导和记录眼震的方法

经过详细询问病史和系统检查，通常可确定眼震的原因。需询问的病史包括眼震的持续时间、是否影响视力并导致振动幻视，以及伴随的神经系统症状（尤其是前庭或小脑）。除此之外，还应确定眼震和伴随的视觉症状在观看远处或近处的物体时是否会加重，以及是否在患者运动或注视角度不同时加重（例

如，右眼注视时更严重）。如果患者习惯性地倾斜或转动头部，应将这些特征与患者旧照片对比。

在评估眼球运动之前，需检查患者是否有先天性或获得性的视觉通路缺陷，这可能预示眼震的原因。需要在眼球近中心位，视近和视远时，以及偏心凝视的情况下分别评估固视的稳定性。有必要记录每个主要凝视位置眼震的方向和振幅。如果患者有转头或倾斜，应观察头部处于该位置及保持垂直时各个凝视方向的眼球情况。在固视时，应依次闭上一眼，检查是否有隐性眼震。假性眼震和振动幻视可出现在头部震颤患者中，且没有 VOR，需与真性眼震相鉴别。

低振幅或具有多变性的眼震较难发现，需要至少 2 ~ 3 min 的观察。低振幅的眼震只能通过用检眼镜观察患者视网膜来发现。但要注意的是，通过检眼镜观察时，水平或垂直眼震的方向与检眼镜检查方向是相反的。只有去除固视因素，周围前庭失衡引起的眼震才会更明显。眼睑闭合会引起固视消失，但眼睑闭合本身可能会影响眼震。因此，最好是在眼睑睁开时评估去除固视的效果。目前有几种临床方法可采用，一种是使用 Frenzel 护目镜：将 10 ~ 20 D 的球面凸透镜放在自带光源的框架内。这种护目镜能使患者视线离焦，去除固视，同时也为检查者提供了一个放大和明亮的观察视角。或者可使用验光镜片箱中的两个高倍球面镜。另一种方法是在暗室行眼底检查，观察检眼镜下该眼的运动情况。

需要对各类眼球运动的功能（前庭性、视动性、平滑追踪、扫视、会聚）及其对眼震的影响进行系统检查，确保眼震评估的全面性。不同形式的眼震可以直接归类于其中某些异常眼动。例如，前庭系统可以通过头眼试验或旋转来评估。具体操作是将患者在转椅上旋转 30 s，然后停止旋转，观察眼球是否出现旋转后眼震。视动系统可以通过旋转视动鼓或视动带来评估。该方法引起眼球运动的慢相代表视觉追踪，包括平滑追踪这一类型，而复位性的快相则表明扫视的开始。

为了准确描述眼震的特征，测量眼球位置和速度以及目标位置非常重要。通常需要在暗室以及不同的凝视角度进行评估，同时记录前庭性、视动性、扫视、追踪、会聚运动下的眼震特征。眼震慢相可提供疾病病理生理学特征，因此通常需要确定眼震的波形。常见的眼震的慢相波形图如图 22.1。

传统上，眼震以振幅、频率和二者的乘积（即强度）来衡量；视觉症状通常与眼震慢相的速度和持续时间最为相关。

目前有许多方法用于记录眼球运动。许多眼震患者不能准确地将他们的眼球指向视觉目标，磁性探测线圈技术可以通过放大眼震的幅度和频率实现精确的测量，该技术允许测量水平、垂直和旋转的眼震。同时，运用红外视频眼动图法进行高速图像采集，然后再进行计算机分析已被证明是一种更实惠、更实用的工具，可用于眼震患者的临床评估，而且在研究方面也有很大的用途。

基于发病机制眼震的分类

眼震的分类首先是将各种形式的眼震与固视障碍、VOR 或偏心凝视的机制联系起来。

视觉系统及其到脑干和小脑的投射的病变相关的眼震

与视觉通路疾病相关眼震的起源和性质

视觉通路的疾病常与眼震有关。最典型的例子是失明伴随的眼震。至少有两种不同的机制参与其中：固视机制功能失调和由视觉介导的校准机制功能障碍。平滑追踪是眼球运动的一种类型，这种运动使目标物体能稳定于视轴上。固视机制依赖视觉系统中运动监测部分，该机制自身反应很慢，反应时间约为 100 ms，影响了所有由视觉介导的眼球运动，包括固视、平滑追踪和眼动反射。如果固视反应时间因视觉系统的疾病而进一步延迟，那么大脑为了纠正眼球漂移做出的反馈机制实际上可能会增加目标物体在视网膜的误差，从而导致眼球振荡。

视觉系统需眼球运动的辅助以校准和优化视功能。实现该目标依赖于小脑的视觉投射通路。这一校准通路上任何部位的病变都会剥夺大脑控制眼球注视的能力，其结果是眼球偏离目标，导致眼震。

视觉通路疾病相关眼震的临床特征
视网膜疾病

先天性或获得性视网膜疾病引起的失明，如 Leber 先天性黑蒙（Leber congenital amaurosis，LCA），可导致三个平面连续的急跳性眼震，并在数秒或几分钟内改变方向。这种眼震与"静息点"有关，反映了眼球运动系统的校准作用失调。"静息点"即眼震方向发生变化时，眼球所处的位置。在静息点眼位，眼震幅度最小。这种类型的眼震常常表现为加速的波形（图 22.1C）。基因治疗 LCA 的结果表明，视力的提

高和眼震的减少之间有一定的关联。

视神经疾病

视神经疾病通常与下跳性眼震有关。对于单侧的视神经疾病。眼震主要累及患眼，导致单眼或明显不对称的眼震。当双眼视神经都受到影响时，视力越差，眼震的幅度越大（Heimann-Bielschowsky 现象）。这种现象也可发生在重度弱视、严重的白内障和高度近视患者中。视力恢复后眼震可能消失，这一特征支持眼震是由视力丧失引起的，而不是由眼球运动系统的紊乱所致。

视交叉疾病

鞍区病变如垂体肿瘤等通常与跷跷板眼震有关，但临床中较为少见（见下文）。视交叉中非交叉部分轴突病变也会引起跷跷板眼震，例如严重白化病患者。因此，视觉传入通路，尤其是交叉性轴突纤维，对优化垂直-旋转眼球运动是至关重要的，如果该通路中断，可能会导致跷跷板眼震。

视交叉后通路疾病

水平性眼震往往在单侧脑半球疾病患者中发现，特别是当病变范围较大且靠近后颅内病变时。这类患者的特点是，匀速的眼球移动指向无病灶脑半球，快相指向病变侧且通常是低振幅，而且还表现为水平平滑追踪的不对称性，可以用视动带或视动鼓来发现。当视动带或视动鼓向病变侧旋转时，眼震程度减轻。目前还不清楚这种不对称性的发生主要是由于形成视觉注视所必需的顶叶皮质的损害，还是由于处理眼球运动的重要皮质区域被破坏。

获得性摆动性眼震及其与视路疾病的关系

获得性眼震（图 22.2）与视觉症状有关，是较常见的眼震类型之一，发病机制尚不明确，可能有多种机制。在多种疾病中可出现（表 22.1）。

获得性摆动性眼震通常具有相同频率的水平、垂直和旋转平面成分，但可表现为某一种占优势。这类眼震波形通常近似正弦波，偶尔为复杂的眼震波形。眼震的频率范围为 1 ～ 8 Hz，典型值为 3.5 Hz。对于大多数的患者来说，频率通常较为恒定。在少数情况下，双眼的眼震频率是不同的。在某些患者中，眼震会在扫视后瞬间停止。这种现象被称为扫视后抑制。获得性摆动性眼震可被眼睑闭合或辐辏引出。

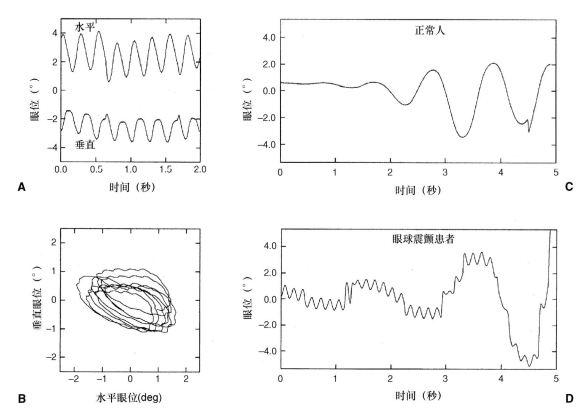

图 22.2　获得性摆动性眼震。注意水平和垂直摆动的波形，表现为时间的函数（**A**）或任一时间点同时存在水平和垂直成分（**B**）。正常人表现为自主的、缓慢的、平滑的侧向运动（**C**），而眼震患者是眼球运动速度更快，振幅更小的往返运动（**D**）

表 22.1　摆动性眼震的病因

视力下降（包括单侧的视神经疾病）
中枢系统髓鞘性疾病
　　多发性硬化症
　　Pelizaeus-Merzbacher 病
　　过氧化物酶体装配障碍
　　Cockayne 综合征
　　甲苯滥用
眼肌阵挛
急性脑干卒中
Whipple 病
脊髓小脑退行性疾病
先天性眼震

脱髓鞘疾病相关获得性摆动性眼震

获得性摆动性眼震是获得性和先天性中枢髓鞘疾病的一个共同特征，如多发性硬化症、甲苯滥用、Pelizaeus-Merzbacher 病以及过氧化物酶体装配障碍。多发性硬化症患者的视神经炎常常与摆动性眼震并存，视觉系统反应时间延长可能是眼震的原因。然而，眼震常常在暗室中依然存在，此时视觉系统对眼球运动应该没有影响。所以更有可能的原因是，视觉投射至小脑系统功能受损，导致脑干核团和小脑之间的联系不稳定，而这种联系对眼球运动的校准很重要。

眼-颚肌阵挛

获得性摆动性眼震可能是眼-颚肌阵挛（咽喉-膈肌）综合征的一个组成部分。通常在脑干或小脑梗死数月后发病，但可能在几年后才被发现。眼睑肌阵挛也可发生在退行性疾病中。"肌阵挛"一词具有误导性，因为受影响肌肉的运动是往返的，并且是近似同步的，通常是以大约每秒 2 个周期的速度循环。因此，腭部运动应被称为"震颤"，而不是肌阵挛，眼球运动实际上是一种摆动性眼震。除腭部最常受影响外，眼球、面部肌肉、咽部、舌头、喉部、横膈膜、咽鼓管口、躯干和四肢都可受累。

这种眼球运动通常在垂直平面更为明显，水平或旋转平面表现微弱。同时可能有某种程度的非共轭性（水平和垂直）和眼位依赖性，有些患者表现为旋转（旋转性辐辏）的摆动。患者有时会出现眼球振荡而无颚部运动，尤其是在脑干梗死后。眼睑闭合可能会引出垂直型眼震。眼震有时会随着睡眠消失，但腭部运动通常持续存在。这种情况通常较难诊治，且自发缓解少见。

眼-腭肌阵挛的主要病理改变是下橄榄核肥大，MRI 可显示出病灶（图 22.3A、B）。也可能有对侧齿状核的破坏。组织学上，橄榄核可见扩大，可见空泡状神经元和体积增大的星形胶质细胞。推测眼震是由于下橄榄到小脑绒球投射不稳定所致，该结构被认为在 VOR 的适应性控制中很重要。

会聚-分离型摆动性眼震

多发性硬化症、脑干卒中和脑 Whipple 病患者都会出现会聚摆动性眼震。在 Whipple 病中，眼震频率通常约为 1.0 Hz，并伴有咀嚼肌的收缩，这种现象称为眼-咀嚼肌节律性运动。垂直凝视性核上性眼肌麻痹与进行性核上性麻痹相似，是此病的临床表现之一。

至少有两种可能的机制来解释会聚摆动性眼震的会聚分离特性，一是由双眼共轭机制功能障碍所致，二是由会聚系统障碍引起。后一种解释更有可能，因为研究的患者在垂直方向上没有相位移动（即是共轭性的），而且眼震中水平和旋转平面与正常的辐辏运动中相似（水平辐辏的外旋度）。

前庭失调相关眼震

前庭系统功能障碍有关的眼震由周围或中枢前庭损伤引起。由于周围前庭失衡引起的眼震和中枢性前庭失衡引起的眼震表现各异，通常不易混淆。

周围前庭失调引起的眼震
周围前庭性眼震的临床特征

影响周围前庭通路的疾病（即迷路、前庭神经及其根部入口处）引起的眼震由匀速慢相线性运动组成（图 22.1A）。这种单向慢相眼动方式反映了前庭神经核中感知声音的神经元不平衡的活动性。例如，在左侧前庭核团中的活动减少，眼震中慢相则会朝向左侧。眼球快相将指向右侧，即远离病变一侧。观察眼震的两个特征有助于确定周围前庭通路疾病，即眼震的运动轨迹（方向）和能否被注视抑制。

眼震的轨迹（方向）通常与半规管的解剖位置有关，刺激半规管会诱导出该半规管平面上的眼震。因此，单侧完全性半规管的破坏会导致水平-旋转性眼震（来自单侧半规管方向之和），而在良性阵发性位置性眩晕（benign paroxysmal positional vertigo，BPPV）中，上行-旋转性眼震反映了后半规管受到刺激。因为这需要病灶对单侧或双侧半规管的高度选择性受累，单纯垂直或旋转性眼震几乎不会发生在周围性前庭疾病中。

固视受阻时，周围前庭病变引起的眼震会变得更加明显。因为在周围前庭疾病中，维持视觉的眼球运动是正常的，所以固视会减缓或阻止眼震。

周围前庭疾病性眼震的另一个常见但并不特异性的特征是亚历山大法则，即当眼球转向快相的方向时，眼震强度会增加。该法则可能是眼球适应性的改变，目的是形成眼震程度最轻的眼位（即在慢相方向），保持清晰视觉。这种现象构成了单向眼震的分类基础。如果眼震仅出现在眼球向快相方向运动时，为一级；如果在中心位置也出现，则为二级；如果在注视的所有方向上都出现，属于三级。

尽管这些临床特征有助于诊断周围前庭疾病，但有些脑干和小脑疾病的眼震表现与之类似，尤其是在老年患者或有外周疾病风险因素的患者中。因此，详细的检查是必不可少的。

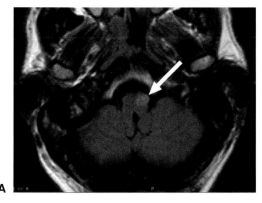
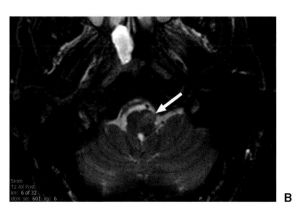

图 22.3　眼-腭肌阵挛的神经影像学表现。**A**：FLAIR。**B**：T2 加权成像。眼-腭肌阵挛患者在脑桥海绵状畸形切除术后，左侧橄榄核变性（箭头）

头位改变相关周围前庭性眼震

前庭性眼震经常受头位变化的影响。这一特征有助于诊断前庭性眼震，特别是 BPPV。BPPV 患者通常主诉短暂发作的眩晕，且常出现在床上翻身或抬头看高处的头位改变时。病因可能是头部受伤或病毒性神经迷路炎后。

疑诊 BPPV 的患者行眼震和眩晕检查时，检查者应让患者仰卧，将头转向一侧肩膀，然后迅速将头和颈部一起移动到头悬空（向下 30° ~ 45°）的位置。在受累耳被移到此头位 2 ~ 5 s 后，BPPV 患者会出现眩晕症状，并且伴随上跳 - 旋转混合性眼震。眼震最好用 Frenzel 护目镜观察。眼震的方向随注视方向而改变。当看向病变耳时，眼震会变得更加旋转；当看向较高的耳时，眼震会变得更加垂直。这种眼震的模式与刺激耳部后半规管（病变耳激活同侧的上斜肌和对侧的下直肌而引起慢相）密切相关。眼震程度逐渐减弱，持续时间通常在 10 ~ 40 s。当患者重新坐起时，会出现类似但较温和的复发症状，眼震的方向与最初的眼震相反。这个过程重复几次后，患者眼震症状会减轻，并且更难被诱导出。这种适应性的眼震特征具有诊断价值。小脑肿瘤、多发性硬化症或后循环梗死引起的眼震可与 BPPV 有相似的临床表现，然而，中枢性眼震的发生没有潜伏期，再次检查时也无适应性现象。

内耳中耳石积聚会形成白垩色泥状物，当头部改变位置时会加大流体在耳道中的移动，这可能是造成 BPPV 的原因。眩晕作为短暂性脑缺血发作的一种孤立症状，可由颈部运动导致椎基底动脉弯折而供血不足所致，但这是头位性相关眩晕较为少见的原因；在这种情况下，通常会出现相关的神经系统症状。

听觉和本体感觉刺激相关性周围前庭性眼震

大脑对身体被动运动的感知主要依赖前庭和视觉提供的信息。当静止状态的健康人水平伸展手臂被动旋转时，可诱发身体旋转的错觉，并伴随着共轭的、水平的、急跳性眼震。眼震的慢相与手臂被动旋转的方向相反。眼震平均慢相速度随手臂速度增加而加快，并且在手臂运动停止后会持续较短的时间（关节运动性眼震）。关节运动性圆周运动和眼震的存在表明，在正常人前庭系统中存在着功能上重要的体感 - 前庭相互作用，至少在关节处存在位置觉和肌肉运动知觉的传入通路。

正常人处于黑暗的旋转空间时，可能会出现自我旋转的错觉。这种错觉通常伴随着听觉运动性眼震，它是双眼共轭和水平性的，慢速相位的方向与感知中自转方向相反。这种眼震表明，身体转动方向可影响眼球运动控制。当受试者暴露在灯光下的旋转空间时，既不会出现自转的幻觉，也不会出现眼震，这表明在感知身体运动方向和位置觉上，视觉信息会控制听觉信息。当听到某些声音时，出现前庭症状和眼震，被称之为 Tullio 现象，患者往往有前半规管的开裂或耳石组织的病理性刺激。

冷热水刺激相关性周围前庭性眼震

由一侧耳热刺激引起的眼震，其临床表现与单侧或不对称的周围前庭疾病引起的眼震相似。在热刺激时，如果半规管的方向与地面垂直，则跨越颞骨的温度梯度会诱发半规管内淋巴对流。在尝试热刺激诱发眼震之前，医生必须首先检查鼓膜的可视性与完整性。然后让受试者仰卧，颈部屈曲 30 度。冷刺激（30℃）会诱发水平方向慢相指向受试耳的眼震（快相的方向相反）。相同头位下，热刺激（44℃）的快相朝向受试耳（因此有一个记忆法 "cold-opposite，warm-same，COWS"：冷 - 相反，热 - 相同）。

冷热水刺激是检测迷路病变一个重要的方法。冰水检测在评估无意识的患者时尤其重要。在这种情况下，强直性眼球偏移表明脑桥功能保留。热刺激诱导眼震也是一种行之有效的方法，可以确认假装昏迷的患者依然保有意识的存在。

中枢前庭失调引起的眼震
中枢前庭失调性眼震的临床特征

在本节中，我们介绍了三种常见的中枢前庭失调所致眼震的临床特征：下跳性、上跳性和旋转性眼震。我们还讨论了少见的由中枢前庭失衡引起的水平眼震。最后用病理生理学机制来解释中枢前庭性眼震。

下跳性眼震发生在多种疾病中（表 22.2），但最常见于前庭小脑疾病中，包括小脑的绒球、副绒球、小结和蚓垂以及底层的延髓。这些疾病包括本身脑干和小脑病变，如多发性硬化症和 Chiari I 型畸形（图 22.4），以及颅颈交界处的外源性病变（如脑膜瘤）。它也可能是药物中毒（多见于锂中毒）的一种表现。下跳性眼震通常在眼球处于中央位置时出现。但其振幅可能非常小，此时只能通过用检眼镜观察眼底才能发现。通常遵循亚历山大法则，即眼震强度在下视时最大，在上视时最小。通常患者向下和向一侧看时，眼震更为明显。与周围前庭性眼震不同，下跳性眼震并不随着外界注视装置的移除而发生实质性变化（例如，使用 Frenzel 护目镜）。

眼球运动异常伴随下跳性眼震，说明小脑受累。这些异常包括垂直方向的平滑追踪和 VOR、斜视，以及偏中心水平凝视能力受损、平滑追踪和头眼联合眼球追踪障碍。

上跳性眼震是许多疾病的临床表现之一，它指的是眼球在近第一眼位时出现的眼震，而不是在向上注视时（表 22.3）。最常见的是髓质病变影响舌下周核和邻近的前庭核（对保持凝视很重要的结构）以及腹侧被盖区，这些核团接受含有前半规管的输入信息的前庭核的投射（图 22.5）。它也发生在病变影响到延髓尾部、小脑前蚓部或邻近小脑上脚和中脑的患者中。无论病变的位置或性质如何，眼震的强度通常在上视时最大（遵循亚历山大法则），它通常不会在左右注视时增加，去除固视对其波形几乎没有影响。辐辏可以增强或抑制上跳性眼震，甚至可以将其转化为

表 22.2　下跳性眼震的病因
小脑退行性变，包括家族性发作性共济失调和副肿瘤性变性
颅颈椎异常，包括 Chiari I 型畸形
脑干或小脑的梗死
椎基底动脉扩张症
多发性硬化症
小脑肿瘤，包括血管母细胞瘤
延髓空洞症
脑炎
头部外伤
毒性代谢性疾病
抗惊厥药物治疗
锂中毒
酒精
韦尼克脑病
镁缺乏症
维生素 B_{12} 缺乏症
甲苯滥用
谷氨酸脱羧酶抗体
先天性
在正常婴儿中出现短暂性改变

表 22.3　上跳性眼震的病因
小脑退行性疾病，包括家族性的发作性共济失调
多发性硬化症
延髓、中脑或小脑的梗死
延髓、中脑或小脑的肿瘤
韦尼克脑病
脑干脑炎
白塞综合征
脑膜炎
Leber 先天性黑蒙或其他先天性前部视路疾病
丘脑动静脉畸形
有机磷中毒
烟草
与中耳疾病有关
先天性
在正常婴儿中出现短暂性改变

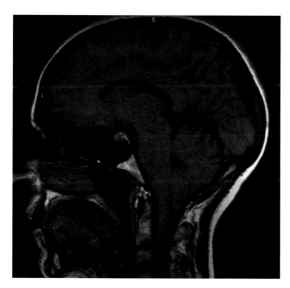

图 22.4　下跳性眼震的原因之一。矢状位 MRI 显示 Chiari I 型畸形，其特征是小脑扁桃体通过大孔位置下降。针对畸形的减压手术改善眼震病情

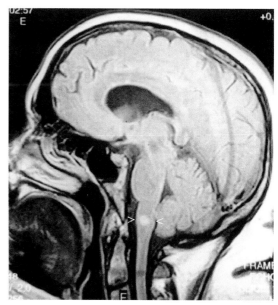

图 22.5　上跳性眼震的原因之一。矢状位 MRI 显示患有上跳性眼震和多发性硬化症的患者中，髓质处有高信号

下跳性眼震。与下跳性眼震一样，上跳性眼震的患者往往表现为垂直性眼前庭反射和平滑追踪的不对称性，以及相关的小脑眼球运动异常。

旋转性眼震是一种比下跳性或上跳性眼震更少见的中枢前庭性眼震。通常难以发现，往往需要仔细观察结膜血管或使用检眼镜检查黄斑运动方向来确定眼震存在。尽管周围性前庭和先天性眼震都可能有旋转成分，但单纯旋转性眼震，如同仅有垂直性眼震一样，表明疾病影响到中枢前庭部位（表 22.4）。旋转性眼震与下跳性和上跳性眼震有许多共同的特征，包括头部旋转的调节、可变的慢相波形和辐辏抑制。

由中枢前庭失衡引起的第一眼位水平性眼震较为少见。基础疾病通常是 Chiari 畸形。眼震的慢相波形可能是加速型，因此难以与先天性眼震相区分。然而，获得性中枢前庭水平性眼震的患者通常会描述是近期出现的眼震症状，并且检测结果通常会显示出相关的垂直成分，而这在先天性眼震中是不存在的。在第一眼位出现的水平性眼震的患者，应连续观察 2 ～ 3 min，以排除周期性交替性眼球震颤（periodic alternating nystagmus，PAN）的可能性。

周期性交替性眼球震颤

周期性交替性眼球震颤（简称：周期性交替性眼震）（PAN）是发生在第一眼位时，自发的水平性眼震，每 90 ～ 120 s 转换一次方向。由于眼震的周期约为 4 min，除非检查者对眼震观察较长时间，否则可能会被漏诊。当眼震完成上半周期时（如向右的眼震），会出现一个短暂的过渡期，紧接着是下半周期，过渡期可能会出现上跳或下跳的眼震或扫视运动（如向左的眼震）。先天性 PAN 在方向转换上通常规律性较差，而且呈现先天性眼震的慢相波形。PAN 必须与"乒乓凝视"相鉴别。乒乓凝视是每隔几秒钟眼震方向就逆转一次，而不是每隔几分钟，可出现在有大面积双侧颅脑病变的昏迷患者中。

后天性 PAN 的发生与许多疾病有关（表 22.5），多累及小脑结节和蚓垂。巴氯芬可治疗这类眼震。

跷跷板眼震

在跷跷板和半跷跷板眼震中，上半周期由一只眼上视和内收，以及另一只眼的同步下视和外展组成；下半周期，垂直和旋转方向发生逆转（图 22.6）。眼震可能是先天性的或获得性的（表 22.6）。波形可表现为摆动性或急跳性。

急跳性跷跷板眼震常被称为"半跷跷板"眼震，常发生在 Cajal 间质核（INC）区域有病变的患者中。这类患者也常常有对侧眼球倾斜的反应。右侧 INC 病变时，临床表现包括头向左倾斜，斜视并伴有右眼

表 22.5	周期性交替性眼震的病因

眼震
Chiari 畸形和其他后脑畸形
多发性硬化症
小脑退行性疾病
小脑肿瘤、脓肿、囊肿和其他肿块病变
克-雅病
共济失调毛细血管扩张症
脑干梗死
抗惊厥药物
锂中毒
影响小脑的感染，包括梅毒
肝性脑病
外伤
视力下降之后（因玻璃体积血或白内障）
先天性眼震

表 22.4	旋转性眼震的病因

鞘膜积液，伴有或不伴有鞘膜积液和 Chiari I 型畸形
脑干卒中（Wallenberg 综合征）
脑干动静脉畸形
脑干肿瘤
多发性硬化症
眼睑肌阵挛
头部外伤
先天性
与眼球倾斜反应有关

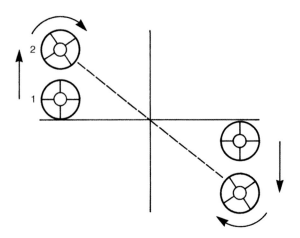

图 22.6　跷跷板眼震的示意图，随着右眼向上转并内旋，同时，左眼向下转并外旋。然后，右眼向下转并外旋，而左眼向上转并内旋

表 22.6	跷跷板眼震的病因

中脑疾病[a]
小脑旁的肿块
脑干卒中
脑中隔-眼发育不良
Chiari I 型畸形
延髓空洞症
视网膜色素变性
头部外伤
先天性，包括视交叉发育不全，并作为白化病中的一种短暂的临床征象

[a] 包括半跷跷板眼震。

远视，右眼内旋和左眼外旋，并误诊为垂直地面方向的左侧斜视。

摆动性跷跷板眼震最常发生在视交叉和间脑巨大肿瘤疾病中。尽管认为这些眼震是由于间脑或视交叉压迫所致，但更可能是由于前庭反应的不平衡或误判造成，而前庭反应的功能是在头部旋转时保持凝视。

偏心凝视维持机制异常相关眼震

凝视诱发性眼震

眼球移动至眼眶偏心凝视位时诱发的眼震称为凝视诱发性眼震。它是临床实践中最常见的眼震类型。虽然"凝视诱发性眼震""终末位眼震"和"凝视麻痹性眼震"经常同义使用，但"凝视诱发性眼震"是一个通用术语，它包括生理性和病理性眼震。当凝视诱发性眼震是生理性时，使用"终末位眼震"更合适（见下文）。当凝视诱发性眼震与凝视麻痹相关时，如在眼球运动神经麻痹或眼外肌无力的患者中，使用"凝视麻痹性眼震"是更合适的。

凝视诱发性眼震通常发生在向侧方或向上凝视时，少见于向下凝视时。如果固视障碍（如在黑暗中），由向心漂移组成的慢相可具有呈指数衰减的减速波形（图 22.1B）。如果固视存在，慢相则表现为更线性的波形。

凝视诱发性眼震由运动神经功能不全引起，因此眼球无法保持在眼眶偏心位，并被眼眶筋膜拉回到眼眶中心位。随后，矫正性快相眼动将眼球移回原眼眶偏心位。

凝视诱发性眼震可由多种药物引起，包括酒精、抗惊厥药和镇静剂。也可由损害凝视维持的神经网络病变引起，尤其是舌下前置核/前庭内侧核区域

的病变。

引起凝视诱发性眼震的另一个原因是家族性发作性 2 型共济失调（EA-2），其特征是发作持续数小时的共济失调和眩晕，伴发作间期眼震。眼震通常是凝视诱发性，垂直成分可以表现为下跳性或上跳性。

生理性终末位眼震与病理性凝视诱发性眼震之间的差异

凝视诱发性眼震是一种急跳性眼震，多见于正常人，其快相方向与凝视方向相同。如前文所述，它更应该被称为终末位眼震。终末位眼震通常发生在向右或向左看远处时，并且持续性较差。它通常是水平和对称的，也可以是不对称的，表现为某一方向眼震更为明显。终末位眼震不伴有其他眼球运动异常，而病理性凝视诱发性眼震往往与眼球运动异常有关，例如平滑追踪受损。确定极度偏心凝视时是否存在急跳性眼震的最佳方法是让患者眼球移开远凝视，确保双眼都能看到一定距离的目标物体。终末位眼震会立即减弱和消失，而病理性凝视诱发性眼震将持续存在。

分离性眼震

分离性眼震是病理性凝视诱发性眼震中的一种特殊类型，又称"共济失调性"眼震。这种类型的眼震最常见于核间性眼肌麻痹（INO）患者。在 INO 中，眼震仅存在于外展眼，而非内收眼。已有一些说法用来解释 INO 中分离性眼震，其中最合理的是由于内直肌无力，大脑适应性地纠正扫视。

分离性眼震实际上是当患者试图从病变侧移开时发生的一系列扫视及后扫视漂移。因为振荡是由扫视引发的，所以这种眼球运动异常并不是真正的眼震，而是一系列的扫视脉冲。

除了既往的眼外肌手术外，重症肌无力和吉兰-巴雷综合征中的 Miller Fisher 变体都可能产生与 INO 相似的分离性眼震。

分离性眼震的特征表现是，当展神经麻痹患者看向麻痹方向时，内收眼眼震的幅度会增大。事实上，当患者习惯性地使用麻痹眼固视，正常眼看向麻痹方向时，会出现垂直分离性眼震，这与麻痹肌无力的病理机制无关。

Bruns 眼震

脑桥小脑角区肿瘤，如前庭蜗神经的脑膜瘤或神经鞘瘤可引起眼震，当患者凝视病变侧时，产生低

频、大振幅的眼震，当患者凝视病变对侧时，产生高频、小振幅的眼震。凝视病变侧发生的眼震是由凝视维持缺陷引起的凝视诱发性眼震，而凝视病变对侧时发生的眼震是由前庭失衡引起的。这种特殊的眼震被称为 **Bruns** 眼震。

会聚-退缩性眼震

所谓的会聚-退缩性眼震（全称：会聚-退缩性眼球震颤）的特征是眼球向上扫视的快相出现会聚和眼球退缩。它可以通过要求患者向上扫视或使用手持式视动鼓或视动带并将条纹或图形向下移动来引出。这种方法产生缓慢的向下的追踪运动，但向上的快相被快速的会聚运动、退缩运动或两者兼而有之所取代。患者在追踪和扫视运动中通常有受损或缺失的向上凝视，然而，在某些情况下，存在追踪-扫视分离：向上追踪正常，而向上扫视明显减慢或缺失。

会聚-退缩性眼震通常由损伤后连合的中脑病变产生，例如松果体肿瘤（图 22.7）。它也可能发生在小脑扁桃体下疝畸形或癫痫发作期间。

会聚-退缩性眼震通常是间歇性的，由扫视活动决定，因此可以与其他具有更连续形式的分离性眼震区分开来，例如会聚-分离性摆动性眼震和 Whipple 病的特征性眼-咀嚼肌节律性收缩。

分散性眼震

急跳波形的**分散性眼震**很少见，但可出现在慢性

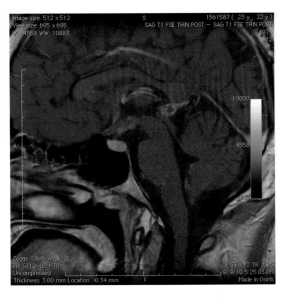

图 22.7 引起会聚-退缩性眼震的病灶。一名 22 岁男性生殖细胞瘤患者的松果体受累导致部分背侧中脑综合征，无法将眼球抬高到水平中线以上

小脑功能障碍患者中，如小脑下疝畸形或多发性硬化症中的患者。在这种情况下，慢相向内，快相向外。

向心性和反跳性眼震

如果患有凝视诱发性眼震的患者试图偏心凝视一段时间，眼震的振幅可能开始下降，甚至方向反转，因此眼球开始离心漂移（"向心眼震"）。如果眼球随后返回到中心位置，则会发生沿之前偏心凝视方向缓慢漂移的短暂眼震。这被称为**反跳性眼震**。反跳性眼震通常发生在慢性小脑疾病患者中，最常见的是多发性硬化症患者。

不同形式的先天性眼震

在本节中，我们将回顾婴儿期出现的眼震类型。目前已知有三种不同的综合征：婴儿特发性眼震（infantile idiopathic nystagmus，IIN）、融合发育不良性眼震和点头痉挛。

婴儿特发性眼震
临床特征

IIN 通常在出生后的第 1 年被诊断出来，但偶尔会在成年期出现，成年期的诊断比较困难，特别是患有其他伴随症状（如头痛或头晕）时。某些临床特征通常可以将 IIN 与其他眼球振荡区分开来。它几乎总是共轭的和水平的，即使在向上或向下的凝视下也是如此。眼震的小旋转成分很常见，但临床上难以识别。IIN 很少是单纯垂直性的。通常尝试固视远处物体会使其加重，而眼睑闭合和会聚会使其抑制。当眼球移动到眼眶中的特定位置（即无眼震区）时，IIN 通常会减少。

IIN 表现为三种波形：急跳性、摆动性或两者混合。这些波形的频繁叠加形成 IIN 的标志，即**中心凹期**。中心凹期是指在每个周期中，有一小段时间眼球静止并指向注视目标，通常发生在快相之后。它的存在可能是大多数 IIN 患者尽管眼球几乎持续运动，却不抱怨振动幻视，甚至部分患者视力正常的原因之一（同时运动检测阈值升高）。然而，中心凹期并非总是存在于 IIN 中，当它不缺失或异常时，视力通常受损。获得性眼震患者几乎从未有过中心凹期。

IIN 患者的常见表现是"反向追踪"或"反向视动性眼震"。眼震快相期方向与视动鼓的旋转或条带的移动方向相同。这与正常人进行视动鼓或视动带检查结果不同，正常人诱导出的眼震快相与视动鼓或视

动带运动方向相反。

头部转动在 IIN 患者中很常见，这是一种适应方法，可使眼球靠近眼眶中的无眼震区，从而减少眼震。在童年照片中观察到这种头部转动通常有助于诊断 IIN。早发性眼震患者常用的另一种方法是故意诱导内斜视以抑制眼震。这种内斜视需要头部转动，将视线指向感兴趣的目标。这种现象被称为眼震阻滞综合征。

一些 IIN 患者也会出现头部振荡。这种头部运动不能作为改善视力的适应方法，除非 VOR 是无效的。由于大多数 IIN 患者的 VOR 正常，因此他们的头部运动不是代偿性的，而是一个病理过程。

婴儿特发性眼震的发病机制

当眼外肌末梢器官异常无法向眼球运动系统提供足够的本体感觉反馈时会出现 IIN。相比之下，传入性视觉通路疾病可能产生临床上相似但病理上不同的早发性眼震。与这种"感觉"相关的先天性眼震包括眼部和眼皮肤白化病、色盲症、视锥细胞营养不良、视神经发育不全、LCA、视网膜缺损、无虹膜、瞳孔异位、先天性静止性夜盲、Chédiak-Higashi 综合征、Joubert 综合征和过氧化物小体疾病。临床上区分这两种形式眼震至关重要，因为成功治疗特发性眼震与改善视功能有关，而消除感觉性眼震不会导致视功能改善。由于存在多种诊断可能性，对于与视力下降或视功能不全有关的先天性眼震患者，应进行完整的眼科评估和视网膜电图检查。

先天性眼震，伴或不伴相关的视觉系统异常，均可能是家族性的。已有几种遗传方式的报道，包括常染色体隐性遗传、常染色体显性遗传和 X 连锁。

融合发育不良性（隐性）眼震

融合发育不良性或隐性眼震是一种水平急跳性眼震，在双眼注视时不存在，但在遮盖一侧眼后出现。这种共轭性眼震的特征是双眼的快相向固视眼的一侧跳动；这种现象在其他类型的眼震中是看不到的。在许多患者中，双眼注视时也存在小振幅眼震，称为"显隐性眼震"。融合发育不良性眼震通常在遮盖任一侧眼时方向反转。

融合发育不良性眼震通常与斜视有关，特别是内斜视。弱视常见，而双眼视功能中立体视正常患者罕见。

融合发育不良性眼震通常遵循亚历山大法则，即

眼震在看向快相的方向上时最大，远离被遮盖眼。因此，一些患者转动头部以保持注视眼处于内收位，此处眼震很小。除斜视外，融合发育不良性眼震患者经常出现被遮盖眼的向上偏斜（分离性垂直偏斜）。在这样的患者中，眼震通常具有旋转成分。

大多数融合发育不良性眼震被认为与斜视和双眼视发育障碍有关。双眼视发育不良进一步导致皮质运动处理缺陷；有关学说认为，融合发育不良性眼震是由于皮质下视动系统不平衡引起，而后者可能是继发于皮质运动检测器的丢失。另一种学说认为，融合发育不良性眼震是由注视方向上自我协调缺陷引起。这些假说彼此并不互斥。

融合发育不良性眼震很常见，其及时识别和准确诊断对于避免不适当的检查非常重要。

点头痉挛

点头痉挛包括三联征：眼震、点头和头部位置异常（如斜颈）。它通常于 1 岁内起病，直到孩子 3 或 4 岁时才被发现。患者不存在神经系统异常，但斜视或弱视可能同时存在。该综合征有时是家族性的，并已在同卵双胞胎中报道。点头痉挛通常在发病后 1 ～ 2 年内会自发缓解，但可能持续 8 年以上。

点头痉挛最特征性的表现是眼震，但点头这一体征可能最先被发现。由于眼震通常是间歇性、小振幅、高频率（3 ～ 11 Hz）的摆动波形，很容易被忽视，但这个特征却很有指向性。

点头痉挛导致的眼震在两只眼中通常表现不同，甚至可单眼发病。双眼的振幅和相位不一致是其与单纯的先天性眼震相鉴别的特征。即使在数秒或数分的过程中，眼震也可多变：共轭性、非共轭性、分离性或仅单眼发病。眼震的平面主要是水平的，也可有垂直或旋转成分。它可以通过近反射引出。

点头痉挛的点头不规律，有水平或垂直的成分。当孩子试图观察感兴趣的事物时，它通常表现得更加明显。大约 2/3 的患者有附加的歪头或转头。在一些患者中，点头似乎抑制了眼震；然而，目前尚不清楚点头、转头或歪头是否是减少眼震的适应性表现，或者只是中枢神经系统存在潜在异常的另一种表现。

点头痉挛是一种良性的自限性疾病。然而，视网膜和视神经疾病，包括视交叉胶质瘤，可能导致临床上难以辨别的综合征。因此，必须对所有儿童进行仔细的眼科评估；除非存在严重的禁忌证外，否则应进行神经影像学检查。

扫视紊乱

几种类型的扫视异常的眼球运动可能会干扰稳定固视。这些扫视紊乱必须与眼震和扫视辨距不良区分开来，眼震的主要异常是固视方向上眼球的漂移，扫视辨距不良（图22.8A）的主要异常是在实现固视前眼球表现为数次扫视过冲或扫视不足。在本节中，我们首先描述各种类型扫视紊乱的特征，然后回顾其可能的发病机制。

方波急跳

方波急跳，也称为 Gegenrücke，常见于正常人，特别是老年人。当患者试图固视远处或近处的目标时易被发现，它由从 0.5～5.0 度的细小共轭扫视组成，使眼球远离固视点并在约 200 ms 后返回原固视点（图22.8C）。它们在眼球运动记录仪上的波形（眼球迅速远离固视点，在稳定位置保持约 200 ms，然后返回原固视点，从而产生"方波"模式）是它们名称

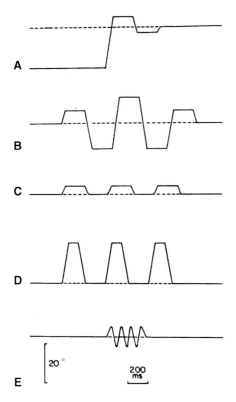

图 22.8 各种扫视振荡示意图。**A**：扫视辨距不良：在回应目标跳跃时出现的不恰当振幅的扫视。**B**：巨扫视振荡：围绕目标位置的超量扫视。**C**：方波急跳：小的、不恰当的扫视离开和漂移回原固视位置。**D**：巨方波急跳：大的、不必要的扫视离开和漂移回原固视位置。**E**：眼球扑动：来回紧接的扫视，没有扫视间隔（From Leigh RJ，Zee DS. The Neurology of Eye Movements. 5th ed. New York：Oxford University Press；2015.）

的由来。

频率增加（高达 2 Hz）的方波急跳发生在某些小脑综合征、进行性核上性麻痹和脑半球疾病中。当发生非常频繁时，它们被称为方波振荡，这种运动可能会被误认为是眼震。吸烟会增加方波急跳的频率。

巨方波急跳（方波脉冲）

巨方波急跳是大振幅的眼球运动，通常大于 5 度，以 2～3 Hz 的频率发生。将眼球从固视目标上移开后，他们在大约 80 ms 的延迟后返回原固视点（图22.8D）。巨方波急跳可存在于明处或暗处，呈不同振幅的爆发。它们发生在破坏小脑传出通路的疾病中，例如多发性硬化症。

巨扫视振荡

巨扫视振荡由爆发的水平扫视组成，振幅先增后减，扫视波间隔约为 200 ms（图22.8B）。最初在小脑疾病患者中描述，巨扫视振荡被认为是一种极端形式的扫视辨距不良，患者因过度扫视，以至在初始和矫正两个方向上无法聚焦目标物体，导致在目标固视点附近出现眼震。它们通常是由固视改变引起，但它们也可能在尝试固视期间发生，因此通常引起视力不良。它们可能具有垂直或旋转成分，往往前者在临床上表现更为显著。重症肌无力患者在给予依酚氯胺后会偶尔发生巨扫视振荡。

扫视脉冲、眼球扑动和眼阵挛

扫视脉冲是发生在稳定固视时短暂的扫视侵入。在没有指令时产生。因此，眼球运动包括远离固视点的扫视，以及快速回原位的漂移。扫视脉冲表现为一系列或双脉冲形式。可出现在正常人和多发性硬化症患者中。

通常，在随意扫视后会出现间歇期。这种扫视间隔通常持续约 150 ms。一些扫视脉冲是连续性的，没有扫视间歇期。当这些脉冲仅发生在一个方向（通常是水平方向）时，它们被称为眼球扑动（图22.8E）；当它们是多方向时，它们被称为眼阵挛或扫视躁狂。眼球扑动和眼阵挛的振荡频率通常很高，常为 10～15 Hz。

持续性眼阵挛临床表现明显，表现为多方向共轭性扫视（通常幅度较大），干扰稳定固视、平滑追踪或会聚。这些运动在睡眠期间可能会持续存在。眼阵挛通常伴有肌阵挛，因此被称为"眼阵挛性肌阵挛"，

肌阵挛是短暂的、急动性、无意识的肢体运动。在儿童中，这种综合征被称为"跳舞的眼和跳舞的脚"。共济失调和脑病也可能伴有眼阵挛。

眼球扑动和眼阵挛的病因总结见表 22.7。在儿童中，约 50% 的眼阵挛病例是副肿瘤现象，由神经嵴源性肿瘤（如神经母细胞瘤）的远达效应引起。其余病例发生在已知的或推测的病毒感染后，或病因不明。在成人中，眼阵挛通常是一种副肿瘤性疾病，与小细胞肺癌、乳腺癌或其他恶性肿瘤有关，但它也可能伴随病毒感染或自发发生。患有副肿瘤性眼阵挛的儿童和成人的血清、脑脊液，或两者中都有多种自身抗体，包括抗 Ri、抗 Hu 和神经丝抗体。

尽管许多儿童有持续的神经功能障碍，但特发性眼阵挛（包括有脑干脑炎表现的患者）预后通常较好。副肿瘤性眼阵挛-肌阵挛综合征患者可能会自发缓解，与肿瘤本身变化无关。此外，对于肿瘤被成功诊疗的患者，他们的眼震可完全恢复。

随意性扫视振荡或随意性眼震

5% ～ 8% 的正常人可以自主诱发扫视振荡，通常是通过会聚诱发，这种现象称为随意性眼震。这种扫视振荡是共轭的，频率和振幅与眼球扑动和眼肌阵挛相似。通常局限于水平面，但偶尔是垂直或旋转的，并可能伴有头部震颤。

表 22.7　眼球扑动和眼阵挛的病因 [a]

病毒性脑炎
婴儿肌阵挛综合征（"舞动的眼"和"舞动的脚"）的一种表现
副肿瘤（隐匿性肿瘤，尤其是小细胞肺癌和乳腺癌）
神经母细胞瘤
其他肿瘤
外伤（与缺氧和败血症有关）
脑膜炎
颅内肿瘤
脑积水
丘脑出血
多发性硬化症
高渗性昏迷
全身系统性疾病：如病毒性肝炎、结节病和艾滋病
药物副作用：锂、阿米替林、苯妥英、地西泮
毒素：十氯酮、铊、士的宁、甲苯和有机磷酸酯
健康新生儿的短暂现象
自主性"震颤"或心因性扑动

[a] 并非所有的病例报告中的异常都记录了眼球运动情况。

随意性眼震可以在明处、暗处、睁眼或闭眼时产生。它会导致振动幻视和视力下降，通常伴有眼睑颤动、面部表情紧张和会聚。临床上很难鉴别自主形式的扫视振荡（无病理意义）与眼球扑动和眼阵挛等疾病，需要对患者进行完整的评估。随意性眼震的发生可呈家族性。

影响眼球运动神经元和眼外肌的疾病引起的振荡

上斜肌肌纤维颤搐（上斜肌肌纤维微弱颤动）

上斜肌肌纤维颤搐（superior oblique maokymia，SOM）典型症状为单眼视物模糊、眼球颤动感、短暂垂直性或旋转性复视以及垂直或旋转性振动幻视。眼球运动本身包含单眼旋转性和垂直性运动痉挛，这种在肉眼检查中很难被发现，但通过检眼镜或裂隙灯检查通常很明显。每次发作持续时间短于 10 s，一天可出现多次。可通过向下看、将头向患眼倾斜或眨眼诱发。

多数 SOM 患者无基础疾病，也有滑车神经麻痹、轻度脑外伤后、多发性硬化症、脑干卒中后和小脑肿瘤患者出现 SOM 的病例报告。

SOM 病因不清，但多数学者认为其是一种脑神经功能亢进综合征，类似于三叉神经痛和由血管压迫滑车神经引起的半侧面部痉挛。有滑车神经微血管减压术后 SOM 症状缓解的报道。

SOM 是一种慢性病，可自发缓解，但缓解期长短不一。多数患者无需治疗，对于需要治疗的患者，有些可通过药物或眼外肌手术成功治疗（见"眼震和扫视紊乱的治疗"一节）。

神经性眼肌强直

神经性眼肌强直是一种少见的疾病，常单眼发病，典型表现为发作性复视，常在患眼偏心凝视时诱发。由外直肌、上斜肌或动眼神经支配的一条或多条眼外肌不随意收缩引起。偶由一条以上眼球运动神经支配的眼外肌受累引起，也有罕见双眼神经性眼肌强直的报道。

大多数神经性眼肌强直患者曾接受过鞍旁区放射治疗，但也有其他病因引起的罕见病例报告。尽管有人提出假突触传递和去神经支配后神经传递的变化，但神经性眼肌强直机制仍不清。

与神经性眼肌强直相关的发作性复视通常提示重

症肌无力，但此种情况下抗胆碱药物治疗无效。其他疾病如 SOM、甲状腺眼病和周期性动眼神经麻痹也可有类似神经性眼肌强直的表现。

无意识患者的自发眼动

对无意识患者进行眼动检查可提供重要诊断信息。例如缓慢共轭或非共轭无目标的眼动，类似于浅睡眠时的眼动，但比矛盾睡眠或快速眼动睡眠期的快速眼动速度慢，表明脑干凝视机制完整。

眼球浮动是指眼球间歇性、快速向下运动（通常为共轭性），而后缓慢回到中位置。反射性水平眼动通常不存在。典型的眼球浮动是桥脑病变的标志，通常为脑桥出血（图 22.9），但在小脑病变压迫桥脑、代谢性和中毒性脑病患者中也有报道。

眼球浮动的相反类型是眼球下沉，典型表现为眼球缓慢向下运动，而后快速回到中央位置。

反向眼球浮动的特征是眼球快速向上偏移，而后缓慢回到水平位置，反向眼球下沉（也叫逆转眼球浮动）描述的是眼球缓慢向上漂移，而后快速回到中央位置。一般来说，这种眼球浮动的变异型在定位的可靠性方面不如经典型。

乒乓凝视是指双眼缓慢、水平、共轭性偏移，每隔几秒钟就交替一次。乒乓凝视通常出现在双侧大脑半球或大脑脚梗死的患者中。

周期性交替性凝视偏斜，共轭性凝视偏斜每 2 分钟变化一次方向，在某些肝性脑病患者中出现，这种现象与 PAN（见上）相关。

眼震和扫视紊乱的治疗

虽然许多药物被报道可改善个别患者的眼震，但很少经过临床对照试验。当药物治疗失败或者有效药物不能被患者耐受时，某些光学设备可用于抑制眼震或消除其视觉影响。最后，可通过手术削弱眼外肌或将其重新连接到眼球上，使眼的静息位置处于零位置。

药物治疗
前庭性眼震

前庭外周失衡　由前庭外周病变引起的眼震通常在几天内自行缓解。前庭抑制剂主要用于 24 ～ 48 h 内的严重眩晕和恶心。如果这个时间后眼震持续存在，可通过运动来提高大脑纠正失衡的能力。在 BPPV 的情况下，将耳石碎片从受累半规管中移出并进行维持康复训练的方法通常是有效的。

前庭中枢性眼震

许多药物被用于治疗下跳性眼震，其中最有效的是 4- 氨基吡啶，一种钾离子通道阻断剂。使用这种药物时，必须监测患者癫痫的发作风险。在某些上跳性眼震的患者中，唯一被发现有效的药物是巴氯芬。

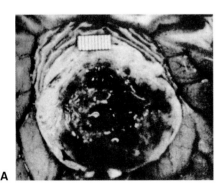
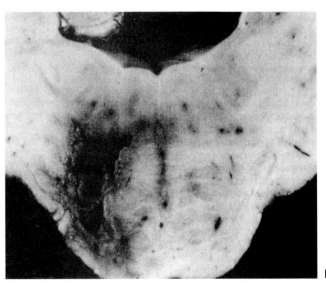

图 22.9　眼球浮动的病理。**A**：一名 2 岁患有桥脑胶质母细胞瘤的女童，发展为左侧偏瘫、反应迟钝、癫痫和眼球浮动，脑桥中部切片显示大面积出血和坏死。**B**：一名发生右凝视麻痹、右侧面瘫和反应迟钝的 57 岁女性患者，图片显示右侧桥脑基底尾部组织血肿（**A**，from Daroff RB，Waldman J. Ocular bobbing. J Neurol Neurosurg Psychiatry 1965；28：375-377；**B**，Reprinted with permission from Katz B，Hoyt WF，Townsend J. Ocular bobbing and unilateral pontine hemorrhage. Report of a case. J Clin Neuroophthalmol 1982；2（3）：193-195.）

周期性交替性眼震

大多数获得性 PAN 患者对巴氯芬治疗有效。事实上，周期性交替性眼震是最可能对药物治疗产生反应的眼震类型。

获得性摆动性眼震

这种类型的眼震过去常用巴比妥类药物治疗，但其疗效受其镇静副作用限制。其他对特定获得性摆动性眼震患者（包括眼-腭肌阵挛患者）有效的药物有苯海索、静脉滴注东莨菪碱、丙戊酸钠、异烟肼、加巴喷丁和美金刚（图 22.10）。除了这些或多或少的"传统"治疗外，据报道，酒精和大麻一样能抑制获得性摆动性眼震。

跷跷板眼震

据报道，在一些接受酒精治疗的患者中，跷跷板

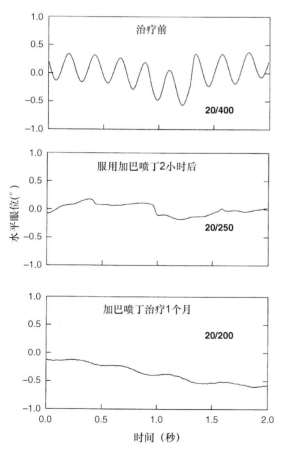

图 22.10　加巴喷丁对一名 41 岁多发性硬化症女性患者摆动性眼震水平部分的影响。初始记录（上），给予患者 300 mg 加巴喷丁后，振荡减少，患者视力改善（中）。她每日 3 次服用 300 mg 时，效应一直持续到 2 个月后。研究眼的视力检查结果记录于每张图的右侧

眼震得到了改善。与加巴喷丁一样，偶有患者使用氯硝西泮减轻了这种类型的眼震和伴随的振荡。

家族性发作性共济失调眼震

EA-2（一种钙通道病）患者出现的共济失调和眼震对乙酰唑胺的治疗反应良好，某些 EA-1（一种钾通道病）患者也是如此。

方波急跳和巨扫视振荡

几种苯二氮䓬类药物（地西泮、氯硝西泮）和巴比妥酸盐苯巴比妥能有效消除高振幅的方波急跳和巨扫视振荡。也有证据表明苯丙胺能抑制某些患者的方波急跳。

眼球扑动和眼阵挛

副感染性眼阵挛肌阵挛患者常能自行缓解，但静脉滴注免疫球蛋白能加快恢复。类似地，尽管普萘洛尔、维拉帕米、氯硝西泮、加巴喷丁和硫胺素均被报道能降低眼球扑动患者的巨扫视眼球扑动，但其效果可能是由于疾病的自发缓解。儿童视神经嵴肿瘤伴发的眼阵挛通常对皮质类固醇治疗有反应，然而，如前所述，高达 50% 的此类患儿有持续性神经功能障碍，包括共济失调、语言障碍和认知障碍。副感染性或特发性眼阵挛的患儿也会对类固醇治疗有反应。在这类患者中，无论是类固醇治疗，还是血浆置换、静脉滴注免疫球蛋白和免疫吸附治疗，并不都能治疗成功。

上斜肌肌纤维颤搐和神经性眼肌强直

要求治疗的 SOM 患者可能受益于全身或局部用卡马西平、普萘洛尔、巴氯芬和加巴喷丁。对药物治疗无反应的患者、出现药物副作用的患者、不愿服药治疗的患者，通过眼外肌手术症状也可能会完全缓解。

神经性眼肌强直通常对卡马西平治疗有反应。

光学治疗

会聚棱镜为先天性和获得性眼震患者（视近时，眼震减弱）提供了一种光学治疗方法。在一些先天性眼震患者中，由此获得的视力改善足以让他们有资格获得驾驶执照。对于视近眼震加重的患者，可佩戴基线内（发散）棱镜。

接触镜有时会抑制 IIN。这种效应不是由镜片本身引起的，可能是通过三叉神经传入介导引起的。

融合发育不良眼震的主要光学治疗包括所有改善

视力的措施，尤其是儿童弱视遮盖治疗。

肉毒杆菌毒素治疗眼震

直接肌内注射或球后注射肉毒杆菌毒素使眼外肌麻痹可减少或消除治疗眼的眼震。然而，上睑下垂、复视和对侧眼眼震加重常会发生。事实上，在一项研究中，治疗眼获得眼震消除或降低 2～3 个月，但因肉毒杆菌毒素副作用，没有患者对治疗结果满意，并且没有患者选择继续治疗。因此，无论是先天性还是获得性眼震的治疗，肉毒杆菌毒素的注射应非常谨慎。

眼震的外科治疗

IIN 和偏心零位（无眼震时眼位）的患者可能会受益于 Anderson-Kestenbaum 手术，该手术旨在移动眼外肌附着点，使新的中心眼位处于零位。这是在眼球处于不同凝视位置时仔细测量眼震强度以确定近似零位置后进行的。为实现所需的零位移动进行适当的眼外肌削弱或加强是必须的。Anderson-Kestenbaum 手术不仅能转移和扩大零区，还能降低该区域外的眼震。其在获得性眼震中的治疗价值尚未确定。

减弱内直肌也可以帮助 IIN 患者，这些患者有立体视，视近时（眼震）抑制或被抑制了。比较这两种治疗方法的研究表明，比起单独施行 Anderson-Kestenbaum 手术，联合眼球离散术通常具有更好的视觉效果。

一些作者建议对 IIN 患者进行所有水平直肌的大幅度后徙术。Hertle 和 Dell'Osso 随后进行了一项对照试验，断开和重新连接水平直肌减少了某些 IIN 患者的眼震，改善了其固视能力。此种方法抑制眼震的机制不清。

尽管有部分患者可能会从后徙性手术中获益，但手术在获得性眼震中的治疗作用尚不明确。手术也可能会出现特殊反应。虽然很明显枕下减压（打开硬脑膜）可改善 Chiari 畸形患者的下跳性眼震，并可防止其他神经功能障碍进展，但减压术后也观察到了新的下跳性眼震。

如上所述，药物治疗无效的 SOM 可能对眼外肌手术治疗有反应。大多数外科医生使用的是上斜肌肌腱切开联合同侧下斜肌切除术。

其他治疗

除上述介绍的方法外，已有许多方法用于眼震的治疗，主要是用于先天性眼震中。前额部的电刺激或振动可能会抑制 IIN。这种治疗对 IIN 的抑制作用被认为类似于接触镜的治疗，可能是通过接受眼外本体感觉的三叉神经系统来发挥作用。颈部肌肉的针灸治疗也可能通过类似的机制来抑制某些患者的先天性眼震。生物反馈也被报道有助于某些先天性眼震患者。这些治疗在临床实践中的作用尚待证实。

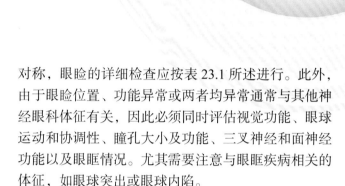

正常和异常的眼睑功能

李志清　李嫦　译　黄厚斌　校

神经眼科相关疾病不仅会影响视觉、感觉、眼球运动和瞳孔功能，还会影响眼睑功能。事实上，患者眼睑无法完全睁开或闭合均可能是全身疾病的先驱症状，有利于疾病的早期诊断和治疗，对患者疾病预后至关重要。本章描述了评估眼睑功能的完整要素，眼睑维持正常功能的解剖结构，以及影响眼睑开合的各种疾病过程。其中，我们主要关注具有神经眼科意义的眼睑疾病。

眼睑功能检查

详细观察眼睑位置和运动是神经眼科检查的重要组成部分，但往往容易被忽视（表 23.1）。在评估眼睑功能时，应该注意上下眼睑在静息状态的位置，评估上眼睑开合的能力，并观察眼睑开大时的各种反应情况，包括自主运动、反射性运动和非自主眨眼运动，以及眼球运动过程中伴随的眼睑运动。

眼睑功能障碍的患者经常抱怨伴有视觉功能异常。这些问题中有许多是神经源性的。例如，面瘫引起的眼睑闭合不全会导致暴露性角膜病变，从而出现视物模糊、眼痛和流泪的症状。然而，支撑眼睑的弹性结缔组织的退化也会导致类似的临床症状。引起上睑下垂的原因可能是神经源性，也可能是非神经源性的，上睑下垂也会产生视觉功能异常。即使是不完全的上睑下垂，只要睫毛或者睑缘遮盖瞳孔就可导致视觉功能异常。在询问病史时，了解疾病的发生、症状持续时间、疾病进展情况以及疾病随时间、季节和环境变化而变化的特点非常重要。系统性疾病会影响眼睑功能，但患者可能不会意识到其与眼部症状有关。因此，需要全面了解患者病史，尤其关注甲状腺疾病、糖尿病、系统性高血压、肌病、重症肌无力、结节病和面瘫。在许多情况下，旧照片有助于观察患者先前存在但未被注意或者近期才出现症状的疾病，如上睑下垂或眼睑退缩。

为了有助于检查者发现任何异常或双侧眼睑不对称，眼睑的详细检查应按表 23.1 所述进行。此外，由于眼睑位置、功能异常或两者均异常通常与其他神经眼科体征有关，因此必须同时评估视觉功能、眼球运动和协调性、瞳孔大小及功能、三叉神经和面神经功能以及眼眶情况。尤其需要注意与眼眶疾病相关的体征，如眼球突出或眼球内陷。

所有眼睑运动都是由四种简单力量的相互作用完成的：①由眼轮匝肌产生的主动闭合力；②由上睑提肌（通常称为提肌或简称"提肌"）产生的主动开合力；③由平滑肌——Müller 肌（也称为上睑板肌）产生的主动开合力；④眼睑韧带和肌腱拉伸产生的被动闭合力。例如，正常的眨眼是由于紧张性兴奋的上睑提肌功能停止，随后处于静止状态的眼轮匝肌的短暂爆发性兴奋引起的。眼轮匝肌肌力与被动眼睑闭合力协同，迅速降低上眼睑。当眼轮匝肌活动终止时，紧

表 23.1　眼睑检查

1. 眼睑轮廓、形状和对称性的一般性观察
2. 异常运动（非自主抽搐、眼肌震颤和与面部肌肉联带运动）
3. 分别测量每只眼第一眼位、向上注视位、向下注视位的睑裂开口的大小（如可见斜视或明显的眼睑退缩，测量睑裂大小时需要遮盖对侧眼）
4. 测量上睑缘和角膜映光点之间的距离（睑缘角膜映光距离，或 MRD-1）
5. 上睑提肌功能-用手固定按压眉弓，测量上睑缘从向下注视位到向上注视位的偏移量
6. 眼球从上凝视到下凝视的缓慢运动过程中，观察是否存在眼睑迟落
7. 持续上凝视至少 1 min 以评估上睑提肌的易疲劳性
8. 观察 Cogan 眼睑抽动（眼球从下凝视到第一眼位时，眼睑向上短暂抽动）
9. 检查上睑提肌和其他肌肉的联带运动（特别是与眼球运动肌肉的联动，偶尔也有与 V、Ⅶ、Ⅸ 和 Ⅺ 脑神经支配的肌肉的联动）
10. 眼轮匝肌、降眉肌、额肌、皱眉肌的异常不自主收缩运动
11. 通过强行睁眼、用力闭眼评估眼轮匝肌肌力

张性上睑提肌活动恢复。这种动作缓慢地使眼皮抬起，直到被动闭合力与上睑提肌肌力平衡。与眼球垂直运动联动的眼睑运动只与上睑提肌活动有关。上睑提肌与发育同源的上直肌接受相同的神经冲动传入信号。当眼球上转时，上睑提肌肌力增强，眼睑上抬。随着上睑提肌肌力减弱，被动闭合眼睑的肌力使眼睑下移直到闭合力与开大力平衡。了解以上内容，可以帮助我们理解当局部、全身或神经系统疾病影响眼睑时是眼睑系统的哪个或哪些因素受到累及。

眼睑解剖

眼睑包含三块主要肌肉，由三种不同的神经支配。动眼神经（详见第 19 章）支配上睑提肌，保持眼睑打开，这种作用在一定程度上由交感神经系统支配的 Müller 肌辅助。眼睑闭合是通过由面神经支配的眼轮匝肌的收缩实现的。

眼睑开大肌的解剖

参与开大眼睑和保持正常眼睑位置的主要肌肉是上睑提肌。眼睑开大还有两块附属肌肉，Müller 肌和额肌，起着次要开大眼睑作用。

上睑提肌

上睑提肌起源于 Zinn 氏环，沿着眼眶的上部向前延伸，穿过一个悬索结构，即 Whitnall 韧带（也称为上横韧带），由结缔组织带附着在上面（图 23.1）。

上睑提肌并不是从起点一直延伸到上睑板。相反，它逐渐从肌肉过渡到 Whitnall 韧带后部的肌腱，因此 Whitnall 韧带前部仅作为肌腱的腱膜存在。正是

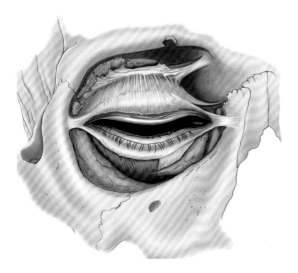

图 23.1 上睑提肌及其筋膜的解剖

这个腱膜与眶隔融合并附着在上睑板上部。上睑提肌由动眼神经上支支配。

Müller 肌

Müller 肌是一条宽约 10 mm 的薄膜状平滑肌，插入上睑板的上缘（图 23.2）。Müller 肌起源于距离上睑板上缘 10 ~ 12 mm 的上睑提肌腱膜起始处的筋膜。Müller 肌由眼交感神经支配。

虽然 Müller 肌位于上眼睑，但在下眼睑中也有类似的、更小的、由交感神经支配的肌肉。该肌肉功能减退（如霍纳综合征）可导致下眼睑轻微抬高（"反向"上睑下垂；详见第 16 章）。

额肌和相关肌肉

控制眉毛的肌肉有助于维持眼睑的外观，并可小幅度地使其抬高。眉毛的控制涉及三组肌肉：额肌、降眉肌和皱眉肌（图 23.3）。额肌在眉弓处插入皮肤，额肌纤维也与周围眼轮匝肌纤维混合。额肌收缩时通过其与皮肤和眼轮匝肌的联系将眉毛和上眼睑整体抬高。

降眉肌起源于额肌下方区域的内侧，插入鼻骨。其收缩时将眉毛的内侧向下拉。皱眉肌起源于额骨，位于额骨和眼轮匝肌下方，它向外侧延伸 2 ~ 3 cm 后与额肌和眼轮匝肌纤维混合。皱眉肌收缩时向中间和下方牵拉眉毛。

眼睑闭合肌肉的解剖

眼轮匝肌是负责眼睑闭合的主要肌肉，是一种典型的横纹肌。它完全覆盖了眼眶的开口，在眼裂周围和眶骨周围形成同心环（图 23.3）。它不仅负责眼睑闭合，还负责眼睛周围的面部表情。它可以分为三个部分：眶部、眶隔部和睑板部。

眼睑开大功能异常

眼睑开大异常包括：上睑下垂（眼睑开放不足，可由各种先天性和获得性疾病引起，其中许多在神经眼科具有重要意义）、核上性上睑提肌功能抑制引起眼睑开大失用症（apraxia of eyelid opening，AEO）、眼睑退缩（甲状腺相关眼病的重要症状），以及其他神经病变、神经肌肉病变、肌病和机械性损伤引起的眼睑开大异常。

上睑下垂

上睑提肌张力的缺乏产生的临床症状称为上睑下

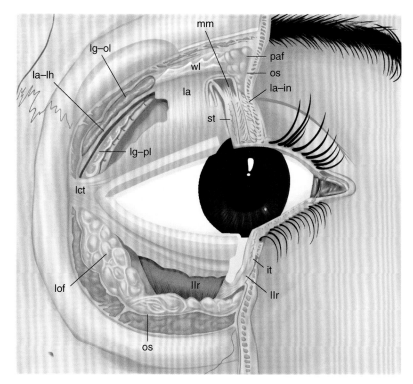

图 23.2　Müller 肌的解剖。上下眼睑的正面图像，部分横断面解剖图像。眶隔外侧部分和上睑提肌已切除，以显示相邻关系。注意，Müller 肌（mm）位于上睑提肌腱膜（la）的正下方，并直接插入上睑板（st）的上部，而上睑提肌膜插入上睑板的前面（la-in）。it，下睑板；la-lh，上睑提肌腱膜外角；lct，外眦韧带；lg-ol，泪腺眶叶；lg-pl，泪腺睑叶；llr，下睑缩肌；lof，眶外侧脂肪；os，眶隔（切缘）；paf，腱膜前脂肪；wl，Whitnall 韧带（Reprinted with permission from Rootman J，Stewart B，Goldberg RA. Orbital Surgery：A Conceptual Approach. Philadelphia，PA：Lippincott-Raven；1995.）

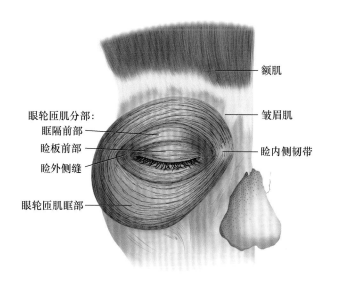

图 23.3　眼轮匝肌、额肌、降眉肌和皱眉肌解剖

垂。上睑下垂是由于损害了控制眼睑抬高和位置的从大脑皮质到上睑提肌的这一运动控制系统而引起的。上睑下垂的诊断取决于病变的特征和性质，包括神经性、神经肌肉性、筋膜性、发育性、机械损伤或肌病等因素。在本章中，只介绍了部分病因。

临床上可以通过测量睑裂的高度来量化上睑下垂的程度，假设下眼睑处于正常位置，正常人的睑裂高度约为 9 mm。一个更有用的测量方法是当眼球处于第一眼位时，测量上眼睑边缘和角膜映光点之间的距离。这被称为睑缘角膜映光距离（MRD-1）。MRD-1

小于 2 mm 或双眼差值大于 2 mm 定义为上睑下垂。根据这个定义，大多数上睑下垂患者表现出上方视野缩小，视野缩小范围一般不超过 30 度。

神经源性上睑下垂

神经源性上睑下垂可由核上性、核性或核间性功能障碍引起。在某些情况下，相关的症状和体征使得疾病易于鉴别；然而，在某些情况下，病变的位置和性质尚不明确。

核上性上睑下垂　单侧上睑下垂是一种罕见的大脑半球功能障碍表现，也称为皮质性上睑下垂，病变通常发生在对侧。单侧上睑下垂可见于对侧角回病变、颞叶癫痫灶、半球卒中和额叶动静脉畸形。也可见于同侧缺血性脑卒中（图 23.4）。

双侧皮质性上睑下垂也可发生。常与广泛的非优势大脑半球病变有关。在大多数情况下，上睑下垂伴随着中线移位、向右凝视和其他右侧大脑半球功能障碍的症状，包括左侧偏瘫。上睑下垂通常是不对称的。脑梗死时，上睑下垂是短暂的，症状持续几天到 5 个月或更长时间。

先天性上睑提肌核上性抑制可引起上睑下垂，同时合并特定的偏心凝视，即核上性眼睑联带运动障碍。在这种情况下，眼睑的位置可能是正常的，或者眼睑可能有轻微的上睑下垂。然而，当患者将患眼内收（或偶尔外展）时，由于上睑提肌张力丧失，眼

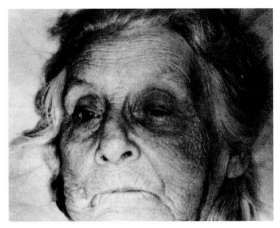

图 23.4　单侧核上性（皮质性）上睑下垂。患者由于右侧大脑半球卒中出现左眼上睑下垂及左侧肢体偏瘫。右眼由于上睑提肌肌腱断裂，存在亚临床右眼上睑下垂（Reproduced from Caplan LR. Cerebral ptosis. J Neurol Neurosurg Psychiatry 1974; 37：1-7；with permission from BMJ Publishing Group Ltd.）

睑会突然下垂。当患眼回到中心或另一边时，上睑提肌收缩，眼睑回到正常位置。联动可以是单侧的（图23.5），也可以是双侧的（图23.6）。

它可以是一种孤立的疾病或者也可能表现为某种先天性综合征，如 Duane 眼球后退综合征。核上性上睑提肌抑制的原因尚不清楚。它们可能涉及多种机制，包括支配上睑提肌紧张、兴奋和抑制的核上神经通路受到异常干扰或神经元间物质传递异常。

与张口相关的上睑下垂（反向 Marcus Gunn 现象）是一种罕见的疾病，当翼状肌将颌骨移动到另一边时，导致同侧眼睑闭合（图23.7）。此类病变的患者，当处于第一眼位并闭嘴时，会伴有轻度的上睑下垂。这种现象是由于上睑提肌抑制和眼轮匝肌不收缩所致。

该综合征与 Marcus Gunn 的下颌瞬目现象相反，可能由于影响动眼神经和三叉神经的核上性病变引起。这与另一种被称为 Marin-Amat 综合征的疾病既有相似但又不同，Marin-Amat 综合征是由于第 7 对脑神经（面神经）损伤后导致其分支之间异常连接所致。面神经承载着本体感受冲动，当嘴巴张开时这种冲动就会被激活。当面神经受损时，这些本体感觉纤维和眼轮匝肌运动纤维（均为第 7 对脑神经的分支）之间的异常再生，从而刺激眼轮匝肌使眼睑闭合（图23.8）。这些病例的肌电图评估显示，在没有抑制上睑提肌放电的情况下，嘴完全张开时轮匝肌收缩。鉴于这两种疾病之间的模糊性，我们认为"下颌瞬目"一词应该保留给先天性病例（在三叉神经和动眼神经支配组之间），"Marin-Amat 综合征"一词用于描述获得性第 7 对脑神经损伤后的眼睑闭合异常。

动眼神经核、神经束或神经病变引起的上睑下垂 到目前为止，获得性神经源性上睑下垂最常见的病因是动眼神经核、神经束或神经功能异常。由于动眼神经核的中央尾部亚核为双眼上睑提肌提供等量的神经

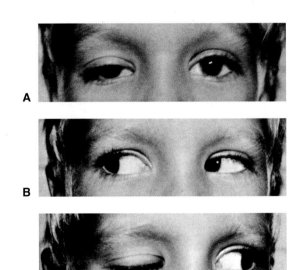

图 23.5　先天性单侧核上性眼睑联带运动异常。**A**：正视时右眼中度上睑下垂。**B**：向右注视时，双眼眼睑位置正常。**C**：向左注视时，由于右眼上睑提肌的抑制，出现完全性上睑下垂。注意，左眼在所有凝视位，眼睑位置均正常（Courtesy of Dr. C. Hedges.）

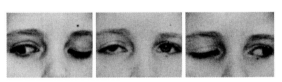

图 23.6　先天性双眼核上性眼睑联带运动异常。**中间**：第一眼位，右眼中度上睑下垂。**右图**：向右凝视，左眼明显上睑下垂。**左图**：向左凝视，右眼明显上睑下垂（Courtesy of Dr. H. Rose.）

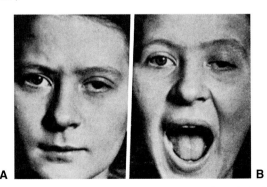

图 23.7　反向 Marcus-Gunn 现象。**A**：当患者直视前方时，左眼轻度上睑下垂。**B**：由于上睑提肌抑制，当患者张口时，左眼上睑下垂加重

支配，因此中脑病变引起的核性上睑下垂总是双侧对称的，通常是完全性上睑下垂，或是明显的上睑下垂（图 23.9）。这种中脑病变相关的上睑下垂常合并中脑功能障碍的其他症状。

然而，在某些情况下，动眼神经尾状核损伤导致的上睑下垂比其他动眼神经核损伤引起的上睑下垂更严重。有时，严重的双眼对称性上睑下垂是动眼神经核性损伤的重要体征或唯一体征。

中脑源性上睑下垂的原因可能是先天性的，如动眼神经核未发育或发育不全，也可能是获得性的。获得性的原因包括缺血、炎症、浸润、压迫以及代谢和中毒因素。

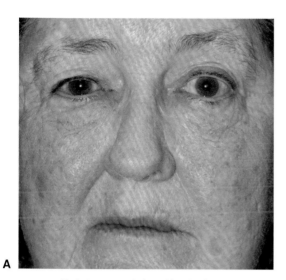
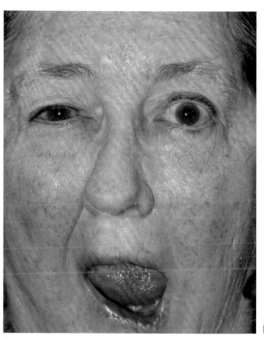

图 23.8　Marin-Amat 综合征。**A**：右侧面神经损伤患者，在静止时右眼睑裂轻微变窄，右鼻唇沟加深。**B**：张口时，由于眼轮匝肌受到异常刺激，右眼睑裂变窄

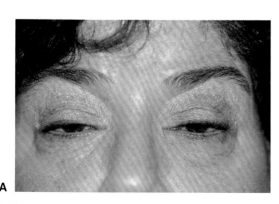
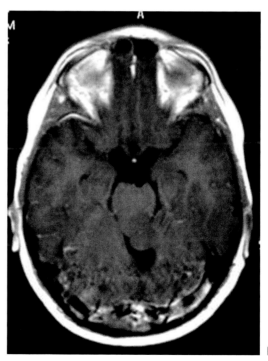

图 23.9　中脑源性上睑下垂。双眼孤立性上睑下垂，肿块浸润中脑后部及尾部。**A**：严重的双眼上睑下垂。**B**：水平位 MRI T1 加权像显示钆剂强化后，中脑中央非强化病灶。眼球运动完全正常

动眼神经束病变可导致单侧动眼神经功能障碍，症状可轻可重（详见第 19 章）。动眼神经束损伤引起的通常是单眼、不同程度的上睑下垂。根据我们的经验，动眼神经束损伤常常合并出现动眼神经支配的一条或多条眼外肌的麻痹（图 23.10）。可累及或不累及

瞳孔反射。

神经束损伤引起的动眼神经麻痹常伴有其他神经系统症状，如对侧肢体震颤（Benedikt 综合征）或对侧肢体偏瘫（Weber 综合征）（详见第 19 章）。

周围性动眼神经病引起的上睑下垂，与神经束状

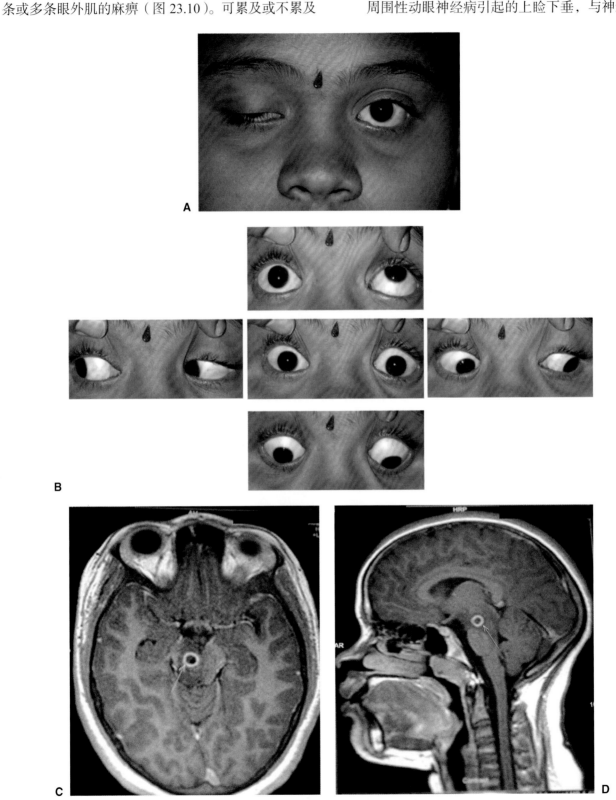

图 23.10　左侧中脑囊尾蚴囊肿导致右侧动眼神经麻痹，引起伴有眼球运动障碍的右眼上睑下垂。A、B：患者的外观像。C：水平位和矢状位（D）MRI 显示囊肿（箭头）

病变相似，也表现为单侧上睑下垂，并常合并眼肌麻痹和（或）瞳孔异常（图 23.11）。然而，由于病变性质及位置不同，上睑下垂症状出现常常晚于其他动眼

神经麻痹症状数天、数周，甚至数月。

有报道称，在动脉瘤、垂体腺瘤、脑膜瘤和脑膜炎患者中可以见到由周围性动眼神经麻痹引起的孤

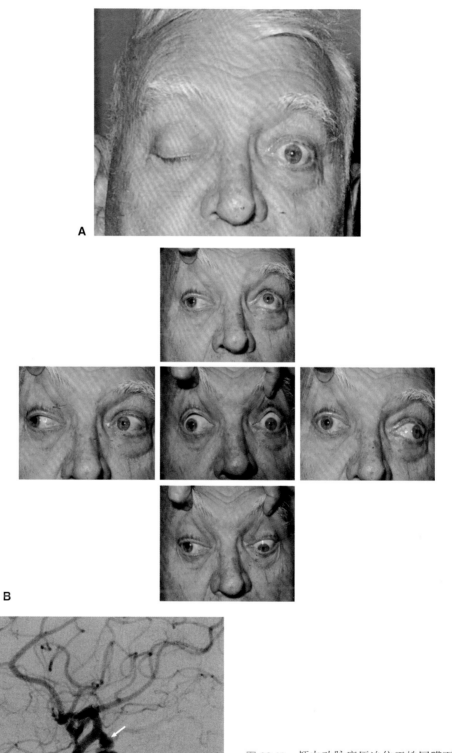

图 23.11 颅内动脉瘤压迫位于蛛网膜下腔的动眼神经，导致右眼单眼上睑下垂合并眼球运动障碍及右眼瞳孔散大。**A**：患者第一眼位的外观像。**B**：不同注视眼位的外观像。**C**：另一患者的血管造影显示左颈内动脉和左后交通动脉交界处的动脉瘤（箭头）

立性上睑下垂。其中一些病例是真正的孤立性上睑下垂，而另外一些病例则伴有其他症状，例如头痛、轻微的眼球运动障碍、瞳孔轻度散大但光反射存在、非共同性隐斜，或者无症状的上直肌运动受限（在极端向上凝视时才出现症状，如果检查不仔细有可能漏诊）。痛性眼肌麻痹的患者可表现出复发性孤立性上睑下垂，症状持续 6～8 周。孤立性、完全性神经源性上睑下垂也见于眼眶外伤，来自正前方强劲的外力使上睑提肌失去神经支配，这种外伤引起的上睑下垂症状通常可在数周内自发消退。

眼交感神经通路病变引起的上睑下垂　眼交感神经通路病变可引发霍纳综合征，由于 Müller 肌功能异常导致不完全单眼上睑下垂。霍纳综合征所致的上睑下垂通常轻微、多变，合并同侧瞳孔缩小（图23.12），相反，动眼神经损伤引起的上睑下垂更严重且合并瞳孔散大。本文第 16 章对霍纳综合征进行了详细介绍。

结膜下注射 β 肾上腺素能受体阻断剂马来酸替莫洛尔后出现上睑下垂就是由于 Müller 肌功能抑制所导致的。同样的，莫西塞利作为一种 α - 肾上腺素能受体抑制剂，当局部或肠外给药时，可导致上睑下垂。

肌源性上睑下垂

上睑提肌本身（非肌腱）受损可导致上睑下垂。

这种异常既可能是先天性（即发育性）的也可能是获得性的；下文将讨论后者。

获得性肌源性上睑下垂　可发生在许多以慢性进行性眼外肌麻痹（CPEO）为特征的线粒体相关疾病中（详见第 21 章）。在一些患者中，上睑下垂是首先出现的体征，可能在发生眼肌麻痹之前单独持续数月至数年。也有一些患者上睑下垂发生在眼肌麻痹后数月至数年，并逐渐加重。还有一些患者，眼肌麻痹和上睑下垂同时发生。在所有 CPEO 患者中，双眼上睑下垂通常是双侧对称的，并且进展非常缓慢。上睑完全不能抬起，因此患者常通过过度皱眉和仰头来代偿上睑下垂以改善视觉症状（图 23.13）。通过闭眼后用力打开眼睑测试，可发现眼轮匝肌功能减弱。这种开大眼睑和闭合眼睑功能同时障碍的情况有助于鉴别引起上睑下垂除了重症肌无力和肌强直性营养不良的其他病因。

由于 CPEO 病情进展缓慢，且引起的上睑下垂是对称的，因此患者对其引起的上睑下垂症状具有耐受性，直到病情晚期才出现明显不适症状。

双侧不完全性上睑下垂是肌强直性营养不良患者的特征性表现。双眼不完全性上睑下垂也可以出现在其他类型的肌肉营养不良疾病中，一般出生时就有。

上睑提肌可因各种炎症、缺血或浸润病变而受损。例如，淋巴瘤、白血病、结节病、淀粉样变性以及眼眶特发性炎症和 IgG4 相关疾病等，均可能选择性地影响上睑提肌功能，而不累及眼外肌。

糖尿病或巨细胞动脉炎的患者也可能出现单侧或双侧上睑下垂，常合并体内微血管病变的其他症状。

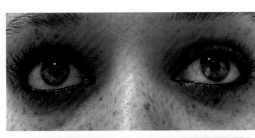
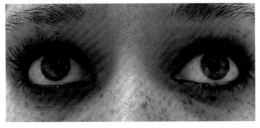

图 23.12　左侧霍纳综合征。上图：左眼非常轻微的上睑下垂，左下睑轻微的"反向"下垂（即抬高），瞳孔变小。下图：双眼均滴入 0.5% 安普乐定后，上下眼睑症状改善

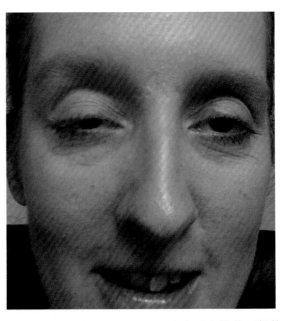

图 23.13　CPEO 引起的上睑下垂。注意无表情的面部特征，与持续的额肌抬起眉毛有关（瞳孔扩大是药物性的）

这些患者大部分可能有中脑梗死或周围动眼神经受损，也有部分患者是由上睑提肌缺氧、缺血所致。

神经肌肉源性上睑下垂

　　神经肌肉源性上睑下垂的诊断，依赖于排除动眼神经病变及交感神经病变，并且存在神经肌肉源性疾病的其他表现。重症肌无力引起的上睑下垂可孤立发生，但大多数情况可合并复视、不同程度的眼肌麻痹、眼轮匝肌无力和瞳孔功能正常（详见第 20 章）。大多数重症肌无力患者最后都会出现上睑下垂。上睑下垂可出现在重症肌无力病程的任何阶段，可单侧也可双侧受累，如果发生双侧上睑下垂，可以是对称的也可以是不对称的（图 23.14）。

　　肌无力性上睑下垂的标志是易疲劳性和病变程度具有波动性，尽管这一特征不是特异性的。腱膜损伤和动眼神经麻痹的患者也有类似的疲劳倾向（尽管程度不同）。重症肌无力、肌无力综合征、肉毒杆菌中毒或影响神经肌肉传递的药物引起的上睑下垂，通常有明确的体征和症状，如 Cogan 眼睑抽搐症、手动抬高对侧眼睑睑可加重上睑下垂和眼轮匝肌"偷窥"体征（图 23.15）。此外，除非完全性上睑下垂，否则冰敷受影响的眼睑 2 min 后，肌无力性上睑下垂可改善（图 23.16，参见第 20 章对重症肌无力的更完整讨论）。

　　重症肌无力以外的神经肌肉疾病引起的上睑下垂

包括肉毒杆菌中毒和其他中毒。在这种情况下，病史以及伴随的体征或症状——特别是瞳孔受累情况，有助于正确的诊断。

假性上睑下垂

　　假性上睑下垂是一种明显的上睑下垂，与神经、神经肌肉或肌源性病因无关。假性上睑下垂原因可能是双眼大小、形状或位置异常；例如，在无眼球、眼结核、小眼球或眼球内陷的患者中发生。相反，因甲状腺眼病而出现孤立的单侧眼睑退缩和眼球突出的患者，有时被错误地认为是对侧眼的上睑下垂。

　　下斜视的患者，用高位眼固视时可出现假性上睑下垂。下斜视眼与对侧眼，其眼睑位置是对称的，但由于患者用高位眼固视，下斜视眼的眼睑显得下垂。覆盖高眼位固视眼时，患者被迫用先前的低位眼注视，"上睑下垂"消失（图 23.17）。

　　俯视麻痹患者可能会出现假性上睑下垂。当这些患者试图向下看时，他们的眼睛保持在水平位置，但上眼睑下移。

　　由面肌挛缩、面肌痉挛、眼睑痉挛或既往面神经麻痹引起的睑裂缩小，可以模仿上睑下垂。在这些患者中，存在其他异常面部运动的证据通常对诊断有提示作用。

　　明显的上睑下垂可由随意刺激眼轮匝肌引起。眼轮匝肌的非器质性病变引起的过度活动，患者通常表现为轻微或明显的眼睑皱褶，与睑裂狭窄和眉毛凹陷的程度成正比（尽管偶尔眉毛会升高）（详见第 24

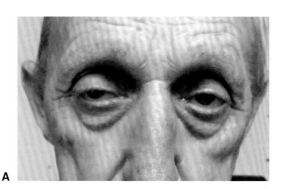

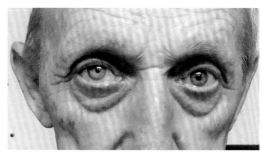

图 23.14　重症肌无力引起的上睑下垂。**A**：在注射新斯的明之前，可见双眼上睑下垂。**B**：肌内注射 1.5 mg 新斯的明和 0.6 mg 阿托品 30 min 后，双眼上睑下垂明显改善

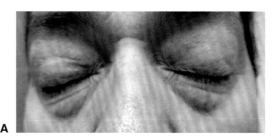

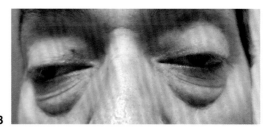

图 23.15　重症肌无力的"偷窥"体征。**A**：当被要求用力闭眼时，眼轮匝肌收缩，患者的眼睑完全闭合。**B**：20 s 后，由于轮匝肌疲劳，可见轻度"兔眼征"

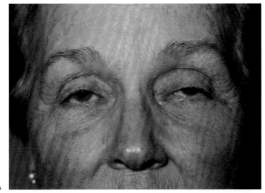

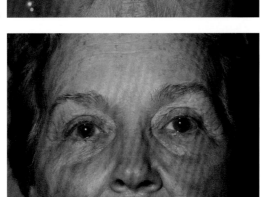

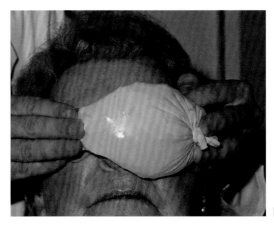

图 23.16　重症肌无力的冰敷试验。**A**：在放置冰之前，患者表现有严重的双眼上睑下垂。**B**：在双眼睑上放冰块。**C**：冰敷 2 min 后，上睑下垂消失

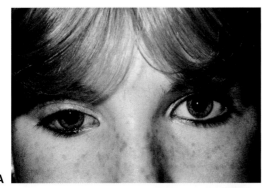

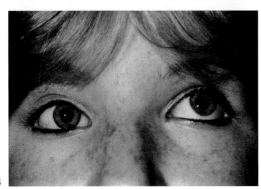

图 23.17　左眼下斜视，上转受限，当用高位眼（上斜视眼）固视时，左眼表现为假性上睑下垂。**A**：当患者直视前方并用左眼固视时，表现为右下斜视和中度上睑下垂。**B**：患者用下斜视右眼固视时，上睑下垂消失（Courtesy of Dr. Nicholas T. Iliff.）

章）。在水平凝视时，上睑存在皮肤皱褶，向上凝视时皱褶加深，这提示上睑提肌肌张力正常。此外，当患者试图保持"下垂的眼睑"的位置时，人们经常会看到并经常感觉到受影响的眼睑的细微颤抖。在器质性病变引起的上睑下垂患者中，当用手抬高下垂的眼睑时，松手后眼睑恢复到基线位置时不存在延迟现象。相反，在非器质性上睑下垂的患者中，人为刺激眼轮匝肌前，存在轻微的滞后现象。非器质性病变引起的上睑下垂可单独发生或与其他躯体疾病伴随发生。

眼睑开大失用症

眼睑开大失用症（AEO）是一种比皮质性上睑下垂更常见的核上性神经功能不全导致的疾病。AEO 的主要临床特征包括暂时性睁眼启动困难，没有任何轮匝肌收缩的证据，例如眉毛下降至眶缘下方（Charcot 征）或在试图睁眼时额肌收缩，以及没有任何其他神经或肌病功能障碍的体征。大多数 AEO 患者，由于双眼轻轻闭合时抑制了眨眼（这种闭眼常持续 30 s 或更长时间），所以很少眨眼。AEO 最常见于进行性核上性麻痹、帕金森病和由甲基苯基-四氢吡啶（MPTP）诱导的非典型帕金森病。其他 AEO 相关疾病见表 23.2。

对于由核上性病变抑制上睑提肌活动而引起的不自主的眼睑闭合的治疗并不是特别成功。个别病例报

表 23.2	与眼睑开大失用症相关的疾病

进行性核上性麻痹
帕金森病
帕金森病（包括帕金森-痴呆综合征）
Shy-Drager 综合征
成人型 Hallervorden-Spatz 病
亨廷顿舞蹈病
额颞部枪伤
右脑卒中
肝豆状核变性
肌萎缩侧索硬化
特发性

告表明，有几种药物可能有用，包括地昔帕明和左旋多巴。用肉毒杆菌毒素注射眼轮匝肌和额肌的效果因人而异，这取决于上睑提肌抑制后眼轮匝肌收缩的程度。我们认为这种治疗方法是值得尝试的，尽管结果有时并不令人满意。

眼睑退缩

眼睑的不适当或过度抬高——眼睑退缩——使患者看起来像在凝视，也可产生眼球突出的错觉。虽然明显的眼睑退缩对观察者来说通常是显而易见的，但轻微的眼睑退缩有时不易被发现。上眼睑的静止位置受许多因素的影响，包括年龄、警觉性和凝视方向。婴儿和成人眼睑静息状态的位置及上睑的形态的显著差异就证明了眼睑的形态是随年龄变化的。婴儿的眼睑几乎接触不到角膜上缘，在婴儿这是正常的，而成年人如果有类似眼睑位置则是不正常的，提示眼睑过度抬高。一般情况下，当患者头部直立，双眼平视正前方，如果在上睑缘和上角膜缘之间暴露巩膜，则上眼睑位置是异常的。

眼睑收缩可以是单侧的或双侧的。上睑提肌的独特性在于，它受到两块共轭肌（对侧上睑提肌和同侧上直肌）的影响。因此，眼睑退缩可能是由同侧上睑提肌直接或间接通过其共轭肌的不恰当兴奋或过度兴奋引起，或由交感神经不恰当兴奋或过度兴奋引起。也可以由上睑提肌或其肌腱、Müller 肌或上直肌挛缩或缩短引起。因此，导致眼睑退缩的原因，与斜视的原因一样，可分为神经性、神经肌肉性、肌病性和机械性。

神经性眼睑退缩

神经性眼睑退缩可能由核上性、核性或核下性病变引起。在某些情况下，其病理学机制是明确的；在其他情况下，其机制未知或者可能是多因素的。

核上性眼睑退缩　虽然真正的眼睑退缩通常不是由大脑半球病变引起的，但单侧非显性或双侧大脑半球疾病患者有时会出现间歇性或长时间不适当的眼睑开大。这种类型的眼睑退缩患者可能无法按命令闭上眼睑（即强迫性睁眼），或者，当被告知闭上眼时，他们可能在再次睁开眼之前只能短暂性闭眼（即运动不持续）。这些患者伴有核上性眼轮匝肌功能障碍，但是上睑提肌功能正常。

核上性眼睑退缩——Collier 体征——最常见于中脑背侧的病变。这种类型的眼睑退缩几乎总是伴有其他中脑背侧功能障碍的表现，最常见的是向上凝视不足，也包括会聚-退缩性眼球震颤和瞳孔光-近反射分离。本书第 18 章讨论了背侧中脑综合征，也称为 Parinaud 综合征。这里只需强调，中脑背侧病变引起的眼睑退缩通常是双侧的、对称的和持续性的，患者正视或抬头上视时上睑退缩加重，下视时则正常（图 23.18）。这些特征将中脑背侧病变引起的眼睑退缩与甲状腺功能

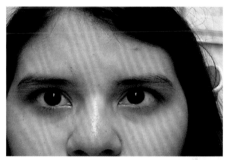
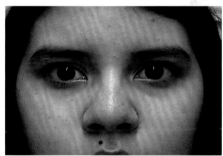
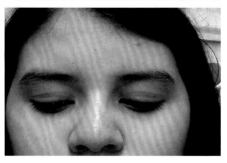

图 23.18　中脑背侧综合征（Collier 征）患者的双侧眼睑退缩。水平直视位置（**中间照片**）和试图上视（**上图**）时眼睑退缩，下视时（**下图**）。请注意，在尝试下视时，上眼睑处于正常位置（即没有眼睑迟落）

障碍眼病中更为常见的眼睑退缩区别开来，后者在试图向下凝视时总是出现眼睑迟落（详见第21章）。

后连合（nPC）的神经核是负责中脑眼睑退缩的运动前结构。如上所述，损害背侧中脑的病变通常会产生双侧眼睑退缩；然而，它们可能会损害一侧的动眼神经束，产生神经束损伤所致的上睑下垂。这导致一侧上睑下垂，另一侧原发性眼睑退缩（即不是继发于对侧上睑下垂），这种特征的病变被称为"正负综合征"（图23.19）。

该综合征患者的影像学研究表明，单侧中脑病变，通常是nPC区域的红核背侧或边缘的梗死，腹侧延伸到上睑下垂侧的动眼神经束。因此，nPC明显地损伤会导致双侧核上性眼睑退缩，而一侧可能会被相关的束性动眼神经麻痹所掩盖。

在任何导致中脑背侧综合征的疾病中可观察到持续的眼睑退缩。一些常见的原因包括脑积水、卒中、多发性硬化症、分流术后功能障碍，以及内源性和外源肿瘤（图23.20）。

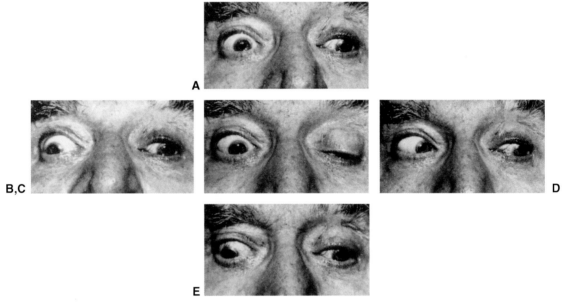

图23.19　背侧中脑病变损伤一侧动眼神经束，导致单侧上睑下垂和对侧眼睑退缩（正负综合征）。**A**：患者右眼明显的眼睑退缩，左眼明显的上睑下垂。**B～E**：右眼上转麻痹，左眼动眼神经麻痹，下凝视时右眼上眼睑迟落。CT显示中脑梗死位于导水管的腹侧和外侧，从中线延伸到红核区域（Reproduced from Gaymard B，Lafitte C，Gelot A，et al. Plus-minus syndrome. J Neurol Neurosurg Psychiatry 1992；55：846-848；with permission from BMJ Publishing Group Ltd.）

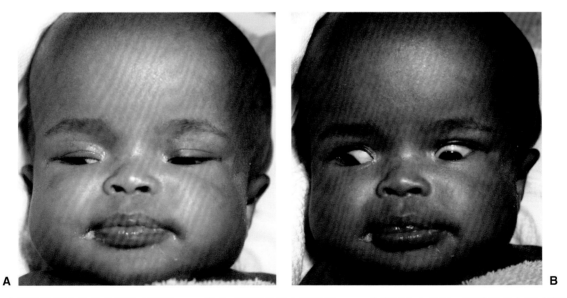

图23.20　交通性脑积水患儿双侧眼睑退缩。**A**：静止时双眼略微向下偏移。**B**：在尝试向上转时，双眼没有上移（事实上，双眼稍位于水平中线以下），但眼睑正常抬高。这种外观通常被称为（"落日"征）

神经退行性疾病引起的核上性眼球上转功能障碍可导致眼睑退缩。例如，眼睑退缩在进行性核上性麻痹、帕金森病和 Machado-Joseph 病（脊髓小脑共济失调 3 型）患者中很常见。此外，一些严重吉兰-巴雷综合征（GBS）患者在疾病急性期表现出明显的双侧上睑下降受限。

眼睑退缩和双眼轻微向下注视是 1 ～ 5 月龄婴儿在环境光线突然减少时的一种生理反射。有时被称为"眼跳反射"或"非病理性眼睑退缩"，是评估婴儿上睑提肌功能的有效方法。健康的新生儿也可发生短暂的、阵挛性的双侧眼睑退缩与痉挛性向下凝视，几周后消失，这可能是此类婴儿中经常出现的良性、短暂的核上性眼运动障碍的变体。

昏迷通常与上睑提肌张力缺失引起的眼睑闭合有关。然而，偶尔上睑提肌张力持续存在，在无反应患者可产生间歇性打开眼睑的不协调画面（昏迷睁眼）。这个体征通常表示腹侧中脑和脑桥的疾病，但它也可能发生于弥漫性半球疾病（如持续的植物状态）。患有 Heyne-Stokes 呼吸的昏迷患者有时会在快速呼吸阶段睁开眼睛，在缓慢呼吸阶段闭上眼睛。

一些锥体外系综合征（如脑炎后帕金森病、进行性核上性麻痹）的患者在向下凝视时眼睑抑制有缺陷。这些患者直视前方时，眼睑位置正常；然而，当患眼随着物体向下移动时，眼睑会短暂迟落。红核背侧单侧中脑病变的患者也可能出现眼睑迟落而没有眼睑退缩，这些患者的病变被认为破坏了 riMLF 的鼻侧间质核和动眼神经核复合体的中央尾部亚核之间的通路，同时保留 nPC。

联带运动性眼睑退缩　正常人眼球外转及内收时同侧眼眼睑抬高，内收时不常见。外展时眼睑退缩可见于 Duane 眼球后退综合征和获得性展神经麻痹患者，这两种疾病代表了这种生理同步作用的放大表现。

Marcus Gunn 下颌瞬目现象是一个矛盾的眼睑抬高，发生在下巴的某些运动中。它是由翼状肌和上睑提肌之间的同步运动引起的。这种情况通常在婴儿出生后不久哺乳喂养时被诊断；这种同步的原因尚不清楚，治疗取决于眼科和美容科需求。弱视应该积极治疗，在尝试上睑下垂手术修复前，垂直性斜视应得到矫正。当患者（在年龄允许的情况下）、父母和外科医生一致认为下颌运动并眨眼、上睑下垂或两者都令人反感时，才应该考虑进行眼睑手术。手术通常包括弱化上睑提肌腱膜复合体，并同时考虑眼睑抬高手术。

由动眼神经功能障碍引起的眼睑退缩　这种眼睑退缩最常见的原因是动眼神经先天性或后天性异常再生。

在此情况中，眼睑退缩并非始终存在，事实上，当患者直视前方时会出现上睑下垂；而在尝试下转、内收或两者兼而有之时，眼睑退缩或抬高。

动眼神经异常再生导致的眼睑退缩通常在急性非缺血性动眼神经麻痹后几个月出现，这种情况被称为动眼神经的继发性再生。但是，当缓慢的压迫过程（如通常但不总是位于海绵窦的动脉瘤、脑膜瘤或神经鞘瘤——详见第 19 章）损害神经的速度比较缓慢，以至于神经有时间再生时，这种状态被称为动眼神经的原发性异常再生。

周期性动眼神经麻痹和周期性痉挛是涉及动眼神经的可导致周期性眼睑退缩的疾病，这种情况通常是先天性的，但并不总是先天性的，也可见于动眼神经肌强直（详见第 19 章）。在这两种情况下，眼睑退缩通常是单侧的，伴随着动眼神经支配的一条或多条眼外肌的痉挛和瞳孔收缩。

单侧眼睑退缩伴对侧上睑下垂　单侧上睑下垂（原因有很多，如先天性或后天性斜视、弱视、白内障）的患者眼球固定在上睑下垂一侧，会使对侧眼眼睑退缩（图 23.21）。当这种情况发生在重症肌无力导致的单侧上睑下垂的患者身上时，进行依酚氯胺或新

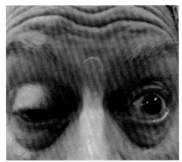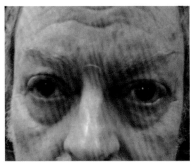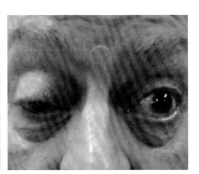

图 23.21　重症肌无力患者由对侧眼睑下垂继发的单眼眼睑退缩（继发眼睑退缩）。**左**：患者有明显的右眼上睑下垂和明显的左眼上睑退缩。**中**：静脉注射依酚氯胺后，右眼睑抬高，左眼睑退缩消失。**右**：注射后 10 min，眼睑恢复到注射前状态

斯的明试验（详见第 20 章）会改善上睑下垂和继发的眼睑退缩。在其他情况下，这种现象最容易通过长时间遮挡上睑下垂一侧的眼（＞5 min）来诊断，这将导致对侧眼的眼睑退缩减轻，眼睑处于更正常的位置。相反，短暂遮蔽上睑下垂一侧的眼则不敏感，因为对侧眼退缩的眼睑不会立即复位。

与对侧上睑下垂相关的单侧眼睑退缩现象的解释是基于来自动眼神经的中央尾核对双侧上睑提肌的同等支配。另一些人则引用了 Hering 定律，即共轭的眼外肌接受等量的神经支配。在这种情况下，对双眼眼睑的神经支配驱动都会增加，以努力使上睑抬高。下垂的眼睑的位置越正常，未受累的眼睑退缩越明显。继发于对侧眼上睑下垂的眼睑退缩最有可能发生在严重的、获得性的和优势眼的上睑下垂。不认识这种现象的话可能将其误诊为甲状腺相关眼病。

交感神经功能亢进引起的眼睑退缩 颈部外伤导致交感神经过度激惹或功能活跃，产生反复搏动性头痛和眼交感神经活动过度，其特征是同侧眼睑退缩、水肿和瞳孔散大，即 Pourfour du Petit 综合征。在无头痛期间，一些患者可出现霍纳综合征。

交感神经过度活跃被认为是导致甲状腺眼病患者眼睑退缩的原因之一。事实上，直接和间接肾上腺素能激动剂（如可卡因、羟苯丙胺、去氧肾上腺素、安普乐定、萘甲唑林）的稀释溶液均可导致患者睑裂增大。

神经肌肉源性眼睑退缩

不伴有甲状腺功能障碍的重症肌无力患者可发生短暂的、自发性眼睑退缩。这种现象，通常发生在眼睛从向上凝视返回水平位置时，可能是由上睑提肌痉挛后易化引起。与中脑疾病（即 Collier 征）引起的眼睑退缩一样，神经肌肉源性眼睑退缩可以是双侧对称性的或双侧不对称性的，也可以是完全单侧的。然而，与中脑背侧综合征引起的眼睑退缩不同，在神经肌肉性眼睑退缩的患者中，上睑提肌通常无法完全"放松"，当眼睛向下移动时，眼睑皱褶不能消失。当重症肌无力患者的眼睛从向下凝视到水平位置时，也可能出现短暂的眼睑退缩（Cogan 眼睑抽搐症）。此外，肌无力患者的眼睑退缩也可继发于对侧眼的上睑下垂（图 23.21）。

眼睑退缩也可由使用局部或全身影响神经肌肉接头的药物引起。抗胆碱酯酶药物依酚氯胺和甲基硫酸化新斯的明在一些重症肌无力患者中可引起眼睑退缩。此外，亚麻痹剂量的琥珀酰胆碱可导致与药物去极化效应相关的上睑提肌激活，导致眼睑退缩。

肌源性眼睑退缩

先天性肌源性眼睑退缩可以是单侧的或双侧的，可能与非特异性斜视、退缩侧上直肌活性不足或下睑退缩有关。该情况也可合并其他发育异常，如视盘发育不良、颅缝早闭症和 Down 眼球后退综合征。在这种情况下，上睑提肌是正常的，当向下注视时常出现眼睑迟落，这表明上睑提肌的抑制异常或上睑提肌或其悬韧带的弹性下降。

甲状腺功能障碍是儿童和成人获得性单侧和双侧持续眼睑退缩的最常见原因。甲状腺相关眼病患者的眼睑退缩治疗方法主要是外科手术，包括各种上睑提肌延长手术。

严重肝病患者发生眼睑退缩的频率增加（Summerskill 征）。其外观与甲状腺眼病患者相似。

在家族性周期性麻痹患者中，可以观察到肌强直性眼睑退缩、眼睑迟落或两者兼而有之（图 23.22）。类似的肌强直性眼睑迟落可能发生在肌强直性营养不良患者和先天性肌强直性患者中（详见第 21 章）。

眼睑闭合异常

与眼睑开大异常一样，眼睑闭合异常可发生在从大脑皮质到肌肉本身整个指挥眼轮匝肌运动的通路中。这种疾病可能是先天性的或后天性的，可由眼轮匝肌功能减退或功能亢进引起，少部分是由辅助眼轮匝肌闭合眼睑的肌肉功能障碍引起（如额肌、降眉肌和皱眉肌）。

眼睑闭合不全

与眼睑开大异常一样，眼睑闭合不全可能源于神经病变、神经肌肉病变、肌病或外伤机械损伤。因此，正确的诊断需要完善的病史和详细的体格检查，有时还需要进行适当的辅助检查。

神经性眼睑闭合不全

眼睑闭合不全的神经源性病因可以是核上性、核性或核下性。在某些情况下，疾病是神经病变引起的，但确切的机制未知或是多因素的。

核上性眼睑不全 自主的眼睑闭合是由锥体系统介导的。局限性皮质下囊肿患者通常可以闭上双眼，但闭合力量减弱，病灶对侧眨眼功能丧失（Revilliod 征）。

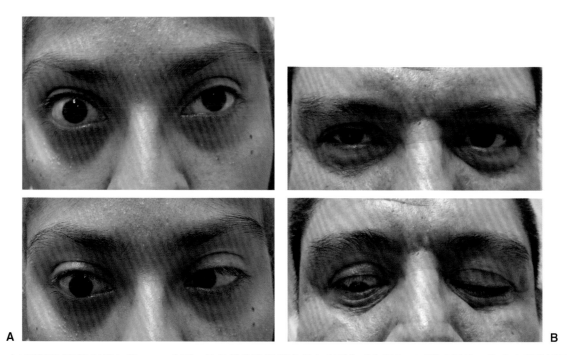

图 23.22　向下凝视时眼睑退缩加重。**A**：上图，这位甲状腺眼病患者在水平位时右眼上、下眼睑退缩，注意睑裂外侧退缩明显；下图，向下凝视时也存在上睑退缩（与中脑背侧综合征相反）。**B**：上图，先天性右眼动眼神经麻痹患者在水平位有轻度上睑下垂和外斜视；下图：右上眼睑在下转时退缩，这是下直肌和上睑提肌之间错向再生的证据（假性 von Graefe 征）

在某些情况下，局部麻痹严重，但面肌和眼轮匝肌的自发性非自主性运动及表情活动不受影响（自主-非自主分离）（图 23.23）。

双侧眼睑无法主动闭合可能是由单侧病变引起的，通常发生在非优势半球的额叶，但更常见于双侧额叶病变。这种现象被称为核上性自主眼睑闭合麻痹或强迫性睁眼。患这种综合征的患者无法自主闭合双眼，尽管他们理解任务的能力正常，并且有完整的反射性眼睑闭合能力（图 23.24）。核上性麻痹引起的眼睑闭合不全可发生于单侧或双侧额叶梗死或肿瘤、Creutzfeldt-Jakob 病、进行性核上性麻痹和运动神经元病。

双侧或单侧半球病变也可出现眼睑闭合功能障碍。当这些患者被指示闭眼并保持时，他们不能理解。眼睑闭合时经常出现细微的震颤，然后立即重新睁眼。这种现象最常见于非优势半球卒中患者，在卒中后的第 1 周最为明显。偶尔，这种情况是单侧的。

核性和神经束性眼睑闭合不全　单侧面神经核或面神经束损伤可引起单侧眼睑闭合不全和面部运动异常。在这种情况下，几乎总是合并脑干疾病的其他症状及体征，包括角膜感觉减退、同侧展神经麻痹或水平凝视麻痹和同侧小脑共济失调。

脑桥背盖病变引起的双侧面瘫可导致双侧眼睑闭合不全。这种病因可以是先天性的或获得性的。

获得性的病因包括缺血、炎症、浸润和压迫。当脑干内的面神经束受损导致眼睑闭合不全时，通常出现完全性面瘫并伴有其他脑干功能障碍的症状，例如同侧展神经核或桥脑正中网状系统损伤导致的同侧水平凝视麻痹、同侧展神经束损伤导致的同侧外展无力，以及同侧锥体束损伤导致的对侧偏瘫（Millard-Gubler 综合征）。

周围性面神经麻痹导致的眼睑闭合不全　与面神经损伤相关的眼睑闭合不全或无力通常与该神经支配的其他面部肌肉无力有关。面神经的走行及各个分支支配的周围结构的功能改变有助于面神经麻痹的诊断。面神经除了支配面部肌肉组织外，还负责反射性流泪（通过岩浅大神经）、听觉（通过支配镫骨肌的神经）、舌前 2/3 的味觉（通过鼓索神经）和唾液分泌（通过神经分支到舌下腺和颌下腺）（图 23.25）。因此，通过测试周围性面瘫患者的反射性流泪、听觉、味觉和产生唾液的能力，可以确定主要病变的位置。此外，对各种电生理诊断，测量方法包括神经兴奋性、肌电图、眨眼反射和神经电图，有助于确定面神经功能障碍的程度及预后。

桥脑小脑角（CPA）损伤会产生单侧面神经麻痹，通常也会产生与前庭耳蜗和三叉神经功能障碍相

图 23.23 皮质下血肿导致左侧偏瘫和左面神经麻痹后，眼轮匝肌的中枢性（核上性）麻痹。**A**：让患者闭眼时，左眼眼轮匝肌、左皱眉肌和左下睑的其他肌肉都没有反应。**B**：对前额的自主控制是正常的。**C**：当患者试图龇牙时，左下面部无力明显。**D**：自发的微笑（情绪-锥体外系-面神经支配）引起所有面部肌肉的对称收缩，包括眼轮匝肌，表明核性通路和核下性通路是完整的

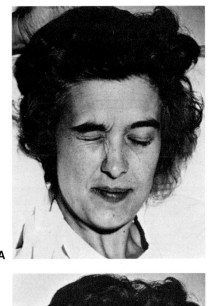
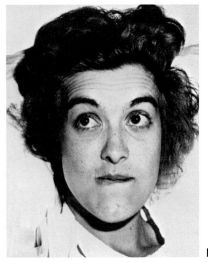
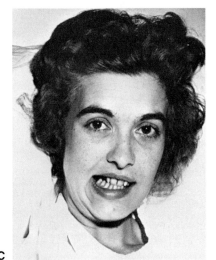
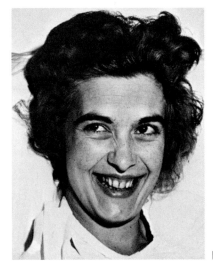

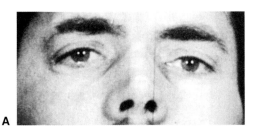
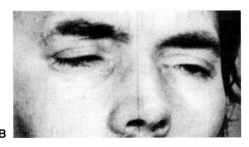

图 23.24 Creutzfeldt-Jakob 病患者核上性麻痹引起的自主眼睑闭合（强迫性睁眼）。**A**：当患者闭眼时，他的眼睑没有动，即使他明白自己被告知要做什么，并且正在尝试这样做。**B**：视觉威胁时患者表现出一定的眨眼能力（From Russell RW. Supranuclear palsy of eyelid closure. Brain 1980；103（1）：71-82. Copyright © 1980 Oxford University Press；by permission of Oxford University Press.）

关的体征和症状。因此，常见表现包括单侧感音神经性耳聋、耳鸣、眩晕、面部疼痛和麻木、角膜知觉减退和步态不稳。

面神经的所有分支都可能受到影响。较不常见的表现包括半侧面肌痉挛、眼球震颤、小脑功能障碍（如共济失调和震颤）和脑积水。然而，尽管大多数 CPA 病变患者表现为多种神经受损的症状，但面神经麻痹可能是唯一的表现，尤其是在儿童患者中。

导致面神经麻痹的 CPA 病变包括前庭和三叉神经鞘瘤、脑膜瘤、皮样瘤、脂肪瘤、蛛网膜囊肿、动脉瘤、转移性病变和颈静脉球瘤（图 23.26）。CPA 区与结核、结节病、梅毒或某些真菌感染相关的肉芽肿也会损害面神经。

位于内耳道和膝状神经节之间的面神经管内的面神经病变会产生许多与 CPA 病变相同的体征，但不合并脑干病变体征，也没有三叉神经功能障碍的表现。膝状神经节和镫骨肌分支之间的病变可产生类似

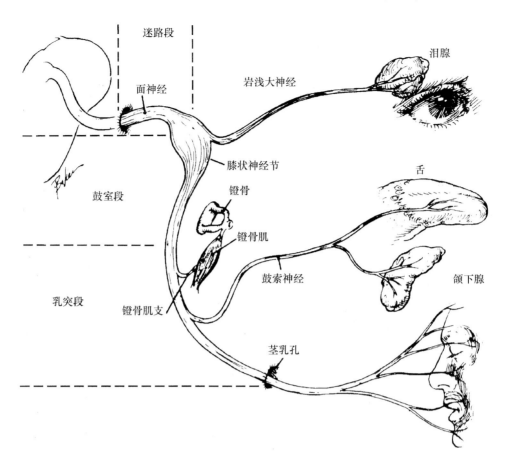

图 23.25 面神经分支的示意图，显示了这些分支的不同功能。分支及其功能包括岩浅大神经（反射性流泪）、镫骨肌神经（镫骨肌反射）、鼓索神经（舌前 2/3 的味觉和颌下腺分泌）和面部肌肉的外周运动分支（From Alford BR，Jerger JF，Coats AC，et al. Neurophysiology of facial nerve testing. Arch Otolaryngol 1973；97：214-219. Copyright © 1973 American Medical Association. All rights reserved.）

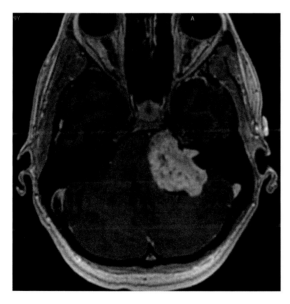

图 23.26 一名术前有听力损失但无面肌麻痹的患者，钆增强 T1 MRI 可见较大的前庭神经鞘瘤。在术后出现左侧展神经麻痹引起的复视以及左侧完全性周围性面神经麻痹

的表现，但反射性流泪功能保留，因为病变位于岩浅神经的远端。镫骨肌分支和鼓索神经之间的面神经的损伤可导致面瘫、舌前 2/3 的味觉丧失、唾液分泌减少。

鼓索神经远端的面神经病变只产生面神经运动麻痹。面神经颞部病变可能由颞骨骨折、带状疱疹（Ramsey Hunt 综合征）、中耳炎和肿瘤引起。所谓的"Bell 麻痹"即属于这一类。茎突孔远端病变可影响面神经的一个或多个周围分支，通常由面部创伤、面部手术或腮腺疾病引起。

大多数孤立性面神经麻痹是特发性的，被称为 Bell 麻痹。Bell 麻痹的诊断基于一系列临床症状及排除性诊断。这种情况通常是单侧的。大约 60% 的 Bell 麻痹患者有病毒性前驱症状的病史。面部运动无力的发作是急性的，常伴有面部、颈部或舌的疼痛或麻木。疼痛主要位于耳后区域。25% ～ 35% 的患者发生三叉神经或舌咽神经分布区的感觉减退或感觉异常。感觉异常可能先于面瘫发作，通常不会持续超过7～10天。常常伴有味觉障碍和听觉异常。

由眼表暴露或麻痹性睑外翻引起的泪溢或两者兼而有之导致的干眼症的主观和客观体征都可能存在。原因可能是病毒性神经损伤（可能来自单纯疱疹病毒）或管内的神经肿胀。

总体而言，约85%的Bell麻痹患者最终会完全恢复或仅留下轻微的残余功能障碍。部分患者有永久性功能障碍，包括残余面肌无力、强直性挛缩、痉挛或味觉丧失、流泪（鳄鱼泪）。预后较差的临床因素包括高龄（60岁以上）、糖尿病、完全性麻痹、泪液减少、听觉过敏和恢复时间延长。在疾病急性期给予皮质类固醇显著增加恢复的可能性；抗病毒治疗的获益尚不明确。

需要注意的是，在许多全身性系统性疾病中可出现的孤立性面神经麻痹，可以伪装成Bell麻痹。这些疾病包括感染和炎症（带状疱疹、获得性免疫缺陷综合征、中耳炎、乳突炎、莱姆病、梅毒、结节病、破伤风等）、缺血（糖尿病、高血压）和免疫介导的炎症性疾病（动脉周围炎、GBS、疫苗接种后脱髓鞘病变，多发性硬化症等）。孤立性周围性面瘫的肿瘤性病因包括前庭和面神经的神经鞘瘤、脑膜瘤、颈静脉瘤、脂肪瘤、类皮样瘤、皮样瘤、腮腺肿瘤、癌性脑膜炎、胆脂瘤、转移性肿瘤和淋巴样病变。其他病因包括毒性药物（沙利度胺、乙二醇、有机磷酸盐中毒）、外伤（颞骨骨折、面部损伤、潜水造成的气压伤）、医源性损伤（局部麻醉阻滞和面部手术）、淀粉样变性、佩吉特病和假性脑瘤。

由于许多疾病可导致急性面神经麻痹，因此在诊断为"Bell麻痹"之前，确保疾病的病因是孤立的至关重要。此外，面瘫进展超过3周、3～6个月未恢复、出现半侧面部痉挛、长期耳痛或面部疼痛，或恢复后复发，应立即对"Bell麻痹"进行更深入的检查，以排除潜在的系统性炎症或感染性病因或肿瘤。

在先天性或发育性面神经麻痹患者中，可能有其他不完全发育（即发育不全）或面神经发育不全的证据。这些患者可能有Mobius综合征、先天性单侧下唇麻痹、面肌短小或其他相关的发育缺陷，如耳闭锁和小耳畸形。获得性产前原因包括产伤和接触沙利度胺或风疹病毒感染。

不足1%的面神经麻痹是双侧同时发生的。此类病例通常是特发性的（即Bell麻痹）或由莱姆病、结节病、GBS、Fisher综合征、脑干脑炎或肿瘤（例如，癌性脑膜炎、胶质瘤）引起。不太常见的病因包括脑膜炎（例如，梅毒、结核、隐球菌）、糖尿病、头部外伤、脑桥出血、系统性红斑狼疮、乙二醇摄入和Wernicke-Korsakoff综合征。

面神经麻痹患者的康复和支持性治疗取决于面肌麻痹的分期和严重程度。预防角膜暴露是急性期的主要治疗目标。这项任务最好通过大量使用眼表润滑剂来完成，也可能还需要使用湿房镜。更严重的暴露需要暂时或永久性的眼睑缝合术和（或）眼睑承重物植入术。如果恢复不完全，那么后期的手术干预可能有助于恢复上眼睑和下眼睑的位置。神经移植也可改善整个面部功能。

与面神经异常再生相关的眼睑闭合异常 面神经损伤后可发生异常再生，特别是在压迫、创伤或Bell麻痹之后。瘫痪的一侧面部总是无力的，而且可能会出现收缩（图23.27）。通常，每一次闭眼都会同时出现嘴角的抽搐，也可能伴有下巴凹陷和颈肌收缩。在强迫闭合眼睑时，面神经麻痹一侧的所有面部肌肉都过度收缩。反之，嘴唇或嘴角的自主和不自主运动会导致共同收缩，表面上类似于面部痉挛或反向Marcus Gunn颌动瞬目现象；但是，与自发的面部痉挛不同的是，在面神经异常再生患者中，发生的眼睑和面部痉挛是由眼睑或口腔的自主或不自主运动引起的。同样地，与反向Marcus Gunn现象（由上睑提肌抑制引起的眼睑闭合而使睑裂缩小）机制不同，面神经异常再生所致的睑裂缩小是由眼轮匝肌不适当收缩引起的。

神经肌肉源性眼睑闭合异常

在神经肌肉接头疾病中，眼轮匝肌力量减弱。重症肌无力的特征性表现为眼睑闭合无力，通常伴有上睑下垂。眼轮匝肌功能的减弱是导致"窥视现象"的原因，即重症肌无力患者最初能够闭合眼睑。但试图维持闭合时，眼轮匝肌疲劳，眼睑分开，暴露眼球。神经肌肉接头疾病患者的眼轮匝肌无力也可能表现为下眼睑退缩。肉毒杆菌中毒也可导致包括眼睑在内的面部肌肉无力，某些影响神经肌肉接头的毒液（例如，蛇和蜘蛛咬伤）也可导致面部肌肉无力。对于任何眼睑闭合无力、眼睑下垂或两者都存在的患者，都应考虑到神经肌肉接头疾病的诊断，特别是重症肌无力。重症肌无力在第20章中有详细讲解。

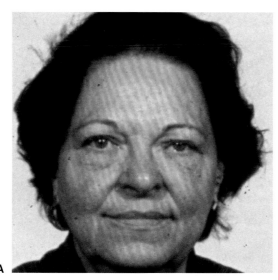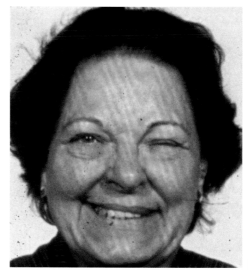

图 23.27　急性周围性面神经麻痹（Bell 麻痹）后左侧面神经异常再生，导致面部痉挛和与口腔某些运动相关的左眼睑部分闭合。**A**：患者的左眼睑裂变窄，左鼻唇沟加深。**B**：下面部的任何自发或自愿运动，例如尝试微笑，都会产生左侧面部所有肌肉运动，导致眼睑闭合

肌源性眼睑闭合不全

眼轮匝肌经常在大多数面部肌肉功能减退的疾病中受到影响。眼轮匝肌无力的特征不仅表现为自发性或强制性闭眼无力，也可表现为缺乏上面部表情、眼睑组织萎缩，以及在试图持续闭眼期间出现眼睑疲劳。此外，还存在下眼睑退缩或麻痹性睑外翻（图 23.28）。眼轮肌的肌源性无力通常是双侧的。由于泪液引流部分取决于下眼睑的正常肌肉活动，因此可能导致溢泪。眼睑闭合肌源性眼睑闭合障碍最常见的原因是先天性肌肉萎缩症、强直性肌营养不良以及与 CPEO 相关的线粒体细胞病（图 23.29）。

眼睑闭合过度或异常

与神经性、神经肌肉性或肌源性疾病导致的眼睑闭合不全不同，过度或不适当的眼睑闭合通常是神经源性的。

原发性眼睑痉挛和眼睑痉挛-下颌肌张力障碍综合征（Meige 综合征；Brueghel 综合征）

眼睑痉挛是由眼轮匝肌收缩引起的眼睑不自主闭合。

当发生单纯的眼睑痉挛而没有其他神经系统或眼部疾病的证据时，这种情况被称为原发性眼睑痉挛（图 23.30）。当这种局部性肌张力障碍由眼睑扩散到其他头面部肌肉时，该综合征称为眼睑痉挛-下颌肌张力障碍综合征或 Meige 综合征。这种疾病最常见于 50 岁以上的女性。最初，表现为眨眼的频率增加，特别是受到阳光、风、噪音、运动或压力的影响时。这种眨眼发展到不自主的痉挛，最初是单侧的，最终

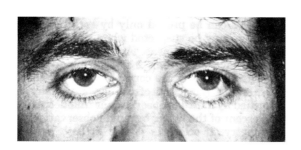

图 23.28　强直性肌营养不良和广泛性面肌麻痹患者的双侧对称性下眼睑退缩［Reprinted with permission from Cohen MM, Lessell S. Retraction of the lower eyelid. Neurology 1979；29（3）：386-389.］

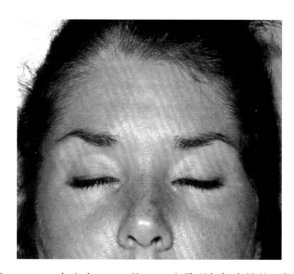

图 23.29　一名患有 CPEO 的 KKS 变异型年轻女性的双侧眼轮匝肌无力。患者试图尽可能紧闭眼睛。注意上眼睑没有褶皱，无法遮住睫毛

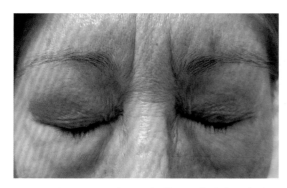

图 23.30　原发性眼睑痉挛。几年前，患者首次注意到眼睑闭合时存在间歇性眼睑痉挛。当她接受检查时，她正在经历几乎连续的双侧眼轮匝肌对称性痉挛

可累及双侧。某些动作，如触摸眼睑、咳嗽、发声或嚼口香糖可以缓解痉挛，随着疾病的进展，痉挛的频率和严重程度都会增加。

Meige 综合征患者可能会经历不自主的咀嚼、唇部运动、牙关紧闭、张口较大、颌骨痉挛性偏移、舌头运动异常（突出、缩回和扭动），痉挛性发音困难，罕见的吞咽困难。除口面肌痉挛外，这类患者还可能有动眼危象、颈阔肌痉挛、斜颈、颈后倾或其他形式的局灶性肌张力障碍。全身性肌张力障碍罕见。

许多患有原发性眼睑痉挛和 Meige 综合征的患者不能阅读、看电视和开车；许多人变得抑郁、职业残疾，在某些情况下，导致功能性失明。这种疾病可能在其进展过程中的任何时候趋于稳定。在约 11% 的患者中，在症状发作后 5 年内症状缓解。

大多数原发性眼睑痉挛和 Meige 综合征的病例是散发性的，也有家族性的。此外，原发性眼睑痉挛和 Meige 综合征的患者通常有其他运动功能障碍的家族史，或者他们伴有抽搐或过度眨眼的既往史，有时可以追溯到童年。因此，家族性眼睑痉挛和颅颈肌张力障碍可能是表型异质的、常染色体显性遗传、外显率不完全的一类疾病。

许多眼睑痉挛患者，无论是 Meige 综合征的完全性还是部分症状患者，都主诉眼干、异物感、刺激或畏光。其中一些患者通过裂隙灯生物显微镜检查或 Schirmer 测试，可发现眼干或眼表疾病的证据，而在另一些患者中，他们的抱怨没有明显的原因。临床医生应确保眼睑痉挛不是继发性现象（如，反射性眼睑痉挛）；如果局部麻醉剂可消除过度眨眼，则在考虑眼睑痉挛治疗前应治疗眼表疾病。

原发性眼睑痉挛和 Meige 综合征的病因尚不清楚，但丰富的临床和神经生理学证据表明，原发性眼

睑痉挛和 Meige 综合征是局灶性肌张力异常。眼睑痉挛是三叉神经眨眼反射回路过度兴奋性与基底节功能障碍共同作用的结果。

A 型肉毒杆菌毒素注射是眼睑痉挛患者的主要治疗方法。其效果通常持续 2～4 个月。其他药物，如氯硝西泮、苯海索和丁苯那嗪，也可用于治疗原发性眼睑痉挛和 Meige 综合征，但效果较差。佩戴具有特定（康宁 FL-41）色调的眼镜可能对一些患者有用。原发性眼睑痉挛也可以通过手术切除全部或部分眼轮匝肌来治疗，但是并发症、疗效参差不齐和频繁复发是该方法的主要缺点。因此，我们认为对于对肉毒杆菌毒素、口服药物或这些治疗的组合无效的致残性眼睑痉挛患者，或对这些治疗无效的患者，可考虑手术治疗。

原发性眼睑痉挛患者通常伴有眼睑皮肤松弛、上睑下垂或两者兼而有之。这些可以通过眼睑成形术和上睑下垂手术治疗，手术可以缓解眼睑痉挛。然而，这些治疗仅仅是眼睑痉挛治疗的辅助手段，不应被当作该病症的主要治疗方法。

与脑干和基底神经节病变有关的眼睑痉挛

虽然绝大多数眼睑痉挛是特发性的，但有些是由基底节和中脑病变引起的。包括卒中、多发性硬化症、进行性核上性麻痹、帕金森病、亨廷顿病、威尔逊病、Lytico-Bodig 综合征、Hallervorden-Spatz 综合征、橄榄桥脑小脑萎缩、交通性脑积水和嗜睡性脑炎。

眼睑阵挛

典型的眼睑阵挛的特征是眼轮匝肌的紧张性收缩的重复发作，肌电图检查表明，许多此类患者的眼轮匝肌收缩由 3～6 Hz 的节律性爆发性冲动组成。当这种收缩导致眼睑重复向上抽搐时，可称为眼睑阵挛。眼睑阵挛发生在由卒中或创伤引起的脑干综合征、帕金森病、中脑导水管狭窄引起的脑积水和多发性硬化症患者中。

与药物性迟发性运动障碍相关的眼睑阵挛

迟发性运动障碍患者的眼睑阵挛和面部抽搐与 Meige 综合征患者相似。然而，迟发性运动障碍患者有四肢舞蹈运动，而不是在 Meige 综合征患者中观察到的更持续的肌张力障碍。然而，迟发性运动障碍最重要的特征是它总是由药物诱发的，通常在开始用药后 1～2 年发生。在大多数情况下，相关的药物是抗

精神病药或精神安定药，如多巴胺阻滞剂或多巴胺刺激剂。药物诱发的运动障碍也可能在使用含有拟交感神经药和抗组胺药的止吐剂、厌食药或减轻鼻腔充血药后发生。

如果确定并停用了此类药物，迟发性运动障碍的眼睑痉挛和面部抽搐会改善。如果症状持续，或者由于医疗原因不能停药，肉毒杆菌毒素可用于控制药物引起的眼睑痉挛。

面部抽搐和 Tourette 综合征（抽动秽语综合征）

与典型的眼睑痉挛的持续的肌张力异常相比，面部抽搐通常是短暂的、阵发性的。它们往往是刻板的和重复的。它们的发生频率不同，当患者感到无聊、疲倦或焦虑时，抽搐会增加。眨眼抽搐最常见于儿童时期，往往是单侧的，男孩比女孩多见。数月或数年后症状可自行消失。

当面部抽搐自 2 ～ 15 岁开始、持续 1 年以上、严重程度波动且同时合并身体其他多个部位抽搐及发声异常（如，咕哝、嗅探、吠叫、清嗓、淫秽的话语）、猥亵手势和其他行为异常，则可诊断为 Tourette 综合征（也称为抽动秽语综合征）。眼部表现在这种情况下很常见，包括眨眼增加、眼睑痉挛、强迫凝视和不自主凝视偏斜。

非器质性眼睑痉挛

非器质性眼睑痉挛比较罕见，通常会突然发作，之前会有情感创伤事件。最常发生于伴有严重心理问题的儿童和年轻人。眼睑痉挛通常是双侧的，可能持续数小时、数周，甚至数月，可自行消退。眼睑有时轻轻闭合，有时用力闭合。对一些患者来说，心理治疗、行为治疗、催眠或生物反馈都是有益的。对其他患者而言，一次注射肉毒杆菌毒素就足以永久性消除痉挛。

局灶性癫痫发作

一些眼睑异常现象与癫痫发作有关。由眼前视野区域的刺激引起的杰克逊癫痫发作可引起对侧痉挛性眼睑闭合、面部抽搐和"痉挛"性横向凝视。在精神运动性或失神性癫痫发作中，也可观察到眨眼或震颤。眨眼通常是双侧的和对称的，尽管有同侧癫痫病灶引起的该侧单眼眨眼的报道。

眼睑触发的连带运动

眼睑闭合偶尔会触发不受面神经支配的肌肉运动，可能是由于中枢或核上性功能紊乱所致。

由眼睑引起的运动障碍的患者中，角膜的强烈外部刺激可在刺激物对面引起与眼睑闭合有关的一个快速的前外侧下颌骨运动。在其他患者，获得性下颌联动障碍类似于角膜下颌反射，在无角膜外刺激时发生规律的自发的眨眼联合下颌运动。眼睑下颌反射通常与双侧大脑半球或脑干上部病变有关。

面肌纤颤（伴或不伴痉挛性麻痹性面部挛缩）

面肌纤颤指的是不自主的、精细的、连续的、波动的收缩，可以横跨整个面肌。收缩通常是单侧的。在电生理学上，受影响的肌肉表现出短暂的运动单位强直性爆发，并以节律性或半节律性的方式反复出现几次，表现为单线态、双线态或群组出现。这些脉冲以 3 ～ 8 Hz 的频率重复出现。

最常见的面肌纤颤发生于正常人，只影响一侧下眼睑（或偶尔影响上眼睑）的眼轮匝肌。这种眼睑肌纤颤通常见于过度疲劳或压力大的时候，通常间歇性地发生几天，但也可能持续几周，甚至几个月。有这种情况的患者会因为觉察到眼睑的收缩而焦虑紧张，他们常认为他们的眼睛是"跳跃的"。而一些患者实际上会经历由于肌肉纤颤对眼球产生影响而导致的震动性幻视。这种类型的短暂性眼睑肌纤颤多数是良性的。单纯的下眼睑肌纤颤不需要进一步检查。

许多以面部肌肉不自主运动为特征的疾病可始于眼睑肌纤颤，包括原发性眼睑痉挛、Meige 综合征、面肌痉挛和痉挛性麻痹性面肌挛缩。最后一种疾病的特征是始于眼轮匝肌纤颤，然后逐渐扩散到一侧面部的大部分肌肉。同时，受影响肌肉的相关强直性挛缩变得明显。经过数周或数月的时间，鼻唇沟慢慢变深，嘴角向外侧拉，睑裂变窄，面部所有肌肉都变得无力。当挛缩变得更加明显时，患侧的自主面部活动减少（图 23.31）。痉挛性麻痹性面部挛缩是面神经核区域脑桥功能障碍的标志。可能产生它的疾病包括多发性硬化症、固有脑干肿瘤（特别是胶质瘤，但也包括转移性肿瘤）、压迫脑干的轴外肿瘤（如脊索瘤）、拇趾畸形、脑干血管病变、GBS、阻塞性脑积水、蛛网膜下腔出血、颅底凹陷、Machado-Joseph 病、脑干结核瘤、囊虫病和常染色体显性纹状体变性。在大多数情况下，这种病变是单侧的，但由脑桥病引起的面肌纤颤是双侧的，可见于淋巴细胞性脑炎病程中出现心脏骤停的 GBS 患者或暴露于各种毒素后。

短暂性面肌纤颤的病理生理学尚不清楚；然而，

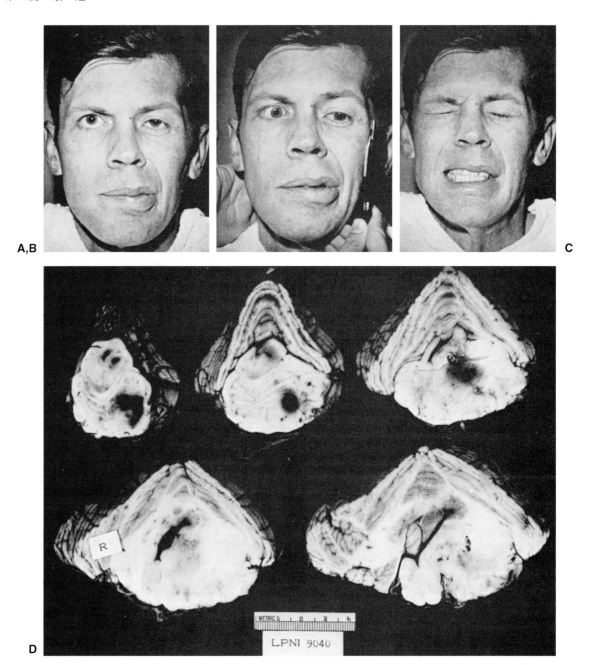

图 23.31 痉挛性麻痹性面肌挛缩合并脑桥星形细胞瘤。**A**：安静状态下，左侧鼻唇沟加深，睑裂变窄。**B**：尝试向左凝视时，患者表现为水平凝视麻痹。**C**：自愿强制闭眼暴露左侧眼轮匝肌和左侧面瘫。患者死亡后进行了尸检。**D**：患者脑干的连续切片显示左侧星形细胞瘤（Reprinted with permission from Sogg RL，Hoyt WF，Boldrey E. Spastic paretic facial contracture：A rare sign of brain stem tumor. Neurology 1963；13：607-612.）

多发性硬化症伴持续面肌纤颤的患者的 MRI 往往表现出与位于脑桥背外侧被盖内的面神经束部分脱髓鞘损伤相关的变化。在所有由脑干肿瘤引起的尸检病例中，肿瘤浸润脑桥被盖、脑桥基底，或两者都浸润，保留了面神经核及其神经元。因此，有人认为，在对侧损伤时，同侧面神经核缺乏直接损伤可能导致局部回路神经元功能传导障碍。这反过来又导致面神经

神经元的过度兴奋，从而导致肌痉挛或痉挛性面肌挛缩。当面神经核本身受到病理损伤时，面神经痉挛就会消失，只留下面瘫和肌挛缩。

半面肌痉挛

半面肌痉挛的特征是由面部神经支配的无痛、单侧、强直或阵挛性的非自主阵发性收缩。它最常见于

中年人，但也可在任何年龄发生。这种情况几乎总是散发的，但也有家族性病例。双侧病例有发生但极为罕见，大多数报告的病例可能是原发性眼睑痉挛或 Meige 综合征。

半面肌痉挛通常首先表现为眼轮匝肌痉挛，然后在数月至数年内缓慢扩散到下面部肌肉。痉挛可自发发生，也可由面部的随意运动或体位位置变化而触发。并且可能随着疲劳、压力或焦虑而恶化。长期的半面肌痉挛几乎总是与同侧下面部肌无力有关，但该体征可能很难检测到，因为它通常相当轻微或因为持续的痉挛被忽视。此外，许多患者有眼轮匝肌和口轮匝肌之间联动的临床证据、肌电图证据或两者兼而有之。

大多数面神经痉挛的病例被认为是由于正常血管在异常位置或过度扩张血管对面神经近端根部进入区（中央髓鞘和外周髓鞘之间的过渡区）的搏动性压迫所引起的。最常引起压迫的血管是小脑前下动脉、小脑后下动脉和椎动脉。不太常见的是，伴随这些血管的一条或多条静脉也可能负有责任。各种成像技术，包括 CT、MRI、MRA 和 CTA 可显示同侧基底动脉或椎动脉移位、扭曲或扩张（图 23.32）。

虽然在 99% 以上的病例中，半面肌痉挛似乎是由正常动脉或静脉的压迫引起的，但各种其他异常也可以压迫面神经根的入口区域，从而产生此类症状。这些病变包括动脉瘤、动静脉畸形、颞下血管瘤和动脉夹层以及位于 CPA 区的轴外肿瘤，例如表皮样瘤、前庭神经鞘瘤（听神经瘤）、脑膜瘤、胆脂瘤、脂肪瘤。

偶尔，半面肌痉挛由脑干实质内病变引起，包括肿瘤和肉芽肿。其他罕见的病因包括蛛网膜囊肿、多发性硬化症、脑桥梗死、含铁血黄素沉着、蛛网膜炎以及颅底骨的病变或结构异常。在某些情况下，半面肌痉挛与其他脑神经过度活跃有关。最常见的是三叉神经痛。

治疗大多数半面肌痉挛的唯一方法是通过移动异常血管对面神经根部进行减压。虽然该手术具有潜在的死亡率和明确的并发症，包括永久性同侧听力丧失、面肌无力或两者兼而有之，但其效果通常非常好。当由经验丰富的外科医生进行手术时，整体治愈率为 90% 或更高。在大多数治愈的患者中，痉挛在手术后 3～10 天内消退，少数患者症状消退可能需要数周至数月的时间。当面部痉挛持续存在或复发时，经分析成功手术后（即识别并移动压迫神经的血管），大多数患者可通过第二次手术治愈。

半面肌痉挛的药物治疗效果不佳。最常用的药物是卡马西平、苯妥因和二甲氨基乙醇。据报道，加巴喷丁在特定患者中可能有效。

肌内注射肉毒杆菌毒素可用于控制，但不能治愈半面肌痉挛。我们认为，对于不愿意或无法接受后颅窝面神经微血管减压手术的患者，这种治疗模式是最好的选择。其他注射药物正在研发中。

神经肌肉源性的眼睑过度闭合

眼轮匝肌的神经肌肉过度兴奋通常是全身系统性疾病的局部表现。兴奋性可能是潜在的、痉挛的或持

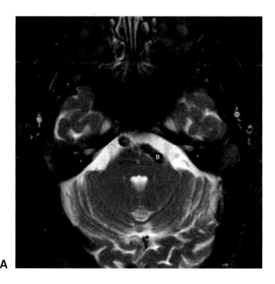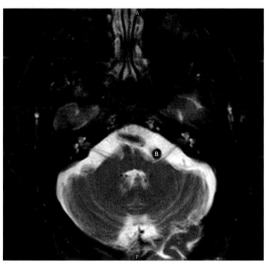

图 23.32　一例左侧半面肌痉挛患者的 T2 加权 MRI 显示（A）第 7 对脑神经和（B）第 8 对脑神经根出口区被明显扩张的基底动脉（标记为"B"）压迫

续的。在甲状旁腺功能减退时或过度通气期间，在眶外侧缘上轻拍可导致同侧眼轮匝肌和周围面部肌肉收缩（潜伏性过度兴奋）。士的宁碱中毒可引起痉挛性过度兴奋，破伤风引起不断或持续的面部神经肌肉过度兴奋，如痉笑（图 23.33）。

肌源性眼睑过度闭合

眼轮匝肌的肌张力障碍可能与许多疾病有关。例如，患者可发生与原发性甲状腺功能减退相关的眼睑肌强直。肌强直通常在这些患者接受甲状腺替代药物治疗后消失。

先天性和成人型肌强直性营养不良的患者可表现为眼轮匝肌的肌强直。在患有肌强直性营养不良的成人患者中，肌电图研究表明，眨眼后眼轮匝肌收缩时间延长（详见第 21 章）。

高钾性家族性周期性麻痹患者可发生眼轮匝肌肌张力障碍。在持续闭合眼睑、在眼睑上敷冰或使用钾盐后，可出现眼睑开大缓慢或睑裂暂时变窄。眼睑肌强直也可发生在软骨营养不良性肌强直（Schwartz-Jampel 综合征）患者中（详见第 21 章）。

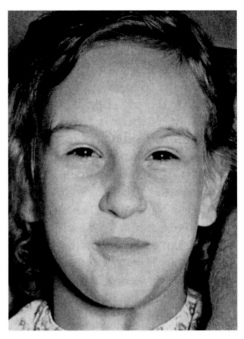

图 23.33　一名破伤风急性中毒的患者表现出痉笑。所有面部肌肉的张力明显增加。注意，孩子似乎在微笑。她明显的双侧上睑下垂是由眼轮匝肌的肌强直引起的（From Ford FR. Diseases of the Nervous System in Infancy, Childhood and Adolescence, 5th ed. Springfield, IL: CC Thomas; 1966: 621. Courtesy of Charles C. Thomas Publisher, Ltd., Springfield, Illinois.）

非器质性疾病的神经眼科表现

谭少英 译 赵朔 校

对于非器质性病变可以有诸多的诊断，例如，功能性疾病、叠加于其他疾病的功能性症状、癔症、叠加于其他疾病的癔症、转化反应、心理生理反应、躯体化反应、疑病症、无效反应、神经衰弱、心因性反应、心身疾病、佯病症和 Münchausen 综合征。如此多的诊断名词说明非器质性疾病的分类是相当混乱的。

主要考虑因素

患者的**症状特征**和交流的方式对判定非器质性疾病至关重要。患者可能会强忍症状或表现拘谨，也可出现伪装或表演。患者出现的躯体功能障碍（例如斜视）可能无法用语言描述，也可能在检查过程中描述出来。因此，我们还必须确定**躯体功能障碍的性质**和程度。重点是明确症状为何会集中在特定区域（例如视觉系统）。

另一个需要考虑的因素是，患者思考他们的症状所花费的时间，以及在现象学分类中这种做法的确切性质。这个概念称为**意念**。

患者的**情绪化**可能导致他们向医生过多地倾诉和抱怨。一些患者有明显的抑郁、淡漠或焦虑。特别值得注意的是，患者**对那些为他们诊治的人的态度**，他们可能并不会为追求康复而配合诊疗。要注意观察患者是否怀有敌意或者多疑，有无恐惧或冷漠，有无表现轻浮或诚恳，或是强烈的配合和认同。

了解患者扮演"病态"的**动机**以及他们能意识到这一点的程度，可能是诊断过程中最困难、也是最关键的部分。"动机"的范围可能从无意识地寻求"装病"带来的依赖感、满足感和减轻或掩饰愧疚感，到有意识地试图获得关注、同情、物质利益或多方面混合。因此，分析患者的临床表现需要结合其整体状况。

在候诊室或检查室仔细观察患者会对诊断有很大帮助。例如，严重视力丧失的患者在使用导航、手机或实施精细动作时会出现困难，但是许多非器质性疾病患者在做这类习惯性动作时却表现很好，并且意识不到这种不同。需要注意的是，"真正的"疾病通常一定程度上伴随着非器质性成分。因此，检查者必须进行详细的检查，而不能主观臆断非器质视力丧失的患者视力"正常"。

分类

大多数非器质性疾病可分为三种类型：①佯病症；② Münchausen 综合征；③心因性疾病。

佯病症

佯病症是指患者明知没病却谎称自己有症状。佯病症可分为几个不同类别，包括：模仿不存在的病症、描述曾经的疾病症状，以及将病症归于其他无关的原因。佯病症的最常见的原因是患者希望获得在真实或假装受伤之后的潜在补偿，例如逃避特殊工作（如服兵役），或逃避未准备充分的学校考试，或试图获得家人或朋友的关注。

Münchausen 综合征

Münchausen 综合征是指**具有躯体症状的人为性障碍**，必须将其与佯病症区分。患者会故意制造躯体症状和体征，其中一些可能是眼部的。表现可能包括类似眶蜂窝织炎的结膜水肿和充血、眼睑和结膜瘢痕，甚至脉络膜视网膜瘢痕，然后将所有这些都呈现给医生。Münchausen 综合征患者通常被认为具有一种内在心理需求，即想要扮演一个患者的角色。

心因性疾病

如果患者的症状是独立于意志存在的，可被归为躯体形式障碍或**心因性疾病**。心因性疾病包括身体畸形障碍、转化障碍（即癔症、转化反应）、疑病症和躯体化障碍。

身体畸形障碍特征性的表现为患者对单一的身体缺陷的过度感知，最常见于包括眼在内的面部区域。患者会专注于这种体征，即使它很轻微（例如，轻度上睑下垂或瞳孔不等大）或根本不存在。

倘若躯体功能的改变或丧失是为了体现心理不平衡或心理需要，而不是器质性疾病，则称为**转化障碍**。这种疾病包括既往被归类为"癔症"或"转化性神经症"的临床综合征。患有此类疾病的患者可能会下意识地希望获得主要收益（例如，免受创伤或减轻压力）和次要收益（例如，被关注）。

疑病症患者坚持自己患有严重疾病，并对之极为恐慌，常对自身过度关注并诉说有大量的症状。与身体畸形障碍不同，疑病症的症状和体征可以来自全身多个系统和器官。

躯体化障碍的特点是反复出现多种躯体症状。与疑病症一样，可能会涉及多个系统和器官，但患者的描述含糊不清，通常存在焦虑或抑郁。

虽然心因性疾病存在上述分类，仍有大量患者无法明确归类。在这种情况下，医生必须明确患者的症状和体征并非器质性病变所导致，并对患者进行相应的处理。

非器质性神经眼科疾病

从神经眼科的角度来看，以下五个方面可能会受到非器质性疾病的影响：

1. 视功能（包括视力和视野）

2. 眼球运动和眼位

3. 瞳孔大小和反射

4. 眼睑位置和功能

5. 角膜和面部感觉

当医生面对患者主诉视力下降或与视觉**传入**或**传出**系统相关的其他障碍，却未找到明确的生物学证据时，可以遵循以下两点。首先，必须排除器质性疾病。其次，必须确定患者是否可以看到或做一些器质性疾病本不可能做到的事。为了完成以上两点，不管患者的病史、态度和检查结果怎样，医生都必须对患者持以**同情的态度**。作为医生，否定患者的描述或对其表现不屑一顾可能导致错过或忽视重要信息，而保持开放心态反而更能使患者更为配合。

视觉传入通路的非器质性疾病

涉及视觉**传入**系统的非器质性疾病极为常见，可能表现为单眼或双眼视力下降、视野异常或两者兼

有。此类患者常有色觉异常（取决于测试方式），但色觉异常很少成为主诉。

视力下降

视力下降可能是眼科最常见的非器质性障碍，最常见于儿童和青年人群，也可见于 60 岁及以上的老年人。其分类可能是心因性疾病或是伴病症。心因性的非器质性视力丧失常见于儿童，女性比男性更为多发。而伴病症常见于成年男性，这可能是因为男性发生机动车或与工作相关事故的概率高于女性。

非器质性视力下降的患者可主诉不同程度的单眼或双眼视力下降，却无屈光不正、屈光间质浑浊或其他视网膜或视神经功能障碍的证据。患者可能同时伴有色觉异常和（或）视野异常。

在部分病例中，医生可通过病史采集怀疑患者是非器质性视力下降，这是评估过程中最为关键的一步。此外，患者在病史采集过程中的行为方式可能有所提示。真正双目失明的患者会直视与他们交谈的人，而非器质性失明的患者，尤其是伴病症患者，通常会看向其他方向。此外，声称完全或几乎完全失明的患者虽然没有畏光和眼部外观的异常，却经常佩戴墨镜。在任何情况下，医生都可以对疑为非器质性视觉障碍患者进行特定的检查，从而明确诊断。

如果患者声称单眼或双眼无光感、仅光感或手动，可以使用旋转的视动感光鼓或水平移动带引发视动性水平眼球震颤，该实验可反映 20/400 以上的视力（图 24.1）。注意移动带或视动鼓上的图像要足够大，避免患者环顾。而对声称仅有单眼完全失明的患者进行测试时，一开始可让患者双眼注视旋转滚筒或移动带，引发良好的视动性眼球震颤后，检查者突然

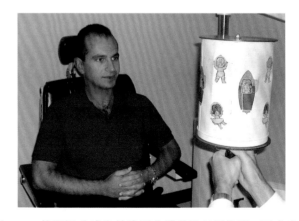

图 24.1 使用视动感光鼓检测非器质性双眼失明。要求患者在滚筒旋转时睁开双眼直视前方，首先朝一个方向，然后朝另一个方向

用手掌或手持遮挡板覆盖健康眼（图 24.2），单眼非器质性视力障碍的患者将继续表现出视动性眼球震颤。

还有一种"镜子测试"可以有助于检查单眼或双眼视功能，或分辨视力是否仅光感或无光感。具体方法为将一面大镜子放在患者面前，要求患者直视前方，然后将镜子前后左右旋转移动，此时镜中的影像会随之移动，视力优于光感的患者会因不自主地跟随镜像注视而出现眼球运动。

对于声称单眼或双眼不能识别形状或物品的患者，辨别非器质性病变的一个好方法是要求患者将自己双手食指的指尖相对。如果患者声称仅单眼视力丧失，则在进行测试前将健眼遮挡。使两只手的指尖相对接触的能力是本体感觉，而非视觉。因此，器质性失明的患者可以很容易地将双手食指指尖触碰在一

起，而非器质性失明的患者，尤其是那些伴病症患者，常无法做到（图 24.3）。同样，器质性失明的患者应该能够毫无困难地签自己的名字，而假装失明的患者可能故意签得非常奇怪，写得非常大甚至会超出页面。

对于声称视力在手动到 20/40 范围的患者，也有多种方法可以用来测试。任何单一的方法都不完全可靠，但总可以通过这些方法来证明患者的视力损伤要么不存在，要么没有患者形容的那么严重。检查视力时，可以不从最大的字母或数字开始逐渐缩小，而是从**最小的一行**开始（"自下而上视力"）。如果令患者集中精力几分钟后仍看不到第一行，医生可以告诉患者字母的大小将"增倍"，然后让患者看上一行较大的字母，再让患者看几分钟。该过程一直持续到患者

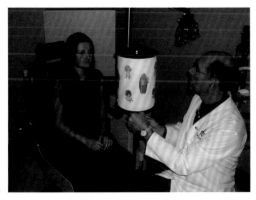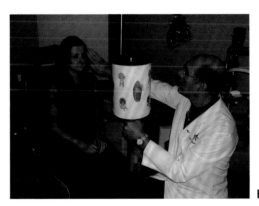

图 24.2 使用视动感光鼓检测非器质性单眼失明。**A**：对于声称单眼失明的患者，首先旋转鼓，同时指示患者睁开双眼直视前方。**B**：一旦引出眼球震颤，检查者继续旋转鼓，突然用手掌盖住"正常"的眼，观察"盲"眼是否仍有眼球震颤

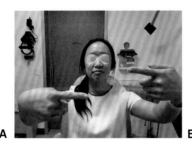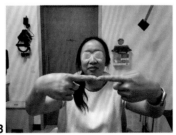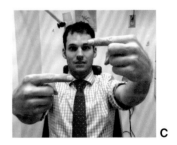
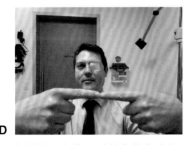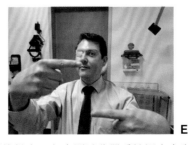

图 24.3 令声称单眼或双眼失明的患者将双手的食指尖相对接触在一起来测试非器质性视力丧失。器质性失明的患者可以通过本体感觉轻松地将指尖触碰在一起，如图所示的人在双眼被遮挡时依然可以做到（**A，B**）。非器质性双眼失明的患者本可以做到，却"无法"将指尖接触到一起（**C**）。非器质性单眼视力丧失的患者在用"正常"眼观察时可以做到双手指尖相对（**D**），但在用"盲眼"观察时则可能会声称无法做到（**E**）

能够看清的那一行。这种方法检测出的视力通常比患者声称的视力更好，特别是对于儿童患者。此外，还有一些视力表有几行均为 20/20 等大的字母，让患者认读时，告诉患者这些字母正在增大，关键应使患者相信每增高一行都应该"更容易"看到。

近视力检查对主诉视力下降的患者也很重要。不能归因于屈光不正或屈光介质问题（例如油滴状白内障）的远近视力差异常常是非器质性疾病的证据。

对于自述单眼视力下降的患者可以采取"屈光检查"，检查时可应用高度正透镜（例如，+5.00 或更高的球镜）对正常眼进行雾视，并将最小度数的透镜（例如，±0.50 球镜或柱镜）放置在较差眼之前，然后嘱患者用"双眼"读视力表。该检查也可以使用成对的柱镜。将相同屈光度（通常选 2～6 D）正柱镜和负柱镜同轴放置在"正常"眼前。患者的正常矫正镜片放置在"患病"眼前。嘱患者用双眼读此前用正常眼可识别但不能用"受损"眼识别的行。患者可读时，将其中一个柱镜的轴旋转 10°～15°，此时，两个柱镜的轴线将不再平行，患者正常眼的影像将变得模糊，而不得不用"受损"眼去识别。如果患者仍可继续识别该行，或者返回读表时可以识别该行，便可判断为非器质性视力下降。

令患者在佩戴红绿镜片后识别叠加了红绿双色滤光片的视力表，可以诱导其认为自己在用双眼视物，但实际上患者在使用自认为不能看到（或看不清）的眼睛识别字母。此测试中，红色镜片遮挡的眼可以看到图表双侧的字母，而绿色镜片遮挡的眼只能看到图表绿色一侧的字母。将红色镜片放置在视力下降的眼前，然后要求患者用双眼读图表，如果患者能够读出整行，说明患眼实际视功能优于患者主诉。使用雾视镜片和双色镜片测试是"诱导"患者迫用"患眼"识别健眼可见的事物，从而鉴别非器质性视力下降的高效方法，但医生在执行检查时需要多思考并灵活运用，若发现检查时患者开始交替闭眼，应警惕患者已对检查原因持怀疑态度。

采用红绿镜片结合石原氏色盲检查图与红绿镜片/双色图测试的原理类似。该方法适用于检测非器质性单眼视力下降程度低于 20/400 的患者。首先，患者应接受"先天性"色觉检查，如下所述。确认色觉正常后，要求患者佩戴红绿镜片读识石原氏色盲检查图，红色镜片遮挡"患眼"。除了图 1 和图 36 之外，用绿片遮挡的眼将无法读识石原氏色盲检查图上的数字和线条。然而，即使视力仅为 20/400，所有的色图

也都可以通过红片看到。因此，健眼色觉正常的情况下，红片遮挡的"患眼"如仍能读识检查图上的图形或数字，说明"患眼"至少具备 20/400 的视力。

偏光镜片可以以多种方式检查单眼非器质性视力下降。在行美国光学偏光测试（American Optical Polarizing Test）时，患者佩戴偏光镜，面对 Project-O-Chart 投射图表，读片为交替投射的字母，即：第一张字母双眼可见，下一张右眼可见，再下一张左眼可见，以此类推。另一种方法是要求患者在佩戴偏光镜片时读识图表，使其中一只眼可看到整个投射图表，而另一只眼只部分可见。

也可用 4 屈光度的棱镜检查视力下降眼的视功能。要求患者用双眼看视力表，然后将 4 屈光度的棱镜底部朝外放置在"患眼"前。具有正常双眼视力的患者将表现为双眼先向棱镜顶点方向移动，随后未遮挡眼将向中心移动。倘若患眼是真实的视力下降或失明，放置棱镜后将不会表现出共轭眼球运动。同理，将棱镜放置在"健眼"前时，会表现出双眼的共轭眼球运动，真实视力损伤的患眼将不会有向中心移动的补偿性运动。

多个棱镜分离测试可用于检查轻度的非器质性单眼视力下降。在该测试中，首先询问患者除了"患眼"有视力损伤外，有无合并复视。如果答案是否定的，便告知患者将检查双眼的水平眼位，并且测试结果应该是垂直复视。随后将 4 屈光度的离散棱镜底部向下放置在"健眼"前，同时将 1 屈光度或 2 屈光度棱镜底部朝向任何方位放置在"患眼"前，这样，患者就不会怀疑检查者正在特别注意其中一只眼。然后让患者读识远处的 20/20 或更大的 Snellen 字母，并询问患者是否有复视。如果患者承认有复视，则询问他两个字母的清晰度是否相同，随后可进行视力评估。

立体视觉检查对测试非器质性视力下降很有帮助。双眼视力会影响立体视觉（表 24.1）。例如，一名患者的一只眼视力为 20/20，另一只眼有器质性视力损伤，视力为 20/200，其立体视度约为 180 弧秒，而一名双眼视力为 20/20 的患者则具有 40 弧秒的立体视度。有多种立体视度测试可供选择，它们各有优缺点。在进行此测试之前，检查者应告诉患者此项测试的目的是"确认健眼视力是否良好"。

瞳孔反射的检查有助于诊断非器质性视力下降。主诉双眼完全失明的患者，其瞳孔通常不会有对光反射，除非病变在后视路。也就是说，由双侧视网膜、视神经或视束病变，或由视交叉病变而导致双眼视力

表 **24.1**　视力与立体视觉的关系	
视力	平均立体视觉 [a]
20/20	40
20/25	43
20/30	52
20/40	61
20/50	78
20/70	94
20/100	124
20/200	160

[a] 以图像差异的弧秒度数为单位。

Modified from Levy NS, Glick EB. Stereoscopic perception and Snellen visual acuity. Am J Ophthalmol 1974；78（4）：722-724. Copyright © 1974 Elsevier. With permission. 版权所有 ©1974 Elsevier. With permission.

损伤的患者不会产生瞳孔对光反射，而由于视放射或大脑皮质的视觉中枢病变导致的双侧视力损伤，患者的瞳孔对光反射正常。主诉双眼完全失明的患者，如果双侧瞳孔对光反射灵敏，则表明该患者为皮质盲（通常是由于纹状体皮质受损）或为非器质性视力下降。

患有单侧或不对称视神经病变的患者会存在 RAPD，可以通过手电筒摆动实验进行测试（详见第 15 章和第 16 章）。单眼视力下降的患者如 RAPD 阴性，则表明该患者没有单侧视神经病变（因此可能支持非器质性视力下降的诊断），或患者虽患有临床上不对称的**双侧**视神经病变，但在解剖学上是对称性病变。因此，在原因不明的单眼视力下降却没有明显的 RAPD，且缺乏非器质性病变的指征时，应给予电生理检查，特别是全视野和多焦视网膜电图（ERG）以及图形和（或）闪光视觉诱发电位（VEP）。但必须强调的是，尽管 ERG 和 VEP 是对视觉通路完整性的客观检查，但这两项检查的结果都可能被非器质性视力下降的患者人为干扰。例如，在 VEP 检查期间，患者故意散焦将会导致波形幅度减小（但潜伏期不会延长）。即便如此，电生理学检查对于区分假性视力下降和真实视力下降以及识别器质性视力损伤者的受损部位（例如，视网膜、视神经）是非常有帮助的。

对非器质性视力下降患者的治疗也是值得探讨的问题，通常取决于患者是儿童还是成人，以及这种情况是心因性的还是伪装的。引起儿童非器质性视力下降的原因广泛，如学业、社会或家庭困难等。一旦明确为非器质性视力下降，可先尝试通过告诉患儿他仅

仅有轻微的屈光不正，然后用最小度数的矫正镜片放置在试验框架或综合验光仪中，并告知患者佩戴这副眼镜后他"应该可以获得正常视力"。如果成功，便告知患者不需要担心视力会恶化，屈光不正非常轻微，甚至不需要戴眼镜。如果此方法不成功，可以私下告知父母检查结果，使家长无需担心器质性病变。然后告诉患儿，眼睛没有不可逆转的损伤，视力会逐渐自发改善。我们无需向患儿交代好转的具体时间范围，在此期间，需鼓励孩子在学校、家里等任何环境下都"尽其所能"，直到视力改善。这种方法通常足以解决大多数问题，但解决与家庭内部复杂人际关系（例如性虐待或其他社会问题）相关的非器质性视力下降将会困难得多，可能需与心理治疗师、儿童精神科医生或其他专家合力进行治疗。父母常不愿接受孩子非器质性视觉障碍的诊断。这是一个敏感的话题，需要谨慎地提出，倘若沟通困难，向家长提供第二选择可能对双方更为适宜。

成人非器质性视力下降的治疗比儿童更复杂，特别是当有证据表明为伴病症时，效果常常差强人意。只要患者有获取收益的动机，就不太可能被"治愈"。多数情况下，医生必须接受视力下降是非器质性的，并在患者的病历中如实记录。我们没必要坚持说服患者接受这种诊断，但是可以告知继续假装对他来说没有任何好处，因为客观证据就可证明视力下降是非器质性的，并且获得这些证据会浪费患者的时间、金钱，甚至自由。

视野缺损

非器质性视野缺损包括多种类型，最常见的是非特异性视野缩窄。当使用动态视野计，如 Goldmann 视野计或正切视野图时，检查呈现盘旋状视野，即随着测试点向中心移动，视野变得越来越小（图 24.4）。或是无论测试光点的大小或亮度如何变化，视野均呈现相同或几乎相同的范围（管状视野），或者在重复测试时呈现不同的视野范围。其他非器质性视野缺损包括单侧或双侧中心暗点、单眼偏盲、双颞侧偏盲、双鼻侧偏盲，甚至同向偏盲等。

多种方式可帮助诊断非器质性视野缩窄。某些情况下，可诱使患者扩大视野。在完成视野检查后，告知患者他做得很好，但检查者清楚患者只在"绝对确定"看到测试光点时才按键。然后，检查者解释需要重复测试，并鼓励患者在他能见到测试光点时就尽早做出回应。

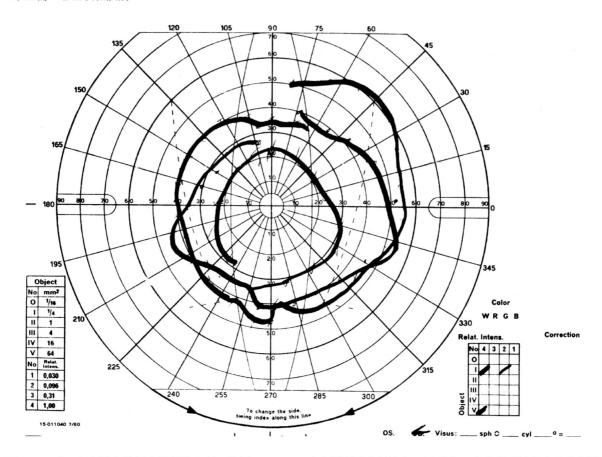

图 24.4　对一名主诉右眼视力障碍的患者，使用 Goldmann 动态视野计进行检查，呈现出一个非器质性的盘旋状视野

非器质性视野缩窄也可以通过正切视野图检测。检查时患者位于距离屏幕两个不同的位置（通常为 1 m 或 2 m），调整测试点的大小，使测试点的大小与屏幕的距离的比例一致；即当患者距离屏幕 1 m 时，使用直径 9 mm 的白色测试点，当患者距离屏幕 2 m 时，使用直径 18 mm 的白色测试点。这样的话，两个距离的测试点投射到患者视网膜的弧度是相同的。在这种情况下，器质性视野缩窄的患者（如视网膜色素变性）从距屏幕 1 m 移动到 2 m 时，视野的绝对大小会增加，而非器质性视野缩窄患者的检查结果将维持不变。尽管可靠性指数有助于确定视野检查结果的准确性，但不足以排除非器质性视野缺损的可能。患者和其他正常受试者都可以主观"欺骗"自动视野计，使结果呈现异常视野，但可靠性指数在正常范围内（图 24.5）。

诊断非器质性单眼偏盲和暗点以及双鼻侧偏盲或双颞侧偏盲型视野缺损，通常可以先行单眼视野检查再行双眼视野检查（图 24.6）。如果在检测单眼时出现视野缺损，但在检测双眼时依然呈现相同的视野缺损，说明此单眼视野缺损是非器质性的。这种方法不

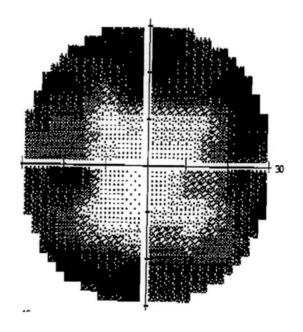

图 24.5　非器质性视野缺损。"四叶苜蓿型视野缺损"，呈现这种类型的视野缩窄是由于 Humphrey 视野分析仪的自动化程序被设计为最初检查四个圆点，而后每个象限中的测试从这些点向外进行。如果患者在仅测试了几个点后停止回应，则结果可呈现出四叶苜蓿型视野改变

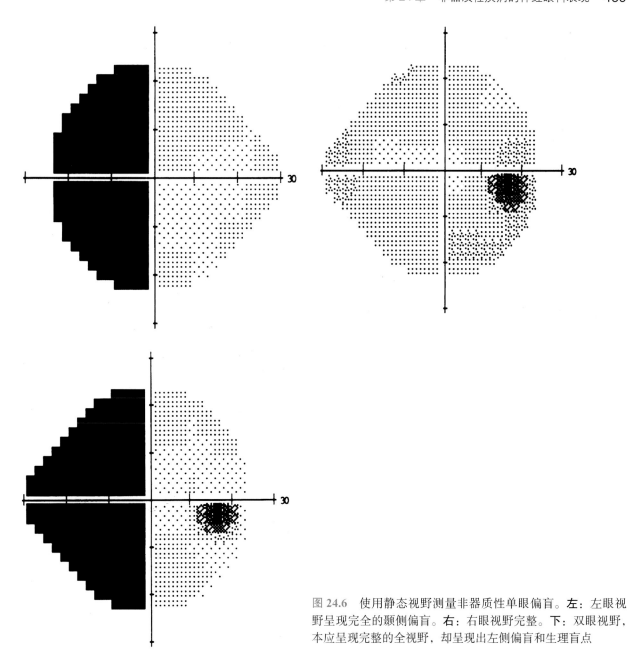

图 24.6　使用静态视野测量非器质性单眼偏盲。**左：**左眼视野呈现完全的颞侧偏盲。**右：**右眼视野完整。**下：**双眼视野，本应呈现完整的全视野，却呈现出左侧偏盲和生理盲点

能分辨器质性和非器质性的同向偏盲或双侧中心暗点。

　　在视野缺失范围内进行扫视眼球运动测试是针对所有类型的非器质性视野缺损的一种快捷方法。假定患者在测试眼球运动而不是视野。检查时可以询问患者眼球运动时候是否有疼痛，使患者更加相信是在检测眼球运动。无论患者的回答如何（有趣的是，通常得到肯定的回答），都告诉患者将要检查眼球运动，并要求患者注视一个物体在各个方向上的运动。检查者握住物体放置于中心位置，然后要求患者注视正前方的物体，随后将物体从一个位置移动到另一个位置，每次都要求患者先注视中心，再从中心看向物体。如果患者抱怨说物体在太过周边，他"看不到"，

检查者可以表示理解。这种表现说明患者为非器质性视野缺损，因为患者应该直接看向物体而不应试图用周围视野看物体。

　　值得注意的是，不论使用动态视野测量还是静态视野测量（图 24.7），患者都可以重复出非器质性的视野缺损。这种缺损可能会与垂直或水平中线齐平，易与真正的器质性损伤混淆。更令人困惑的是，非器质性视野缺损的患者在行静态视野测量时，不一定会出现固视丢失、假阳性或假阴性的异常。

　　对非器质性视野缩窄患者的处理与非器质性视力下降患者的处理相似，即告知他们的症状很常见而且会改善。有趣的是，大多数非器质性视野缺损的患者

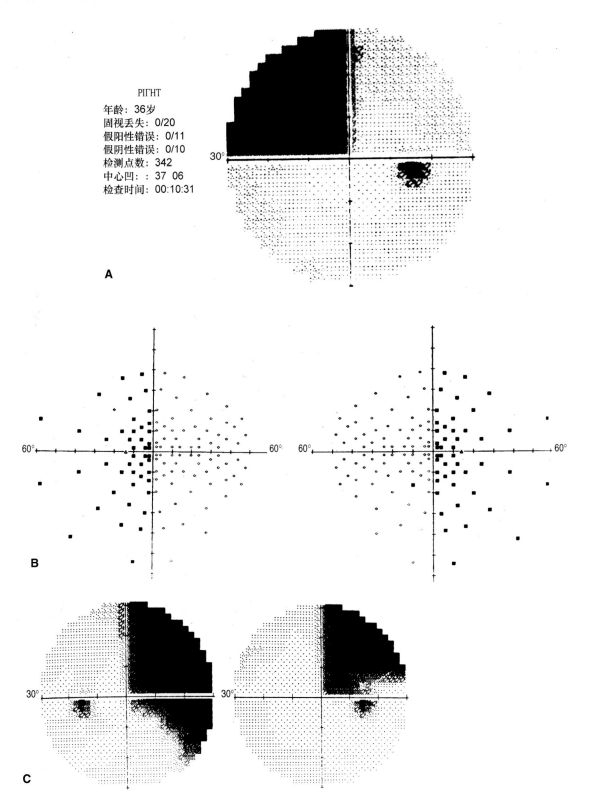

PIГHT

年龄：36岁
固视丢失：0/20
假阳性错误：0/11
假阴性错误：0/10
检测点数：342
中心凹：：37 06
检查时间：00:10:31

30°

A

60°　60°　60°　60°

B

30°　30°

C

图 24.7　假的视野缺陷。**A**：用 Humphrey 视野分析仪的 24-2 阈值程序，人为伪造的象限盲。请注意可靠性指标均符合要求。**B**：用 Humphrey 全视野 120 点测试（左和右）人为伪造的双颞侧偏盲。**C**：用 Humphrey 视野分析仪的 30-2 阈值测试，伪造的不完全一致的右侧偏盲

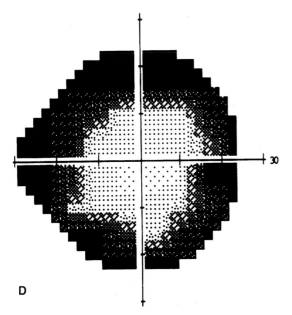

D

图 24.7（续）　**D**：缺乏视网膜病变或视神经病变临床或电生理学证据的患者伪造的视野缩窄。注意"正方形"的视野缺损，常见于自动视野测量的非器质性视野缩窄患者（**A**：Reprinted from Glovinsky Y，Quigley HA，Bissett RA，et al. Artificially produced quadrantanopsia in computed visual field testing. Am J Ophthalmol 1990；110（1）：90-91. Copyright © 1990 Elsevier. With permission. **B**，**C**：From MacLeod JDA，Manners RM，Heaven CJ，et al. Visual field defects. Neuroophthalmology 1994；14（3）：185-188. With permission.）

常否认日常活动受限，或者说虽然他们有视力障碍，但他们能够维持正常的生活方式。因此，此类患者基本不需要精神或心理咨询。

单眼复视

多数主诉复视的患者都有视轴的错位，在这种情况下，只要遮挡一只眼，复视就会立即消失。尽管遮挡单眼仍然存在复视的患者可能是单眼复视，但这种情况最常由屈光不正引起，尤其是未矫正或矫正不当的散光、佩戴不合适的眼镜，或是因不规则的角膜或晶状体引起。大多数患有这种器质性单眼复视的患者会发现他们看到的两个图像存在清晰度的差异，一个图像清晰，另一个图像"模糊"，而且会描述模糊图像与清晰图像重叠的"重影图像"。这种"复视"常可通过小孔、矫正屈光度或佩戴合适的眼镜或隐形眼镜解决。用针孔测试患者的视力是非常有效的，即使患者能看到 20/20 甚至 20/15，器质性单眼复视的患者总是能发现透过小孔时"重影"消失。

除了偏头痛发作时，器质性疾病几乎从不引起真正的单眼复视（即单眼见两个独立且相等的物体图

像）。非器质性单眼复视最常见于处于学习、社交或家庭压力大的儿童中，当孩子和父母都能对病情报以积极的态度时，短时间内便可解决。

影响固视、眼球运动和眼位的非器质性疾病

非器质性眼球运动功能障碍包括固视障碍、眼球运动障碍及眼位异常。

固视障碍：自主性眼球震颤和自主性扫视振荡

多数扫视振荡的患者是由位于脑干、小脑或二者的神经系统疾病引起的不自主眼球运动。然而，有些人会模拟类似于眼球震颤、眼球颤动或眼阵挛的扫视振荡。

自主性眼球震颤的特点是眼睛的快速来回运动是有意发动的。人群中有 5% ～ 8% 的人可以产生，并可能有家族聚集性。自主性眼球震颤由快速交替的眼跳组成，其频率范围为 3 ～ 42 Hz，幅度范围为 0.5° ～ 35°，并且仅持续几秒钟。自主性眼球震颤通常为水平方向，少数为垂直或倾斜方向，其可以在明亮或黑暗条件下、睁眼或闭合时产生，通常为双眼共轭性运动，少量报道为单眼。

自主性眼球震颤的患者常诉有眼球震颤和视力下降。此类患者在眼球震颤发作期间常出现眼睑颤动和面部表情紧张。此外，眼球震颤时双眼往往会聚。

自主性眼球震颤没有病理意义，但它可能会被误认为是某些影响注视的病理性情况，包括获得性眼球震颤和扫视性侵扰。少数患者甚至能够大幅度地来回快速眼球运动。这种自主性扫视振荡其实是向反方向上激烈的共轭扫视，没有扫视间隔。与自主性眼球震颤不同，它可为多个方向（水平、垂直或倾斜），幅度可高达 40°，有时具有曲线轨迹。这些特征与眼球颤动和眼阵挛的特征相似；然而，真正的眼球颤动或眼阵挛的患者通常具有其他神经系统的表现。因此，当没有其他神经系统症状或体征的患者出现类似眼球颤动或眼阵挛的扫视振荡时，应考虑非器质性的可能。此外，真正的眼阵挛和眼球颤动是持续且剧烈的，而非器质性眼球震颤不能持续很久。

眼球运动和眼位障碍

非器质性的眼球运动和眼位障碍可以合并或不合并视觉障碍，包括会聚不足或会聚麻痹、近反射痉挛、核上性水平和垂直凝视麻痹，以及强制性眼球下斜。与"偶发"患者（16%）相比，非器质性神经系

统疾病患者（46%）在直接检查时更容易表现出异常的眼球和头部运动。在检查疑似非器质性神经或眼科疾病的患者时，特别是在检查眼球运动时注意到一些异常运动（皱眉、过度会聚、强直性注视分离）加重的现象，可能是有用的线索。

会聚不足或会聚麻痹　会聚不足或会聚麻痹本质上可能是非器质性的。我们看过许多病例，常为青少年，也有成年人。当交替遮盖双眼阅读某个段落时，会聚不足的患者可能会表现出正常的内收。在患者执行其他近距离工作时，例如通过让他看手表或手机查看时间时，也可能出现正常的会聚功能。

近反射痉挛　眼球运动和眼位异常最常见的非器质性障碍是近反射痉挛（图 24.8）。此综合征的特点是间歇性内收、近反射调节增强和瞳孔缩小。内收的程度不同。有些患者表现为明显的双眼内收，呈明显的内斜视。有些患者则表现为轻微的会聚，一只眼相对正常，而另一只眼内收。但在所有情况中，患者在双眼同向运动试验时表现为单侧或更常见的双侧外展受限，但在单眼运动试验时可能表现出正常的外展功能。调节痉挛的程度也不同。有些患者仅有轻度的近

视，而有些患者却有−8～−10D 的近视。无论调节和会聚痉挛的程度如何，近反射痉挛患者总是表现出明显的瞳孔缩小。

近反射痉挛易被误诊为单侧或双侧展神经麻痹、离散型麻痹、水平凝视麻痹，甚至重症肌无力。但依据相关证据也可做出正确的诊断，比如缺乏其他神经系统功能缺损、眼球运动异常多变，以及与内收性眼球运动相关的持续性瞳孔缩小。此外，即使在双眼同向运动测试时（双眼睁开）出现明显的单侧或双侧外展障碍，但当直接将一只眼遮蔽或间接性头眼反射测试时，双眼可以完全外展，并且原本内斜位表现出的瞳孔缩小当即消失。在典型痉挛期间遮盖一只眼也能导致缩小的瞳孔恢复。此外，在痉挛期间，屈光不正伴有睫状肌麻痹可以提示假性近视。

除了展神经麻痹和水平凝视麻痹外，近反射痉挛还可能具有与其他一些器质性疾病相似的表现。顶盖前内斜视，也称为假性外直肌麻痹或假性展神经麻痹，是眼外肌的紊乱收缩，与近反射无关，最常见于背侧中脑综合征患者（详见第 18 章）。这种情况出现的会聚−退缩性眼球震颤不伴有瞳孔缩小。会聚替代

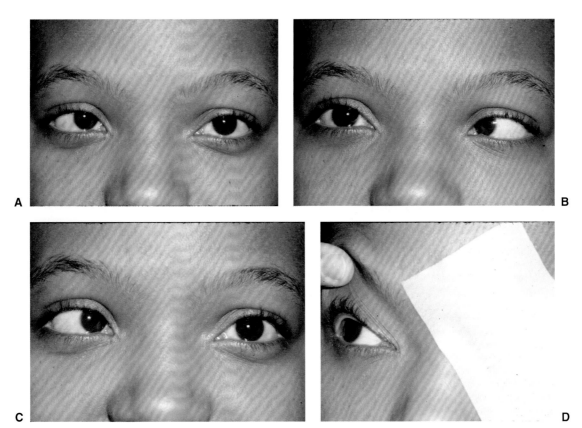

图 24.8　近反射痉挛。患者是一名健康的 15 岁女孩。**A**：在第一凝视位，眼睛是内斜的，瞳孔是收缩的。**B**：向右注视时，右眼不外展，甚至维持在中线位置，瞳孔收缩得更小。**C**：向左凝视时，左眼不能做到超过中线的外展，瞳孔收缩得更小。**D**：当遮蔽左眼，然后要求患者追随目标向右看，或要求患者注视固定目标，然后头部向左旋转时，右眼可以表现出完全的外展功能，瞳孔也不会缩小

有时发生在核上性水平凝视麻痹的患者中，利用会聚运动将内收眼移动到受限的凝视区，由此产生的眼球运动可能提示近反射痉挛。累及动眼神经的眼神经-肌强直也可导致阵发性非自主性内收过强以及外展受限（由于内直肌过度活动），眼球运动随后恢复正常（详见第 19 章），但异常和正常眼球运动可交替出现。多数累及动眼神经的眼神经-肌肉强直的患者同时会有其他动眼神经功能亢进的证据（例如，眼睑退缩）。

器质性病变也可能偶尔产生真正的会聚痉挛，例如中脑的内部病变或压迫中脑背侧的外部病变。因此，当不确定近反射痉挛是否为器质性病变时，秉承患者获益的态度，应进行适当的影像学检查。

对于非器质性近反射痉挛患者的处理可能仅限于安抚，或者进行适当的心理咨询。对于某些患者，可以使用睫状肌麻痹的药物结合双焦眼镜、老花镜，甚至是内侧 1/3 不透明的镜片，这样当眼球内转时遮挡视线，以缓解症状。近反射痉挛绝不能用斜视手术治疗，因为手术并不会减轻痉挛期的内斜视，反而可以导致痉挛间隔期的外斜视。

水平和垂直凝视麻痹　水平和垂直眼球运动的非器质性麻痹不会出现自主性水平或垂直扫视，以及追随运动，也不能固视远处的目标以进行头眼测试；但使用单向镜观察，或当患者没有注意到自己被观察时，他们却可以表现出完全正常的追随和扫视功能。另外，可以在光亮和黑暗条件下旋转椅子，观察旋转期间的眼球运动是否有正常的追踪和扫视功能。

非器质性昏迷和癫痫发作时的眼球强制性下斜

器质性昏迷患者的典型表现可为眼球固定（例如脑干疾病或药物性昏迷），亦可为眼球向与头部转动**相反**的方向水平转动。然而，假装处于昏迷状态的患者的眼经常偏向地面，像是为了回避观察者。患者常合并会聚眼位，以强制"保持"眼球在偏离的方向。将头部移动到另一侧时，眼会直接扫视到面向地面的一侧（即与头部转动的方向相同），或会在转头停止之前从一侧迅速转向另一侧。虽然真正的癫痫发作一定会导致眼球偏向一侧，但在头部从一侧转向另一侧时，会保持原有的眼球偏离状态。

非器质性瞳孔大小和反射障碍

在探讨各类精神和心理疾病中已经描述了几种瞳孔现象。例如，焦虑的患者偶尔出现瞳孔广泛散大且

对心理刺激的瞳孔扩大反射减弱，因为瞳孔已经扩至最大，所以无法进一步扩大。精神分裂症患者的瞳孔有时会扩大且反射消失，某些患者在忽然受到惊吓时出现瞳孔广泛扩大，并伴有与交感神经功能亢进一致的全身自主神经障碍，包括大量出汗、颤抖、心动过速和呼吸急促。此类患者的瞳孔在精神疾病未发作时表现正常，并且对光和近刺激均有反射。

在临床上，最常见的是由于有目的性的局部使用散瞳药物引起的单侧或双侧瞳孔扩大固定（图 24.9A）。药物性瞳孔扩大的程度通常会大于动眼神经麻痹相关的瞳孔扩大，瞳孔一般是非常均匀地扩大，对光或近刺激完全无反射。患者一般不合并上睑下垂、复视或斜视，除非此前即存在眼睑功能或眼球运动障碍。诊断药物性瞳孔扩大可于结膜囊内滴入 1 ～ 2 滴

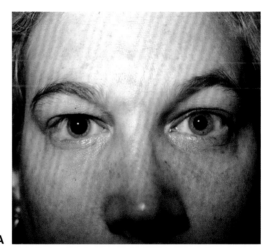

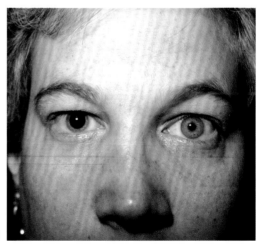

图 24.9　用 1% 毛果芸香碱诊断自行局部使用副交感神经药物引起的单侧瞳孔扩大。**A**：在滴入毛果芸香碱之前，右侧瞳孔明显均匀扩大（比动眼神经麻痹或 Adie 强直性瞳孔更明显）。左侧瞳孔大小正常。右侧瞳孔的直接对光反射和间接对光反射均消失。**B**：在双侧下结膜囊中滴入 1% 毛果芸香碱 45 min 后，右侧瞳孔仍维持散大状态，但左侧瞳孔明显缩小

1% 毛果芸香碱，神经性扩大的瞳孔（即动眼神经麻痹或 Adie 强直性瞳孔）会在 30 min 内以最大程度缩小，但药物性瞳孔扩大或毫无反应（图 24.9B），或轻微缩小。瞳孔固定散大、对毛果芸香碱无反应或反应轻微，是药物性瞳孔扩大的有力证据。

非器质性调节障碍

上文讨论了调节性痉挛在近反射痉挛中的作用。此外，儿童和青年人还可能出现非器质性调节减弱或麻痹。除非提供合适的正透镜，否则这类患者无法阅读，甚至即使有眼镜也声称看不清。所以，倘若远视力正常的患者声称即使在适当设备辅助下仍然无法阅读时，应该考虑到非器质性调节障碍的可能。

非器质性眼睑功能障碍

非器质性上睑下垂（假性下垂）很少见。在多数情况下，我们可以观察到下垂的眼睑有轻微的痉挛。也有下眼睑抬高以及不同程度的同侧眉毛下垂。眼睑痉挛很少是心因性的，大多数心因性眼睑痉挛病例发生在儿童和青年人身上，可能是由特定的情绪创伤事件所触发，且通常会随着时间自发消退。

非器质性眼部和面部感觉障碍

眼睑皮肤和单眼或双眼的角膜麻痹或过于敏感都可能是非器质性的，后者可合并流泪、眼睑痉挛、畏光或同时有多种表现。在此类患者中，眼眶上缘或下缘是常见的敏感部位。

非器质性流泪障碍

泪液分泌过多可能是非器质性的，也可能与非器质性眼睑痉挛有关。血泪可能是因鼻血逆行沉积到结膜囊中而出现的。